Notwendiges und nützliches Messen in Anästhesie und Intensivmedizin

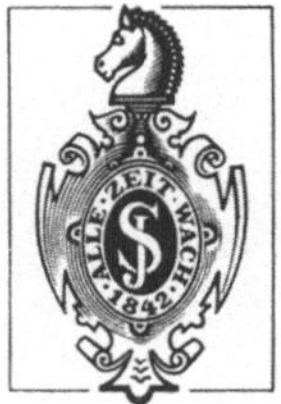

Notwendiges und nützliches Messen in Anästhesie und Intensivmedizin

Herausgegeben von E. Rügheimer und T. Pasch

2. Internationales Erlanger Anästhesie-Symposion
24. bis 26. Mai 1984

Mit 237 Abbildungen und 95 Tabellen

Springer-Verlag Berlin Heidelberg New York Tokyo

Herausgeber

Professor Dr. Erich Rügheimer
Professor Dr. Thomas Pasch
Institut für Anaesthesiologie der Universität Erlangen-Nürnberg
Maximiliansplatz, 8520 Erlangen

ISBN-13: 978-3-540-13637-8 e-ISBN-13: 978-3-642-69893-4
DOI: 10.1007/978-3-642-69893-4

CIP-Kurztitelaufnahme der Deutschen Bibliothek:
Notwendiges und nützliches Messen in Anästhesie und Intensivmedizin / 2. Internat. Erlanger Anästhesie-Symposium, 24.–26. Mai 1984. Hrsg. von E. Rügheimer u. T. Pasch. – Berlin; Heidelberg; New York; Tokyo: Springer, 1985
NE: Rügheimer, Erich [Hrsg.]; Internationales Erlanger Anästhesie-Symposium ⟨02, 1984⟩

Satz: Brühlsche Universitätsdruckerei, Gießen
Druck: Heenemann, Berlin · Bindearbeiten: Lüderitz & Bauer, Berlin
2119/3020/543210

Vorwort

Während der Narkose vertraut der Patient sein Leben vollständig dem Anästhesisten an: sein Bewußtsein und seine Atemtätigkeit sind ausgeschaltet, seine Schutzreflexe teilweise unterdrückt. Eine lückenlose Überwachung hilft dem Arzt, daß diese Phase heute in den allermeisten Fällen sicher und ohne Schädigung überstanden wird. Denn lebenswichtige Organsysteme – Herz, Gehirn, Lungen, Nieren, Leber – und der Stoffwechsel dürfen in ihrer Funktion nicht mehr beeinträchtigt werden als operationsbedingt unumgänglich. Auch bei schwerkranken Patienten auf Intensivstationen ist eine frühzeitige und möglichst genaue Erfassung von Funktionsstörungen oft lebensentscheidend. Dem Arzt in Anästhesie und Intensivmedizin steht dafür eine umfangreiche Palette von diagnostischen Methoden, Meßverfahren und Überwachungsgeräten zur Verfügung. Diese Fülle erschwert in der täglichen klinischen Arbeit die Auswahl der geeigneten Geräte und Überwachungsprogramme für den einzelnen Patienten. Viele Ärzte sind mit den physikalisch-technischen und physiologischen Grundlagen zahlreicher Meß- und Registrierverfahren auch zu wenig vertraut, um begründet die notwendigen und nützlichen Methoden auswählen und auf solche verzichten zu können, deren Aussagewert in keinem Verhältnis zum finanziellen und personellen Aufwand steht.

Diese Problematik veranlaßte uns, das 2. Internationale Erlanger Anästhesie-Symposion unter das Thema „Notwendiges und nützliches Messen in Anästhesie und Intensivmedizin" zu stellen.

Wenn Ärzte heute vom Messen und den dazu verwendeten Geräten sprechen, so geraten sie damit in den Augen der Öffentlichkeit in das Spannungsfeld zwischen technischer Perfektion und Humanität. Aber: die Technik – gut beherrscht und indikations- und bedeutungsgerecht angewandt – ist aus unserer Sicht ein Humanum ersten Ranges. Mehr Technik ist keinesfalls gleichbedeutend mit weniger Menschlichkeit. Im Gegenteil, ohne den Einsatz vieler Geräte in der Akut- und Intensivmedizin wäre für Patienten mit schwersten Verletzungen und nach großen Operationen ein Überleben nicht möglich, ja sie kämen erst gar nicht zur Behandlung. Auch die Patienten scheinen anders zu denken, als es ihnen die Öffentlichkeit unterstellt.

Immerhin fand K. Peter in München-Großhadern bei einer Befragung, daß die Betroffenen, also die Patienten, 3–6 Monate nach einer Intensivbehandlung zu über 80% von technischen Apparaturen, Beatmungsgeräten und Monitoren Sicherheit und Beruhigung ableiten. Der Verdacht liegt nahe, daß das in der Öffentlichkeit so verbreitete Bild von der „inhumanen Apparatemedizin" von physisch Gesunden entworfen wird, die Technik zwanghaft nur als Gefahr denken können. Im Falle einer akuten und schweren Erkrankung würden sie aber mit Sicherheit und auch zu Recht den Einsatz aller Möglichkeiten für ihre Gesundung erwarten.

Es wäre auch ein Trugschluß, aus dem Einsatz der Medizintechnik einen Verlust an Menschlichkeit in der Beziehung zum Patienten ableiten zu wollen. Unsere Ärzte und Schwestern auf den Intensivstationen tun gerade unter Einsatz der Geräte nicht weniger an den schwerkranken Patienten als frühere Generationen, denen es nicht an Herz und Verstand, wohl aber an den Mitteln gefehlt hat. Und nur mit noch mehr Wissen und noch mehr Können bei gleicher Moral sind wir in der Lage, gegenwärtige Grenzen nicht resignierend als gegeben hinzunehmen, sondern weiter hinauszuschieben. Wenn wir heute nicht mehr alles, was möglich ist, einfach in die klinische Routine übernehmen können, so gibt es dafür ganz handfeste ökonomische Gründe. Das darf aber nicht heißen: Reduktion des technisch-apparativen Aufwandes. Die Wiederbelebung folkloristischer Techniken spart möglicherweise Kosten, bringt aber mit Sicherheit nicht mehr Menschlichkeit auf eine Intensivstation. Aber wir müssen noch besser lernen, zwischen notwendigen und nützlichen Techniken zu unterscheiden und die richtige Indikation für beide zu treffen.

Die auf den folgenden Seiten wiedergegebenen Referate, Diskussionen und Poster des 2. Internationalen Erlanger Anästhesie-Symposions bieten eine umfassende Übersicht der physiologischen und physikalisch-technischen Grundlagen heute verfügbarer Meß- und Überwachungsverfahren und des aktuellen Standes technischer Möglichkeiten sowie Ausblicke auf sich anbahnende Entwicklungen. Der in Anästhesie und Intensivmedizin tätige Arzt findet hier Kriterien und Argumente für die klinische Bewertung verschiedener Meß- und Überwachungsverfahren.

Erlangen, im Juli 1985 E. Rügheimer, T. Pasch

Inhaltsverzeichnis

Mitarbeiterverzeichnis XII

Gastvortrag 1

Technischer Fortschritt zur Humanisierung im Krankenhaus (K. Steinbuch) 3

Teil 1: Zentralnervensystem

Pathophysiologische Grundlagen der klinischen Funktionsbewertung des Gehirns (A. Baethmann) 17

Neue Verfahren zur Messung von Durchblutung und Metabolismus des Gehirns (K. Herholz, W.-D. Heiss, G. Pawlik, K. Wienard) 35

Intraoperative Funktionsüberwachung des Zentralnervensystems mit elektrophysiologischen Methoden (B. L. Grundy) 46

Messung der Komatiefe (G. Pfurtscheller) 51

Schmerzquantifizierung durch elektrophysiologische Methoden (G. Kobal) 62

Zusammenfassung der Diskussion zu Teil 1 72

Teil 2: Respiratorisches System

Funktionsbeurteilung des respiratorischen Systems (H. Matthys) 77

Bestimmung von Ventilations-Perfusions-Beziehungen bei Beatmung (F. Lemaire) 85

Technische Möglichkeiten zur Messung von Atem- und Narkosegasen (H. Frankenberger, U. Hölscher) 92

Monitoring der Beatmung (R. Klose) 104

Spezielle Bestimmungsmethoden der pulmonalen Funktion am beatmeten Patienten (M. Baum, H. Benzer, W. Koller, M. Semsroth) 116

Messung des Lungenwassers (S. Necek) 126

Blutgasanalyse – gegenwärtiger Stand und Entwicklungstendenzen (K. Harnoncourt, G. Forche) 133

Zusammenfassung der Diskussion zu Teil 2 143

Teil 3: Kardiovaskuläres System

Grundlagen zur Messung der Myokardfunktion (M. G. Gottwik, W. Schaper) . . . 147

Funktionsbeurteilung des Kreislaufs (H. Pessenhofer, T. Kenner) 154

Die nichtinvasive Beurteilung der Myokardfunktion (W. F. List) 163

Die transösophageale 2d-Echokardiographie in Anästhesie und Intensivmedizin (H. Heinrich, F. W. Ahnefeld, P. Kremer) 170

Kardiale Funktionsdiagnostik bei Intensivpatienten mit nuklearmedizinischen Methoden (D. Scheidegger, P. Urban) 189

Invasives hämodynamisches Monitoring – meßtechnische Aspekte (N. Mendler) . . . 196

Nichtinvasives Monitoring von Druck und Strömung im Kreislauf (T. Pasch) . . . 208

Kontinuierliche, nichtinvasive Blutdrucküberwachung durch Servo-Manometrie am Finger (U. Pohl, K. H. Wesseling, E. Petersen, E. Bassenge) . . . 221

Beurteilung der Effizienz der Gewebeperfusion durch kontinuierliches Monitoring der totalen Sauerstoffaufnahme (H. Neuhof) 228

Zusammenfassung der Diskussion zu Teil 3 242

Teil 4: Niere, Wasser-, Elektrolyt- und Säure-Basen-Haushalt

Beurteilung der Nierenfunktion und Bestimmung des Hydratationszustandes in der perioperativen Phase (U. Finsterer, A. Butz) 247

Messung des Säuren-Basen-Status, Elektrolytbestimmung und Einsatz ionenselektiver Elektroden für die Patientenüberwachung (R. Dennhardt) . 263

Beurteilungsmöglichkeiten des intrazellulären Säuren-Basen-Status (K. F. Rothe) . . . 274

Teil 5: Blut

Pathophysiologie des Volumenmangels (K. Meßmer) 289

Bestimmungsmethoden für den Verlust von Blut und Blutbestandteilen (H. Bergmann) . . . 295

Objektivierung des Therapieerfolges durch Blut- und Volumensubstitution (K. Peter, N. Franke) 308

Stufendiagnostik primärer und sekundärer Gerinnungsstörungen (K. T. Schricker) . . . 317

Methoden zur Erfassung von immunologischen Defiziten bzw. Immun-„Atypien“ (K. Steinbereithner) 322

Teil 6: Leber und Stoffwechsel

Perioperative Funktionsbeurteilung der Leber (K.-H. Meyer zum Büschenfelde) 337

Hormonbestimmungen in der perioperativen Phase (W. Seeling, K.-H. Altemeyer, W. Dirks, H. L. Fehm, E. J. Schmitz) 345

Verfahren zur Erfassung des Ernährungszustandes (J. M. Müller, H. W. Keller, M. Walter) 362

Methodische Probleme der indirekten Kalorimetrie (M. Adolph, J. Eckart) 374

Zusammenfassung der Diskussion zu Teil 6 388

Teil 7: Anästhesiewirkungen

Möglichkeiten zur Quantifizierung der Wirkung intravenöser Anästhetika (H. Schwilden, H. Stoeckel, J. Schüttler, P. M. Lauven) 393

Der praktische Wert des MAC-Konzepts für die Steuerung der Inhalationsanästhesie (R. Dudziak) 403

Relaxometrie (J. F. Crul) 411

Erfahrungen mit einem neuen Anästhesieüberwachungssystem: ABM-Datex (D. Heuser, J. Ebeling, H. Guggenberger) 421

Perioperative Psychometrie (W. Tolksdorf) 425

Zusammenfassung der Diskussion zu Teil 7 436

Teil 8: Technische und forensische Konsequenzen

Was ist zu tun, um Messen technisch sicher zu machen? (A. Obermayer) . 439

Medikolegale Konsequenzen für den Kliniker (H. W. Opderbecke) 449

Sicherheit durch Messen – Konsequenzen für das Fachgebiet (F. W. Ahnefeld) 454

Zusammenfassung der Diskussion zu Teil 8 460

Poster

Mundokklusionsdruck p_{100} und ventilatorische CO_2-Antwort. Parameter zur Beurteilung der medikamentösen Atemdepression (W. Seitz, N. Lübbe, G. Sybrecht, E. Kirchner) 465

Die getrenntseitige Erfassung des Gasaustausches zur Verbesserung der Respiratortherapie (J. Zander, P. Reinhold) 467

Verhalten des extravaskulären Lungenwassers bei akuter respiratorischer Insuffizienz (M. Knoch, H. Lennartz, H. v. Rechenberg) . 468

Zur Bedeutung von Hämodynamik und Lungenwassermessung bei der Therapie der Sepsis (H.-G. Pfeiffer, H. Bartels, E. Kolb) 469

Ist Temperaturkorrektur bei der Blutgasanalyse erforderlich? (T. Klöss, E. Voigt) 471

Laktat-Pyruvat-Verhalten unter verschiedenen Narkoseverfahren bei aorto-(bi-)femoralen Bypassoperationen (U. Föhring, K. Reinhart, R. Dennhardt, M. Schäfer, T. Kersting, K. Eyrich) 472

Gewebe-pO_2-Messung mit neuartigen Stahlnadelstichsonden als Meßmethode in der Klinik: Der Einfluß von Dopamin auf den pO_2 im Muskel (T. Kersting, K. Reinhardt, W. Fleckenstein, R. Dennhard, K. Eyrich, C. Weiss) 475

Die lokale Gewebe-pO_2-Messung zur klinischen Therapiekontrolle (H. U. Spiegel, J. Hauss, K. Schönleben) 477

Vergleich von O_2-Sättigung in A. pulmonalis and V. cava superior während und nach aorto-(bi-)femoralen Bypassoperationen (K. Reinhart, T. Kersting, U. Föhring, M. Schäfer, K. Eyrich) 479

Ultraschall-Doppler-Sonographie: Ein nützliches Hilfsmittel zur Punktion der V. jugularis interna (W. Schregel) 482

Kontinuierliche akustische Anzeige des arteriellen Blutdrucks und der Herzfrequenz (A. Schabert, G. Kraus, T. Pasch) 483

Echokardiographie als Entscheidungshilfe bei Akutinterventionen auf einer internistischen Intensivstation (C. Stöllberger, E. Sehnal, J. Slany) 485

Pulmonale Druck-Fluß-Beziehung statt Widerstandsberechnung zur Beurteilung des Pulmonalarterienwiderstands (T. Klöss) 486

Beziehungen zwischen linksventrikulärer Kraft (LVF) und linksventrikulärem Druck (LVP) bei Herzoperationen zu Beginn der extrakorporalen Zirkulation (E. Hohenberger, W. Wedekind, F. Klinke, P. P. Lunkenheimer, H. Dittrich) 487

Hämodynamisches Monitoring während des Lufttransports bei Herztransplantationskandidaten im Endstatium der Herzinsuffizienz (N. Roewer, A. Hinrichs, W. Thier, E. Jungck, W. Bleifeld) 489

Hämodynamik bei extremer Hämodilution mit Hydroxyäthylstärke (HES) verschiedener Typen und unterschiedlicher Substitution (450/07, 450/05, 450/03, 300/04, 200/07, 200/05) (H. P. Ferber, G. Klein, H. Förster) . . . 490

Überwachung der Relaxierung – Anforderungen an einen Nervenstimulator (W. Friesdorf, M. Schultz, H.-H. Mehrkens) 492

Bestimmung von Aprotinin (Trasylol) im Plasma – ein Weg zur Optimierung der therapeutischen Proteinaseinhibition? (M. Jochum, V. Jonáková, H. Fritz) 494

Veränderungen des Arzneimittelmetabolismus bei Intensivpatienten (H. J. Gramm, G. Heinemeyer, R. Dennhardt, I. Roots) 496

Bestimmung von glomerulärer Filtrationsrate (GFR) und extrazellulärem Flüssigkeitsvolumen (EZF) in der peroperativen Phase (K. Kletter, R. Khosropour, F. Lackner, M. Zimpfer, H. Frischauf, C. Hlozanek) . . . 500

Kontinuierliche Messung des intragastralen pH-Wertes zur Streßulkusprophylaxe bei Intensivpatienten (P. Reinhold, J. Zander, O. Ruland) 502

Reversibilität des Phase-II-Blocks nach Dauerrelaxierung mittels Suxamethoniuminfusion (M. Schultz, W. Friesdorf, H. H. Mehrkens) . . . 503

Die klinische Bedeutung der rechnererstellten Fieberkurve in der Intensivtherapie (W. Heipertz, E. Epple, H. Junger, R. Weinmann) 505

Integration von Datenpräsentation und Dateneingabe während der Operation auf nur einem Bildschirm – Vorteile und Konsequenzen (H. Klocke, S. Trispel, G. Rau, R. Schlimgen) 506

Physiologisches Monitoring in einem Tertiary Care Center (P. J. Poppers, J. F. Dyro) 508

Erfahrungen mit einem neuen EEG-Spektralanalysator in der Herzanästhesie (E. Göb, A. Barankay, P. Späth, W. Dietrich, R. Kunkel, J. A. Richter) 510

Somatosensorisch evozierte Potentiale unter Anästhesie mit Etomidat und Lachgas (E. Kochs, J. Schulte am Esch) 511

Komaprognose durch Kombination elektrophysiologischer und biochemischer Meßmethoden (H. Schoeppner, L. Rolf, M. Hoke) 513

Akustisch evozierte Hirnstammpotentiale (AEHP) – computergestütztes Meßverfahren auf der Intensivstation (G. Schwarz, G. Pfurtscheller, W. List) 515

Routinemäßige elektroenzephalographische Überwachung von Sedierungstiefe und zerebraler Funktion bei dauerbeatmeten Intensivpatienten (P. Lehmkuhl, U. Lips, I. Pichlmayr) 516

Die Beeinflussung somatosensorisch evozierter Potentiale (SEP) durch μ- und κ-selektive Opioide (E. Freye, E. Hartung, R. Buhl) 519

Rechnergesteuerte Low-cost-Apparatur zur Durchführung und Auswertung algesimetrischer Untersuchungen (W. Klement, E. David, J. Berlin, W. Erdmann) 521

Morphinmetabolismus unter bedarfsgesteuerter, periduraler Morphininfusion zur postoperativen Schmerzbehandlung (J. Chrubasik, G. Friedrich) 522

Psychometrie/Psychopathometrie und ihr Stellenwert in der Anästhesiologie (G. Müller, M. Brandl, G. Kraus) 524

Lösung von Atelektasen mit intrapulmonaler Perkussion (IPUP) (C. Wolf, A. Luger, H. Mayr, H. K. Stummvoll) 526

Untersuchungen zur Variabilität der CO_2-Antwort (H.-D. Kamp, H. Reiß) 527

Mitarbeiterverzeichnis

Adolph, M., Dr. med.
Institut für Anästhesiologie und operative Intensivmedizin, Krankenhauszweckverband Augsburg, Stenglinstraße, 8900 Augsburg

Ahnefeld, F. W., Prof. Dr. med
Zentrum für Anästhesiologie, Klinikum der Universität, Steinhövelstraße 9, 7900 Ulm (Donau)

Altemeyer, K. H., Priv.-Doz. Dr. med.
Zentrum für Anästhesiologie, Klinikum der Universität, Steinhövelstraße 9, 7900 Ulm (Donau)

Baethmann, A., Prof. Dr. med
Institut für Chirurgische Forschung der Universität, Klinikum Großhadern, Marchioninistraße 15, 8000 München 70

Baum, M., Ing.
Universitätsklinik für Anästhesie und Allgemeine Intensivmedizin, Abteilung für Intensivtherapie, Allgemeines Krankenhaus, Spitalgasse 23, A-1090 Wien/Österreich

Benzer, H., Prof. Dr. med
Universitätsklinik für Anästhesie und Allgemeine Intensivmedizin, Abteilung für Intensivtherapie, Allgemeines Krankenhaus, Spitalgasse 23, A-1090 Wien/Österreich

Bergmann, H., Prof. Dr. med
Institut für Anästhesiologie (Blutzentrale), Allgemeines Öffentliches Krankenhaus der Stadt Linz, Krankenhausstraße 9, A-4020 Linz/Österreich

Butz, A., Dr. med.
Institut für Anästhesiologie der Universität, Klinikum Großhadern, Marchioninistraße 15, 8000 München 70

Chrubasik, J., Dr. med.
Anästhesiologisches Institut, Universitätsklinikum, Hugstetter Straße 55, 7800 Freiburg i. Br.

Crul, J. F., Prof. Dr.
Institut voor Anesthesiologie, Katholike Universiteit Nijmegen, Geert Grooteplein zuid 10, NL-6500 HB Nijmegen/Niederlande

Dennhardt, R., Prof. Dr. med.
Klinik für Anästhesiologie und operative Intensivmedizin, Universitätsklinikum Steglitz, Hindenburgdamm 30, 1000 Berlin 45

Dick, W., Prof. Dr. med.
Institut für Anästhesiologie, Klinikum der Universität,
Langenbeckstraße 1, 6500 Mainz

Dirks, B., Dr. Dr.
Zentrum für Anästhesiologie, Klinikum der Universität,
Oberer Eselsberg 23, 7900 Ulm (Donau)

Dudziak, R., Prof. Dr. med.
Zentrum für Anästhesiologie und Wiederbelebung, Klinikum der Universität,
Theodor-Stern-Kai 7, 6000 Frankfurt a. M. 70

Ebeling, J., Dr. med.
Zentralinstitut für Anästhesiologie der Universität, Calwer Straße 7,
7400 Tübingen 1

Eckart, J., Prof. Dr. med.
Institut für Anästhesiologie und operative Intensivmedizin, Krankenhauszweckverband Augsburg, Stenglinstraße, 8900 Augsburg

Fehm, H. L., Prof. Dr. med.
Zentrum für Innere Medizin, Abteilung Endokrinologie, Klinikum der Universität, Steinhövelstraße 9, 7900 Ulm (Donau)

Ferber, H. P., Dr. med.
Laevosangesellschaft, Estermannstraße 17, A-4021 Linz/Österreich

Finsterer, U., Prof. Dr. med.
Institut für Anästhesiologie der Universität, Klinikum Großhadern,
Marchioninistraße 15, 8000 München 70

Föhring, U., Dr. med.
Klinik für Anästhesiologie und operative Intensivmedizin,
Universitätsklinikum Steglitz, Hindenburgdamm 30, 1000 Berlin 45

Forche, G., Dr. med.
II. Medizinische Abteilung, Landeskrankenhaus Graz, Rosenberggasse 52,
A-8010 Graz/Österreich

Franke, N., Priv.-Doz. Dr. med.
Institut für Anästhesiologie der Universität, Klinikum Großhadern,
Marchioninistraße 15, 8000 München 70

Frankerberger, H., Dr. Ing.
Drägerwerk AG, Moislingerallee 53–55, 2400 Lübeck

Freye, E., Priv.-Doz. Dr. med.
Abteilung für Zentrale Diagnostik der Universitätsklinik für Psychiatrie,
Hufelandstraße 55, 4300 Essen

Friesdorf, W., Dr. med.
Zentrum für Anästhesiologie, Klinikum der Universität, Steinhövelstraße 9,
7900 Ulm (Donau)

Gessler, U., Prof. Dr. med.
IV. Medizinische Klinik des Städtischen Klinikums, Institut für Nephrologie,
Universität Erlangen-Nürnberg, Kontumazgarten 14–18, 8500 Nürnberg

Göb, E., Dr. med.
Institut für Anästhesiologie, Deutsches Herzzentrum München,
8000 München 2

Gottwik, M. G., Prof. Dr. med.
Max-Planck-Institut für Physiologische und Klinische Forschung,
Parkstraße 1, 6350 Bad Nauheim

Gramm, H.-J.
Klinik für Anästhesiologie und operative Intensivmedizin,
Universitätsklinikum Steglitz, Hindenburgdamm 30, 1000 Berlin 45

Grundy, B. L., M.D.
Professor of Anesthesiology, Department of Anesthesiology,
University of Florida College of Medicine, J. Hillis Miller Health Center,
Gainesville, FL 32610, USA

Guggenberger, H., Dr. med.
Zentralinstitut für Anästhesiologie der Universität, Calwer Straße 7,
7400 Tübingen 1

Harnoncourt, K., Univ.-Prof. Dr. med.
II. Medizinische Abteilung, Landeskrankenhaus Graz, Rosenberggasse 52,
A-8010 Graz/Österreich

Heinrich, H., Dr. med.
Zentrum für Anästhesiologie, Klinikum der Universität, Steinhövelstraße 9,
7900 Ulm (Donau)

Heipertz, W., Dr. med.
Zentralinstitut für Anästhesiologie der Universität, Calwer Straße 7,
7400 Tübingen 1

Heiss, W.-D., Prof. Dr. med.
Max-Planck-Institut für Neurologische Forschung, Neurologische Klinik,
Städtisches Krankenhaus Merheim, Ostmerheimer Straße 200, 5000 Köln 91

Herholz, K., Dr. med.
Max-Planck-Institut für Neurologische Forschung, Neurologische Klinik,
Städtisches Krankenhaus Merheim, Ostmerheimer Straße 200, 5000 Köln 91

Heuser, D., Prof. Dr. med.
Zentralinstitut für Anästhesiologie der Universität, Calwer Straße 7,
7400 Tübingen 1

Hölscher, U., Dr. Ing.
Drägerwerk AG, Meuslinger Allee 53–55, 2400 Lübeck

Hohenberger, E., Dr.
Chirurgische Klinik und Poliklinik der Universität, Jungeblodtplatz 1,
4400 Münster

Jochum, M., Dr. rer. nat.
Abteilung für Klinische Chemie und Klinische Biochemie in der
Chirurgischen Klinik Innenstadt der Universität,
Nußbaumstraße 20, 8000 München 2

Kamp, H.-D., Priv.-Doz. Dr. med.
Institut für Anästhesiologie, Universität Erlangen-Nürnberg,
Maximiliansplatz 1, 8520 Erlangen

Keller, H. W., Dr. med.
Chirurgische Universitäts-Poliklinik, Josef-Stelzmann-Straße 9,
5000 Köln 41

Kenner, D., Prof. Dr. med.
Physiologisches Institut der Universität, Harrachstraße 21,
A-8010 Graz/Österreich

Kersting, T., Dr. med.
Klinik für Anästhesiologie und operative Intensivmedizin,
Universitätsklinikum Steglitz, Hindenburgdamm 30, 1000 Berlin 45

Klement, W., Dr.
Institut für Physiologie und Biokybernetik, Universität Erlangen-Nürnberg,
Universitätstraße 17, 8520 Erlangen

Kletter, K., Dr. med.
Universitätsklinik für Anästhesie und Allgemeine Intensivmedizin,
Allgemeines Krankenhaus, Spitalgasse 23, A-1090 Wien/Österreich

Klocke, H., Dipl.-Inform.
Helmholtz-Institut für Biomedizinische Technik an der RWTH Aachen,
Goethestraße 27, 5100 Aachen

Klöss, T., Dr. med.
Zentralinstitut für Anästhesiologie der Universität, Calwer Straße 7,
7400 Tübingen 1

Klose, R., Prof. Dr. med.
Anästhesieabteilung, Berufsgenossenschaftliche Unfallklinik,
Ludwig-Guttmann-Straße 113, 6700 Ludwigshafen 1

Knoch, M., Dr. med.
Abteilung für Anästhesiologie und Intensivtherapie, Klinikum der
Universität, Robert-Koch-Straße 8, 3550 Marburg

Kobal, G., Priv.-Doz. Dr. med.
Institut für Pharmakologie und Toxikologie, Universität Erlangen-Nürnberg,
Universitätsstraße 22, 8520 Erlangen

Kochs, E., Dr.
Abteilung für Anästhesiologie, Universitätskrankenhaus
Hamburg-Eppendorf, Martinistraße 52, 2000 Hamburg 20

Koller, W., Dr. med.
Universitätsklinik für Anästhesie und Allgemeine Intensivmedizin,
Abteilung für Intensivtherapie, Allgemeines Krankenhaus, Spitalgasse 23,
A-1090 Wien/Österreich

Kremer, P., Dr. med.
II. Medizinische Klinik, Abteilung Kardiologie, Universitätskrankenhaus
Hamburg-Eppendorf, Martinistraße 52, 2000 Hamburg 20

Lauven, P. M., Dr. rer. nat. Dr. med.
Institut für Anästhesiologie der Universität, Sigmund-Freud-Straße 25, 5300 Bonn 1/Venusberg

Lawin, P., Prof. Dr. med. Dr. med. h.c.
Klinik für Anästhesiologie und Operative Intensivmedizin der Universität, Albert-Schweitzer-Straße 33, 4400 Münster/Westfalen

Lehmkuhl, P., Dr. med.
Zentrum für Anästhesiologie/Abteilung IV im Krankenhaus Oststadt, Medizinische Hochschule, Podbielskistraße 380, 3000 Hannover 51

Lemaire, F., Prof.
Service de Réanimation Médicale, Hôpital Henri Mondor, 51, ave. du Maréchal de Lattre de Tassigny, F-94010 Créteil Cédex/Frankreich

List, W. F., Prof. Dr. med.
Institut für Anästhesiologie der Universität, Landeskrankenhaus, Auenbruggerplatz 5, A-8036 Graz/Österreich

Matthys, H., Prof. Dr. med.
Medizinische Universitätsklinik, Abteilung für Pulmologie, Hugstetter Straße 55, 7800 Freiburg i. Br.

Mendler, N., Priv.-Doz. Dr. med.
Abteilung für Experimentelle Chirurgie, Deutsches Herzzentrum München, Lothstraße 11, 8000 München 2

Meßmer, K., Prof. Dr. med.
Abteilung für Experimentelle Chirurgie, Chirurgisches Zentrum der Universität, Im Neuenheimer Feld 347, 6900 Heidelberg 1

Meyer zum Büschenfelde, K.-H., Prof. Dr. med.
I. Medizinische Universitätsklinik und Poliklinik, Langenbeckstraße 1, 6500 Mainz

Müller, G., Dr. med.
Institut für Anästhesiologie, Universität Erlangen-Nürnberg, Maximiliansplatz 1, 8520 Erlangen

Müller, J. M., Prof. Dr. med.
Chirurgische Universitäts-Poliklinik, Joseph-Stelzmann-Straße 9, 5000 Köln 41

Necek, St., Doz. Dr. med.
Institut für Anästhesiologie (Blutzentrale), Allgemeines Öffentliches Krankenhaus der Stadt Linz, Krankenhausstraße 9, A-4020 Linz/Österreich

Neuhof, H., Prof. Dr. med.
Medizinische Universitätsklinik, Klin. Pathophysiologie und Experimentelle Medizin, Klinikstraße 36, 6300 Giessen

Obermayer, A., Dr. Ing.
Institut für Anästhesiologie, Universität Erlangen-Nürnberg, Maximiliansplatz 1, 8520 Erlangen

Opderbecke, H. W., Prof. Dr. med.
Institut für Anästhesiologie, Städtisches Klinikum, Flurstraße 17, 8500 Nürnberg 90

Pasch, T., Prof. Dr. med.
Institut für Anästhesiologie, Universität Erlangen-Nürnberg, Maximiliansplatz 1, 8520 Erlangen

Pawlik, G., Dr. med.
Max-Planck-Institut für Neurologische Forschung, Neurologische Klinik, Städtisches Krankenhaus Merheim, Ostmerheimer Straße 200, 5000 Köln 91

Peter, K., Prof. Dr. med.
Institut für Anästhesiologie der Universität, Klinikum Großhadern, Marchioninistraße 15, 8000 München 70

Pessenhofer, H., Dipl.-Ing. Dr. techn.
Physiologisches Institut der Universität, Harrachstraße 21, A-8010 Graz/Österreich

Pfeiffer, H.-G., Dr. med.
Institut für Anästhesiologie der Technischen Universität, Klinikum rechts der Isar, Ismaninger Straße 22, 8000 München 80

Pfurtscheller, G., Univ.-Prof. Dr.
Institut für Elektro- und Biomedizinische Technik der Technischen Universität, Inffeldgasse 18, A-8010 Graz/Österreich

Pohl, U., Dr. med.
Institut für Balneologie und Angewandte Physiologie der Universität, Hermann-Herder-Straße 7, 7800 Freiburg i. Br.

Poppers, P. J., M.D.
Professor, Department of Anesthesiology, School of Medicine, Health Sciences Center, State University of New York at Stony Brook, Stony Brook, NY 11794, USA

Reinhart, K., Priv.-Doz. Dr. med.
Klinik für Anästhesiologie und operative Intensivmedizin, Universitätsklinikum Steglitz, Hindenburgdamm 30, 1000 Berlin 45

Reinhold, P., Dr. med.
Klinik für Anästhesiologie und Operative Intensivmedizin der Universität, Albert-Schweitzer-Straße 33, 4400 Münster/Westfalen

Roewer, N., Dr. med.
II. Medizinische Klinik, Abteilung Kardiologie, Universitätskrankenhaus Hamburg-Eppendorf, Martinistraße 52, 2000 Hamburg 20

Rothe, K. F., Priv.-Doz. Dr. med.
Zentralinstitut für Anästhesiologie der Universität, Calwer Straße 7, 7400 Tübingen 1

Rügheimer, E., Prof. Dr. med.
Institut für Anästhesiologie, Universität Erlangen-Nürnberg, Maximiliansplatz 1, 8520 Erlangen

Schabert, A., Dr. rer. nat.
Amselstraße 13, 8551 Röttenbach

Schaper, W., Prof. Dr. med.
Max-Planck-Institut für Physiologische und Klinische Forschung, Parkstraße 1, 6350 Bad Nauheim

Scheidegger, D., Prof. Dr. med.
Department Anästhesie der Universitätskliniken, Kantonsspital, CH-4031 Basel/Schweiz

Schmitz, J. E., Priv.-Doz. Dr. med.
Zentrum für Anästhesiologie, Klinikum der Universität, Steinhövelstraße 9, 7900 Ulm (Donau)

Schoeppner, H., Prof. Dr. sc. med.
Klinik für Anästhesiologie und Operative Intensivmedizin der Universität, Albert-Schweitzer-Straße 33, 4400 Münster/Westfalen

Schregel, W., Dr. med.
Abteilung für Anästhesie und Operative Intensivmedizin, Knappschaftskrankenhaus Bochum-Langendreer, Universitätsklinik, In der Schornau 23–25, 4630 Bochum 7

Schricker, K. Th., Prof. Dr. med.
Abteilung für Transfusionsmedizin, Chirurgische Universitätsklinik, Maximiliansplatz 1, 8520 Erlangen

Schüttler, J., Dr. med.
Institut für Anästhesiologie der Universität, Sigmund-Freud-Straße 25, 5300 Bonn 1/Venusberg

Schultz, M., Dr. med.
Zentrum für Anästhesiologie, Klinikum der Universität, Steinhövelstraße 9, 7900 Ulm (Donau)

Schwarz, G., Dr. med.
Institut für Anästhesiologie der Universität, Landeskrankenhaus, Auenbruggerplatz 5, A-8036 Graz/Österreich

Schwilden, H., Priv.-Doz. Dr. rer. nat. Dr. med.
Institut für Anästhesiologie der Universität, Sigmund-Freud-Straße 25, 5300 Bonn 1/Venusberg

Seeling, W., Prof. Dr. med.
Zentrum für Anästhesiologie, Klinikum der Universität, Steinhövelstraße 9, 7900 Ulm (Donau)

Seitz, W., Dr. med.
Institut für Anästhesiologie/Abteilung I, Medizinische Hochschule, Konstanty-Gutschow-Straße 8, 3000 Hannover 61

Semsroth, M., Dr. med.
Universitätsklinik für Anästhesie und Allgemeine Intensivmedizin, Allgemeines Krankenhaus, Spitalgasse 23, A-1090 Wien/Österreich

Spiegel, H.-U., Dipl.-Ing.
Chirurgische Klinik und Poliklinik der Universität, Jungeblodtplatz 1,
4400 Münster/Westfalen

Steinbereithner, K., Prof. Dr. med.
Universitätsklinik für Anästhesie und Allgemeine Intensivmedizin,
Experimentelle Abteilung, Allgemeines Krankenhaus, Spitalgasse 23,
A-1090 Wien/Österreich

Steinbuch, K., Prof. Dr. Ing.
Adalbert-Stifter-Straße 4, 7505 Ettlingen

Stoeckel, H., Prof. Dr. med.
Institut für Anästhesiologie der Universität, Sigmund-Freud-Straße 25,
5300 Bonn 1/Venusberg

Stöllberger, C., Dr. med.
II. Medizinische Abteilung, Krankenanstalt Rudolfsstiftung der Stadt Wien,
3, Juchgasse 25, A-1030 Wien/Österreich

Tolksdorf, W., Priv.-Doz. Dr. med.
Institut für Anästhesiologie und Reanimation, Klinikum der Stadt
Mannheim, Fakultät für Klinische Medizin der Universität Heidelberg,
Theodor-Kutzer-Ufer, 6800 Mannheim 1

Urban, P., Dr. med.
Kardiologie, Kantonsspital Genf, 4, Rue St. Victor,
CH-1206 Genf/Schweiz

Walter, M., Dr. med.
Chirurgische Universitäts-Poliklinik, Josef-Stelzmann-Straße 9,
5000 Köln 41

Wesseling, K. H., Dr. rer. nat.
Institute of Medical Physics TNO, DA Costakade 45,
NL-3521 VS Utrecht/Niederlande

Wienhard, K., Priv.-Doz. Dr. med.
Max-Planck-Institut für Neurologische Forschung, Neurologische Klinik,
Städtisches Krankenhaus Merheim, Ostmerheimer Straße 200, 5000 Köln 91

Wolf, C., Dr. med.
II. Medizinische Universitätsklinik, Allgemeines Krankenhaus,
Garnisongasse 13, A-1090 Wien/Österreich

Zander, J., Dr. med.
Klinik für Anästhesiologie und Operative Intensivmedizin der Universität,
Albert-Schweitzer-Straße 33, 4400 Münster/Westfalen

Gastvortrag

Technischer Fortschritt zur Humanisierung im Krankenhaus

K. Steinbuch

Die allgemeine Aversion gegen die Technik

Noch zu Beginn dieses Jahrhunderts bestand in unserem Lande Konsens darüber, daß technischer Fortschritt wünschenswert ist und seine Folgen – besonders auch im Gesundheitswesen – erfreulich sind.

Dies hat sich in unserer Zeit gründlich geändert: Massenhafte ideologische Bewegungen agitieren gegen die Technik und gegen technische Produktionsformen, viele suchen „Alternativen" und möchten wieder – ohne Technik, Arbeitsteilung und „Entfremdung" – zur rousseauschen Idylle zurückkehren und die „technische Perversion der Medizin" abwenden.

Hiervon ist auch die Technik im Gesundheitswesen erfaßt. Technik und Medizin verbindet ja mehr als spezieller Sachverstand, Arbeitsteilung und öffentliches Interesse. Dies wird besonders deutlich durch die Feststellung von H. Stachowiak:

> Medizin ist für Hippokrates wie für Platon techné, auf Wissen beruhende „Kunstfertigkeit", und sie hängt für beide mit Harmonie, Einklang, Ordnung, Proportionalität zusammen.

Die Aversion gegen die Technik in- und außerhalb des Gesundheitswesens beruht auf derselben ideologischen Fehlentwicklung, die bald in einen Neomystizismus führen könnte. Diese Fehlentwicklung abzuwenden, ist das gemeinsame Interesse von Medizinern, Naturwissenschaftlern und Ingenieuren.

Gegenstand meines Vortrages ist die Humanisierung.

Ich sehe 2 grundsätzlich verschiedene Wege, auf denen die fortschreitende Technik die Humanisierung fördern kann:

1. Verbesserung von Diagnose und Therapie,
2. Entlastung des Arztes und Pflegepersonals von Routinearbeit, so daß sie sich dem kranken Menschen zuwenden können.

Ich möchte jedoch nicht im Telegrammstil über neue Geräte oder neue Methoden referieren, sondern die grundsätzliche Fehlentwicklung diskutieren, welche die Humanisierung im Krankenhaus durch technischen Fortschritt verhindern könnte. Ziel ist die Befreiung von dem schlechten Gewissen gegenüber dem technischen Fortschritt.

Um hierfür eine solide Basis zu schaffen, werfen wir zunächst einen kurzen Blick auf den technischen Fortschritt – sei es nun in- oder außerhalb des Krankenhauses.

Der technische Fortschritt

Durch den technischen Fortschritt können menschliche Bedürfnisse immer besser befriedigt werden: Ernährung, Gesundheitspflege, Energie, Verkehr, Kommunikation usw.

Ernährung

Noch vor 100 Jahren trat auch in Mitteleuropa immer wieder verbreiteter Hunger auf. Durch Verbesserungen am Saatgut, mineralische Düngung, Pflanzenschutz und Mechanisierung der Landwirtschaft konnten die Erträge enorm gesteigert werden. Beispielsweise stiegen die durchschnittlichen Weizenerträge in Deutschland in den letzten 200 Jahren auf etwa das 5fache. Nach diesen Fortschritten der Ackerbautechnik kennen die meisten unserer Mitbürger Hunger nur noch aus alten Berichten oder fremden Ländern.

Gesundheitspflege

Die gesundheitlichen Bedingungen im Altertum erscheinen aus heutiger Sicht als grauenhaft: Hunger und Frieren, schwere körperliche Arbeit, ein Eiterzahn war eine unerträgliche Qual, eine Blinddarmentzündung meist tödlich.

Über die Pharmazie schrieb der Nobelpreisträger E. B. Chain (Miterfinder des Penizillins):

> ... mir graust bei dem Gedanken daran, mich der Marter einer Extraktion eines Weisheitszahnes ohne örtliche Betäubung unterziehen zu müssen, oder – noch schlimmer – die Amputation eines Gliedes erleben zu müssen. Um alles in der Welt möchte ich nicht in die Lage geraten, in der wir uns alle befanden, ehe das Arsenal moderner Arzneimittel und Impfstoffe der therapeutischen Medizin verfügbar wurde; jene Zeit, in der ich vielleicht hilflos hätte zusehen müssen, wie meine Frau am Kindbettfieber stirbt oder wie meine Freunde an Zuckerkrankheit oder Tuberkulose zugrundegehen, wie meine Kinder von der Rachitis verstümmelt oder, noch schlimmer, von der Kinderlähmung zu Krüppeln gemacht werden.

Hier ist auch an die segensreiche Wirkung der Anästhesie zu erinnern: Von der ersten erfolgreichen Anwendung des Äthers im Jahre 1846 über die Anwendung von Chloroform und Curare bis zu den modernen Methoden der Anästhesie samt Monitoring.

Die Abhängigkeit medizinischer Methoden von technischen Fortschritten zeigt sich besonders deutlich an der Entstehung des Herzschrittmachers: Schon im Jahre 1952 war in Schweden eine lebensrettende elektrische Herzstimulation gelungen. Um 1957 wurde mit Generatoren gearbeitet, deren elektrische Impulse durch den Thorax hindurchgeleitet wurden. Um die hierbei unvermeidbaren Infektionen zu verhindern, wurde auf Anregung von A. Senning 1958 ein Schrittmacher entwickelt, der so klein war, daß er in den Brustkorb implantiert werden konnte. Dies wäre nicht möglich gewesen, wenn um diese Zeit nicht die geeigneten technischen Elemente verfügbar gewesen wären, vor allem Siliziumtransistoren und winzige Akkumulatoren. Große Schwierigkeiten machte die Kapselung der Herzschrittmacher: Der Körper des Patienten darf nicht vergiftet werden durch austretende Stoffe, und die elektrische Funktion darf nicht gestört werden durch eindringende Körpersäfte. Schließlich erwiesen sich die auf das Herzgewebe wirkenden Elektroden als sehr problematisch. Alle diese technischen Schwierigkeiten wurden zwischenzeitlich überwunden, so daß jetzt herzkranken Patienten brauchbare Herzschrittmacher zur Verfügung stehen.

Energie

Die Verminderung menschlicher Anstrengungen durch technische Fortschritte zeigt sich besonders deutlich an den Fortschritten der Energietechnik. Man denke an die Mühsal vieler altertümlicher Verfahren, so beispielsweise in Tretmühlen, beim Schiffeschleppen, beim Erdaushub oder Steinetragen. Die menschlichen Anstrengungen wurden zuerst durch Einsatz von Tieren (Rind, Pferd, Esel usw.) vermindert, später durch Motoren wie Dampfmaschine, Elektromotor, Verbrennungsmotor.

Einst, vor jeglicher Energietechnik, standen dem Menschen etwa $^{1}/_{10}$ Pferdestärke durch seine Muskelkraft zur Verfügung, das ergibt etwa 1 000 kcal pro Tag. Für den Menschen hochentwickelter Industriegesellschaften ist der mehr als 100fache Energieverbrauch typisch. Dabei ist die Verfügung über Energie meist nicht mehr mit persönlicher Anstrengung verbunden: Ein Knopfdruck genügt.

Wie abhängig ein modernes Krankenhaus von einer zuverlässigen Stromversorgung ist, zeigt z. B. der Blick in einen Operationssaal oder in eine Intensivstation: Viele lebenswichtige Funktionen hängen von der zuverlässigen Stromversorgung ab.

Kommunikation

Im alten Babylon – so wird berichtet – wurden die Kranken auf den Markt gebracht in der Hoffnung, von Vorübergehenden gute Ratschläge zu erhalten. Dies illustriert, daß Medizin auf Kommunikation angewiesen ist.

Vor einigen Jahrtausenden wurden die ersten Zeichen auf Steine, Tontafeln oder Metall aufgebracht. Bemerkenswert ist, daß sich unter den ältesten Funden schon medizinische Anweisungen fanden. Es war ein technischer Fortschritt, als Papyrus, Pergament und Papier aufkamen: Sie sind leichter zu beschreiben und leichter zu transportieren. Die Geschichte der Medizin zeigt, welch große Bedeutung Buchpublikationen hatten, z. B. von Hildegard von Bingen, Harvey u. a.

Im Mittelalter wurden schriftliche Informationen v. a. in Klöstern vervielfältigt. Die schreibenden Mönche bewältigten ein erstaunliches Pensum. Angaben über den Inhalt, den Verfasser und den Schreiber finden sich oft am Schluß des Buches in den „Schreibersprüchen", die häufig von der Mühsal des Schreibens berichten, z. B.:

> Hie hat das Buch ein End
> des freun sich meine Hend!

Die mechanische Vervielfältigung von Bildern und Texten wurde ein immer dringlicheres Bedürfnis. Der entscheidende technische Fortschritt gelang dem Mainzer Goldschmied Johannes Gutenberg um das Jahr 1450: die Verwendung einzelner Typen aus Metall. Weitere Fortschritte brachte die Zylinderdruckpresse, weiter die Linotypemaschine und die vielen Erfindungen, welche den heutigen Rotationsdruck und Lichtsatz ermöglichten.

Aber nicht nur aus der Sicht der Produzenten sind diese technischen Erfindungen Fortschritte, sondern auch aus der Sicht der Konsumenten: Sie verlangen z. B., ihre Tageszeitung mit den neuesten Nachrichten für einige Groschen zu bekommen. Sie akzeptieren es nicht, daß die Tageszeitung mit Gutenbergs Methoden erstellt wird, einige Tage später erscheint und 10,– DM kostet.

Hieran sollten wir denken, wenn über die Automatisierung und ihre sozialen Folgen gestritten wird. Der Konsument *will* die Automatisierung, aber er gibt dies öffentlich nicht zu. Die Fortschritte der Medizin und die Ausbildung der Medizinstudenten wurden und werden entscheidend durch Bücher und Fachzeitschriften zu erschwinglichen Preisen gefördert. Die neuen Medien, z. B. das Kabelfernsehen, scheinen für die Gesundheitsinformation besonders nützlich zu sein, etwa zur schnellen Information von Ärzten über die optimale Behandlung von Vergiftungsfällen oder zur allgemeinen Information der Öffentlichkeit über Gesundheitsprobleme.

So sind beispielsweise an das Cable Health Network in den USA, das rund um die Uhr an 7 Tagen der Woche Gesundheitsinformation verbreitet, gegenwärtig etwa 13 Mio. Haushalte angeschlossen, deren Zahl rapide zunimmt.

Diese Beispiele technischer Fortschritte aus den Bereichen Ernährung, Gesundheitspflege, Energietechnik und Kommunikation stehen für viele andere. Insgesamt hat der technische Fortschritt dazu geführt, daß mit immer weniger menschlicher Anstrengung, Energie oder Material immer mehr Bedürfnisse befriedigt werden können. Lassen Sie mich dieses ganz deutlich sagen: Technik ist die wirksamste Methode, um menschliche Bedürfnisse zu befriedigen.

Hierüber sollte man aber eine andere Leistung der Technik nicht übersehen: Die Technik ist auch Erkenntnisquelle, unser Weltbild ist bestimmt durch Entdeckungen und Einsichten, die es ohne die Technik nicht gäbe.

Die Medizin wurde durch die Erfindung des Mikroskops auf eine ganz neue Grundlage gestellt. Mit dem Mikroskop wurden erstmalig Zellen, Blutkapillaren und Mikroben beobachtet. Louis Pasteur kam durch mikroskopische Beobachtungen zur Annahme, Mikroorganismen seien die Ursache für Tier- und Menschenkrankheiten; Robert Koch entdeckte vor 100 Jahren den Tuberkelbazillus und den Choleravibrio und ermöglichte damit den Sieg über schreckliche Volksseuchen.

Hermann Helmholtz begründete im vorigen Jahrhundert die physikalische Medizin. Er nutzte als erster die Stimmgabel zur Prüfung des Hörvermögens, bestimmte die Geschwindigkeit der Nervenleitung und erfand den Augenspiegel.

Wie sehr Technik Erkenntnisquelle sein kann, zeigt besonders deutlich die Entwicklung der Biochemie. Mit der Harnstoffsynthese durch Friedrich Wöhler im Jahre 1828 wurde gezeigt, daß organische Substanzen aus anorganischer Materie aufgebaut werden können und keiner besonderen „Lebenskraft“ bedürfen. Zu welch grandiosen Ergebnissen die Entwicklung der Biochemie in unserer Zeit geführt hat, zeigt v. a. die Aufklärung genetischer Strukturen, z. B. des DNS-Moleküls und der Reduplikation.

Einen Höhepunkt der Anwendung technischer Mittel als Erkenntnisquelle brachte Wilhelm Conrad Röntgen: Die Entdeckung einer neuen Art von Strahlen, welche biologische Gewebe usw. durchdringen und damit innere Organe ohne Öffnung des Körpers sichtbar machen.

Erinnert sei auch an die Erfindung der Faseroptik, mit der innere Hohlräume, z. B. der Magen, unmittelbar in Augenschein genommen werden können, und an die Erfindung der Computertomographie, die eine dreidimensionale Darstellung innerer Weichteile ermöglicht.

Als neuere Techniken, v.a. mit geringer Strahlenbelastung des Patienten, erscheinen z.B. die Kernspintomographie (MRT) und die Positronenemissionstomographie.

Die Technik wurde nicht nur durch Bereitstellung wirksamer Beobachtungsinstrumente zu einem wichtigen Erkenntnismittel, sondern auch durch die Methoden, die man als die Methoden der Systemtheorie und der Kybernetik bezeichnet. Bei ihnen geht es um die Abbildung oder Modellierung komplexer Systeme.

In seiner heutigen Bedeutung wurde der Begriff „Kybernetik" der Öffentlichkeit 1948 von Norbert Wiener vorgestellt. Aber schon vor Wiener hatte 1941 Hermann Schmidt in Berlin die Universalität des Regelungsprinzips entdeckt. Es ist ja erstaunlich, daß ein und dieselbe Struktur, nämlich der Regelkreis, in sehr vielen und sehr weit auseinanderliegenden Bereichen vorkommt. Erinnert sei beispielsweise an die Regelung der Skelettmuskulatur, die Regelung der Sinnesorgane, der Körpertemperatur, des Blutzuckergehalts usw. bis hin zur allgemeinen Homöostase. Bei der Intensivüberwachung werden die Vitalwerte durch geeignete Sensoren gemessen und an einen Prozessor gegeben, der bei Überschreitung vorbestimmter Grenzwerte alarmiert. Zahlreiche psychische Regelungsvorgänge beschrieb Horst Sacher in seinem Buch *Regulierungspsychologie*.[1] Der grundsätzlich wichtige Aspekt der Kybernetik ist die Feststellung, daß biologische und technische Systeme mit denselben Denkmodellen beschrieben werden können.

Ein wesentlicher Vorgang von Kybernetik und Systemtheorie ist die Modellierung komplexer Sachverhalte, neuerdings v.a. durch Computermodelle. Angesichts der grundlegenden Bedeutung der Modellierung einige kurze Bemerkungen hierzu: Der Endpunkt jeglicher Erkenntnis ist, eine Realität durch ein Modell möglichst exakt abzubilden. Die Erkenntnistheorie versucht zu zeigen, wie aus der Wahrnehmung der Realität bestimmte Denkmodelle entstehen. Hierfür ist die Grundkonstellation, daß der wahrnehmende Mensch einer Außenwelt gegenübersteht, die er in irgendeiner Weise zu verändern sucht. Wahrnehmung allein – ohne Interesse – führt normalerweise nicht zur Entwicklung von Denkmodellen: Sie bedarf auch einer geeigneten Motivation.

Die Naturwissenschaften benutzen vielerlei Modelle: Atommodelle, Molekülmodelle, Evolutionsmodelle, Verhaltensmodelle usw. Denkmodelle der Medizin sind z.B. der Blutkreislauf, das Neuron, die Homöostase usw. Ökonomen haben Marktmodelle, Soziologen Gesellschaftsmodelle, und philosophische Haltungen sind vielfach durch Modellvorstellungen geprägt, z.B. der „kritische Rationalismus" durch das Denkmodell der „Falsifikation" – bei der Aussagen solange verändert werden, bis sie nicht mehr im Widerspruch zur Realität stehen, bis sie also nicht mehr „falsifiziert" werden können.

Bei der Modellierung erscheint als Begrenzung immer wieder die informationelle Unzulänglichkeit des Menschen: Das menschliche Wahrnehmungssystem, das menschliche Gedächtnis und das menschliche Bewußtsein sind quantitativ begrenzt und unfähig, extrem komplizierte Sachverhalte zu modellieren. Aus dieser informationellen Unzulänglichkeit des Menschen sollte man den Schluß ziehen, daß unser Wissen Stückwerk ist – und daß wir für neue Einsichten immer offen bleiben müssen.

---

1 1982, Randach, Wien München Basel

Der Streit um die Technik

Der Streit um die Technik ist wohl so alt wie die menschliche Art. Erinnern wir kurz: Den Übergang vom Vormenschen zum Homo sapiens markierten technische Erfindungen: Faustkeil, Messer, Pfeil und Bogen, Feuer. Mit der Technik des Ackerbaus entstanden die Voraussetzungen dessen, was wir heute als Kultur bezeichnen. Daß diese Erfindungen von Anfang an kritisiert wurden, zeigt schon der biblische Streit zwischen Kain und Abel: Abel – der Schäfer – war dem Herrn angenehm, Kain – der Ackermann – mißfiel ihm. Ein anderes Zeugnis für den uralten Streit um die Technik liefert die Prometheus-Sage. Goethe läßt Prometheus sagen:

> Hier sitz ich, forme Menschen
> Nach meinem Bilde,
> Ein Geschlecht, das mir gleich sei:
> Zu leiden, zu weinen,
> Zu genießen und zu freuen sich –
> Und dein nicht zu achten,
> Wie ich!

Prometheus wird – der Sage nach – zur Strafe an den Felsen geschmiedet.

Diese beiden Beispiele mögen zeigen: Seit es Technik gibt, wird sie kritisiert.

In der Kritik und Aversion gegen die Technik stimmen überein so gegensätzliche Ideologien wie Bildungsbürgertum, Nationalsozialismus und die „Progressiven" unserer Zeit, seien sie nun rot oder grün.

Aber man kann in der Aversion gegen die Technik doch einige Spielarten unterscheiden:

- das Unbehagen,
- die „zwei Kulturen",
- das ideologisierte Unbehagen,
- den utopischen Technikhaß.

Unbehagen

Wo Technik aufkommt, stört sie tradierte Formen des Zusammenlebens durch ihren Anspruch, dieses oder jenes „besser" machen zu können. Ein solcher Anspruch erzeugt Abwehr – sei es nun durch rationales Räsonnement, sei es als dumpfes Unbehagen.

Dieses manifestiert sich z. B. in der klassischen Formulierung, welche Goethe (in *Wilhelm Meisters Wanderjahre*) die Freundin Susanne sagen läßt:

> Das überhandnehmende Maschinenwesen quält und ängstigt mich: es wälzt sich heran wie ein Gewitter, langsam, langsam; aber es hat seine Richtung genommen, es wird kommen und treffen ...

„Zwei Kulturen"

Die Unterscheidung von „zwei Kulturen" geht auf einen Vortrag von Sir Charles Snow im Jahre 1959 zurück. Er unterschied hierbei die „literarische Kultur" und die „naturwissenschaftliche Kultur". Einige kennzeichnende Thesen Snows sind:

Ich glaube, das geistige Leben der gesamten westlichen Gesellschaft spaltet sich immer mehr in zwei diametrale Gruppen auf ... auf der einen Seite haben wir die literarisch Gebildeten, die ganz unversehens, als gerade niemand aufpaßte, die Gewohnheit annahmen, von sich selbst als von „den Intellektuellen" zu sprechen, als gäbe es sonst weiter keine ... Literarisch Gebildete auf der einen Seite – auf der anderen Naturwissenschaftler, als deren repräsentativste Gruppe die Physiker gelten. Zwischen beiden eine Kluft gegenseitigen Nichtverstehens, manchmal – und zwar v. a. bei der jungen Generation – Feindseligkeit und Antipathie, in erster Linie aber mangelndes Verständnis.

Ideologisiertes Unbehagen

Es gibt viele gewichtige Gründe zur Kritik an der Technik, die sich zunächst in dumpfem Unbehagen äußern. Dieses dumpfe Unbehagen eignet sich jedoch hervorragend zur ideologischen Verführung, und es wurde hierfür schon oft und manchmal auch erfolgreich eingesetzt. Diese Ideologisierung des dumpfen Unbehagens zeigt sich schon bei der Kritik an der „Entfremdung" des Menschen durch die Technik.

Hierüber klagte bereits Friedrich Schiller vor 200 Jahren: daß der Arbeiter zu einem Teil des Produktionsprozesses würde, wenig anders als ein Rädchen in einem Uhrwerk. Schiller beklagte dies wohl ohne bewußte politische Absichten. Ganz anders ist es, wenn Marx und Engels 1848 diese „Entfremdung" im „Kommunistischen Manifest" anklagen.

Hier erscheint die Anklage der „Entfremdung" plötzlich als ein Argument zugunsten einer Ideologie – mit dem Anspruch, diese Ideologie würde die beklagten negativen Folgen der Technik überwinden.

Die Ideologisierung der Technikkritik wurde vor allem von Max Horkheimer betrieben, der (verstreut in vielen verschiedenen Aufsätzen) die technische Intelligenz beschuldigte, zwar über die Angemessenheit der Mittel zur Erreichung vorgegebener Ziele, nicht aber über die Vernunft der Ziele nachzudenken.

Der utopische Technikhaß

Hinter der Ideologisierung des Unbehagens an der Technik ist u. a. noch ein politischer Entwurf zu erkennen, zu dessen Verwirklichung die Technostruktur verändert werden soll. Beim utopischen Technikhaß verschwindet dieser politische Entwurf und wird die Diffamierung zum Selbstzweck. Kann man beispielsweise bei A. B. Lovins noch das ernstzunehmende Bemühen erkennen, eine „sanfte" Technik und Energieversorgung zu verwirklichen, so kann man beispielsweise bei R. Jungk kein realisierbares Konzept zur Technik und Energieversorgung unseres an Fläche und Sonneneinstrahlung so armen Landes mehr erkennen – bei ihm wurde die Kritik zum Selbstzweck.

Die „technische Perversion der Medizin"

Der Streit um die Medizin ist wohl so alt wie der Streit um die Technik – und zwischen beiden finden sich auch viele Analogien.

Einzigartig für die Medizin scheint mir allerdings der Kampf gegen die „Schulmedizin" zu sein. In der Technik gibt es keinen vergleichbaren Vorwurf gegen die „Schultechnik“: Die Kritik an der Technik zielt so gut wie nie auf deren Methoden, fast immer auf deren Zielsetzung.

Dies hängt wohl damit zusammen, daß in der Technik schnell und zuverlässig ermittelt werden kann, welche Methoden zum Erfolg führen und welche nicht. Und bei solchen Prüfungen zeigt sich: Erfolge stellen sich nur dann ein, wenn man sich nicht im Widerspruch zu naturwissenschaftlichen Gesetzen befindet.

Die Medizin ist hier in einer schwierigeren Situation: Bei ihr sind schnelle und zuverlässige Prüfungen des Erfolgs meist nicht möglich, sie kann nur selten eindeutige Versuchsbedingungen schaffen und deshalb auch kaum eindeutige Erfolgskriterien hervorbringen. So werden der „Schulmedizin“ oftmals Alternativen entgegengestellt, die mehr Scharlatanerie und Aberglauben sind als eine erfolgreiche Gesundheitspflege. Der Berichtsband von der 12. Medicinale 1982 in Iserlohn gibt hierzu eine gute Übersicht und auch Kritik.

Die erwähnte Eindeutigkeit ist im Hinblick auf die Humanität auch noch in einem anderen Sinne bedeutungsvoll: Der Patient möchte immer noch Hoffnung haben können – und hierzu paßt die Eindeutigkeit technischer Diagnosen schlecht.

Der Arzt kann – aus Überzeugung oder Mitgefühl – manches euphemistisch darstellen, was des Patienten Hoffnung erhält, während die technische Diagnose rücksichtslos ist.

Im Streit um die Medizin hat in unserer Zeit ein spezieller Vorwurf große Bedeutung erlangt: Der Vorwurf der „technischen Perversion der Medizin“, der sich beispielsweise äußert mit Schlagworten wie

- der Kranke als defekte Maschine,
- der Patient – ein Werkstück usw.

Typisch hierfür ist auch folgende Vision einer vollautomatischen Diagnose-Station:

> Der Patient legt seine Kleider ab und betritt die Kunststoffkabine. Wie unsichtbare Finger tasten elektromagnetische Strahlen seinen Körper ab, prüfen die Funktion seiner Organe, messen Stoffwechselvorgänge. Minuten später verrät ein Computer dem Patienten, wie es um seine Gesundheit bestellt ist (SPIEGEL 29/82).

Man könnte hier noch weiterspinnen: Der Computer erstellt nicht nur die Diagnose, sondern empfiehlt auch die Therapie. Doch – verlassen wir derartige Visionen und halten uns an das Urteil eines Fachmannes über die praktischen Probleme!

Über „Die Situation der biomedizinischen Technik“ schrieb G. Vossius (Fridericiana, Heft 12):

> ... es können jetzt pathophysiologische (Meß-)Größen mit besserer Qualität erhalten werden, als dies mit den menschlichen Sinnen möglich ist. Diese Meßwerte können dazu vielfach kontinuierlich für lange Zeiträume und in immer zunehmender Anzahl gewonnen werden, so daß der Arzt geradezu damit überschwemmt wird. Hinzu kommt noch, daß diese Datenmenge jetzt in irgendeiner Weise sinnvoll ausgewertet und interpretiert werden muß. Hierzu bieten sich die Methoden der modernen Datenverarbeitung und -analyse an, die zur gleichen Zeit durch die explosionsartige Entwicklung der ... Datenverarbeitungstechnik ermöglicht wurden.
> Diese neuen Methoden und Techniken sind für den Arzt nicht mehr durchschaubar, er steht ihnen mehr oder weniger hilflos gegenüber und muß ihnen blind vertrauen. Das heißt, die Basis seines Handelns wird für den Arzt in weiten Bereichen unkontrollierbar. ...

Zweifellos sind die Ärzte ... überfordert, wenn sie sich in dem 10- bis 12-Stundenbetrieb ihrer Alltagspraxis bei einem in rascher Änderung befindlichen medizinischen Wissen auch noch mit technischen Problemen befassen sollen.

H. Hutten sagte hierzu:

Ein defektes elektrisches Gerät (ist) zwar eine Erklärung, sicher aber keine Rechtfertigung für eine Fehldiagnose.

Der Neomystizismus

Wenn im Krankenhaus durch technischen Fortschritt humanisiert werden soll, dann müssen die geistigen Voraussetzungen zur Nutzung der Technik gegeben sein: deren Verständnis und die Motivation, sie auch wirksam einzusetzen.

Aber die geistigen Voraussetzungen hierfür sind in unserem Lande nicht günstig, v. a.

- durch die kulturpessimistische Tradition, die bei uns immer noch wirksam ist,
- durch die allerorten wuchernden „alternativen" Philosophien, denen das naturwissenschaftlich-technische Denken zuwider ist.

Die für die Medizin spezifischen Einflüsse charakterisierte U. Kanzow in einem Beitrag für die FAZ vom 10.4.1984 folgendermaßen:

1919 veröffentlichte der Schweizer Arzt Eugen Bleuler ein Buch mit dem Titel *Das autistisch-undisziplinierte Denken in der Medizin und seine Überwindung*.
Darunter wird ein Denken verstanden, das in sich und in die eigene Phantasie eingesponnen ist und dem der kritische Realitätsbezug weitgehend fehlt. Es ist eine ständige Quelle der Selbsttäuschung und somit auch der Fehlinterpretation therapeutischer Ergebnisse. Die „alternative", sog. „Erfahrungsmedizin" liegt tief in diesen Fesseln gefangen. Alles, was sich unbewußt oder bewußt von der so oft zu Unrecht angegriffenen und diskreditierten Schulmedizin abgrenzt, lebt in der verführerischen intellektuellen Narkose des autistisch-undisziplinierten Denkens. Scharlatane und Quacksalber, „betrügerische wie gutgläubige Pfuscher", wie Bleuler sagt, arbeiten in diesem Dunkelkreis.

Zu dieser generell ungünstigen geistigen Grundstruktur kommt noch die mutwillige Zerstörung des Vertrauens in die naturwissenschaftliche Medizin.

Hierfür zwei bekannte Zitate:

I. Illich: „Die Medizin ist zu einer Hauptgefahr für die Gesundheit geworden."

J. Hackethal: „Möglichst schnell vor jedem Urologen davonlaufen."

Durch derartige Äußerungen wurde die Autorität des Sachverstandes schwer beschädigt. Diese war früher unbestritten: Urteile über komplizierte Probleme überließ man denen, die am meisten von der Sache verstanden, Urteile über physikalische Probleme überließ man eben Physikern, Urteile über medizinische Probleme Medizinern usw.

Diese unbestrittene Autorität des Sachverstandes ging bei den ideologischen Auseinandersetzungen unserer Zeit vielfach verloren.

Hierfür gibt es mehrere Gründe:

- Einerseits gibt es in der Tat komplizierte Probleme, die von verschiedenen Fachleuten auch verschieden gedeutet werden. Dies hängt mit der informationellen Unzulänglichkeit des Menschen zusammen.

– Andererseits entstand aber das gegenwärtige Chaos mit Experten und Gegenexperten auch aus einer inkompetenten Meinungsmache: Die banale Wahrheit findet kaum Gehör, der sensationelle Unsinn wird verbreitet; Scharlatane werden zu Propheten aufgebaut, seriöse Wissenschaftler diffamiert.

Der Kampf gegen die Autorität des Sachverstandes geht aber noch viel tiefer – er geht neuerdings gegen das naturwissenschaftlich-technische Denken schlechthin – gegen das neuerdings beschimpfte „cartesianische" Denken.

Typisch hierfür ist F. Capras Buch *Wendezeit* – dessen unglaublicher Höhepunkt die These ist:

> Der Mythos ist die größte Annäherung an die absolute Wahrheit, die auf begrifflicher Ebene möglich ist.

Hier soll also der Mythos das rationale Denkmodell, die Übereinstimmung mit der Naturwissenschaft, die Rationalität schlechthin ersetzen!

Ich möchte dringend warnen: Wenn sich diese mystifizierende Denkweise durchsetzen sollte, dann fiele unsere Kultur auf den Zustand vor der Aufklärung zurück, dann gäbe es weder eine moderne Technik noch eine moderne Medizin.

Zugegeben sei, daß man viele Probleme „ganzheitlich" angehen muß, aber diese „Ganzheitlichkeit" muß die Ganzheitlichkeit einer cartesianischen Systemanalyse sein, nicht die Ganzheitlichkeit eines mystischen Spiels mit „Yin" und „Yang".

Ein handlungsermöglichendes Verständnis medizinischer Probleme erwächst nur aus der vielbeschimpften analytischen, „cartesianischen" Denkweise. Die mystische „ganzheitliche Betrachtung" kann nur handlungsfreie esoterische Zirkel befriedigen: Sie ist „ewig rein und ewig unfruchtbar".

Zum Schluß

Niemand weiß, wie es mit diesem Irrationalismus weitergehen wird, aber er wird sicher nicht zu mehr Humanität im Gesundheitswesen führen.

Ich halte es für unsere Pflicht, die rationalen Grundlagen unserer Kultur gegen diese irrationale Verführung zu verteidigen. Lassen Sie mich hierzu G. Radnitzky, Wissenschaftstheoretiker an der Universität Trier, zitieren. Er schrieb unter der Überschrift „Alternative Wissenschaft entspringt purer Ideologie" (Hochschulpolitische Informationen 14 vom 25. 7. 1980):

> Man will neben die Idee der Wissenschaft, d. h. der einzigen Wissenschaft, die wir kennen, noch eine andere, die Idee einer „neuen" Wissenschaft stellen. Wie zu erwarten, wurde die Idee einer neuen Wissenschaft niemals auch nur andeutungsweise präzisiert, sondern nur als eine Art Wunschtraum projiziert – sozusagen von Illusionisten vorgegaukelt.

Wer die Geschichte der Wissenschaft und ihre Abhängigkeit von den jeweils herrschenden Ideologien kennt, denkt bei dieser „neuen Wissenschaft" an die „deutsche Physik", die mit der nationalsozialistischen Herrschaft gekommen und gegangen ist, und an die „russische Biologie", den „Lyssenkoismus", der mit Stalin gestorben ist.

Hierauf sollte man bestehen: Die analytische, erfahrungsbestätigte Naturwissenschaft mag zwar noch verfeinert und ergänzt werden, aber ihre grundsätzliche Methodik, die Falsifikation durch das Experiment, ist die einzige ernstzunehmende Grundlage jeder zukünftigen Naturwissenschaft und Medizin.

E. Kehler hat sicher recht, wenn er schreibt (Leserbrief im SPIEGEL 1/84):

> Auch das Krebsproblem wird von manipulierenden Molekulargenetikern gelöst werden, nicht von moralisierenden Metaphysikern.

Angesichts des gegenwärtigen Trends in Richtung auf den Neomystizismus sollte man auch dies deutlich sagen: Auf der Höhe der Zeit ist nicht, wer die allerneuesten Torheiten weiterträgt, sondern wer ihnen wohlbegründet widerspricht!

Grundlage jeder erfolgreichen Medizin und jeden Fortschritts im Krankenhaus ist und bleibt die Physiologie. Deren klassische Darstellungen, beispielsweise Hermann Reins *Physiologie des Menschen* oder W. D. Keidels *Lehrbuch der Physiologie* gehen selbstverständlich davon aus, daß eine erfolgreiche Medizin in Übereinstimmung mit naturwissenschaftlichen Gesetzen stehen muß.

Ein humanes Krankenhaus muß v. a. ein erfolgreiches Krankenhaus sein – erfolgreich bei der Heilung von Krankheiten.

Hierzu müssen die besten technischen Hilfsmittel genutzt werden.

Ich möchte hier nochmals H. Hutten zitieren:

> Ist es ... Enthumanisierung, wenn allein in der Bundesrepublik Deutschland etwa 20000 Menschen ihr Leben, nicht nur ihr Wohlbefinden, dem regelmäßigen Anschluß an die künstliche Niere verdanken? Ist es Enthumanisierung, wenn es heute dank einer hochentwickelten Audiometrie möglich ist, Hörschäden bereits bei Kleinkindern im ersten Lebensjahr festzustellen und therapeutisch etwas dagegen zu unternehmen, bevor dieses Kind wegen seines Hörschadens und der dadurch verursachten Lernschwierigkeiten für sein Leben mit dem Etikett „Sonderschüler“ abqualifiziert wird? Ist es Enthumanisierung, so muß weiter gefragt werden, wenn heute dank einer hochentwickelten Gerätetechnik im Operationssaal und auf der Intensivstation Patienten gerettet und völlig wiederhergestellt werden können, die früher unter unsäglichen Qualen in kurzer Zeit zum Sterben verurteilt waren?

Es spricht auch gar nichts dafür, daß die technische und die humane Kompetenz eines Arztes gegeneinander austauschbar wären, daß ein Arzt also entweder human oder technisch versiert sein könnte. Das Ziel ist selbstverständlich, daß er beiderlei Fähigkeiten vereint. Die Humanität im Krankenhaus dürfte es wesentlich fördern, wenn die zeitliche Überlastung der Ärzte durch technische Hilfsmittel gemindert wird. Wie soll ein überlasteter Arzt, der im Durchschnitt viel länger arbeitet als jeder andere Berufsstand unserer Gesellschaft, die Zeit und Ruhe für ein menschliches Gespräch mit seinen Patienten aufbringen? Ich teile die Überzeugung von Herrn Prof. Rügheimer, daß die Technik in der Medizin die einzige Möglichkeit ist, eine vertiefte Humanisierung zu erreichen, indem Ärzte und Pflegepersonal von mechanischen Überwachungsfunktionen befreit werden und sich intensiv dem Patienten persönlich zuwenden können.

Lassen Sie mich W. Wachsmuth zitieren:

> Die Abstimmung von technischen Möglichkeiten mit den Grundsätzen ärztlicher Ethik schafft das, was wir als ärztliche Kunst bezeichnen.

Sie erfaßt den Menschen als eine untrennbare Einheit von Körper und Geist.
Sie bedarf zum Erfolg des Verantwortungsbewußtseins und der inneren Bereitschaft beider Partner. Nur der gemeinsame Wille von Arzt und Kranken läßt den Fortschritt zur Tat werden.

Ich möchte schließen mit dem persönlichen Dank an die hervorragenden Ärzte, welche bei mir mit Hilfe modernster technischer Hilfsmittel eine schwere Erkrankung diagnostiziert und beseitigt haben.

Teil 1

Zentralnervensystem

Pathophysiologische Grundlagen der klinischen Funktionsbewertung des Gehirns [1]

A. Baethmann [2]

Bei akuten zerebralen Prozessen wie Schädel-Hirn-Trauma, fokalen Durchblutungsstörungen, Hirnblutungen u. ä. stehen Störungen oder der Verlust des Bewußtseins bis hin zum Koma im Vordergrund der klinischen Symptome. Die Feststellung und Beurteilung von Bewußtseinsstörungen ist somit von großer Bedeutung für die Bewertung der Hirnfunktion. Dieser Aufgabe muß sich jeder stellen, der in der Nothilfe und intensivmedizinischen Versorgung tätig ist. Der vorliegende Beitrag beschränkt sich wegen der großen klinischen Bedeutung dieser Erkrankung auf die Diskussion der pathophysiologischen Grundlagen des Schädel-Hirn-Traumas und der dabei auftretenden sekundären zerebralen Ischämie. Entsprechende Kenntnisse sind für das Verständnis der klinischen Funktionsbewertung von Bedeutung. Besondere Berücksichtigung finden die intrakranielle Raumforderung und der daraus resultierende Anstieg des intrakraniellen Drucks.

Pathophysiologische Aspekte der Bewußtseinsstörung

Vermutlich ist kein Neurophysiologe oder Neurowissenschaftler in der Lage, das Phänomen Bewußtsein umfassend und bündig zu beschreiben (s. von Baumgarten 1979). Die Schwierigkeit wird unter klinischen Bedingungen dann ersichtlich, wenn es darum geht, Bewußtlosigkeit oder Koma zu definieren und ihren Schweregrad quantitativ zu ermitteln. Hierzu entwickelte Empfehlungen, Komatabellen, Skalen usw. sind außerordentlich vielfältig. Der Unterschied der zugrundeliegenden Konzeptionen sei am Beispiel der Komadefinition I–IV der kontinentaleuropäischen Gesellschaften für Neurochirurgie und der Glasgow Coma Scale diskutiert (Tabellen 1 und 2).

Ein wichtiges Merkmal der unter Federführung von Brihaye u. Frowein eingeführten Klassifizierung ist die grundsätzliche Feststellung, ob Bewußtlosigkeit vorliegt oder nicht (Tabelle 1; Brihaye 1978; Frowein 1980). Die Benutzer der Glasgow Coma Scale können darauf verzichten. Mit der Glasgow Coma Scale lassen sich verbale und motorische Defizite des Bewußtseinsgestörten quantifizieren sowie Störungen dabei, die Augen spontan oder auf exogenen Reiz zu öffnen (Jennett u. Teasdale 1981). Die Anzahl der erreichten Punkte reflektiert den Umfang der erbrachten Leistung in diesen 3 Kategorien (Augenöffnen, verbale und motorische Reaktion). Die Glasgow Coma Scale (Tabelle 2) besticht durch die Einfachheit ihrer Anwendung bei relativ hoher Zuverlässigkeit, da sie durch eine einfache numerische Größe den Umfang eines Bewußtseinsdefizits quantitativ

1 Mit Unterstützung durch die Deutsche Forschungsgemeinschaft, Ba 452/6-3

2 Für die Mitarbeit bei der Anfertigung des Manuskripts danke ich Ruth Demmer, Ulrike Goerke, Friederike Helmes und Barbara Stöpfel

Tabelle 1. Einteilung von Bewußtseinsstörungen des Komitees für Neurotraumatologie der World Federation of Neurological Surgeons (WFNS) 1978 in Brüssel unter Federführung von Brihaye und Frowein. Die Verwendung dieser Klassifizierung erfordert eine Definition des Zustandes „Bewußtlosigkeit". (Nach Brihaye 1978)

Koma I:	Bewußtlos *ohne* zusätzliche neurologische Störungen
Koma II:	Bewußtlos *mit* zusätzlicher Lähmung, Anfällen und/oder Anisokorie
Koma III:	Bewußtlos (wie Koma II) mit zusätzlichen Streckreaktionen mindestens einer Extremität. Störungen der Augenmotorik können vorliegen
Koma IV:	Bewußtlos mit schlaffem Muskeltonus, weiten, reaktionslosen Pupillen, *aber* erhaltener Spontanatmung

Tabelle 2. Glasgow Coma Scale zur quantitativen („skalaren") Bewertung von Störungen beim Augenöffnen, bei verbalen Reaktionen und motorischen Leistungen (EMV). Die Feststellung, ob Bewußtlosigkeit vorliegt, ist nicht erforderlich. Der Grad der Bewußtseinsstörung ergibt sich aus dem Umfang des ermittelten Defizits. (Nach Jennett u. Teasdale 1981)

Augen öffnen	
spontan	4
nach Anrede	3
auf Schmerzreiz	2
keine Reaktion	1
Verbale Reaktion	
orientiert	5
konfus	4
sinnlose Wortfetzen	3
unverständliche Laute	2
keine Reaktion	1
Bestimmung motorischer Reaktionen	
präzise Reaktionen auf Angabe	6
lokalisieren von Schmerzreizen	5
Abwehrbewegungen	4
abnorme Beugereaktionen	3
Streckreaktionen	2
keine Reaktion	1

(„skalar") definiert. Ihr Gebrauch bereitet daher auch für medizinisches Hilfspersonal keine Probleme; der Befund ist in wenigen Minuten ermittelt. Der geringe Aufwand bei der Glasgow Coma Scale begünstigt wiederholte Untersuchungen zur Dokumentation des Verlaufs.

Die Ermittlung des Schweregrads von Bewußtseinsstörungen mit Hilfe der Komadefinition I–IV (Brihaye 1978) setzt die Feststellung einer Bewußtlosigkeit voraus. Damit ergibt sich das Problem, den Zustand der Bewußtlosigkeit definieren zu müssen. Bei Anwendung der Glasgow Coma Scale wird eine scharfe Grenzlinie zwischen Bewußtsein und Bewußtlosigkeit nicht gezogen – die gibt es wohl auch gar nicht – sondern ein Kontinuum zunehmender Bewußtseinsstörungen durch abnehmende Punktezahlen beschrieben. Das Dilemma bei Anwendung der Komatabelle I–IV, nämlich die Definition, ob eine Bewußtseinsstörung vorliegt oder nicht, wurde per Konvention beseitigt. Nach Frowein (1980) ist „Koma eine Form der Bewußtlosigkeit, in welcher der Patient auf Anruf oder Schmerzreiz die Augen nicht öffnet".

Wie in Tabelle 1 ersichtlich, benötigt die Komaklassifizierung I–IV wie die Glasgow Coma Scale keine weiteren Hilfsmittel für die Bewertung von Bewußtseinsstörungen und erlaubt ebenso rasch, zu einem Befund zu kommen. Die sinnvolle Anwendung der Glasgow Coma Scale bzw. der Komadefinition I–IV erfordert, daß der Patient nicht mit Alkohol oder Barbituraten intoxikiert oder durch Relaxantien seiner motorischen Reaktionsfähigkeit beraubt ist. Aus verschiedenen Gründen ist es jedoch auf Intensivstationen häufig unumgänglich, daß der Patient sediert und zur Beatmung relaxiert wird. Um dennoch Informationen zum aktuellen Umfang eines Bewußtseinsdefizits bzw. zur Erholung erhalten zu können, muß sich der Untersucher anderer Methoden bedienen – natürlich unter Berücksichtigung der eingesetzten Medikation. Hierfür kommen das EEG und die Ableitung evozierter Potentiale in Betracht. Der vorliegende Beitrag beschränkt sich auf die Diskussion des EEGs; weitere Methoden, z. B. evozierte Potentiale, werden von Grundy (s. S. 46) und von Pfurtscheller (s. S. 51) erörtert.

Neuroanatomische und -physiologische Grundlagen von Bewußtseinsstörungen

Verschiedene Zentren des Gehirns sind an den physiologischen wie pathophysiologischen Veränderungen des Bewußtseins beteiligt. Eine zentrale Schrittmacherfunktion für die Erregung fast aller Hirnareale hat die Formatio reticularis, ein vom Hirnstamm zum Thalamus reichendes Netzwerk aktivierender Nervenzellkerne. Eine bedeutende Ursache für Bewußtlosigkeit ist die fehlende Aktivierung des Kortex durch den Hirnstamm. In Abb. 1 sind die von der Formatio aufsteigenden Efferenzen des zerebralen Weck- und Arousalsystems auf ihrem Weg zum Thalamus, zu den Stammganglien, zum Globus pallidum und schließlich zur Hirnrinde wiedergegeben. Von der Formatio ausgehende Erregungen, die zu bewußten Wahrnehmungen führen, erreichen die Hirnrinde über ein spezifisches und unspezifisches Leitungssystem (Hassler 1979).

Eine direkte Schädigung der Formatio reticularis im Augenblick des Traumas oder sekundär nach Kompression durch Herniation des Gehirns mit Einklemmung im Tentoriumschlitz oder Foramen magnum führt sofort zur tiefen Bewußtlosigkeit und evtl. zum Tod, wenn Atem- und Kreislaufzentren beteiligt sind (Abb. 1). Tiefe Bewußtlosigkeit tritt auch bei struktureller Unversehrtheit der Formatio reticularis auf, wenn die von ihr aufsteigenden erregenden Bahnen und sekundären Zentren durch das Trauma oder eine ischämische Läsion beschädigt werden mit der Folge einer Blockade der Weiterleitung aktivierender Efferenzen zum Kortex. Hassler (1979) nimmt an, daß bei 70% aller Fälle mit prolongiertem Koma oder apallischem Syndrom nach Schädel-Hirn-Trauma strukturelle Schäden der Formatio reticularis selbst vorliegen.

Eine quasi klinische Beweisführung für die zugrundeliegende neuroanatomische Ordnung der von der Formatio ausgelösten Weckvorgänge ergaben Reizversuche bei komatösen Patienten. Hassler (1979) versuchte, bei Patienten mit einem

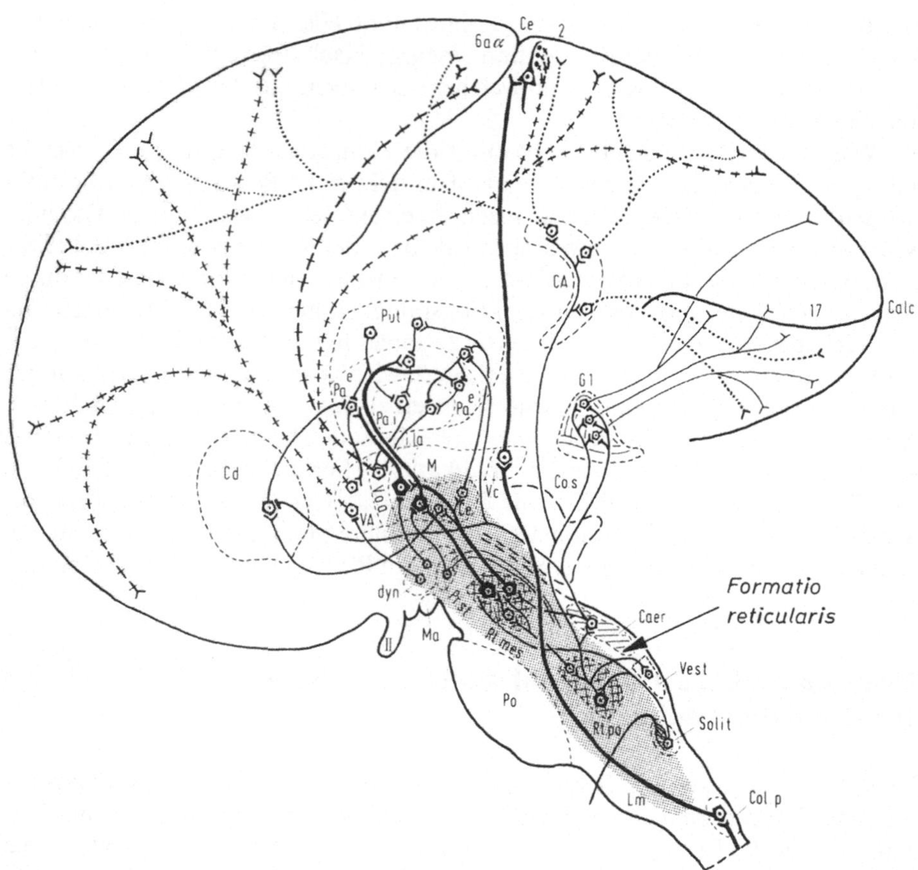

Abb. 1. Schematische Darstellung von der Formatio reticularis aufsteigender exzitatorischer Efferenzen und Schaltsysteme des „spezifischen" und „unspezifischen" Leitungssystems. Besonders wichtig für Wachsein oder Vigilanz sind rostromediale Areale der Formatio reticularis des Mittelhirns, deren Zerstörung mit Koma und Verlust der Erweckbarkeit – auch nach Schmerzreizen – einhergeht. Spezifische, die Hirnrinde erregende Projektionsfasern kommen vom Thalamus, unspezifische Efferenzen ziehen über verschiedene Synapsen durch die Formatio, trunkothalamische Kerne und von dort mit oder ohne Umweg durch die Stammganglien zur Großhirnrinde. Bewußte Wahrnehmungen verlangen eine simultane Erregung der Rinde via „spezifische" und „unspezifische" Leitungssysteme. Bei einer auf die medulläre Formatio beschränkten traumatischen Läsion z. B. einem diffusen Axonschaden (gerastert), könnten Reizungen mit Elektroden im efferenten Verlauf des unspezifischen Leitungssystems Bewußtseinsvorgänge hervorrufen. (Nach Hassler 1979)

traumatischen apallischen Syndrom Bewußtsein hervorzurufen durch Elektrodenreizung im aufsteigenden „unspezifischen" Leitungs- bzw. Schaltsystem, z. B. Thalamus oder Pallidum. Nach bilateraler Reizung für jeweils 3 mal 20 min über 20 Tage gelang es tatsächlich, Patienten zu erwecken und entsprechende Reaktionen im EEG sichtbar zu machen. Bei einer Patientin kam es sogar *nach* Beendigung der Reizung zur bleibenden Erholung des Bewußtseins; sie konnte aufstehen und am Familienleben teilnehmen. Diese Patientin starb jedoch 1 ½ Jahre später an einer Pneumonie. Bemühungen anderer Autoren, in entsprechenden Fällen die Formatio reticularis selbst zu reizen, verliefen hingegen erfolglos – vermutlich wegen der zugrundeliegenden traumatischen Zerstörung dieses Areals (Hassler 1979).

Eine wichtige pathologische Ursache für Bewußtseinsstörungen und tiefes Koma durch Unterbrechungen der von der Formatio reticularis aufsteigenden Efferenzen sind mechanische Schädigungen der Nervenfasern durch Zerrung und Scherung der langen auf- und absteigenden Bahnen der weißen Substanz, der sog. „diffuse Axonschaden“ (Nevin 1967; Strich 1976; Adams 1977), der bevorzugt durch schwere Rotationsbeschleunigung des Kopfes entsteht (Ommaya 1974; Gennarelli 1982). Bei schweren Verläufen entwickeln Patienten häufig ein apallisches Syndrom oder überleben im vegetativen Zustand. Der diffuse Axonschaden, auch bezeichnet als diffuser Hirnschaden ("diffuse brain damage"), entsteht im Augenblick des Unfalls und ist daher eine Primärläsion (s. Abb. 4). Der computertomographische Befund gibt oft keinen Anhalt. Wenn fokale Läsionen fehlen, ist der intrakranielle Druck meistens unauffällig. Bei schwerem Insult kommt es mit zeitlicher Verzögerung zu irreversiblen degenerativen Veränderungen der Nervenfasern mit kolbigen Auftreibungen ("retraction balls") und typischen Gliareaktionen ("microglial stars") in den Bereichen, wo die Kontinuität der Axone unterbrochen wurde (Adams 1977).

Abbildung 2 zeigt symbolisch die Unterbrechung der von der Formatio reticularis aufsteigenden Bahnen und Schaltstationen durch einen Axonschaden im Thalamusbereich. Die Abbildung macht deutlich, welche Konsequenzen eine dieses Areal betreffende Läsion der Nervenfasern für die Weiterleitung von Weckreizen von der Formatio zum Kortex haben muß, auch wenn die Formatio selbst intakt geblieben ist.

Wenngleich die Diskussion über die Bedeutung und Häufigkeit des Auftretens diffuser Axonschäden beim Schädel-Hirn-Trauma nicht abgeschlossen ist, muß diesem Schädigungsmechanismus sicherlich Aufmerksamkeit gewidmet werden. Gennarelli et al. (1982) sind der Auffassung, daß diffuse Axonschäden bei 50% aller Schädel-Hirn-Traumen eine entscheidende Rolle spielen und bei 35% der tödlichen Verläufe sogar führend sind. Der neuropathologische Befund wird in der Klinik nicht selten als sog. „primärer Stammhirnschaden“ interpretiert. Dieser Terminus unterschätzt jedoch beträchtlich die tatsächliche Ausdehnung der Läsion. Im Sektionsgut gefundene Veränderungen zeigen in der Regel über das Stammhirn weit hinausgehende Schäden der auf- und absteigenden Bahnen der weißen Substanz von Mittel- und Großhirn (Adams 1977). In diesem Zusammenhang sei darauf hingewiesen, daß leichtere Formen der traumatischen Axonschädigung ohne Unterbrechung der Nervenfaserkontinuität als Ursache für anhaltende neurologische Ausfälle und subjektive Beschwerden (Postkommotionssyndrom) angesehen werden (Langfitt 1982).

In Abb. 3 ist ein neuroanatomisches Schema von W. J. Meyer (1983) gezeigt, mit dessen Hilfe sich motorische Defizite nach Schädel-Hirn-Trauma differenzieren und zuordnen lassen. Störungen höherer zerebraler Leistungen, z. B. gezielter Bewegungen nach Aufforderung, sind ein Indiz für die Schädigung kortikaler Areale, während Schädigungen absteigend von Thalamus, Stammganglien, Mittelhirn und Pons mit Hyperflexion und schließlich Hyperextension einhergehen. Tiefere Läsionen im Bereich der Medulla führen zum Verlust des Muskeltonus. Die Dynamik des Auftretens derartiger Läsionen zeigt an, ob es sich um primäre oder sekundäre Läsionen, z. B. durch die Einklemmung des Mittel- und Stammhirns, handelt. Treten sie sekundär auf, kann bei rechtzeitiger Entlastung mit ei-

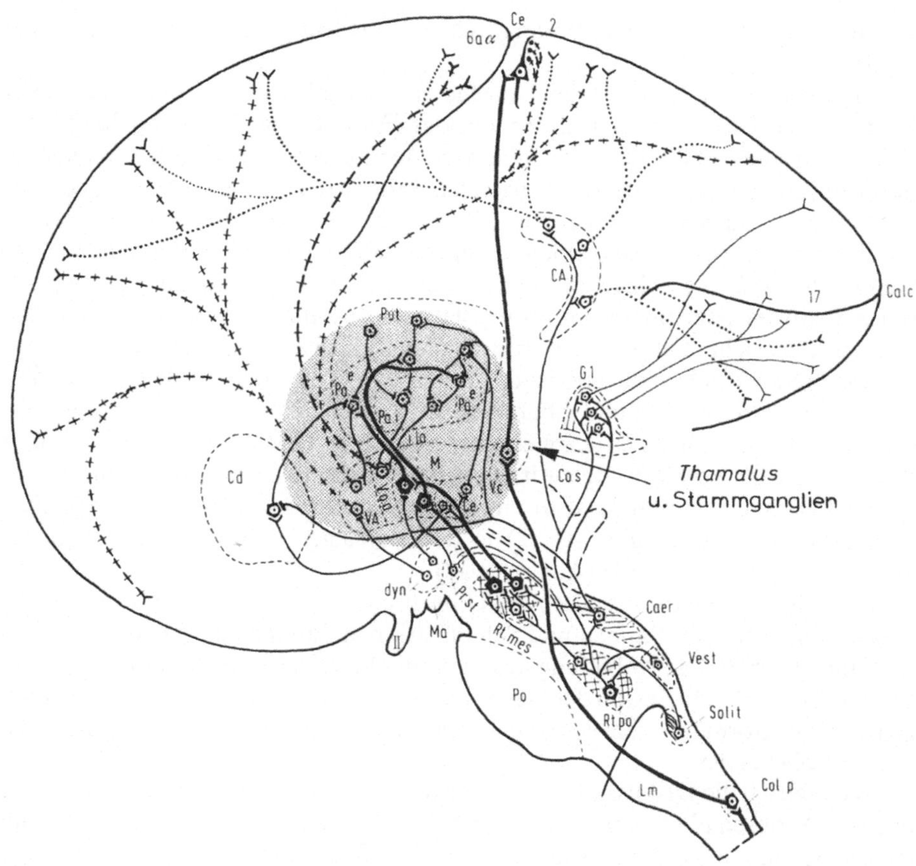

Abb. 2. Blockade von der Formatio reticularis aufsteigender Erregungen durch eine primäre Thalamusläsion mit Koma bzw. schweren Bewußtseinsstörungen. Die Reizung medullärer Formatioareale zur Erweckung aus einem Koma wäre unter diesen Bedingungen wirkungslos (s. auch Abb. 1; nach Hassler 1979)

ner Rückbildung gerechnet werden. Mit diesem Stichwort ist die Differenzierung von primären gegenüber sekundären Prozessen beim Schädel-Hirn-Trauma angesprochen.

Zerebraler Primär- bzw. Sekundärschaden

Abbildung 4 beschreibt schematisch die Entwicklung zerebraler Sekundärschäden aus primär traumatischen Läsionen, z. B. einem Kontusionsherd oder einer Gefäßverletzung. Je nach Schwere des Traumas entwickeln sich zerebrale Sekundärprozesse wie Blutungen oder das Hirnödem mehr oder weniger schnell. Die wichtigste Folge der Vergrößerung des intrakraniellen Volumens ist der Anstieg des intrakraniellen Drucks, sobald die intrakranielle Volumenkompensation (Compliance) versagt. Der intrakranielle Druckanstieg hat als fatale Konsequenzen die Drosselung der Hirndurchblutung bis zum zerebralen Kreislaufstillstand sowie die Herniation des Gehirns im Tentoriumschlitz oder Foramen magnum

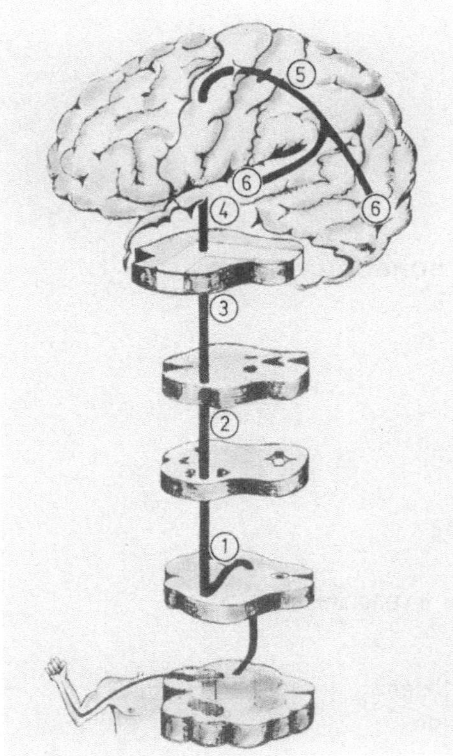

(1) keine motorische Reaktion, schlaffer Muskeltonus
(2) Strecksynergismen
(3) Beugesynergismen
(4) Fluchtreflexe auf Schmerzreiz
(5) Lokalisierung von Schmerzreizen
(6) gezielte Bewegung nach Aufforderung

Abb. 3. Schematische Darstellung zur Lokalisation motorischer Funktionsstörungen bei traumatischen Primär- oder Sekundärschäden in Groß-, Mittel-, Stammhirn und Medulla oblongata. Die Durchführung gezielter Bewegungen nach Aufforderung, die Lokalisation von Schmerzreizen (5, 6) erfordert die Unversehrtheit des gesamten motorischen Erregungs- und Leitungssystems einschließlich der Großhirnrinde. Im klinischen Verlauf auftretende motorische Leistungseinbußen, wie Verlust der Abwehrreflexe (4), Beugesynergismen (3) bis hin zur Streckstarre entsprechen zumeist sekundären Läsionen in Thalamus, Capsula interna bzw. Basalganglien (4), Mesencephalon (3) oder Pons (2). Bei struktureller Schädigung der unteren Medulla oblongata kann es zur Lähmung dieser Funktionen mit schlaffem Muskeltonus kommen (1). Eine Eskalation derartiger motorischer Funktionsausfälle entwikkelt sich während der Einklemmung des Gehirns im Tentoriumsschlitz bzw. Foramen magnum. Derartige Vorgänge können bei rechtzeitiger Entlastung u. U. reversibel sein (nach Meyer 1983)

mit Kompression des in diesen Engstellen lokalisierten Mittel- bzw. Stammhirns. Durch Verlegung des venösen Abflusses kann betroffenes Gewebe hämorrhagisch infarzieren (Adams 1975).

Die Unterscheidung der zerebralen Primärprozesse von den sich daraus entwickelnden sekundären Vorgängen ist aus klinischer Perspektive außerordentlich wichtig. Das Ziel der medizinischen Versorgung – von der ersten Hilfe bis zur definitiven Therapie – ist die Verhütung oder Verringerung zerebraler Sekundärschäden (Baethmann 1984). Hierzu gehört in der präklinischen Phase der Ersten Hilfe u. a. die Korrektur einer Hypoventilation und eines arteriellen Blutdruckabfalls, die bei Patienten mit schwerem Schädel-Hirn-Trauma für die Entstehung sekundär-ischämischer oder -anoxischer Hirngewebeveränderungen große prognostische Bedeutung haben (Graham 1978; s. Abb. 4).

In Tabelle 3 ist aus einer Zusammenstellung von Langfitt (1976) die Häufigkeit intrakranieller Druckanstiege bei 280 Patienten mit Schädel-Hirn-Trauma

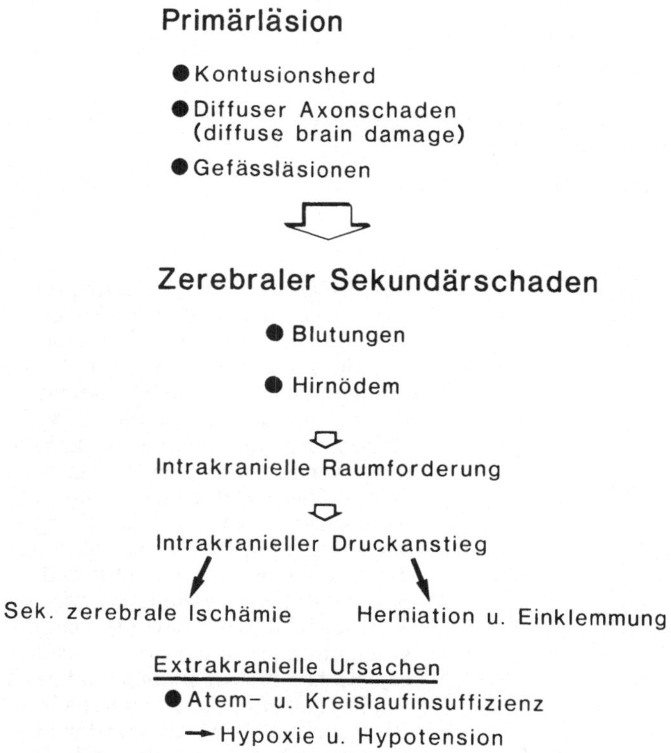

Primärläsion

- Kontusionsherd
- Diffuser Axonschaden (diffuse brain damage)
- Gefässläsionen

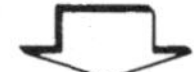

Zerebraler Sekundärschaden

- Blutungen
- Hirnödem

Intrakranielle Raumforderung

Intrakranieller Druckanstieg

Sek. zerebrale Ischämie   Herniation u. Einklemmung

Extrakranielle Ursachen

- Atem- u. Kreislaufinsuffizienz

→ Hypoxie u. Hypotension

Abb. 4. Schematische Zusammenfassung zerebraler Primär- und Sekundärläsionen beim Schädel-Hirn-Trauma. Zerebrale Sekundärschäden, z. B. intra- oder extradurale Blutungen und das Hirnödem, gehen von Gefäßläsionen oder Kontusionsherden aus. Blutungen wie Hirnödem sind intrakranielle Raumforderungen, die nach Versagen der Compliance einen Anstieg des intrakraniellen Drucks nach sich ziehen mit seinen fatalen Folgen der zerebralen Ischämie, Herniation und Einklemmung des Gehirns. Sekundär-ischämischen Veränderungen des Gehirns können jedoch auch Atem- und Kreislaufinsuffizienz als extrakranielle Ursachen zugrundeliegen. Weitere zerebrale Sekundärschäden wie Meningitis, Hydrozephalus, posttraumatische Epilepsie seien am Rande erwähnt. (Nach Baethmann 1984)

Tabelle 3. Intrakranieller Druckanstieg beim Schädel-Hirn-Trauma (280 Patienten). (Nach Langfitt 1976)

ICP	0–10 mmHg[a]	10–30 mmHg	30–50 mmHg	50 mmHg
n	70	108	53	49
%	25	39	19	17

[a] 1 mmHg = 0,133 kPa

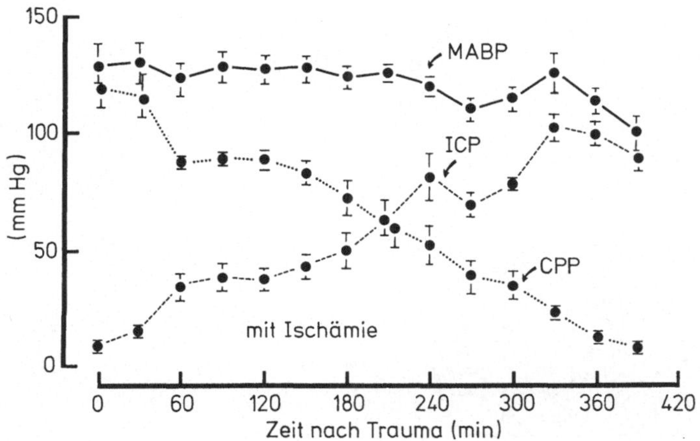

Abb. 5. Verlauf von intrakraniellem Druck, Blutdruck und dem daraus errechneten zerebralen Perfusionsdruck ($\bar{x} \pm$ mittlerer Fehler) von Versuchstieren (n = 6) bis zu 7 h nach einem Trauma (fokale Kälteläsion des Gehirns). Wie zu sehen, kam es zum kontinuierlichen Anstieg des intrakraniellen Drucks bei weitgehend unverändertem arteriellem Blutdruck. Nach 3–4 h fiel der zerebrale Perfusionsdruck unter den intrakraniellen Druck und erreichte im weiteren Verlauf 0 mmHg. Die daraus resultierende zerebrale Ischämie führte zu charakteristischen Veränderungen der labilen Metabolite des Energiestoffwechsels und der Aktivität im EEG (s. auch Abb. 6; nach Maier-Hauff 1984)

zusammengefaßt. Nur 70 Patienten des Kollektivs (25%) hatten keine Erhöhung des intrakraniellen Drucks, bei 108 (39%) lag der intrakranielle Druck zwischen 10 und 30 mmHg, bei 53 (18%) zwischen 30 und 50 mmHg und bei 49 (17%) sogar über 50 mmHg. Da auch geringfügige Erhöhungen des intrakraniellen Drucks Hinweis sind für die Erschöpfung der intrakraniellen Compliance, ist dieser Vorgang immer ein Warnsignal. Jede weitere intrakranielle Volumenzunahme kann zur exponentiellen Erhöhung des intrakraniellen Drucks führen, zum Aufbau eines transtentoriellen Druckgradienten und dadurch zur Herniation des Gehirns.

Abbildung 5 zeigt aus experimentellen Untersuchungen von Maier-Hauff (1984) den akuten Anstieg des intrakraniellen Drucks bei Versuchstieren nach Induktion einer fokalen Kälteläsion mit Entwicklung eines perifokalen Hirnödems. Die Abbildung gibt den gleichzeitig registrierten arteriellen Blutdruck sowie den errechneten zerebralen Perfusionsdruck dieses Kollektivs wieder. Der Anstieg des intrakraniellen Drucks entwickelte sich kontinuierlich aus der wachsenden intrakraniellen Raumforderung, dem perifokalen vasogenen Hirnödem. Bereits 3–4 h nach dem Trauma kam es zur kritischen Verminderung des zerebralen Perfusionsdrucks. Gegen Ende der Beobachtungszeit (6–7 h nach dem Trauma) lag der intrakranielle Druck im Bereich des arteriellen Blutdrucks, der zerebrale Perfusionsdruck fiel gegen 0 mmHg ab. Die Konsequenz dieses Vorgangs für die Qualität der Hirndurchblutung ist offenkundig.

Abbildung 6 zeigt ein exemplarisches EEG-Powerspektrum aus der Endphase eines derartigen Versuchs. In dem Diagramm ist die EEG-Power (μV^2/Hz) in logarithmischem Maßstab des Frequenzbereichs 0–30 Hz über 60 s in jeweils 5-s-Epochen wiedergegeben, die Zeit als dritte Dimension auf der z-Achse. Zum Vergleich ist die korrespondierende EEG-Originalregistrierung im oberen Teil der

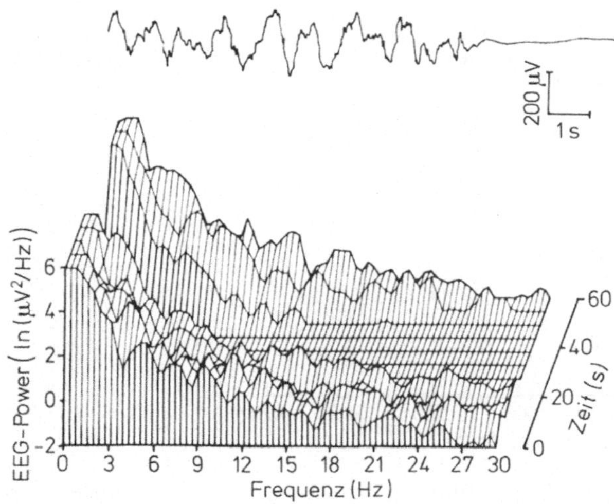

Abb. 6. EEG-Powerspektrogramm eines Versuchstiers mit Entwicklung einer zerebralen Ischämie gegen Ende der Beobachtungszeit ca. 6 h nach Kälteläsion des Gehirns. Der zerebrale Perfusionsdruck war zu diesem Zeitpunkt <40 mmHg (vgl. Abb. 5). Die EEG-Power ($\mu V^2/Hz$) ist im logarithmischen Maßstab auf der Ordinate, die EEG-Frequenzen von 0–30 Hz sind auf der Abszisse und die Zeit auf der z-Achse wiedergegeben. Dem Verlust der EEG-Power entspricht das Auftreten der Null-Linie nach vorübergehendem δ-Wellen-EEG (*oben*). Die Wiederkehr der EEG-Power nach ca. 50 s war nur vorübergehend. (Nach Baethmann 1983)

Abbildung eingefügt. Die zunächst niederfrequente δ-Wellenaktivität erlischt, das EEG wird isoelektrisch. Der untere Teil des Bildes zeigt den korrespondierenden Verlust der EEG-Power in allen Frequenzbereichen. Die später sichtbare Erholung war nur vorübergehend. Bei Tieren dieses Versuchs wurden Einklemmungen des Gehirns im Tentoriumschlitz und eine Kompression von Mittel-, Stamm- und Kleinhirn gefunden (Maier-Hauff 1984). Zusätzlich fanden sich hämorrhagische Infarkte durch Verlegung des venösen Abstroms.

Das in Abb. 5 und 6 gezeigte experimentelle Beispiel läßt sich ohne Einschränkung auf die klinische Situation bei akuten intrakraniellen Raumforderungen übertragen. Auch hier kann es – in Abhängigkeit von der Schwere des Insults – durch den Anstieg des intrakraniellen Drucks sehr schnell zur Herniation und Einklemmung des Gehirns und zur Drosselung der Hirndurchblutung kommen. Die Auffassungen, ob bei derart perakuten Verläufen eine sofortige operative Entlastung den fatalen Ausgang verhindert, sind jedoch geteilt, da erfahrungsgemäß schwerste Primärverletzungen des Gehirns zugrundeliegen (Becker 1977; Marshall 1979; Frowein 1984).

Sekundäre zerebrale Ischämie beim schweren Schädel-Hirn-Trauma

Experimentelle Untersuchungen beim fokalen Kältetrauma mit vasogenem Hirnödem oder nach anderen Läsionen haben gezeigt, daß die Hirndurchblutung im perifokalen Gewebe wie auch in den entfernteren Provinzen in Mitleidenschaft

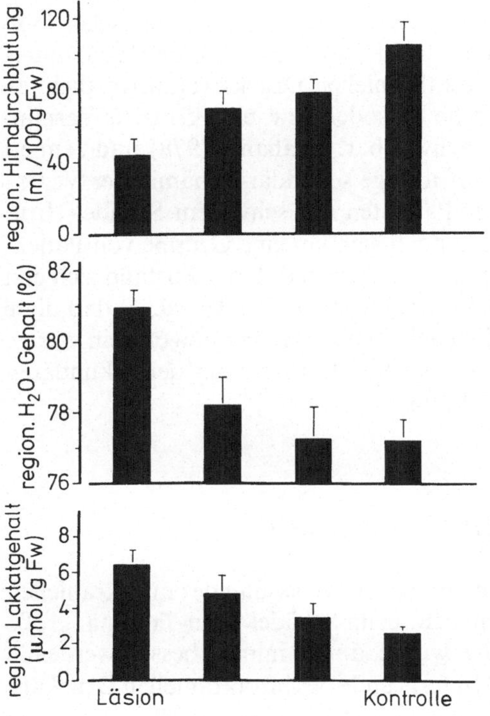

Abb. 7. Regionale Hirndurchblutung, regionaler Wasser- und Laktatgehalt bei Versuchstieren mit fokaler Kälteläsion und Entwicklung eines perifokalen vasogenen Hirnödems. Die zunehmende Verringerung der regionalen Hirndurchblutung – vom Kontrollareal bis zur Kälteläsion – ist der Zunahme des regionalen Gewebswasser- und Laktatgehalts umgekehrt proportional. Die Verschlechterung der regionalen Hirndurchblutung in Abhängigkeit von der Nähe zum Fokus wird durch eine Erhöhung des Gewebsdrucks durch Anstieg des Hirngewebswassergehalts erklärt. (Nach Frei 1971)

gezogen wird (Frei 1971; Nilsson 1977; Martins 1978; Blasberg 1980). Die Verringerung der Hirndurchblutung korrelierte mit den Veränderungen des Wasser- und Laktatgehalts im Hirngewebe (Frei 1971). Abbildung 7 zeigt die Beziehung zwischen der Hirngewebsperfusion auf der einen Seite und dem zerebralen Wasser- und Laktatgehalt auf der anderen Seite. Im Bereich der Primärläsion war die Verminderung der Hirndurchblutung am stärksten ausgeprägt. Dort waren der Wasser- und der Laktatgehalt besonders hoch. Mit zunehmender Entfernung vom Fokus näherten sich Durchblutung, Wassergehalt und Laktatkonzentration den Größenordnungen im Kontrollareal.

Die Verminderung der regionalen Hirndurchblutung im ödematös veränderten Gewebe, das Auftreten von Flowgradienten zwischen der Läsion und perifokalem bzw. entferntem Hirngewebe wurde mit einem Anstieg des regionalen Hirngewebedrucks durch die Zunahme des Gewebswassergehalts erklärt (Frei 1971). Weitere Faktoren für die Verschlechterung der Hirndurchblutung unter diesen Bedingungen sind Störungen der zerebralen Autoregulation und der Kontrolle der zerebralen Widerstandsgefäße durch das regionale pCO_2 (Reivich 1969; Enevoldsen 1978; Smith 1978). Sekundär-ischämische Veränderungen des Gehirns werden häufig bei Patienten gefunden, die ihrem Schädel-Hirn-Trauma erliegen bzw. im vegetativen Zustand überleben (Graham 1978; Overgaard 1981). Bei 138 von 151 autoptisch untersuchten Fällen, d. h. bei mehr als 90% wurden im histologischen Präparat ischämische bzw. anoxische Hirngewebsveränderungen entdeckt, wie ischämische Nervenzellnekrosen und kleinere Infarkte mit besonders häufigem Auftreten in den Grenzzonen der arteriellen Versorgungsbereiche (Graham 1978; s. auch Overgard 1983). Die Entwicklung sekundär-ischämischer bzw. -anoxischer Hirngewebsschäden ist ein wichtiger prognostischer Faktor beim schweren Schädel-Hirn-Trauma. In 80% der von Graham (1978) untersuchten Fälle konnte ein Anstieg des intrakraniellen Drucks verantwortlich gemacht werden, bei 75% waren hypoxische Episoden bzw. eine kritische Verminderung des systemischen Blutdrucks nachweisbar. Graham (1978) und Jennett (1981) glauben, daß der tödliche Verlauf infolge sekundär-ischämischer Veränderungen des Gehirns bei ca. 30% der Patienten mit schwerem Schädel-Hirn-Trauma vermeidbar gewesen wäre. Es handelt sich um eine Gruppe von Patienten, die nach dem Insult ein luzides Intervall haben und deren Zustand sich erst sekundär verschlechtert ("patients who talk and die"). Die Tatsache, daß diese Patienten – wenn auch vorübergehend – nach dem Unfall bei Bewußtsein waren, beweist, daß die Primärläsion des Gehirns ohne Entwicklung der sekundären Komplikationen hätte überlebt werden können.

Intrakranieller Druck; Methode der Druckmessung

Neben der Überwachung vitaler Parameter hat die Erfassung des intrakraniellen Drucks bei akuten zerebralen Läsionen, z. B. beim Schädel-Hirn-Trauma, große Bedeutung erlangt. Diese Entwicklung wurde durch immer besser werdende Kenntnisse der pathophysiologischen Hintergründe des intrakraniellen Druckanstiegs und seiner bedrohlichen Konsequenzen beschleunigt. Größte Bedeutung für die Kontrolle des intrakraniellen Drucks unter klinischen Bedingungen hat die Einsicht, daß dessen Veränderungen der klinischen Symptomatik beträchtlich vorauseilen. Damit bleibt Zeit verfügbar, die therapeutisch genutzt werden kann. Es ist nicht übertrieben zu behaupten, daß die Überwachung des intrakraniellen Drucks eine therapeutische Funktion hat. Die Beschränkung der Diagnostik eines intrakraniellen Druckanstiegs auf klinische Indizien ist riskant. Oft treten neurologische oder andere Symptome erst auf, wenn es zur Herniation und Einklemmung des Gehirns gekommen ist. Die computertomographische Kontrolle ist keine Alternative für die intrakranielle Druckmessung (s. Baethmann u. Maier-Hauff 1982).

Zur Erläuterung der physiologischen Grundlagen sind in Abb. 8 die Beziehung verschiedener Drücke (arterieller, hirnvenöser etc.) als hydraulisches Modell dargestellt. Die Höhe der Flüssigkeitssäulen in den kommunizierenden Röhren symbolisieren den jeweiligen Druck. Der Druck in den dünnwandigen Hirnvenen ist nur geringfügig höher als der intrakranielle Druck (Davson 1956; Johnston 1974; Nakagawa 1974). Der intrakranielle Druck hat damit bedeutenden Einfluß auf den Widerstand, gegen den das hirnvenöse Blut aus dem intrakraniellen Raum abströmt. Jede, auch eine geringfügige Erhöhung des intrakraniellen Drucks vergrößert den Ausstromwiderstand der Hirnvenen. Solange die Hirndurchblutung erhalten ist, wird der Druck in den vorgeschalteten, hirnvenösen Segmenten ansteigen müssen, wie im unteren Teil der Abb. 8 symbolisch dargestellt. Die Erschwerung des hirnvenösen Abstroms durch den intrakraniellen Druck führt momentan zur kompensatorischen, d. h. autoregulativen Dilatation der zerebralen Widerstandsgefäße zur Erhaltung der Hirndurchblutung (Davson 1956; Wei 1982). Dadurch tritt aus dem arteriellen Gefäßsystem vermehrt Blut in den intrakraniellen Raum ein bei gleichzeitiger Erschwerung des Abstroms. Die

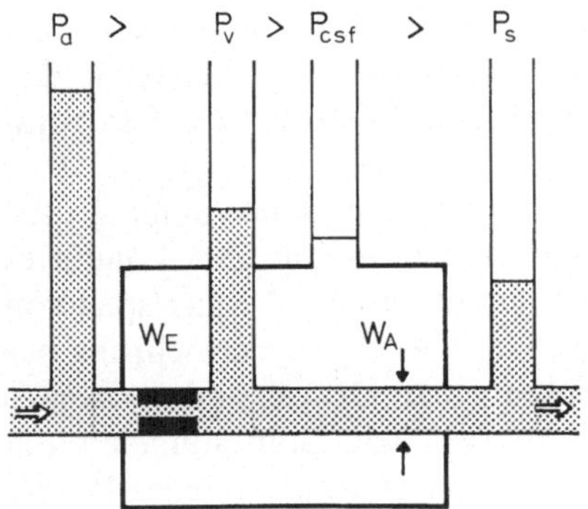

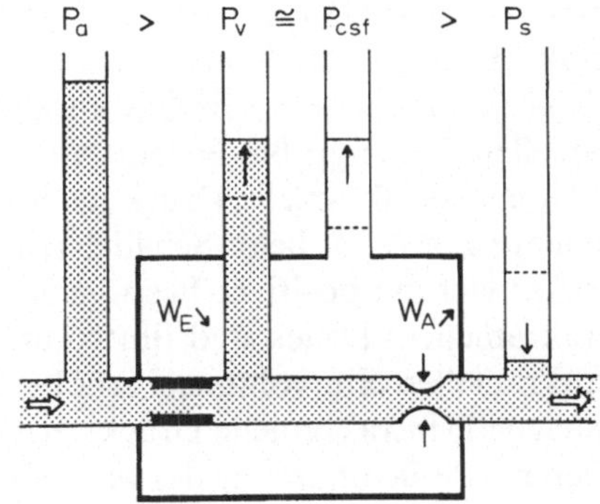

Abb. 8. Vergleich und Wechselwirkung der Drücke verschiedener vaskulärer Gefäßsegmente (*P_a, P_v und P_s*) mit dem intrakraniellen Druck (*P_{csf}*). Per Konvention wird der Druck im Liquorraum als intrakranieller Druck verstanden. Die Arteriolen des Gehirns determinieren den Einstromwiderstand (*W_E*), mit dem Blut in das intrakranielle Kapillar- und dann venöse System eintritt. Diese Gefäßsegmente sind die aktiven Komponenten der zerebrovaskulären Autoregulation. Der Druck der Hirnvenen liegt nur geringfügig über dem intrakraniellen Druck; der Druck der Sinusgefäße in der Dura ist niedriger. Der intrakranielle Druck bestimmt damit den Widerstand, gegen den das Hirnvenenblut den intrakraniellen Raum wieder verläßt. Auch ein geringfügiger Anstieg des intrakraniellen Drucks (*rechts*) erhöht den Ausstromwiderstand (*W_A*) der Hirnvenen. Durch den hervorgerufenen Rückstau vor dem Ausstromhindernis steigt der Druck in den dünnwandigen Hirnvenen. Dieser Vorgang führt zur venösen Dilatation, was durch Verringerung des Einstromwiderstandes (*W_E*) zur Aufrechterhaltung der Hirndurchblutung (Autoregulation) weiter verstärkt wird. Der Circulus vitiosus: primärer intrakranieller Druckanstieg – hirnvenöser Druckanstieg – Vermehrung des intrakraniellen Blutvolumens – zusätzliche intrakranielle Raumforderung – weiterer intrakranieller Druckanstieg, beginnt sich zu drehen. Dynamik wie Tempo dieses Vorgangs werden durch die intrakranielle Compliance entscheidend beeinflußt. (Modifiziert nach Löfgren 1973b)

Folge ist eine Vermehrung des intrakraniellen Blutvolumens, das seinerseits zur intrakraniellen Raumforderung wird. Die weitere Entwicklung des intrakraniellen Drucks hängt davon ab, wie die intrakraniellen Volumenkompensationsmechanismen (Compliance) eine weitere Zunahme des Hirnvolumens tolerieren. Ein bereits erhöhter intrakranieller Druck ist – von Ausnahmen abgesehen – immer ein Hinweis auf eine weitgehend erschöpfte Compliance.

Unter physiologischen Bedingungen wird die Vergrößerung des Volumens einer intrakraniellen Komponente (z. B. Hirngewebe) in gewissen Grenzen toleriert, bevor der intrakranielle Druck ansteigt. Der wichtigste Kompensationsmechanismus der intrakraniellen Compliance ist die Verschiebung von Liquor aus dem intrakraniellen Raum in den Spinalraum und eine vermehrte Elimination über die Subarachnoidalzotten. Der spinale Liquorraum ist für die Kapazität der intrakraniellen Compliance von größter Bedeutung. Dies zeigen Untersuchungen von Löfgren u. Zwetnow (1973) mit Blockade der kraniospinalen Liquorwege in Höhe von C1. Die Verhinderung des Übertritts von Liquor aus dem intrakraniellen in den spinalen Liquorraum führte bei Versuchstieren zu einer beträchtlichen Verkleinerung des Plateaus der intrakraniellen Druck-Volumen-Kurve. Unter diesen Bedingungen genügte die Zugabe bzw. Entfernung von wesentlich geringeren Flüssigkeitsmengen, um den intrakraniellen Druck ansteigen bzw. fallen zu lassen. Löfgren (1973a) veranschlagt den Beitrag der spinalen Liquorräume zur intrakraniellen Compliance mit ca. 70%. Aus der Diskussion wird offenkundig, daß die Compliance für die Gewährleistung des venösen Abstroms aus dem intrakraniellen Raum größte Bedeutung hat.

Ist der intrakranielle Druck nach Erschöpfung der Compliance unter akuten Bedingungen (z. B. beim Schädel-Hirn-Trauma) einmal angestiegen, kommt es zur Aktivierung positiver Feed-back-Mechanismen durch das Wechselspiel von intrakraniellem Druck und Blutvolumen (Abb. 8; s. oben). Die Vermehrung des intrakraniellen Blutvolumens erhöht den intrakraniellen Druck, und der weiter ansteigende intrakranielle Druck vermehrt das intrakranielle Blutvolumen durch zunehmende Behinderung des venösen Ausstroms aus dem intrakraniellen Raum. Früher oder später erreicht der intrakranielle Druck den arteriellen Blutdruck. Eine ausreichende Perfusion des Hirngewebes ist nicht mehr möglich, der Druckgradient zwischen arteriellem und hirnvenösem System ist zu klein. Der Eintritt des zerebralen Kreislaufstillstands ist nur noch eine Frage der Zeit.

Die Diskussion der Mechanismen des intrakraniellen Druckanstiegs macht deutlich, daß jede, auch scheinbar geringfügige Erhöhung des intrakraniellen Drucks wegen der ernsten pathophysiologischen Konsequenzen behandelt werden muß. Die Indikationen zur intrakraniellen Druckmessung sind dennoch keineswegs unumstritten. Weite Verbreitung findet die Messung des intrakraniellen Drucks:

- beim schweren Schädel-Hirn-Trauma,
- bei neurochirurgischen Eingriffen, z. B. in der hinteren Schädelgrube, die mit postoperativen Komplikationen einhergehen können,
- zur Diagnostik beim Hydrozephalus usw.

Nach M. Brock läßt sich die Indikation zur intrakraniellen Druckmessung wie folgt stellen: „... man sollte den intrakraniellen Druck messen, wenn der Verdacht besteht, daß dieser erhöht ist."

Für die Aufnahme der intrakraniellen Druckmessung in das Überwachungsrepertoire haben technische Entwicklungen der Methode wichtige Beiträge geleistet. Die anatomischen Gegebenheiten der Liquorräume bieten Möglichkeiten der intrakraniellen Druckmessung im Seitenventrikel, Subdural- oder Epiduralraum. Unter akuten Bedingungen ist eine Bestimmung des intrakraniellen Drucks im Lumbalkanal kontraindiziert, weil durch Verlust von Liquor die Gefahr einer Einklemmung besteht. Bei neurochirurgischen Patienten steht die Bestimmung des intrakraniellen Drucks im Ventrikel sowie im Epiduralraum im Vordergrund. Die Popularität der Messung im Epiduralraum ist auf die geringere Gefahr von Nebenwirkungen zurückzuführen. Die Messung des intrakraniellen Drucks im Ventrikel hat jedoch ihre Vorteile, z. B. einen akuten Anstieg des intrakraniellen Drucks durch Liquordrainage kurzfristig zu beenden oder Einblicke in die intrakranielle Compliance durch Bestimmung der Druck-Volumen-Beziehung nehmen zu können. Marshall (1982) ist der Meinung, daß die Messung des intrakraniellen Drucks mit Hilfe eines intraventrikulären Katheters nach wie vor die Methode der Wahl ist. Literaturrecherchen von Baethmann u. Maier-Hauff (1982) kommen zum gleichen Ergebnis. Dennoch ist es keine Frage, daß ernsthafte Alternativen zur intraventrikulären Druckmessung vorhanden sind.

Vorübergehend herrschte der Eindruck, daß die manometrische Druckmessung im Subarachnoidalraum mit hohllumigen Schrauben oder Bolzen ("Richmond screw") nach Vries (1973) sich zum wichtigsten Verfahren entwickeln könnte. Die mit dieser Methode gesammelten Erfahrungen haben diese Auffassung jedoch nicht bestätigt. Hingegen erfreut sich die Anwendung epiduraler Druckmeßsysteme derzeit zunehmender Beliebtheit. Ein Beispiel sind das fiberoptische System nach Ladd (Levin 1977) sowie direkte Druckmessungen mit miniaturisierten Sonden (Gaab 1979). Vorläufer dieser Methoden sind epidurale Meßköpfe, die a) koplanar der Dura aufliegen, b) deren Eindringtiefe definiert und c) deren Nacheichung in situ möglich sein muß (Baethmann u. Maier-Hauff 1982).

Abbildung 9 zeigt einen Druckwandler als Meßkopf (Typ: Gaeltec) der – unwesentlich größer als ein Streichholzkopf – zwischen Dura und knöcherner Kalotte eingeführt wird. Gaab (1979) empfiehlt seine Anwendung für die intrakranielle Druckmessung in den Fällen, wo eine Trepanation erforderlich ist. Bei Bedarf kann der intrakranielle Druck mit diesem System auch subdural oder im

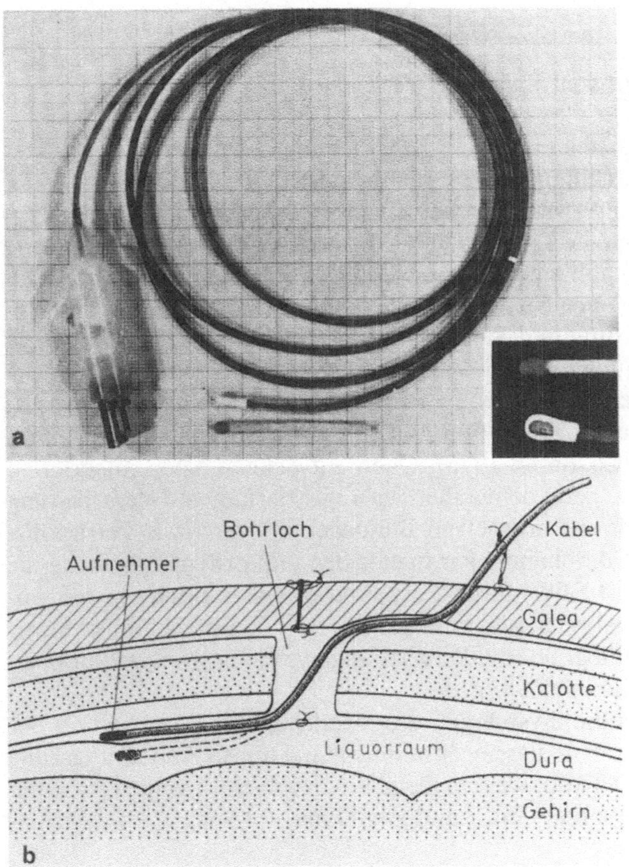

Abb. 9. Miniaturisierte Meßsonde zur Bestimmung des intrakraniellen Drucks im Epiduralraum (Typ GAELTEC), die an vorhandene Druckmeßbrücken anschließbar ist. Die nicht größer als ein Streichholzkopf dimensionierte, abgeflachte Sonde wird ohne größeren Aufwand zwischen Dura und Kalotte eingeführt und nach Beendigung der Überwachung wie ein Katheter gezogen. Alternativ kann damit der intrakranielle Druck im Subduralraum oder Ventrikel bestimmt werden. Eine Nacheichung in situ ermöglicht eine aufblasbare Druckausgleichskammer. (Nach Gaab 1979)

Ventrikel bestimmt werden. Die Geometrie des Druckaufnehmers in einseitig abgeflachter Birnenform verhindert bzw. erschwert Torsionen um die Längsachse zur Sicherstellung der Positionierung der messenden Membran auf der Duraoberfläche. Nach Beendigung der Messung kann der Druckaufnehmer wie ein Drainagekatheter gezogen werden, ohne daß ein erneuter Eingriff erforderlich ist. Ein weiterer Vorzug ist die Zuverlässigkeit der Messung durch die Möglichkeit einer Eichung des Nullpunkts in situ mit Hilfe einer Druckausgleichskammer. Die Druckmeßsonde kann auf Intensivstationen an vorhandene Meßbrücken angeschlossen werden. Der Meßaufnehmer läßt sich durch Gas oder chemisch sterilisieren (Gaab 1979).

Einfachheit und Zuverlässigkeit eines Systems, sowie dessen Risikoarmut begünstigen den Einsatz und verhelfen zu einer großzügigen Indikationsstellung.

Gaab (1979) untersucht Patienten mit:
- Schädel-Hirn-Trauma,
- intrakraniellen Tumoren,
- Aneurysmen,
- apoplektischem Insult,
- Vergrößerungen des Hirnventrikels unklarer Genese,
- Schädelmißbildungen.

Von der wertvollen Bereicherung der Überwachung abgesehen hilft die Methode bei der Indikationsstellung für neurochirurgische Eingriffe (Gaab 1979; Teasdale 1980). Teasdale (1980) macht bei kleineren Subarachnoidalblutungen nach Schädel-Hirn-Trauma die Entleerung des Hämatoms von der Entwicklung des intrakraniellen Drucks abhängig. Wie in vielen Bereichen der Intensivmedizin hat die Datenverarbeitung auch bei der Messung des intrakraniellen Drucks Einzug gehalten. Die Auswertung und Sichtung intrakranieller Druckdaten geriete bei der Langzeitüberwachung ohne EDV zu einem mühsamen Unterfangen. Die Verarbeitung der Rohdaten durch Frequenzanalyse über beliebige Zeiträume ist naheliegend. Zur technischen Durchführung gibt es verschiedene Vorschläge (Janny 1972; Kullberg 1972; Brock 1975). Gaab entwickelte einen integrierten Neuromonitor („Dr. Weiss"), mit dem außer der Registrierung und Verarbeitung von intrakraniellem Druck und arteriellem Blutdruck der zerebrale Perfusionsdruck, die intrakranielle Compliance, Parameter der Liquordynamik sowie die hirnelektrische Aktivität im EEG durch Fast-Fourier-Transformation zur powerspektrographischen Analyse berücksichtigt werden. Die Entwicklung von einer derartigen Einheit zu integrierten Überwachungssystemen ist dann nur noch ein kleiner Schritt (s. Baethmann 1983).

Die Darstellung der Pathophysiologie, des intrakraniellen Drucks und der Technik seiner Messung kann in diesem Zusammenhang nur in Andeutungen erfolgen. Der geneigte Leser wird auf weitere Details in den nachfolgenden Arbeiten aufmerksam gemacht: Davson (1956), Lundberg (1960), Miller (1973), Marmarou (1978), Gaab (1982).

Literatur

Adams JH (1975) The neuropathology of head injuries. In: Vinken PJ, Bruyn GW (eds) North Holland, Amsterdam Oxford. Elsevier, New York (Handbook of clinical neurology, vol 23, pp 35–65)

Adams JH, Mitchell DE, Graham DI, Doyle D (1977) Diffuse brain damage of immediate impact type. Its relationship to "primary brain-stem damage" in head injury. Brain 100:489–502

Baethmann A (1983) Sonstige zerebrale Überwachungsverfahren. Derzeitiger Stand und Zukunftsaspekte. In: Bergmann H et al. (Hrsg) Monitoring in der Anaesthesiologie und Intensivmedizin. Maudrich, Wien München Bern, S 117–134

Baethmann A, Maier-Hauff K (1982) Überwachungsmethoden und therapeutische Konzepte beim Schädelhirntrauma. In: Peter K, Lawin P, Jesch F (Hrsg) Der polytraumatisierte Patient. Thieme, Stuttgart, S 127–148

Baethmann A, Maier-Hauff K, Unterberg A (1985) Pathophysiologische Aspekte der traumatischen Hirnläsion. In: Schürmann K (Hrsg) Der zerebrale Notfall. Urban & Schwarzenberg, München Wien Baltimore, S 30–39

Baumgarten R von (1979) Neurophysiologische Grundlagen des Bewußtseins. In: Ahnefeld FW et al. (Hrsg) Der bewußtlose Patient. Springer, Berlin Heidelberg New York, S 10–19

Becker D, Miller J, Ward J, Greenberg R, Young H, Sakalas R (1977) The outcome from severe head injury with early diagnosis and intensive management. J Neurosurg 47:491–502

Blasberg R, Gazendam J, Patlak C, Fenstermacher J (1980) Quantitative autoradiographic studies of brain edema and a comparison of multiisotope autoradiographic techniques. Adv Neurol 28:255–270

Brihaye J, Frowein RA, Lindgren S, Loew F, Stroobandt G (1978) Report on the meeting of the WFNS Neuro-Traumatology Committee, Brussels. Acta Neurochir 40:181–186

Brock M, Diefenthäler K, Zywietz C, Pöll W, Mock P, Dietz H (1975) Amplitude analysis of intracranial pressure recordings. In: Lundberg N et al. (ed) Intracranial pressure II. Springer, Berlin Heidelberg New York, pp 391–393

Davson H (1956) Physiology of the ocular and cerebrospinal fluids. Churchill, London

Enevoldsen E, Jensen F (1978) Autoregulation and CO_2 responses of cerebral blood flow in patients with acute severe head injury. J Neurosurg 48:689–703

Frei HJ, Pöll W, Reulen HJ, Brock M, Schürmann K (1971) Regional energy metabolism, tissue lactate content and rCBF in cold injury oedema. In: Russel RW (ed) Brain and blood flow. Pitman, London, pp 125–129

Frowein RA (1985) Diskussionsbeitrag. In: Schürmann K (Hrsg) Der zerebrale Notfall. Urban & Schwarzenberg, München Wien Baltimore

Frowein RA, Auf der Haar K, Terhaag D (1980) Assessment of coma; reliability of prognosis. Neurosurg Rev 3:67–74

Gaab M, Knoblich OE, Dietrich K (1979) Miniaturisierte Methoden zur Überwachung des intrakraniellen Druckes. Langenbecks Arch Chir 350:13–31

Gaab MR, Sörensen N, Brawanski A, Haubitz I (1982) Value of ICP monitoring in infancy and childhood. Monogr Paediatr 15:124–130

Gennarelli A, Thibault LE, Adams JH, Graham DI, Thompson CJ, Marcincin RP (1982) Diffuse axonal injury and traumatic coma in the primate. Ann Neurol 12:564–574

Graham DI, Adams JH, Doyle D (1978) Ischaemic brain damage in fatal non-missile head injuries. J Neurol Sci 39:213–234

Hassler R (1979) Die neuronalen Steuerungssysteme für Wachsein, Schlaf und Bewußtseinsvorgänge. In: Ahnefeld FW et al. (Hrsg) Der bewußtlose Patient. Springer, Berlin Heidelberg New York, S 1–9

Janny P, Jouan JP, Janny L, Gourgand M, Gueit UM (1972) A statistical approach to long-term monitoring of intracranial pressure. In: Brock M, Dietz H (eds) Intracranial pressure. Springer, Berlin Heidelberg New York, pp 59–64

Jennett B, Teasdale B (1981) Management of head injuries. Contemp Neurol Series, vol 20. Davis, Philadelphia

Johnston I, Rowan J (1974) Raised intracranial pressure and cerebral blood flow. 3. Venous outflow tract pressures and vascular resistances in experimental intracranial hypertension. J Neurol Neurosurg Psychiat 37:392–402

Kullberg G (1972) A method for statistical analysis of intracranial pressure recordings. In: Brock M, Dietz H (eds) Intracranial pressure. Springer, Berlin Heidelberg New York, pp 65–69

Langfitt TW (1976) The incidence and importance of intracranial hypertension in head-injured patients. In: Beks JWE et al. (eds) Intracranial pressure III. Springer, Berlin Heidelberg New York, pp 67–72
Langfitt TW, Gennarelli TA, Obrist WD, Bruce DA, Zimmerman RA (1982) Prospects for the future in the diagnosis and management of head injuries: Pathophysiology, brain imaging and population-based studies. In: Clin Neurosurg, Proc Congr Neurol Surg, 1981. Williams & Wilkins, Baltimore, pp 353–376
Levin A (1977) The use of a fiberoptic intracranial pressure monitor in clinical practice. Neurosurgery 1:266–270
Löfgren J (1973 b) Effects of variations in arterial pressure and arterial carbon dioxide tension on the cerebrospinal fluid pressure-volume relationships. Acta Neurol Scand 49:586–598
Löfgren J, Zwetnow N (1973 a) Cranial and spinal components of the cerebrospinal fluid pressure-volume curve. Acta Neurol Scand 49:575–585
Lundberg N (1960) Continuous recording and control of ventricular fluid pressure in neurosurgical practice. Acta Psychiatr Neurol Scand [Suppl] 36:149
Maier-Hauff K, Baethmann A, Lange M, Schürer L, Unterberg A (1984) The kallikrein-kinin system as mediator in vasogenic brain edema, part II. J Neurosurg 61:97–106
Marmarou A, Shulman K, Rosende R (1978) A nonlinear analysis of the cerebrospinal fluid system and intracranial pressure dynamics. J Neurosurg 48:332–344
Marshall LF (1982) Neurological monitoring. Adv Shock Res 8:219–234
Martins A, Doyle T (1978) Cerebral blood flow in the monkey after focal cryogenic injury. Stroke 9:509–513
Marshall LF, Smith RW, Shapiro H (1979) The outcome with aggressive treatment in severe head injuries, part I. J Neurosurg 50:20–25
Meyer W, Ducker T (1983) Central nervous system function in critical care. Surg Clin North Am 63:401–416
Miller JD, Garibi J, Pickard JD (1973) Induced changes of cerebrospinal fluid volume. Arch Neurol 28:265–269
Nakagawa Y, Tsuru M, Yada K (1974) Site and mechanism for compression of the venous system during experimental intracranial hypertension. J Neurosurg 41:427–434
Nevin N (1967) Neuropathological changes in the white matter following head injury. J Neuropathol Exp Neurol 26:77–84
Nilsson B, Nordström C (1977) Experimental head injury in the rat, part 3. J Neurosurg 47:262–273
Ommaya A, Gennarelli T (1974) Cerebral concussion and traumatic unconsciousness. Brain 97:633–654
Overgaard J, Tweed W (1983) Cerebral circulation after head injury, part 4. J Neurosurg 59:439–446
Overgaard J, Mosdal C, Tweed W (1981) Cerebral circulation after head injury, part 3. J Neurosurg 55:63–74
Reivich M, Marshall W, Kassell N (1969) Loss of autoregulation produced by cerebral trauma. In: Brock M et al. (eds) Cerebral blood flow. Springer, Berlin Heidelberg New York, pp 205–212
Smith A, McCreery P, Bloedel J, Chou S (1978) Hyperemia, CO_2 responsiveness, and autoregulation in the white matter following experimental spinal cord injury. J Neurosurg 48:239–251
Strich SJ (1976) Cerebral trauma. In: Blackwood W, Corsellis JAN (eds) Greenfield's neuropathology. Arnold, London, pp 327–360
Teasdale G, Galbraith S, Jennett B (1980) Operate or observe? ICP and the management of "silent" traumatic intracranial hematoma. In: Shulmann K et al. (eds) Intracranial pressure IV. Springer, Berlin Heidelberg New York, pp 36–38
Vries J, Becker D, Young H (1973) A subarachnoid screw for monitoring intracranial pressure. J Neurosurg 39:416–419
Wei E, Kontos H (1982) Responses of cerebral arterioles to increased venous pressure. Am J Physiol 243:H442–447

Neue Verfahren zur Messung von Durchblutung und Metabolismus des Gehirns

K. Herholz, W.-D. Heiss, G. Pawlik, K. Wienhard

Die Messung der Hirndurchblutung und des Hirnstoffwechsels mit Indikatorsubstanzen beim Menschen wurden durch die Pionierarbeiten von Kety u. Schmidt ab 1945 erstmals möglich. Durch Gewinnung von Blutproben aus den zu- und abführenden zerebralen Gefäßen war zunächst nur eine Bestimmung für das gesamte Gehirn möglich. Mit der Einführung radioaktiver Indikatorsubstanzen und entsprechender externer Nachweisverfahren konnten dann regionale Messungen durchgeführt werden. In den letzten Jahren haben sich nun durch "single photon emission computer tomography" (SPECT) und Positronenemissionstomographie (PET) Möglichkeiten zur Untersuchung von Hirndurchblutung und Hirnstoffwechsel mit räumlicher, dreidimensionaler Auflösung eröffnet, und teilweise werden derartige Untersuchungsverfahren auch für dynamische Computertomographie sowie Kernspintomographie (NMR) entwickelt. Diese neuen Verfahren und die wichtigsten bisher erzielten Ergebnisse sollen im folgenden vorgestellt werden.

Messung der regionalen Hirndurchblutung mit γ-Strahlern

Das am häufigsten angewandte Meßprinzip beruht auf der raschen Zufuhr von inerten, im Blutplasma gelösten radioaktiven Gasen zum Gehirn und der Aufzeichnung des anschließenden Auswaschvorgangs durch externe Detektoren. Als Tracer für die Anwendung beim Menschen hat dabei ^{133}Xenon die weiteste Verbreitung gefunden, daneben kommen jedoch weitere Edelgasisotope und inerte Verbindungen in Frage, die günstige Verteilungskoeffizienten und eine hohe Permeabilität aufweisen. Für Isotope mit gegenüber dem Auswaschvorgang langer Halbwertszeit besteht unter der Voraussetzung, daß während der zerebralen Kapillarpassage eine Äquilibrierung zwischen Hirngewebe und Blutplasma stattfindet, zwischen dem Verlauf der arteriellen Tracerkonzentration $C_a(t)$ und der lokalen Gewebekonzentration $C_g(t)$ folgender Zusammenhang:

$$C_g(T) = F \cdot \int_0^T C_a(t) e^{-\frac{F}{\lambda} t} dt \tag{1}$$

F = Durchblutung (ml/min/g Hirngewebe)
λ = Verteilungskoeffizient (Gewebe/Blut) des Tracers (ml/g)

Eine kritische Überprüfung der Äquilibrierungsannahme findet sich z. B. bei Tomita u. Gotoh (1981), sie wird zumindest für ^{133}Xenon als weitgehend gültig angesehen.

Die Applikation des Tracers kann intraarteriell, intravenös oder durch Inhalation erfolgen. Die meßtechnisch günstigste Applikationsart ist dabei die Bolusinjektion des gelösten Tracers direkt in eine A. carotis interna. Dies gewährleistet eine höchstmögliche Tracerkonzentration im Versorgungsgebiet und dadurch gute Zählraten beim externen Nachweis, außerdem vereinfacht sich der Zusammenhang zwischen $C_a(t)$ und $C_g(t)$ zu

$$C_g(t) = F \cdot C_a \cdot e^{-\frac{F}{\lambda}t}, \quad (2)$$

wobei C_a nun die arterielle Tracerkonzentration zum Injektionszeitpunkt ($t=0$) darstellt, während die spätere Xenonrezirkulation minimal ist und vernachlässigt werden kann. Diese Technik, die von Lassen u. Ingvar (1963) entwickelt wurde, erlaubt die Berechnung der regionalen Hirndurchblutung aus der Geschwindigkeit des exponentiellen Kurvenabfalls unter Berücksichtigung des experimentell bestimmten Verteilungskoeffizienten (Veall u. Mallett 1965). Dabei spielt der Wert des Proportionalitätsfaktors vor der Exponentialfunktion keine Rolle, so daß es genügt, den Verlauf der zerebralen Tracerkonzentration in Relativwerten, z. B. als counts/s, anzugeben, und eine Bestimmung von C_a nicht erforderlich ist. Bei Aufzeichnung der zerebralen Aktivitätskonzentration mit einer γ-Kamera oder einer Multikristallkamera ist eine befriedigende Auflösung zu erzielen, es besteht jedoch stets eine Überlagerung unterschiedlich durchbluteter Gewebeanteile („compartments“). Die Bestimmung des jeweiligen Beitrags von grauer und weißer Substanz ist unter physiologischen Bedingungen aufgrund der stark unterschiedlichen Auswaschkoeffizienten gut möglich, unter pathologischen Bedingungen bereiten jedoch Compartmentüberschneidung und mangelnde Xenonanflutung in ischämischen Bezirken (“look-through-effect”) Probleme.

Trotz dieser Einschränkungen hat sich das Verfahren bis heute als zuverlässiger Weg zur Bestimmung der regionalen Hirndurchblutung erwiesen. Seine Invasivität schränkt jedoch die Anwendungsmöglichkeiten ein. Es wurden deshalb Verfahren mit intravenöser Injektion oder Inhalation des Tracers entwickelt. Die nichtinvasive Tracerapplikation macht es erforderlich, den Verlauf der arteriellen Xenonkonzentration in Relativwerten zu messen [s. Gl. (1)], was bei intakter Lungenfunktion über die Messung der endexpiratorischen Konzentration möglich ist (Obrist et al. 1967). Neben niedrigeren Zählraten als bei der intraarteriellen Technik erhöht auch die zu berücksichtigende Rezirkulation die Meßungenauigkeit, außerdem sind v. a. Probleme der Einstrahlung extrazerebraler Aktivität zu berücksichtigen (Übersicht bei Ingvar u. Lassen 1982). Mit den beschriebenen Verfahren sind bisher v. a. Beiträge zur Erforschung der Durchblutungsveränderungen bei ischämischen und anderen Hirnerkrankungen geleistet worden, daneben sind sie für die Prüfung von Medikamentenwirkungen und zur Aufklärung der Lokalisation von höheren Hirnfunktionen eingesetzt worden.

Unter Verwendung desselben Prinzips wurden in letzter Zeit auch nichtinvasive Verfahren zur *tomographischen Messung der regionalen Hirndurchblutung* entwickelt, wodurch insbesondere die Überlagerungsprobleme erheblich verringert wurden. Eine Möglichkeit mit allerdings geringer räumlicher Auflösung bietet die dynamische „single photon emission computer tomography“ (SPECT) (Lassen et al. 1981), eine weitere die dynamische Computertomographie unter Inhalation von 35% stabilem Xenon (Meyer et al. 1981), wobei mit der letzteren Methode auch eine In-vivo-Bestimmung der lokalen Verteilungskoeffizienten möglich ist. Mit SPECT eröffnet sich außerdem noch ein weiterer Zugang zur

Darstellung der regionalen Hirndurchblutung: Nach intravenöser Injektion von ^{123}J-Amphetamin oder verwandten Substanzen reichern sich diese Tracer entsprechend der Durchblutungsverteilung im Gehirn unterschiedlich stark an (Holman et al. 1984). Eine räumliche Auflösung von 15–20 mm erscheint dabei erreichbar, jedoch ist die Bestimmung von Absolutwerten der Durchblutung schwierig (Kuhl et al. 1982a).

Positronenemissionstomographie

Die Positronenemissionstomographie (PET) nutzt die Strahlung, die bei der Paarvernichtung eines vom Tracer ausgesandten Positrons mit einem Elektron der Umgebung entsteht. Es handelt sich dabei um 2 hochenergetische γ-Quanten (511 keV), die in entgegengesetzter Richtung emittiert werden. Mit ringförmigen Detektoranordnungen und Koinzidenzmessung wird dabei mit heute verfügbaren Systemen eine Auflösung bis zu 7,8 mm "full width half maximum" erzielt (Übersicht bei Heiss u. Phelps 1983), eine Steigerung auf 3–5 mm erscheint möglich. Wegen der hohen und genau definierten Energie der γ-Quanten ist die Abschwächungskorrektur mit ausreichender Genauigkeit möglich, um Absolutwerte der lokalen Tracerkonzentration zu bestimmen (Bergström et al. 1983a). Diese Technik erlaubt auch die quantitative Erfassung von lokalen Stoffwechselvorgängen und Rezeptorkonzentrationen. Die dafür verwendbaren Tracer sind in Tabelle 1 zusammengestellt. Mit dem von uns verwendeten Tomographen (Litton et al. 1984) werden simultan 7 Schichten in je 13,5 mm Mittenabstand parallel zur Orbitomeatalebene aufgezeichnet, es sind also mit einer Einstellung alle auflösbaren Hirnstrukturen zu erfassen (Abb. 1).

Ausgearbeitete und im klinischen Einsatz erprobte Modelle liegen zur Messung der Hirndurchblutung sowie des Sauerstoff- und Glukosestoffwechsels vor, sie sollen im folgenden näher dargestellt werden. Mit ihnen ist es erstmals möglich, alle wesentlichen Aspekte der lokalen zerebralen Energieversorgung (Durchblutung, Glykolyse und Oxidation) eines Patienten zu untersuchen.

Tabelle 1. Mit Positronenemittern markierte Verbindungen und ihre Anwendung

Verbindung	Anwendung
$H_2{}^{15}O$, $C^{15}O_2$, ^{77}Kr, $^{18}F\text{-}CH_3$	Hirndurchblutung
^{11}C-Alkohole, $^{13}NH_3$	
^{11}CO, $C^{15}O$	Blutvolumen
$^{15}O_2$	Sauerstoffverbrauch
2-(^{18}F)-Fluoro-2-deoxy-D-glucose	Glukosestoffwechsel
2-(^{11}C)-Deoxy-D-glucose	
^{11}C-glucose	
3-(^{11}C)-O-Methyl-D-glucose	Glukosetransport
1-(^{11}C)-L-Leucin	Eiweißsynthese
(^{11}C)-methyl-L-Methionin	
^{18}F-, ^{11}C-Spiroperidol, ^{75}Br-p-bromospiroperidol	Dopaminrezeptor
^{18}F-haloperidol, ^{11}C-pimocide, ^{18}F-, ^{11}C-L-DOPA	
^{11}C-, ^{75}Br-Flunitrazepam	Benzodiazepinrezeptor
^{11}C-Endorphin	Opiatrezeptor
$^{11}CO_2$	pH-Wert
^{11}C-Dimethyloxazolidinedione (DMO)	
^{68}Ga-EDTA	Störung der Blut-Hirn-Schranke

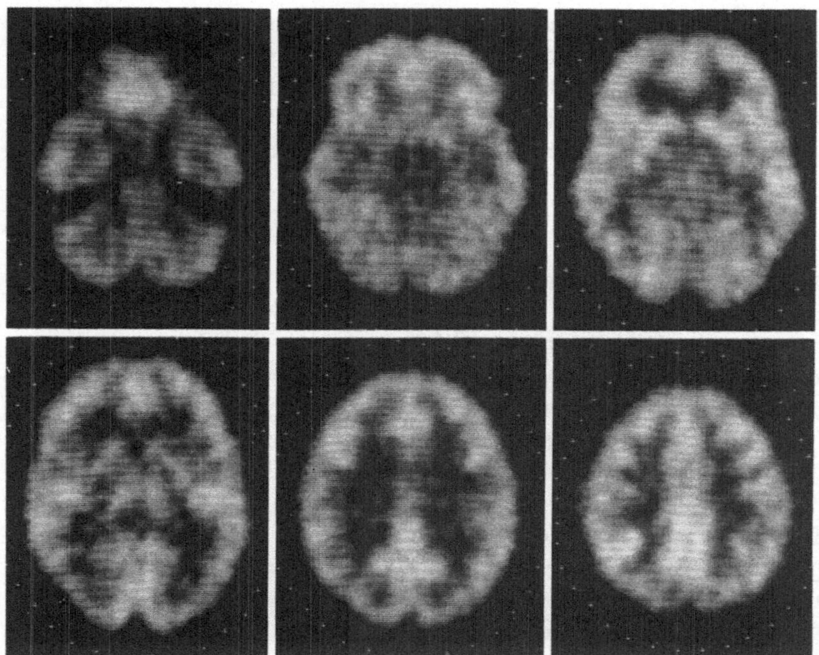

Abb. 1. Darstellung des regionalen zerebralen Glukoseumsatzes eines gesunden 38jährigen Mannes mit FDG-PET (Skalenwerte in μmol Glukose/100 g Hirngewebe/min) in 6 von 7 Schichten einer Standardeinstellung (13–81 mm oberhalb Orbitomeatalebene)

Bestimmung des regionalen Glukosestoffwechsels

Die Glukosestoffwechseluntersuchung mit ^{18}F-2-Fluor-2-Deoxyglukose (FDG) stellt eine Weiterentwicklung der ^{14}C-2-Deoxyglukose-Autoradiographie von Sokoloff et al. (1977) dar. 2-Deoxyglucose wird wie Glukose in die Zelle transportiert und mit Hilfe der Hexokinase zu Deoxyglukose-6-Phosphat phosphoryliert. Dies kann aber nicht weiter zu Fruktose-6-Phosphat metabolisiert werden und wird in der Zelle angereichert, da die Rückreaktion (Phosphatase) zu Deoxyglukose sehr langsam erfolgt. Die Kinetik der Anreicherung von Deoxyglukose-6-Phosphat entspricht somit einem Dreicompartmentmodell. Die sich daraus ergebende komplexe Formel für die Berechnung der lokalen zerebralen Stoffwechselrate von Glukose (lCMRGl) kann vereinfacht folgendermaßen dargestellt werden:

$$\mathrm{lCMRGl} = \frac{(\mathrm{Gl})}{\mathrm{LC}} \cdot \frac{\mathrm{C}(^{18}\mathrm{F}) - \mathrm{C}(\mathrm{FDG})}{\mathrm{A_b}}. \qquad (3)$$

Dabei entspricht C(^{18}F) der gesamten im Gewebe gemessenen Fluor-Aktivität, die direkt mit PET bestimmt wird. C(FDG) entspricht der Konzentration von freiem FDG im Gewebe, berechnet aus dem Verlauf der FDG-Plasmakonzentration mit Hilfe der experimentell bestimmten Konstanten des Modells. Die Differenz dieser beiden Werte gibt die lokale Gewebekonzentration von FDG-6-Phosphat an. A_b repräsentiert die Gesamtmenge von FDG, die ins Gewebe abgegeben wurde und errechnet sich ebenfalls aus dem Verlauf der FDG-Plasmakonzentration unter Einbeziehung der entsprechenden Modellkonstanten. Der Ausdruck über und unter dem Bruchstrich rechts stellt somit die anteilige Phosphorylierungsrate für FDG dar. Die Multiplikation mit der Plasmakonzentration von Glukose (Gl) ergäbe die Rate der Glukosephosphorylierung, wenn sich diese wie FDG verhielte. Da die Enzymaffinität von Glukose nicht gleich der von FDG ist, muß der Wert mit einer experimentell bestimmten Konstante (LC = "lumped constant") korrigiert werden. Für die Messungen des regionalen Glukoseverbrauchs im Gehirn müssen somit nach intravenöser Gabe von 3–6 mCi ^{18}FDG die Plasmakurve von ^{18}FDG vom Injektions- bis zum Meßzeitpunkt (durch Entnahme von ca. 20 Blutproben aus einer Handrückenvene unter Erwärmung der Hand auf 44 °C), der Glukosewert im Plasma und die regionale ^{18}F-Aktivität im Gehirn nach Erreichen eines Gleichgewichts von FDG zwischen Blut und Gewebe bestimmt werden (Phelps et al. 1979).

Darüber hinaus besteht mit PET die Möglichkeit, den gesamten Verlauf der zerebralen Aktivitätsaufnahme zu verfolgen und so die einzelnen kinetischen Konstanten k_1 (Transport von FDG über die Blut-Hirn-Schranke in die Zelle), k_2 (Rücktransport) und k_3 (Hexokinase-Reaktion) zu bestimmen (Heiss et al. 1984). Dadurch kann auch in pathologischem, insbesondere in infarziertem Gewebe der Glukoseumsatz nach folgender Gleichung berechnet werden:

$$\mathrm{lCMRGl} = \frac{(\mathrm{Gl})}{\mathrm{LC}} \cdot \frac{k_1 k_3}{k_2 + k_3}. \qquad (4)$$

Bestimmung des regionalen Sauerstoffverbrauchs und der regionalen Durchblutung

Mit ^{15}O markiertes Wasser ist ein frei diffundierender Tracer, der zur Messung der regionalen Hirndurchblutung (rCBF) verwendet werden kann. Wegen seiner extrem kurzen Halbwertszeit (2,1 min) kann dabei ein Gleichgewichtsmodell mit kontinuierlicher Zufuhr von $H_2{}^{15}O$ herangezogen werden (Frackowiak et al. 1980). Die kontinuierliche Zufuhr wird dabei durch Inhalation von ^{15}O-markiertem Kohlendioxid gewährleistet, das in der Lunge durch die Carboanhydrase in $H_2{}^{15}O$ umgewandelt wird. Die Durchblutung errechnet sich aus dem Verhältnis von lokaler ^{15}O-Aktivität im Gewebe, wie sie mit PET gemessen wird, und ^{15}O-Aktivität im arteriellen Blut nach folgender Gleichung:

$$\mathrm{rCBF} = \frac{\tau}{C_a/C_g - 1} \qquad (5)$$

τ = Zerfallskonstante von ^{15}O
C_a = Aktivität im arteriellen Blut
C_g = Aktivität im Hirngewebe

Anschließend wird $O^{15}O$ inhaliert, und nun entspricht die gemessene Aktivität im Hirngewebe dem bei der Oxidation entstehenden $H_2{}^{15}O$. Da dessen diffusionsbedingte Verteilung aus der rCBF-Messung bekannt ist, kann aus der gemessenen zerebralen Aktivität nun der regionale Sauerstoffverbrauch und die regionale Sauerstoffextraktionsrate bestimmt werden. Durch Inhalation von ^{11}CO oder $C^{15}O$ (in nichttoxischen Tracermengen), das sich fest an Hämoglobin bindet, kann mit PET das zerebrale Blutvolumen bestimmt und bei der Stoffwechselmessung zur Erzielung einer höheren Genauigkeit berücksichtigt werden (Lammertsma u. Jones 1983).

Alternative Verfahren zur regionalen Durchblutungsmessung mit PET

Das im ersten Abschnitt für Xenon beschriebene dynamische Modell kann auch zur Durchblutungsmessung mit PET herangezogen werden, wobei durch die Messung der lokalen Tracerkonzentration in Absolutwerten zusätzliche Information zu gewinnen ist.

Beim „autoradiographischen" Modell zur Durchblutungsmessung nach intravenöser Bolusinjektion von $H_2{}^{15}O$ (Raichle et al. 1983) ist nur eine PET-Aufnahme von 1–2 min Dauer erforderlich, die Gleichung zur Durchblutungsberechnung ergibt sich durch Integration von Gl. (1) und Berücksichtigung der Zerfallskonstante von ^{15}O in der Exponentialfunktion.

Bei fortlaufender Messung der zerebralen Aktivitätskonzentration über 10 min kann zusätzlich das lokale Verteilungsvolumen bzw. der Verteilungskoeffizient des Tracers bestimmt werden. Dieses Verfahren wurde sowohl für $H_2{}^{15}O$ (Huang et al. 1983) als auch für das inerte Gas ^{18}F-Methylfluorid (Holden et al. 1981) beschrieben. Das letztgenannte Verfahren hat darüber hinaus den Vorteil, daß eine Absoluteichung der Atemkurve durch venöse Blutentnahmen erfolgen kann (Koeppe et al. 1984), während bei allen ^{15}O-Verfahren arterielle Blutentnahmen erforderlich sind, und daß ^{18}F mit einer Halbwertzeit von 110 min etwas längere Transport- und Lagerzeiten erlaubt als ^{15}O.

Klinische Anwendung

Von besonderem Interesse ist die Untersuchung der regionalen Hirndurchblutung und des regionalen Stoffwechsels bei akuten Durchblutungsstörungen. Untersuchungen des zeitlichen Verlaufs bei der Entstehung von Hirninfarkten (Wise et al. 1983; Kuhl et al. 1980) zeigen, daß es dabei nur in der Anfangsphase zu einer Durchblutungsverminderung kommt, die für den Stoffwechselbedarf des Gewebes nicht mehr ausreichend ist. Diese Phase ist durch eine Erhöhung der Sauerstoffextraktion gekennzeichnet. Spätestens nach wenigen Tagen ist dann auch der Stoffwechsel reduziert, so daß die Durchblutung nun für diesen geringen Stoffwechsel ausreichend, manchmal sogar zu hoch ist (Luxusperfusion). Die Sauerstoffextraktion ist nun nicht mehr erhöht. Diese Beobachtungen legen den Schluß nahe, daß auch therapeutische Maßnahmen je nach dem Stadium der Infarktentwicklung differenziert eingesetzt werden sollten. Chronische Minderdurchblutung mit erhöhter Sauerstoffextraktion wurde dagegen nur in Einzelfällen beobachtet (Baron et al. 1981; Gibbs et al. 1984), während sich häufiger eine gekoppelte Durchblutungs- und Stoffwechselminderung ohne erhöhte Sauerstoffextraktion fand. Aus dieser Sicht müssen sich medikamentöse, aber auch chirurgische Maßnahmen zur Verbesserung der Hirndurchblutung einer kritischen Überprüfung ihrer Indikation stellen; der Gesichtspunkt der Embolieprophylaxe behält hingegen seine Gültigkeit.

Darüber hinaus ist noch ein weiterer Aspekt von Interesse: die Kompensationsfähigkeit der zerebralen Autoregulation bei bestehender zerebrovaskulärer Erkrankung. Während die zerebrale Durchblutung trotz Carotisverschluß bei intakter Kreislaufsituation normal sein kann, weist das in diesen Fällen häufig erhöhte zerebrale Blutvolumen auf eine kompensatorische Gefäßdilatation hin

(Gibbs et al. 1984). Bei Blutdruckabfall (z. B. kardial, orthostatisch oder durch Volumenmangel) könnte dann bei fehlender weiterer Kompensationsmöglichkeit eine zerebrale Ischämie eintreten. Die Erarbeitung zuverlässiger Untersuchungsprotokolle mit den vorgestellten Verfahren zur Erkennung dieser Situation ist somit eine dringliche, gegenwärtig bearbeitete Aufgabe.

Die vielfach belegte enge Kopplung zwischen neuronaler Funktion, Hirnstoffwechsel und Hirndurchblutung (Übersicht bei Ingvar u. Lassen 1975) kann zu neurophysiologischen und neurologischen Untersuchungen genutzt werden. Neben Studien zur Lokalisation höherer Hirnfunktionen (Roland 1982; Mazziotta u. Phelps 1984) wurden Untersuchungen über die funktionellen Auswirkungen lokaler pathologischer Hirnprozesse durchgeführt. Es fanden sich bei Infarkten und bei Tumoren in Abhängigkeit von deren Lokalisation weit über den pathologischen Prozeß hinausgehende Stoffwechselminderungen in den Strukturen der ipsilateralen Großhirn- und der kontralateralen Kleinhirnhemisphäre (Übersicht bei Heiss u. Phelps 1983, Abb. 2). Bei degenerativen Erkrankungen, insbesondere bei M. Huntington (Kuhl et al. 1982 b) und bei M. Alzheimer (deLeon et al. 1983) zeigen sich diagnostisch verwertbare Glukosestoffwechselminderungen im Nucleus caudatus bzw. im parietotemporalen Assoziationskortex vor der morphologisch faßbaren Atrophie. Bei fokaler Epilepsie finden sich typischerweise interiktal hypometabole, im Anfall hingegen hypermetabole Herde (Übersicht bei Baldy-Moulinier et al. 1983). Die Untersuchung psychiatrischer Krankheitsbilder steht hingegen noch am Anfang (Phelps et al. 1984), schlüssige Ergebnisse sind

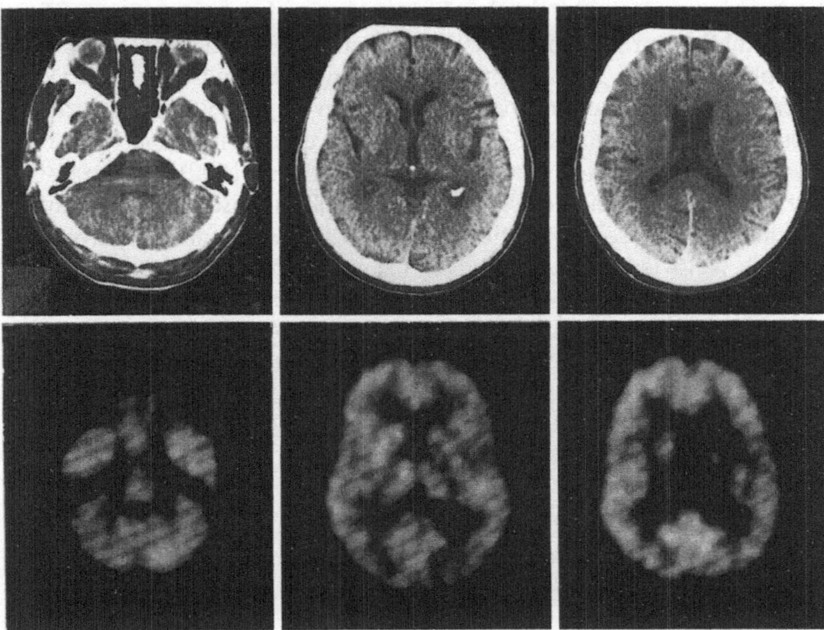

Abb. 2. FDG-PET (*untere Reihe*, 13, 54 und 67 mm oberhalb OM) eines 62jährigen Patienten mit plötzlich aufgetretener Aphasie und geringer Störung der Feinmotorik der rechten Hand. Stoffwechselminderung im temporalen Cortex rechts (*linke Bildseite*) bis nach parietal reichend und Inaktivierung der Stammganglien und des Thalamus rechts sowie des Kleinhirns links, ein Infarktnachweis im CT (*obere Reihe*)

aufgrund der Komplexität der dabei auftretenden Probleme kaum kurzfristig zu erwarten.

Ebenfalls noch nicht sicher abzuschätzen sind die Konsequenzen, die sich aus Durchblutungs- und Stoffwechselbefunden bei Tumoren ergeben. So finden sich Hinweise, daß die Darstellung der ^{11}C-Methioninaufnahme eines Tumors, die mit dem Proteinstoffwechsel im Zusammenhang steht, dessen wahre Ausdehnung zuverlässiger wiedergibt als eine Kontrastmittel-CT (Bergström et al. 1983 b). Außerdem scheint neben dem Gukoseumsatz, der mit dem Malignitätsgrad korreliert (Patronas et al. 1983), auch seine Beziehung zu Durchblutung und Sauerstoffverbrauch im Hinblick auf die Entwicklung neuer Therapieformen von Interesse (Rhodes et al. 1983).

Kernspinresonanzverfahren

Werden Atomkerne mit einem von 0 verschiedenen Spin einem starken Magnetfeld ausgesetzt, so richten sie sich entsprechend diesem Feld aus. Durch einen elektromagnetischen Impuls mit einer genau festgelegten Frequenz im MHz-Bereich können sie aus dieser Ruhelage ausgelenkt und zu einer Präzessionsbewegung angeregt werden. Durch kleine Magnetfeldinhomogenitäten, die durch die Struktur der untersuchten Materie hervorgerufen werden (T_1), und durch die Wechselwirkung der Spins untereinander (T_2) klingt die Präzessionsbewegung unter Aussendung elektromagnetischer Wellen ab (Relaxation).

Bei der *Kernspintomographie* werden die Signale genutzt, die von den in lebender Materie reichlich vorhandenen Wasserstoffkernen (Protonen, ^1H) ausgehen, um tomographische Bilder zu erzeugen. Dabei hängt die Signalintensität in jedem Fall von der Protonendichte, und bei verschiedenen Impulssequenzen ("saturation recovery", "inversion recovery", "spin echo") in unterschiedlicher Weise von den Relaxationszeiten (T_1 und T_2) ab (Übersicht bei Pykett 1982). Die dargestellte Information beruht also auf den chemischen und physikalischen Eigenschaften der untersuchten Materie, eine quantitative Darstellung von Stoffwechselvorgängen ist auf diese Weise jedoch nicht möglich. Da mit modernen Geräten eine Auflösung von wenigen Millimetern erzielt wird, gelingt eine Darstellung der großen Blutgefäße, und es kann erkannt werden, ob diese thrombosiert sind. Darüber hinaus stellt sich Blut, das während einer Anregungssequenz erst in die untersuchte Schicht einströmt, anders dar als Blut, das während Anregung und Relaxation dort verweilt . Somit ergeben sich Anhaltspunkte für die Fließgeschwindigkeit des Blutes in großen Gefäßen (Mills et al. 1983), eine Quantifizierung ist jedoch nur in Ansätzen gelungen (Singer u. Crooks 1983).

Außerdem ist zu berücksichtigen, daß die Fließgeschwindigkeit des Blutes in den großen Gefäßen insbesondere unter pathologischen Bedingungen nicht streng mit der nutritiven Durchblutung in den Hirnkapillaren korreliert.

Demgegenüber bietet die *Kernspinspektroskopie,* die minimale Unterschiede der Resonanzfrequenz in Abhängigkeit von der chemischen Einbindung des untersuchten Kerns nutzt, einen Zugang zur Untersuchung des Zellstoffwechsels. Dabei ist ^{31}P als wesentlicher Bestandteil der energiereichen Phosphate zur Bestimmung der relativen Konzentrationen von ATP, Kreatinphosphat (KP), anorganischem Phosphat, Diphosphorglycerat und Zuckerphosphaten, sowie des intrazellulären pH-Werts von besonderer Bedeutung. Allerdings ist für die In-vivo-^{31}P-Spektroskopie die Erzeugung extrem starker (ca. 1,5 Tesla) und extrem homogener Magnetfelder erforderlich, die in der notwendigen Ausdehnung für die Anwendung am Menschen die Verwendung supraleitender Magnete erfordert (Bottomley et al. 1984). Die Methode steht deshalb noch am Beginn ihrer Entwicklung. Es liegen jedoch mehrere tierexperimentelle Untersuchungen über pathologische Veränderungen der energiereichen Phosphate vor. So fand sich unter experimenteller Ischämie des Gehirns bei der Springmaus ein rascher Abfall von KP und ATP, ein Anstieg des anorganischen Phosphats sowie eine pH-Verschiebung in den sauren Bereich (Thulborn et al. 1982). Ähnliche Befunde wurden bei Ratten unter Hypoglykämie, Hypoxie und im Status epilepticus erhoben, wobei jedoch ATP und pH nicht unter allen Bedingungen im gleichen Ausmaß betroffen waren (Prichard et al. 1983). Nach globaler Ischämie über 30 min bei Ratten fand sich unter Reperfusion eine weitgehende Erholung der ATP- und KP-Konzentrationen innerhalb von 30 min, während das EEG bis zu 12 h pathologisch verändert war (Naruse et al. 1984). Diese spektroskopischen Untersuchungen wurden unter Verwendung von speziellen Spulen zum Senden und Empfangen der elektromagnetischen Impulse durchgeführt, die auf den Schädel aufgelegt wurden und durch ihre Maße die Ausdehnung des untersuchten Gebiets bestimmten. Es befinden sich jedoch auch Verfahren zur räumlichen Darstellung spektroskopischer Daten in Entwicklung (Brown et al. 1982; Haselgrove et al. 1983). In Zukunft könnte somit die Kernspinresonanzspektroskopie eine wertvolle Ergänzung zur Untersuchung des Energiestoffwechsels mit PET darstellen.

Ein weiterer interessanter Ansatz im Hinblick auf die frühzeitige Unterscheidung von reversiblen und irreversiblen Veränderungen liegt in der Darstellung von ^{23}Na mit NMR (Hilal et al. 1983). Da NaCl intrazellulär normalerweise nur in minimalen Konzentrationen gefunden wird, kann der intrazelluläre NaCl-Anstieg, der zu einer Zunahme der Signalintensität führt, als Folge der Membranschädigung, möglicherweise als frühes Zeichen einer irreversiblen Zellschädigung gewertet werden, noch bevor die entstehende Nekrose im CT und Protonen-NMR sichtbar wird.

Literatur

Baldy-Moulinier M, Ingvar DH, Meldrum BS (eds) (1983) Cerebral blood flow, metabolism and epilepsy. Libbey, London Paris

Baron JC, Bousser MG, Rey A, Guillard A, Comar D, Castaigne P (1981) Reversal of focal "misery-perfusion syndrome" by extra-intracranial arterial bypass in hemodynamic cerebral ischemia. Stroke 12:454–459

Bergström M, Eriksson L, Bohm C, Blomqvist G, Litton J (1983 a) Correction for scattered radiation in a ring detector positron camera by integral transformation of the projections. J Comput Assist Tomogr 7:42–50

Bergström M, Collins VP, Ehrin E et al. (1983 b) Discrepancies in brain tumor extent as shown by computed tomography and positron emission tomography using (^{68}Ga) EDTA, (^{11}C) glucose, and (^{11}C) methionine. J Comput Assist Tomogr 7:1062–1066

Bottomley PA, Hart HR Jr, Edelstein WA et al. (1984) Anatomy and metabolism of the normal human brain studied by magnetic resonance at 1.5 Tesla. Radiology 150:441–446

Brown TR, Kincaid BM, Ugurbil K (1982) NMR chemical shift imaging in three dimensions. Proc Natl Acad Sci USA 79:3523–3526

Frackowiak RSJ, Lenzi GL, Jones T, Heather JD (1980) Quantitative measurement of regional cerebral blood flow and oxygen metabolism in man using ^{15}O and positron emission tomography: Theory, procedure, and normal values. J Comput Assist Tomogr 4:727–736

Gibbs JM, Wise RJS, Leenders KL, Jones T (1984) Evaluation of cerebral perfusion reserve in patients with carotid-artery occlusion. Lancet I:310–314

Haselgrove JC, Subramanian VH, Leigh JS Jr, Gyulai L, Chance B (1983) In vivo one-dimensional imaging of phosphorus metabolites by phosphorus-31 nuclear magnetic resonance. Science 220:1170–1173

Heiss WD, Phelps ME (eds) (1983) Positron emission tomography of the brain. Springer, Berlin Heidelberg New York Tokyo

Heiss WD, Pawlik G, Herholz K, Wagner R, Göldner H, Wienhard K (1984) Regional kinetic constants and cerebral metabolic rate for glucose in normal human volunteers determined by dynamic positron emission tomography of (^{18}F)-2-fluoro-2-deoxy-D-glucose. J Cereb Blood Flow Metab 4:212–223

Hilal SK, Maudsley AA, Simon HE et al. (1983) In vivo NMR imaging of tissue sodium in the intact cat before and after acute cerebral stroke. AJNR 4:245–249

Holden JE, Gatley SJ, Hichwa RD, Ip WR, Shaughnessy WJ, Nickles RJ, Polcyn RE (1981) Cerebral blood flow using PET measurements of fluoromethane kinetics. J Nucl Med 22:1084–1088

Holman BL, Lee RGL, Hill TC, Lovett RD, Lister-James J (1984) A comparison of two cerebral perfusion tracers, N-isopropyl I-123 p-iodoamphetamine and I-123 HIPDM, in the human. J Nucl Med 25:25–30

Huang SC, Carson RE, Hoffman EJ, Carson J, McDonald N, Barrio JR, Phelps ME (1983) Quantitative measurement of local cerebral blood flow in humans by positron computed tomography and ^{15}O-water. J Cereb Blood Flow Metab 3:141–153

Ingvar DH, Lassen NA (eds) (1975) Brain work. Munksgaard, Copenhagen

Ingvar DH, Lassen NA (1982) Atraumatic two-dimensional rCBF measurements using stationary detectors and inhalation or intravenous administration of 133-Xenon. J Cereb Blood Flow Metab 2:271–274

Koeppe RA, Holden JE, Polcyn RE, Nickles RJ, Hutchins GD, Weese JL (in press) Absolute quantitation of local cerebral blood flow and partition coefficient without arterial sampling: Theory and validation. J Cereb Blood Flow Metab

Kuhl DE, Phelps ME, Kowell AP, Metter EJ, Selin C, Winter J (1980) Effects of stroke on local cerebral metabolism and perfusion: Mapping by emission computed tomography of ^{18}FDG and $^{13}NH_3$. Ann Neurol 8:47–60

Kuhl DE, Barrio JR, Huang SC et al. (1982a) Quantifying local cerebral blood flow by N-isopropyl-p- (^{123}I)iodoamphetamine (IMP) tomography. J Nucl Med 23:196–203

Kuhl DE, Phelps ME, Markham CH, Metter EJ, Riege WH, Winter J (1982b) Cerebral metabolism and atrophy in Huntington's disease determined by ^{18}FDG and computed tomographic scan. Ann Neurol 12:425–434

Lammertsma AA, Jones T (1983) Correction for the presence of intravascular oxygen-15 in the steady-state technique for measuring regional oxygen extraction ratio in the brain: 1. Description of the method. J Cereb Blood Flow Metab 3:416–424

Lassen NA, Ingvar DH (1963) Regional cerebral blood flow measurement in man. Arch Neurol 9:615–622

Lassen NA, Henriksen L, Paulson O (1981) Regional cerebral blood flow in stroke by ^{133}Xenon inhalation and emission tomography. Stroke 12:284–288

Leon MJ de, Ferris SH, George AE et al. (1983) Positron emission tomographic studies of aging and Alzheimer disease. AJNR 4:568–571

Litton J, Bergström M, Eriksson L, Bohm C, Blomqvist G, Kesselberg M (1984) Performance study of the PC-384 positron camera system for emission tomography of the brain. J Comput Assist Tomogr 8:74–87

Mazziotta JC, Phelps ME (1984) Human sensory stimulation and deprivation: Positron emission tomographic results and strategies. Ann Neurol [Suppl] 15:50–60

Meyer JS, Hayman LA, Amano T et al. (1981) Mapping local blood flow of human brain by CT scanning during stable Xenon inhalation. Stroke 12:426–436

Mills CM, Brant-Zawadzki M, Crooks LE et al. (1983) Nuclear magnetic resonance: Principles of blood flow imaging. AJNR 4:1161–1166

Naruse S, Horikawa Y, Tanaka C, Hirakawa K, Nishikawa H, Watari H (1984) In vivo measurement of energy metabolism and the concomitant monitoring of electroencephalogram in experimental cerebral ischaemia. Brain Res 296:370–372

Obrist WD, Thompson HK, King CH, Wang HS (1967) Determination of regional cerebral blood flow by inhalation of 133-Xenon. Circ Res 20:124–135

Patronas NJ, Brooks RA, DeLaPaz RL, Smith BH, Kornblith PL, Chiro G Di (1983) Glycolytic rate (PET) and contrast enhancement (CT) in human cerebral gliomas. AJNR 4:533–535

Phelps ME, Huang SC, Hoffman EJ, Selin C, Sokoloff L, Kuhl DE (1979) Tomographic measurement of local cerebral glucose metabolic rate in humans with (F-18)2-fluoro-2-deoxy-D-glucose: Validation of method. Ann Neurol 6:371–388

Phelps ME, Mazziotta JC, Baxter L, Gerner R (1984) Positron emission tomographic study of affective disorders: Problems and strategies. Ann Neurol [Suppl] 15:149–156

Prichard JW, Alger JR, Behar KL, Petroff OAC, Shulman RG (1983) Cerebral metabolic studies in vivo by ^{31}P NMR. Proc Natl Acad Sci USA 80:2748–2751

Pykett IL (1982) Kernspintomographie: Röntgenbilder ohne Röntgenstrahlen. Spektrum Wissensch 2:40–55

Raichle ME, Martin WRW, Herscovitch P, Mintun MA, Markham J (1983) Brain blood flow measured with intravenous $H_2{}^{15}O$. II. Implementation and validation. J Nucl Med 24:790–798

Rhodes CG, Wise RJS, Gibbs JM et al. (1983) In vivo disturbance of the oxidative metabolism of glucose in human cerebral gliomas. Ann Neurol 14:614–626

Roland PE (1982) Cortical regulation of selective attention in man. A regional cerebral blood flow study. J Neurophysiol 48:1059–1078

Singer JR, Crooks LE (1983) Nuclear magnetic resonance blood flow measurements in the human brain. Science 221:654–656

Sokoloff L, Reivich M, Kennedy C et al. (1977) The (^{14}C)deoxyglucose method for the measurement of local cerebral glucose utilization: Theory, procedure, and normal values in the conscious and anesthetized albino rat. J Neurochem 28:897–916

Thulborn KR, Boulay GH Du, Duchen LW, Radda G (1982) A ^{31}P nuclear magnetic resonance in vivo study of cerebral ischaemia in the gerbil. J Cereb Blood Flow Metab 2:299–306

Tomita M, Gotoh F (1981) Local cerebral blood flow values as estimated with diffusible tracers: Validity of assumptions in normal and ischemic tissue. J Cereb Blood Flow Metab 1:403–411

Veall N, Mallett BL (1965) The partition of tracer amounts of Xenon between human blood and brain tissues at 37 °C. Phys Med Biol 10:375–380

Wise RJS, Rhodes CG, Gibbs JM, Hatazawa J, Palmer T, Frackowiak RSJ, Jones T (1983) Disturbance of oxidative metabolism of glucose in recent human cerebral infarcts. Ann Neurol 14:627–637

Intraoperative Funktionsüberwachung des Zentralnervensystems mit elektrophysiologischen Methoden

B. L. Grundy

Das Elektroencephalogramm (EEG) und sensorisch evozierte Potentiale (EP) können Informationen über die funktionelle Integrität von Strukturen im Zentralnervensystem während einer Allgemeinanästhesie liefern, wenn eine klinische neurologische Diagnostik nur sehr eingeschränkt oder gar nicht möglich ist. Wird eine neurologische Schädigung rechtzeitig genug entdeckt, können therapeutische Maßnahmen dauernde Schäden des Gehirns oder des Rückenmarks verhüten. Ein angemessenes Vorgehen besteht also aus Überwachung und angepaßten Maßnahmen zur intraoperativen Optimierung der Funktion, so daß die Gefahr dauernder neurologischer Ausfälle minimal wird. Das EEG wird während Karotidendarterektomien, kardiopulmonalem Bypass und kontrollierter Hypotension registriert. Auditorisch evozierte Hirnstammpotentiale (brain stem auditory evoked potentials, BAEPs) sollten bei operativen Eingriffen im Kleinhirnbrükkenwinkel registriert werden. Somatosensorisch evozierte Potentiale (SEPs) werden bei Operationen an peripheren Nerven, der Wirbelsäule oder dem Rückenmark und an somatosensorischen Bahnen innerhalb des Schädels nützlich sein. Visuell evozierte Potentiale (VEPs) dienen zur Überwachung der Funktionstüchtigkeit der vorderen Sehbahnanteile bei Operationen an der Hypophyse oder in der vorderen Schädelgrube.

Elektrophysiologische Verfahren werden für die Lokalisierung spezieller neuronaler Strukturen bei gewissen neurochirurgischen Eingriffen eingesetzt. Wird die EEG-Aktivität mit stereotaktisch plazierten Elektroden und aus verschiedenen Tiefen des Gehirns aufgezeichnet, kann die graue von der weißen Substanz unterschieden werden, und epileptische Herde können durch Ableitung direkt von der Oberfläche des Cortex lokalisiert werden. Mit SEPs lassen sich die sensomotorischen Bahnen abgreifen, was die Erhaltung der sensomotorischen Funktion bei Operationen, die diese Areale oder ihre Blutversorgung gefährden können, ermöglicht.

Das Elektroencephalogramm

Die spontane oder Hintergrund-Aktivität des EEG stellt die Summe exzitatorischer und inhibitorischer postsynaptischer Potentiale der Pyramidenzellen in der Lamina granularis des Cortex dar. Herkömmlicherweise wird das EEG kontinuierlich auf Papier mit einer Geschwindigkeit von 15 oder 30 mm/s in 16 Kanälen registriert. Die üblichen Spannungen betragen 2–200 mV, aber Signale bis zu 1 000 mV können beim Auftreten massiver Anfallsaktivitäten vorkommen.

Mehrere Kanäle sind notwendig, um regionale Unterschiede der elektrischen Aktivität feststellen zu können. Eine regionale zerebrale Ischämie ist in Mehrkanalregistrierungen des EEG leicht erkennbar. Mit Ableitungen oder signalverarbeitenden Geräten, die nur einen Kanal benutzen wie beispielsweise der Cerebral

Function Monitor (CFM), besteht nur die Aussicht, massive globale Funktionsänderungen erkennen zu können.

Die EEG-Aktivität bleibt gut erhalten, wenn die regionale Hirndurchblutung vom Normalwert von ungefähr 50 ml/100 g/min bis in den Bereich von 18–20 ml/100 g/min abfällt. Bei noch niedrigeren Werten kommt es zum zunehmenden elektrischen Versagen; die neuronale Integrität bleibt allerdings bis zu Flowwerten von ungefähr 12 ml/100 g/min gut erhalten, wenn Kalium aus den Zellen auszutreten beginnt. Zur irreversiblen Schädigung der Neurone kommt es schon nach wenigen Minuten mit einer Durchblutung von weniger als 10 ml/100 g/min. Sobald das EEG eine Nullinie zeigt, kann es nicht mehr zur Unterscheidung zwischen reversibler und irreversibler kortikaler Ischämie herangezogen werden.

Das EEG kann nicht nur warnende Hinweise auf eine regionale zerebrale Ischämie, sondern auch auf generalisierte oder systemische Ereignisse, die die Hirnfunktion beeinflussen, liefern. Wird die Durchblutung abrupt unterbrochen wie beim Herzstillstand, wird das EEG innerhalb von Sekunden völlig flach. Eine Verlangsamung und ein Amplitudenverlust werden bei zu tiefer Narkose, systemischer Hypotension, Hypoglykämie oder Hypoxie gesehen. Auch zur Registrierung der Narkosetiefe ist das EEG verwendet worden.

Sensorisch-evozierte Potentiale

Sensorisch-evozierte Potentiale sind die elektrophysiologischen Reaktionen des Zentralnervensystems auf sensorische Reizung. Sie werden zur Überwachung der funktionellen Integrität von Bahnen, die bei risikoreichen neuro- und gefäßchirurgischen sowie orthopädischen Eingriffen geschädigt werden können, eingesetzt. Während die spontane EEG-Aktivität nur den Zustand der Hirnrinde erfaßt, erhält man mit EPs auch Informationen über die Funktion subkortikaler Strukturen.

Die einer sensorischen Reizung entsprechende elektrophysiologische Aktivität wird bei Vorhandensein spontaner EEG-Aktivität durch Mittelung der Reaktionen auf wiederholte Reize sichtbar gemacht. Dabei dienen Computer zur kontrollierten sensorischen Reizung und zur Aufzeichnung von EEG-Perioden, die zeitlich exakt mit dem Sinnesreiz verknüpft sind. Üblicherweise wird das EP als Spannungskurve über der Zeit aufgetragen; die dabei auftretenden Wellenspitzen und -täler werden nach ihrer Polarität und Latenz (bezogen auf den Reiz) bezeichnet. Die Amplituden werden entweder von Wellenspitze zu Wellental oder in bezug auf eine Basisspannung gemessen.

Evozierte Potentiale können auf folgende Arten klassifiziert werden: nach der Art des Reizes; nach ihrer Latenzzeit; nach dem (Laufzeit-) Abstand zwischen den neuronalen Strukturen, die bestimmten Peaks oder Komplexen zugeordnet sind, und den Ableitelektroden; nach den Neuronenzellverbänden, die den wiedergebenden Wellen entsprechen sollen.

Unter operativen Bedingungen werden verschiedene Reizarten verwendet. Über Oberflächen- oder subdermale Elektroden werden kurze elektrische Ströme zur Reizung peripherer Nervenstränge appliziert, insbesondere des N. medianus am Handgelenk, des N. tibialis posterior am Knöchel und des N. peroneus am Knie. Akustisch wird durch Klicks oder Töne gereizt, die durch Mikrophone, die in die Gehörgänge eingesetzt werden und den operativen Zugang zur hinteren

Schädelgrube nicht behindern, erzeugt werden. Die Möglichkeiten der visuellen Stimulation sind gegenwärtig auf Lichtblitze begrenzt, die durch Gruppen von lichtemittierenden Dioden erzeugt werden, welche in lichtundurchlässigen Schwimmbrillen über den geschlossenen Augenlidern angebracht sind. Die motorische Reizung befindet sich noch weitgehend im experimentellen Stadium und wird durch elektrische Ströme, die am motorischen Cortex des Gehirns oder an den motorischen Strängen des Rückenmarks abgegeben werden, erzeugt. Motorische Potentiale, die durch elektrische Reizung peripherer oder kranialer Nerven erzeugt werden, werden selbstverständlich in ausgedehntem Maße benutzt, um motorische Nervenfasern zu identifizieren und die Effekte neuromuskulärer Relaxantien zu überwachen.

EPs mit kurzen Latenzzeiten von weniger als 10–40 ms nach dem Reiz stammen aus der Nachbarschaft des sensorischen Reizortes und sind gegenüber pharmakologischen und physiologischen Einflüssen relativ inert. Potentiale mit mittlerer Latenz zwischen 20 und 100 ms nach der Stimulation werden den primären sensorischen Feldern der Hirnrinde zugeordnet, und EPs mit langer Latenz von 100–500 ms stammen wahrscheinlich aus den kortikalen Assoziationsfeldern. Nur EPs mit kurzer und mittlerer Latenz sind nach dem momentanen Stand der Kenntnisse für die intraoperative Überwachung von Bedeutung. Späte Potentiale sind so sehr vom mentalen Status und von Pharmakaeinflüssen abhängig, daß sie unter operativen Bedingungen noch nicht eingesetzt worden sind.

Die innerhalb eines 2–3 cm-Abstandes von einer Registrierelektrode entstehende elektrophysiologische Aktivität wird als „Nahfeld"-Aktivität bezeichnet. Bei Registrierung mit Oberflächenelektroden erfaßt man Nahfeld-EPs nur von der Hirnrinde. Signale von peripheren Nerven oder von Hirnnerven zeigen sich in Nahfeld-Ableitungen mit Hautelektroden über Nervenstämmen oder mit invasiven Elektroden, die intraoperativ unter sterilen Bedingungen im Operationsgebiet plaziert werden. „Fernfeld"-EPs sind solche, die in größerem Abstand von ihren neuronalen Generatoren registriert werden. Da die Signalstärke mit wachsender Entfernung abnimmt, haben Fernfeld-EPs niedrigere Spannungen als Nahfeld-Potentiale. Um die durch die sensorische Reizung hervorgerufene Aktivität aus dem ständig vorhandenen Hintergrund-EEG herauszuheben, sind deshalb mehr Wiederholungen der Einzelantworten auf die Reizungen notwendig. Oft müssen mehrere tausend Antworten gemittelt werden, um Fernfeld-Potentiale zu erhalten; da andererseits höhere Reizfrequenzen für die Ableitung kortikaler Antworten benutzt werden können, ist die Zeit für die Aufzeichnung eines einzelnen gemittelten Fernfeld-EP nur unwesentlich länger als die für die Gewinnung eines gemittelten Nahfeld-EP.

Generell sind EPs um so empfindlicher gegenüber der Reizfrequenz sowie den Effekten von Anästhetika, Hypoxie und Ischämie, je weiter rostral sie entstehen. Hypothermie beeinflußt die EPs in allen Abschnitten des ZNS, aber auch hier reagieren die aus höheren Abschnitten empfindlicher.

Intraoperative Überwachung mit evozierten Potentialen

Eine ganze Reihe von Autoren haben über den Einsatz somato-sensorisch evozierter Potentiale (SEPs), akustischer Hirnstammpotentiale (BAEPs) und visuell evozierter Potentiale (VEPs) zur intraoperativen Überwachung gefährdeter Leitungsbahnen berichtet.

Das *SEP*-Monitoring hat seine weiteste Anwendung für die Überwachung der Rückenmarksfunktion während Operationen an der Wirbelsäule oder im Spinalkanal gefunden. Obwohl SEPs im Hinterhorn des Rückenmarks übertragen werden, scheinen sie ein empfindlicher Maßstab für globale Schäden des Rückenmarks während orthopädischer Eingriffe wie etwa der Fusionsoperation bei Skoliose zu sein. Ihre Zuverlässigkeit während neurochirurgischer Operationen im Spinalkanal ist möglicherweise weniger sicher. Es scheint inzwischen klar zu sein, daß Unterbrechungen der spinalen Blutversorgung die Funktion der vorderen Anteile des Rückenmarks beeinträchtigen können, wobei SEPs und die somatosensorische Funktion normal bleiben. Allerdings haben einige Autoren berichtet, daß SEPs empfindliche Indikatoren einer herabgesetzten spinalen Perfusion während Operationen an der Aorta sind. Um die Verwertbarkeit und Zuverlässigkeit von SEPs für die Überwachung der Rückenmarksfunktion während neurochirurgischer und vaskulärer Operationen vollständig herauszuarbeiten, müssen noch mehr Anstrengungen unternommen werden.

Auch zur Überwachung der kortikalen Perfusion bei Karotidendarterektomien, kontrollierter systemischer Blutdrucksenkung und kardio-pulmonalem Bypass werden SEPs eingesetzt. Die Korrelation zwischen intraoperativen SEP-Befunden und dem postoperativen neurologischen Verlauf sind ausgezeichnet.

BAEPs sind empfindliche Indikatoren der akustischen und Hirnstamm-Funktion während Operationen in der hinteren Schädelgrube. Sie liefern keinerlei Hinweise auf die kortikale Funktion und können vollständig normal bleiben, auch wenn die Hirnrinde massiv geschädigt wird. Diese Potentiale sind besonders empfindlich auf Zug am 8. Hirnnerven; die dabei auftretenden Veränderungen sind in der Regel reversibel, wenn die Spatel entfernt oder neu eingesetzt werden. BAEPs werden darüber hinaus zur Überwachung der Hirnstammfunktion bei Revaskularisationsoperationen der posterioren Hirngefäße und während Resektionen von Gefäßprozessen oder Tumoren in der hinteren Schädelgrube eingesetzt.

Historisch betrachtet waren *VEPs* die ersten evozierten Potentiale, die intraoperativ aufgezeichnet wurden. Die initiale Begeisterung hat sich inzwischen etwas gelegt, weil die Aufzeichnung von VEPs während Operationen in der vorderen Schädelgrube technisch problematisch ist und die durch Lichtblitze evozierten Potentiale während Allgemeinanästhesie erhebliche Variabilität aufweisen. Dennoch haben wir und andere Gruppen intraoperative VEPs, die zuverlässig den postoperativen neurologischen Verlauf vorhergesagt haben, registriert.

Wert der intraoperativen Registrierung des EEG und evozierter Potentiale

Die Bedeutung intraoperativ anwendbarer Überwachungsverfahren kann hinsichtlich ihrer Durchführbarkeit, Empfindlichkeit, Nützlichkeit und Zuverlässigkeit bewertet werden. Da am Patienten Experimente nicht mit allen Konsequenzen durchgeführt werden dürfen, müssen vernünftige Indikatoren herangezogen werden, um diese interessierenden Punkte zu prüfen. Die *Durchführbarkeit* des elektrophysiologischen Monitorings kann hinsichtlich der auftretenden technischen Schwierigkeiten und der Häufigkeit, mit der sie ein Monitoring unmöglich machen, beurteilt werden. Die zeitlichen, räumlichen, apparativen und personellen Erfordernisse können ebenfalls verglichen werden. Als Indikator der *Empfindlichkeit* können die mit intraoperativen Änderungen der registrierten Signale verknüpften Ereignisse spezifiziert werden. Interventionen, die aufgrund von Änderungen in den überwachten Parametern vorgenommen wurden, weisen auf den *praktischen Nutzen* dieser Technik hin, und die *Zuverlässigkeit* kann dadurch ermittelt werden, daß die Ergebnisse des intraoperativen Monitorings in quantitative Beziehung zum neurologischen Befund bzw. Verlauf gesetzt werden. Nach unserer Erfahrung ist die intraoperative Aufzeichnung von EEG und EPs gut durchführbar, empfindlich, nützlich und zuverlässig. Als Schlüssel zum Erfolg müssen die sorgfältige Qualitätskontrolle bei der Aufnahme und Interpretation der elektrophysiologischen Signale und die kontinuierliche Überwachung der neurologischen Funktion angesehen werden. Eine fortlaufende Überwachung ist dann gegeben, wenn die EEG- oder EP-Registrierung vor der Einleitung der Anästhesie begonnen wird und der Patient so lange kontinuierlich elektrophysiologisch überwacht wird, bis er nach der Operation für eine klinische neurologische Untersuchung erweckt werden kann. Selbstverständlich hängt dies von einer sorgfältigen Anästhesieführung ab, die das frühzeitige Aufwachen nach Beendigung des Eingriffes ermöglicht.

Nach der persönlichen Erfahrung der Autorin ist der irreversible Verlust von EPs während der Operation unweigerlich mit einem Verlust der Funktion des überwachten neuronalen Funktionssystems verknüpft. Dementsprechend bleibt diese erhalten, wenn die EPs stabil sind oder wenn Veränderungen einschließlich eines tatsächlichen Verschwindens von Wellen noch intraoperativ reversibel sind. Ähnliches gilt für das EEG.

Gegenwärtige Grenzen der intraoperativen elektrophysiologischen Überwachung

Die gegenwärtigen Einschränkungen für das elektrophysiologische Monitoring im operativen Bereich sind mit der inzwischen verfügbaren Technologie einer Lösung zugänglich. Die technische Kompliziertheit der Registrierung wird geringer, wenn bessere Monitore entwickelt werden, und mit dem Aufkommen neuer Technologien wird mehr gut ausgebildetes Personal für die Aufzeichnung und Interpretationen elektrophysiologischer Signale zur Verfügung stehen. Die Gesamtheit an Daten, die für die Charakterisierung von EEG- und EP-Veränderungen, die mit pharmakologischen und physiologischen Interventionen bzw. mit pathophysiologischen Ereignissen verknüpft sind, vergrößert sich rapide. Sobald die Parameter mit der höchsten Bedeutung festgelegt und die akzeptierbaren Toleranzen dieser Parameter bestimmt sind, werden wir mit einer Generation automatischer Alarmfunktionen rechnen dürfen, die den Anästhesisten vor Gefahren für die funktionelle Integrität des Nervensystems und vielleicht ebenso vor unbeabsichtigtem Aufwachen während der Anästhesie warnen werden.

Messung der Komatiefe [1]

G. Pfurtscheller

Einleitung

Bewußtseinsstörungen an komatösen Patienten sind mit Änderungen im spontanen EEG (Carrol u. Mastaglia 1979; Rumpl et al. 1979) und bei den evozierten Potentialen verbunden (Lindsay et al. 1981; Greenberg et al. 1977b; Arfel et al. 1968; Pfurtscheller u. Schwarz 1983; Götte et al. 1973).

Bei den evozierten Potentialen (EP) muß man zwischen den kortikal ("near field potential") und den subkortikal generierten Komponenten unterscheiden. Zu den letzteren zählen sowohl die spinalen und zervikalen EP als auch die Hirnstammpotentiale, die alle vom intakten Schädel als "far field potentials" abgeleitet werden können und Latenzen unter 20 ms aufweisen (Zusammenfassung s. Stöhr et al. 1982). Die kortikalen EP können wieder in frühe ("early, short latency") mittlere und späte ("long latency") Komponenten eingeteilt werden, wobei die späten Komponenten im Latenzbereich 70–500 ms liegen. An der Generierung einzelner EP-Komponenten sind demnach unterschiedliche neuronale Strukturen und Systeme beteiligt; somit ist die Bedeutung einzelner Komponenten oder Wellen für die Bestimmung der Komatiefe auch verschieden.

Spinale, zervikale und frühe kortikale evozierte Potentiale und Hirnstammpotentiale dienen primär der Prüfung des somatosensiblen bzw. auditorischen Leitungswegs über die spezifischen Thalamuskerne zu den primären, kortikalen Projektionsfeldern und lassen daher keine differenzierten Aussagen über den Grad einer Bewußtseinsstörung zu. Dabei ist natürlich nicht ausgeschlossen, daß alle oder nur ein Teil der genannten EP-Komponenten nach traumatischen Hirnstammläsionen charakteristisch verändert erscheinen (Starr u. Hamilton 1976; Tsubokawa et al. 1980). Mit fortschreitender Remission können diese frühen Potentialkomponenten jedoch normale Amplituden und Latenzen aufweisen, obwohl weiter eine Bewußtseinsstörung besteht. Des weiteren können im metabolischen oder hypoxischen Koma, aber auch im Koma nach Barbituratintoxikation, die Hirnstammpotentiale komplett erhalten bleiben (Starr u. Anchor 1975). Frühe EP-Komponenten inklusive der Hirnstammpotentiale haben damit nur eine eingeschränkte Bedeutung bei der Überwachung der Komatiefe.

Das Bewußtsein ist eng mit der Struktur und Funktion des Neokortex verbunden, wobei thalamische und v.a. retikuläre Aktivierungen eine besondere Rolle spielen. Die späten ("long latency") EP-Komponenten sind Ausdruck umfangreicher und komplexer informationsverarbeitender Prozesse, die teils intrakortikal, teils subkortikal ablaufen und in denen die zahlreichen kortikofugalen Verarbeitungsschleifen zur Wirkung kommen. Als Ergebnis all dieser Verarbeitungsschrit-

1 Unterstützt durch den „Fonds zur Förderung der wissenschaftlichen Forschung", Projekt Nr. 4109, die Steiermärkische Landesregierung und den Jubiläumsfonds der Nationalbank, Projekt Nr. 1915

te stellt sich ein polyphasisches EP ein, das vom intakten Schädel abgeleitet werden kann und Komponenten bis ca. 500 ms aufweist. Die biphasischen Potentialkomponenten im Latenzbereich 100–200 ms werden bei EEG-Ableitung im Wachzustand als „elektrophysiologisches Empfindungskorrelat" angesehen (Keidel 1965) und z. B. in der objektiven Audiometrie verwendet.

Beim traumatisch bedingten Koma mit funktionellen bzw. strukturellen Hirnstammläsionen, aber genauso beim metabolischen und toxischen Koma kommt es zu mehr oder weniger ausgeprägten Änderungen in Form, Latenz, Amplitude und Ausbreitung später EP-Komponenten und das, obwohl frühe EP-Komponenten nicht unbedingt pathologisch verändert sein müssen. Die späten EP-Komponenten sind demnach prädestiniert für allgemeine Untersuchungen und Verlaufskontrollen am komatösen Patienten, wobei der Wert der frühen Komponenten (z. B. Hirnstammpotentiale) speziell in der Differenzierung der strukturellen Integration im tiefen Koma liegt.

Eine relativ gute Korrelation mit dem Grad der Bewußtseinsstörung weisen die somatosensorisch evozierten Potentiale (SEP) auf. Sie werden daher auch vielfach für Untersuchungen an komatösen Patienten verwendet (Greenberg et al. 1977 a, b; Lindsay et al. 1981; Götte et al. 1973, Trojaborg u. Jorgensen 1973), wobei alle diese Gruppen eine elektrische Nervenstimulation mit Reizfrequenzen zwischen 1/s und 5/s verwenden. Die Bewertung später ("long latency") SEP-Komponenten setzt eine Reizfrequenz von $<0{,}25/s$ (Interstimulationsintervall >4 s) voraus (Goff et al. 1977; Davis et al. 1966); bei höheren Reizfrequenzen (z. B. 1/s) kommt es zu einer Amplitudendämpfung langsamer Komponenten und damit zu einer eingeschränkten Bewertungsfähigkeit derselben.

Im Rahmen dieses Beitrags werden speziell die späten SEP- und späten VEP-Komponenten behandelt und deren Bedeutung für die Messung der Komatiefe untersucht. Als weitere für Komatiefenmessungen geeignete Parameter werden noch die α-Frequenz und die EEG-Reaktivität („Spindeln") vorgestellt.

An der Intensivstation des Instituts für Anästhesiologie der Universität Graz wurden seit 1982 mit einem multifunktionellen Meßplatz an 50 komatösen Patienten ca. 300 Hirnfunktionsmessungen durchgeführt, jede bestehend aus EEG-Analyse, multimodaler EP-Untersuchung und Herzratenauswertung.

EEG-Ableitung, Stimulation und Datenverarbeitung

Für die topographischen Untersuchungen werden 4 bipolare Ableitungen für den Schädel verteilt (C_3–C_z, C_4–C_z, O_1–O_2 und F_3–F_4) und eine referentielle Ableitung vom Vertex zum Ohrläppchen (Mastoid) verwendet. Die EEG-Ableitung erfolgt mit einer Zeitkonstante von 0,1 s und einer oberen Grenzfrequenz von 30 Hz. Diese relativ niedrige obere Grenzfrequenz ist bei der Untersuchung später EP-Komponenten ausreichend, weil die Hauptenergie dieser Komponenten bei ca. 10 Hz liegt (Flinn et al. 1977).

Somatosensorische Stimulation

Bei der Untersuchung später EP-Komponenten hat sich ein mechanischer Vibrationsreiz sehr bewährt, der mit Hilfe eines Plastikrings auf das Fingerendglied des Zeigefingers übertragen wird (Pfurtscheller u. Schwarz 1983). Diese Applikati-

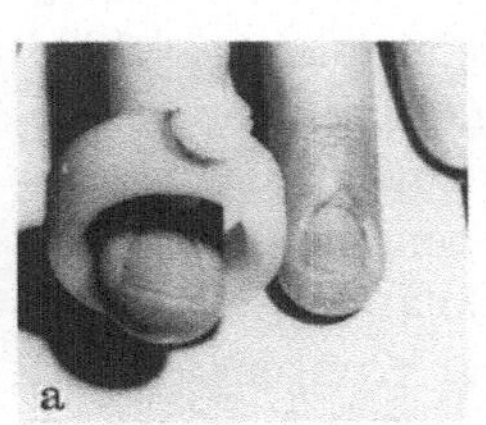

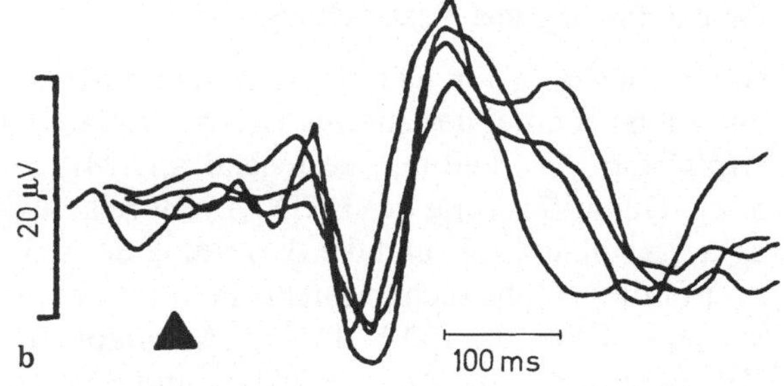

Abb. 1 a, b. Mechanische Vibration **a** und durch diese Form der Stimulation ausgelöste langsame SEP, abgeleitet an gesunden Freiwilligen. Vertexableitung, 60 Mittelungen pro Kurve **b**

onsform ist einfach und schnell zu realisieren und selbst bei polytraumatisierten Patienten mit Gipsverbänden an den Unterarmen möglich (Abb. 1 a). Ein ganz wesentlicher Vorteil dieses 1 s dauernden Vibrationsreizes ist aber, daß die Modalität des Stimulus den Sinnesqualitäten der Rezeptoren adäquat ist, daß sehr viele mechanosensible Rezeptoren (Druck-, Vibrations-, Berührungsrezeptoren) aktiviert werden und somit der afferente Zustrom zum Kortex größer ist als bei kurzen elektrischen Nervenreizen (Zotterman 1976).

Die zentrale Wirksamkeit ist bei mechanischer Vibrationsstimulation somit größer als bei kurzen, elektrischen Stimuli, und das ist eben gerade beim tief komatösen Patienten von besonderer Bedeutung, weil man hier einen möglichst effektiven Reiz benötigt, der noch Reste evtl. vorhandener funktionstüchtiger neuronaler Strukturen aktivieren kann.

Vibrationsreize führen zu deutlich ausgeprägten SEP (Ehrenberger et al. 1966) (Abb. 1 b) mit Peak-to-peak-Amplituden (N130, P180) von $24{,}1 \pm 8{,}0$ µV (Mittelwert ± Streuung, Vertexableitung) (Pfurtscheller u. Schwarz 1984), ähnlich den von Goff et al. (1977) bei elektrischer Medianusstimulation beschriebenen SEP.

Visuelle Stimulation

Da bewußtseinsgestörte Patienten visuell nicht fixieren können, ist eine Musterstimulation nicht sinnvoll und die Lichtblitzstimulation die Methode der Wahl. Für die Reizdarbietung verwendet man zweckmäßigerweise eine Spezialbrille mit eingesetzten lichtemittierenden Dioden (Pfurtscheller u. Schwarz 1983), die es erlaubt, den Patienten sowohl kurze Lichtreize als auch länger dauernde Reize (z. B. von 1 s Dauer) anzubieten. Letztere haben den Vorteil, daß neben den VEP auch Blockierungs- bzw. Provokationsreaktionen des okzipitalen α-Rhythmus studiert werden können. Ein Lichtblitz führt wohl auch zu einer solchen Blockierungs- bzw. Provokationsreaktion, doch ist diese bei länger anhaltenden visuellen Afferenzen viel stärker ausgeprägt und damit einer Quantifizierung leichter zugänglich (Pfurtscheller u. Aranibar 1977).

Von jeder Reizmodalität (Licht, mechanische Vibrationsreize) werden 60 Stimuli von je 1 s Dauer im Abstand ca. 10 s (Reizfrequenz 0,1 Hz) angeboten.

Diese niedere Reizfrequenz wurde gewählt, um a) Gewöhnungseffekte möglichst zu vermeiden (Davis et al. 1966) und b) Blockierungs- bzw. Provokationsreaktionen („Spindeln") im EEG quantifizieren zu können (Pfurtscheller et al. 1983 a).

Datenerfassung und Verarbeitung

Nach Abtastung von 60 reizsynchronen 6 s-Intervallen (davon 3 s vor Stimulation) mit 64 Hz und der automatischen Artefakterkennung (Köpruner et al. 1984) erfolgt die Verarbeitung, bestehend aus Mittelung, Leistungsspektrumberechnung, Quantifizierung der ERD ("event related desynchronization"; Pfurtscheller u. Aranibar 1977) und die Bewertung der späten Komponenten.

Für diese Untersuchung steht ein multifunktioneller Meßplatz, bestehend aus Siemens EEG10, PDP 11/23, Analogband HP 3968A, Graphikterminal HP 2648A mit Hardcopy HP 2631G und Stimulationseinheit samt Stimulatoren zur Verfügung.

Die Bewertung der späten EP-Komponenten erfolgt sehr einfach auf Basis der Bestimmung der größten Peak-to-peak-Amplitude im Latenzbereich 0–500 ms (A) und der mittleren Amplitude (Streuung) in einem 2 s-Intervall vor der Stimulation (SD) und der Berechnung des Signal-Stör-Verhältnisses (SNR):

$$\mathrm{SNR} = \frac{\mathrm{A}}{\mathrm{SD}}.$$

Diese Form der Bewertung langsamer EP-Komponenten ist abhängig vom Hintergrund-EEG und berücksichtigt gemeinsame Änderungen in der spontanen und evozierten Hirnaktivität in Abhängigkeit vom Bewußtseinszustand. Ein ähnliches Verfahren der EP-Bewertung, das auch das Hintergrund-EEG berücksichtigt, wurde von Lindsay et al. (1981) vorgestellt.

Untersuchungen von EEG-Abschnitten *ohne* und mit Stimulation (Licht- und mechanische Stimulation) an neurologisch Gesunden erbrachten folgende SNR-Werte (Mittelwert ± Streuung) (Pfurtscheller u. Schwarz 1984):

Ohne Stimulation	1,8 ± 0,4
SEP (Vertexableitung)	13,6 ± 3,7
VEP (Vertexableitung)	6,2 ± 2,3

Es hat sich klinisch als praktikabel erwiesen, erst bei einem SNR > 2,6 (Mittelwert ± 2 mal Streuung) von einem vorhandenen späten EP zu sprechen. Bei SNR ≦ 2,6 ist das SEP fraglich bzw. nicht meßbar. Normale SEP liegen in einem SNR-Bereich von 6,2–21 (Mittelwert ± 2 SD). Mit dieser Einteilung ergibt sich eine sehr einfache klinische Bewertungsskala, wobei wir für prognostische Zwekke nur zwischen meßbaren bzw. vorhandenen (SNR > 2,6) und nicht meßbaren bzw. fraglichen (SNR ≦ 2,6) langsamen EP-Komponenten zu unterscheiden haben.

Späte evozierte Potentiale

Variabilität später SEP und VEP

Um dem Leser einen Eindruck über die große intrapersonelle Variabilität evozierter Potentiale in Abhängigkeit von der Komatiefe zu vermitteln, sei auf Abb. 2 verwiesen. Neben jedem EP ist der berechnete SNR-Wert angegeben.

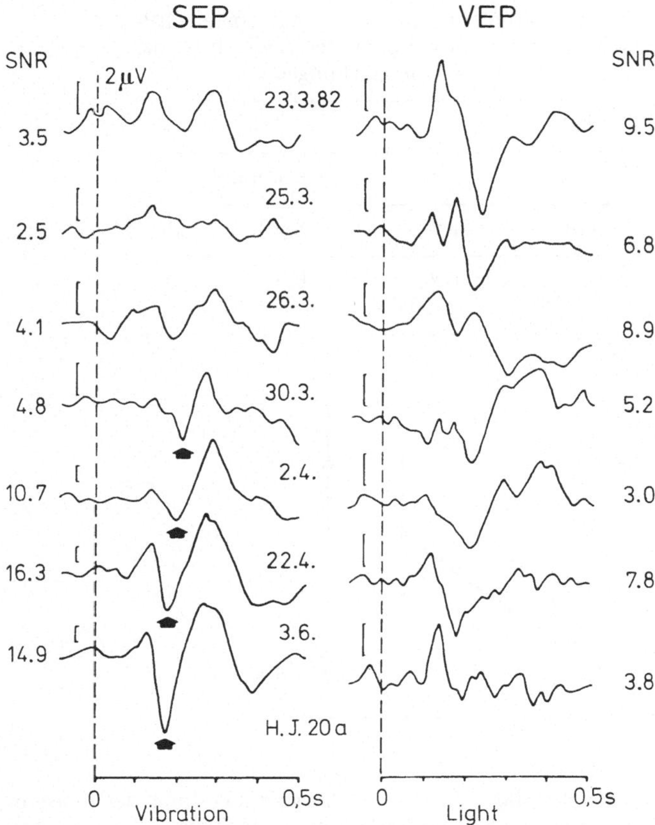

Abb. 2. Verlaufsmessungen an einem Patienten im Koma (*oben*) und nach zufriedenstellender Remission (*unten*). Neben den gemittelten Potentialen sind die SNR-Werte angeschrieben. Zu beachten ist die große Variabilität der späten Komponenten. SEP von Vertexableitung, VEP von bipolarer Ableitung

Späte SEP und Komatiefe

Verlaufsuntersuchungen an 30 Patienten mit insgesamt 84 Messungen und Glasgow-Coma-Scale-Werten von 3 bis 15 ergaben überraschenderweise eine recht hohe Korrelation von $r = 0{,}72$ (Tabelle 1) zwischen der Komatiefe und den langsamen SEP-Komponenten. Dieser Zusammenhang ist in Abb. 3 dargestellt. Mit zunehmender Bewußtseinsaufhellung bzw. Rückbildung des neurologischen Defizits ergibt sich ein immer größer werdendes SEP. Die langsamen SEP-Komponenten eignen sich somit sowohl für Untersuchungen im eigentlichen Koma ($GCS < 8$) als auch in der Remissionsphase ($GCS \geqq 8$).

Neben der Korrelation zwischen den SEP und dem Grad der Bewußtseinsstörung haben die SEP auch einen begrenzten prognostischen Wert; ein klar bewertbares SEP im Koma ($SNR > 2{,}6$) hat einen positiven prognostischen Wert, kein meßbares oder ein fragliches SEP ($SNR \leqq 2{,}6$) läßt ein schlechtes Remissionsergebnis erwarten (Pfurtscheller u. Schwarz 1984).

Wie Tabelle 1 zeigt, ist die Korrelation zwischen GCS und SNR höher ($r = 0{,}72$ bzw. $r = 0{,}62$) als zwischen GCS und Potentialamplitude ($r = 0{,}66$ bzw. $r = 0{,}43$); dieser Sachverhalt kann dahingehend interpretiert werden, daß sich das

Tabelle 1. Korrelation zwischen Glasgow Coma Scale und späten EP-Komponenten, bewertet durch das Signal-Stör-Verhältnis (SNR) bzw. die Peak-to-peak-Amplitude (μV); Daten von 84 Untersuchungen

SEP		VEP			
Vertex		Vertex		Okzipital	
SNR	μV	SNR	μV	SNR	μV
0,72 $p<0{,}001$	0,66 $p<0{,}001$	0,62 $p<0{,}001$	0,43 $p<0{,}002$	−0,02	0,06

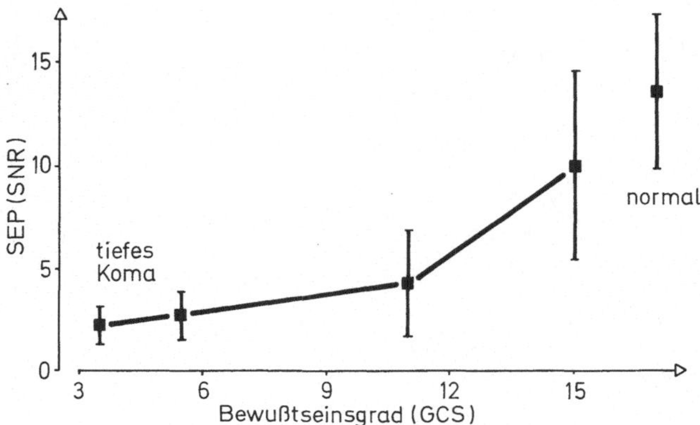

Abb. 3. Zusammenhang zwischen dem Bewußtseinsgrad, ausgedrückt durch den Glasgow Coma Scale (*GCS*), und dem langsamen SEP, bewertet durch das Signal-Stör-Verhältnis (*SNR*). Daten von 84 Untersuchungen

„Signal-Stör-Verhältnis" (SNR) besser für die Bewertung langsamer EP-Komponenten eignet als eine simple Amplitudenmessung. Keinerlei Korrelation besteht zwischen okzipitalen VEP und GCS.

VEP und Komatiefe

Charakteristisch für eine normale Hirnfunktion ist eine diffuse Ausbreitung der langsamen VEP-Komponenten über den ganzen Schädel (Allison et al. 1977), die sich allerdings erst in den ersten Lebensjahren ausbildet (Weinmann et al. 1965); in den ersten postnatalen Wochen ist nur über dem okzipitalen Pol ein VEP ableitbar. Okzipitale Ableitungen ergeben oft selbst im tiefen Koma deutliche VEP (Greenberg et al. 1977b; Cant 1980; Pfurtscheller u. Schwarz 1983) und sind somit für eine Messung der Komatiefe nur beschränkt verwendbar. Unsere Untersuchungen ergaben eine Korrelation von $r = -0{,}02$ zwischen GCS und okzipitalem VEP (SNR) bzw. eine von $r = 0{,}62$ zwischen GCS und Vertex-VEP (SNR), d. h. das vom Vertex abgeleitete VEP korreliert mit der Komatiefe, das okzipital registrierte VEP dagegen nicht (vgl. Tabelle 1). Dieser Sachverhalt kann dahingehend interpretiert werden, daß die visuelle Bahn nicht über den Hirnstamm führt und somit das okzipitale VEP relativ unabhängig von Hirnstammläsionen ist. Das Vertex-VEP entsteht nach intrakortikaler Verarbeitung und wird, da es mit

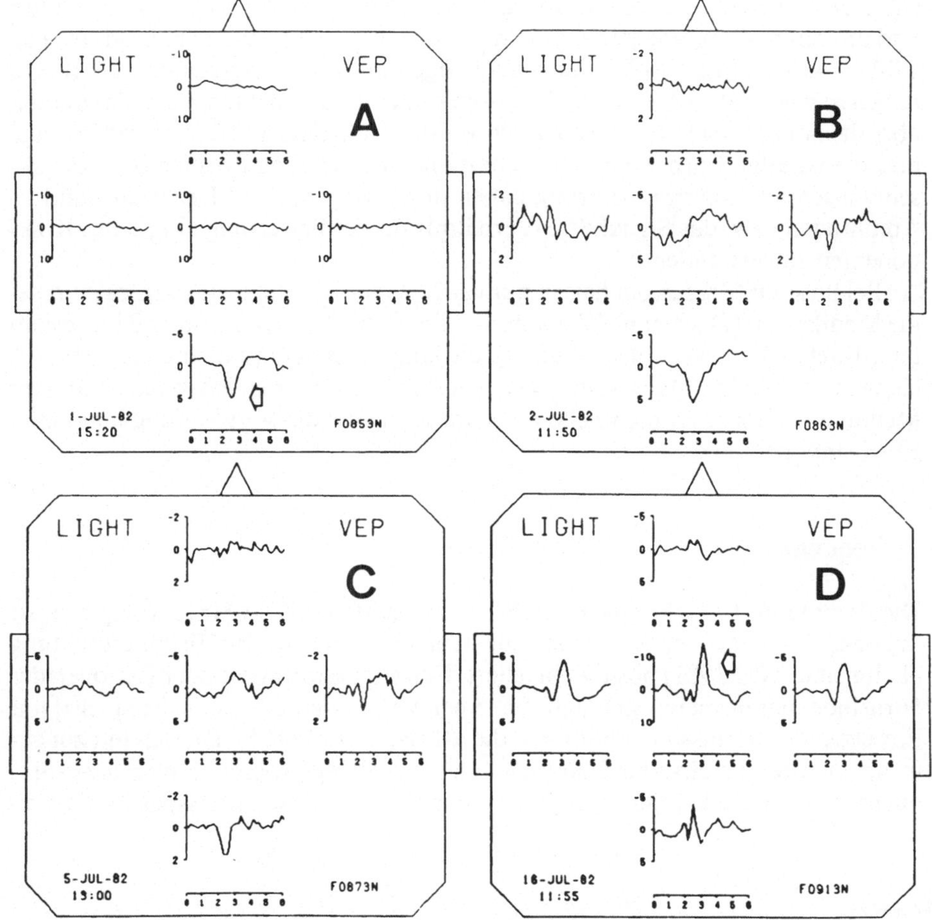

Abb. 4. Topographische Verteilung von VEP im tiefen Koma (*A*), während der Erholungsphase (*B, C*) und nach vollständiger Remission (*D*). *Abszisse:* 1 Einheit = 100 ms. *Ordinate* in μV, Stimulationsbeginn nach 100 ms

der Komatiefe korreliert, von Hirnstammstrukturen in seiner Generierung beeinflußt. Durch die Messung des Vertex-VEP kann somit die Funktion des Hirnstamms indirekt geprüft werden. Im Fall einer schweren Funktionsstörung ist außerhalb der okzipitalen Region kein VEP und somit auch kein Vertex-VEP vorhanden. Ein charakteristisches Beispiel zeigt Abb. 4.

Es sollte noch einmal auf den interessanten Aspekt hingewiesen werden, daß sowohl beim Erwachsenen im tiefen Koma als auch in der frühen postnatalen Entwicklungsphase des Gehirns – also während zweier grundverschiedener Reifestadien des ZNS – eine ähnliche VEP-Präservierung über der okzipitalen Region gefunden werden kann. Damit eignet sich die topographische Ausbreitung des VEP als Parameter für Untersuchungen am komatösen Patienten.

Späte EP und Medikation

Späte EP-Komponenten werden wegen ihrer Abhängigkeit von Habituationseffekten und zentral wirksamen Pharmaka nur beschränkt für klinische Untersuchungen eingesetzt. Für die Messung der Komatiefe werden meist nur die frühen und mittleren Komponenten verwendet (Greenberg et al. 1977a, b; Lindsay et al. 1981). Ausgedehnte EP-Profiluntersuchungen mit zentral wirksamen Pharmaka haben gezeigt, daß sich wohl die Latenzen später Komponenten meist signifikant, aber die Amplituden nur unwesentlich verändern (Saletu 1977). Dieser Umstand und die variable Form langsamer Komponenten bei allen Formen der Bewußtseinseinschränkung bzw. -störung haben uns bewogen, nicht Latenzen, sondern Amplituden bzw. das Signal-Stör-Verhältnis für die Bewertung langsamer Komponenten zu verwenden.

Bei unseren Messungen hatten nur ca. 20% der Patienten eine zentral wirksame Medikation (Diazepam, Thalamonal, Fentanyl, Epanutin), so daß im gesamten Mittel der Medikationseinfluß auf die langsamen Komponenten zu vernachlässigen ist. Die Medikation stellt also bei Patienten einer Intensivstation unserer Meinung nach keine wesentliche Einschränkung für die Verwendung langsamer EP-Komponenten dar.

α-Frequenz

Die dominante EEG-Frequenz im Frequenzband von 6–13 Hz (α-Frequenz) ist mit dem O_2-Bedarf der Hirnrinde (Ingvar et al. 1976) bzw. der Hirndurchblutung (Tolonen u. Sulg 1981) positiv korreliert. Funktionsstörungen oder Läsionen der Hirnrinde manifestieren sich daher in einer Verlangsamung der α-Frequenz; mit Einsetzen der Remission erhöht sich die α-Frequenz (Abb. 5). Da sich mit zunehmendem Alter die Hirndurchblutung langsam verringert, nimmt auch die α-Frequenz ab (Matejcek 1980). Für jedes Alter ist somit eine „altersspezifische Fre-

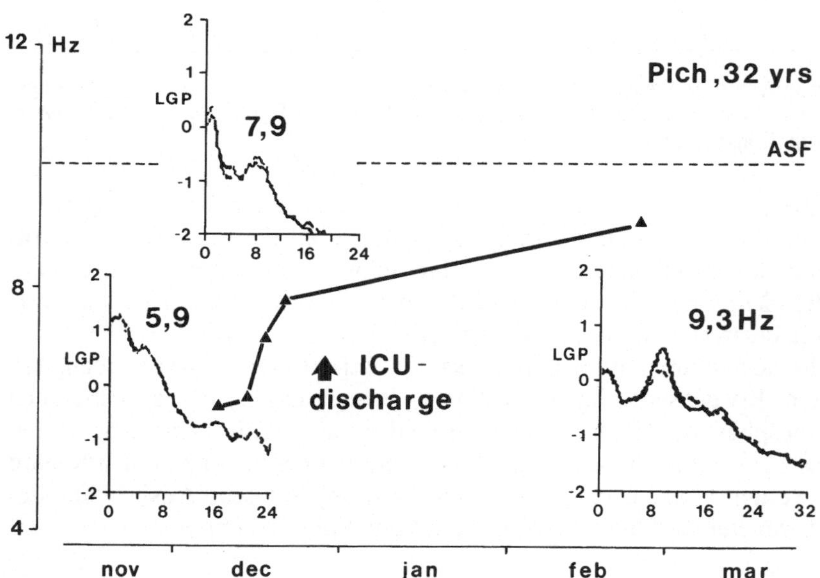

Abb. 5. α-Frequenz-Verlaufsmessungen an komatösen Patienten mit SHT. Bestimmung der α-Frequenz aus 2 s-Leistungsspektren (3 solche Spektren sind dargestellt); *ASF* altersspezifische Frequenz

quenz“ (ASF) charakteristisch, die sich wie folgt bestimmen läßt (Köpruner et al. 1984):

ASF = 11,95 – 0,053 · Alter.

Der Abstand der aktuell gemessenen α-Frequenz von der ASF ist ein Maß für die Schwere der Hirnfunktionsstörung. Im Beispiel in Abb. 5 lag die Frequenz beim komatösen Patienten bei 5,9 Hz, bei Entlassung aus der Intensivstation hatte sie bereits 7,9 Hz erreicht; eine Kontrolluntersuchung 2 Monate später ergab 9,3 Hz. Bei Patienten mit primären Hirnstammläsionen und nicht geschädigter Hirnrinde erscheint die α-Frequenz relativ wenig verändert (Pfurtscheller et al. 1983 b).

EEG-Reaktivität

Beim wachen und gesunden Menschen führt ein Lichtreiz zu einer Amplitudendämpfung bzw. Blockierung der okzipitalen α-Aktivität; ein somatosensibler Reiz führt zu einer Amplitudendämpfung der zentralen μ-Aktivität (Jasper u. Penfield 1949). Diese ereignisbezogene Amplitudenabnahme der rhythmischen Aktivität im α- aber auch β-Band wurde als "event related desynchronization" (ERD) bezeichnet (Pfurtscheller u. Aranibar 1977). Die ERD ist somit eine normale physiologische Reaktion der spontanen Hirnaktivität, die unabhängig von den evozierten Potentialen registriert werden kann.

Im komatösen Zustand kann ein Licht- bzw. Vibrationsreiz zu einer kurzzeitigen Amplitudenzunahme (α, β, „Spindel“) führen (negative ERD), die mit zunehmender Aufhellung des Bewußtseinsgrades abnimmt und mit Erreichen des Glasgow-Coma-Scale-Werts von 15 in eine Amplitudenabnahme (positive ERD) übergeht (Pfurtscheller et al. 1983 a). Jede Form von provozierter „Spindelaktivität“ im Koma deutet dabei auf eine gute Prognose hin (Rumpel et al. 1979). Ein Abnehmen der Spindelaktivität kann demnach, abhängig von der jeweiligen Ausgangssituation, prognostisch sowohl als günstig (klinische Besserung) als auch ungünstig (klinische Verschlechterung) interpretiert werden.

Schlußbetrachtungen

Neben den üblicherweise verwendeten frühen EP-Komponenten gibt es ein ganzes Spektrum von neurophysiologischen Signalen bzw. Parametern, die sich mit der Komatiefe verändern. Dazu zählen neben den späten (langsamen) SEP-Komponenten die topographische Verteilung der VEP, die α-Frequenz und die EEG-Reaktivität. Die frühen SEP-Komponenten eignen sich besonders für die Untersuchung tiefer komatöser Zustände, haben aber in der Remissionsphase nach Bewußtseinsaufhellung geringere Bedeutung. Die späten SEP-Komponenten können sowohl im Koma als auch in der Remissionsphase für Funktionsuntersuchungen verwendet werden, wobei ein möglichst effektiver Reiz, wie ihn die mechanische Vibration darstellt, von Vorteil ist. ZNS-wirksame Pharmaka führen aufgrund der SNR-Messung zu keinen wesentlichen Einschränkungen bei der Verwendung langsamer EP-Komponenten.

Eine umfassende Hirnfunktionsuntersuchung bei komatösen Patienten soll sich weder auf eine bestimmte Reizmodalität noch auf die Ableitung und Auswertung von evozierten Potentialen beschränken, sondern auch noch eine EEG-Spektralanalyse (α-Frequenz) und EEG-Reaktivitätsmessungen (Spindeln) beinhalten. Erst mit dieser Vielfalt der heute zur Verfügung stehenden Methoden läßt sich eine weitgehende Objektivierung der mannigfaltigen strukturellen und funktionellen Schädigungen des Gehirns im Koma erreichen.

Literatur

Allison T, Matsumiya Y, Goff GD, Goff WR (1977) The scalp topography of human evoked potentials. Electroencephalogr Clin Neurophysiol 42:185–197

Arfel G, Albe-Fessard D, Walter S (1968) Evoked potentials in coma. Electroencephalogr Clin Neurophysiol 25:93–94

Cant BR (1980) Somatosensory and auditory evoked potentials in patients with disorders of consciousness. Prog Clin Neurophysiol 7:282–291

Carroll WM, Mastaglia FL (1979) Alpha and beta coma in drug intoxication uncomplicated by cerebral hypoxia. Electroencephalogr Clin Neurophysiol 46:95–105

Davis H, Mast T, Yoshie N, Zerlin S (1966) The slow response of the human cortex to auditory stimuli: Recovery process. Electroencephalogr Clin Neurophysiol 21:105–113

Ehrenberger K, Finkenzeller P, Keidel WD, Plattig KH (1966) Elektrophysiologische Korrelation der Stevensschen Potenzfunktion und objektive Schwellenmessung am Vibrationssinn des Menschen. Pflügers Arch 290:114–123

Flinn JM, Kirsch AD, Flinn EA (1977) Correlations between intelligence and the frequency content of the evoked potentials. Psychol Psychiat 5:11–15

Götte J, Kubicki S, Kühn K, Stölzel R (1973) Klinische Anwendung somato-sensorisch evozierter kortikaler Potentiale. II. Untersuchungen an Patienten einer Reanimationsabteilung. EEG EMG 4:86–97

Goff GD, Matsumiya Y, Allison T, Goff WR (1977) The scalp topography of human somatosensory and auditory evoked potentials. Electroencephalogr Clin Neurophysiol 42:57–76

Greenberg RP, Mayer DJ, Becker DP, Miller JD (1977a) Evaluation of brain function in severe human head trauma with multimodality evoked potentials. Part I: Evoked brain-injury potentials, methods and analysis. J Neurosurg 47:150–162

Greenberg RP, Becker DP, Miller JD, Mayer DJ (1977b) Evaluation of brain function in severe human head trauma with multimodality evoked potentials. Part II: Localization of brain dysfunction and correlation with posttraumatic neurological conditions. J Neurosurg 47:163–177

Ingvar DH, Sjölund B, Ardö A (1976) Correlation between dominant EEG frequency, cerebral oxygen uptake and blood flow. Electroencephalogr Clin Neurophysiol 41:268–276

Jasper H, Penfield DW (1949) Electrocorticograms in man: Effect of voluntary movement upon the electrical activity of the precentral gyrus. Arch Psychiatr Z Neurol 183:163–174

Keidel WD (1965) Neuere Ergebnisse der Physiologie des Hörens. Kongreßbericht. Arch Klin Exp Ohren Nasen Kehlk Heilkd 185:548–575

Köpruner V, Pfurtscheller G, Auer LM (in press) Quantitative EEG in normals and in patients with cerebral ischemia. In: Pfurtscheller G, Jonkman J, Lopes da Silva F (eds) Brain ischemia – quantitative EEG and imaging techniques. Elsevier, Amsterdam

Lindsay KW, Carlin J, Kennedy I, Fry J, McInnes A, Teasdale GM (1981) Evoked potentials in severe head injury – analysis and relation to outcome. J Neurol Neurosurg Psychiat 44:796–802

Matejcek M (1980) Cortical correlates of the aging process as revealed by quantitative EEG, the value of quantitative EEG in evaluating the effects of treatment. Proc Int Cerebrovasc Dis Ser, pp 55–66

Pfurtscheller G, Aranibar A (1977) Event-related cortical desynchronization detected by power measurements of scalp EEG. Electroencephalogr Clin Neurophysiol 42:817–826

Pfurtscheller G, Schwarz G (1983) Quantitative Auswertung von EEG und evozierten Potentialen an der Intensivstation. In: Bergman H et al. (Hrsg) Monitoring in der Anaesthesiologie und Intensivmedizin. Maudrich, Wien, S 93–109

Pfurtscheller G, Schwarz G (in preparation) The clinical relevance of long-latency SEPs and VEPs after severe brain damage

Pfurtscheller G, Schwarz G, Pfurtscheller B, List W (1983a) Quantification of spindles in comatose patients. Electroencephalogr Clin Neurophysiol 56:114–116

Pfurtscheller G, Schwarz G, Pfurtscheller B, List W (1983b) Computerunterstützte Analyse von EEG, evozierten Potentialen, EEG-Reaktivität und Herzfrequenzvariabilität an komatösen Patienten. EEG EMG 14:66–73

Rumpl E, Lorenzi E, Hackl JM, Gerstenbrand F, Hengl W (1979) The EEG at different stages of acute secondary traumatic midbrain and bulbar brain syndromes. Electroencephalogr Clin Neurophysiol 46:487–497

Saletu B (1977) Cerebral evoked potentials in psychopharmacology. Prog Clin Neurophysiol 2:175–207

Starr A, Anchor L (1975) Auditory brain stem responses in neurological disease. Arch Neurol 32:761–768

Starr A, Hamilton AE (1976) Correlation between confirmed sites of neurological lesions and abnormalities of far-field auditory brain stem responses. Electroencephalogr Clin Neurophysiol 41:596–608

Stöhr M, Dichgans J, Diener HC, Buettner UW (1982) Evozierte Potentiale. Springer, Berlin Heidelberg New York

Teasdale G, Jennett B (1976) Assessment and prognosis of coma after head injury. Acta Neurochir 34:45–55

Tolonen U, Sulg IA (1981) Comparison of quantitative EEG parameters from four different analysis techniques in evaluation of relationships between EEG and CBF in brain infarction. Electroencephalogr Clin Neurophysiol 51:177–185

Trojaborg W, Jorgensen EO (1973) Evoked cortical potentials in patients with isoelectric EEGs. Electroencephalogr Clin Neurophysiol 35:301–309

Tsubokawa T, Nishimoto H, Yamamoto T, Kitamura M, Katayama Y, Moriyasu N (1980) Assessment of brainstem damage by the auditory brainstem response in acute severe head injury. J Neurol Neurosurg Psychiat 43:1005–1011

Weinmann H, Creutzfeldt O, Heyde G (1965) Die Entwicklung der visuellen Reizantwort bei Kindern. Arch Psychiatr Nervenkr 207:323–341

Zotterman Y (1976) Sensory functions of the skin in primates. Pergamon, Oxford

Schmerzquantifizierung durch elektrophysiologische Methoden

G. Kobal

Probleme der Algesimetrie

Die biologische Bedeutung des Schmerzes liegt nicht, wie bei anderen Sinnesmodalitäten, in der Bereitstellung von Informationen zum Zweck der Umwelterkennung, vielmehr obliegt ihm eine Alarmfunktion, die auf Beeinträchtigung des Organismus durch von außen und innen wirksam werdende Noxen aufmerksam machen soll. Diese phänomenologische Sonderstellung des Schmerzes ist möglicherweise auch dafür verantwortlich, daß wir bis heute keine in der Klinik etablierte, z. B. der Audiometrie vergleichbare Funktionsdiagnostik des Schmerzes besitzen. Auch liegt die praxisrelevante Anwendung geeigneter algesimetrischer Methoden weniger im Bereich der Diagnostik, sondern darin, den analgetischen Effekt einer therapeutischen Maßnahme zu messen.

Algesimetrie heißt Schmerzmessung. Nun wird häufig von verschiedensten Stellen der Gedanke geäußert, die Methode des Messens auf so komplexe Vorgänge wie den Schmerz anzuwenden, sei positivistisch naiv und daher ungeeignet; der Schmerz setze sich vielmehr aus Komponenten zusammen, die nicht nur allein biologische, sondern auch seelische und geistige Facetten aufwiesen.

Dem wäre entgegenzusetzen, daß auch der Audiologe nicht die Wirkung einer Bach-Kantate in ihrer Gesamtheit auf den Menschen erfassen, sondern nur die Hörschwelle seines Patienten mit einfachen Sinustönen bestimmen will.

Analog zur Audiometrie sind für gewisse Fragestellungen ein eindeutig definierter, reproduzierbarer Schmerzreiz und die Messung einer durch ihn spezifisch hervorgerufenen Reaktion ebenfalls ausreichend. Algesimetrie kann als Methode dort ausreichen, wo sie definitionsgemäß eingesetzt wird, also vom Komplex Schmerz das mißt, was meßbar ist.

Im folgenden sollen einige objektive algesimetrische Verfahren vorgestellt werden, wobei der Begriff „objektiv" lediglich aussagt, daß auf Schmerzreize Reaktionen des Organismus registriert werden, die nicht von den verbalen Äußerungen des Patienten oder Probanden allein abhängig sind. Solche Meßgrößen sind allerdings nur dann interessant, wenn sie mit Schmerzempfindungen zusammenhängen, d. h. wenn es sich um reizbezogene, schmerzkorrelierte Antworten handelt.

Wie bei anderen Sinnessystemen wird der Schmerzreiz durch möglicherweise spezifische Rezeptoren in neuronale Signale umgewandelt, deren Weiterleitung zum zentralen Nervensystem über afferente Aδ- und C-Fasern erfolgt. Nach vielfältiger Umschaltung im Rückenmark und Gehirn erreicht der Informationsstrom das Niveau bewußter Wahrnehmung. Auf allen Stufen der Informationsverarbeitung ist eine Umschaltung auf efferente Fasern möglich, deren Erregungen dann zu reflektorischen Schmerzreaktionen führen.

Algesimetrische Meßverfahren werden um so besser sein, je weniger sie deszendierenden, nicht schmerzkorrelierten Einflüssen unterliegen. Eine reflektorische Änderung des Hautwiderstands z. B. kann sowohl durch einen Schmerzreiz als auch durch Reizung anderer Modalitäten hervorgerufen werden und ist darüber hinaus durch Lob und Tadel, angenehme und unangenehme Ereignisse, durch Ausüben der Bauchpresse, Vorstellungen etc. auslösbar. Der Aussagewert dieser Methode kann somit nur sehr eingeschränkt sein. Die Zukunft der Algesimetrie wird davon abhängen, mit welcher Sicherheit afferente Signale des Nervensystems abgeleitet werden können und wie genau man deszendierende Modulationen erfassen kann.

Periphere schmerzkorrelierte Potentiale

Bisher liegen Registrierungen von Rezeptorpotentialen im Tierversuch nicht vor. Lediglich am Menschen konnte durch Verwendung von schmerzhaften chemischen Reizen von der Nasenschleimhaut ein schmerzkorreliertes Summenpotential abgeleitet werden, dem mit großer Wahrscheinlichkeit Überlagerungen einzelner Rezeptorpotentiale chemischer Nozizeptoren des N. trigeminus zugrunde liegen (Kobal 1981). Mit Hilfe eines neuentwickelten chemischen Stimulators wurden den Probanden chemische, schmerzhafte Reize innerhalb eines kontinuierlichen Luftstroms kontrollierter Temperatur und Feuchtigkeit angeboten. Die Anstiegszeit der Reizstoffkonzentration auf das gewünschte Niveau belief sich auf weniger als 20 ms. Das bedeutet, daß mit diesem Gerät, ohne andere Modalitäten (Mechano-, Thermorezeptoren) mitzuerregen, schmerzhafte Reize mit Rechteckcharakteristik erzeugt werden konnten. Die Reizdauer war weitgehend beliebig (50 ms bis mehrere Minuten) und unabhängig von der Reizintensität veränderbar (näheres über die Methode s. Kobal 1981). Die durch den Reiz ausgelösten Potentialänderungen wurden mit schlauchförmigen Elektroden abgeleitet (Teflonschläuche, Länge 5 cm, Außendurchmesser 1 mm, gefüllt mit 1%igem Ringer-Agar als Brücke zu einem ebenfalls im Schlauch befindlichen, silberchlorierten Silberdraht, Impedanz ca. 10 kΩ bei 1000 Hz in 0,9% NaCl). Ableitstelle war die Schleimhaut an der seitlichen Wand des mittleren Nasenganges. Die Bezugselektrode lag am kontralateralen medialen Augenwinkel (Details s. Kobal 1981, 1984).

An 4 Probanden konnte eindeutig ein Zusammenhang zwischen dem Auftreten eines negativen Potentials und einer schmerzhaften Empfindung bei Reizung mit Isoamylacetat, Eukalyptol, Linalool und Kohlendioxid nachgewiesen werden. In der ersten Abbildung ist am Beispiel eines Probanden die Reizstärkenabhängigkeit des negativen Potentials dargestellt (unveröffentlichte Daten). Acht Konzentrationen wurden randomisiert in 2minütigem Abstand dargeboten. Die Probanden gaben im Anschluß an die Reizung die Schmerzintensität im Verhältnis zu einem vorab applizierten Standardreiz an ("magnitude estimation method with prescribed modulus"), indem sie eine visuelle Analogskala benutzten (Kobal 1981). Man kann sehr gut die Dosisabhängigkeit der peripheren Reizantwort erkennen. Im gleichen Maße, wie sich die Amplitude des negativen Potentials vergrößert, nimmt die subjektiv empfundene Schmerzintensität zu (Abb. 1 C). Dieser Zusammenhang ist weitgehend linear.

Die Ergebnisse dieses Experiments zeigen, daß das negative elektrische Potential der Nasenschleimhaut (Regio respiratoria) die Intensität eines schmerzhaften

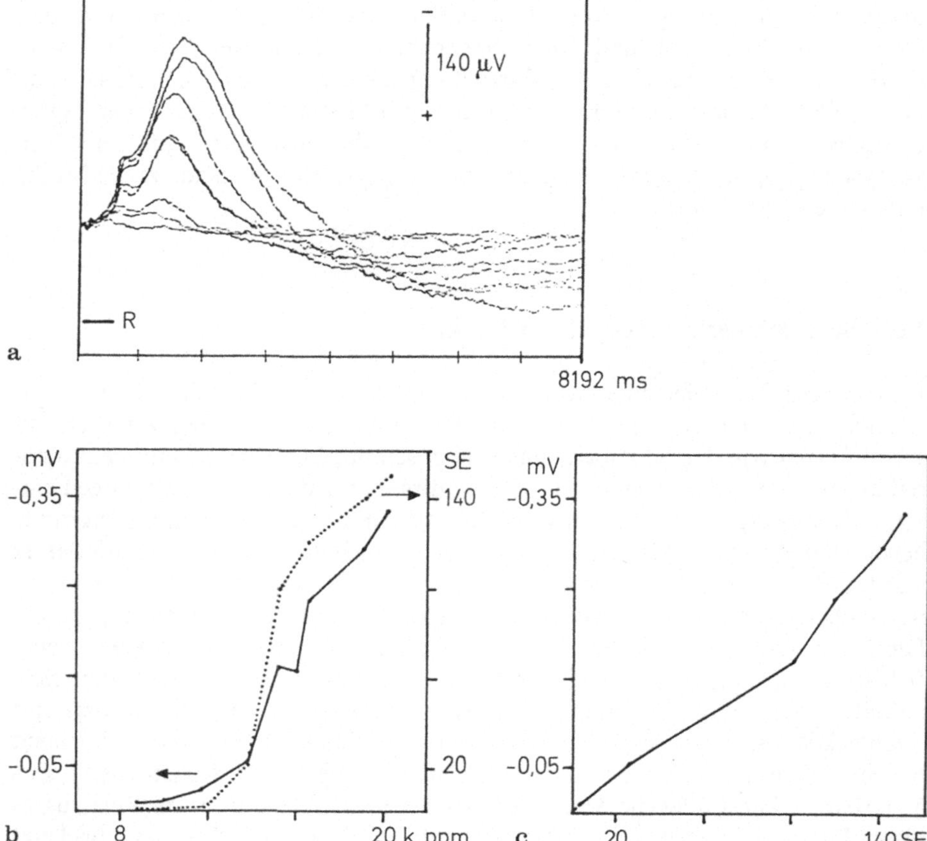

Abb. 1. Mit zunehmender Reizintensität nehmen sowohl die Schmerzintensitätsschätzungen als auch das schmerzkorrelierte negative Potential der Nasenschleimhaut (Regio respiratoria) zu. Reizsubstanz Isoamylacetat (8565, 11806, 13750, 15185, 15926, 16667, 19259, 20139 ppm), Reizdauer (*R*) 500 ms. *A*: Einzelaufnahmen, Filter 0–62 Hz. Reizintervalle 2 min. *B*: Zusammenhang zwischen Peakamplituden (*ausgezogene Linie*), Intensitätsschätzungen (*SE, gepunktete Linie*) und Reizkonzentrationen. *C*: Zusammenhang zwischen Potentialamplituden und Schmerzintensitätsschätzungen. (Nach Kobal, unveröffentlichte Daten)

Reizes widerspiegelt und eng mit der Schmerzintensitätsschätzung des Probanden korreliert. In Kontrollexperimenten konnte darüber hinaus beobachtet werden, daß der Zeitverlauf des Potentials und der Zeitverlauf der Schmerzempfindung synchron waren. Außerdem erwies sich das periphere Schleimhautpotential als unabhängig von reflektorischen Änderungen des Hautwiderstands. Als spezifische Reaktion auf chemische Schmerzreize der Nasenschleimhaut konnte es nur ipsilateral abgeleitet werden, d. h. bei Reizung der zur Ableitelektrode kontralateralen Nasenhöhle war keine Potentialschwankung registrierbar. Auch andere schmerzhafte Reize im Gesichtsbereich (Nadelstiche, Kneifen) führten nicht zur Auslösung des Schleimhautpotentials. Die Verwendung von hochohmigen Trennverstärkern (>25 MΩ, Burr, Brown, 3052 HG) schloß das Auftreten eines

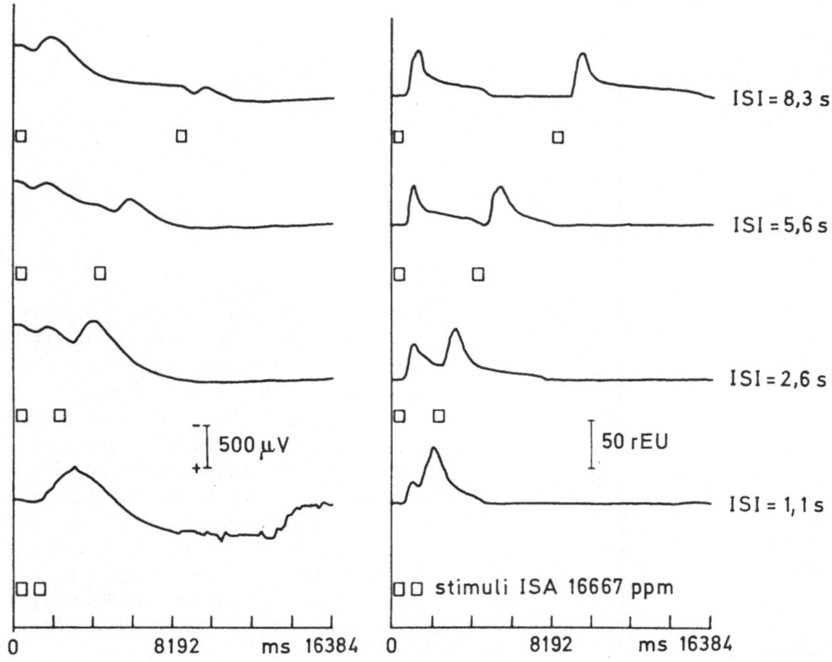

Abb. 2. Schmerzkorreliertes negatives Schleimhautpotential auf paarweise Reizung mit Isoamylacetat ISA (*links*) und Intensitätsschätzung (*rechts*). Einzelaufnahmen, Filter: 0–100 Hz. *ISI* Interstimulusintervall. *rEU* relative Schätzeinheiten. Zu Beginn des Versuchs wurden lange (*oben*) Reizintervalle benutzt. Zwischen den Reizpaaren 2 min-Intervalle. Die obere Spur zeigt Adaptation, alle anderen zeigen Zunahmen der zweiten Reizantworten

Stromflusses durch die Verstärkereingänge aufgrund von Widerstandsänderungen als möglichen Artefakt aus.

Ein weiteres Merkmal dieser Schleimhautpotentiale ist ihre Amplitudenänderung in Abhängigkeit vom Reizintervall. Bot man dem Probanden paarweise schmerzhafte Reize (Abb. 2) an, so konnte man eine Amplitudenverminderung der zweiten Antwort beim Intervall von 8,3 s beobachten. Bei Reizintervallen von 5,6 und 2,6 s nahm die Amplitude der zweiten Antwort zu und bei einem Intervall von 1,1 s verschmolzen die erste und die zweite Reizantwort fast vollständig. Kurze Reizintervalle oder lange Reizdauern führten zum Aufbau der Reizantworten, während Reizwiederholungen mit längeren Intervallen (bis zu 2 min) durch eine Antwortverminderung gekennzeichnet waren. Ähnliche adaptive Vorgänge bei so gestalteter Reizgabe sind auch aus Ableitungen von menschlichen Hautnerven bekannt (Adriaensen et al. 1984).

In einem weiteren Experiment wurde das Lokalanästhetikum Tetracainhydrochlorid auf die Nasenschleimhaut gesprüht, nachdem an dieser Stelle vorher mehrfach in 2minütigem Abstand eine schmerzhafte Reizung mit Isoamylacetat vorgenommen worden war (Abb. 3, 1–8). Das Schleimhautpotential verschwand vollständig, und die Probanden gaben an, auf der besprühten Seite keinen Schmerz empfunden zu haben. Allerdings konnten durch Verlängerung der Reiz-

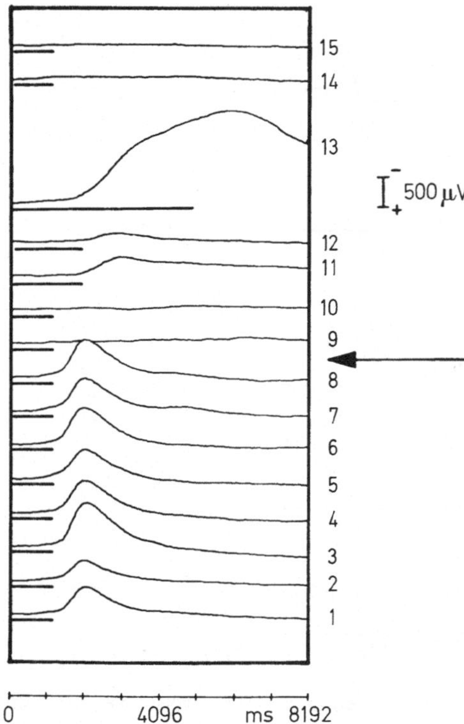

Abb. 3. Schmerzkorreliertes negatives Schleimhautpotential vor (*1–8*) und nach (*9–15*) Lokalanästhesie mit Tetracainhydrochlorid (30 mg Spray). Reizung mit Isoamylacetat (14351 ppm) bei 1, 2 und 5 s Reizdauer. Reizintervall 2 min, Start bei 1. Vor Lokalanästhesie stabile Reizantwort von >0,5 mV. Nach Lokalanästhesie ist die Reizantwort vollständig verschwunden (*9, 10, 14, 15*). Verlängerung der Reizdauer führt zum Wiederauftreten der Potentiale (*11–13*) und des Schmerzes (Schätzungen nicht dargestellt). (Nach Kobal 1981)

dauer sowohl der Schmerz als auch das Potential wieder ausgelöst werden (Abb. 3, 11–13).

Bei zwei Probanden wurden durch intravenöse Injektion von 30 mg Pentazocin die Potentialamplituden verkleinert und z. T. sogar völlig ausgelöscht, wobei jedoch eine positive Potentialkomponente erhalten blieb. 15 min nach der Injektion nahmen die Amplituden wieder zu und erreichten nach 20 min etwa ein Drittel der Ausgangsamplitude. Die Schmerzintensitätsschätzungen verhielten sich dazu konsistent.

Diese Ergebnisse zeigen deutlich, daß mit der peripheren Reizantwort ein für die Schmerzmessung sehr gut geeignetes Biopotential zur Verfügung steht. Neuere Ergebnisse an der Ratte (Silver et al. 1981) deuten darauf hin, daß durch Applikation chemischer Reizstoffe auf die Regio respiratoria in der Tat hauptsächlich Nozizeptoren des N. trigeminus erregt werden. In Zukunft wird zu untersuchen sein, ob mit dieser Methode der Angriffspunkt eines Analgetikums genauer bestimmt werden kann.

Mikroneurographie

Die Mikroneurographie (Vallbo u. Hagbarth 1968) ist eine Technik, bei der durch Einstechen von Nadeln in die Haut versucht wird, die Aktivitäten von afferenten Nervenfasern zu registrieren. Inzwischen liegen eine Reihe von Untersuchungen über Ableitungen von Aδ- und C-Fasern nach Schmerzreizung vor (Adriaensen et al. 1980, 1983, 1984; Bromm et al. 1984). Einen sehr guten Überblick über die mit dieser Methode gewonnenen Ergebnisse vermittelt Band 3/1 von *Human Neurobiology* (1984), der ganz diesem Thema gewidmet ist. Es scheint mittlerweile festzustehen, daß nozizeptive Informationen über Aδ- und C-Fasern geleitet werden. In den meisten Fällen werden die Nozizeptoren polymodal erregt, d. h. man kann durch eine Vielzahl von Reizen (chemisch, thermisch, mechanisch) Aktivitäten dieser Fasern auslösen. Minutenlange schmerzhafte mechanische Stimuli führen nach neueren Befunden zu einer relativ schnellen Abnahme der C-Faseraktivitäten (Adriaensen et al. 1984), obwohl die subjektive Schmerzintensitätsempfindung weiter zunimmt. Dieser Befund macht deutlich, daß für die Schmerzempfindung offensichtlich das Zusammenspiel vieler neuronaler Informationen bedeutsam ist, wie es die "gate theory" von Melzack u. Wall (1965) fordert.

Auch diese invasive Technik ist als algesimetrische Methode geeignet und ermöglicht in Zukunft vielleicht die Untersuchung der schmerzlindernden Wirkung von Analgetika.

Zentrale schmerzkorrelierte Potentiale

Evozierte Potentiale, die durch Mittelung mit Computern aus dem EEG des Menschen gewonnen werden, erfreuen sich inzwischen in der klinischen Anwendung großer Beliebtheit (Lowitsch et al. 1983); allerdings setzt diese Technik einen schnellen Reizintensitätssprung voraus. Es müssen nämlich ausreichend viele zerebrale Neuronen synchron aktiviert werden, damit es überhaupt zu einem meßbaren Summenpotential kommt. Für adäquate Schmerzreize war diese Voraussetzung lange unerfüllbar, bis es Spreng u. Ichioka (1964) erstmals gelang, durch elektrische Stimulation der Zahnpulpa ein schmerzkorreliertes evoziertes Potential zu gewinnen. Es folgten weitere Arbeiten (Spreng 1970; Chatrian et al. 1975; Chapman et al. 1979; Reeh 1981; Raab 1983), die zwar immer noch nicht zu einer ausreichend guten Systematisierung dieser Reizantwort führten, obwohl sie in zunehmendem Maße für die Kontrolle der analgetischen Wirkung von Pharmaka eingesetzt wurden. So konnten Benedetti et al. (1982) die Wirkung von Lachgas auf das durch Zahnpulpareize evozierte Potential nachweisen. Aber auch die Wirkung der Akupunktur, von Fentanyl (Chapman et al. 1982), Aspirin (Chen et al. 1980), Metamizol und anderen peripher wirksamen Analgetika (Rohdewald et al. 1982, 1983) konnte inzwischen gezeigt werden. Aufgrund der besonderen anatomischen Gegebenheiten (Byers 1979) der Zahnpulpa (ausschließlich Aδ- und C-Fasern) war es möglich, mit dieser Reiztechnik einen spezifischen Schmerzreiz zu setzen, solange garantiert blieb, daß keine Miterregung von Mechanorezeptoren der Gingiva erfolgte. Das erfordert jedoch entweder eine invasive Applikation der Reizelektrode (Chatrian 1975) oder, bei nichtinvasiver Vorgehensweise, eine gute Abdichtung der aufgeklebten Elektroden (Raab 1983). Abbildung 4 zeigt, daß sich die Antwort, die durch eine gut installierte Oberflächenelektrode hervorgerufen wurde, kaum von der durch invasive Reizelektroden gewonnenen unterscheidet.

Auch die direkte elektrische Stimulation der Haut wurde als Schmerzreiz verwendet (Buchsbaum et al. 1981; Bromm et al. 1982, 1984). Leider werden bei dieser Reizung immer zu einem großen Teil Mechanorezeptoren miterregt, so daß der Nachweis schmerzspezifischer Potentialkomponenten sehr schwer fällt.

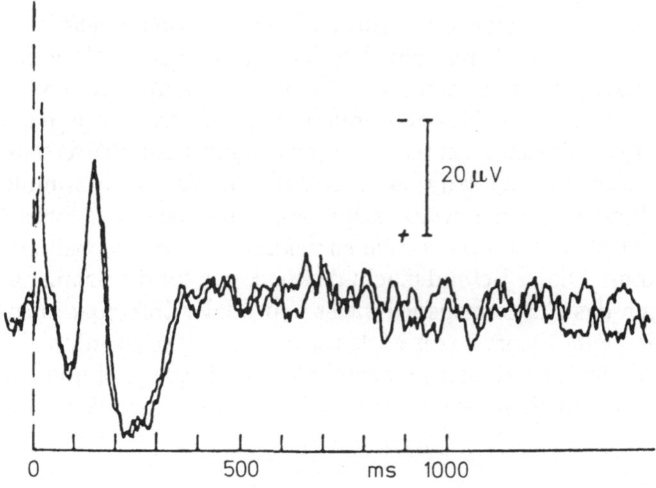

Abb. 4. Durch Zahnpulpareiz evoziertes Potential bei invasiver und nichtinvasiver Reizart mit fast identischen Reizantworten. Filter: 0–300 Hz, 6 dB. (Aus Raab 1983)

Die Verwendung von Laserstrahlenhitze, ein allerdings teures und aufwendiges Verfahren, ist eine weitere Möglichkeit (Carmon et al. 1976, 1980; Bromm et al. 1984), einen spezifischen Schmerzreiz zu erzeugen.

Die jüngst erprobte Art der Reizgebung zur Auslösung schmerzkorrelierter evozierter Potentiale ist die Applikation von Kohlendioxid auf die Nasenschleimhaut (Kobal 1981, 1984). Konzentrationen dieser Substanz über 30 Vol.-% bei einer Reizdauer von 200 ms sind schmerzhaft und führen zu den charakteristischen evozierten Potentialen mit dem Maximum am Vertex bei einer Ableitung gegen A1 (unveröffentlichte Daten, Kobal, Müller). An 20 Versuchspersonen konnte statistisch signifikant (< 1%-Niveau) nachgewiesen werden, daß die Amplituden und Latenzzeiten der so gewonnenen Potentiale mit den Konzentrationen der Reize und auch mit der subjektiven Schmerzintensitätsschätzung korrelieren. Damit ist auch die Eignung dieser Methode für die Algesimetrie evident.

In Abb. 5 ist am Beispiel eines Probanden die Wirkung von Fentanyl auf das CO_2-schmerzkorrelierte Potential dargestellt. Insgesamt nahmen 4 freiwillige Probanden (Ärzte und Kandidaten der Medizin) an dem Experiment teil. Ihnen wurde nach 16facher Reizung mit 54 Vol.-% CO_2 und 51 Vol.-% Menthol 0,2 mg Fentanyl von einem Anästhesisten intravenös injiziert und daraufhin das gleiche Reizprogramm wiederholt. Anschließend erfolgte nach i. v.-Gabe von 0,4 mg Naloxon eine nochmalige Durchführung des Versuchs. Die Probanden schätzten nach jeder Reizapplikation die Schmerzintensität mit Hilfe einer visuellen Analogskala ("magnitude estimation method with prescribed modulus"). Bis zum Einsatz des nächsten Reizes waren sie angewiesen, auf einem Bildschirm mittels eines "joysticks" ein kleines Quadrat innerhalb eines größeren zu halten, das sich dort unvorhersehbar in alle Richtungen bewegte (Apple III). Auf diese Weise konnten zum einen die Vigilanz weitgehend stabilisiert, zum anderen Änderungen des Aufmerksamkeitszustandes gemessen werden, indem vom Mikrocomputer gezählt wurde, wie oft das kleine das große Quadrat verlassen hatte. Obwohl nach der Applikation von Fentanyl die Vigilanz etwas abnahm, blieben die Versuchspersonen jedoch weiterhin in der Lage, das Spiel auszuführen.

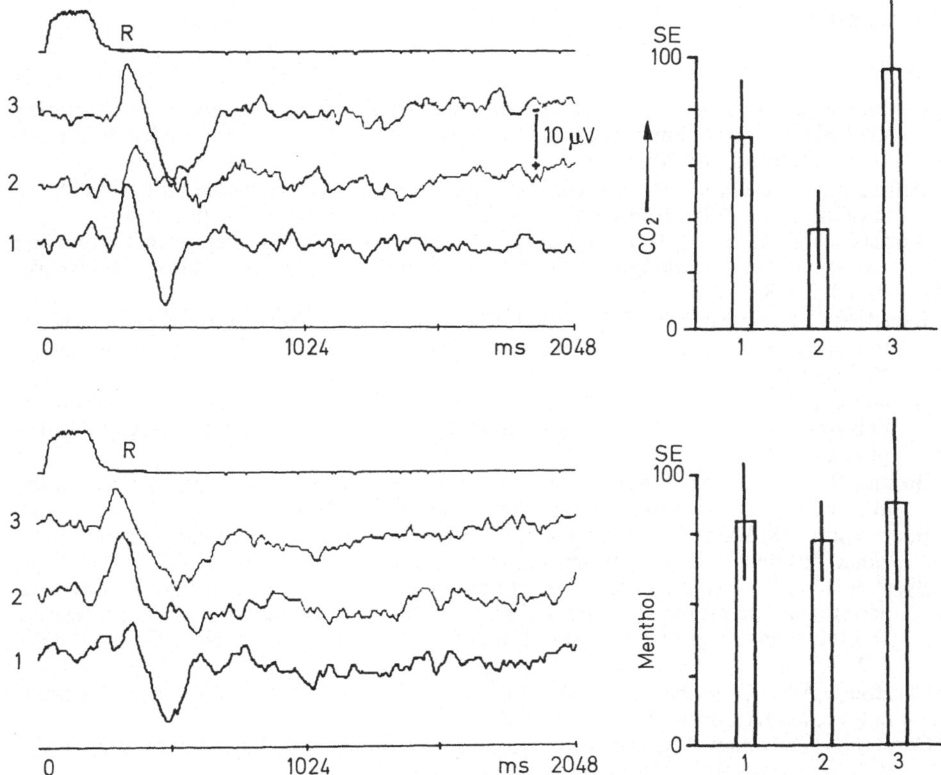

Abb. 5. Chemisch-somatosensorische evozierte Potentiale und olfaktorisch evoziertes Potential vor (*1*), nach (*2*) Gabe von Fentanyl 0,2 mg i. v. und nach (*3*) anschließender Gabe von Naloxon 0,4 mg i. v. *R* Reizmarke. *SE* Schätzeinheiten der Schmerz- bzw. Geruchsintensitätsschätzung. Reizsubstanzen CO_2 (54 Vol.-%) und Menthol (51 Vol.-% von bei 42 °C gesättigter Luft). Ableitung Cz/A1, Mittelungsanzahl 16. Fentanyl verursacht eine starke Abnahme der CO_2-Potentialamplituden und der Schmerzempfindung, die mit Naloxon antagonisiert werden kann. Weder Empfindung noch Mentholpotentiale (Kühlen – N. trigeminus, Geruch – N. olfactorius) werden – bis auf die positive Potentialkomponente – verkleinert. (Nach Kobal, unveröffentlichte Daten)

Bei allen Probanden zeigte sich eine deutliche Verkleinerung des CO_2-schmerzkorrelierten Potentials (Abb. 5, 2 oben), die in allen Fällen durch Naloxon antagonisiert werden konnte. Korrespondierend wurden die Intensitätsschätzungen durch Fentanyl verringert und stiegen nach Gabe von Naloxon wieder an. An 2 Probanden wurde die oben erwähnte zusätzliche Reizung mit Methanol vorgenommen. Die Antworten darauf zeigten nur eine Veränderung der späten Komponente P2 durch Fentanyl. Dieser Potentialanteil entspricht wahrscheinlich dem bekannten P300 (Donchin et al. 1977) und hängt mit der assoziativen Verarbeitung der sensorischen Information zusammen. Auch die Geruchintensitätsschätzung auf Menthol wurde durch die applizierten Pharmaka nicht merklich beeinflußt. Durch Kontrollreizung anderer Modalitäten (Kälterezeptoren) des gleichen Nervs und der Riechrezeptoren des N. olfactorius konnte die Schmerzspezifität der Reizantwort und ihre Veränderung durch Gabe eines zentral wirksamen Analgetikums verdeutlicht werden.

Literatur

Adriaensen H, Gybels J, Handwerker HO, Van Hees J (1980) Latencies of chemically evoked discharges in human cutaneous nociceptors and of concurrent subjective sensations. Neurosci Lett 20:55–59

Adriaensen H, Gybels J, Handwerker HO, Van Hees J (1983) Response properties of thin myelinated (A-delta) fibres in human skin nerves. J Neurophysiol 49:111–122

Adriaensen H, Gybels J, Handwerker HO, Van Hees J (1984) Nociceptor discharges and sensations due to prolonged noxious mechanical stimulation – a paradox. Hum Neurobiol 3:53–58

Benedetti C, Chapman CR, Colpitts YH, Chen AC (1982) Effect of nitrous oxide concentration on event-related potentials during painful tooth stimulation. Anesthesiology 56:360–364

Bromm B, Scharein E (1982) Principal component analysis of pain-related cerebral potentials to mechanical and electrical stimulation in man. Electroencephalogr Clin Neurophysiol 53:94–103

Bromm B, Treede R-D (1984) Nerve fibre discharges, cerebral potentials and sensations induced by CO_2 laser stimulation. Hum Neurobiol 3:33–40

Buchsbaum MS, Davis GC, Coppola R, Naber D (1981) Opiate pharmacology and individual differences. II. Somatosensory evoked potentials. Pain 10:367–377

Byers MR (1979) Large and small trigeminal nerve endings and their associations with odontoblasts in rat molar dentin and pulp. In: Bonica JJ, Liebeskind JC, Albe-Fessard DG (eds) Advances in pain research and therapy, vol 3. Raven, New York, pp 265–270

Carmon A, Mor J, Goldberg J (1976) Evoked cerebral responses to noxious thermal stimuli in humans. Exp Brain Res 25:103–107

Carmon A, Friedman Y, Coger R, Kenton B (1980) Single trial analysis of evoked potentials to noxious thermal stimulation in man. Pain 8:21–32

Chapman CR, Chen ACN, Harkins SW (1979) Brain evoked potentials as correlates of laboratory pain: A review and perspective. In: Bonica JJ, Liebeskind JC, Albe-Fessard DG (eds) Advances in pain research and therapy, vol 3. Raven, New York, pp 791–803

Chapman CR, Colpitts YM, Benedetti C, Butler S (1982) Event-related potential correlates of analgesia: Comparison of fentanyl, acupuncture, and nitrous oxide. Pain 14:327–337

Chatrian GE, Canfield RC, Knauss TA, Lettich E (1975) Cerebral responses to electrical tooth pulp stimulation in man. Neurology (Minneap) 25:745–757

Chen ACN, Chapman CR (1980) Aspirin analgesia evaluated by event-related potentials in man: Possible central action in brain. Exp Brain Res 39:359–364

Donchin E, Ritter W, McCallum WC (1978) Cognitive psychophysiology: The endogenous components of the ERP. In: Callaway E, Tueting P, Koslow SH (eds) Event-related brain potentials in man. Academic Press, New York, pp 349–411

Kobal G (1981) Elektrophysiologische Untersuchungen des menschlichen Geruchssinns. Thieme, Stuttgart, S 171

Kobal G (1984) Pain-related electrical potentials of the human respiratory nasal and mucosa elicited by chemical stimuli. In: Bromm B (ed) Pain measurement in man. Elsevier, Amsterdam, pp 463–468

Lowitsch K, Maurer K, Hopf HC (1983) Evozierte Potentiale in der klinischen Diagnostik. Thieme, Stuttgart, S 365

Melzack R, Wall PD (1965) Pain mechanisms: A new theory. Science 150:971–978

Raab WH M (1983) Gemittelte Hirnrindenpotentiale des Menschen nach elektrischer Reizung der Zahnpulpa und des Parodontiums: Methodik und Intensitätsabhängigkeit. Med. Dissertation, Universität Erlangen-Nürnberg

Reeh PW (1981) Gemittelte Hirnrindenpotentiale und Kaumuskelreflex, hervorgerufen durch Zahnpulpareize. Med. Dissertation, Universität Erlangen-Nürnberg

Rohdewald P, Derendorf H, Drehsen G, Elger CE, Knoll O (1982) Changes in cortical evoked potentials as correlates of the efficacy of weak analgesics. Pain 12:329–341

Rohdewald P, Drehsen G, Milsmann E, Derendorf H (1983) Relationship between saliva levels of metamizol metabolites, bioavailability and analgesic efficacy. Arzneimittelforsch 33(II):985–988

Silver WL, Maruniak JA (1981) Trigeminal chemoreception in the nasal and oral cavities. Chem Senses 6:295–305

Spreng M (1970) Objektivierende Messungen am Schmerzsinn des Menschen. Habilitationsschrift, Universität Erlangen-Nürnberg

Spreng M, Ichioka M (1964) Langsame Rindenpotentiale bei Schmerzreizung am Menschen. Pflügers Arch 279:121–132

Vallbo AB, Hagbarth KE (1968) Activity from skin mechanoreceptors recorded percutaneously in awake human subjects. Exp Neurol 21:270–289

Zusammenfassung der Diskussion zu Teil 1

Frage: Welche Indikationen gibt es derzeit für die intraoperative Ableitung evozierter Potentiale, wenn man von neurochirurgischen Eingriffen absieht?

Antwort: Nach dem gegenwärtigen Stand der Technik und der pathophysiologischen Kenntnisse ist die intraoperative Registrierung von evozierten Potentialen nur bei solchen Operationen sinnvoll, bei denen Teile des Zentralnervensystems einem spezifischen Risiko ausgesetzt sind. Beispiele für solche Eingriffe sind orthopädische Operationen an der Wirbelsäule (Skolioseoperationen), der kardiopulmonale Bypass in der kardiovaskulären Chirurgie und Operationen an den supraaortalen Großhirnarterien, in deren Verlauf die Blutzufuhr zum Gehirn zeitweise unterbrochen werden muß. Während anderer Operationen ist von der Registrierung evozierter Potentiale wenig zu erwarten, auch wenn es sich um schwere und langdauernde Eingriffe handelt.

Frage: Welche Möglichkeiten zur automatischen Unterdrückung von Artefakten gibt es bei der Registrierung des EEG zum Zweck der Gewinnung evozierter Potentiale?

Antwort: Die Technik der automatischen Artefaktunterdrückung steckt noch in den Kinderschuhen. Alle derartigen Systeme beruhen momentan ausschließlich auf einer Amplitudenbeurteilung und sind unzureichend. Die einzig sichere Möglichkeit ist derzeit die ständige Beobachtung der EEG-Spur auf dem Sichtschirm, die eine manuelle Artefakteliminierung durch den Untersucher ermöglicht.

Frage: Rückenmarkläsionen gehen nicht immer mit Veränderungen somatosensorisch evozierter Potentiale einher. Ist deshalb die zusätzliche Registrierung motorischer Phänomene notwendig, wenn Schädigungen des Rückenmarks diagnostiziert werden sollen?

Antwort: In der Regel stellt sich diese Frage nicht, da traumatische und operationsbedingte Schädigungen praktisch immer globaler Natur sind, also nicht nur die ventralen (motorischen) oder nur die dorsalen (sensorischen) Hörner des Rükkenmarks betreffen. Es gibt allerdings bestimmte Situationen, bei denen eine motorische Kontrolle prinzipiell erforderlich ist. Hierzu zählen mikrochirurgische Eingriffe am Rückenmark, die zu direkter Schädigung des zentralnervösen Gewebes oder durch Gefäßläsionen zu umschriebenen ischämischen Ausfällen führen. Die Überwachung der motorischen Aktivität ist allerdings sehr schwierig, weil der Patient wach sein muß und nicht relaxiert werden darf.

Frage: Aus den Ausführungen von Pfurtscheller ist hervorgegangen, daß elektrophysiologische Methoden zur Verlaufskontrolle und zur Prognose komatöser Zustände wertvolle Informationen beitragen. In welchem Ausmaß ist mit unsicheren oder falsch-positiven Resultaten zu rechnen? Ist es andererseits möglich, aus den Resultaten Konsequenzen zu ziehen, v. a. in Hinsicht auf eine Therapia minima?

Antwort: Bislang sind etwa 30 Patienten untersucht worden. Die Häufigkeit falsch-positiver und falsch-negativer Befunde lag bei etwa 15%. Therapeutische Konsequenzen lassen sich gegenwärtig aus den Ergebnissen noch nicht ziehen, da sich die Methode noch im klinisch-experimentellen Stadium der Entwicklung befindet.

Frage: Wie groß ist der Zeitbedarf einer solchen Bestimmung der Komatiefe und in welchen Intervallen muß bei kritischen Zuständen die Messung wiederholt werden?

Antwort: Für ein vollständiges Untersuchungsprogramm benötigt man 1–3 h. Im Einzelfall hängt dies davon ab, wieviel untersucht werden muß (einseitig, beidseitig) und wie häufig die Untersuchung wegen der sonstigen diagnostischen und therapeutischen Maßnahmen, die im Verlauf der Untersuchung erforderlich werden, unterbrochen werden muß. Die Repetitionsfrequenz hängt von der Schwere und dem Verlauf der zentralnervösen Beeinträchtigung ab; nach den Erfahrungen bewegt sie sich im Bereich von einmal täglich bis einmal wöchentlich.

Frage: Ist die Anwendung schmerzhafter chemischer Reize an der Nasenschleimhaut ein Modell, das eine Quantifizierung des Schmerzes erlaubt, also das bisher nur in Ansätzen gelöste Problem der Algesimetrie wesentlich weiter geführt hat?

Antwort: Grundsätzlich handelt es sich hier um ein experimentelles Schmerzmodell, das nicht unmittelbar auf pathologische Schmerzen übertragen werden kann. In der definierten Situation des Versuchs sind die physischen und psychophysischen Reaktionen der Probanden sehr gut vorauszusagen. Das ermöglicht eine quantitative Bestimmung der Wirkungsintensität von Analgetika. Ob die Äquipotenz verschiedener Analgetika gemessen werden kann, ist zur Zeit noch nicht sicher. Es gibt aber erste Befunde, die auf eine solche Möglichkeit für zentral wirksame Schmerzmittel hinweisen.

Frage: Verschwinden periphere schmerzkorrelierte Potentiale, wie sie durch chemische Reizung der Nasenschleimhaut auslösbar sind, immer unter dem Einfluß von Analgetika?

Antwort: Das hängt vom Wirkungsort des Analgetikums ab. Generell ist festzuhalten, daß in den Fällen, in denen die peripheren Potentiale nicht mehr registrierbar sind, keine Schmerzempfindungen oder -korrelate mehr angegeben werden. Andererseits können die peripheren Potentiale unter dem Einfluß zentral angreifender Analgetika noch erhalten sein, ohne daß sie mit subjektiv empfundenen Schmerzen einhergehen.

Teil 2

Respiratorisches System

Funktionsbeurteilung des respiratorischen Systems

H. Matthys

Wir unterscheiden Funktionsstörungen der *äußeren* und *inneren* Atmung. Unter der äußeren Atmung versteht man den Austausch von Atemgasen zwischen der Lunge und ihrer Umgebung. Die innere Atmung beschreibt den Gasaustausch zwischen Blut und Gewebe innerhalb des Organismus.

Die wichtigsten Regelgrößen der äußeren Atmung sind der O_2- und CO_2-Partialdruck sowie die Wasserstoffionenkonzentration (pH) im arteriellen Blut. Eine Störung der äußeren Atmung kann damit durch eine arterielle Blutgasanalyse unter Kenntnis der inspiratorischen Partialdrücke diagnostiziert bzw. ausgeschlossen werden. Im Normbereich liegende arterielle Blutgaskonstellationen (p_aO_2, p_aCO_2) bei einer normalen alveoloarteriellen O_2-Differenz ($p_{(A\text{-}a)}O_2$) schließen allerdings Krankheiten im respiratorischen System nicht aus, sondern dokumentieren lediglich, daß letzteres seine Regelgrößen (p_aO_2, p_aCO_2) unter den gegebenen Umständen im Normbereich zu halten vermag. Auch eine ätiopathogenetische Diagnose kann aus dem Verhalten der arteriellen Blutgase in Ruhe und bei körperlicher Belastung i. allg. nicht gestellt werden. Hingegen gelingt es, zwischen

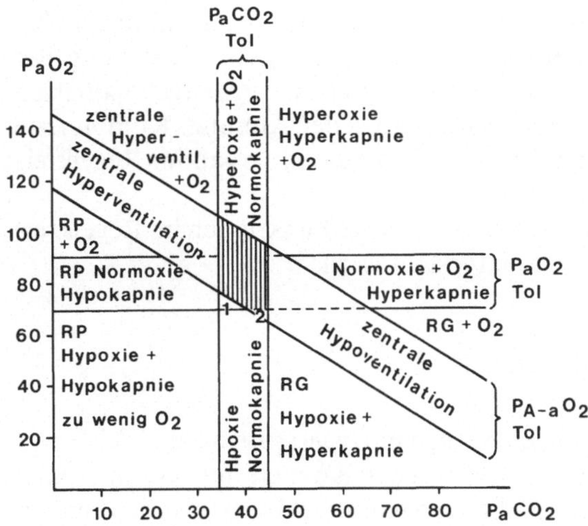

Abb. 1. Schema zur automatischen Befundung von arteriellen Blutgasanalysen. Der arterielle O_2-Partialdruck ändert sich als Funktion des Barometerdrucks. Dementsprechend ändern sich auch die Grenzwerte für die Diagnose der respiratorischen Insuffizienz. Der respiratorische Quotient wurde für die Graphik mit 0,83 und die inspiratorische O_2-Fraktion mit 0,2093 eingesetzt
RP = Respiratorische Partialinsuffizienz
RG = Respiratorische Globalinsuffizienz
1 = RP bei Normoxie und Normokapnie ($P_{A\text{-}a}O_2\uparrow$)
2 = RP bei normaler $P_{A\text{-}a}O_2$ und Normokapnie ($P_aO_2\downarrow$)

Tabelle 1. Veränderte Blutgaswerte bei respiratorischer Insuffizienz

p_aO_2	p_aCO_2	$p_{(A-a)}O_2$	
↓	↑	n	Global (zentral, atemmuskulär)
↓	↑	↑	Global (thorakopulmokardial)
n	↓	↑	Normoxie mit Hypokapnie
↓	n	↑	Partial mit Normokapnie
↓	↓	↑	Partial mit Hypokapnie

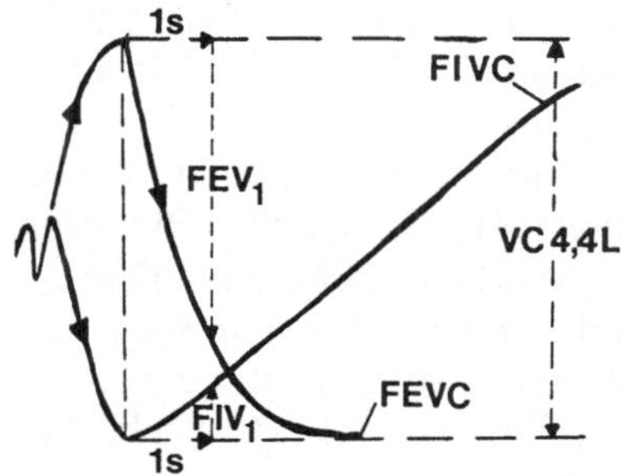

Abb. 2. Beidseitige Rekurrensparese. Überwiegend inspiratorische extrathorakale Atemwegsobstruktion mit Flußlimitation bei ca. 1 l/s (starker inspiratorischer Stridor). *FIVC* forcierte inspiratorische Vitalkapazität, *FEVC* forcierte exspiratorische Vitalkapazität

regler- und stellgliedbedingten, d. h. zwischen zentralen und thorakopulmokardialen Störungen der Atmung zu unterscheiden. Alle abnormen Blutgaskonstellationen mit normaler $p_{(A-a)}O_2$ sind rein reglerbedingt (Abb. 1 und Tabelle 1), alle abnormen Blutgaskonstellationen mit einer erhöhten $p_{(A-a)}O_2$ sind nicht rein reglerbedingt, d. h. es handelt sich um Gastransferstörungen als Folge von Krankheiten des thorakopulmokardialen Systems, die durch entsprechend angepaßte Funktionstests weiter abgeklärt werden müssen. Die klinische Einteilung der Funktionsstörungen im respiratorischen System geschieht am zweckmäßigsten nach der Art der primären Pathologie im Regelkreis der Atmung. Kombinierte Funktionsstörungen sind naturgemäß häufiger als auf ein Organ im Regelkreis der Atmung lokalisierte Störungen.

Im folgenden sollen die Methoden, welche einzelne Funktionen im Regelkreis der Atmung zu objektivieren erlauben, dargestellt werden.

Zentrale Atemregulationsstörungen

Die zentralen Atemregulationsstörungen werden in *Hyperventilations-* und *Hypoventilationssyndrome* eingeteilt. Beide Phänomene können lungenfunktionell durch CO_2-Rückatmung im hyperoxischen System objektiviert werden, indem man die Zunahme der inspiratorischen CO_2-Fraktion gegen die Zunahme der Ventilation aufträgt. Neuere Methoden sind die Messung des sog. p 0,1, d. h. 0,1 s nach Beginn der Inspiration wird der Verschlußdruck kurz gemessen. Er soll dann noch nicht von der Psyche und der Stärke der Atemmuskulatur wesentlich beeinflußt sein, sondern ein Maß für den respiratorischen „drive" des Atemzentrums darstellen. In der Klinik sind Langzeitmessungen, z. B. mit transkutanen Sauerstoffelektroden unter gleichzeitiger Messung der Atemfrequenz, evtl. des Atemzugvolumens ("respiratory trace"), weit aussagekräftiger. Die Messungen können noch durch elektromyographische Registrationen insbesondere der REM-Phasen sowie EEG und EKG ergänzt werden. Diese Messungen haben es in den letzten Jahren erlaubt, die zentralen Atemregulationsstörungen weiter zu unterteilen.

Schlafapnoesyndrome

Kommen in der Nacht mehr als 30 Apnoephasen vor, die länger als 10 s dauern, so spricht man vom Schlafapnoesyndrom. Prädisponierende Faktoren sind zunehmendes Alter und Körpergewicht (Pickwick-Syndrom) sowie männliches Geschlecht. Die reglerbedingten zentralen Schlafapnoesyndrome können weiter in solche *ohne* (Undine-Fluch-Syndrom) und *mit* extrathorakaler Atemwegsobstruktion eingeteilt werden.

Zentrale Atemregulationsstörungen treten aber weit häufiger in Verbindung mit obstruktiven Lungenkrankheiten auf. Man stellt sich vor, daß die fortgesetzte arterielle Hypoxie zu einer hypoxischen Schädigung der Atemzentren führt und daher die respiratorische Globalinsuffizienz nicht nur durch Ermüdung der Muskulatur und ungenügende alveoläre Ventilation aufgrund mechanischer Limitierung der Lungenventilation zustande kommt, sondern auch aufgrund einer verminderten Ansprechbarkeit der Atemzentren auf den O_2- und CO_2-Reiz.

Thorakopulmonale Ventilationsstörungen

Durch thorakale Mißbildungen, Pleuraergüsse, Lungenstauungen sowie primäre Erkrankungen der Atemwege und des Lungenparenchyms kommt es zu Ventilationsstörungen, die aufgrund von einfachen spirometrischen Messungen in *obstruktive, restriktive* und unter Zuhilfenahme der statischen Lungenvolumina (der Totalkapazität) auch in *gemischt restriktive und obstruktive* Formen eingeteilt werden können.

Obstruktive Ventilationsstörungen

Bei der erschwerten Lungenventilation infolge einer Atemwegsobstruktion findet sich im Vergleich zum Sollwert oft ein erniedrigter Tiffeneau-Index, der meist zur Stellung der funktionellen Diagnose benutzt wird. Empfindlicher ist die Verminderung des maximalen mittelexspiratorischen Flusses. Eine respiratorische Insuffizienz (pathologische Blutgase) braucht nicht vorzuliegen.

Die obstruktiven Ventilationsstörungen können *extrathorakale* und *intrathorakale* Ursachen haben.

Extrathorakale Atemwegsobstruktion

Die statischen Lungenvolumina sind normal, d. h. wir messen eine im Normbereich liegende, langsam geatmete inspiratorische und/oder exspiratorische Vitalkapazität.

Ist der forcierte inspiratorische Atemstoß stark eingeschränkt bei im Normbereich liegendem forciertem exspiratorischem Atemstoß, so handelt es sich meistens um eine beidseitige „Postikusparese" (Abb. 2). Ist sowohl der forcierte inspiratorische als auch der exspiratorische Atemstoß eingeschränkt, dann handelt es sich meist um eine fixe Stenose im Tracheabereich durch eine Posttracheotomie-

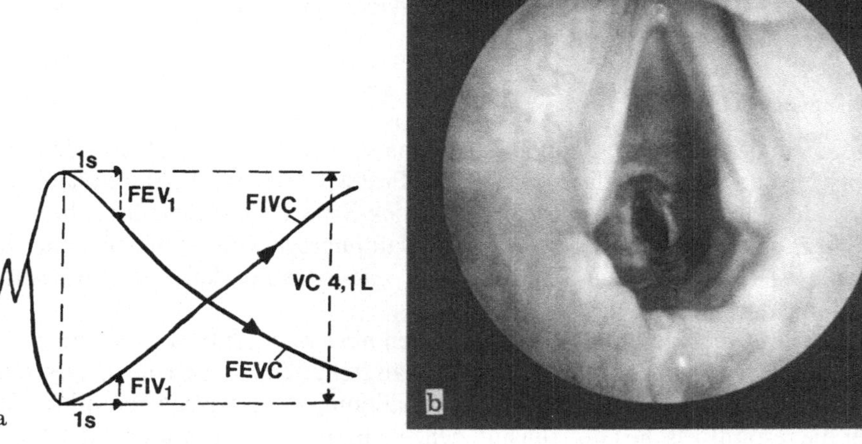

Abb. 3 a, b. Forcierte inspiratorische (*FIVC*) und exspiratorische Vitalkapazität (*FEVC*) sind normal, aber mit flußlimitierter Einschränkung der exspiratorischen Einsekundenkapazität (*FEV*$_1$). **b** Zugehörige Posttracheotomiemembranstenose mit einem Durchmesser von 6 mm und in- sowie exspiratorischem Stridor

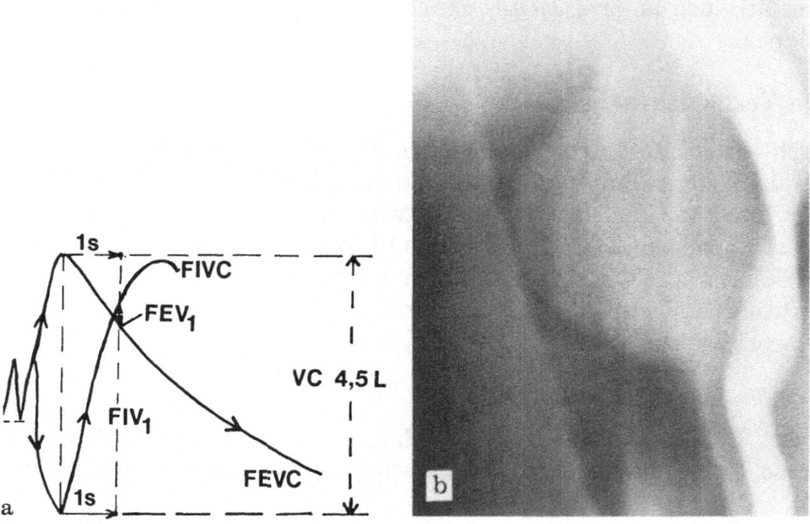

Abb. 4 a, b. Eingeschränkter forcierter Exspirationsstoß (*FEV*$_1$) bei normaler Vitalkapazität (*VC*) und normalem, inspiratorisch forciertem Vitalkapazitätsmanöver (*FIVC* und *FIV*$_1$). **b** Die Trachealschichtaufnahme zeigt einen der Pars membranacea aufsitzenden Tumor (Zylindrom), der inspiratorisch zu keiner Flußlimitation (Stridor) führt. Er engt nur exspiratorisch unter dem positiven transthorakalen Druck das Tracheallumen kritisch ein

membran oder einen Tumor (Abb. 3). Ist nur der exspiratorische Atemstoß eingeschränkt bei im Normbereich liegender inspiratorischer Vitalkapazität, handelt es sich um eine Tracheomalazie (exspiratorische Pars-membranacea-Invagination) oder einen die Exspiration allein stenosierenden Tumor (Abb. 4).

Der forcierte exspiratorische und inspiratorische Atemstoß sind i. allg. nur dann funktionell meßbar eingeschränkt, wenn das kritische Lumen weniger als 8–10 mm im Durchmesser beträgt.

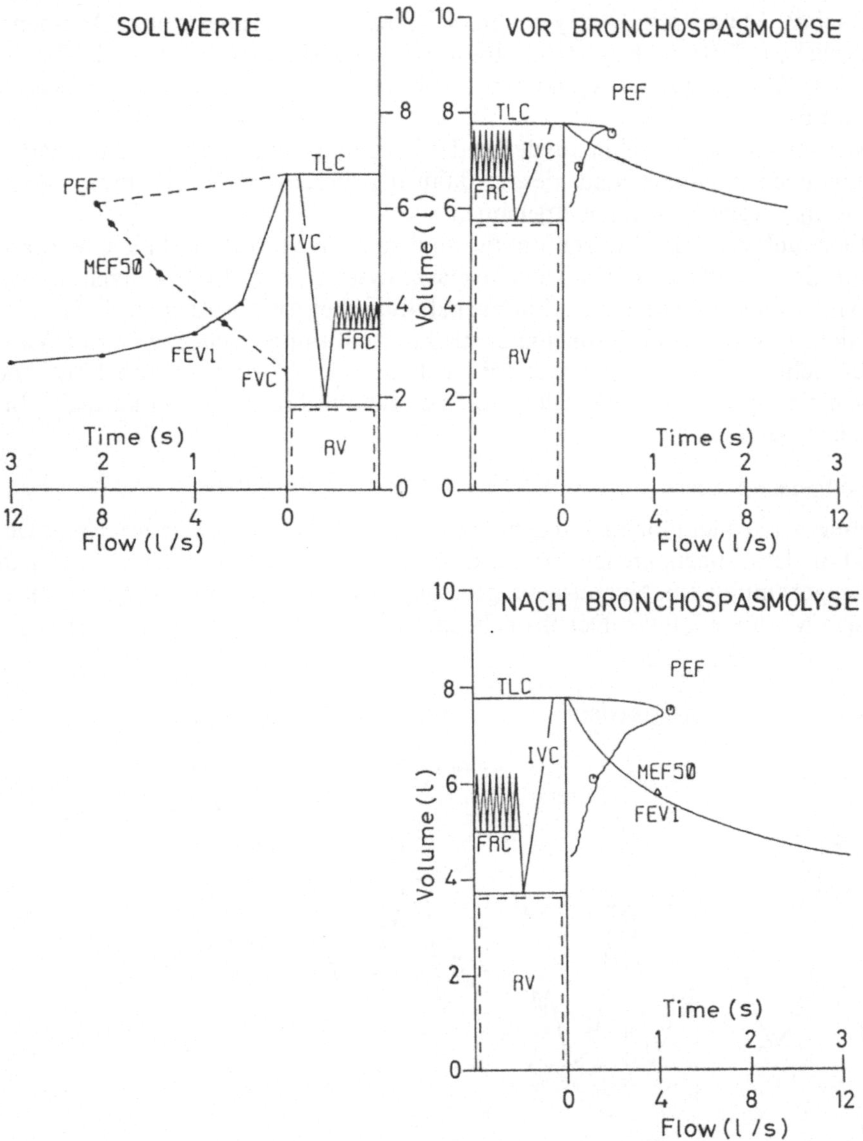

Abb. 5. Veränderungen der statischen und dynamischen Lungenvolumina vor und nach Inhalation eines β_2-Sympathikomimetikums. Die innerhalb von 5 min nachgewiesene Reversibilität der Bronchialobstruktion entspricht der bronchospastischen Komponente. Die Restobstruktion kann auf Schleimhautschwellung, Mukostase und/oder irreversible Überblähung bei Lungenemphysem zurückzuführen sein

Intrathorakale Atemwegsobstruktion

a) Asthma bronchiale

Es ist gekennzeichnet durch Anfälle von Atemnot als Folge einer *bronchialen Hyperreagibilität,* begleitet von Zeichen der Bronchialobstruktion, die zwischen den Anfällen ganz oder teilweise reversibel ist.

Liegt lediglich ein anamnestischer Verdacht auf Asthma vor und ist die Lungenfunktion normal, so muß zu Provokationstests gegriffen werden, um den Befund zu objektivieren. Die folgenden Provokationsagenzien sind gebräuchlich: Carbachol, Metacholin, Azetylcholin, Histamin, Azetylsalizylsäure, Allergene, körperliche Belastung, Hyperventilation, Aqua-destillata-Nebel, kalte Luft.

Als gefährlich gilt bei Asthmatikern die Gabe von β-Blockern sowie Prostaglandin $F_{2\alpha}$.

Wir lassen Carbachol in aufsteigender Konzentration unter standardisierten Bedingungen inhalieren und messen dann das Verhalten des Atemwegswiderstands im Vergleich zu Normalpersonen.

Liegt aufgrund der Lungenfunktionsmessung eine intrathorakale Obstruktion vor, dann muß durch den Bronchospasmolysetest, d. h. durch Inhalation von β_2-Sympathikomimetika, die Akutreversibilität überprüft werden (Abb. 5).

Nicht jede reversible Bronchialobstruktion fällt unter den Begriff des Asthma bronchiale, es kann sich dabei z. B. auch um eine obstruktive Bronchitis ohne bronchiale Hyperreagibilität oder um eine Stauungsbronchitis bei kardialer Insuffizienz handeln.

b) Lungenemphysem

Eine regionale oder globale Lungenüberblähung als Folge einer irreversiblen Destruktion des Lungenparenchyms distal der Bronchioli terminales bezeichnet man als Lungenemphysem. Nur ausgeprägte Lungenemphyseme sind mit der spirometrischen Methode faßbar. Der Bronchospasmolysetest fällt, wiederholt durchge-

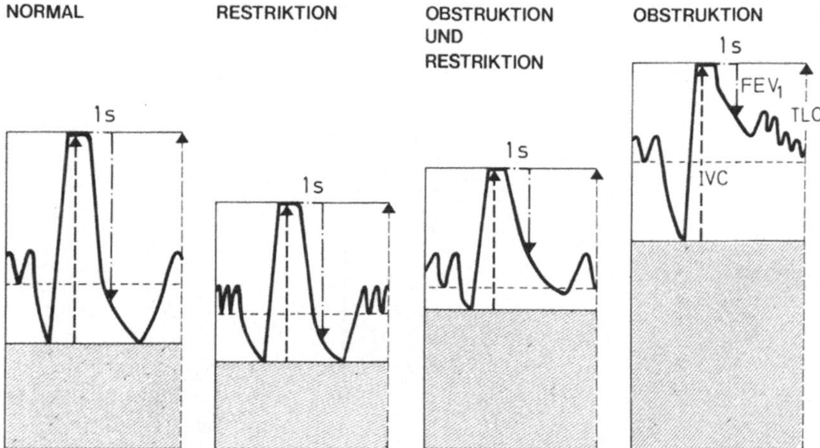

Abb. 6. Einteilung der Ventilationsstörungen mittels FEV_1, IVC (FEV_1/IVC) und TLC in 3 Gruppen: rein restriktive, obstruktive und restriktive sowie rein obstruktive Ventilationsstörung. Bei schwerer Obstruktion verzögerte Rückkehr der endexspiratorischen Flußpunkte zur Atemruhelage (FRC) als Zeichen des "air trapping"

führt, stets negativ aus, bzw. die Restobstruktion nach dem Nachweis einer reversiblen Atemwegsobstruktion ist immer gleich groß, d. h. emphysematisch bedingt. Die Obstruktion ist auf keinerlei Medikamente reversibel, d. h. auch nicht auf Kortison und andere antiobstruktiv wirkende Medikamente.

Restriktive Ventilationsstörungen

Es handelt sich um eine erschwerte Lungenventilation infolge begrenzter oder verminderter Lungendehnbarkeit. Die Vitalkapazität ist bei normalem oder erhöhtem Tiffeneau-Index reduziert. Eine respiratorische Insuffizienz (pathologische Blutgase) braucht nicht vorhanden zu sein, hingegen eine verminderte Totalkapazität, die am besten ganzkörperplethysmographisch bestimmt wird.

Man unterscheidet zwischen thorakalen (inklusive pleuralen) und pulmonalen Urachen.

Thorakale Antriebsschwächen aus neuralen oder atemmuskulären Gründen können ebenfalls restriktive Ventilationsstörungen verursachen. Mangelnde Kooperation erkennt man durch die ungenügende Reproduktion der stets mehrmals zu bestimmenden Einzelmeßwerte.

Bei der restriktiven Ventilationsstörung sind die Vitalkapazität und die exspiratorische Sekundenkapazität gleich stark eingeschränkt, während bei der obstruktiven Ventilationsstörung die Vitalkapazität stets weniger stark eingeschränkt ist als die exspiratorisch gemessene Sekundenkapazität. Die Einschränkung der Vitalkapazität allein sagt daher nichts über Obstruktion oder Restriktion aus.

Pulmonal-parenchymatöse Ursachen der restriktiven Ventilationsstörung sind bei Alveolitiden, Lungengranulomatosen, Lungenfibrosen und Pneumonien zu beobachten. Oft sind letztere aber auch mit einer begleitenden peripheren Atemwegsobstruktion behaftet. Aus diesem Grund messen wir bei Lungenparenchymprozessen oft auch sog. gemischte Ventilationsstörungen.

Gemischt restriktive und obstruktive Ventilationsstörungen

Hier handelt es sich meist um Kombinationen thorakaler und pulmonal-parenchymatöser Ursachen zusammen mit Atemwegserkrankungen. Typische Krankheitsbilder, die zu gemischt obstruktiven und restriktiven Ventilationsstörungen führen, sind die Kyphoskoliose mit obstruktivem Lungenemphysem, Pleuraschwarten bei chronisch-obstruktiver Bronchitis sowie die Pneumokoniosen, die Mukoviszidosen und überhaupt alle terminalen Zustände chronischer Lungenkrankheiten (Wabenlungen). Wichtigstes Kriterium für die Diagnose ist bei nachgewiesener Obstruktion die fehlende Erhöhung der Totalkapazität (Abb. 6). Letztere liegt bei den unkomplizierten, rein obstruktiven Ventilationsstörungen wie dem Asthma bronchiale, dem obstruktiven Lungenemphysem und der obstruktiven Bronchitis meist über dem Normwert.

Zusammenfassung

Die funktionelle Beurteilung des respiratorischen Systems umfaßt die Beurteilung der zentralen Atemregulationsstörungen sowie die thorakopulmonalen Ventilationsstörungen, die rein funktionell in obstruktive, restriktive und gemischt obstruktive und restriktive Ventilationsstörungen eingeteilt werden.

Für die Diagnostik und Therapie sowie die Prognose und Operationsbeurteilung ist die Messung der inspiratorischen Vitalkapazität und des forcierten Exspirationsstoßes, evtl. ergänzt durch das Atemgrenzwertmanöver die weitaus aussagekräftigste Methode. Zusätzliche Meßgrößen wie die maximalen exspiratorischen Flüsse und die statischen Lungenvolumina, evtl. ergänzt durch Messungen der Atemwegswiderstände entweder ganzkörperplethysmographisch oder mit der Oszillations- bzw. der Unterbrechermethode bringen nur noch geringe zusätzliche Information bei weit höheren Kosten. Sie haben allerdings den Vorteil, daß sie praktisch mitarbeitsunabhängig gemessen werden können.

Literatur

Matthys H (1982) Pneumologie. Springer, Berlin Heidelberg New York

Bestimmung von Ventilations-Perfusions-Beziehungen bei Beatmung

F. Lemaire

Einleitung

Die Bestimmung der Verteilung des Ventilations-Perfusions-Verhältnisses ($\dot{V}_A/\dot{Q}$) bei Intensivpatienten kann in vieler Hinsicht nützlich sein: Sie ist bei der Interpretation von Hypoxämien hilfreich, besonders bei der Unterscheidung, ob sie auf anomalen $\dot{V}_A/\dot{Q}$-Verhältnissen beruhen oder nur die Folge eines zu niedrigen gemischtvenösen O_2-Partialdrucks ($p_{\bar{v}}O_2$) sind. Außerdem sind einige charakteristische Verteilungsmuster, die eine Verbesserung der Diagnostik ermöglichen, identifiziert worden. Die Lungenembolie führt zu Arealen mit hohem $\dot{V}_A/\dot{Q}$-Verhältnis in den embolisierten Bereichen; beim Syndrom des akuten Lungenversagens (ARDS) ist die Hypoxämie nahezu vollständig einem „echten" Shunt zuzuschreiben, ohne daß die Durchblutung so umverteilt wird, daß es zu niedrigen $\dot{V}_A/\dot{Q}$-Verhältnissen kommt [3, 5]. Umgekehrt wird im Verlauf von chronisch-obstruktiven Lungenerkrankungen [16] oder von bakteriellen Pneumonien [8] ein bedeutender Anteil der Perfusion in Zonen mit niedrigen $\dot{V}_A/\dot{Q}$-Verhältnissen umverteilt, manchmal sogar ohne Shunt.

Ein zusätzliches Interesse ergibt sich aus der frühzeitigen Erkennung und genauen Zuordnung von Komplikationen. Das betrifft besonders solche, die als Folge therapeutischer Maßnahmen auftreten. Vasodilatatoren und inotrop wirkende Substanzen können den arteriellen O_2-Partialdruck (p_aO_2) durch Beeinflussung der $\dot{V}_A/\dot{Q}$-Verhältnisse verändern, auch ein PEEP kann die Verteilung der $\dot{V}_A/\dot{Q}$-Beziehung ändern [3]. Die therapeutischen Entscheidungen können klarer begründet werden: Eine Hypoxämie wird im Falle eines echten Shunts (ARDS) mit PEEP, durch Erhöhung der inspiratorischen O_2-Konzentration (F_IO_2) bei einer bakteriellen Pneumonie oder durch Vergrößerung des Herzzeitvolumens bei sehr niedrigem $p_{\bar{v}}O_2$ behandelt.

Zwar ist das Interesse an der Bestimmung der $\dot{V}_A/\dot{Q}$-Verhältnisse bei Patienten mit akuter respiratorischer Insuffizienz offensichtlich, jedoch ist die Methodik oft problematisch oder sogar kontrovers. Wir wollen nacheinander das Isotopenverfahren, die mit Sauerstoff und die mit inerten Gasen arbeitende Methode darstellen.

Isotopenverfahren: ^{81m}Krypton

Die nuklearmedizinische Bestimmung von $\dot{V}_A/\dot{Q}$-Verhältnissen ist theoretisch am einfachsten, da sie im Grunde genommen aus einer Perfusions- und einer Ventilationsszintigraphie besteht. Eine fehlerfreie Überlagerung dieser beiden Lungenbilder erlaubt dann ihre zonenweise Auftrennung, und damit erhält man regionale $\dot{V}_A/\dot{Q}$-Verhältnisse. Die Perfusionsszintigraphie wird meistens mittels technetiummarkiertem Alnumin durchgeführt, während für die Ventilationsszintigraphie das ^{133}Xenon eingesetzt werden kann. Eine Reihe von theoretischen und praktischen Problemen limitiert jedoch ihren Gebrauch.

Demgegenüber kann ^{81m} Krypton ebenso gut in der Gas- wie in der Flüssigkeitsphase eingesetzt werden, so daß die Gewinnung einer Ventilations- und einer Perfusionsszintigraphie möglich ist [7]. Darüber hinaus ermöglicht seine sehr kurze Zerfallszeit von 13 s, daß es als Indikator für das HZV benutzt werden kann, ohne daß Probleme des Aktivitätsabfalls und der Clearance stören. Demnach ist die Zahl der Impulse in einem gegebenen Lungenkompartiment im wesentlichen eine Funktion der alveolären Ventilation ($\dot{V}_A$) und der Perfusion ($\dot{Q}$). Die Untersuchung kann sofort wiederholt werden. Die grundlegende Bedeutung dieser Methode besteht darin, daß sie eine *topographische* Verteilung von $\dot{V}_A/\dot{Q}$-Verhältnissen liefert. So haben Harf u. Meignan Verteilungsanomalien infolge Lungenembolien und chronisch-obstruktiver Lungenerkrankungen verglichen und zeigen können, daß sich die höchsten $\dot{V}_A/\dot{Q}$-Werte bei Patienten mit einer Lungenembolie beobachten ließen [6]. Kürzlich haben Meignan et al. [12] 9 Patienten mit einseitiger Lungenembolie untersucht. Sie haben $\dot{V}_A/\dot{Q}$-Beziehungen der gesunden Lunge verglichen, wobei die Patienten nacheinander zuerst auf den Rücken und dann mit der gesunden Lunge nach unten auf die Seite gelagert wurden [12]. Der Abfall des p_aO_2 und die Verringerung des $\dot{V}_A/\dot{Q}$-Verhältnisses in der gesunden Lunge legen nahe, daß die Hypoxämie bei Lungenembolie zumindest teilweise mit einer Hypoperfusion der gesunden Lunge einhergeht.

Das Isotopenverfahren nimmt in der Diagnostik beatmeter Patienten i. allg. kaum den ersten Platz ein. Zudem können nur Informationen über relativ große Abschnitte der Lunge gewonnen werden; eine extrem feine Analyse des Gasaustauschs ist nicht zu erwarten. Dies betrifft v. a. die exakte pathophysiologische Zuordnung oder Voraussage des p_aO_2.

Sauerstoffmethode: Alveoloarterielle Sauerstoffdifferenz, Shunt, Inhomogenität des $\dot{V}_A/\dot{Q}$-Verhältnisses

Der Vergleich der Konzentrationen bzw. Partialdrücke des Sauerstoffs im Alveolargas und im arteriellen Blut [$P_{(A-a)}O_2$] liefert einen anderen Zugang zum $\dot{V}_A/\dot{Q}$-Verhältnis. Infolge der guten Diffusion des Sauerstoffs und seines großen Partialdruckgradienten zwischen dem gemischt-venösen Blut und der Alveole ist der O_2-Partialdruck am Ende der Lungenkapillaren ($p_{c'}O_2$) gleich dem alveolären Druck. Anders gesagt: jede Differenz zwischen alveolärem und arteriellem Partialdruck resultiert aus einem intra- und extrapulmonalen Shunt (kardial, vaskulär) oder aus einem „effektiven" Shunt durch $\dot{V}_A/\dot{Q}$-Verteilungsstörungen.

Unglücklicherweise wird die $p_{(A-a)}O_2$ gleichermaßen durch den $p_{\bar{v}}O_2$, d. h. durch den Absolutwert der Oxygenierung am Eingang des Systems beeinflußt. Bei konstantem Shunt ist die $p_{(A-a)}O_2$ um so größer – also die Hypoxämie um so schwerer – je niedriger der $p_{\bar{v}}O_2$ ist (Abb. 1). Aus diesem Grunde, nämlich um den Einfluß des $p_{\bar{v}}O_2$ zu eliminieren, hat Berggren 1942 die Shuntformel vorgeschlagen [1]:

$$\dot{Q}_S/\dot{Q}_T = (C_{c'}O_2 - C_aO_2)/(C_{c'}O_2 - C_{\bar{v}}O_2),$$

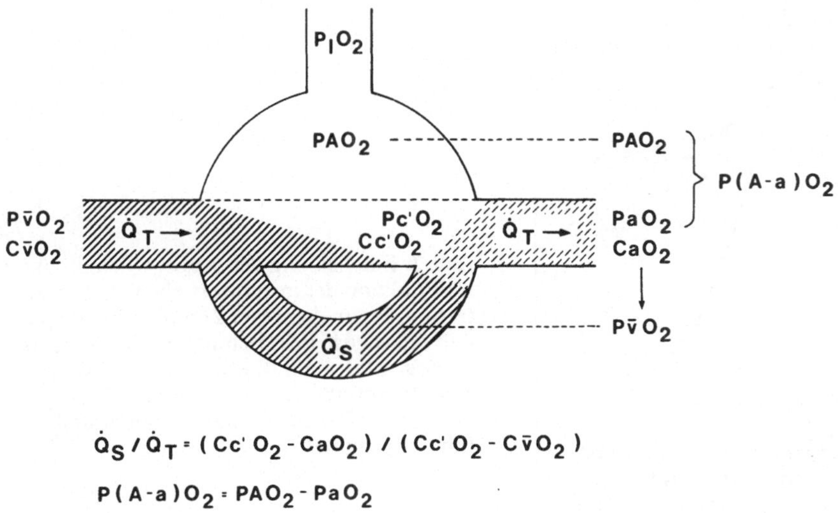

Abb. 1. Shuntmodell. Einzelheiten und Symbole im Text. Die Abbildung zeigt, daß für einen gegebenen Shuntwert ($\dot{Q}_S$) die $p_{(A\text{-}a)}O_2$ zunimmt, wenn $p_{\bar{v}}O_2$ abnimmt

wobei $C_{c'}O_2$, C_aO_2 und $C_{\bar{v}}O_2$ den O_2-Gehalt des kapillären, des arteriellen und des gemischt-venösen Blutes bedeuten. Dies wurde später von Riley u. Cournand wieder aufgenommen, die den Shunt in ihr Dreikompartimentmodell inkorporiert haben. Dieses besteht aus einem idealen Kompartiment mit $\dot{V}_A/\dot{Q} = 1$, einem Shuntkompartiment mit $\dot{V}_A/\dot{Q} = 0$ und einem Totraumkompartiment mit $\dot{V}_A/\dot{Q} = \infty$.

Diese theoretisch beschriebene Situation liegt nur dann vor, wenn die Patienten reinen Sauerstoff atmen. Man sagt dann, daß man den „wahren" Shunt $\dot{Q}_S/\dot{Q}_T$ mißt. Wenn die Patienten Gasgemische mit F_IO_2-Werten unter 1 atmen, sind die Kompartimente mit niedrigen $\dot{V}_A/\dot{Q}$-Werten (also solchen zwischen 0 und 1) verantwortlich für eine gewisse Desaturierung des arteriellen Blutes, die aber wie ein Shunt gemessen und berechnet wird. Daher stammt der Ausdruck „effektiver" Shunt, der hierfür benutzt wird. Üblicherweise bezeichnet man den Quotienten $(C_{c'}O_2 - C_aO_2)/(C_{c'}O_2 - C_{\bar{v}}O_2)$, wenn er bei $F_IO_2 < 1$ gemessen wird, als „venöse Beimischung" $\dot{Q}_{VA}/\dot{Q}_T$, um ihn sauber vom „wahren" Shunt $\dot{Q}_S/\dot{Q}_T$, der bei reinem Sauerstoff bestimmt wird, zu differenzieren. $\dot{Q}_{VA}/\dot{Q}_T$ repräsentiert eine unbestimmte Mischung aus Shunt und $\dot{V}_A/\dot{Q}$-Inhomogenität. Die durch solche niedrigen $\dot{V}_A/\dot{Q}$-Quotienten bedingte Hypoxämie verschwindet bei reinem Sauerstoff. Daher ermöglicht der Vergleich von $\dot{Q}_{VA}/\dot{Q}_T$, den man durch Erhöhung des F_IO_2 vom aktuell erforderlichen Wert auf 1,0 anstellen kann, eine Abschätzung der jeweiligen Anteile des echten Shunts und niedriger $\dot{V}_A/\dot{Q}$-Verhältnisse (Abb. 2).

In der Klinik ist das Sauerstoffverfahren die einfachste Methode, um die $\dot{V}_A/\dot{Q}$-Beziehungen zu erfassen und eine Quantifizierung zu erreichen. Seit 1975 haben jedoch zahlreiche Autoren auf die Möglichkeit hingewiesen, daß das $\dot{Q}_S/\dot{Q}_T$-Verhältnis bei Anwendung von reinem Sauerstoff zunimmt. Dem liegt ein zweifacher Mechanismus zugrunde, eine Atelektasenbildung infolge Stickstoffauswaschung [2, 14] und/oder eine Dämpfung der hypoxischen Vasokonstriktion [14].

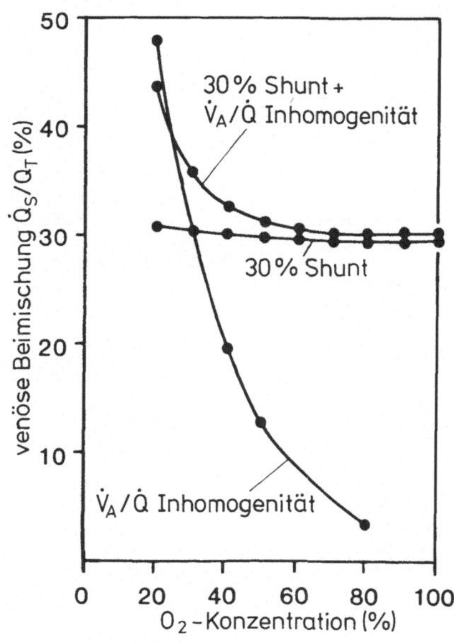

Abb. 2. Entwicklung der venösen Beimischung als Funktion der inspiratorischen O_2-Konzentration. Wenn diese von 21 auf 100% steigt, fällt die venöse Beimischung infolge $\dot{V}_A/\dot{Q}$-Inhomogenitäten auf 0, wobei der Shuntwert nicht beeinflußt wird. Ein Mischbild ergibt sich bei der Überlagerung von Shunt und Inhomogenitäten

Es muß betont werden, daß diese Shuntverschlechterungen nur bei normalen, bei anästhesierten oder bei geringfügig respiratorisch insuffizienten Personen beobachtet werden. Wenn im Gegensatz dazu die Auswirkungen einer F_IO_2-Erhöhung auf den Shunt bei Patienten mit schwerem akuten Lungenversagen untersucht worden sind, hat sich keinerlei Shuntzunahme beobachten lassen [8, 9, 13].

Aufnahme und Abgabe inerter Gase: Verteilung von $\dot{V}_A/\dot{Q}$-Verhältnissen

Die Aufnahme und Wiedergabe intravenös injizierter inerter Gase ist eine Funktion ihrer Löslichkeit und der $\dot{V}_A/\dot{Q}$-Verhältnisse:

$$\text{Aufnahme} = \lambda/(\lambda + \dot{V}_A/\dot{Q});$$

dabei ist λ der Blut-Gas-Verteilungskoeffizient. Man kann mehrere Gase unterschiedlicher Löslichkeit verwenden, angefangen von sehr unlöslichen Gasen wie dem Schwefelhexafluorid (SF_6) bis zu sehr gut löslichen Gasen wie dem Azeton. Damit kann man den ganzen Bereich von $\dot{V}_A/\dot{Q}$-Quotienten von 0,005 (Löslichkeit des SF_6) bis 100 (Löslichkeit des Azetons) erfassen. In der Praxis wird eine Lösung von 6 inerten Gasen (SF_6, Enfluran, Zyklopropan, Halothan, Äther, Azeton), die sich in einer Glukoselösung befindet, in eine periphere Vene injiziert. Danach werden die Konzentrationen dieser Gase im Exspirationsgas, im gemischt-venösen und im arteriellen Blut gemessen. Daraus können ihre Aufnahme und ihre Wiederabgabe berechnet werden.

Eine weitere mathematische Verarbeitung ermöglicht dann die Umformung dieser Werte in eine Verteilung von Belüftung und Durchblutung als Funktion des $\dot{V}_A/\dot{Q}$-Verhältnisses (50-Kompartiment-Modell) [15]. Genaugenommen beruht dieses Modell auf zahlreichen Hypothesen:

- stabiler Gesamtzustand (Steady state),
- kontinuierliche, normale, stetige oder bimodale Verteilung von $\dot{V}$ und $\dot{Q}$,
- parallele Anordnung der $\dot{V}_A/\dot{Q}$-Kompartimente,
- Konstanz von Ventilation und HZV ohne phasische Überlagerungen [15].

Diese Methode ist sicher weder für die Routine noch für das Monitoring geeignet, aber sie hat sich in der klinischen Forschung als besonders fruchtbar erwiesen. So zeigen die Abb. 3 und 4 Beispiele von $\dot{V}_A/\dot{Q}$-Verteilungen bei 2 Fällen von ARDS, einem mit und einem ohne erniedrigte $\dot{V}_A/\dot{Q}$-Verhältnisse.

Dieses Verfahren führt darüber hinaus zur Lösung einiger pathophysiologischer Probleme. So hatten Dantzker et al. [4] vorgeschlagen, daß die Wirkung eines PEEP auf den Shunt sich zumindest teilweise mit einer Abnahme des HZV erklären läßt, und zwar wegen der linearen Beziehung zwischen Lungendurchblu-

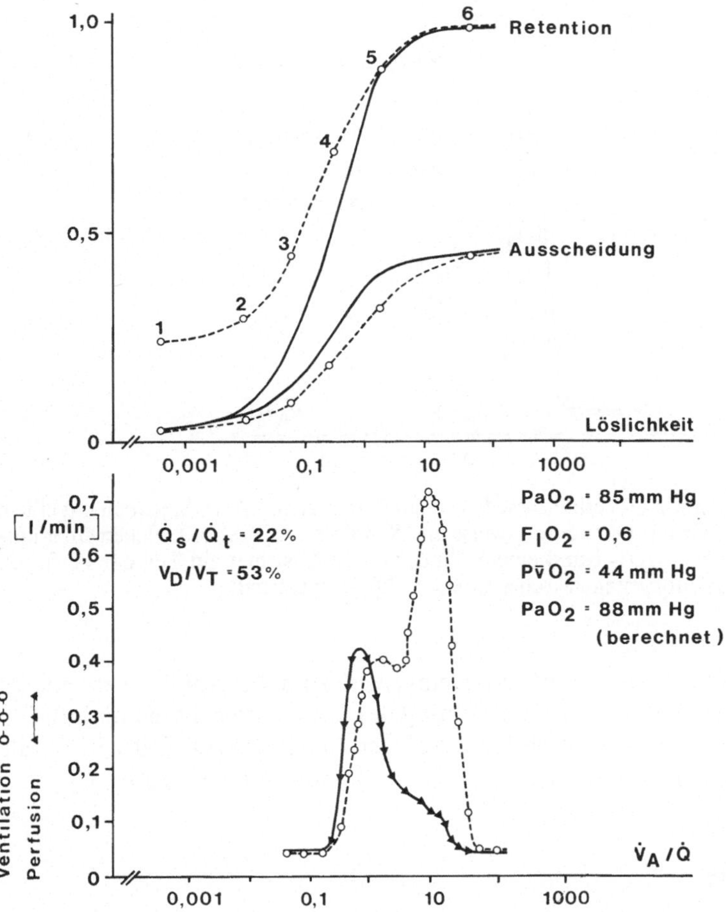

Abb. 3. Verteilung der $\dot{V}_A/\dot{Q}$-Verhältnisse bei einem Patienten mit ARDS. *Oben:* Aufnahme und Abgabe inerter Gase als Funktion ihrer Löslichkeit. *1* SF_2, *2* Enfluran, *3* Zyklopropan, *4* Halothan, *5* Äther, *6* Azeton. *Unten:* Verteilung von Ventilation und Perfusion als Funktion des $\dot{V}_A/\dot{Q}$-Verhältnisses. Bei diesem Patienten beträgt der Shunt 22%, aber es scheint keinerlei Perfusion in Regionen mit niedrigen $\dot{V}_A/\dot{Q}$-Werten stattzufinden. Beachte den nach rechts verschobenen Gipfel der Ventilation (einem $\dot{V}_A/\dot{Q}=10$ entsprechend) mit einem Totraum von 53%, wahrscheinlich als Folge der mechanischen Beatmung mit PEEP

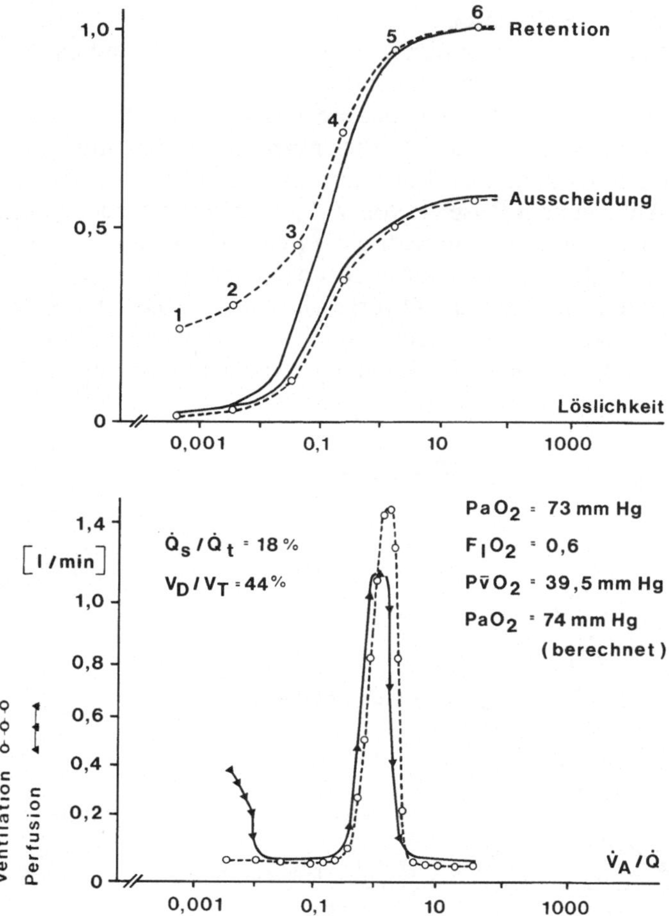

Abb. 4. Verteilung der $\dot{V}_A/\dot{Q}$-Verhältnisse bei einem Patienten mit ARDS, jedoch mit einem anderen typischen Muster. Darstellungsweise und Symbole wie in Abb. 3. Neben einer normalen Verteilung mit $\dot{V}_A/\dot{Q}=1$ und einem Shunt von 18% ist hier ein Teil der Perfusion in Areale mit $\dot{V}_A/\dot{Q}$-Quotienten zwischen 0,005 und 0,01 umverteilt

tung und intrapulmonalem Shunt [10]. Demgegenüber haben wir in einer neueren Studie gezeigt [11], daß die Konstanthaltung des HZV mittels Dopamininfusion die Abnahme des Shunts nicht verhinderte. Der Anteil des HZV, der in Areale mit $\dot{V}_A/\dot{Q}$-Quotienten von nahezu 1 verteilt wurde, wurde sogar größer.

Schlußfolgerung

Die Bestimmung von $\dot{V}_A/\dot{Q}$-Verhältnissen ist ein wichtiger Meilenstein in der Erfassung und der Behandlung akuter respiratorischer Insuffizienzen. Krypton ist zu bevorzugen, wenn eine *topographische* Information benötigt wird; das auf der Anwendung von 6 inerten Gasen beruhende Verfahren ist ein sehr feines und ausgereiftes Instrument der klinischen Forschung. Unter Berücksichtigung seiner Grenzen ist das Sauerstoffverfahren in der Praxis nicht zu ersetzen.

Literatur

1. Berggren S (1942) The oxygen deficit of arterial blood caused by non ventilated parts of the lung. Acta Physiol Scand [Suppl] 11:1–92
2. Dantzker DR, Wagner PD, West JB (1975) Instability of lung units with low $\dot{V}/\dot{Q}$ ratios during oxygen breathing. J Appl Physiol 38:886–895
3. Dantzker DR, Brook LJ, Dehart P et al. (1979) Ventilation/perfusion distributions in the adult respiratory distress syndrome. Am Rev Respir Dis 120:1039–1052
4. Dantzker DR, Lynch JP, Weg JG (1980) Depression of cardiac output is a mechanism of shunt reduction in the therapy of acute respiratory failure. Chest 77:636–642
5. Gerdeaux M, Lemaire F, Matamis D et al. (1984) Syndrome de détresse respiratoire aigu de l'adulte. Distribution des rapports ventilation/perfusion. Presse Méd 13:1315–1318
6. Harf A, Meignan M (1980) Le calcul des rapports V/Q pulmonaires régionaux: Une aide au diagnostic des embolies pulmonaires. Bull Eur Physiopathol Respir 16:299–308
7. Hughes JMB (1979) Short life radionuclides and regional lung function. Br J Radiol 52:353–369
8. Lampron N, Lemaire F, Teisseire B et al. (1984) Mechanical ventilation with 100% oxygen does not increase intrapulmonary shunt in patients with severe bacterial pneumonia (Abstract). Am Rev Respir Dis 129A 109
9. Lamy M, Fallat RJ, Koeniger et al. (1979) Pathologic features and mechanisms of hypoxemia in ARDS. Am Rev Respir Dis 114:267–284
10. Lemaire F, Harari A, Rapin M et al. (1976) Assessment of gas exchange during venoarterial bypass using the membrane lung. In: Zapol W, Qvist J (eds) Artificial lungs for acute respiratory failure. Academic Press, New York, pp 421–433
11. Matamis D, Lemaire F, Harf A et al. (1984) Redistribution of pulmonary blood flow induced by positive end respiratory pressure and dopamine infusion in acute respiratory failure. Am Rev Respir Dis 129:39–44
12. Meignan M, Harf A, Oliveira et al. (1983) Overperfusion of non embolic lung as a cause of hypoxemia in pulmonary embolism (Abstract). Am Rev Respir Dis 127:A116
13. Pesenti A, Latini R, Riboni A, Gattinoni L (1982) Simple estimate of the right to left shunt at maintenance FiO_2 by sulphur hexafluoride retention. Intensive Care Med 8:283–286
14. Suter PM, Fairley HB, Schlobom RM (1975) Shunt, lung volume and perfusion during short periods of ventilation with oxygen. Anesthesiology 43:617–627
15. Wagner PD, Ewans JW (1977) Conditions for equivalence of gas exchange in series and parallel model of the lung. Respir Physiol 31:117–138
16. Wagner P, Dantzker DR, Dueck R et al. (1977) Ventilation/perfusion inequality in chronic obstructive pulmonary disease. J Clin Invest 59:203–216

Technische Möglichkeiten zur Messung von Atem- und Narkosegasen

H. Frankenberger, U. Hölscher

Vorbemerkungen

In der Norm „Grundbegriffe der Meßtechnik" [6] wird Messen als ein experimenteller Vorgang definiert. Bei diesem experimentellen Vorgang wird ein Wert einer meist physikalischen Größe ermittelt, und zwar als Vielfaches einer Einheit oder eines Bezugswerts. Zur Durchführung einer Messung, zur Aufnahme eines Meßwerts ist in aller Regel eine Meßeinrichtung erforderlich, die sich als ein System, bestehend aus den folgenden Komponenten, darstellen läßt:

- Meßwertaufnehmer,
- Auswertungseinheit,
- Meßwertausgabe.

Das Spezifische einer medizinischen Meßeinrichtung besteht darin, daß die Meßwertaufnahme direkt am Patienten erfolgt. In diesem den Patienten mitumfassenden System nimmt der Meßwertaufnehmer das Meßsignal nach einem charakteristischen physikalischen oder physikochemischen Verfahren auf und transformiert es in eine andere, z. B. in eine elektrische Größe. Nicht jedes physikalische oder physikochemische Verfahren ist jedoch spezifisch, d. h. zur kontinuierlichen Messung von z. B. O_2 bei gleichzeitiger Anwesenheit von CO_2, N_2O, Halothan geeignet. Häufig läßt sich nur durch eine Filterung im allgemeinsten Sinne die gewünschte Nachweisreaktion spezifisch durchführen. Bei der Messung von Sauerstoff mit einer elektrochemischen Zelle entspricht beispielsweise der elektrische Stromwert einer definierten O_2-Konzentration. Lachgas und Halothan führen aufgrund der gewählten Filterung nur zu unwesentlichen Verfälschungen des Meßsignals. Als Filter wird hier eine Membran gewählt, die zusammen mit den elektrochemischen Bedingungen an den Elektroden eine weitgehend sauerstoffspezifische Reaktion ablaufen läßt.

Zur Filterung im allgemeinsten Sinne können physikalische Eigenschaften bzw. Stoffwechseleigenschaften herangezogen werden, die für den Nachweis des zu messenden Gases spezifisch sind. Genannt seien in diesem Zusammenhang Eigenschaften wie Dichte, Ionenmasse, freie Enthalpie usw. Zur kontinuierlichen Messung der angesprochenen Gase und Dämpfe in der Anästhesie und Intensivmedizin können jedoch nur einige dieser Eigenschaften genutzt werden.

Das vom Meßwertaufnehmer gelieferte Signal eignet sich im Normalfall nicht zur direkten Darstellung in der Meßwertausgabe. In einer Auswertungseinheit erfolgt die Signalaufbereitung und Verarbeitung so, daß das Meßergebnis in der Ausgabeeinheit in den gesetztlich vorgeschriebenen Einheiten zur Verfügung steht. In modernen Meßgeräten erfolgt die Signalverarbeitung bevorzugt digital durch einen Mikroprozessor – Linearisierungen, Kompensationen und Normierungsroutinen lassen sich auf diese Weise besonders einfach realisieren. Die Darstellung des Meßwerts erfolgt in der Meßwertausgabe, beispielsweise digital oder analog, auf einem Bildschirm oder einem Schreiber.

Der heutige Stand der medizinischen Meßtechnik wurde erreicht durch Entwicklungen auf dem Gebiet der Meßwertaufnehmer, der Meßwertverarbeitung und der Meßwertausgabe – unter spezieller Berücksichtigung der Bedingungen, die beim Einsatz dieser Meßsysteme am Patienten in der klinischen Routine vorgefunden werden. Betrachtet man dieses System als Meßkette und stellt die Frage nach dem schwächsten Glied in dieser Kette, so ist sicherlich ein großer Entwicklungsaufwand für die weitere Verbesserung der Meßwertaufnehmer erforderlich. Meßwertaufnehmer können dabei nicht losgelöst von dem vorgesehenen Verwendungszweck und von dem jeweils zum Einsatz kommenden Meßverfahren betrachtet werden.

Die Meßwertaufnehmer für die atemmechanischen Größen Druck und Flow haben einen Stand erreicht, der einen weitgehend problemlosen klinischen Einsatz zuläßt – Meßwertaufnehmer zur Erfassung der Atemgas- und Narkosegaszusammensetzung haben diese Schwelle noch nicht für alle Meßparameter erreicht. Da die Atemgasparameter sowohl zur Überwachung der zum Einsatz kommenden Anästhesie- und Beatmungsgeräte als auch zur Patientenüberwachung in der klinischen Routine von Bedeutung sind, soll im Rahmen dieses Beitrages ein Überblick über Verfahren zur kontinuierlichen Messung von Atem- und Narkosegasen gegeben werden.

Ausgangssituation und Notwendigkeit

In Abb. 1 sind die Atem- und Narkosegase dargestellt, die bei einer Inhalationsanästhesie von Bedeutung sind und meßtechnisch erfaßt werden können. Bei der Einatmung handelt es sich um Gase bzw. Dämpfe wie Sauerstoff und Lachgas, die mit jeweils einem der Inhalationsanästhetika Halothan, Enfluran oder Isofluran angereichert werden. Bei der Ausatmung ist diesen Meßgrößen noch das CO_2 hinzuzufügen. Zur Erzielung der erforderlichen Anästhesietiefe müssen die genannten Gase und Anästhetika dem Patienten in bestimmten, z. T. zeitabhängigen Konzentrationen verabreicht werden. Die eingeatmeten Gase und Dämpfe

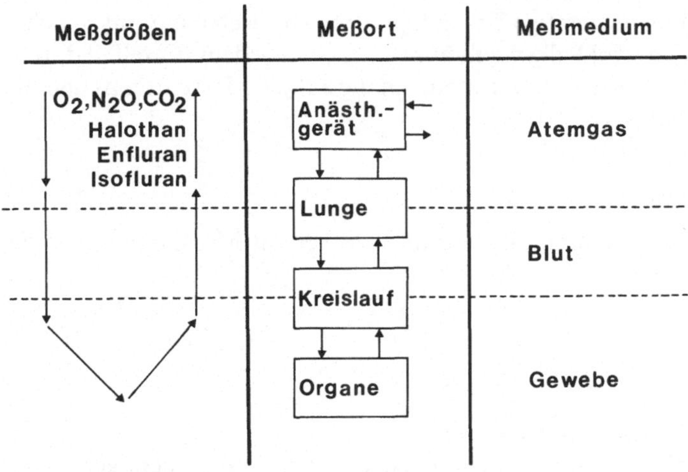

Abb. 1. Meßgrößen, Meßort und Meßmedium

sind im Patienten meßtechnisch nachweisbar, z. B. im Blut, in den Organen und im Gewebe. Hier werden jedoch nur Meßverfahren angesprochen, die zum Nachweis der Atemgaskonzentration in der In- und Exspiration dienen. Besonderes Augenmerk wird dabei auf die Verfahren gelegt, die für die klinische Routine zum Einsatz kommen bzw. kommen können.

Was die Notwendigkeit zur Messung von Atem- und Narkosegasen betrifft, sei auf Randbedingungen hingewiesen, die bei der Durchführung einer Inhalationsanästhesie einzuhalten sind: der inspiratorisch verabreichte Sauerstoff darf eine gewisse Konzentration nicht unter-, das zur Anwendung kommende Inhalationsanästhetikum darf eine gewisse Konzentration nicht überschreiten.

In Empfehlungen, Normen und Verordnungen wird auf die Notwendigkeit zur meßtechnischen Erfassung von Atemgasen hingewiesen: In der Empfehlung der Deutschen Gesellschaft für Anästhesiologie und Intensivmedizin zur Sicherheit medizinisch-technischer Geräte beim Einsatz in der Anästhesiologie [1] wird sowohl bei Inhalationsnarkosegeräten als auch bei Beatmungsgeräten eine inspiratorische O_2-Messung gefordert. In der DIN 13252 „Inhalationsnarkosegeräte" [7] wird die inspiratorische O_2-Messung vorgeschrieben. In der z. Z. als Entwurf vorliegenden Verordnung über die Sicherheit medizinisch-technischer Geräte (Medizingeräteverordnung, MedGV, Stand Februar 1984) [8] wird für medizinisch-technische Geräte zur dosierten Anwendung von Energie und Medikamenten gefordert, daß diese nach einer 2jährigen Übergangsfrist mit einer Warnvorrichtung für den Fall einer gerätebedingten Fehldosierung ausgerüstet sein müssen. Damit kann z. B. die meßtechnische Überwachung der von Narkosemittelverdunstern abgegebenen Konzentrationen durch eine staatliche Verordnung einen sehr hohen Stellenwert erhalten.

Meßverfahren für Atem- und Narkosegase

Die potentiell geeigneten Verfahren zur kontinuierlichen Konzentrationsmessung der Gase O_2, CO_2, N_2O, Halothan, Enfluran und Isofluran können in physikalische und physikochemische Verfahren eingeteilt werden. Die rein chemischen Verfahren werden nicht betrachtet, da sie für ein kontinuierliches Monitoring weniger geeignet sind. Eine eindeutige Trennung in physikalische und physikochemische Verfahren ist – obwohl allgemein üblich – nicht in jedem Einzelfall durchführbar. Hingewiesen sei in diesem Zusammenhang auf die Massentrenn- und die photometrischen Verfahren.

Physikalische Verfahren

Zu den physikalischen Verfahren, die vom Prinzip her zur Messung von Gasen geeignet sind, zählen:
- mechanische,
- thermodynamische,
- elektrische,
- magnetische,
- optische (spektroskopische und andere).

Die meisten Verfahren – so alle nichtoptischen – sind i. allg. nicht spezifisch für die einzelnen nachzuweisenden Gaskomponenten und können ohne die zum

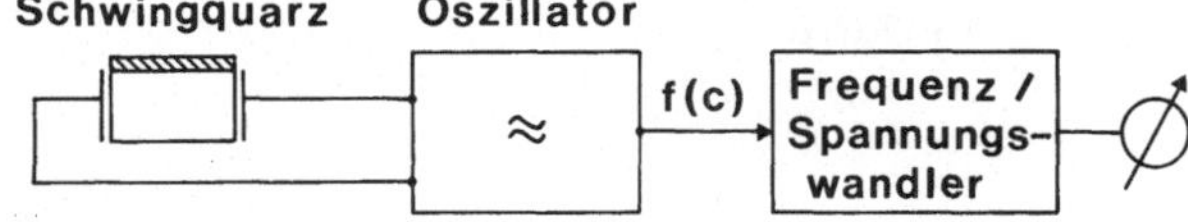

Abb. 2. Silikon-Schwingquarz-Methode

spezifischen Nachweis erforderliche Filterung nur bei binären Gasgemischen eingesetzt werden. Da dieser Spezialfall in der Anästhesie nicht auftritt, entfallen von den physikalischen Verfahren die nichtoptischen Verfahren mit wenigen Ausnahmen. Eine dieser Ausnahmen ist die paramagnetische Bestimmung von Sauerstoff.

Da in dem angesprochenen Gasspektrum allein Sauerstoff paramagnetische Eigenschaften besitzt, läßt sich O_2 – wenn auch mit einem hohen meßtechnischen Aufwand – spezifisch und atemzugsaufgelöst messen. Durch die erforderliche Größe der Magnete ist eine Integration des Meßwertaufnehmers in den Atemkreislauf in Patientennähe bisher nicht gelungen.

Eine andere Ausnahme ist der Nachweis von Inhalationsanästhetika über ein thermodynamisches Verfahren. Ausgenutzt wird hierbei die Adsorption und Lösung der nachzuweisenden Stoffe in Silikonkautschuk. Abbildung 2 zeigt das Prinzip dieses Verfahrens: Ein Schwingquarz ist mit einer dünnen Silikonkautschukschicht belegt. Löst sich in ihr das Anästhesiemittel, ändert sich die Resonanzfrequenz des Quarzes, die wiederum elektronisch ausgewertet werden kann. Dieses Verfahren wird in der Klinik eingesetzt. Hingewiesen sei jedoch auf folgende prinzipbedingte Eigenschaft: Es besteht eine gewisse Querempfindlichkeit gegenüber H_2O, N_2O und CO_2. Durch die schnelle Ansprechzeit von <500 ms lassen sich atemzugabhängige Konzentrationsprofile gewinnen, was in gewissen Fällen für Uptake-Bestimmungen von Interesse sein kann [3].

Spektrometrische Verfahren

Für die angesprochene Aufgabenstellung sind von den optischen Meßverfahren die spektrometrischen von Bedeutung, da sie spezifisch für die Teilchenart und somit auch spezifisch für die zu messende Gaskomponente sind. Ausgenutzt wird hier die Wechselwirkung zwischen Strahlungsenergie und Materie. Die Resonanzen der in Frage kommenden atomaren und molekularen Freiheitsgrade, die zu meßtechnischen Zwecken ausgenutzt werden können, liegen im Spektrum zwischen dem Mikrowellen- und dem UV-Bereich. Andere optische Verfahren, die beispielsweise auf Ermittlungen der Brechzahlen basieren, sind für die angesprochene Aufgabenstellung bislang ohne Bedeutung.

Hingewiesen werden soll in diesem Zusammenhang nur auf die im Entwicklungsstadium befindliche Methode der sog. Fluoreszenzlöschung in organischen Farbstoffen, mit der Sauerstoff spezifisch gemessen werden kann. Die Methode basiert auf dem Effekt, daß Sauerstoff die Fluoreszenz organischer Farbstoffe löscht. Nicht beeinflußt wird dieser Effekt durch Lachgas, die volatilen Anästhetika und CO_2. Lediglich Wasserdampf beeinflußt diesen Prozeß, was aber nach neueren Untersuchungen [4] durch geeignete Einbettungstechniken des Farbstoffs vermeidbar erscheint.

Im folgenden werden die spektrometrischen Verfahren (Abb. 3), die auch heute schon zum Konzentrationsnachweis von Atem- und Narkosegasen eingesetzt

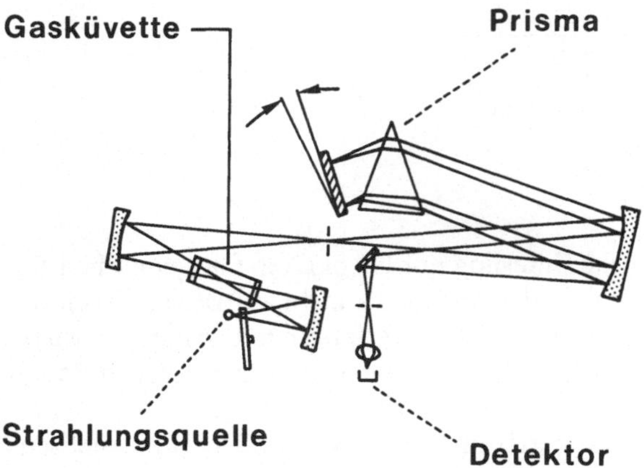

Abb. 3. Infrarotspektrometrie

werden, näher betrachtet. Den spektrometrischen Verfahren ist gemein, daß die zu messenden Atem- und Narkosegase keine stoffliche Veränderung erfahren, sondern lediglich in einen physikalisch anderen Zustand versetzt werden. Die durch diese sog. optische Anregung verursachte Zustandsänderung selbst ist nicht meßbar, vielmehr werden auf das Licht rückwirkende Veränderungen in Amplitude oder Wellenlänge herangezogen.

Die spektrometrischen Verfahren lassen sich in dispersive und nichtdispersive Methoden einteilen. In der ersten Gruppe wird eine weitgehend monochromatische elektromagnetische Strahlung zur Wechselwirkung mit dem zu untersuchenden Gas gebracht. Diese Wechselwirkung tritt i. allg. nur in gewissen, für die Teilchenart spezifischen, sehr schmalbandigen Frequenzbereichen auf. Die Auswertungsmethoden unterscheiden sich je nach dem untersuchten Effekt: Beispielsweise können Absorption oder Streuung von Strahlung ausgewertet werden. Findet man bei Gasgemischen für jede Komponente eine charakteristische Linie, die sich nicht mit den Linien der anderen Gase überlagert, lassen sich bei diesen Wellenlängen die Einzelkonzentrationen der Komponenten genau bestimmen. In diesem Zusammenhang sei auch dann von einem dispersiven Verfahren gesprochen, wenn das monochromatische Licht nicht durch ein klassisches dispersives Element wie ein Prisma oder Gitter, sondern auch durch Filter erzeugt ist [10].

In der Gruppe der nichtdispersiven Verfahren wird mit polychromatischer Strahlung gearbeitet. Die Spezifität der Methode ist dadurch geringer, läßt sich aber durch geeignete Referenzen bzw. Standards verbessern. Auf diese Methoden soll im weiteren nicht eingegangen werden.

Die *Ramanspektroskopie* läßt sich zur meßtechnischen Erfassung der angegebenen Gase im Atemkreis einsetzen. Ausgenutzt wird die inelastische Streuung von Licht an den Gasmolekülen. Die Frequenz des gestreuten Lichts ist gegen die Frequenz des eingestrahlten Lichts verschoben. Gemessen wird selektiv die Streulichtintensität bei der für die jeweilige Gasmolekülsorte charakteristischen Frequenz. Da die Streulichtintensität auch der Konzentration proportional ist, lassen sich alle angegebenen Atemgase O_2, CO_2, N_2O und die Inhalationsanästhetika spezifisch nachweisen. Zum ramanspektroskopischen Nachweis von Atemgaskonzentrationen sind in Erlangen von Albrecht u. Schaldach [2] Untersuchungen durchgeführt worden. Als Anregungsquelle wurde ein Laser im sichtbaren

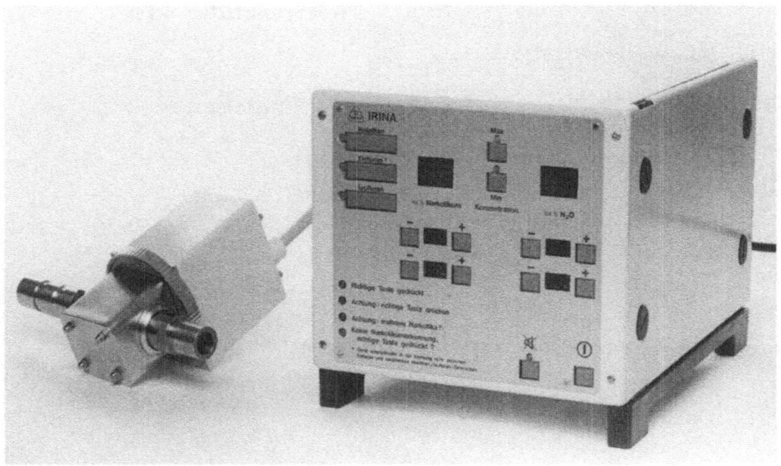

Abb. 4. IR-Meßgerät mit automatischer Narkosegaserkennung

Spektralbereich beschrieben – hohe Meßgenauigkeiten und Ansprechzeiten <100 ms können erreicht werden –, allerdings ist der Aufwand für das Verfahren sehr hoch. Weitergehende Untersuchungen sind nicht bekannt.

Auch in der analytischen Chemie außerordentlich verbreitet ist die *IR-Absorptionsspektrometrie*. Durch wellenlängenselektierende Mittel werden zeitlich nacheinander die verschiedenen Molekülschwingungen des Meßgases angeregt. Voraussetzung ist jedoch, daß die betreffende Schwingung elektrische Dipolmomente verändert; das ist für die Streck- und Knickschwingungen von CO_2 und N_2O erfüllt, ebenso für zahlreiche Schwingungen der Halothan-, Enfluran- und Isofluranmoleküle, nicht jedoch für das unpolare O_2-Molekül. Daher erzeugt Sauerstoff im gesamten IR-Bereich keine auswertbare Absorption und kann mit diesem Verfahren nicht nachgewiesen werden. Ein Meßvorgang dauert z. Z. noch mindestens 2 min, selbst wenn nur die für die Atem- und Narkosegase wichtigen Wellenlängenbereiche 2,5–4,5 µm und 8,5–13 µm überstrichen werden.

Eine Beschränkung auf wenige diskrete Linien, wie sie z. B. für den Nachweis von N_2O, Halothan, Enfluran und Isofluran einzeln spezifisch sind, ermöglicht eine atemzugaufgelöste Messung. Geräte mit IR-Absorptionssensoren, die eine automatische Narkosegaserkennung (Abb. 4) durchführen, befinden sich im Stadium der klinischen Erprobung. Der Meßwertaufnehmer zur Bestimmung der 4 genannten Gase bzw. Dämpfe läßt sich so gestalten, daß er in das Atemsystem integriert werden kann.

Eine Beschränkung auf eine diskrete Linie ermöglicht eine sehr schnelle Bestimmung von CO_2. Der Meßwertaufnehmer läßt sich einfach und kompakt aufbauen, da alle Komponenten nur für den schmalen Bereich der Absorptionsbande ausgelegt werden müssen. Damit ist er auch am Y-Stück des Atemsystems anzuordnen. Abbildung 5 zeigt den prinzipiellen Aufbau von optischen Absorptionssensoren zur CO_2-Messung. Im Strahlengang zwischen Lichtquelle, Gasküvette und Detektor befindet sich als selektierendes Element häufig ein fest auf die Absorptionsbande des zu messenden Gases abgestimmter Interferenzfilter, im Fall von CO_2 mit einer maximalen Transmission bei 4,3 µm. Zum Einsatz kommen 2 Methoden:

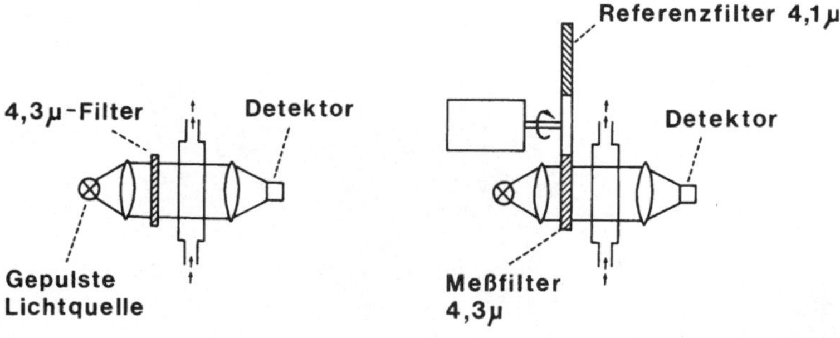

Abb. 5. Prinzipieller Aufbau von IR-Absorptionssensoren zur CO_2-Messung

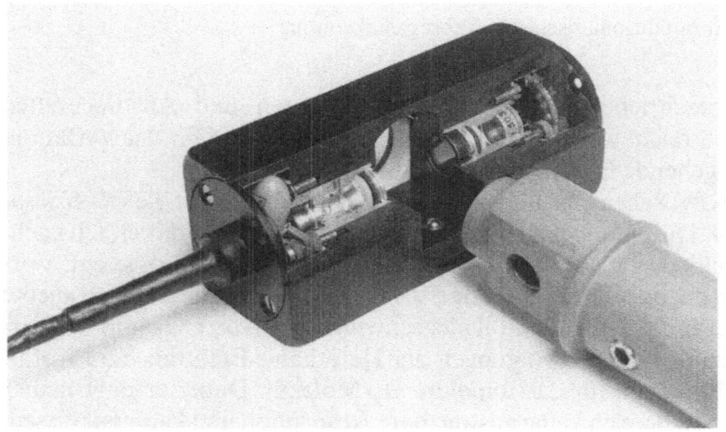

Abb. 6. Schnitt durch einen CO_2-Sensor

- Kalibrierung in der CO_2-freien Einatemphase,
- Kalibrierung gegen eine zweite Wellenlänge als Referenz.

Meßwertaufnehmer von Kapnographiegeräten, die nach diesen Prinzipien funktionieren, befinden sich seit geraumer Zeit im klinischen Einsatz. Abbildung 6 zeigt den Aufbau eines CO_2-Sensors, bei dem die Kalibrierung in der CO_2-freien Einatemphase erfolgt.

Physikochemische Verfahren

Abbildung 7 gibt einen Überblick über physikochemische Gasmeßverfahren. Die Mehrzahl dieser Verfahren benötigt die Mitwirkung mindestens einer flüssigen oder festen Hilfsphase, in der entweder chemische oder elektrochemische Reaktionen ablaufen. In der klinischen Routineanwendung haben die Verfahren mit flüssiger bzw. fester Hilfsphase aufgrund ihres einfachen Aufbaus einen hohen Stellenwert erlangt – auf sie wird noch gesondert eingegangen. Charakteristisch für viele dieser Verfahren ist, daß sich Teile der Hilfsphase durch Reaktionen verbrauchen und damit die Lebensdauer des Meßwertaufnehmers begrenzt ist.

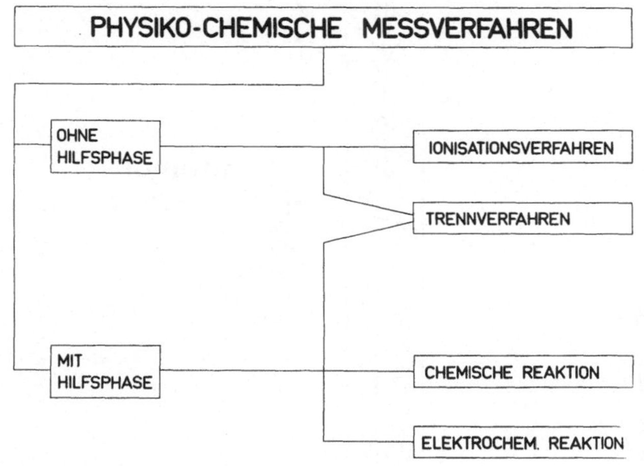

Abb. 7. Physikochemische Verfahren zur Gasmessung

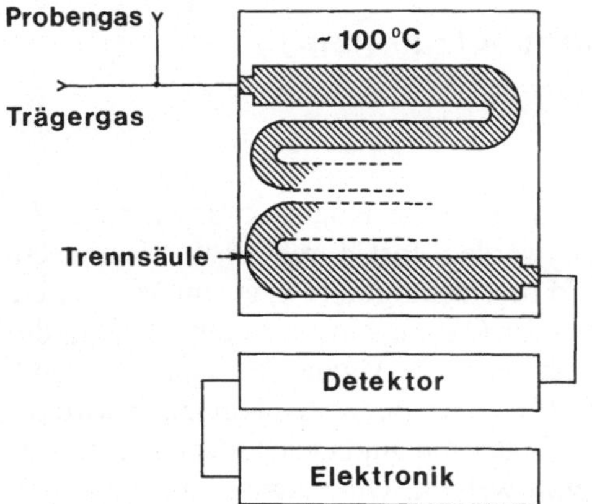

Abb. 8. Gaschromatographie

Im Fall der Trennverfahren kann die Hilfsphase unverändert bleiben, wie es beispielsweise für die Gaschromatographie typisch ist. In Abb. 8 ist schematisch das Prinzip dargestellt: Durch Ausnutzung der für jedes nachzuweisende Gas spezifischen Ad- und Desorptionskinetik an feinporösen, inerten Materialien, die in der Trennsäule angeordnet sind, läßt sich ein Gasmeßverfahren aufbauen. Die zu analysierende Gasprobe kann lediglich intermittierend, nicht jedoch kontinuierlich einem Trägergasstrom zugegeben werden. Da eine hinreichende Trennung nur mit Trennsäulen von mindestens 50 cm Länge erzielbar ist, ergeben sich Meßzeiten von 30 s und länger. Dieser Umstand begrenzt die Anwendbarkeit in der Anästhesie auf Trendregistrierungen.

Massenspektrometrie

Ein kombiniertes Ionisations-/Trennverfahren wie z. B. die Massenspektrometrie kommt ohne Hilfsphase aus. Die Massenspektrometrie hat auch in der klinischen Anwendung einen gewissen Stellenwert erlangt. Das Verfahren nutzt die Tatsache aus, daß Ionen mit unterschiedlichem Elektronen-Masse-Verhältnis unterschiedlich träge auf elektromagnetische Felder reagieren. Aus dem Atemsystem wird über eine Kapillare kontinuierlich eine Gasmenge abgesaugt. Über eine sog. In-

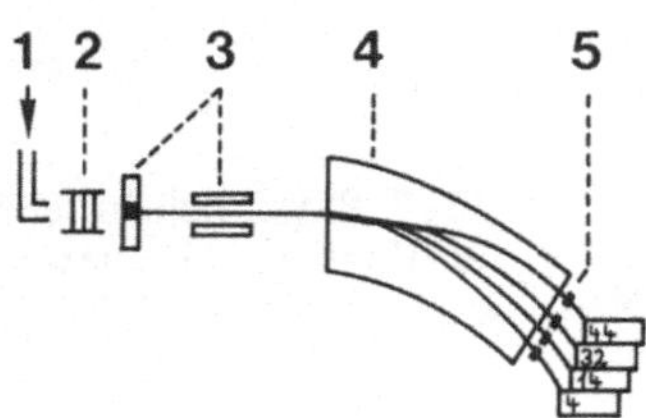

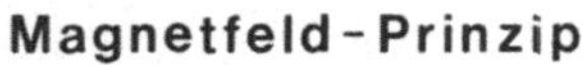

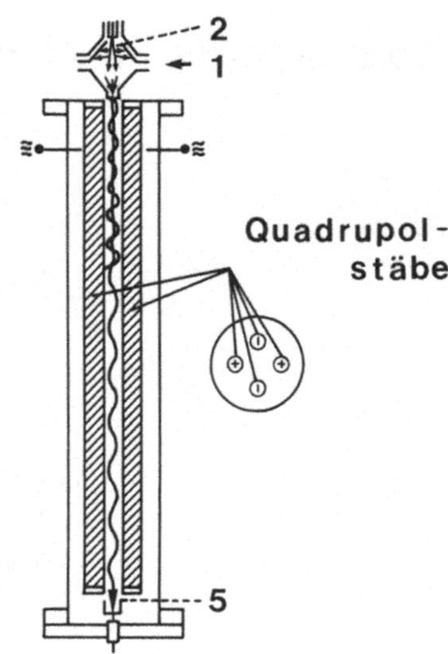

Abb. 9. Massenspektrometer

letdüse gelangt das zu messende Gasgemisch in die Hochvakuumkammer des Massenspektrometers. Die Gasmoleküle werden dort durch einen Elektronenstrahl ionisiert, in einem elektrischen Feld beschleunigt und in einem Magnetfeld abgelenkt. Bei den Massenspektrometern für Gasmessungen in der Medizin dominieren im wesentlichen 2 Prinzipien: entweder die Magnetfeldseparation oder die Separation durch Quadrupolfelder (Abb. 9). Bei der ersten Kategorie wird die Tatsache ausgenutzt, daß gleichschnelle Ionen mit unterschiedlichem e/m-Verhältnis von magnetischen Feldern getrennt werden. Die magnetisch separierenden Spektrometer vereinen alle Ionen, die unter einem gewissen Raumwinkel aus der Quelle austreten, an je nach Masse unterschiedlichen, räumlich getrennten Orten. Fest an diesen Punkten plazierte sog. Auffänger (in der Praxis bis ca. 10) gestatten ein stetiges, simultanes Messen einer entsprechenden Anzahl von Gasen.

Bei der Quadrupolmethode befindet sich nur ein Auffänger am Ende einer Anordnung von 4 Stäben, die mit Wechselspannung einer bestimmten Frequenz umgeladen werden. Nur Ionen eines entsprechenden e/m-Verhältnisses geraten in Resonanz und erreichen auf einer Schlangenlinie den Auffänger, alle übrigen geraten früher oder später aus der Bahn und landen auf einem der Stäbe. Durch schnelles Umschalten der Frequenz ist auch hier eine quasistetige Erfassung von Ionen unterschiedlicher Massen möglich. In der Praxis sind üblicherweise bis zu 8 Gase nachweisbar. Da jedoch nur eine Ionenart an den Auffänger gelangt, ist die Ausbeute und damit die Empfindlichkeit und Genauigkeit dieses Verfahrens der erstgenannten Methode unterlegen. Andererseits ist das Auflösungsvermögen dieser Methode, ausgedrückt in $\Delta m/m$, über den gesamten Bereich konstant, während es bei der magnetischen Separation mit steigender Zahl sinkt. In der medizinischen Praxis ist ein Auflösungsvermögen von 1 : 100 hinreichend und üblich. Weitere Separationsverfahren wie z. B. die Laufzeitseparation sind entweder für die klinische Praxis zu aufwendig oder bringen andere Nachteile mit sich.

Mit einem Massenspektrometer können nicht nur Lachgas und die Inhalationsanästhetika, sondern alle Komponenten im Atemgas gemessen werden [11]. Für Massenspektrometer werden Ansprechzeiten (T_{90}) von 100–500 ms angegeben und Verzögerungszeiten von 200–600 ms bei Kapillarlängen von 1–2 m. Die Absaugrate beträgt 10–60 ml/min. Die Absaugung kann z. B. am Y-Stück erfolgen. Die Meßgenauigkeit von Massenspektrometern für die Atemgasmessung ist im Prinzip voll ausreichend. Das Meßsystem selbst ist komplex, der Aufwand dafür beträchtlich.

Elektrochemische Verfahren

Ein elektrochemischer Meßwertaufnehmer besteht aus mindestens 2 Elektroden im Kontakt mit einem Elektrolyten. Dies System kann auf mehrere verschiedene Weisen betrieben werden.

Im Falle der *Potentiometrie* wird die sich im Vergleich zur Referenzelektrode ausbildende elektromotorische Kraft (EMK) gemessen und daraus Aussagen zur Teilchenaktivität abgeleitet. Über eine pH-Messung in einem entsprechend gestalteten Meßwertaufnehmer läßt sich z. B. die CO_2-Konzentration der Gasphase bestimmen. In die klinische Routine hat dieses Verfahren noch keinen Eingang gefunden.

Im Falle der *Amperometrie* wird der über die Elektroden fließende Strom gemessen und damit auf den Umsatz und weiter auf die Konzentration der Gasart geschlossen. Bilden die beiden Elektroden ein Element, dessen Spannung die gewünschte elektrochemische Reaktion von allein ablaufen läßt, spricht man von einer galvanischen oder Brennstoffzelle. Muß die Spannung von außen vorgegeben werden, klassifiziert man die Methode als Voltammetrie, ein Kurzwort für Voltamperometrie. Das Verfahren wird in der medizinischen Literatur als Polarographie bezeichnet, obwohl das Wort ursprünglich nur die Methode mit einer tropfenden Quecksilberelektrode umfaßte [9].

Bei der in Abb. 10 schematisch dargestellten Brennstoffzelle handelt es sich prinzipiell um eine Art Batterie, deren Kurzschlußstrom eine lineare Funktion der Sauerstoffkonzentration ist. Ohne die Elektrodenreaktionen hier im Detail studieren zu wollen, sei nur angemerkt, daß das Blei der Anode durch Nebenreak-

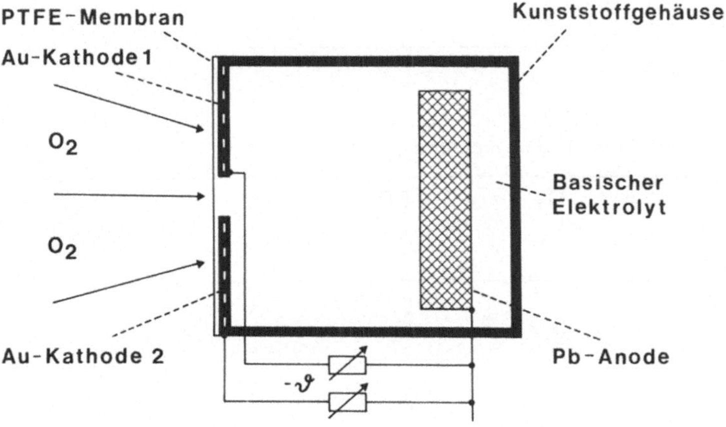

Abb. 10. Brennstoffzelle zur O_2-Messung

tionen langsam in Bleioxid verwandelt wird. Die Lebensdauer ist limitiert und liegt in der Praxis zwischen 6 und 12 Monaten. Die Vorzüge dieser Sensoren sind: Der einfache, robuste Aufbau und die Unabhängigkeit von einer zusätzlichen Stromversorgung.

Die polarographischen Zellen unterscheiden sich im grundsätzlichen Aufbau nicht wesentlich von den Brennstoffzellen; Elektrolytzusammensetzung, Elektrodenmaterial und Funktionsweise sind jedoch unterschiedlich. Bei der sog. Clark-Zelle [5] besteht die Anode aus Silber. Der Sauerstoff wird unter Wasserverbrauch an der Kathode zu OH^- reduziert; an der Anode wird in gleichem Umfang das metallische Silber oxidiert. Der fließende Strom ist proportional zur O_2-Konzentration, wenn alle in den Kathodenbereich gelangenden Sauerstoffmoleküle sofort umgewandelt werden. Die Ansprechzeit ist mit 3–10 s für elektrochemische Sensoren relativ kurz.

Die sonst in der Technik übliche Hochtemperaturmessung des Sauerstoffs an einem Festelektrolyten auf Basis von Zirkondioxid versagt unter dieser Aufgabenstellung, weil N_2O und die volatilen Anästhetika sich unter O_2-Verbrauch zersetzen. Der Sicherheitsaspekt stellt darüber hinaus diese Methode für die hier vorgesehene Anwendung in Frage.

Schlußbemerkungen

Versucht man, die angesprochenen technischen Möglichkeiten zur Messung von Atem- und Narkosegasen in eine von der Anwendung her begründete Systematik einzuordnen, so läßt sich eine Einteilung in universelle und spezifische Verfahren vornehmen. Als universell wird ein Verfahren bezeichnet, wenn mit einem einzi-

Tabelle 1. Universelle selektive Verfahren zur Gasmessung

	O_2	CO_2	N_2O	Halothan Enfluran Isofluran
Massenspektrometrie	0	0[a]	0[a]	0[a]
Gaschromatographie	0	0	0	0[a]
Ramanspektrometrie	0	0	0	0

[a] Querempfindlichkeiten

Tabelle 2. Spezifische Verfahren zur Gasmessung

	O_2	CO_2	N_2O	Halothan Enfluran Isofluran
Elektrochemie	0	0		
Paramagnetismus	0			
Fluoreszenzlöschung	0			
Silikonabsorption				0
Nicht dispersive IR-Absorption		0	0	0

gen Meßwertaufnehmer simultan oder quasisimultan die Gase O_2, CO_2, N_2O sowie die angegebenen volatilen Anästhetika gemessen werden können (Tabelle 1). Verfahren wie Massenspektrometrie, Gaschromatographie und Ramanspektrometrie besitzen mit gewissen Einschränkungen diese Eigenschaften.

Als spezifisch wird ein Verfahren bezeichnet, wenn es nur jeweils einen Ausschnitt der Meßaufgabe bewältigt und deshalb zur Messung aller angesprochenen Gase mehr als ein Meßverfahren erforderlich ist. Tabelle 2 zeigt die Auswahl derjenigen spezifischen Verfahren, die im Rahmen dieses Beitrags angesprochen wurden und die z. T. heute schon im klinischen Einsatz sind, wie z. B. Meßwertaufnehmer nach den Verfahren der Elektrochemie, Paramagnetismus, Silikonabsorption und nichtdispersiver IR-Absorption, oder auch vielleicht in Zukunft von Bedeutung sein können, wie z. B. Meßwertaufnehmer nach dem Prinzip der Fluoreszenzlöschung.

Literatur

1. Ahnefeld FW (1979) Die Sicherheit medizinisch-technischer Geräte und Anlagen und Empfehlungen der Deutschen Gesellschaft für Anästhesiologie und Intensivmedizin (DGAI) zur Sicherheit medizinisch-technischer Geräte beim Einsatz in der Anästhesiologie. Anästhesiol Intensivmed 11:296–308
2. Albrecht H, Schaldach M (1975) Ramanspektroskopische Gaspartialdruckbestimmung für eine kontinuierliche Überwachung der Blut- und Atemgase. Biomed Technik [Suppl] 20:119–120
3. Baer B (1983) Die Abhängigkeit der inspiratorischen Halothankonzentration im Kreissystem von der Höhe der Frischgaszufuhr. Anaesthesist 32:6–11
4. Burkhard O, Burnikol WKR, Möller D (1982) Proceedings of the World Congress on medical physics and biomedical engineering. Hamburg, No. 7.17
5. Clark LC (1956) Monitor and control of blood tissue oxygen tension. Trans Am Soc Artif Intern Organs 2:41 ff
6. DIN 1319 (1971) Grundbegriffe der Meßtechnik. Beuth, Berlin
7. DIN 13252 (1983) Inhalationsnarkosegeräte – Sicherheitstechnische Anforderungen und Prüfung. Beuth, Berlin
8. Entwurf einer Verordnung über die Sicherheit medizinisch-technischer Geräte (Medizingeräteverordnung). Stand Februar (1984)
9. Heyrovsky J (1922) Chem Listy 16:256 ff
10. Schäfer W (1977) Betriebsanalysenmeßtechnik für Gase und Flüssigkeiten – eine Übersicht. Technisches Messen atm 44:415–422
11. Smidt U (1981) Principles of mass spectrometry. In: Vickers MD, Crul J (eds) Mass spectrometry in anaesthesiology. Springer, Berlin Heidelberg New York, pp 111–117

Monitoring der Beatmung

R. Klose

Mit der Übernahme der Ventilation durch eine Maschine gerät der Patient in eine gefährliche und komplikationsträchtige Abhängigkeit, die nach einer sorgfältigen Überwachung verlangt. Diese Überwachung muß komplexer Natur sein, denn Beatmungsgerät und Patient bilden eine Einheit und eine Trennung der Überwachung des Apparats auf der einen und des Patienten auf der anderen Seite ist nicht gerechtfertigt. Das Ziel des Monitorings ist, Informationen und damit auch Warnungen zu erhalten über die Funktionsweise des Beatmungsgeräts, über den Gasfluß zum und vom Patienten und daraus folgend über die veränderte Atemmechanik sowie die Konzentration der Blutgase.

Neben dem reinen Maschinenmonitoring (Baum 1977; Steinbereithner u. Baum 1979) ist somit im Zusammenspiel von Beatmungsgerät und Patient die Kontrolle der Effektivität des gewählten Beatmungsmusters von entscheidender Bedeutung. Im weiteren Sinne gehört aber auch zum Monitoring die Kontrolle des kardiovaskulären und zentral-nervösen Systems, der renalen Funktion sowie des Stoffwechsels. Die Kontrolle der hygienisch-bakteriologischen Situation ist ein wesentlicher Bestandteil und entscheidet oft über Erfolg oder Mißerfolg. Schließlich gibt es auch eine Überwachung der ungewöhnlichen psychischen Situation des beatmeten Patienten. Letztendlich muß neben dem Gerät der gesamte Patient überwacht werden (Necek u. Bergmann 1977; Pontoppidan et al. 1970). Das Monitoring der Beatmung erfordert somit erhebliche personelle und apparative Voraussetzungen, die durch die Entwicklung differenzierter Behandlungstechniken in den letzten Jahren nicht geringer, sondern zwangsläufig umfangreicher geworden sind. Dennoch sollte man die einfache klinische Beobachtung, wie sie von Gilston (1976) in hervorragender Weise beschrieben worden ist, als unverzichtbaren Bestandteil der Überwachung nicht vergessen.

Alarmeinrichtungen

Die elementare Sicherheit muß durch ein einfaches Gerätemonitoring mit Alarmfunktion garantiert sein. Kirk (1978) hat dies als „disaster prevention" bezeichnet. Es geht darum, lebensbedrohliche Situationen sofort optisch und akustisch anzuzeigen. Mit derartigen Alarmeinrichtungen wird zweifelsohne die Sicherheit für den Patienten erhöht; Voraussetzung ist jedoch, daß die Systeme kontinuierlich arbeiten, sich nicht abstellen lassen und frei von unnötigen Kontrollen und Wartungen sind. Die zwar geringe, aber dennoch vorhandene Möglichkeit, daß eine Warneinrichtung ausfällt, läßt es geboten erscheinen, bei lebenswichtigen Alarmen Gruppenalarme einzubauen, z. B. bei Diskonnektion über Druck- und Volumenmessung. Eine sofortige Warnung sollte erfolgen bei Ausfall des Geräteantriebs (Strom, Gas), bei Änderungen der Gaszusammensetzung (Sauerstoffmessung), bei Undichtigkeit und Diskonnektion zwischen Patient und Gerät, bei exzessiven Druckänderungen im Beatmungssystem und bei einer unerwarteten Änderung des Atemminutenvolumens. Für eine optimale Beatmung, insbesondere für die Beurteilung der Effektivität reichen die Alarmfunktionen aber nicht aus.

Monitoring von Beatmungsparametern

Die Überwachung des Beatmungsdrucks – in der Regel Bestandteil eines Diskonnektionsalarms – erfolgt entweder mechanisch oder aufwendiger elektronisch, z. B. für die Berechnung abgeleiteter Parameter. Eine genaue verzögerungsfreie Messung und Darstellung des Druckverlaufs über den gesamten Atemzyklus ist notwendig, um präzise Spitzen-, Plateau- und endexspiratorischen Druck erfassen und bereits daraus Hinweise auf obstruktive oder restriktive Widerstände ablesen zu können. Die genaue Druckbestimmung ist weiterhin Voraussetzung für eine verläßliche Compliance- und Widerstandsberechnung.

Die Notwendigkeit einer exakten Kontrolle des Exspirations- bzw. Atemminutenvolumens – ebenfalls häufig Bestandteil eines Diskonnektionsalarms – bedarf keiner besonderen Begründung, auch wenn damit nicht die entscheidende alveoläre Ventilation erfaßt wird. Immerhin gibt es vielfältige Möglichkeiten für eine Differenz zwischen dem am Respirator eingestellten und dem effektiv applizierten Volumen: ein Leck im Patientensystem, ungenaue oder mangelhafte Eichung von Einstellskalen oder Volumendosierungen und v. a. aber das kompressible Volumen, d. h. die innere Compliance des Ventilators und der Beatmungsschläuche. Gelegentlich kann auch Luft in einen Pneumothorax verloren gehen. Für die Volumenmessung stehen verschiedene Verfahren zur Verfügung: Gasuhren, mechanische Spirometer und zunehmend elektronische Volumeter oder Flowmeter unterschiedlichster Bauart, die jedoch die in sie gesteckten Erwartungen nicht erfüllt haben (Gardner et al. 1980; Hanning u. Spence 1982; Mortimer u. Sykes 1983; Osborn u. Wilson 1982; Russell 1983). In der klinischen Routine muß bei vielen Geräten mit einer Abweichung von 5–15% gerechnet werden (Baum 1977; Russell 1983). Auch Volumenmessungen durch Integration des Gasflusses sind bei kleinen Differenzen zwischen In- und Exspirationsvolumen außerordentlich ungenau und für die Berechnung des respiratorischen Quotienten oder des Sauerstoffverbrauchs nicht oder kaum nutzbar (Gardner et al. 1980; Osborn u. Wilson 1982). Um im klinischen Dauerbetrieb eine Fehlfunktion durch zu starke Feuchtigkeit oder Sekrete zu umgehen, wird in der Regel sowohl die Volumen- als auch die Druckmeßeinrichtung exspiratorisch patientenfern angebracht, wodurch zwangsläufig weitere Fehlerquellen die Meßgenauigkeit herabsetzen.

Auch wenn für die Zukunft genauere Volumen- und Flußmessungen wünschenswert sind, so lassen sich doch mit den derzeitigen Methoden nützliche Parameter der Atemmechanik errechnen. Für die klinische Überwachungsroutine ist entscheidend, daß die Werte für eine Verlaufsbeobachtung häufig und einfach erhoben werden können und daß sie im Gesamtbild kritisch beurteilt werden.

Die Compliance, die ohne größeren Aufwand als Quotient aus ΔV und ΔP zu errechnen ist, stellt eine außerordentlich relevante Größe dar, auch wenn sie nur als totale, unkorrigierte Thorax-Lungen-Compliance bestimmt wird. Die Lun-

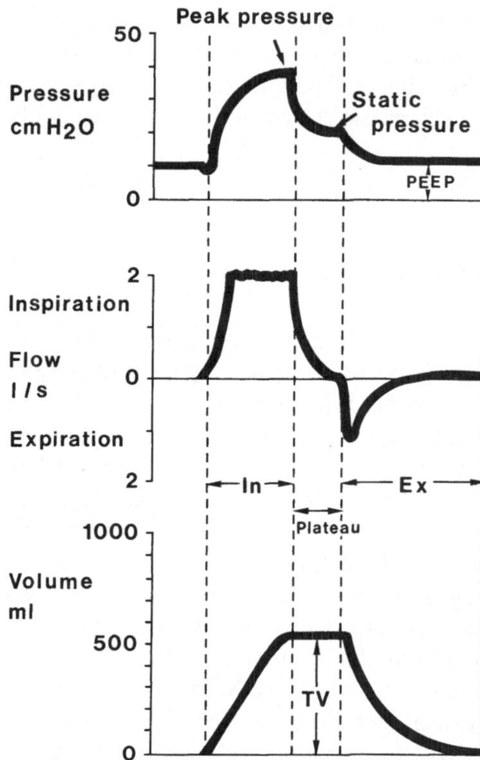

Abb. 1. Schematisierte Synopsis von Atemwegsdruck, Gasflow und Volumen während eines Respiratorzyklus. Gekennzeichnet sind der Spitzen- (Peak pressure), der Plateau- (Static pressure) und der endexspiratorische Druck (PEEP). TV = Atemzugvolumen

gencompliance läßt sich isoliert zwar mit Hilfe eines Ösophagusballons erfassen, das Verfahren ist aber selbst unter experimentellen Bedingungen mit erheblichen Schwierigkeiten verbunden. Für die klinische Verlaufsbeobachtung darf man davon ausgehen, daß die Thoraxcompliance beim sedierten und beatmeten Patienten hoch und relativ konstant ist, so daß aktuelle Änderungen der Gesamtcompliance (Lunge plus Thorax) durchaus die Verhältnisse in der Lunge wiedergeben. Die Zuverlässigkeit der Complianceberechnung hängt im hohen Maße davon ab, ob artefaktfrei patientennah Druck und Volumen registriert werden und ob eine No-flow-Phase, also ein Druckplateau sich ausbildet (Abb. 1). Letzteres wird nicht nur von der Patientenlunge, sondern natürlich auch vom Ventilatortyp und seiner Einstellung bestimmt. Weist das Strömungsprofil eine endinspiratorische Pause auf, d. h. ist Zeit für einen intrapulmonalen Druck- und Volumenausgleich, dann kann angenommen werden, daß am Ende der Inspiration der im System gemessene Druck dem Alveolardruck entspricht und damit die Complianceberechnung unter statischen Bedingungen erfolgt. Gelingt es hingegen nicht, statische Bedingungen zu erzielen, wird eine von Strömungswiderständen beeinflußte, also noch Anteile der nicht elastischen, viskösen Widerstände enthaltene Compliance bestimmt. Diese Druck-Strömungs-Beziehung wird nicht korrekt – weil der Definition widersprechend – als „dynamische Compliance" bezeichnet. So wird dieser Terminus auch in unterschiedlicher Weise definiert, doch findet er i. allg. immer dort Anwendung, wo eine Druck-Volumen-Beziehung ohne komplette Nullströmung aufgestellt wird. Die als „effektive Compliance" bekannte Volumen-

Druck-Beziehung wird nach den Erstbeschreibern (Bendixen et al. 1965) mit dem Beatmungsspitzendruck berechnet, d. h. auch hier herrschen keine statischen Bedingungen. Gleiches gilt von der sowenig sorgfältigen Bezeichnung „effektiv dynamische Compliance" (Vinocur et al. 1979).

Sieht man einmal von der unkorrekten Nomenklatur ab, dann korreliert die sog. dynamische bzw. effektive Compliance vornehmlich mit den Atemwegswiderständen, also den viskösen Widerständen. Die statische Compliance hingegen ist ein Maß für die elastischen Widerstände, also die Dehnbarkeit der Lunge. Die Dehnbarkeit der Lunge ist jedoch nicht nur von der Elastizität des Lungengewebes abhängig, sondern ganz entscheidend auch vom Lungenausgangsvolumen (so läßt sich bei gleicher Elastizität ein längeres Gummiband stärker dehnen als ein kurzes). Die engste Beziehung besteht dabei zur funktionellen Residualkapazität (Comroe et al. 1972). Relativ rasch auftretende Änderungen der Compliance sind somit vorwiegend auf Änderungen der funktionellen Residualkapazität zurückzuführen (Bone 1981; Marshall 1957; Sykes et al. 1976), und eine Abnahme bedeutet Reduktion des belüftungsfähigen Lungenparenchyms entweder als Atelektase, als alveoläres Füllsyndrom (z. B. Lungenödem, Pneumonie) oder selten als Pneumothorax. Weitere Beziehungen bestehen zur alveoloarteriellen O_2-Differenz und zum Rechts-links-Shunt (Pontoppidan et al. 1970, 1977). Complianceänderungen vermögen daher einerseits erste Hinweise auf pulmonale Komplikationen während der Beatmung zu geben, andererseits signalisieren sie aber auch frühzeitig therapeutische Erfolge. Auch die Auffindung des „best PEEP" mit Hilfe der Compliance (Suter et al. 1975 a, b) beruht auf diesen Zusammenhängen, wobei jedoch im Spätstadium der pulmonalen Insuffizienz die Verhältnisse komplexer werden und andere Überlegungen notwendig sind (Klose u. Osswald 1981). Die normale unkorrigierte Lungen-Thorax-Compliance beim beatmeten Patienten ist mit ca. 60–80 ml/cm H_2O anzusetzen. Sinkt sie bei einem schweren Atemnotsyndrom auf weniger als 25 ml/cm H_2O, dann wird die Prognose außerordentlich ungünstig.

Für die Überwachung der Beatmung wäre eine kontinuierliche Atemzug-für-Atemzug-Berechnung der Compliance wünschenswert. Eine solche Berechnung würde v. a. auch eine optimale Einstellung des Beatmungsgeräts erleichtern, indem die beste Compliance gesucht wird und somit die Beatmung im steilen Anteil der Volumen-Druck-Kurve erfolgt. Ansätze zur kontinuierlichen Aufzeichnung des Druck-Volumen-Diagramms sind von Kenney (1981, zitiert in Ledingham et al. 1981) gemacht worden. Osborn u. Wilson (1982) haben den Versuch unternommen, die Complianceänderungen während einer einzigen Inspiration (fortwährende Druck-Volumen-Änderung) mit Computerhilfe zu errechnen und als Kurve aufzutragen. Im Rahmen des Beatmungsmonitorings haben die viskösen oder dynamischen Widerstände – als Resistance berechnet – keine große Bedeutung erlangt. Die Berechnung der Resistance setzt eine exakte Flußmessung voraus, sie ist kompliziert und in der Praxis nur mit Hilfe eines Computers möglich. Darüber hinaus ist der diagnostische Aussagewert gering. Eigene Untersuchungen haben bereits vor Jahren gezeigt, daß eine wesentliche Änderung der Resistance weder bei verstorbenen noch überlebenden Langzeitbeatmeten eintritt. Wenn auch die Beatmungsspitzendrücke ansteigen, so geht dies zu Lasten des elastischen Widerstandsanteils, also der abnehmenden Compliance (Klose 1975). Als Zeichen einer zunehmenden Bronchokonstriktion oder einer partiellen Atemwegsobstruktion könnte eine verminderte dynamische Compliance nur bei gleichbleibender statischer Compliance gelten. Ob zur Erkennung derartiger sich anbahnender Komplikationen eine computermäßige Berechnung und Registrierung notwendig ist, scheint zweifelhaft, gibt doch der Beatmungsspitzendruck hinreichend Auskunft. Die Bewertung der effektiven Compliance darf nur unter Einbeziehung der statischen Compliance erfolgen, als Normalwert sind 30–35 ml/cm H_2O anzusetzen.

Atemgase

Einen weiteren Komplex des Beatmungsmonitorings stellt die Kontrolle der Atemgase dar. Die Gefahr eines zu geringen wie eines zu großen Sauerstoffangebots macht eine kontinuierliche Überwachung des O_2-Gehalts in der Beatmungsluft (F_IO_2) erforderlich. Darüber hinaus ist die Kenntnis des exakten F_IO_2 zur Berechnung von $D_{Aa}O_2$ oder Shuntvolumen unbedingte Voraussetzung. Auch die Verwendung von Gasmischeinrichtungen entbindet nicht von der Kontrolle des F_IO_2, da diese oft nicht zuverlässig arbeiten. Technische Möglichkeiten zur Messung von Atem- und Narkosegasen sind an anderer Stelle beschrieben (Frankenberger 1985).

Kapnographie

In zunehmendem Maße findet die Bestimmung des CO_2-Anteils in der Atemluft wieder Beachtung, zumal zuverlässige, verzögerungsfreie und feuchtigkeitsunempfindliche Analysatoren entwickelt wurden (Moyle 1984; Snyder et al. 1983). Will man die CO_2-Messung nicht nur als luxuriösen Diskonnektionsalarm nutzen, so müssen Geräte eingesetzt werden, die fortlaufend die CO_2-Konzentration als Kurve, also als Kapnogramm, aufzeichnen. Veränderungen des Kapnogramms können vielfältige Ursachen haben (Kalenda 1980; Snyder et al. 1983): Änderung der CO_2-Produktion, z. B. durch schwankende Körpertemperatur oder durch Muskelzittern und Krämpfe, Änderung im CO_2-Transport vom Produktions- zum Eliminationsort in der Lunge, z. B. bei einer Störung der Gewebeperfusion im Schock oder unmittelbar nach einem Herzkreislaufstillstand, vermehrter CO_2-Anfall durch exogene CO_2-Quellen, z. B. durch Natriumbikarbonatgabe oder durch Resorption von insuffliertem CO_2 im Rahmen einer Laparoskopie. Von besonderem Wert scheint die Kapnographie bei akuten regionalen Änderungen der Lungenfunktion zu sein, z. B. bei einer Lungen- oder Luftembolie. Schließlich kann sich das Kapnogramm verändern bei einer Rückatmung aus dem Gerät sowie bei Artefakten infolge von Störungen beim Transport des Analysengases zum Analysator oder durch Zumischung von Raumluft.

Diese Auflistung läßt den Schluß zu, daß die Kapnographie als empfindlicher Indikator Einblicke sowohl in metabolische als auch kardiozirkulatorische und pulmonale Funktionen verspricht, daß jedoch infolge der Komplexität Analyse und Interpretation nicht einfach sind und somit dieses Verfahren derzeit im Routinemonitoring wohl noch nicht voll genutzt werden kann. Die relativ teure CO_2-Messung beschränkt sich daher heute noch vornehmlich auf die Bestimmung der endexspiratorischen CO_2-Konzentration als Maß für die arterielle CO_2-Spannung und evtl. auf die CO_2-Minutenelimination. Entsprechend dem Konzept von Riley u. Cournand (1949) liefert die Kapnographie einen Hinweis auf die alveoläre Ventilation, vergleichbar, aber nicht identisch mit der Messung des arteriellen pCO_2. Unter bestimmten Voraussetzungen kann die endexspiratorische CO_2-Spannung dem gemischt-venösen pCO_2 und damit auch dem arteriellen pCO_2 gleichgesetzt werden ($p_aCO_2 = 0{,}8\ p_{\bar{v}}CO_2$; Ledingham et al. 1981; Sykes et al. 1976). Diese Voraussetzungen sind bei schweren pulmonalen Erkrankungen mit Störungen des Ventilations-Perfusions-Verhältnisses nicht mehr gegeben, und es muß mit arterioalveolären CO_2-Differenzen bis zu 37 mmHg gerechnet werden (Mortimer u. Sykes 1983). Normalerweise liegt die Differenz bei etwa 5 mmHg. Auffällige Veränderungen des endexspiratorischen CO_2 müssen immer Anlaß sein, nach den Ursachen zu suchen, dagegen ist ein stabiles Kapnogramm ein Hinweis, daß sich keine größeren Veränderungen im kardiopulmonalen System abspielen. Beim Entwöhnungsprozeß kann die kontinuierliche CO_2-Bestimmung über Hypo- und Hyperventilation Auskunft geben und damit Blutgasanalysen einsparen. Schließlich kann die Überwachung der CO_2-Produktion in Analogie zur Messung des O_2-Verbrauchs Hinweise auf Veränderungen im Metabolismus und in der Perfusion geben. Wegen der minimalen Differenzen ist auch hier eine exakteste Volumenmessung zu fordern.

Monitoring der Beatmungseffektivität

Erst die Kontrolle der Effektivität der Beatmung gibt dem gesamten Monitoring seinen Sinn, d. h. es ist notwendig, die Lungenfunktion während der Therapie zu überwachen und Verbesserungen oder Verschlechterungen zu erfassen, um den Ventilator jeweils den neuen Gegebenheiten optimal anzupassen. Die Effektivitätskontrolle mit der herkömmlichen Blutgasanalyse erfolgt intermittierend und invasiv. Die Häufigkeit derartiger Analysen wird in der Regel von der klinischen Situation bestimmt, was bedeutet, daß der Anlaß zur Analyse oft die bereits eingetretene Störung ist.

Die Beobachtung, daß der arterielle pO_2 ohne ersichtliche Gründe – also unabhängig von Lagerung, Physiotherapie usw. – zu sprunghaften Veränderungen neigt (Büttner 1979), läßt eine kontinuierliche In-vivo-Messung wünschenswert und nützlich erscheinen. Trotz vieler Bemühungen ist es jedoch bisher nicht gelungen, für die klinische Routine praktikable und sichere Methoden, insbesondere zuverlässige intravasale Elektroden zur Blutgasmessung herzustellen (Foëx u. Hahn 1982). Die Probleme sind mit unterschiedlicher Wertigkeit für die einzelnen Meßmethoden vielfältig und liegen in der Eichung, Nullpunktkonstanz (Drift), Temperatur- und Blutflußabhängigkeit, Reaktionszeit, N_2O-Einfluß, Elektrodenposition, -disposition, -steifigkeit und -zerbrechlichkeit. Allen gemeinsam ist, daß selbst bei Lösung der technischen Probleme die Komplikationen eines invasiven Monitorings bleiben, also die Gefahr der Infektion, der Thrombose und der Embolie. Somit sind diese Verfahren bei Beachtung einer ausgewogenen Risiko-Nutzen-Relation heute noch nicht allgemein zu empfehlen. Eine etwas positivere Beurteilung ist allerdings im Rahmen der Neugeborenenintensivtherapie erlaubt.

Als Ausnahme darf die fiberoptische Messung der O_2-Sättigung gelten (Armstrong et al. 1978; Russell 1983). Die Oxymetrie scheint für klinische Belange durchaus praktikabel. So ist die Messung der O_2-Sättigung des gemischtvenösen Blutes in den letzten Jahren zu einem wertvollen Parameter bei der Beurteilung der kardiopulmonalen Situation geworden, insbesondere bei Patienten im Schock, nach herzchirurgischen Eingriffen sowie bei der Beatmung mit PEEP (Armstrong et al. 1978; Cole et al. 1972; Frommer et al. 1965; Hainsworth 1981; Kraus et al. 1975). Die gemischtvenöse O_2-Sättigung bzw. der O_2-Partialdruck kann als ein Maß für die adäquate O_2-Versorgung des Gesamtorganismus gelten. Normalerweise liegt der $p_{\bar{v}}O_2$ bei 40 mmHg, die Sättigung bei 75%. Fällt der p_vO_2 unter 35–30 mmHg, dann muß mit einer gestörten O_2-Versorgung gerechnet werden. Vorteile einer kontinuierlichen In-vivo-Messung der Sauerstoffsättigung sind:

- Die Ansprechzeit liegt unter 100 ms und ist somit geringer als bei der pO_2-Elektrode. Damit sind Veränderungen während eines einzelnen Atemzyklus erfaßbar (Enson et al. 1962).
- Die Messung ist nach erfolgter Eichung äußerst stabil, mindestens über 25 h.
- Die direkte Messung der O_2-Sättigung – und nicht die Berechnung nach Nomogrammen – gibt zuverlässiger Auskunft über die Blutoxygenierung als die Bestimmung des arteriellen O_2-Partialdrucks allein. Immerhin schließt die Sättigungsmessung Veränderungen im Blut-pH, in der 2,3-DPG-Konzentration und alle anderen Faktoren, die eine Lageveränderung der O_2-Dissoziationskurve bewirken, ein. Somit wird gerade die O_2-Sättigung zum entscheidenden Parameter beim hypoxischen Patienten, da dieser sich auf dem steilen Abschnitt der O_2-Bindungskurve befindet, wo geringste Partialdruckänderungen sich in großen Verschiebungen im Sättigungsgrad bemerkbar machen.
  Prognostische Hinweise lassen sich ebenfalls aus den Sättigungswerten des gemischtvenösen Blutes ziehen. Werte über 65% sprechen für eine gute, Werte unter 50% für eine schlechte Prognose, selbst wenn es gelingt, andere Kreislaufparameter zu verbessern (Kaznitz et al. 1976; Ledingham et al. 1981).

Die intravasale fiberoptische Oxymetrie hat neben den allgemeinen Gefahren der invasiven Methoden nur wenige Nachteile. So ist die initiale Kalibrierung u. U. schwierig und zeitaufwendig, da sie durchgeführt werden muß, wenn der Patient sich in einem Steady state befindet, was bei kritisch Kranken nicht immer gelingt. Die mit der Fiberoptik versehene Katheterspitze kann der Wand anliegen oder mit Fibringerinnseln überzogen sein und somit Fehlanzeigen liefern (Tremolieres u. Pocidalo 1982).

Nichtinvasive Methoden zum Blutgasmonitoring

Alternativen zu den komplikationsreichen und nicht unbedingt praktikablen invasiven Methoden erhoffte man sich von transkutanen Meßverfahren (Eberhard et al. 1981). Es gibt Elektroden und Rezeptoren für Oxymeter und Massenspektrometer, die in einem durch Wärme hyperämisierten Hautbezirk den Sauerstoff oder die Kohlensäure messen können. Den transkutanen Meßverfahren haften aber beim Erwachsenen noch derart viele Probleme an (Al-Diaidy et al. 1977; Ayres 1976; Gregory 1982; Severinghaus 1982; Shoemaker u. Vidyasagar 1981), daß sie augenblicklich nicht für das Monitoring im klinischen Betrieb geeignet sind (Hutchison et al. 1981). Die Zuverlässigkeit der transkutanen fiberoptischen Oxymetrie ist ebenfalls von der Hyperämisierung bzw. Arterialisierung abhängig, so daß Perfusionsänderungen zwangsläufig Fehler verursachen. Dennoch spricht für diese Methode die einfache und ungefährliche Einsatzfähigkeit, die stabilere Eichung und die gute Korrelation zwischen arteriellen und transkutan ermittelten Werten (Moyle 1984; Russell 1983; Tremolieres u. Pocidalo 1982).

Massenspektrometrie

Die Massenspektrometrie ist ein überaus exaktes Verfahren und kann für vielerlei Gase simultan genutzt werden (Davies u. Denison 1982; Gothard et al. 1980; Moyle 1984). Der Einsatz bei invasiven Gasbestimmungen ist wegen der notwendigen Blutgaskatheter mit großen Problemen behaftet. Demgegenüber scheint der Einsatz der Massenspektrometrie für nichtinvasive Meßverfahren Vorteile zu bieten, da eine geringere Aufwärmung und kleinere Hautareale nötig sind, eine höhere Genauigkeit mit schnellerer Ansprechzeit vorhanden ist sowie simultane Messungen mehrerer Gase möglich werden. Gegen den Routineeinsatz zur Überwachung der Beatmung spricht derzeit noch, daß die Geräte für die Klinik zu aufwendig, zu anfällig und auch zu teuer sind.

Abgeleitete Überwachungsparameter

Arterielle O_2-Spannung und O_2-Sättigung als einfache Parameter der Oxygenierung wurden bereits oben erwähnt, doch erst in Verbindung mit der angebotenen Sauerstoffkonzentration (F_IO_2) erhält man Aufschluß über die Effizienz. Als einfachste Orientierungshilfe kann der sog. Oxygenierungsindex (p_aO_2/F_IO_2) dienen. Er beträgt normalerweise 400–500 mmHg, bei einer schweren Dysfunktion weniger als 300 mmHg.

Für einen genaueren Einblick sind andere abgeleitete Parameter erforderlich. So ist die alveolo-arterielle O_2-Differenz ($D_{Aa}O_2$) ein sehr frühzeitiger und empfindlicher Meßwert für die Leistungsfähigkeit des O_2-Austausches und findet klinisch eine weite Anwendung (Klose u. Lutz 1980; Sykes et al. 1976). Trotz mancher Vorbehalte (McAslan et al. 1973; Markello et al. 1972; Suter et al. 1975a, b; Wilson u. Pontoppidan 1974) hat sich die $D_{Aa}O_2$ – gemessen bei einem F_IO_2 von 1 – als halbquantitative Shuntbestimmung zur Überwachung des Beatmungseffekts für die tägliche Verlaufskontrolle bewährt (Klose u. Lutz 1980; Pontoppidan et al. 1970, 1977; Wilson u. Pontoppidan 1974). Der Normalwert liegt zwischen 25 und 65 mmHg, wobei für die Berechnung folgende Formel verwendet wird: $D_{Aa}O_2 = p_B - (p_aCO_2 + pH_2O) - p_aO_2$. Auch wenn die $D_{Aa}O_2$ von verschiedenen Faktoren beeinflußt wird, so von F_IO_2, $D_{a\bar{v}}O_2$, O_2-Verbrauch, HZV sowie Lage und Form der O_2-Dissoziationskurve, so gilt sie doch vorwiegend als Maß für den Rechts-links-Kurzschluß ($\dot{Q}_S/\dot{Q}_T$). Es besteht eine bemerkenswerte Korrelation, so daß sich der Shuntanteil gut schätzen läßt, und es sind verschiedene brauchbare Nomogramme entwickelt worden (Nunn 1978; Sykes et al. 1976). Als Faustregel kann gelten, daß die $D_{Aa}O_2$ dividiert durch 20 den Rechts-links-Shunt angibt, was etwa 1% Shunt pro 20 mmHg O_2 entspricht (Hessel 1976). Eine genauere Berechnung des Shuntanteils am gesamten Herzzeitvolumen läßt sich durchaus nach entsprechenden Formeln durchführen (Sykes et al. 1976):

a) $p_aO_2 > 150\,\text{mm Hg} = SO_2\ 100\%$

$$\dot{Q}_S/\dot{Q}_T = \frac{D_{Aa}O_2 \cdot 0{,}0031}{D_{Aa}O_2 \cdot 0{,}0031 + D_{a\bar{v}}O_2}$$

b) $p_aO_2 < 150\,\text{mm Hg} = SO_2 < 100\%$

$$\dot{Q}_S/\dot{Q}_T = \frac{C_{c'}O_2 - C_aO_2}{C_{c'}O_2 - C_{\bar{v}}O_2}\ .$$

Korrekterweise ist dazu gemischtvenöses Blut aus der A. pulmonalis erforderlich. Um die Katheterisierung der Pulmonalarterie zu umgehen, wird häufig erheblich vereinfachend und u.E. nicht zulässig eine arterio-gemischtvenöse O_2-Differenz von 5–6 mmHg der Berechnung zugrunde gelegt. Dabei wird außer acht gelassen, daß sich bereits die Normwerte zwischen 3,7 und 6,0% bewegen, und daß gerade beim Intensivpatienten stärkere Schwankungen der $D_{a\bar{v}}O_2$ zu beobachten sind. Die Schätzung des Shunts aus der $D_{Aa}O_2$ nach den angegebenen Diagrammen ist dann sicherlich nicht ungenauer. Das normale Shuntvolumen beträgt ungefähr 3–5% des Herzzeitvolumens, kann aber durchaus postoperativ auf über 15% und mehr ansteigen.

Ein weiterer abgeleiteter Parameter in der Überwachung der Beatmung ist die Totraumventilation (V_D/V_T). Exakte Volumen- und CO_2-Konzentrationsmessungen des Exspirationsgases sind Voraussetzung. Dies gelingt nur, wenn ein Ventilsystem zuverlässig In- und Exspirationsluft trennt, was mit den üblichen Y-Stücken nicht möglich ist. Die erforderliche Bestimmung des mittleren exspiratorischen pCO_2 ist im klinischen Betrieb immer noch ein umständliches Verfahren (Mixingbox oder Douglas-Sack). Neuere Geräte und Methoden zur kontinuierlichen Analyse des CO_2-Gehalts in der Ausatemluft könnten bei entsprechender Genauigkeit einen erheblichen Fortschritt bedeuten. Die Berechnung erfolgt nach der von Enghoff modifizierten Bohrschen Gleichung (Normalwert: 0,3):

$$V_D/V_T = \frac{p_aCO_2 - p_ECO_2}{p_aCO_2}$$

Der arterielle CO_2-Wert sollte nicht durch den endexspiratorischen CO_2-Wert ersetzt werden, da bei einem Kurzschlußvolumen von mehr als 20% erhebliche Abweichungen vorhanden sind (Kuwabara u. Duncalf 1969). Zu beachten ist, daß der Anteil des physiologischen Totraums am Gesamtatemzeitvolumen ohne Unterscheidung zwischen funktionellem und anatomischem Totraum bestimmt wird und daß damit keine Differenzierung zwischen primärer Änderung der Ventilation oder Perfusion möglich ist. So bedeutet eine Abnahme der Lungendurchblutung eine relative Zunahme der Ventilation. Eine wesentliche Zunahme ist aber nur zu erwarten, wenn die Perfusion größerer Lungenbezirke ausfällt. Derartige Situationen treten vornehmlich bei Verlegung der Lungenstrombahn durch Embolisation und ausgeprägt bei der Hypovolämie im Rahmen des Schocks und der Septikämie auf.

$D_{Aa}O_2$ und V_D/V_T sind für die Verlaufskontrolle der Beatmung außerordentlich nützliche Parameter. Sie besitzen eine unterschiedliche Wertigkeit, die vom Stadium der respiratorischen Insuffizienz abhängt. Die $D_{Aa}O_2$ ist besonders in der Frühphase pulmonaler Störungen ein empfindlicher Indikator und weist bereits vor röntgenologischen und klinischen Zeichen auf eine drohende Ateminsuffizienz hin. Eine scheinbare Normalisierung kann im Verlauf der Erkrankung eintreten, wenn die Perfusion in den nicht ventilierten Abschnitten ebenfalls zum Erliegen kommt und somit der Shuntanteil abnimmt. Zu diesem Zeitpunkt geben Totraumventilation, FRC, Compliance oder pulmonaler Gefäßwiderstand bessere Auskünfte über die pulmonale Situation als die Parameter der Oxygenierung (Wilson u. Pontoppidan 1974).

Schlußfolgerungen

Wenn einleitend festgestellt wurde, daß das Monitoring der Beatmung eigentlich die Kontrolle des Gesamtsystems Gerät plus Patient umfaßt, dann muß sich die Besprechung der wenigen Meßgrößen und Meßverfahren recht dürftig ausnehmen. Es schien aber wesentlich, das Notwendige, Machbare und Nützliche herauszustellen. Nicht jedes in der experimentellen oder klinischen Forschung bewährte Gerät eignet sich auch für den klinischen Alltag. Hier sind klare Unterscheidungen dringend erforderlich. Es besteht gar kein Zweifel, daß wir uns den technischen Fortschritt zunutze machen müssen, um zuverlässiger und zeitsparender zu überwachen. Wir müssen aber gleichzeitig kritisch prüfen, ob jede Neuentwicklung wirklich immer notwendig und sinnvoll ist, ob sie vielleicht nicht gelegentlich zur Gefahr und zum Nachteil für den Patienten wird. Zumindest verliert das apparative Monitoring dann seinen Sinn, wenn das Personal sich mehr mit dem Ingangbringen, dem Instandhalten oder mit der Fehlersuche bei einem Überwachungsgerät befassen muß als mit dem Patienten. Zuverlässigkeit, Sicherheit und Überschaubarkeit der Monitoren müssen gewährleistet sein. Die Technik soll dem Patienten ein größeres Maß an Sicherheit und dem Personal Entlastung für andere Aufgaben bringen. Nach wie vor ist die Feststellung gültig, daß das apparative Monitoring weder Personal einsparen noch die direkte Beobachtung ersetzen kann (Kucher u. Steinbereithner 1972). Monitoring bedeutet nicht Ersatz, sondern Erweiterung der menschlichen Beobachtung. Geschulte und aufmerksame Augen und Ohren von erfahrenem Personal stellen somit die einfachste und wertvollste Basis für jedes Monitoring dar. Darauf müssen sich kontinuierliche Überwachungsverfahren mit Warnfunktion aufbauen. Für die Zukunft ist als Ziel zu setzen, daß in der klinischen Routine einsetzbare Überwachungskonzepte entwickelt werden, die bereits Störungen im subklinischen Bereich, d. h. sich anbahnende Störungen erfassen und somit auch eine frühzeitigere therapeutische Intervention möglich machen. Darüber hinaus sollte nicht vergessen werden, daß mit einem erweiterten Monitoring nicht nur ein Ausbau von Warnsystemen erfolgt, sondern daß neben der vermehrten Sicherheit v. a. auch tieferes Wissen und Verstehen für die Beatmung geschaffen werden, was schließlich dazu beiträgt, die gesamte Beatmungstherapie zu verbessern.

Literatur

Al-Diaidy W, Skeates SJ, Hill DW, Tinker J (1977) The use of transcutaneous oxygen electrodes in intensive therapy. Intensive Care Med 3:35

Armstrong RF, Walker JS, Andrew DS, Cobbe SM, Cohen SL, Lincoln JCR (1978) Continuous monitoring of mixed venous oxygen tension (PvO_2) in cardiorespiratory disorders. Lancet I:632

Ayres SM (1976) Use of mass spectrometry for evaluation of respiratory function in the critically ill patient. Crit Care Med 4:219
Baum M (1977) Die Überwachung des Respirators. 8. Internat. Fortbildungskurs für klinische Anaesthesiologie, Wien. Egermann, Wien
Bendixen HH, Egbert LD, Hedley-Whyte J, Laver MB, Pontoppidan H (1965) Respiratory care. Mosby, St. Louis
Bone RC (1981) Monitoring respiratory function in the patient with adult respiratory distress syndrome. Semin Respir Med 2:140
Büttner W (1979) Practical experiences with routine application of the intravascular PO_2 probe. Biotelemetry 6:44
Cole JS, Martin WE, Cheung PW, Johnson CC (1972) Clinical studies with a solide state fiberoptic oximeter. Am J Cardiol 29:383
Comroe JH, Forster RE, Dubois AB, Briscoe WA, Carlsen E (1972) Die Lunge. Schattauer, Stuttgart New York
Davies NJH, Denison DM (1982) Respiratory mass spectrometry. In: Spence AA (ed) Respiratory monitoring in intensive care. Livingstone, Edinburgh London Melbourne New York
Eberhard P, Mindt W, Schäfer R (1981) Cutaneous blood gas monitoring in the adult. Crit Care Med 9:702
Enson Y, Briscoe WA, Polanyi MC, Cournand A (1962) In vivo studies with an intravascular and intracardiac reflexion oximeter. J Appl Physiol 17:552
Foëx P, Hahn CWW (1982) In vivo PO_2 and PCO_2 measurement. In: Spence AA (ed) Respiratory monitoring in intensive care. Livingstone, Edinburgh London Melbourne New York
Frankenberger H, Hölscher U (1985) Technische Möglichkeiten zur Messung von Atem- und Narkosegasen. In: Rügheimer E, Pasch T (Hrsg) Notwendiges und nützliches Messen in Anästhesie und Intensivmedizin. Springer, Berlin Heidelberg New York Tokyo
Frommer PL, Ross J Jr, Mason DT, Gault JH, Braunwald E (1965) Clinical applications of an improved rapidly responding fiberoptic catheter oximeter. Am J Physiol 15:672
Gardner RM, Hankinson JL, West BJ (1980) Evaluating commercially available spirometers. Am Rev Respir Dis 121:73
Gilston A (1976) Facial signs of respiratory distress after cardiac surgery. Anaesthesia 31:385
Gothard JWW, Bust CM, Branthwaite MA, Davies NJH, Denison DM (1980) Applications of respiratory mass spectrometry to intensive care. Anaesthesia 35:890
Gregory GA (1982) Transcutaneous oxygen measurement. In: Spence AA (ed) Respiratory monitoring in intensive care. Livingstone, Edinburgh London Melbourne New York
Hainsworth R (1981) Mixed venous oxygen content and its meaning (Editorial). Intensive Care Med 7:153
Hanning CD, Spence AA (1982) Measurement of lung volumes and respiratory frequency. In: Spence AA (ed) Respiratory monitoring in intensive care. Livingstone, Edinburgh London Melbourne New York
Hessel EA (1976) Monitoring the patient in acute respiratory failure. Respir Ther 6:27
Hutchison DCS, Rocca G, Honeybourne D (1981) Estimation of arterial oxygen tension in adult subjects using a transcutaneous electrode. Thorax 36:473
Kalenda Z (1980) Equipment for capnography. Br J Clin Equip 5:180
Kaznitz P, Druger GL, Yorra F, Simmons DH (1976) Mixed venous oxygen tension and hyperlactemia. Survival in severe cardiopulmonary disease. JAMA 236:570
Kirk BW (1978) Respiratory monitoring. In: Weil MH, DaLuz PL (eds) Critical care medicine manual. Springer, Berlin Heidelberg New York
Klose R (1975) Veränderungen der Atemmechanik und Blutgase bei maschineller Langzeitbeatmung. Habilitationsschrift, Universität Mannheim-Heidelberg
Klose R, Lutz H (1980) Postoperative Überwachung und Therapie. In: Zenker R, Deucher F, Schink W (Hrsg) Chirurgie der Gegenwart, Bd I. Urban & Schwarzenberg, München Wien Baltimore
Klose R, Osswald PM (1981) Effects of PEEP on pulmonary mechanics and oxygen transport in the late stages of acute pulmonary failure. Intensive Care Med 7:165
Kraus XH, Verdouw PD, Hugenholtz PG, Nanta J (1975) On line monitoring of mixed venous oxygen saturation after cardiacthoracic surgery. Thorax 30:636

Kucher R, Steinbereithner K (1972) Intensivstation, -pflege, -therapie. Thieme, Stuttgart
Kuwabara S, Duncalf D (1969) Effect of anatomic shunt on physiologic deadspace to tidal volume ratio – a new equation. Anesthesiology 31:575
Ledingham IMcA, MacDonald AM, Douglas JHS (1981) Monitoring of ventilation. In: Shoemaker WC, Thompson WL (eds) Critical care – state of the art, vol 2. Society of Crit Care Med, Fullerton (CA)
Markello R, Winter PM, Olszowka A (1972) Assessment of ventilation-perfusion inequalities by arterial-alveolar nitrogen differences in intensive-care patients. Anesthesiology 37:4
Marshall R (1957) The physical properties of the lungs in relation to the subdivisions of lung volume. Clin Sci 16:507
McAslan TC, Matjasko-Chiu J, Turney SZ, Cowley RA (1973) Influence of inhalation of 100% O_2 on intrapulmonary shunt in severely traumatized patients. J Trauma 13:811
Mortimer AJ, Sykes MK (1983) Monitoring of ventilation. In: Ledingham IMcA, Hanning CD (eds) Recent advances in crit care med – II. Livingstone, Edinburgh London Melbourne New York
Moyle JTB (1984) Non-invasive monitoring in anaesthesia. In: Kaufman L (ed) Anaesthesia review 2. Livingstone, Edinburgh London Melbourne New York
Necek S, Bergmann H (1977) Die Überwachung des Patienten. 8. Internat. Fortbildungskurs für klinische Anästhesiologie, Wien. Egermann, Wien
Nunn JF (1978) Measurement of pulmonary shunt. Acta Anaesthesiol Scand [Suppl] 70:144
Osborn JJ, Wilson R (1982) Monitoring the mechanical properties of the lung. In: Spence AA (ed) Respiratory monitoring in intensive care. Livingstone, Edinburgh London Melbourne New York
Pontoppidan H, Laver MB, Geffin B (1970) Acute respiratory failure in the surgical patient. Adv Surg 4:163
Pontoppidan H, Wilson RS, Rie MA, Schneider RC (1977) Respiratory intensive care. Anesthesiology 47:96
Riley RL, Cournand A (1949) Ideal alveolar air and the analysis of ventilation-perfusion relationship in the lung. J Appl Physiol 1:825
Russell WJ (1983) Techniques for assessing respiratory function. In: Tinker J, Rapin M (eds) Care of the critical ill patient. Springer, Berlin Heidelberg New York Tokyo
Severinghaus JW (1982) Transcutaneous monitoring of arterial PCO_2. In: Spence AA (ed) Respiratory monitoring in intensive care. Livingstone, Edinburgh London Melbourne New York
Shoemaker WC, Vidyasagar D (1981) Physiological and clinical significance of $P_{tc}O_2$ and $P_{tc}CO_2$ measurements. Crit Care Med 9:689
Snyder JV, Grenvik A (1983) Capnography. In: Spence AA (ed) Respiratory monitoring in intensive care. Livingstone, Edinburgh London Melbourne New York
Suter PM, Fairley HB, Isenberg MD (1975a) Optimum endexpiratory airway pressure in patients with acute pulmonary failure. N Engl J Med 292:284
Suter PM, Fairley HB, Schlobohm RM (1975b) Shunt, lung volume and perfusion during short periods of ventilation with oxygen. Anesthesiology 43:617
Sykes MK, McNicol MW, Campbell EJM (1976) Respiratory failure. Blackwell, Oxford London Edinburgh Melbourne
Steinbereithner K, Baum M (1979) Das Monitoring des beatmeten Patienten – eine kritische Analyse. Klin Anästhesiol Intensivther 20:195
Tremolieres F, Pocidalo JJ (1982) Fiberoptic systems. In: Spence AA (ed) Respiratory monitoring in intensive care. Livingstone, Edinburgh London Melbourne New York
Vinocur B, Artz JS, Sampliner JE (1979) Beurteilung und Überwachung der Lungenfunktion. In: Berk JL, Sampliner JE, Artz JS, Vinocur B (Hrsg) Handbuch der Intensivmedizin. Karger, Basel München
Wilson RS, Pontoppidan H (1974) Acute respiratory failure. Diagnostic and therapeutic criteria. Crit Care Med 2:293

Spezielle Bestimmungsmethoden der pulmonalen Funktion am beatmeten Patienten

M. Baum, H. Benzer, W. Koller, M. Semsroth

Unter den nicht routinemäßig eingesetzten Bestimmungsmethoden der pulmonalen Funktion finden sich im wesentlichen 2 Gruppen, nämlich solche mit hohem meßtechnischem Aufwand und kompliziertem "handling" und Verfahren, die mit relativ geringem apparativen Einsatz durchzuführen sind. Bei diesen „einfachen" Meßmethoden ergeben sich aber zumeist Schwierigkeiten in der Interpretation der Ergebnisse, nicht zuletzt durch den Umstand, daß sie unter den unphysiologischen Bedingungen einer Beatmung erhoben wurden. Diese Interpretationsprobleme sollen anhand zweier Überwachungsverfahren, mit denen wir langjährige Erfahrungen haben, demonstriert werden.

Metabolisches Monitoring

Darunter versteht man die Messung von O_2-Aufnahme ($\dot{V}O_2$), CO_2-Elimination ($\dot{V}CO_2$) und respiratorischem Quotienten (RQ). Obwohl es sich dabei primär um respiratorische Größen handelt, werden sie allgemein den metabolischen Begriffen O_2-Verbrauch, CO_2-Produktion und Art des Stoffwechsels (RQ) gleichgesetzt (Abb. 1). Dies gilt jedoch nur im Steady state, ein Zustand, der für den beatmeten Intensivpatienten häufig nicht zutrifft. Die indirekte Kalorimetrie ist nur in der Lage, die über die Lunge transferierten Gasmengen zu erfassen. Der Zellstoffwechsel kann kurzfristig davon stark abweichen, da zwischen den beiden Systemen z. T. sehr große Speicher-(Puffer)Systeme liegen, deren Kapazität ein Vielfaches des Gasstoffwechsels pro Minute beträgt. Dies gilt besonders für CO_2, das in einer Gesamtmenge von 120 l im Körper vorhanden ist, wovon allein 0,5 l CO_2 auf einen Liter Körperflüssigkeit entfallen. Deshalb schlagen sich Veränderungen des Zellstoffwechsels für CO_2 erst relativ spät in der CO_2-Ausscheidung über die Lunge nieder (Halbwertszeit ca. 15 min) (Nunn 1977). Andererseits führen sprungartige Änderungen der Ventilation zu einer raschen Variation der CO_2-Ausscheidung, ohne daß die metabolische Seite unmittelbar davon betroffen wird.

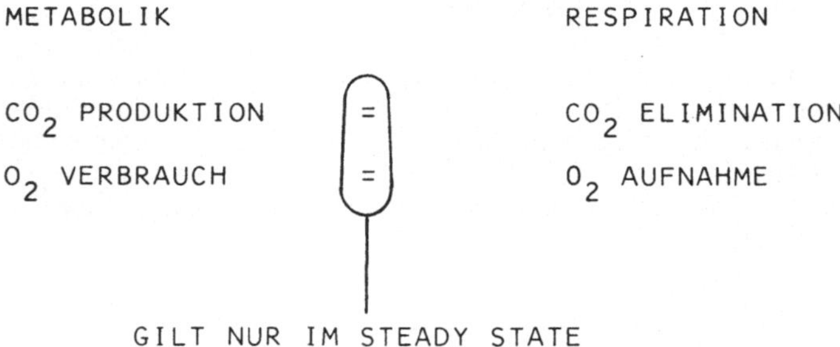

Abb. 1. Bedeutung der Meßgrößen für Metabolik und Respiration

Für Sauerstoff sind die Speichermöglichkeiten vergleichsweise gering und im wesentlichen auf die Sauerstofffraktion der FRC und des Blutes beschränkt. Hier ergeben sich relativ kurze Halbwertszeiten. Während Übergangszuständen zu einem neuen Steady state (Änderung der F_IO_2, der Ventilation, Fieberzacken) spiegeln die mit der indirekten Kalorimetrie ermittelten Werte in keiner Weise die metabolische Situation wider, was insbesonders für den RQ ($\dot{V}CO_2/\dot{V}O_2$) gilt, der unter solchen Bedingungen keine Bedeutung hat. Die beim Probanden für einen Steady state üblichen Einstellzeiten von ca. 30 min können beim beatmeten Intensivpatienten aufgrund von Verteilungsstörungen und Störungen der Mikrozirkulation wesentlich verlängert sein. Dies schränkt den Einsatz dieser Form des Monitorings für Aussagen über die Metabolik deutlich ein und wird nur in Händen eines (selbst-)kritischen Untersuchers zu validen Ergebnissen führen. Dagegen sind diese Parameter für die Beurteilung der Gastransferleistung der Lunge eine wesentliche Bereicherung. Im Gegensatz zu dem partialdruckbezogenen Denken bei der Beurteilung eines Blutgasbefundes vermittelt die zusätzliche Kenntnis von $\dot{V}O_2$ und $\dot{V}CO_2$ Einblicke in den Wirkungsgrad des Gasaustausches. Erst damit läßt sich differenzieren, ob die Ursache eines Abfalls des arteriellen pO_2 in einer Verschlechterung des Lungenzustandes oder in einem erhöhten Sauerstoffbedarf zu suchen ist. Unter Umständen kann die Höhe der CO_2-Elimination ein entscheidender Leitparameter für die Einleitung der Entwöhnung vom Respirator werden.

Die Bestimmung dieser Größen kann nach verschiedenen Verfahren erfolgen. Eine Übersicht diverser kommerzieller Geräte findet sich bei Adolph u. Eckart (1982). Hier soll nur auf die einfachste Methode, die Bestimmung der inspiratorischen und gemischt exspiratorischen Gasmengen eingegangen werden (Abb. 2).

Sofern ein genügend genauer Gasanalysator für O_2 und CO_2 vorhanden ist, läßt sich eine solche Meßanlage unschwer zusammenstellen. Im wesentlichen beschränkt sich der apparative Aufwand auf eine dem Ausatemventil nachgeschaltete Mischkammer und ein Volumeter. Bei dem von uns aufgebauten System ist

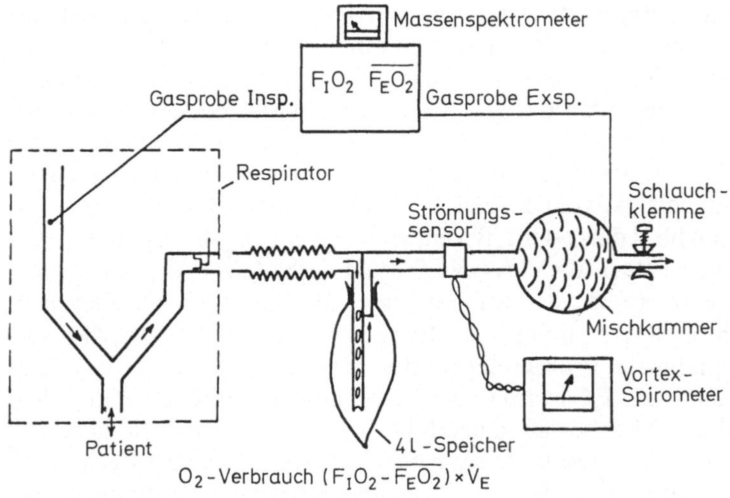

Abb. 2. Meßanordnung zur Bestimmung von $\dot{V}O_2$, $\dot{V}CO_2$ und RQ

rechnerische Verfahren der O_2 Aufnahme Bestimmung ($\dot{V}O_2 = \dot{V}_I \cdot F_IO_2 - \dot{V}_E \cdot F_EO_2$)

1. $\dot{V}_I = \dot{V}_E \quad \dot{V}O_2 = \dot{V}_E \cdot (F_IO_2 - F_EO_2)$, valid, wenn RQ ~ 1 bzw. $F_IO_2 < 0{,}3$

2. $\dot{V}_I = \dot{V}_E + \dot{V}O_2 - \dot{V}CO_2, \quad \dot{V}O_2 = (\dot{V}_E + \dot{V}O_2 - \dot{V}CO_2) \cdot F_IO_2 - \dot{V}_E \cdot F_EO_2$, valid, wenn $\dot{V}CO_2$ konstant und genau meßbar

$$\dot{V}O_2 = \frac{\dot{V}_E \cdot (F_IO_2 - F_EO_2) - \dot{V}CO_2 \cdot F_IO_2}{1 - F_IO_2}$$

3. $\dot{V}_I = \dot{V}_E \cdot \frac{F_EN_2}{F_IN_2}$, valid, wenn FRC konstant und $\dot{V}O_2$ konstant

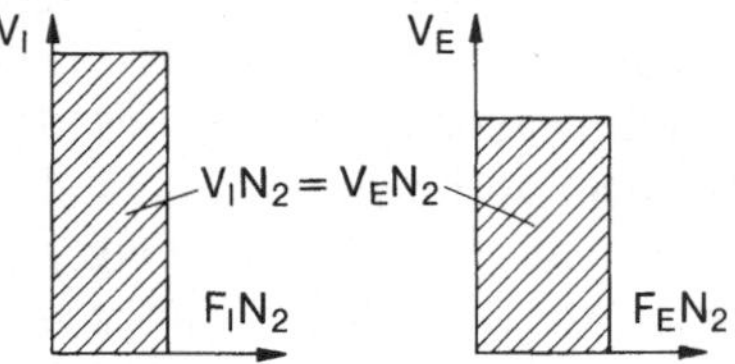

Abb. 3. Berechnungsverfahren für $\dot{V}O_2$. *1* Ohne Korrektur, *2* mit $\dot{V}CO_2$-Korrektur, *3* mit Stickstoffquotientenkorrektur

die Mischkammer zweistufig und besteht aus einem 4-l-Anästhesiebeutel und einer Wirbelkammer. Zwischen die beiden Komponenten ist ein Vortex-Zähler (Bourns LS 75) geschaltet, der durch Modifikation des Wirbelkörpers auf eine Genauigkeit von $\pm 0{,}5\%$ im Bereich von 8–20 l/min abgeglichen wurde. Der Vorteil dieses Volumeters ist die Unabhängigkeit seiner Anzeige von der Gaszusammensetzung (Baum et al. 1977). Die Gaskonzentrationen werden am Inspirationsschenkel vor dem Anfeuchter bzw. am Ausgang der exspiratorischen Wirbelkammer trocken bestimmt.

Man erhält die CO_2-Elimination durch Multiplikation des exspiratorischen Minutenvolumens ($\dot{V}_E$) mit einer gemischten exspiratorischen CO_2-Konzentration F_ECO_2. Fehlerquellen bei diesem Verfahren bestehen in Lecks im Patientensystem, inkompletter Gasmischung in der Mischkammer und Lachgaskreuzinterferenzen in der CO_2-Messung im unmittelbaren Anschluß an eine N_2O-O_2-Narkose. Die Auswertung der primären Meßdaten zur O_2-Aufnahme kann nach unterschiedlichen Berechnungsverfahren erfolgen (Abb. 3). Grundsätzlich muß die Differenz zwischen inspiratorischer und exspiratorischer Sauerstoffmenge berechnet werden. Unter der Annahme $\dot{V}_I = \dot{V}_E$ muß lediglich die Sauerstoffkonzentrationsdifferenz mit dem exspiratorischen Volumen multipliziert werden. Diese Vereinfachung ist in der Atemphysiologie unter Raumluftbedingungen durchaus üblich, führt aber bei höherem F_IO_2 zu großen Berechnungsfehlern. Das Ausmaß des Fehlers in Abhängigkeit vom aktuellen RQ ist für verschiedene Sauerstoffkonzentrationen in Abb. 4 dargestellt. Bei einem RQ von 1 begeht man mit dieser Simplifikation keinen Fehler, da $\dot{V}O_2 = \dot{V}CO_2$ und deshalb $\dot{V}_I = \dot{V}_E$. Bei RQ > 1 liegt der berechnete Wert über dem wahren Wert, umgekehrt unterschätzt man den O_2-Verbrauch bei RQ < 1 (die parametrischen Kurven in Abb. 4 stellen die berechnete O_2-Aufnahme in Prozent der wahren Menge, die als 100% festgelegt wurde, dar). Mit steigender F_IO_2 wird dieser Fehler immer größer. Deshalb sollte man den Einsatz dieser Methode auf einen F_IO_2 bis zu 0,5–0,6 beschränken.

Diesem Fehler trägt das zweite Auswertungsverfahren in Abb. 3 Rechnung. Dabei wird davon ausgegangen, daß die CO_2-Elimination exakt bestimmbar ist. So wird es möglich, vom gemessenen $\dot{V}_E$ auf $\dot{V}_I$ zurückzuschließen. Obwohl es sich

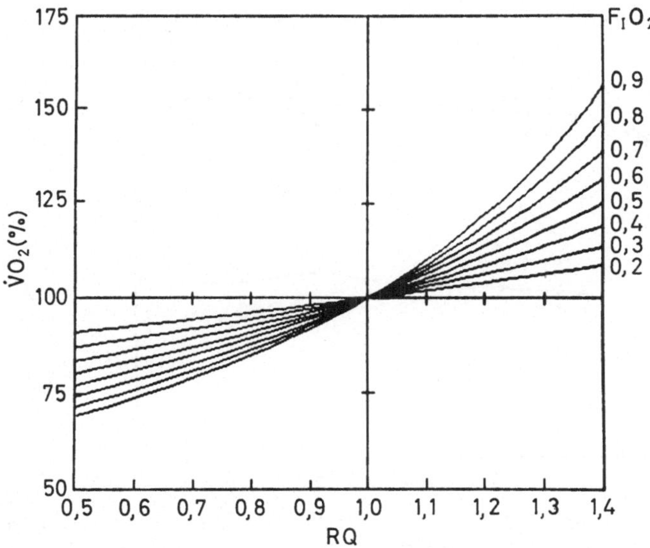

Abb. 4. Berechnungsfehler für $\dot{V}O_2$: Bei einem wahren Wert von 100% geben die einzelnen Kurven die Abweichungen des Berechnungsverfahrens 1 aus Abb. 3 in Abhängigkeit von F_IO_2 und RQ wieder

dabei um ein einwandfreies Lösungsverfahren handelt, ist es numerisch instabil und durch Non-steady-state-Bedingungen stark beeinflußt. Das dritte hier beschriebene Verfahren bedient sich des sog. Stickstoffquotienten zur Messung der Differenz von $\dot{V}_I$ und $\dot{V}_E$. Es wird davon ausgegangen, daß die inspiratorische Stickstoffmenge V_IN_2 gleich der exspiratorischen Stickstoffmenge V_EN_2 ist, da kein Stickstoffverbrauch stattfindet. Sind $\dot{V}_I$ und $\dot{V}_E$ unterschiedlich, so muß die gleiche Menge von N_2-Molekülen inspiratorisch und exspiratorisch eine unterschiedliche Konzentration ergeben (Otis 1965). Diese Konzentrationsunterschiede sind im Normalfall (RQ 0,8–1,2) relativ gering (0,2–0,5%), so daß man selbst mit einem Massenspektrometer an die Genauigkeitsgrenzen herankommt. Zudem ist auch hier ein Steady state vorausgesetzt, und es dürfen keine Schwankungen der FRC auftreten, da sonst Stickstoff transient in der FRC verschwindet bzw. freigesetzt wird.

Die Auswirkungen der unterschiedlichen Berechnungsverfahren auf die Meßergebnisse im klinischen Bereich sollen am Beispiel zweier Patienten dargestellt werden. Bei einem herzchirurgischen Patienten wurde der postoperative Verlauf unter einer kontrollierten Beatmung durch Messungen in Abständen von 20 min dokumentiert (Abb. 5). Neben $\dot{V}CO_2$ und RQ wurden die O_2-Aufnahmewerte aller 3 Berechnungsverfahren parallel eingetragen. Es stellt sich ein nahezu dekkungsgleicher Verlauf ein, was bei den günstigen Randbedingungen ($F_IO_2 = 0{,}32$, RQ ~ 1, Abwarten eines Steady states) nicht weiter verwundert. Obwohl diese günstigen Meßbedingungen auch für den in Abb. 6 dargestellten polytraumatisierten Beatmungspatienten gelten, weisen die ersten beiden, im Abstand von 20 min erhobenen Meßpunkte ein deutliches Abweichen der 3 $\dot{V}O_2$-Berechnungsverfahren auf. Es muß angenommen werden, daß diese Bestimmung unter klinisch nicht erkannten Non-steady-state-Bedingungen erfolgte, wofür auch eine N_2-Differenz zwischen Inspiration und Exspiration von 1,7% spricht. Der sich

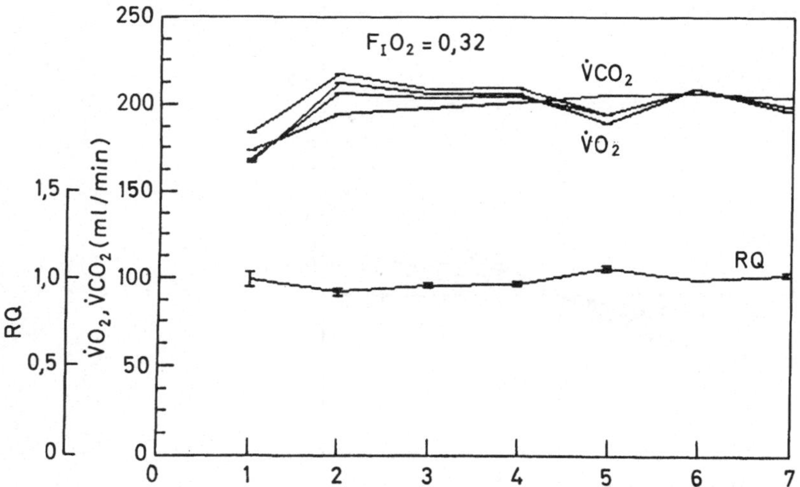

Abb. 5. Verlauf von $\dot{V}O_2$, $\dot{V}CO_2$ und RQ bei einem kontrolliert beatmeten postoperativen Herzpatienten in Abständen von 20 min. Gute Übereinstimmung des nach den 3 Berechnungsverfahren bestimmten $\dot{V}O_2$

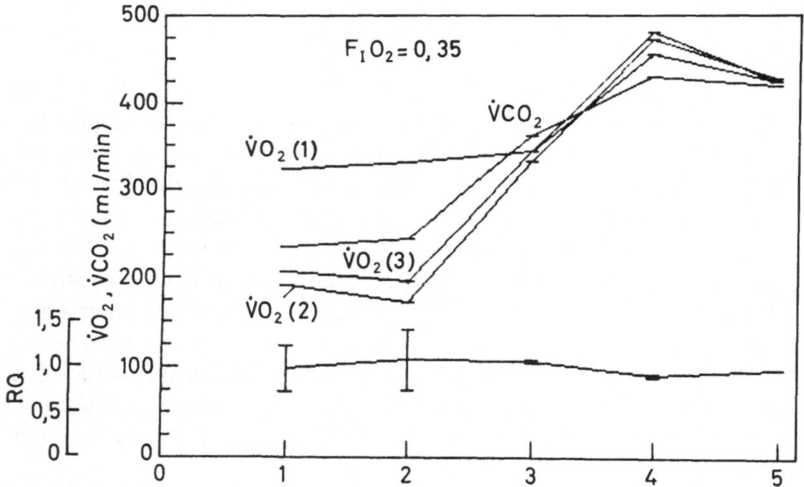

Abb. 6. Verlauf von $\dot{V}O_2$ $\dot{V}CO_2$ und RQ bei einem kontrolliert beatmeten polytraumatisierten Patienten. Am ersten Tag (Meßpunkte *1* und *2*) starke Abweichungen der 3 Berechnungsverfahren und dementsprechend hohe Streuung des errechneten RQ. An den folgenden Tagen (Meßpunkte *3, 4, 5;* 24-h-Intervall) wieder gute Übereinstimmung

errechnende RQ weist eine Variationsbreite von 0,7–1,3 auf, je nachdem, welches Berechnungsverfahren für $\dot{V}O_2$ herangezogen wird. Die weiteren Werte wurden in Tagesabständen erhoben und zeigten eine ausgezeichnete Übereinstimmung. Dabei betrug die Stickstoffdifferenz nur 0,2%.

Diese Verlaufskurve zeigt klar die Problematik des metabolischen Monitorings. Trotz unveränderter Beatmungsbedingungen und scheinbar stabilen Zustands des Patienten sind in Abhängigkeit vom Berechnungsverfahren stark unterschiedliche punktuelle Meßergebnisse möglich. Diese Beobachtungen sprechen gegen den Einsatz mancher kommerzieller Bestimmungsgeräte, die letztlich nur das verrechnete Ergebnis, dessen Plausibilität aber nicht nachgeprüft werden kann, digital darstellen, da weder primäre Meßdaten noch die Anwendbarkeit des Berechnungsalgorithmus für den Benutzer einsichtig sind.

Statisches Volumen-Druck-Diagramm

Die statische Druck-Volumen-Beziehung gibt Aufschluß über das mechanische Verhalten der Lunge. Dieses Diagramm bildet die Arbeitskennlinie der Lunge, an der entlang sich die Atemschleifen in Abhängigkeit von der FRC verschieben. Die Steilheit der Volumen-Druck-Kurve entspricht der statischen Compliance, so daß aus diesem Diagramm die aus Sicht der Atemmechanik optimalen Beatmungsparameter (PEEP, V_T) abgeleitet werden können.

Die Meßverfahren zur Aufnahme eines solchen Diagramms sind relativ einfach, wenngleich derzeit auf kein kommerziell erhältliches Gerät zurückgegriffen werden kann. Im wesentlichen benötigt man eine gasdichte Spritze, die für Messungen am erwachsenen Patienten ein Volumen von mindestens 2 l aufweisen sollte. Die Spritze kann manuell betätigt werden, wobei Volumenportionen von etwa 200 ml stoßweise appliziert werden. Nach jedem Volumenschritt wird ein Druckausgleich abgewartet, um sicherzustellen, daß die Messung von den Strömungswiderständen der Atemwege unbeeinflußt, also statisch erfolgt. Für diese Pause reichen i. allg. 3 s. Die schrittweise Füllung der Lunge erfolgt entweder bis zum Erreichen einer festgelegten Druckschwelle (z. B. 40 mbar) oder ist bei Lungen mit guter Compliance durch das Spritzenvolumen von 2 l begrenzt. Danach erfolgt die schrittweise Entleerung der Lunge in reziproker Weise. Die Messung des Atemwegsdrucks erfolgt am Tubus, für die Volumenmessung genügt es, den Kolbenweg der Spritze in ein elektrisches Signal umzuwandeln. Beide Signale werden einem XY-Schreiber zugeführt.

Für die Dauer der Messung muß der Patient relaxiert werden, und der Cuffdruck muß eine absolute Dichtigkeit des Tubus garantieren. Da während der Meßdauer (30–60 s) praktisch nur eine Diffusionsatmung besteht, muß mit CO_2-Anstiegen von 2–5 mmHg gerechnet werden. Beim hypoxiegefährdeten Patienten empfiehlt sich ein Vorfüllen der Spritze mit 100% O_2. Diese Maßnahme verbessert in aller Regel die Oxygenationssituation während der Messung gegenüber der vorangegangenen Beatmungsperiode. Unter diesen Bedingungen ist auch bei schwer geschädigter Lungenfunktion keine negative Rückwirkung des Meßvorgangs auf den Patienten zu befürchten. Einziger Ausschlußgrund ist das Vorliegen von pulmonalen Luftverlusten (bronchopleuralen Fisteln), die das Meßergebnis stark verfälschen.

Neben der Gesamtcompliance beinhaltet der Kurvenverlauf der V/p-Schleife zusätzliche Aussagen. So kann der Öffnungsdruck der Lunge und die von der Schleife eingeschlossene Fläche (Hysterese) als Aussage über Veränderungen im Lungenzustand herangezogen werden. Im Tierexperiment konnte der Verlauf des exspiratorischen Schenkels des V/p-Diagramms als Maß für die Surfactantfunktion herangezogen werden. Eine inadäquate Beatmung mit einem endexspiratorischen transpulmonalen Druck von 0 mmHg führt am Kaninchen schon nach kurzer Zeit zu charakteristischen Veränderungen, die auf einen Surfactantschaden

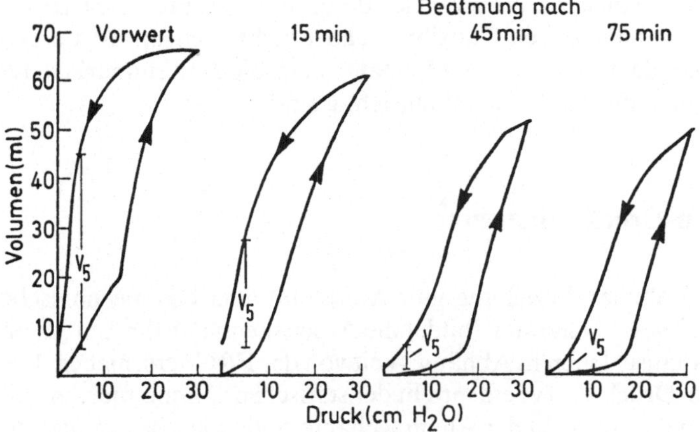

Abb. 7. Veränderung des Volumen-Druck-Diagramms durch die Beatmung mit einem endexspiratorischen Druck von 0 cm H_2O bei offenem Thorax und totem Versuchstier. (Nach Benzer 1969)

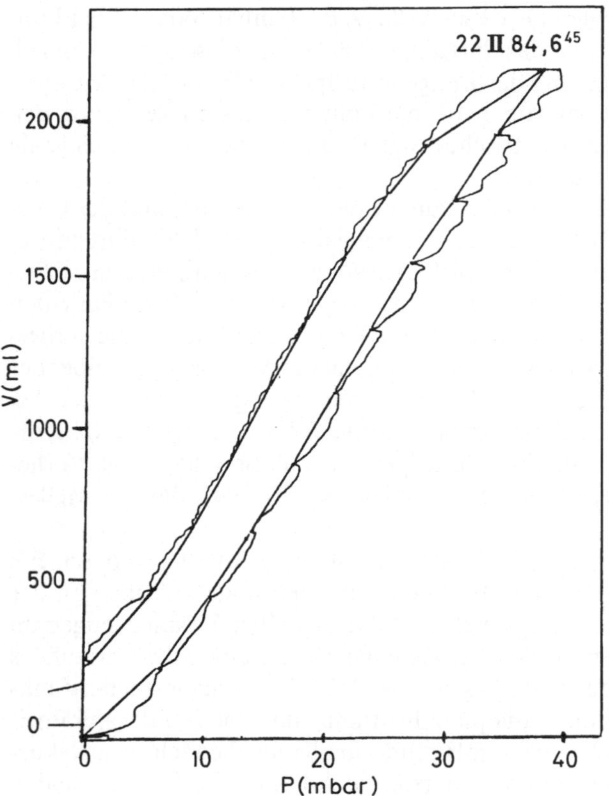

Abb. 8. Druck-Volumen-Diagramm eines Patienten mit normaler Lungenmechanik. Die statistischen Punkte sind verbunden, die Steigungen der Verbindungslinien entsprechen der Compliance für das jeweilige Volumeninkrement

hinweisen (Abb. 7) (Benzer 1969). Das nach der Füllung der Lunge bis zu einem Druck von 30 mbar am exspiratorischen Schenkel bei einem Druck von 5 mbar gehaltene Volumen V_5 nimmt in dieser Sequenz ständig ab, was darauf schließen läßt, daß die stabilisierende Wirkung des Surfactant auf die Alveolargeometrie nach und nach verloren geht. Dadurch kommt es auch mit einem transpulmonalen Druck von 5 mbar zu einem exspiratorischen Kollaps ausgedehnter Alveolarbezirke. Parallel dazu steigt der Druck, der am Beginn des V/p-Diagramms benötigt wird, um diese kollabierten Areale wieder zu eröffnen, von Messung zu Messung an.

So gut diese am Kleintier beobachteten charakteristischen Kurvenveränderungen auf die Lunge des Neugeborenen übertragbar sind, so problematisch wird dieser Schritt beim Erwachsenen, dessen V/p-Diagramm diese typischen Merkmale nicht aufweist. Am lungengesunden Patienten erhält man eine praktisch lineare Volumen-Druck-Beziehung und die Hysterese ist vergleichsweise gering (Abb. 8). In Abb. 8 wurden die inneren (statischen) Punkte verbunden. Die Steilheit der Verbindungslinie repräsentiert die Compliance für das entsprechende Voluminkrement (inkrementelle Compliance). Bei einem Patienten mit klinisch manifester Lungenfunktionsstörung unterscheidet sich das V/p-Diagramm auf den ersten Blick nur geringfügig (Abb. 9). Als einziges auffälliges Merkmal ist an der Verbreiterung der außerhalb der Verbindungslinien liegenden Flächen eine Erhöhung des dynamischen Anteils zu beobachten. Dies betrifft jedoch die Strömungs- und nicht die Dehnungseigenschaften der Lunge. Der Unterschied im elastischen Verhalten dieser beiden Lungen wird erst deutlich, wenn die erste Ablei-

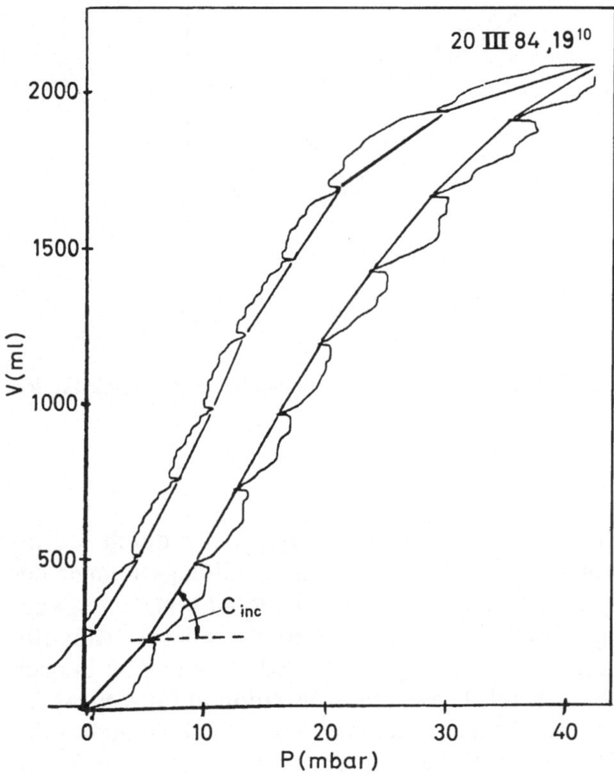

Abb. 9. Druck-Volumen-Diagramm eines Patienten mit gestörter Lungenmechanik. Die inkrementelle Compliance (C_{inc}) entspricht dem Abszissenwinkel beim entsprechenden Lungenvolumen

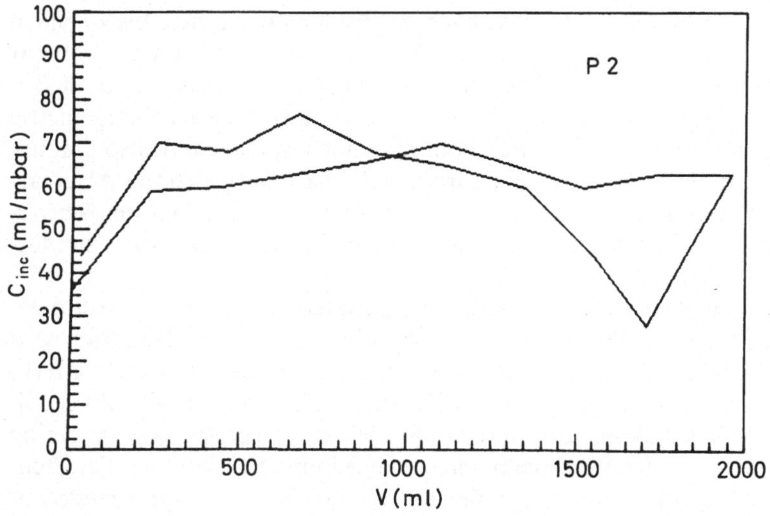

Abb. 10. Verlauf der inkrementellen Compliance bei unterschiedlichen Füllungszuständen der Lunge aus Abb. 8

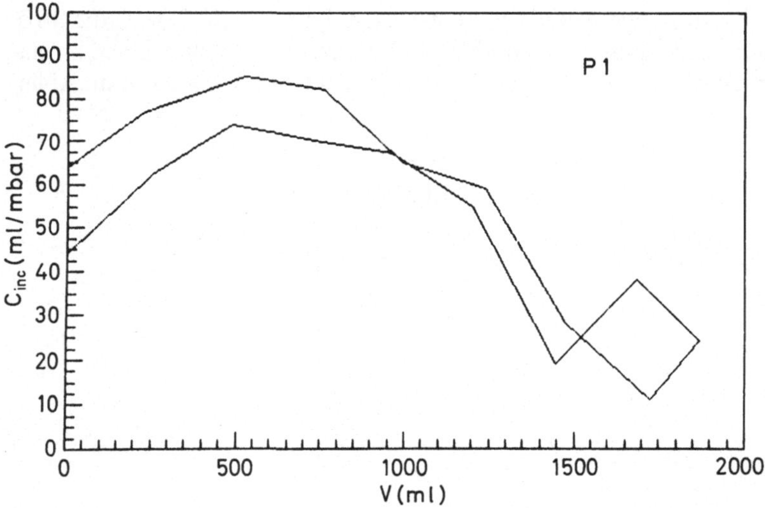

Abb. 11. Verlauf der inkrementellen Compliance bei unterschiedlichen Füllungszuständen der Lunge aus Abb. 9

tung des Druck-Volumen-Diagrammes gebildet wird. Dies erfolgt durch Auftragen der inkrementellen Compliance über dem zugehörigen Füllungsvolumen der Lunge. Dabei ergibt sich für die gesunde Lunge ein annähernd konstanter, vom Füllungszustand unabhängiger Wert der inkrementellen Compliance (Abb. 10). Lediglich der erste Volumenschritt (Eröffnungsdruck) und die Werte im Bereich der Volumenumkehr sind abweichend. Diese Transformation auf das V/p-Diagramm von Abb. 9 angewendet führt zu einer starken Volumenabhängigkeit der inkrementellen Compliance (Abb. 11). Dabei liegt das zwischen 500 und 700 ml erreichte Compliancemaximum deutlich über den Werten für die gesunde Lunge. Erst bei hohen Füllungszuständen dieser Lunge nimmt die Compliance dramatisch ab, was zu der Annahme berechtigt, daß dann kaum mehr befüllbare Lungenareale bereits überblähten Alveolarbezirken gegenüberstehen. Dieser typische Complianceverlauf ist also ein Hinweis auf starke Inhomogenitäten der elastischen Eigenschaften der Lunge. Erst im weiteren Krankheitsverlauf, wenn der endgültige Verlust gut belüftbarer Areale eintritt, kommt es zur deutlichen Verschlechterung der Gesamtcompliance.

Auf diese Weise verarbeitet kann die statische Volumen-Druck-Beziehung als ein früher Indikator für Veränderungen der Lungenmechanik dienen. Die tägliche Verlaufskontrolle beim Problembeatmungspatienten hat sich dabei zur Überprüfung der Effizienz spezifischer therapeutischer Maßnahmen (Respiratoreinstellung, Hämofiltration) in unseren Händen sehr bewährt.

Literatur

Adolph M, Eckart J (1982) Messung des Energiebedarfes durch indirekte Kalorimetrie. Klin Ernähr 7:1

Baum M, Richter JA, Schmid D, Mendler N (1977) Die Überwachung der pulmonalen Funktion beatmeter Patienten. Herz 2:473

Benzer H (1969) Respiratorbeatmung und Oberflächenspannung in der Lunge. Anaesthesiologie und Wiederbelebung, Bd. 38. Springer, Berlin Heidelberg New York

Nunn JF (1977) Applied respiratory physiology 2nd edn. Butterworth, London Boston

Otis AB (1965) Quantitative relationsships in steady state gas exchange. In: Fenn WO, Rahn H (eds) Respiration. (Handbook of physiology, sect 3, vol 1, p 681)

Messung des Lungenwassers

S. Necek

"One of the chief obstacles to the study of pulmonary edema is the difficulty of measuring it, particularly before death ..."

Erst 15 Jahre nach dieser Aussage von Greene [5] ist die Messung des Lungenwassers in der Klinik möglich geworden. Neue Methoden erleiden nämlich bekanntlich ein typisches Schicksal: Erstbeschreibung, Phase der Begeisterung, Modifikationen, Kritik, Ablehnung und schließlich Revitalisierung und klinische Einordnung.

Die Lungenwassermessung befindet sich derzeit in einer kritischen Phase: Die Methode ist technisch reif, aber invasiv und kostspielig, und ihr potentieller Wert ist noch nicht allgemein bekannt. Wohl wird sie beim akuten Lungenversagen nicht mit dem Wert einer Blutgasanalyse zu messen sein, durch die Quantifizierung des Lungenwassers wird jedoch ein neues Licht auf das tödlichste Merkmal des ARDS, das endotheliale Leck, geworfen werden können.

Physiologie des Lungenwassers und der Lungenwasserräume

Das *totale Lungenwasser* besteht aus dem *Wasser des Blutes* und dem *extravaskulären Lungenwasser*. Letzteres befindet sich interstitiell intra- und extrazellulär sowie intraalveolär.

Das extravaskuläre Lungenwasser macht 78% des Lungengewichts aus (Gump [6]), der postmortale Normalwert liegt beim Menschen in einer Größenordnung von 4 ± 1 ml/kg KG. Es handelt sich dabei um ein dynamisches Volumen, das ständig von den Kapillaren gefiltert und mit der Lymphe abtransportiert wird. 10 ml/h werden gefiltert, ein Wert, der im Vergleich zur pulmonalen Durchblutung von 300 l/h zwar verschwindend klein ist, aber doch als wichtiger Auswaschvorgang des Interstitiums bezeichnet werden kann, hält er doch die Differenz der Proteinkonzentration auf den beiden Seiten des Endothels aufrecht. Bei Bedarf kann es zur 10- bis 20fachen [1], ja vorübergehend bis zur 90fachen [3] Erhöhung des Lymphflusses kommen.

Neben dieser großen lymphatischen Transportkapazität imponiert also auch die große Volumenkapazität des Interstitiums. Die Dehnbarkeit des interstitiellen Raumes ist dabei alinear, die Volumenzunahme erfolgt zunächst langsam, mit zunehmendem interstitiellem Druck aber schnell. Ein Overflowmechanismus entlastet in benachbarte Gewebsräume, was für die Lunge alveoläres Ödem, für die Leber Aszites und für den Darm Exsudation in das Lumen bedeutet. Kein Overflow ist aber so folgenschwer wie der pulmonale.

Die Starling-Gleichung kann für die Berechnung des Lungenwassers in der Klinik nicht behilflich sein, beschreibt sie doch nur die Filtration, aber keinen Abtransport. Außerdem sind lediglich 2 von 6 Komponenten der Gleichung, nämlich Kapillardruck und kolloidosmotischer Druck des Plasmas, der klinischen Messung annähernd zugänglich.

Methoden der Lungenwassermessung

Die *destruktive* Gravimetrie, postmortal oder im Experiment durchgeführt, ist allgemein als Referenzmethode anerkannt. Direkte oder indirekte *nichtdestruktive* Methoden (Tabelle 1) sind intravital durchführbar und auch für die Klinik geeignet. *Indirekte* Methoden messen nicht quantitativ, sondern können nur regional vergleichen und versuchen, Lungenfunktionsparameter, Strahlendurchlässigkeit oder elektrische Impedanz in Beziehung zum Lungenwasser zu bringen.

Nur *direkte* Methoden sind imstande, das Gewebswasser auch zu quantifizieren. Am häufigsten wird dabei die *Doppelindikatormethode* angewandt.

Der *nichtdiffusible* Blutindikator verläßt, an Eiweiß gebunden, den Gefäßraum nicht (Abb. 1 a) und mißt Flow und Volumen intravasal [4]. Der *diffusible* Wasserindikator markiert sowohl das Wasser des Blutes als auch auswandernd die benachbarten extravasalen Räume und kehrt wieder in das Gefäß zurück (Abb. 1 b). Aus der Differenz „diffusibel minus nichtdiffusibel" ergibt sich die extravaskuläre Wassergröße. Nach Bolusinjektion eines *Doppelindikators* lassen sich aus den beiden Dilutionskurven (Abb. 2) die mittleren Transitzeiten, ein Maß für die Verweildauer des Indikators im System, errechnen. Die Differenz der beiden Transitzeiten multipliziert mit dem Flow ergibt das extravaskuläre Volumen.

Die Liste der möglichen *Indikatoren* ist groß: An *radioaktiven* Substanzen sind molekuläre *Blutindikatoren* wie v. a. das jodmarkierte Albumin, als *Wassermarker* Tritium (THO) und Deuterium (DHO) bekannt. Als *nichtradioaktive Blutindikatoren* sind Farbstoffe wie Cardiogreen und Natriumfluorescein sowie das NaCl und als *Wassermarker* der nichtmolekuläre Thermoindikator, also ein Kältebolus, zu nennen. Aus dieser letzten Gruppe von Indikatoren ergeben sich die

Tabelle 1. Nichtdestruktive Methoden der Lungenwassermessung (Klinik und Experiment)

Direkt quantitativ
Doppelindikatormethoden
– molekulare Indikatoren
– thermaler Indikator
Inhalation löslicher Gase
Indirekt qualitativ
Radiologie
Auskultation
Lungenmechanik
Gasaustausch
Impedanz
Regional vergleichend
Densitometrie
CT
Inhalation radioaktiver Gase

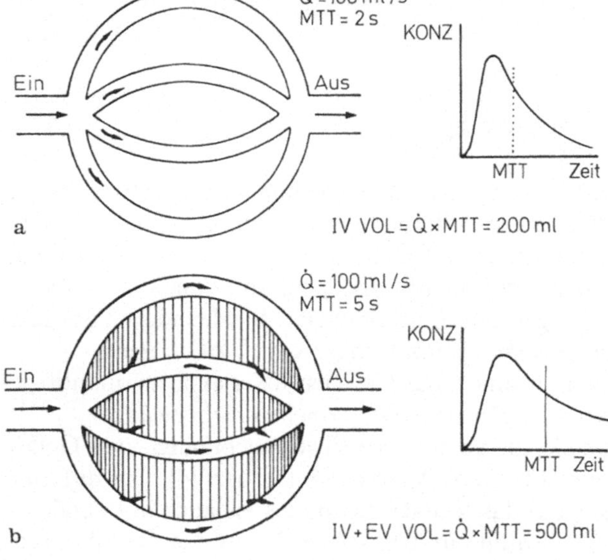

Abb. 1 a, b. Doppelindikatormethode. **a** Nichtdiffusibler, **b** diffusibler Indikator. *Schraffiert* Gewebe, → Indikator, $\dot{Q}$ Flußrate, *MTT* mittlere Transitzeit, *KONZ* Konzentration des Indikators, *IV VOL* intravaskuläres Volumen (Blut), *EV VOL* extravaskuläres Volumen (Wasser)

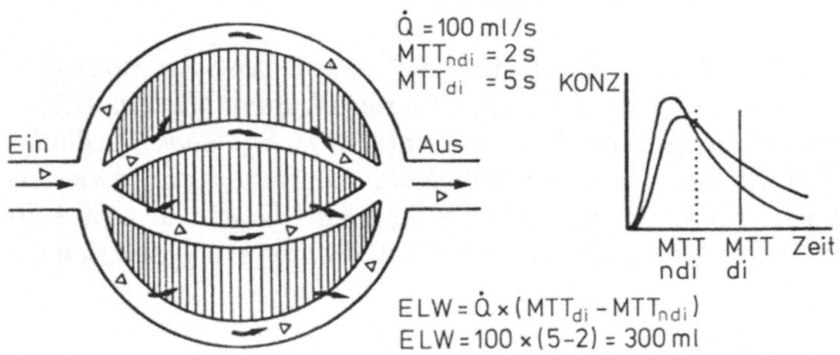

Abb. 2. Berechnung des extravaskulären Volumens. *Schraffiert* Gewebe, → diffusibler Indikator (*di*), △ nichtdiffusibler Indikator (*ndi*), $\dot{Q}$ Flußrate, *MTT* mittlere Transitzeit, *ELW* extravaskuläres Lungenwasser, *KONZ* Konzentration der Indikatoren

üblichen Kombinationen: die Thermo-Farbstoff- und die Thermo-Leitfähigkeits-Methode.

Im Vergleich zur Referenzmethode Gravimetrie erfassen die radioaktiven *molekulären Wasserindikatoren* wegen ihrer schlechten Diffusibilität nur 65% des Lungenwassers. Im Gegensatz dazu markiert der *nichtmolekuläre Wasserindikator* Kälte nicht nur das ganze Lungenwasser sondern auch die festen Bestandteile des Lungengewebes, weshalb das so erhaltene Meßergebnis auch als „thermales Lungenvolumen" bezeichnet wird und über dem Gravimetriewert liegt (Tabelle 2).

Der bekannte *Edwards-lung-water-Computer*, in Kalifornien von Lewis u. Elings [7] entwickelt, ist in Europa durch Sturm [12] bekannt geworden und ar-

Tabelle 2. Fraktion des erfaßten Lungenwassers

Methode	[%]
Radioaktive Doppelindikatormethode	65
Gravimetrie	100
Thermale Doppelindikatormethode	120

beitet mit der *Thermo-Farbstoff-Methode*. Die dabei angewandte Technik ist invasiv, die Injektion des kalten Farbstoffbolus erfolgt in die V. cava superior oder in den rechten Vorhof, ein durch die A. femoralis eingeführter 5-F-Spezialkatheter registriert mittels Thermistor die Temperaturkurve zur Ermittlung des HZV und der mittleren Transitzeit (MTT), die Farbstoffkurve wird nach Absaugung des Blutes extrakorporal verarbeitet.

Eine Variante dieser Technik stellt das „cold system" von Pfeiffer [10] dar: Das HZV wird dabei in der A. pulmonalis bestimmt und die MTTs beider Dilutionskurven werden mit einem 5-F-Fiberoptik-Thermistor-Katheter in der thorakalen Aorta ortsgleich erfaßt. Die Einspritzung des gekühlten Farbstoffs erfolgt automatisch, der Farbstoff ist zum Zweck einer optischen Stabilisierung mit Albumin vorgemischt.

Die *Thermo-Leitfähigkeit*-Methode als zweite Haupttechnik wurde von Noble u. Severinghaus [9] schon vor 21 Jahren beschrieben, hat aber bislang zu keinem handelsüblichen Gerät geführt. Als *Vorteile* dieser Methode gegenüber der Thermo-Farbstoff-Technik wären zu nennen:

- billiger physiologischer NaCl-Indikator an Stelle des Farbstoffs;
- technisch im Vergleich zur Fiberoptik oder Densitometrie einfache Signalabnahme der Leitfähigkeit, störende Oszillationen müssen allerdings durch elektrische Filterung ausgeschaltet werden;
- keine Blutabsaugung und keine extrakorporale Messung, also auch ortsgleiche Registrierung beider Indikatoren.

Wir haben uns im Tierexperiment ausführlich und auch vergleichend mit beiden Techniken beschäftigt und sind zu dem Schluß gekommen, daß man aus all diesen Gründen der Thermo-Leitfähigkeit-Methode in Zukunft mehr Bedeutung beimessen sollte, als dies bisher der Fall war [8].

Kritische Bemerkungen zur Meßtechnik

Welche *Fehlerquellen* gibt es nun bei der Lungenwassermessung? Physiologisch bedingte *Meßfehler* verstoßen gegen die theoretischen Grundlagen des Dilutionsverfahrens [2], die von dem zu messenden System keine Indikatorverluste und lineare sowie stationäre Flowbedingungen verlangen. Den physiologischen Gegebenheiten zufolge kann der Lungenkreislauf diese Voraussetzungen nicht erfüllen: Die Beimischung des koronaren und bronchialen Blutes sowie Verluste des Indikators mit der Lymphe verstoßen gegen die Forderung nach Erhaltung des Indikators, ein zunehmender Blutfluß durch die Lunge muß nicht unbedingt zur gleichmäßigen Zunahme der Strömungsgeschwindigkeit führen, und atembedingte Druck- und Flußschwankungen verstoßen gegen die Forderung nach Gleichmäßigkeit des Flows. All diese Bemerkungen gelten gleichermaßen auch für das HZV.

Zu den eigentlichen, *methodisch bedingten Fehlern,* wie physiologische Schwankungsbreiten des HZV, Indikatorverluste durch Erwärmung, Rezirkulationseffekte, Nulliniendrift, Bedeutung verschiedener Injektionsorte, getrennt voneinander durchgeführte Messungen der beiden Indikatoren und differente Ansprechzeiten der Meßfühler, ist zu sagen, daß durch technische Entwicklungen (automatische Injektionsgeräte, rechnerische Extrapolation der Dilutionskurve, Berücksichtigung standardisierter Injektionsorte und -geschwindigkeiten, gleiche Ansprechzeiten der Meßfühler) diese Fehler weitgehend eliminiert werden können. Die an sich bedeutendsten Einflüsse physiologischer HZV-Schwankungen werden dadurch minimiert, daß bei wechselnden HZV-Werten sich die MTT-Größen umgekehrt verhalten und damit das Produkt aus beiden Faktoren, welches ja dem extravaskulären Wasser entspricht, wenig bis überhaupt nicht beeinflußt wird. Die viel diskutierte Abhängigkeit des Lungenwassers von der HZV-Größe ist daher eher durch variable Funktionskriterien der Meßfühler zu erklären [11].

Abschließend kann also gesagt werden, daß

a) alle thermalen Methoden im Vergleich zur Gravimetrie das Lungenwasser charakteristisch überschätzen und die angegebenen Normalwerte des thermalen Lungenvolumens daher mit 5–7 ml/kg höher als die gravimetrischen Normalwerte liegen,
b) thermale Techniken imstande sind, bereits eine etwa 20%ige Erhöhung des Lungenwassers zu erkennen; eine Empfindlichkeit also, die die Aufdeckung eines interstitiellen Ödems schon in der Initialphase durchaus möglich macht.

Klinischer Wert der Lungenwassermessung

Dem klinischen Wert der Lungenwassermessung kommt zentrale Bedeutung zu. Namhafte ARDS-Spezialisten, Anfang Mai 1984 in Boston dazu von uns befragt, haben sich durchwegs indifferent oder negativ geäußert, sie kannten die Methode allerdings nur theoretisch. Folgende *Argumente gegen* die Messung wurden vorgebracht:

M. Rie:
„Die Genauigkeit ist bei fortgeschrittenem Ödem zu gering."
Kommentar:
Dies ist mit der Einschränkung richtig, daß der Hauptwert der Lungenwassermessung in der Früherfassung der Wasserzunahme liegt.

„Es gibt keine Differenzierungsmöglichkeit zwischen Wasser und Infiltrat."
Kommentar:
Dieses Argument ist richtig, die thermalen Methoden können zwischen Wasser und Infiltrat nicht unterscheiden.

H. Pontoppidan:
„Die Messung ist aufwendig" ("I would not buy it").

Kommentar:
Richtige Bemerkung, die Ausrüstung ist nicht billig.

J. Modell:
„Der Parameter bringt keine neuen Informationen“ (“it depends what I am going to treat, water, shunt or p_aO_2”).
Kommentar:
Dagegen ist zu sagen, daß die zusätzliche Information durch die thermalen Methoden in der Quantifizierung liegt und daß das Lungenwasser weder mit der Shuntfraktion noch mit dem p_aO_2 korreliert. Wer ein Ödem gezielt behandeln will, soll daher auch das Wasser messen.

Sturm [13], der die reichste klinische Erfahrung auf diesem Gebiet hat, sieht dagegen in der Lungenwassermessung eine wesentliche Information über eine Größe, die man therapeutisch beeinflussen will. Seine *Argumente für* die Methode lassen sich wie folgt zusammenfassen:
- Die Lungenwassermessung ist empfindlicher als unsere bislang beste nichtinvasive Methode, das Thoraxröntgen.
- Eine Lungenwasserzunahme ist früher als eine Hypoxämie erfaßbar.
- Bei Polytraumatisierten mit normaler Hämodynamik und normalem Kolloidosmotischem Druck ist eine Lungenwasserzunahme als Vorankündigung einer Sepsis zu sehen, die erst 24–48 h später klinisch manifest wird (Lungenkontusionen allerdings ausgeschlossen).
- Ein Mortalitätssprung von ca. 20 auf 80%, der bei Lungenwasserzunahmen von 8 auf 9 ml/kg beobachtet wird, hat eine prognostische Aussagekraft.
- Die Lungenwassermessung ermöglicht schließlich die Lösung von klinischen Fragestellungen wie optimaler Lungenkapillardruck (“best wedge”) bei Permeabilitätsödem, Wirkung der Hämofiltration und Einfluß von Beatmungsmustern.

Zusammenfassend kann gesagt werden, daß nach einer Phase des Experimentierens heute die Zeit für einen sinnvollen klinischen Einsatz der Lungenwassermessung gekommen zu sein scheint. Bei entsprechender Indikationsstellung könnte das Verfahren auch bisher nicht verfügbare Möglichkeiten der Diagnostik und eine objektive Überwachung der Therapie erschließen.

Literatur

1. Brigham KL (1978) Lung edema due to increased vascular permeability. In: Staub NC (ed) Lung water and solute exchange. Dekker, New York Basel, p 235
2. Chinard FP (1975) Estimation of extravascular lung water by indicator dilution techniques. Circ Res 37:137–145
3. Gee MH, Spath JA Jr (1980) The dynamics of the fluid filtration system in dogs with edema. Circ Res 46:796–801
4. Gilly H (1985) Flow- und Volumsbestimmungen mittels Dilutionsverfahren. In: Bergmann H et al (eds) Lungenwasserbestimmung. II. Klinische Bedeutung. Bd. 6. Maudrich, Wien München Bern, S. 40
5. Greene DG (1965) Pulmonary edema. In: Fenn WO, Rahn H (eds) Respiration. Am Physiol Soc Washington (Handbook of physiology, sect 3), p 1585
6. Gump FE (1978) Lung fluid and solute compartiments. In: Staub NC (ed) Lung water and solute exchange. Dekker, New York Basel, p 75
7. Lewis FR, Elings VB (1978) Microprocessor determination of lung water using thermal-green dye double indicator dilution. Surg Forum 29:182–184

8. Necek S (1984) Lungenwasserbestimmung. I. Experimentelle Untersuchungen, Bd. 5. Maudrich, Wien München Bern
9. Noble WH, Severinghaus JW (1972) Thermal and conductivity dilution curves for rapid estimation of pulmonary edema. J Appl Physiol 32:770–775
10. Pfeiffer U (1982) The system for quantitating thermal dye extravascular lung water. In: Prakhash O (ed) Computers in critical care and pulmonary medicine, vol 2. Plenum, New York London, p 123
11. Pfeiffer U, Zimmermann G (1984) Fehlermöglichkeiten und Grenzen der Lungenwasserbestimmung mit der Thermo-Dye-Technik. In: Bergmann H et al. (eds) Lungenwasserbestimmung. II. Klinische Bedeutung. Bd 5. Maudrich, Wien München Bern, S 81
12. Sturm JA, Lewis FR, Elings VB (1979) Bettseitige Bestimmung des extravasculären Lungenwassers. Langenbecks Arch Chir [Suppl] 73–77
13. Sturm JA (1984) Entwicklung und Bedeutung der Lungenwassermessung in Klinik und Experiment. In: Bergmann H et al. (eds) Lungenwasserbestimmung. II. Klinische Bedeutung. Bd. 5. Maudrich, Wien München Bern, S 15

Blutgasanalyse – gegenwärtiger Stand und Entwicklungstendenzen

K. Harnoncourt, G. Forche

Die Nützlichkeit der Blutgasanalyse in der Anästhesie und Intensivmedizin steht außer Diskussion. Ungeachtet dessen gibt es zahlreiche, die Indikation und Interpretation der Blutgasanalyse betreffende offene Fragen. Dieser Beitrag soll sich aber nicht primär mit diesen klinischen Fragestellungen auseinandersetzen, sondern mit den spezifischen Problemen, die aus der Sonderstellung der Blutgasanalyse innerhalb der medizinischen Diagnoseverfahren resultieren. Viele dieser Besonderheiten konnten durch die Möglichkeiten der modernen Meßtechnik abgefangen werden, und der routinemäßige klinische Einsatz der Blutgasanalyse wurde dadurch möglich. Manche Besonderheiten müssen aber vom Arzt am Krankenbett berücksichtigt werden, weil ihre Interpretation von klinischen Gegebenheiten abhängt, die der Apparat nicht registrieren kann. Bühlmann hat vor 18 Jahren vor einer Automatisierung der Blutgasanalyse gewarnt. Er meinte, daß die Interpretation der Ergebnisse doch so spezielle Kenntnisse erfordere, daß eine dadurch mögliche generelle Anwendung zu Problemen führen müsse. Diese Entwicklung ließ sich nicht mehr aufhalten, damit ist aber auch das Problem weltweit aktuell geworden.

Wenn wir im folgenden den gegenwärtigen Stand der Blutgasanalyse anhand der aktuellen Problemlösungen abhandeln, soll jeweils auch darauf hingewiesen werden, welche Besonderheiten von Automaten und Computern ausreichend berücksichtigt werden können und wo Spezialwissen und Aufmerksamkeit der Untersucher erforderlich sind und auch in Zukunft erforderlich bleiben werden.

Die im Vergleich zu anderen biochemischen Untersuchungsmethoden doch beträchtliche Sonderstellung der Blutgasanalyse geht bereits aus ihrer Entwicklung hervor. Schon vor 200 Jahren hat Lavoisier die Bedeutung des aeroben Stoffwechsels und somit der Blutgase für alle Lebensvorgänge erkannt. 100 Jahre später waren Physiologie, Pathophysiologie und klinische Bedeutung der Blutgase weitgehend aufgeklärt. Man kann dies in *Pflügers Archiv* 1888 [10] nachlesen. Seit van Slyke gibt es standardisierte Meßmethoden. Zunächst nach dem volumetrischen Prinzip, dann mit dem Äquilibrierverfahren, schließlich mittels Elektrodendirektmessung. Alle diese Fortschritte reichten aber nicht dazu aus, die klinisch so wichtige Blutgasanalyse zu einer Standarduntersuchungsmethode werden zu lassen. Der Umschwung setzte erst ein, als das Untersuchungsverfahren durch Automatisierung der mechanischen Abläufe vereinfacht und von der Geschicklichkeit der Untersucher unabhängig gemacht wurde. Der zweite Schritt vorwärts erfolgte durch die Einführung der Mikrocomputertechnik, wodurch auch die teilweise komplizierten Berechnungen aus der Kompetenz der Laborantin oder des Arztes genommen wurden. Es sieht so aus, als wäre der mit der gegenwärtigen Meßmethode realisierbare technische Stand weitgehend erreicht. Nun gilt es, die damit gegebenen Möglichkeiten kritisch, aber optimal zu nützen.

Dies erfordert eine genaue Kenntnis und eine quantitative Einschätzung der Besonderheiten, Rahmenbedingungen und Grenzen der Methode. Sie lassen sich prinzipiell in 4 Gruppen einteilen:

1) Physiologische Besonderheiten der Blutgase, die v. a. vom Arzt im Auge behalten und berücksichtigt werden müssen.
2) Randbedingungen, die sich aus den Eigenschaften der Meßelektroden ergeben. Diese werden heute großteils von den Geräten berücksichtigt.
3) Kriterien für die korrekte Berechnung der abgeleiteten Blutgaswerte. Hier kann der Computer Wesentliches leisten, aber nur dann, wenn ihm der Untersucher die Aufgaben richtig stellt.
4) Pathophysiologische Überlegungen für die diagnostische Interpretation der Ergebnisse. Sie sind nach wie vor Aufgabe des Arztes, der Computer kann sie nur unterstützen.

Physiologische Besonderheiten

Für eine *korrekte Blutentnahme* ist zunächst zu beachten, daß in verschiedenen Bereichen des Blutkreislaufs unterschiedliche Blutgasmeßwerte gefunden werden. Dies betrifft allerdings nicht alle diagnostisch wichtigen Werte in gleichem Maße. So weist die Basenabweichung, das Maß für den metabolischen Anteil des Säure-Basen-Haushalts, nahezu keine Unterschiede zwischen arteriellem und ungestaut abgenommenem venösen Blut auf. Bei Kreislaufgesunden finden sich im arterialisierten Kapillarblut durchaus diagnostisch relevante Werte für pO_2 und pCO_2 [2, 3, 6, 8, 9]. Die Grenzen der „Kapillarwerte" sind bekannt. Daß bei Kreislaufproblemen, im Schock, bei hohen pO_2-Werten (Sauerstofftherapie) und für wissenschaftliche Fragestellungen grundsätzlich arteriell punktiert werden muß, ist ebenso klar wie die Forderung, daß diese arteriellen Punktionen so schonungsvoll wie nur irgend möglich durchzuführen sind. Immerhin stellen sie einen invasiven, körperlichen Eingriff dar, der v. a. bei häufigen Wiederholungen zu Komplikationen führen kann. Es ist daher nicht gut, wenn aus Gewohnheit oder Prinzip grundsätzlich immer arteriell punktiert wird, auch dann, wenn dies von der diagnostischen Fragestellung her gar nicht erforderlich ist. In der Anästhesie und Intensivpflege muß freilich am häufigsten arteriell punktiert werden. Wir weisen aber auch hier darauf hin, weil Anästhesisten oft als Blutgasfachleute um Rat gefragt werden und weil sie auch oft Störungen des Säure-Basen-Haushalts zu überwachen haben, wobei sehr oft nicht arteriell punktiert werden müßte. Für sehr viele klinische Fragestellungen, besonders in der inneren Medizin, Pulmologie und in der Sportmedizin hat sich die Untersuchung von arterialisiertem Kapillarblut weitgehend bewährt.

Es ist allgemein bekannt, daß die Partialdruckwerte für O_2 und CO_2 durch Änderungen von Bindung und Löslichkeit eine beachtenswerte *Temperaturabhängigkeit* aufweisen. Da standardisiert bei 37 °C gemessen wird, werden bei hypothermen oder bei fiebernden Patienten falsche Werte ermittelt. Um zu wissen, ob und wann Korrekturen vorgenommen werden müssen, sollte jeder Arzt über Richtung und Größenordnung der temperaturbedingten Abweichungen orientiert sein. Tabelle 1 zeigt die Differenzen für 2 extreme Fälle aus der Anästhesiologie und Intensivmedizin, einen Hypothermiefall aus der offenen Herzchirurgie und einen hyperthermen Tetaniefall. Diese Daten lassen den Bereich des Tempe-

Tabelle 1. Temperaturbedingte Abweichungen gemessener Blutgaswerte

	37°	41°	Δ 37° 41°	30°	Δ 37° 30°
pO_2 [mm Hg]	80	104	+24	50	−30
SO_2 [%]	96	91	− 5	99	+ 3
pCO_2 [mm Hg]	40	48	+ 8	28	−12
pH	7,40	7,34	− 0,06	7,51	+ 0,11
BA [mmol/l]	− 0,1	− 1,0	− 0,9	+ 1,1	+ 1,2

raturfehlers erkennen. Für den pH und den pCO_2-Wert ist er weitgehend linear, für den pO_2- und die abgeleiteten O_2-Werte (Sättigung und Vol.-%) läßt sich keine einfache Funktion angeben, da hier sowohl der Hämoglobinwert wie auch die individuelle O_2-Bindungskurve (p_{50}-Wert) einen beträchtlichen Einfluß haben. Sind diese Variablen nicht bekannt, können keine relevanten Korrekturen berechnet werden.

Auch die *respiratorische Instabilität* der arteriellen Blutgase ist bekannt. Es gehört zu den Aufgaben des befundenden Arztes, sie für die diagnostische Beurteilung der Meßwerte zu berücksichtigen. Neben den atemsynchronen Schwankungen, die in Abhängigkeit von Atemzugvolumen, Atemfrequenz und funktionellem Residualvolumen bis zu 4 mmHg betragen können, sind hier v. a. situationsbedingte Änderungen der Atmung zu beachten. Der Punktionsstreß bei der Blutentnahme kann z. B. hyperventilationsbedingte Alkalosen verschiedener Grade erzeugen. Es gibt aber auch klinisch nicht erkennbare pathologische Biorhythmen, v. a. bei „Partialinsuffizienzen", bei welchen sich innerhalb weniger Minuten periodische Änderungen des pO_2 um mehr als 10 mmHg finden. Eine punktuelle arterielle Blutgasanalyse kann in solchen Fällen Werte liefern, die zwar korrekt gemessen sind, aber nicht der klinischen Situation entsprechen. In diesen und ähnlichen Fällen ist die kontinuierliche Messung eine wertvolle Ergänzung der klassischen Blutgasanalyse.

Der *Einfluß des Blutstoffwechsels* auf die Blutgaswerte ist seit langem bekannt und quantitativ untersucht. Er ist dafür verantwortlich, daß Blutproben von der Abnahme bis zur Messung nur begrenzt gelagert werden können. Obwohl dieser Stoffwechsel auch von Leukozyten und Thrombozytenwerten beeinflußt wird, läßt sich der zu erwartende Lagerungsfehler durch Berücksichtigung von Zeit und Temperatur ausreichend genau definieren. Die von verschiedenen Autoren mit arteriell abgenommenem Spritzenblut ermittelten durchschnittlichen Änderungen gehen aus Tabelle 2 hervor. In eigenen Vergleichsuntersuchungen mit Kapil-

Tabelle 2. Blutgasänderungen während Lagerung von 1 h bei unterschiedlichen Temperaturen. Die Ergebnisse wurden mit Spritzenblut bestimmt

	pH	pCO_2 [mm Hg]	BA [mmol/l]
37°–38° C	−0,05	+4,5	−2
20°–24° C	−0,027	+3,0	−1
2°– 4° C	−0,005	+0,5	−0,2

larblutproben fanden sich nach Lagerung bei Raumtemperaturen wesentlich geringere Änderungen [1]. Wir führen diesen wichtigen Vorteil der Mikropunktion darauf zurück, daß das Blut in Sekundenschnelle auf die Raumtemperatur abgekühlt wird, während die Abkühlung in Spritzen sehr verzögert erfolgt.

Die *Flüchtigkeit der Blutgase* erfordert besondere Vorsichtsmaßnahmen bei der Blutentnahme und Antikoagulation. Bei der klassischen Entnahmetechnik mit Spritzen muß darauf geachtet werden, daß keine Fehler durch Luftaspiration oder Einmischung (auch durch die Heparinlösung) verursacht werden. Alle diese Probleme fallen bei der Mikroentnahmemethode mit heparinisierten Glaskapillaren weg. Da diese darüber hinaus eine geringere Traumatisierung des Patienten verursacht und auch für eine einfache Entnahme aus liegenden arteriellen Kathetern geeignet ist, sollte generell versucht werden, auf die Mikromethode überzugehen (Abb. 1). Es ist sicher nicht gerechtfertigt, aus traditionellen Gründen an der Spritzenentnahme festzuhalten, deren größeres Probenvolumen heute nicht mehr gebraucht wird, die die Patienten unnötig traumatisiert und darüber hinaus zusätzliche Fehlerquellen bringt (Tabelle 3). Für die Mikromethode sind übrigens dieselben Glasröhrchen verwendbar, welche für die Kapillarblutentnahme üblich sind.

Die Blutgaswerte werden auch durch die *Höhenlage des Untersuchungsorts* beeinflußt. Dies ist auf die Luftdruckabhängigkeit des Gaspartialdrucks in der Alveolarluft zurückzuführen. Dieser Faktor muß vom Arzt bei der diagnostischen

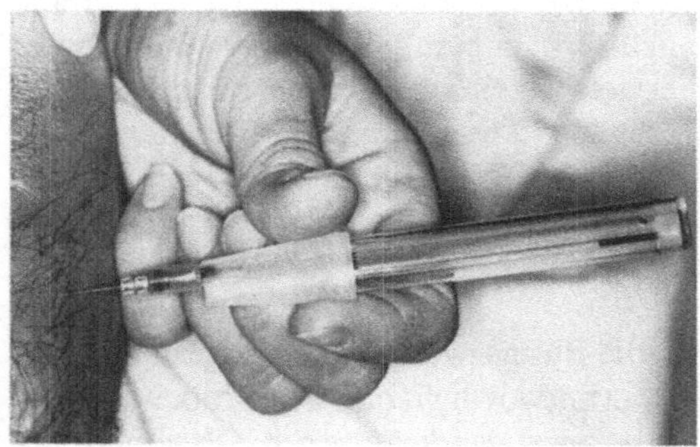

Abb. 1. Arterielle Mikropunktion. Durch senkrechten Einstich mittels einer Kanüle Nr. 20 kann nahezu atraumatisch arteriell punktiert werden. Eine aufgesteckte Glaskapillare füllt sich spontan, kühlt und heparinisiert das Blut ohne weitere Manipulation [5]

Tabelle 3. Vergleiche zwischen Makro- und Mikroentnahmetechnik für die Blutgasanalyse

	Entnahmetechnik	
	Spritzen	Kapillare
Probevolumen	Größer	Kleiner
Traumapatienten	Größer	Kleiner
Luftaspiration	Möglich	Kaum
Einmischung	Möglich	Nicht möglich
Kapillarblut	Nicht möglich	Möglich

Interpretation der Ergebnisse berücksichtigt werden, er spielt aber erst bei Höhen über 1000 m eine ins Gewicht fallende Rolle. Statistisch kann er aber auch bei geringeren Höhendifferenzen systematische Unterschiede von an verschiedenen Orten erhobenen Meßwerten erklären (z. B. Hamburg – Graz).

Eigenschaften der Meßelektroden

Durch die Elektrodenmessung ergeben sich einige spezielle Probleme. Während die physiologischen Besonderheiten in erster Linie durch den Arzt und Untersucher berücksichtigt werden müssen, sollte den speziellen Anforderungen der Meßmethode durch die Blutgasautomaten entsprochen werden.

Der Aufwand für die in regelmäßigen Abständen erforderliche *Elektrodenregeneration* (Elektrolytnachfüllungen und Neubeziehungen) wurde von den Herstellern auf ein Minimum reduziert.

Die typische, aber zeitlich variabel *verzögerte Einstellcharakteristik* der Elektrodensignale verursachte stets Ungenauigkeiten beim Ablesen. Durch Computerprogramme können heute aus dem Kurvenanstieg (also kurzfristig) exakte Endwerte errechnet werden.

Das Problem der *Langzeitdriften* der heute gebräuchlichen Meßfühler wird durch laufende automatische Nacheichungen in den Geräten gelöst. Dazu sind Eichgase und Pufferlösungen erforderlich, die als Verbrauchsmaterial nachgeliefert werden müssen. Manche Automaten verfügen über Gasmischeinrichtungen und können daher mit überall erhältlichem flüssigem CO_2 und mit Preßluft betrieben werden.

Berechnete Blutgaswerte – Grenzen des Berechenbaren

Für die diagnostische Interpretation müssen die 3 gemessenen Blutgaswerte (pH, pO_2, pCO_2) durch weitere davon abgeleitete Parameter ergänzt werden. Die dafür erforderlichen, z. T. sehr aufwendigen Berechnungen können heute durch den Einsatz der Computertechnik mit hoher Genauigkeit durchgeführt werden. Es ergeben sich dabei allerdings einige praktische Fragen, die vom Untersucher stets im Auge behalten werden sollten.

Welche Werte sind wirklich relevant? Nach dem Prinzip „Wer vieles gibt, gibt jedem was", werden heute eine große Zahl von berechneten Blutgasparametern aufgeboten (Tabelle 4). Das sollte nicht dazu führen, daß die Untersucher unter der Fülle des Angebotenen über die wenigen, in der täglichen Routine relevanten Kriterien nur ungenau orientiert sind. Hier sei der mit weitem Abstand zur Beurteilung des metabolischen Anteils des Säure-Basen-Haushalts wichtigste Meßwert genannt: Nach Alkalireserve und Standardbikarbonat hat man sich auf die

Tabelle 4. Von modernen Blutgasanalysatoren erhobene Parameter

Meßwerte:	pO_2, pCO_2, pH
Rechenwerte:	Basenabweichung, BA extrazellulär, St. HCO_3, akt. HCO_3, St. pH, TCO_2, SO_2, O_2-Gehalt, Pufferbasen

Benutzung der Basenabweichung (BA) geeinigt, da sie, als Titrationsmenge definiert, bereits ein therapeutisches Maß darstellt, ein therapeutisches Maß freilich, das in erster Linie für den Extrazellulärraum gilt. Für die Berechnung therapeutischer Infusionen zum Ausgleich von Störungen des Säure-Basen-Haushalts werden in der Regel 30% des Körpervolumens als Ausmaß der gemessenen Störung angenommen. 80% davon entsprechen dem Extrazellulärraum, nur 20% dem Blut. Der Parameter für den metabolischen Anteil des Säure-Basen-Haushalts ist somit die vom Hämoglobinwert unabhängige, extrazelluläre Basenabweichung. Damit lassen sich, gemeinsam mit den 3 gemessenen Werten pCO_2, pH und pO_2, fast alle Fragen der klinischen Routine für die Blutgasanalyse beantworten. Nur wer spezielle klinische oder wissenschaftliche Fragestellungen hat, braucht weitere Rechenwerte, über deren Verläßlichkeit und klinische Aussagekraft er dann aber orientiert sein sollte. Hier werden viele Fehler gemacht, da die Grenzen des Berechenbaren und die Bedeutung weiterer Variablen für die Berechnung dieser Werte oft nicht geläufig sind.

Welche zusätzlichen Variablen sind für die Berechnungen wichtig? Am häufigsten wird hier der Hämoglobinwert des Blutes genannt, weil er die Basenabweichung beeinflussen kann. Daß dieser Wert klinisch kaum von Interesse ist, wurde bereits gesagt, daß er aber auch nur in sehr seltenen Fällen vom Hämoglobin beeinflußt wird und wenn nur in einem geringen Maße, wäre zu ergänzen. Warum das so ist, geht aus Abb. 2 hervor. Daß aber auch in diesen Fällen eine Berücksichtigung des genauen Hämoglobinwerts für die Berechnung therapeutischer Dosen unnötig ist, ergibt sich daraus, daß die Blut-Basen-Abweichung wie oben erwähnt, ja nur 20% des therapeutisch beeinflußbaren Körpervolumens ausmacht.

Im Gegensatz dazu beeinflußt der Hämoglobinwert das Ergebnis der Temperaturkorrektur von pO_2-Werten sehr erheblich. Die Eingabe von Hämoglobinwerten reicht aber beim heutigen Stand der Technik nicht dazu aus, exakte pO_2-Korrekturen zu erhalten, da eine weitere Variable, nämlich der p_{50}-Wert als Definition der individuellen Sauerstoffdissoziationskurve nicht genügend bekannt ist. Solange dies der Fall ist, muß zur Kenntnis genommen werden, daß die pO_2-Korrektur z. B. bei Hypothermiepatienten in der offenen Herzchirurgie keine relevanten Ergebnisse bringen kann. Deshalb ist zu empfehlen, daß in kardiochirurgischen Zentren für die in Hypothermie Operierten Blutgasanalysatoren benutzt werden, die auf 30 °C eingestellt sind, sofern genaue pO_2-Werte verlangt werden.

Eine ähnliche, noch unbefriedigende Situation liegt bei der Umrechnung von pO_2- auf SO_2-Werte vor bzw. bei der Berechnung von Vol.-%. Es wäre ein Fehler, würde das Vertrauen in die Computer der modernen Blutgasanalysatoren die Untersucher veranlassen, solche Rechenwerte kritiklos zu akzeptieren. Der beste Computer kann nur genaue Ergebnisse liefern, wenn er die für die Berechnung nötigen Ausgangswerte mit einer entsprechenden Genauigkeit zur Verfügung hat. Solange keine p_{50}-Werte gemessen oder eingegeben werden können, sind der Genauigkeit der abgeleiteten Sauerstoffwerte Grenzen gesetzt. Diese Grenzen spielen für die routinemäßig anfallenden klinischen Frage keine Rolle, wohl aber für Shuntberechnungen und Temperaturkorrekturen. Wer auf diesem Gebiet arbeitet, muß diese Grenzen kennen und insbesondere wissen, daß dieser Fehler durch die Eingabe auch der genauesten Hämoglobinwerte allein nicht ausgeschaltet werden kann.

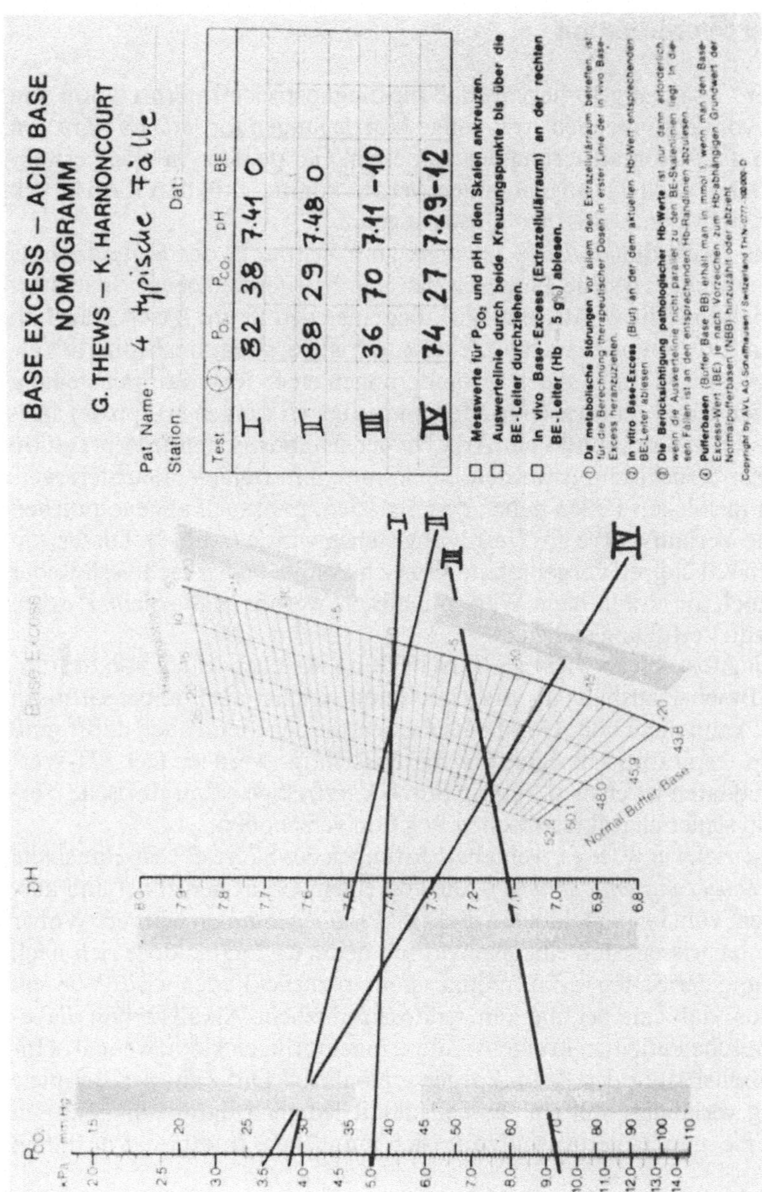

Abb. 2. Hämoglobin- und Basenabweichung im Blut. Nur in jenen Fällen, in welchen die SBH-Linie die Sprossen der Hämoglobinleiter des modifizierten Singer-Hastings-Nomogramms kreuzt (*III*), ist die Blutbasenabweichung hämoglobinabhängig [7]

Diagnostische Interpretation

Aus dem bisher Gesagten geht hervor, daß die diagnostische Interpretation von Blutgaswerten vom befundenden Arzt einige Überlegungen fordert. Es wäre von Nachteil, wenn die Automatisierung der modernen Geräte den Anschein erwekken würde, daß ihm auch das abgenommen werden könnte, z. B. durch Ausdruck von Diagnosen und therapeutischen Dosierungen.

So kann das Gerät die *klinische Situation* zum Zeitpunkt der Blutentnahme nicht berücksichtigen, z. B. eine Phase, in der eine bestimmte Menge Sauerstoff zur Atemluft beigemischt wurde, die Wirkung einer den Säure-Basen-Haushalt beeinflussenden Infusion oder auch nur eine kurzfristige, situationsbedingte Veränderung des Atemrhythmus. Auch Veränderungen einer Respiratoreinstellung und das Atemzentrum beeinflussende Medikamentenwirkungen (Hypoxie) spielen hier eine Rolle. All das muß vom Arzt bei der diagnostischen Interpretation der Blutgaswerte berücksichtigt werden. Sie könnte ihm freilich erleichtert werden, wenn ihm in solchen Fällen neben den digitalen, punktuell abgenommenen Meßwerten eine Verlaufskurve zur Verfügung stehen würde (Abb. 3). Dieser von vielen Klinikern seit Jahren vorgebrachte Wunsch konnte bisher technisch weder auf blutigem noch auf unblutigem Weg so realisiert werden, daß solche Kurven routinemäßig zur Verfügung stehen.

Auch die diagnostisch so wichtige Entscheidung, welcher Anteil von Störungen des Säure-Basen-Haushalts als ursächlich und welcher als kompensatorisch aufzufassen ist, kann nicht vom Gerät entschieden werden, denn auch dafür muß die momentane respiratorische Situation berücksichtigt werden. Der pH-Wert punktueller Meßdaten ist eben zu häufig durch kurzfristige respiratorische Veränderungen von seiner charakteristischen Position verschoben.

Ebenso folgenschwer wäre es, wenn bei Störungen des Säure-Basen-Haushalts *therapeutische Dosierungsempfehlungen,* die von einem Gerät berechnet und ausgedruckt wurden, vom behandelnden Arzt kritiklos übernommen würden. Woher soll der Computer wissen, daß eine asphyktisch bedingte Laktazidose sich nach Wiederherstellung der Sauerstoffaufnahme spontan zurückbilden wird? Wie soll das Gerät wissen, daß eine bei anderen Azidosen nützliche Alkalisierung diabetisch ketoazidotische Patienten in eine Alkalose hineinbringen kann, wenn das Insulin die Metabolisierung der Ketonkörper ermöglicht? Die Zahl der Beispiele könnte beliebig verlängert werden. Es soll damit lediglich darauf hingewiesen werden, daß eine maximale Ausnutzung der möglichen Interpretationshilfen

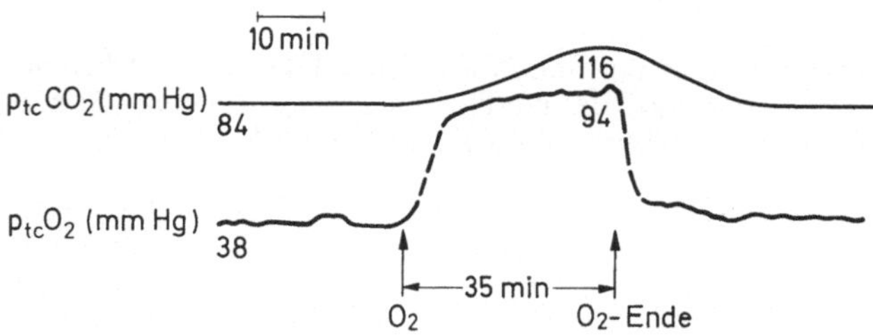

Abb. 3. Kutanes Blutgasmonitoring. Die Verlaufskurven für $p_{tc}O_2$ und $p_{tc}CO_2$ zeigen nicht nur die respiratorische Situation zum Zeitpunkt einer punktuellen Blutabnahme (↑) an, sondern geben auch Aufschluß über den Verlauf. Der kontinuierliche Anstieg des $p_{tc}O_2$ bei Sauerstoffgabe schränkt z. B. in diesem Fall die Indikation zur Sauerstofftherapie ein [4]

durch moderne Automaten problematische therapeutische Aktionen anregen kann. Das sollte trotz der bestechenden Möglichkeiten vermieden werden, da der Erfahrene diese Hilfe nicht braucht, der Unerfahrene aber zu einer nicht durchdachten Aktion veranlaßt werden könnte. Während also auf Diagnosen und Dosierungsempfehlungen verzichtet werden sollte, sind erklärende Beschreibungen sicherlich ebenso von Nutzen wie der Ausdruck von Nomogrammen, die das Wesen einer kombinierten Störung durchaus anschaulich vermitteln können. Abbildung 2 zeigt solche Beispiele; während die Linie I einen im Gleichgewicht befindlichen, normalen Säure-Basen-Haushalt zeigt, ist die Linie II für eine Situationshyperventilation (z. B. durch Aufregung bei der Punktion) typisch. Linie III zeigt eine schwere respiratorische und metabolische Azidose, wie sie z. B. bei einer akuten Asphyxie auftritt. Die Linie IV zeigt hingegen eine respiratorisch teilkompensierte, schwere metabolische Azidose wie z. B. in einem ketoazidotischem Koma.

Mögliche Weiterentwicklung der Blutgasanalyse

Es hat den Anschein, daß die technische Entwicklung der Blutgasanalyse, sofern nicht neue Meßprinzipien entwickelt werden sollten, einen Gipfel erreicht hat. Trotzdem sind aber noch Fortschritte zu erzielen. Abschließend seien einige diesbezügliche Wünsche aus unserer subjektiven Sicht und Erfahrung genannt: Es wäre sofort möglich, weltweit das Qualitätsniveau der Blutgasanalyse anzuheben, wenn die bekannten Optimalkriterien generell berücksichtigt würden. Die wichtigsten Möglichkeiten wurden in diesem Referat eingehend besprochen. Der Bogen spannt sich von der Abnahmetechnik (Mikropunktion) bis zur Auswahl der für die verschiedenen klinischen Fragestellungen optimalen Parameter, z. B. die *extrazelluläre* Basenabweichung als Meßwert für den metabolischen Anteil des Säure-Basen-Haushalts. Wäre es nicht möglich, auf diesem Gebiet eine Standardisierung herbeizuführen? Der Nutzen und das Verständnis blutgasanalytischer Ergebnisse könnte, auf einer solchen Basis aufbauend, wesentlich angehoben werden.

Ein vielleicht utopischer Wunsch: Wenn es gelänge, den p_{50}-Wert zur Definition der individuellen Sauerstoffbindungskurven als weiteren exakten Meßwert in die Blutgasanalyse einzubringen, dann könnten in Zukunft auch jene Rechenwerte exakt ausgegeben werden, die wir im Abschnitt über die Grenzen des Berechenbaren als problematisch bezeichnen mußten. Sollte dies einmal möglich werden, dann könnte die Blutgasanalyse mit Berücksichtigung zentralvenöser Werte routinemäßig auch klinisch relevante Werte für funktionelle Shuntvolumina liefern. Die Kritik würde sich dann auf die Berücksichtigung der ventilatorischen Verteilungsstörungen reduzieren.

Ein wichtiger Fortschritt in der Blutgasanalyse könnte erzielt werden, wenn es gelänge, das transkutane Trendmonitoring auch bei Erwachsenen routinemäßig zum Einsatz zu bringen. In den letzten Jahren wurden die diesbezüglichen, technischen Möglichkeiten, sowohl die $p_{tc}O_2$-Messung wie auch die $p_{tc}CO_2$-Messung betreffend, sehr verbessert, so daß uns diese Entwicklung durchaus realistisch zu sein scheint. Sie wird speziell bei der Überwachung von Risikofällen, Respiratorpatienten, Sauerstofftherapie (Abb. 3) und der Wirkung von atemdepressiven Medikamenten einen großen Nutzen und v. a. eine Erhöhung der Sicherheit bringen, und zwar nicht nur in der Intensivstation und während der Narkose, sondern auch auf der Allgemeinstation.

Literatur

1. Harnoncourt K (1976) Voraussetzungen für die Blutgasanalyse im Routinelabor. Atemwegs Lungenkrankh 4:168
2. List WF (1967) Vergleichende Untersuchungen von Kapillarblut aus Ohrläppchen und Finger mit arteriellem Blut unter Anwendung der Astrupmethode. Z Prakt Anästh Wiederbel 2:345
3. Müller-Plathe O (1973) Säure-Basen-Haushalt und Blutgase. Thieme, Stuttgart
4. Steiner G, Forche G, Harnoncourt K (1977) Arterielle Mikropunktion. Tagungsbericht der ARGE f. Klin. Atemphysiologie. Graz, S 25
5. Steiner G, Harnoncourt K, Forche G (1983) Kutanes Kapnogramm als Kriterium für die Sauerstofftherapie. Wien Med Wochenschr [Suppl 74] 133:27
6. Thews G (1965) Neuere Methoden der Blutgasanalyse in der Lungenfunktionsdiagnostik. Ärztebl Rheinl-Pfalz 9:511
7. Thews G, Harnoncourt K (1972) Ein Säure-Basennonogramm für die klinische Routinediagnostik. Wien Med Wochenschr 122:663
8. Ulmer WT, Thews G, Reichel G (1963) Klinische Anwendbarkeit einer Mikroanalysemethode zur Bestimmung des Sauerstoff- und Kohlensäuredruckes im arteriellen Blut aus hyperämisierten Kapillaren. Verh Dtsch Ges Inn Med 69:670
9. Wylicil P (1967) Die klinische Bedeutung der Blutgasanalyse aus dem Ohrläppchenblut. Med Welt 18:1119
10. Zuntz N (1888) Über die Kräfte, welche den respiratorischen Gasaustausch in den Lungen und in den Geweben des Körpers vermitteln. Pflügers Arch 43:408

Zusammenfassung der Diskussion zu Teil 2

Frage: Unbestritten hat die Untersuchung von Ventilations-Perfusions-Beziehungen unsere Kenntnisse über den Gasaustausch unter verschiedenen pathologischen Bedingungen wesentlich erweitert. Welche Bedeutung kommt diesen Verfahren in der Klinik zu, v. a. im Hinblick auf therapeutische Entscheidungen?

Antwort: Grundsätzlich ist festzuhalten, daß Untersuchungen von Ventilations-Perfusions-Verteilungen, sei es unter Verwendung radioaktiver Isotope als Indikatoren oder durch Bestimmung der Kinetik inerter Gase, keine für die tägliche klinische Routine geeigneten Verfahren sind. Ihre Bedeutung liegt darin, daß wesentliche neue Erkenntnisse über die Differentialdiagnose und Differentialtherapie verschiedener Lungenerkrankungen gewonnen werden konnten. So haben wir gelernt, die unterschiedlichen Mechanismen der Gasaustauschstörungen bei Lungenfibrosen, beim ARDS, beim frühen und beim späten interstitiellen Lungenödem zu verstehen. Der hohe Stellenwert der Seitenlagerung bei einseitigen Lungenerkrankungen und die an den Einzelfall angepaßte PEEP-Höhe geht im wesentlichen auf derartige Untersuchungen zurück. Grundlage der Beurteilung des Patienten in der Praxis bleibt die Blutgasanalyse mit ihren Erweiterungsmöglichkeiten (gleichzeitige Bestimmung arterieller und gemischtvenöser Werte; Messung bei verschiedenen F_IO_2-Werten).

Frage: Gibt es eine Entwicklung in Richtung einfacherer und leichter am Krankenbett anwendbarer Methoden?

Antwort: Die Analyse inerter Gase wird zunehmend einfacher und besser, so daß in Zukunft mit einer bettseitigen Anwendbarkeit gerechnet werden kann. Ähnliches gilt für die Isotopentechniken; durch den Einsatz mobiler Gammakameras wird auch hier ein leichterer bettseitiger Einsatz möglich werden, wobei allerdings immer mit einer gewissen Strahlenbelastung für den Patienten gerechnet werden muß.

Frage: In zunehmendem Maße wird Stickstoff während der Narkose eingesetzt, und es ist zu erwarten, daß dieses Gas bei der Entwicklung neuerer Gasmeßmethoden und -dosierungssysteme für zukünftige Narkoseapparaturen berücksichtigt werden muß. Welche Meßmethoden stehen bislang für Stickstoff zur Verfügung?

Antwort: Von den gegenwärtig zur Verfügung stehenden Verfahren ist die Massenspektrometrie am besten für die Stickstoffbestimmung geeignet. Grundsätzlich können auch andere Meßprinzipien Verwendung finden.

Frage: Eine genaue fortlaufende Messung von Narkosegasen ist bei der Anwendung von geschlossenen oder Low-flow-Narkosesystemen zumindest in der Einführungsphase unerläßlich. Wie sind die beschriebenen Verfahren im Hinblick auf diese Indikation zu bewerten?

Antwort: Bei Narkosen im quasigeschlossenen System ist es von ausschlaggebender Bedeutung, den zeitlichen Konzentrationsverlauf auch bei niedrigen Flüssen und hohem Feuchtigkeitsgehalt im Kreissystem genau zu erfassen. Nach dem gegenwärtigen Entwicklungsstand scheint hierfür insbesondere die Infrarotabsorptionsmethode geeignet zu sein. Sie mißt mit ausreichender Genauigkeit und Schnelligkeit, die detaillierte klinische Prüfung ist allerdings noch nicht abgeschlossen.

Frage: Welche Bedeutung kommt der Messung des O_2-Verbrauchs für die Überwachung und Einstellung der Beatmung zu?

Antwort: Die Messung des Gasstoffwechsels (O_2-Aufnahme, CO_2-Abgabe) ist gegenwärtig immer noch mit methodischen Schwierigkeiten behaftet. Grobe Änderungen lassen sich gut, feinere noch nicht hinreichend genau erfassen. Aus diesem Grund ist eine genaue Beurteilung des Stoffwechsels nur eingeschränkt möglich, während die Größenordnung des Gaswechsels ein wichtiger zusätzlicher Parameter ist, um den Gasaustausch und Blutgaswerte besser verstehen und interpretieren zu können. So ist beispielsweise die Beurteilung der alveoloarteriellen Sauerstoffpartialdruckdifferenz durchaus davon abhängig, ob minütlich 200 oder 500 ml O_2 über die Lunge ausgetauscht werden. Ähnliches gilt für das CO_2: einem hohen Atemminutenvolumen kann eine erhöhte Totraumventilation oder eine große Menge von im Stoffwechsel angefallenem CO_2 zugrundeliegen.

Frage: Hat die Registrierung von Druck-Volumen-Diagrammen eine klinische Bedeutung für die Überwachung von beatmeten Patienten?

Antwort: In ausgeprägten Fällen und späten Phasen einer respiratorischen Insuffizienz bietet ein Druck-Volumen-Diagramm keine Vorteile gegenüber der Bestimmung der Compliance. Größere Bedeutung hat es in den Frühstadien, weil man möglicherweise regionale Veränderungen der Lungenmechanik früher erfassen kann als mit der Bestimmung der totalen Compliance.

Frage: Wann ist eine Messung des Lungenwassers indiziert? Wie ist der Aufwand dieser Methode im Verhältnis zur Aussage zu bewerten?

Antwort: Nahezu alle Untersucher haben bisher die Messung des Lungenwassers eingesetzt, um zu klären, wie die optimale Flüssigkeitstherapie beim polytraumatisierten Patienten im hämorrhagischen Schock auszusehen hat. Gegenwärtig konzentriert sich das Interesse auf die Lungenwassermessung bei Patienten mit Frühformen der respiratorischen Insuffizienz infolge septischer Zustände. Hier müssen noch viele Daten gewonnen werden, um herauszufinden, ob die Lungenwassermessung möglicherweise ein Frühindikator von septisch bedingten Lungenschäden ist. Das ist gegenwärtig noch nicht sicher zu beurteilen. Für den klinischen Routineeinsatz ist die Lungenwassermessung ein zu aufwendiges Verfahren; keinesfalls kommt ihr für die Überwachung des schwerkranken Patienten eine gleich große Bedeutung zu wie dem Swan-Ganz-Pulmonaliskatheter auf dem Gebiet der Hämodynamik.

Teil 3

Kardiovaskuläres System

Grundlagen zur Messung der Myokardfunktion

M. G. Gottwik, W. Schaper

Die Notwendigkeit zur Beurteilung der Myokardfunktion hat über die letzten 20 Jahre vielseitige Anstrengungen induziert und zur Schaffung verschiedener Indizes geführt, welche die quantitative Beschreibung der Pumpfunktion des Herzens ermöglichen sollten [1].

Mehrere dieser Indizes haben breite klinische Anwendung gefunden. Sie sollen in ihren physiologischen Zusammenhängen untersucht werden: Die Kammerleistung ist die Fähigkeit des myokardialen Hohlmuskels, Blut zu pumpen. Sie unterliegt 4 Variablen, Preload, Afterload, Kontraktilität und Herzfrequenz.

Trotz der relativen Kompliziertheit des intakten Ventrikels im Gegensatz zum isolierten Muskelpräparat sind die mechanischen Kontraktilitätseigenschaften der beiden vergleichbar.

Die isovolumische Kontraktionsperiode zu Anfang der Systole entspricht einer isometrischen Kontraktion des Hill-Muskelmodelles, bei welchem kontraktile und elastische Elemente in Serie geschaltet sind; d. h. die kontraktilen Elemente verkürzen sich und führen zur Dehnung der elastischen Elemente.

Dieser Vorgang führt zu einer Erhöhung der Wandspannung, aber nicht zur Verkürzung. Im intakten Herzen ist die Folge eine Erhöhung des Ventrikelinnendruckes, welcher bei Überschreitung des diastolischen Aortendrucks zur Klappenöffnung führt. An diesem Punkt wird die Kontraktion isotonisch, es kommt bei konstantem Druck zu einer Verkürzung des Muskels.

Preload oder Vorlast am Muskelpräparat entspricht im intakten Ventrikel der enddiastolischen Wandspannung und bestimmt innerhalb physiologischer Grenzen die Sarkomerlänge. Diese gewährleistet bei einer Länge von 2–2,5 µm eine optimale Überlappung der Aktin- und Myosinfilamente bzw. der biochemisch aktivierbaren Flächen und demzufolge maximale Kontraktionskraft und -geschwindigkeit [2].

Die optimale Einstellung der Sarkomerlänge ist die zelluläre bzw. biochemische Grundlage für die Frank-Starling-Beziehung, welche das Verhältnis von enddiastolischem Druck bzw. Volumen und Schlagvolumen beschreibt. Die Frank-Starling-Beziehung ist jedoch keine absolute Größe, wie Abb. 1 schematisch zeigt. Veränderungen der Kontraktilität oder Überdehnung des Muskels führen zu Verlagerungen der Kurve, so daß entweder bei gleicher Sarkomerlänge ein größeres Schlagvolumen entsteht oder trotz größerer Dehnung das Schlagvolumen nicht vergrößert werden kann bzw. sogar verringert wird.

Nachlast bzw. Afterload ist die während der Kontraktion auf die Kammerwand einwirkende Kraft pro Flächeneinheit. Die Determinanten der Nachlast sind der periphere Widerstand, Ventrikelvolumen, Myokarddicke, Masse und Viskosität des Blutes.

Die Nachlast ist während der Kammerentleerung nicht konstant sondern verändert sich mit der Abnahme des Ventrikelradius. Eine Steigerung der Nachlast vermindert im Muskelmodell die Verkürzung und die Verkürzungsgeschwindig-

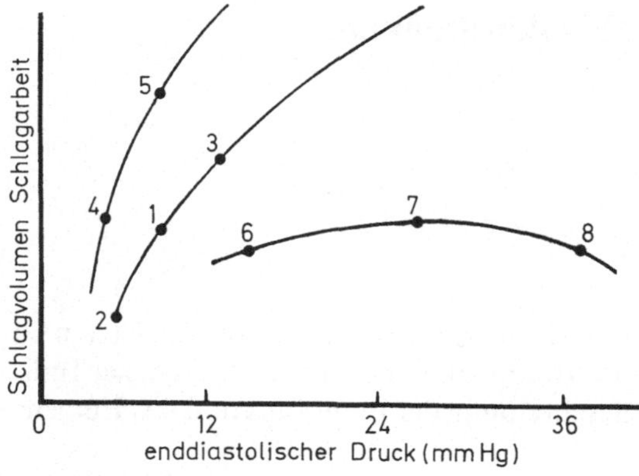

Abb. 1. Schematische Darstellung verschiedener Ventrikelfunktionskurven (Frank-Starling Beziehung). 1 Normalzustand, 2–3 verminderte oder vermehrte diastolische Füllung, 4–5 milde bzw. mittlere körperliche Belastung, 6–7 insuffizenter Ventrikel bei Belastung, 8 akute Dekompensation

keit, im intakten Ventrikel das Schlagvolumen und die Kontraktionsgeschwindigkeit.

Kontraktilität bezeichnet den Aktivierungsgrad der Herzmuskelfasern während der Kontraktion. Am Muskelpräparat ist sie als die Größe definiert, welche zu jedem Zeitpunkt der Kontraktion durch Korrelation von Kontraktionskraft, Kontraktionsgeschwindigkeit und Faserlänge bestimmt wird.

Jede Faserlänge, jede Last zeigt eine für sie typische Kontraktionsgeschwindigkeit, welche sich jedoch mit dem Aktivierungsgrad (der Kontraktilität) ändert. Umgekehrt kann sich die Herzmuskelfaser bei einer konstanten Belastung auf eine bestimmte Länge verkürzen. Wird diese Belastung geändert, so verändern sich die Verkürzungsgeschwindigkeit und die Faserlänge am Ende der Verkürzung gegenläufig (Abb. 2).

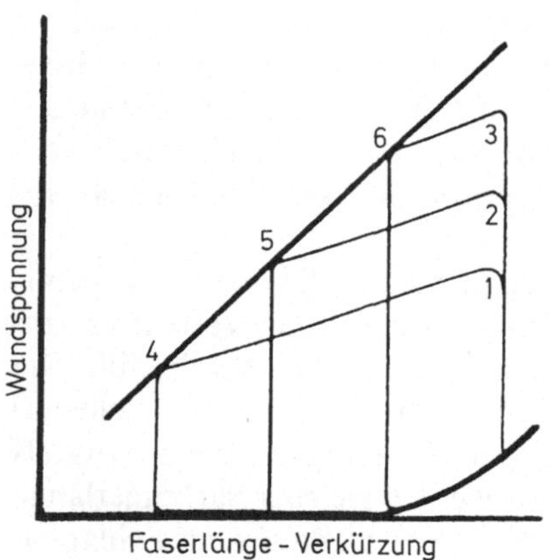

Abb. 2. Das Druck-Volumen-Diagramm zeigt schematisch das Verhältnis Wandspannung/enddiastolisches Volumen bei 3 verschiedenen Afterloadbedingungen. 1–4 normal. 2–5, 3–6, zeigen bei gleicher Faserlänge eine progrediente Erhöhung der Wandspannung bei entsprechender reziproker Abnahme der Faserverkürzung. Das Diagramm zeigt das Konzept von E_{max} (maximales Verhältnis von intraventrikulärem Druck/intraventrikulärem Volumen minus Volumen bei Druck Null). Reziproke Veränderungen der Verkürzungsgeschwindigkeit liegen ebenfalls vor. Zu Ende der Systole [4–6] liegen alle Werte von Wandspannung und Faserlänge auf einer Geraden. (Radius-Wandspannungs-Linie, Parameter der Kontraktilität)

Die Kontraktilität bezeichnet demnach den inotropen Zustand des Herzmuskels. Sie kann preload- und afterloadabhängig, induziert durch exogene, nervöse und humorale Einflüsse die Kammerleistung beeinflussen.

Die *Herzfrequenz* ist die letzte der genannten Determinanten der Ventrikelleistung. Eine künstliche Erhöhung der Frequenz ohne Erhöhung des peripheren Bedarfs hat nur eine geringe Erhöhung des Herzzeitvolumens zur Folge. Demnach liegt unter physiologischen Bedingungen bei Erhöhung des Herzzeitvolumens eine Kombination aus Frequenzerhöhung und Erhöhung des inotropen Zustands vor. Eine Tachykardie über 160/min führt zu einer Verkürzung der diastolischen Füllungsperiode, welche einer weiteren Erhöhung des Auswurfvolumens entgegen wirkt.

Die klinischen Meßgrößen der Herzfunktion bestehen aus Druck-Volumen- und Frequenzbestimmungen: enddiastolisches Volumen, systolisches Volumen, Schlagvolumen.

Die Austreibungsfraktion ergibt sich aus einer Division von Schlagvolumen durch enddiastolisches Volumen. Schlagarbeit ist Schlagvolumen multipliziert mit dem mittleren systolischen Kammerdruck. Minutenarbeit ergibt sich aus Schlagarbeit mal Herzfrequenz. Eine gewisse Normierung der einzelnen Größen kann durch eine Beziehung auf die Körperoberfläche erreicht werden.

Die Werte werden dann als „Index" bezeichnet und pro m^2 ausgedrückt. dP/dt, die Druckanstiegsgeschwindigkeit in Abhängigkeit von der Zeit, wird zur Beurteilung der Kontraktilität verwendet. dP/dt hat eine direkte Beziehung zur Kontraktilität, ist aber von der Kammerfüllung und vom inotropen Status des Mokards abhängig. Damit ist die quantitative Verwendbarkeit eingeschränkt, da z.B. eine Zunahme von dP/dt bei Verminderung des enddiastolischen Volumens von einer Erhöhung der Inotropie nicht unterschieden werden kann [1].

v_{CE}, die Geschwindigkeit des kontraktilen Elements, kann unter Zugrundelegung des Hill-Muskelmodells berechnet werden. v_{CE} ist abgeleitet von dP/dt, dem jeweils vorliegenden Druck und einer Konstante K, welche am Tiermodell gewonnen wurde. Durch Extrapolation der Beziehung zwischen dP/dt und Druck auf Null kann v_{max}, die maximale Verkürzungsgeschwindigkeit berechnet werden [3]. Der theoretische Wert von v_{max} als Kontraktilitätsparameter wird eingeschränkt einerseits durch Probleme, welche sich aus der Meßgenauigkeit von dP/dt ergeben, andererseits aufgrund der Abhängigkeit von dem Modell, an welchem die Konstante für das serienelastische Element bestimmt wurde [5].

Schließlich macht eine asynchrone Kontraktion des Ventrikels oder eine Klappeninsuffizienz die Bestimmung von v_{CE} und v_{max} sinnlos. Insgesamt gesehen sind die Kontraktilitätsparameter der isovolumischen Kontraktionsphase für die klinische Routine ohne praktischen Wert.

Kontraktilitätsindizes für die Austreibungsphase wurden ebenfalls entwickelt. Druck und Volumen in Abhängigkeit von der Zeit spiegeln Kraft, Geschwindigkeit und Länge des Muskelpräparats wieder. Aus Druck und Volumen kann die Wandspannung abgeleitet werden. Der Wert dieser Aussage wird eingeschränkt durch die Berechnung der zugrundegelegten Kammergeometrie, meistens ein Drehelipsoid.

Aus der Beziehung zwischen Volumenänderung und Zeit kann die Faserverkürzungsgeschwindigkeit v_{CF} abgeleitet werden, diese ist jedoch druckabhängig. Das gleiche gilt für Indizes der Längenänderung wie Schlagvolumen oder Ejekti-

Tabelle 1. Funktionsbestimmung im intakten Herzen. Alle Indizes sind Teilmessungen der Kraft-Geschwindigkeit-Länge-Beziehung und z. T. vor- und nachlastabhängig. (Nach [6])

Index	Beeinflussung durch:		Teilmessung von:		
	Vorlast	Nachlast	Kraft	Geschwindigkeit	Verkürzung
Schlagvolumen	×	×	×	–	×
Ejektionsfraktion	×	×	×	–	×
Ejektionszeit	×	×	–	×	–
Schlagvolumen/Zeit	×	×	×	×	×
Druckanstieg/Zeit dP/dt	×	×	×	×	–
Faserverkürzung/Zeit (v_{CF})	×	×	×	×	–
v_{max}	○	○	–	××	–
$v_{CE\,max}$	×	○	×	×	–
E_{max}	○	○	×	–	×

onsfraktion, denn auch diese Parameter sind afterloadabhängig. Eine relativ gute Korrelation wurde zwischen Ejektionsfraktion und Kontraktilität gefunden [5].

E_{max}, ein neuer Kontraktilitätsparameter, verwendet Informationen aus einer Serie von Kontraktionen: Dabei wird von einer Beziehung zwischen endsystolischem Druck und endsystolischem Volumen ausgegangen. Afterloadveränderungen bei relativ konstantem enddiastolischen Volumen verändern die Beziehung zwischen enddiastolischem Druck und Volumen, wie aus der Kraft-Geschwindigkeits-Beziehung am Muskelpräparat zu erwarten ist (Abb. 2).

Eine Verbindung der einzelnen Meßwerte ergibt eine Gerade, welche die spezifische Kontraktilität beschreibt [4]. Die Gabe inotroper Substanzen oder Kontraktilitätsdefekte verschieben diese Gerade im Vergleich zur Norm. Alle Kontraktilitätsparameter stellen Teilmessungen der am Muskelpräparat erstellten Beziehung Kraft-Geschwindigkeit-Länge dar. Ihre Brauchbarkeit bzw. Abhängigkeit von Preload, Afterload bzw. der jeweilige Anteil der drei Variablen ist in Tabelle 1 wiedergegeben [6].

Bei Übertragung auf das Myokard in vivo spiegeln alle Meßgrößen einen oder mehrere dieser physikalischen Parameter wieder, keine Messung umfaßt alle gemeinsam und keine gibt zwei unabhängig von der dritten wieder. Dies ist u. E. die wichtige Erkenntnis, welche der Kliniker aus dem Studium der Myokardfunktion ziehen muß:

Es gibt keinen Einzelparameter, der die Myokardfunktion beschreibt, es gibt keine einfache, insbesondere keine lineare Korrelation eines Parameters zum anderen, und es gibt demnach auch keine einfache Faustregel, welche einen therapeutischen Eingriff aufgrund eines einzelnen Meßwerts rechtfertigen würde.

Dies sei verdeutlicht an einem therapeutischen Modell, welches die Bestimmung von Druck, Fluß und eine zyklische Variation der Nachlast ermöglichte: Dazu wurden Versuchstiere mit Kathetertipmanometern im Ventrikel und der deszendierenden Aorta sowie elektromagnetischen Flußproben an der aszendierenden und der deszendierenden Aorta instrumentiert. Zyklische Veränderungen der Nachlast wurden dadurch erreicht, daß durch die linke Subclavia Blut aus dem Aortenbogen abgezogen bzw. in den Aortenbogen eingepumpt wurde (Abb. 3). Eine Originalaufzeichnung des Versuchs ist in Abb. 4 wiedergegeben: Eine Erhö-

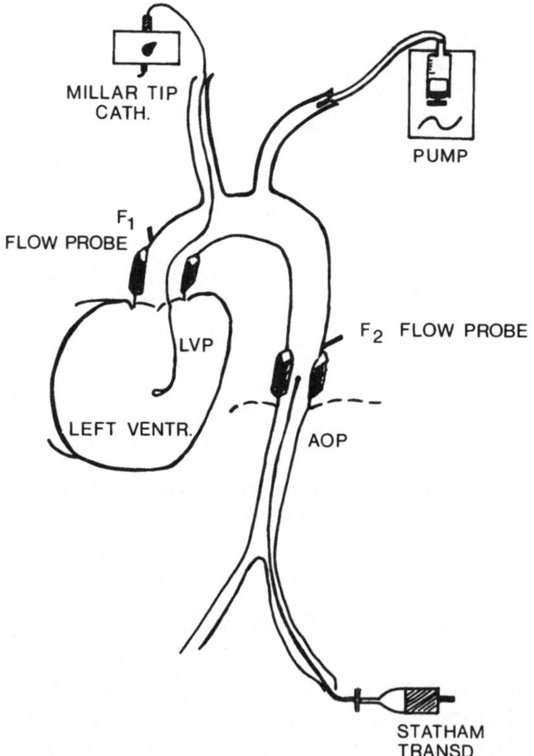

Abb. 3. Instrumentierung von Versuchstieren zum Nachweis der Interaktion von Kraft, Geschwindigkeit und Länge am intakten Herzen

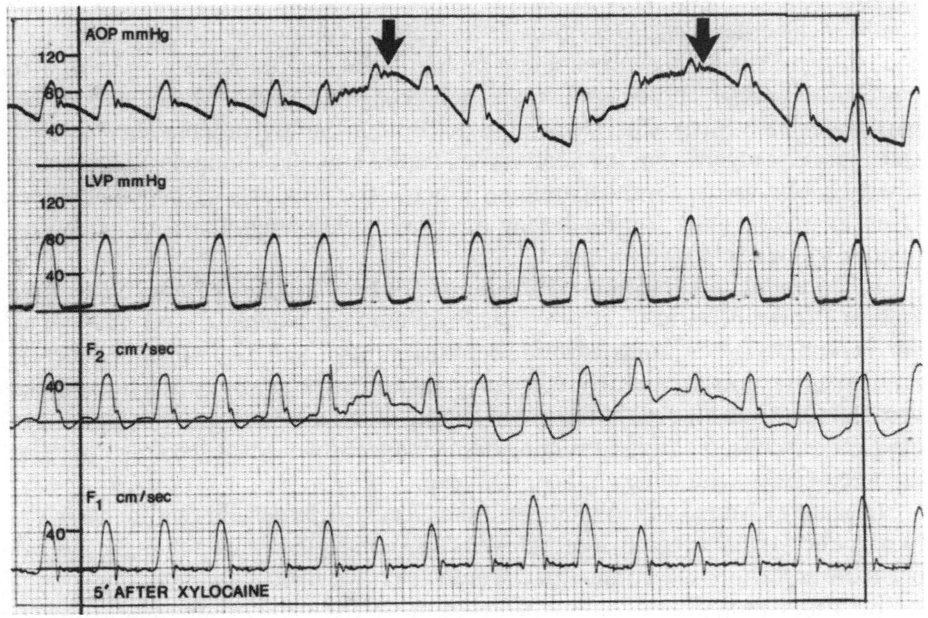

Abb. 4. Originalaufzeichung eines Versuchsprotokolls. *AOP* Aortendruck, *LVP* linksventrikulärer Druck, F_1 Flowmeterkurve der Aorta ascendens, F_2 Flowmeterkurve der Aorta descendens, *Pfeile* Nachlasterhöhung durch Pumpe

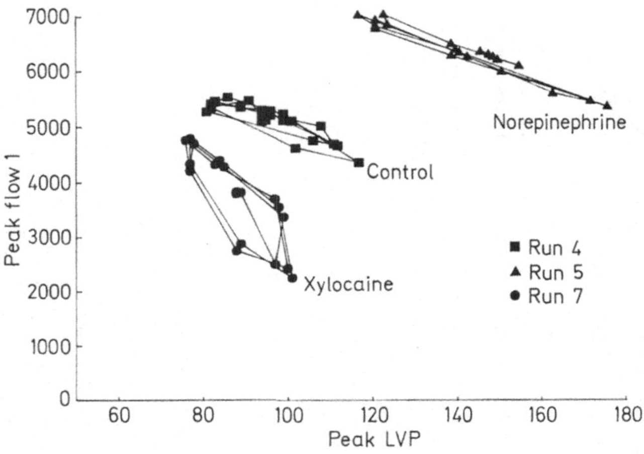

Abb. 5. Druck-Fluß-Beziehung bei zyklischer Nachlastvariation im Leerversuch und nach medikamentösen Interventionen. Aufgetragen ist maximaler Druck (*Peak LVP*) gegen maximalen Fluß (*Peak flow 1*)

hung der Afterload führt zu einer Vergrößerung des linksventrikulären und des Aortendrucks und gleichzeitig zu einer erheblichen Verminderung des Flusses, wobei die Fläche unter der Flowmeterkurve als Repräsentation des Schlagvolumens angesehen werden kann. Der Befund zeigt, daß bei entsprechender Nachlasterhöhung ein großer Teil der entwickelten Kraft aufgewendet werden muß, um Wandspannung zu entwickeln auf Kosten einer verminderten Faserverkürzung.

In Abb. 5 ist dieser Vorgang durch pharmakologische Interventionen am selben Modell verdeutlicht: Der Einfluß von 2 pharmakologischen Substanzen, welche häufig in der Klinik Verwendung finden, Xylocain und Norepinephrin, wird am Modell gezeigt und einem Leerversuch gegenübergestellt. Dabei wurden der maximale linksventrikuläre Druck und der Fluß in der aszendierenden Aorta gegeneinander aufgetragen. Im Leerversuch führte eine Erhöhung der Nachlast zu einer Erhöhung der Wandspannung, einer Erhöhung des intraventrikulären Druckes und zu einer Verminderung der Faserverkürzung, damit zu einer Verminderung des Schlagvolumens.

Eine wesentliche Erhöhung des enddiastolischen Druckes ist dabei nicht zu erkennen. Norepinephrin führte zu einer Erhöhung der Nachlast, aber auch zu einer Veränderung der Kontraktilität. Bei Entlastung durch die Pumpe liegt bei erhöhtem intraventrikulärem Druck ein um etwa 25% erhöhtes Schlagvolumen vor. Der Druckanstieg bei Afterloaderhöhung durch die Pumpe überschreitet den des Leerversuchs, die Einschränkung des Schlagvolumens dagegen entspricht der des Leerversuchs auf einem höheren Niveau.

Die letzte Gruppe von Werten stellt die Druck-Volumen-Beziehung nach Xylocaingabe dar. Die negativ inotrope Wirkung von Xylocain ist abhängig von seiner Konzentration und konnte hier demonstriert werden.

Bei Entlastung durch die Pumpe liegen die Werte nahe bei den Kontrollwerten. Eine Vermehrung der Afterload führte zu einer etwa 25% igen Erhöhung des intraventrikulären Druckes, dabei aber zu einer Reduktion des Schlagvolumens auf etwa 50% des Ausgangswerts.

Diese Experimente zeigen am Modell die Interaktion von Kontraktilität, Afterload und Schlagvolumen in einer Form, welche durchaus auf die Klinik übertragen werden könnte. Pulmonalkapillardruck, Blutdruck, Herzzeitvolumen oder nichtinvasiv bestimmtes Ventrikelvolumen in Diastole und Systole liefern die Datenbasis für entsprechende Untersuchungen. Das Verständnis ihrer Zusammenhänge auf den Grundlagen der Mechanik des Herzmuskels ermöglicht eine logische Planung und Durchführung von Interventionen bei der Behandlung mit Preload- und Afterloadmanipulationen oder der Anwendung von inotropen Substanzen.

Literatur

1. Braunwald E, Ross J Jr, Sonnenblick EH (1976) Mechanismus of contraction in the normal and failing heart, 2nd edn. Little Brown, Boston
2. Huxley AF, Simmons RM (1971) Proposed mechanism of force generation in striated muscle. Nature 233:533
3. Parmley WW, Chuck L, Sonnenblick EH (1972) Relation of V_{max} to different models of cardiac muscle. Circ Res 34:34
4. Sagawa K, Suga H, Shoukas AA, Bakalar KM (1977) End-systolic pressure-volume ratio: A new index of contractility. Am J Cardiol 40:748
5. Sonnenblick EH, Strobeck JE (1977) Derived indices of ventricular and myocardial function. N Engl J Med 296:978
6. Strobeck JE, Sonnenblick EH (1981) Mechanik der Kontraktion des Herzens. In: Krayenbühl HP, Kübler W (Hrsg) Kardiologie in Klinik und Praxis, Bd 1. Thieme, Stuttgart New York, S 7.1

Funktionsbeurteilung des Kreislaufs

H. Pessenhofer, T. Kenner

Der Begriff der „Funktionsbeurteilung" des Kreislaufsystems, oder, da das Herz für die Funktion unerläßlich ist, des „Herz-Kreislauf-Systems" kann von 2 verschiedenen Seiten gesehen werden. Einmal ist im Bereich der Anästhesie eine präoperative „Funktionsbeurteilung" im Sinne einer Erfassung von Funktionseinschränkungen und damit möglicher Risiken notwendig, zum anderen ist intraoperativ bzw. postoperativ eine „Funktionsüberwachung", die das Überschreiten von Grenzwerten beobachtet, erforderlich, um eine eventuelle rechtzeitige Intervention zu gewährleisten. Die Voraussetzungen für beide Anwendungsbereiche bilden:

- Kenntnis der physiologischen Funktion des kardiovaskulären Systems,
- Verfügbarkeit eines geeigneten Instrumentariums (methodische Voraussetzungen, Geräte),
- Kenntnis von Grenzwerten relevanter Kreislaufgrößen.

In dieser Übersicht wird das Schwergewicht v.a. auf die physiologischen Aspekte einer Funktionsbeurteilung gelegt, die dafür relevanten Meßgrößen und die ableitbaren Informationen werden dargelegt. Meßverfahren und -methoden werden nur aufgelistet, da diese in weiteren Beiträgen eine eingehendere Behandlung erfahren.

Funktion des kardiovaskulären Systems

Die primäre Aufgabe des Herz-Kreislauf-Systems liegt in der Erfüllung einer Transportfunktion, wobei Atemgase, Nährstoffe, Stoffwechselprodukte und Wärme gefördert werden. Daneben stellt der Kreislauf auch einen Teil eines humoralen Informationsübermittlungssystems dar, indem Hormone bzw. Transmittersubstanzen als Informationsträger verteilt werden. Diese sehr einfach zu beschreibende Grundfunktion wird durch ein überaus komplexes, physikalisch-physiologisches System bewerkstelligt, dessen Basis im folgenden erläutert wird.

Stationäre Strömung durch ein System starrer Gefäße

Betrachtet man, als grobe Abstraktion der Realität, das Gefäßsystem des Organismus als ein entsprechend den bekannten anatomischen Gegebenheiten angeordnetes System starrer Rohre, durch das eine kontinuierlich arbeitende Pumpe einen Flüssigkeitsstrom treibt, so ist es im Sinne der eingangs dem kardiovaskulären System zugeschriebenen Funktion erforderlich, an jeder beliebigen Stelle des Organismus die benötigte Substratmenge für den Stoffwechsel – primär limitiert der Sauerstoffbedarf – in der Zeiteinheit zur Verfügung zu stellen. Dazu ist, da die Substrate mittels des strömenden Mediums transportiert werden, die Aufrechterhaltung einer bestimmten organspezifischen minimalen Strömung eine

Tabelle 1. Grundgrößen

Meßgröße	Symbol	SI-Einheit	Alte Einheit
Druck	p	Pa, N/m^2	mm Hg
Strömung	I($\dot{Q}$)	m^3/s, l/s	ml/s, l/min
Strömungs-geschwindigkeit	v	m/s	cm/s, m/s
Widerstand	R	$Pa \cdot s/m^3$, $N \cdot s/m^5$	mm Hg · s/ml, dyn · s/cm^5
Kapazität	C	m^3/Pa, m^5/N	ml/mm Hg
Volumen-Elastizität	E'	Pa/m^3, N/m^5	mm Hg/ml

Voraussetzung. Die grundlegenden physikalischen Größen, die für die Beschreibung einer Flüssigkeitsströmung durch ein vermaschtes System von Rohren von Bedeutung sind, sind Druck und Strömung (s. Tabelle 1). Unter dem *Druck* versteht man die von der Flüssigkeit auf die Flächeneinheit der Gefäßwand ausgeübte Kraft, als *Strömung* (auch Stromstärke, Volumenstrom oder Flow) wird das in der Zeiteinheit durch einen bestimmten Gefäßquerschnitt transportierte Flüssigkeitsvolumen bezeichnet. Die Strömung hängt mit der *Strömungsgeschwindigkeit* über den Proportionalitätsfaktor Gefäßquerschnitt zusammen, d. h. bei konstantem Querschnitt entsprechen Änderungen der Strömungsgeschwindigkeit Änderungen des Flows, andererseits ist bei konstanter Strömung die Strömungsgeschwindigkeit um so größer, je kleiner der Gefäßquerschnitt ist.

Grundsätzlich führt die Strömungsrichtung vom Ort höheren Drucks zum Ort niedrigeren Drucks, sie entspricht der Orientierung des sog. Druckgradienten (= Druckdifferenz: höherer Druck minus niedrigerer Druck). Der funktionale Zusammenhang zwischen dem Druckgradienten und der jeweiligen Strömung wird durch das *Ohmsche Gesetz* der Hydromechanik beschrieben, das die Beziehung zwischen den beiden Grundgrößen Druck bzw. Strömung über eine 3. Größe, den *Strömungswiderstand* (oder kurz „Widerstand") herstellt (Abb. 1).

Der Strömungswiderstand eines einfachen starren Rohres, das als erste Näherung für einen Kreislaufabschnitt herangezogen wird, hängt sowohl von den Fließeigenschaften des durchströmenden Mediums als auch von der Geometrie des Rohres ab. Der Zusammenhang zwischen Widerstand und den genannten Einflußgrößen wird durch das *Hagen-Poiseuille-Gesetz* charakterisiert, das – unter der Annahme einer gleichförmigen laminaren Strömung – den Widerstand als proportional zur Viskosität der Flüssigkeit, proportional zur Länge des durch-

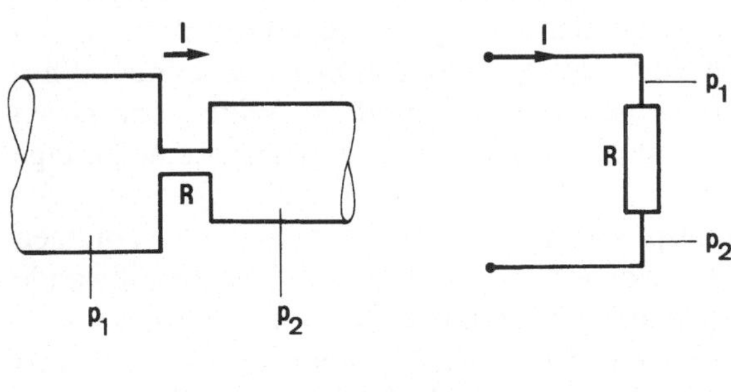

Abb. 1. Schematische Darstellung eines Strömungswiderstandes in Form des hydraulischen (*links*) und elektrischen Ersatzschaltbildes (*rechts*) und dessen Berechnung über das Ohmsche Gesetz

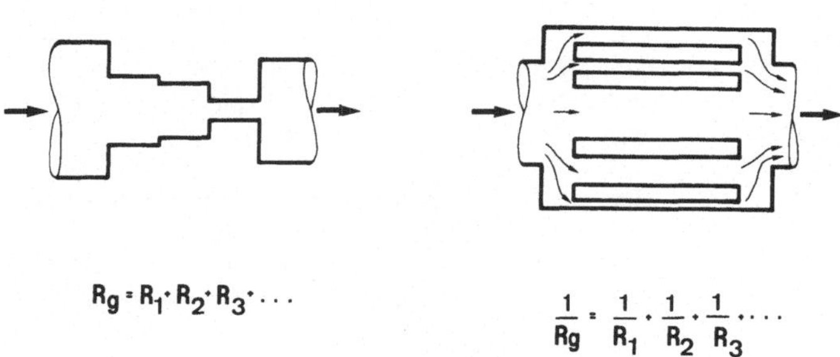

Abb. 2. Serienschaltung (*links*) und Parallelschaltung (*rechts*) von Strömungswiderständen und entsprechende Berechnung der resultierenden Widerstände

strömten Abschnitts und verkehrt proportional zur 4. Potenz des Radius beschreibt. So wird verständlich, daß bereits geringe Veränderungen des Gefäßlumens große Änderungen des Strömungswiderstandes hervorrufen.

Im Kreislaufsystem ist nun eine Vielzahl von Strömungswiderständen zu einem Netzwerk verbunden. Dabei tritt sowohl der Fall auf, daß Gefäßgebiete, die Strömungswiderstände repräsentieren, hintereinander (in Serie) geschaltet sind, als auch jener, daß diese nebeneinander (parallel) angeordnet sind (Abb. 2). Der resultierende Widerstand errechnet sich bei *Serienschaltung* als Summe der Einzelwiderstände, bei *Parallelschaltung* errechnet sich der Gesamtleitwert (= Reziprokwert des Gesamtwiderstands) als Summe der Leitwerte der Teilkomponenten. Global gesehen bedeutet dies, daß bei Hintereinanderschaltung von Einzelwiderständen der Gesamtwiderstand mit steigender Anzahl der Elemente immer größer wird, hingegen bei Parallelschaltung der resultierende Gesamtwiderstand bei weiterem Hinzufügen von Parallelzweigen abnimmt.

Instationäre (pulsierende) Strömung durch ein System elastischer Gefäße

Zur Beschreibung der elastischen Eigenschaften der Gefäßwände finden hauptsächlich 2 Begriffe Verwendung: Der Begriff der Kapazität und jener der Volumenelastizität (s. Tabelle 1). Unter *Kapazität* versteht man die Fähigkeit eines dehnbaren Gefäßes, Volumen zu speichern, diese Meßgröße ist um so größer, je mehr Volumen ein bestimmtes Gefäß unter vorgegebenem Druck aufzunehmen vermag. Unter *Volumenelastizität* versteht man den Reziprokwert der Kapazität, wobei angemerkt werden muß, daß sich hier die physikalische Definition im Gegensatz zur umgangssprachlichen Verwendung desselben Begriffs befindet. Physikalisch gesehen wird Stahlrohren eine hohe Elastizität (= Widerstand gegen Dehnung) zugesprochen, einem weichen Gummischlauch dagegen eine geringe Elastizität.

Das während der Austreibungsphase in die Aorta eingebrachte Volumen führt im Zusammenspiel mit der elastischen Deformation der Gefäßwände (Windkesselwirkung) und dem peripheren Widerstand zur Ausbildung des arteriellen Druckpulses, der in Abb. 3 zu sehen ist. Der Maximalwert des zeitlichen Druckverlaufs wird als *systolischer Druck*, der Minimalwert als *diastolischer Druck*, die Differenz als *Druckamplitude* bezeichnet. Jener zeitlich konstante Mit-

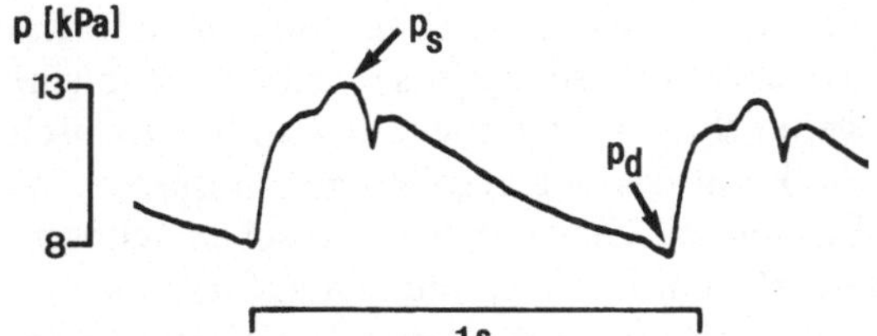

Abb. 3. Zeitverlauf eines arteriellen Druckpulses, p_s systolischer Druck, p_d diastolischer Druck

telwert, der dieselbe Wirkung wie der pulsierende Druck aufweist, wird als *Mitteldruck* definiert und kann bei Ersatz der Fläche unter der Pulskurve durch ein flächengleiches Rechteck als dessen Höhe ermittelt werden.

Geschlossenes, passives Kreislaufsystem

Je nachdem, ob mittlere Kreislaufgrößen (Drücke, Strömungen) oder zeitlich veränderliche (pulsierende) Größen in Betracht gezogen werden, ergeben sich für einzelne Teilkreisläufe unterschiedliche Ersatzschaltbilder, die als Hilfsmittel für funktionelle Betrachtungen herangezogen werden können (Abb. 4). Für die Betrachtung von mittleren Größen ist dies ein Widerstand, bei pulsierenden Größen ist das einfachste anwendbare Ersatzschaltbild das sog. Windkesselmodell, das aus einem Widerstand mit parallel geschalteter Kapazität besteht.

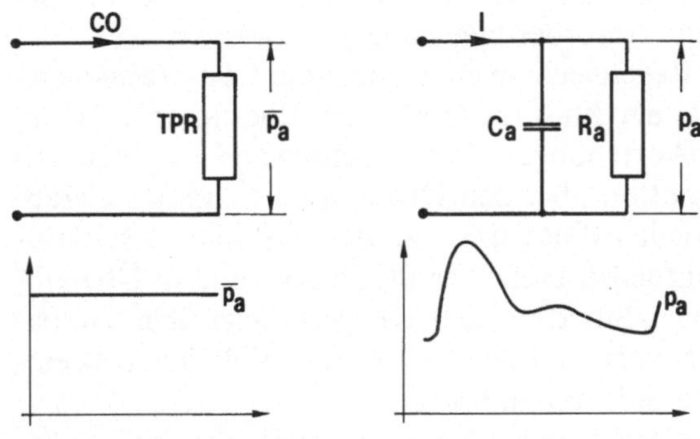

Abb. 4. Modelldarstellungen des arteriellen Systems für „mittlere" Größen (*links*) bzw. für „pulsierende" Größen (*rechts*). *CO* Herzzeitvolumen, *TPR* totaler peripherer Widerstand, $\bar{p}_a$ mittlerer arterieller Druck, R_a Widerstand des arteriellen Systems, C_a Kapazität des arteriellen Systems, p_a arterieller Druck, *I* Strömung

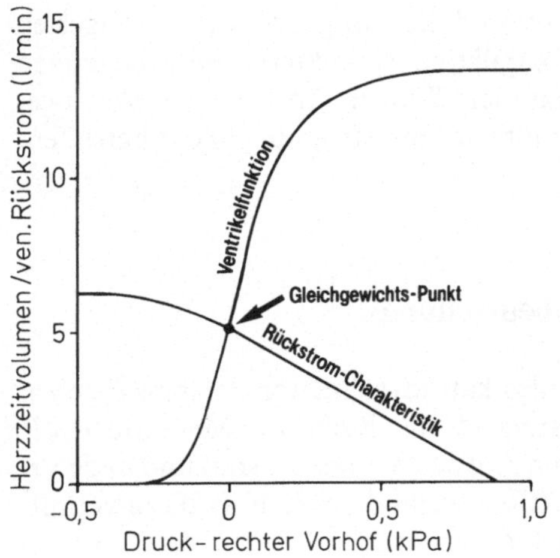

Abb. 5. Graphische Darstellung des Gleichgewichtszustandes zwischen venösem Rückstrom und Herzzeitvolumen. (Nach Guyton)

Geht man von der einfachen Hydromechanik und der Funktion von Teilkreisläufen zur Darstellung des Gesamtsystems über, so ergibt sich eine funktionelle Zweiteilung in ein passives, ungeregeltes System und in ein diesem hierarchisch übergeordnetes Regelsystem. Die Funktion des ungeregelten geschlossenen Systems wird im stationären Zustand durch ein Gleichgewicht zwischen venösem Rückstrom auf der einen und ausgeworfenem Herzzeitvolumen auf der anderen Seite charakterisiert. Diese als „Frank-Starling-Mechanismus" bekannte Beziehung kann in grafischer Form durch die sog. „Herzfunktionskurven" nach Guyton (Abb. 5) repräsentiert werden. Das sich entsprechend den jeweiligen Rückstromcharakteristika und der aktuellen linksventrikulären Funktion einstellende Gleichgewicht ist durch den Schnittpunkt beider Kurven gegeben. Es ist nun die Aufgabe eines übergeordneten Regelsystems, die Funktionskurven entsprechend den Anforderungen an den Organismus zu modifizieren.

Kontrolle des passiven Kreislaufsystems durch ein übergeordnetes Regelsystem

Die Regelvorgänge, deren Ziel es ist, trotz des Einflusses von Störgrößen eine optimale Versorgung des Organismus mit Sauerstoff zu gewährleisten, lassen sich in 2 große Gruppen unterteilen, einmal in die sog. *zentrale Regulation,* das sind Vorgänge, bei denen, ausgehend von meist peripher situierten Rezeptoren, über zentrale Mechanismen Steuerungseinflüsse auf das kardiovaskuläre System realisiert werden, zum anderen in die sog. *Autoregulation* (= lokale Regulation), bei der, lokal begrenzt, über einfache funktionelle Zusammenhänge direkt die Bedürfnisse von Teilkreisläufen an die Anforderungen angepaßt werden.

Den bedeutendsten zentralen Regelmechanismus bildet der *„Barorezeptorreflex",* der die rasche Komponente der Blutdruckregulation übernimmt. Die im Bereich des Karotissinus und des Aortenbogens in der Gefäßwand eingebetteten Barorezeptoren vermitteln Information über den Dehnungszustand der Gefäßwand – und damit über den arteriellen Blutdruck – an das medulläre Kreislaufzentrum, das, entsprechend der aktuellen Höhe des Blutdrucks und in Übereinstimmung mit der jeweiligen aktuellen Situation (z. B. Körperarbeit), über Sympathikus bzw. Parasympathikus das Herz und den peripheren Widerstand beeinflußt, um den Blutdruck auf seinen Sollwert zu bringen.

Als Mechanismus der Autoregulation spielt die sog. *metabolische Autoregulation* eine prominente Rolle. Bei Körperarbeit nimmt, verursacht durch lokalen Sauerstoffmangel und durch Stoffwechselprodukte aufgrund des gesteigerten Muskelstoffwechsels, der Tonus der präkapillären Sphinkteren im arbeitenden Muskelgebiet ab, damit vergrößert sich das Gefäßlumen, führt zu einer Verringerung des Strömungswiderstandes, und damit wird die Strömung in das betreffende Gebiet – autoregulativ – gesteigert.

Relevante Meßgrößen zur Funktionsbeurteilung

Aufgrund der physiologischen Funktion des kardiovaskulären Systems ergeben sich, wie im vorhergehenden Abschnitt dargelegt, eine Reihe von Meßgrößen, die einerseits mit vertretbarem meßtechnischen Aufwand erfaßbar sind und andererseits nützliche Information über den Funktionszustand des Kreislaufs zu vermitteln imstande sind. Die wichtigsten dieser Größen sind:

- Druck (sowohl Zeitverlauf als auch diskrete Werte),
- Herzzeitvolumen bzw. Schlagvolumen,
- periphere Strömung (bzw. Strömungsgeschwindigkeit),
- Druck- bzw. Volumenpulse (nichtinvasiv),
- Charakteristika der Kreislaufregulation (unter Einfluß verschiedener Störgrößen).

Auf den Druck im arteriellen System existieren gemäß dem Ohmschen Gesetz die primären Einflußgrößen peripherer Widerstand, Schlagvolumen und Herzfrequenz, zusätzlich wirkt in Abhängigkeit von der jeweiligen Körperlage noch der hydrostatische Druck. Nach klinischer Auffassung gilt der diastolische Druck als Repräsentant des peripheren Widerstandes und der systolische Druck als Maß für die Herzqualitäten. Die Druckamplitude gibt Auskunft über die elastischen Eigenschaften des arteriellen Systems und wird mit zunehmender Steifigkeit (Elastizität) der Gefäße größer. Aus dem Zeitverlauf des blutig gemessenen zentralen Druckpulses lassen sich Informationen über die Kontraktilität des Ventrikels – aus der Druckanstiegsgeschwindigkeit – ableiten, im diastolischen Druckverlauf bildet sich die Zeitkonstante des arteriellen Windkessels ab. Die segmentelle Messung von Drücken oder Druckdifferenzen, beispielsweise an den Extremitäten, bietet ein wirkungsvolles Instrument zur Lokalisation von Stenosen (= Strömungswiderständen), da der Druckgradient bei Vorhandensein einer solchen zunimmt. Druckmessungen im venösen System geben Aufschluß sowohl über die Füllung, wenn die venöse Kapazität als konstant vorausgesetzt werden kann, oder im umgekehrten Fall, wenn die Volumenverhältnisse als konstant gelten können, ändern sich die Drücke invers zur Kapazität.

Die Messung des Herzzeitvolumens bzw. des Schlagvolumens erlaubt eine Beurteilung der Ventrikelfunktion, im Zusammenhang mit Druckmessungen im Niederdrucksystem auch des venösen Rückstroms bzw. der Füllung. In Verbindung mit den Mitteldrücken im Körperkreislauf oder im Lungenkreislauf ist bei Kenntnis des Herzzeitvolumens die Berechnung der jeweiligen gesamten Strömungswiderstände möglich.

Die Erfassung peripherer Strömungen bzw. Strömungsgeschwindigkeiten, die bei geringer Anforderung an die Genauigkeit auch mittels nichtinvasiver Methoden (Ultraschallverfahren oder Verschlußplethysmographie) durchführbar ist, findet hauptsächlich Einsatz zur Lokalisation von Stenosen und Versorgungsstörungen, aber auch zur Abklärung von Versorgungsmöglichkeiten über Kollateralen.

Die nichtinvasive Aufzeichnung von Druck- bzw. Volumenpulsen gestattet, neben der Beurteilung der Pulsform, bei synchroner Registrierung zweier Pulse an unterschiedlichen Stellen im arteriellen System die Errechnung der Pulswellengeschwindigkeit, die ein Maß für die Elastizität des Gefäßsystems darstellt.

Die Untersuchung der integralen Funktion des kardiovaskulären Systems, d.h. des passiven hydraulischen Systems in Verbindung mit dem Regelsystem, gibt Aufschluß über das Wechselspiel von Frank-Starling-Mechanismus und dem Barorezeptorreflex, bildet die Grundlage für die Abschätzung von Zeitkonstanten der Reaktion und der Empfindlichkeit von Rezeptoren sowie für die Überprüfung der Funktionsbandbreite des Herz-Kreislauf-Systems hinsichtlich der Adaptation an Störgrößen und der vegetativen Regulationslage.

Meßverfahren und Methoden

Für die Auswahl von Meßverfahren zur Erfassung von Kreislaufgrößen sind die jeweilige Fragestellung, die Zumutbarkeit für den Patienten und die technische Verfügbarkeit entscheidend. Daneben spielt die minimal zu fordernde Genauigkeit eine wichtige Rolle, wobei unterschiedliche Anforderungen bei der Abklärung von Funktionseinschränkungen im Gegensatz zur Funktionsüberwachung auftreten. Derzeit ist ein Trend zu nichtinvasiven Verfahren zu beobachten, bei denen die geringe Patientenbelastung jedoch meist durch eine reduzierte Genauigkeit (manchmal nur semiquantitative oder qualitative Aussagen möglich) und höhere Störanfälligkeit, v. a. im Langzeiteinsatz, erkauft wird.

Im folgenden wird eine tabellarische Aufstellung von derzeit üblichen Methoden zur Erfassung funktionsrelevanter Meßgrößen des kardiovaskulären Systems geboten, die jedoch keinen Anspruch auf Vollständigkeit in der Aufzählung erhebt.

Druckmessung

- Invasive Messung über Druckwandler (Transducer),
- Nichtinvasive (automatische) Manschettenmethoden:
  - auskultatorische Methode,
  - oszillometrische Methode,
  - Ultraschallkinetoarteriographie,
  - Ultraschall-Doppler-Flowmeter als Indikator,
- Nichtinvasive kontinuierliche Methode (Servomethode).

Messung von Herzzeitvolumen bzw. Schlagvolumen

- Indikatormethoden:
  - Farbstoffverdünnungsmethoden,
  - Thermodilution,
  - Fick-Prinzip (direkt – indirekt),
- Röntgen- und nuklearmedizinische Methoden,
- Pulskonturmethoden,
- Ultraschall Real-Time-Scan,
- gepulster Ultraschall-Doppler oder Compound-Scan,
- Impedanzkardiographie.

Messung peripherer Strömungen (Strömungsgeschwindigkeiten)

- Elektromagnetische Flowmessung (intravasal – extravasal),
- Ultraschall-Doppler-Flowmeter:
  - kontinuierlich arbeitendes Flowmeter (CW-Flowmeter),
  - gepulstes Flowmeter,
- Venenverschlußmethoden:
  - Verschlußplethysmographie,
  - Verschlußrheographie,
- Thermische Verfahren.

Nichtinvasive Aufzeichnung von Druck- bzw. Volumenpulsen

- Sphygmographie:
  mechanisch,
  optisch,
- Rheographie.

Verfahren zur Beurteilung der integralen Kreislauffunktion

Zur Beurteilung der Regulationsfähigkeit des kardiovaskulären Systems wird allgemein das sog. Input/Output-Konzept angewandt. Dabei wird das System zu einer Black-box abstrahiert, auf die als Eingangssignal ein Testsignal aufgebracht wird, dessen Wirkung auf die Ausgangsgrößen untersucht wird. Die Anregung mittels des Testsignals wird möglichst einfach gewählt, häufig werden sprungförmige oder impulsförmige Systemanregungen bevorzugt. Bei Untersuchungen des Herz-Kreislauf-Systems sind als Testsignale beispielsweise Körperarbeit, Wechsel der Körperlage u. ä. geeignet. Die beobachteten Ausgangsgrößen streben nach Einwirkung des Testsignals ausgehend vom ursprünglichen Wert innerhalb einer bestimmten Zeit, der sog. Transientphase, einem neuen Stationärwert zu. Diese Transientphase enthält nun Information über die Systemdynamik und wird deshalb zur Analyse, die meist computerunterstützt durchgeführt wird, herangezogen.

Zusammenfassung

In diesem Beitrag wurde versucht, die physiologischen Prinzipien der Funktionsdiagnostik des kardiovaskulären Systems darzulegen und die Relevanz der Messung von Kreislaufgrößen für die Funktionsbeurteilung aufzuzeigen. Es wurde dabei bewußt auf die Grundlagen der Kreislaufphysiologie ein gewisses Gewicht gelegt, da eine meßtechnische Funktionsbeurteilung ohne Vertrautheit mit der Basis nur schwer vorstellbar erscheint. Der Einsatz von Verfahren wurde nur summarisch skizziert, ebenso wie die Beurteilung der Gesamtfunktion des geregelten Herz-Kreislauf-Systems, die, trotz der zunehmenden Bedeutung der Erfassung und Beurteilung des Regulationsgeschehens, nur schematisch dargestellt wurde. Es bleibt zu hoffen, daß dieser Beitrag, trotz der allgemein gehaltenen Darstellung und der Ausklammerung von speziellen Beispielen, grundlegende Informationen vermitteln konnte, auf die beim Einsatz spezieller Meßmethoden aufgebaut werden kann.

Literatur

1. Busse R (Hrsg) (1982) Kreislaufphysiologie. Thieme, Stuttgart New York
2. Geddes LA (1970) The direct and indirect measurement of blood pressure. Year Book Medical Publishers, Chicago
3. Geddes LA, Baker LE (1975) Principles of applied biomedical instrumentation, 2nd edn. Wiley & Sons, New York London Sidney Toronto
4. Guyton AC, Jones CE, Coleman TG (1973) Circulatory physiology: Cardiac output and its regulation. Saunders, Philadelphia London Toronto
5. Kenner T, Gauer OH (1962) Untersuchungen zur Theorie der auskultatorischen Blutdruckmessung. Pflügers Arch 275:23–45

6. Kenner T, Busse R, Hinghofer-Szalkay H (eds) (1982) Cardiovascular systems dynamics: Models and measurements. Plenum, New York London
7. König W (Hrsg) (1972) Klinisch-physiologische Untersuchungsmethoden. Thieme, Stuttgart
8. Noordergraaf A (1978) Circulatory system dynamics. Academic Press, New York San Francisco London
9. Penaz J, Voigt A, Teichmann W (1976) Beitrag zur fortlaufenden indirekten Blutdruckmessung. Z Inn Med 31:1030–1033
10. Pessenhofer H, Kenner T (1983) Noninvasive estimation of cardiovascular parameters based on measurements of systolic time intervals and blood pressure. Acta Cardiol 38:304–307
11. Pessenhofer H, Kenner T (1983) Neue Entwicklungen auf dem Gebiet der nichtinvasiven Blutdruckmessung. In: Bergmann H et al. (Hrsg) Monitoring in der Anaesthesiologie und Intensivmedizin. Maudrich, Wien München Bern
12. Pessenhofer H, Schwaberger G, Sauseng N, Kerschhaggl P (1984) Orthostatic stability and physical work capacity in sportsmen. In: Bachl N et al. (eds) Current topics in sports medicine. Urban & Schwarzenberg, Wien
13. Reeve EB, Guyton AC (1967) Physical bases of circulatory transport. Saunders, Philadelphia London
14. Wetterer E, Kenner T (1968) Grundlagen der Dynamik des Arterienpulses. Springer, Berlin Heidelberg New York

Die nichtinvasive Beurteilung der Myokardfunktion

W. F. List

Die Funktion des Herzens hängt von der Generierung elektrischer Impulse und ihrer Weiterleitung, von den Beladungsbedingungen und der Herzklappenfunktion und von der Kontraktilität des Myokards ab. Unter Myokardfunktion subsumieren wir die Einzelgrößen Kontraktilität, Vorlast und Nachlast, die ihrerseits wieder von der Herzfrequenz beeinflußt werden. Aufgrund klinischer Befunde können nur schwere Störungen der Myokardfunktion erkannt werden. Jugulare Einflußstauung, ein 4. Herzton, Tachykardie und Beinödeme sind Hinweise auf ein myokardiales Versagen. Die exakte Erfassung der Herzmuskelfunktion müßte alle 4 Einflußgrößen einzeln erfassen, was die gleichzeitige Einführung sowohl eines Rechts- wie auch eines Linksherzkatheters erfordert. Jede deutliche Veränderung einer der 4 Determinanten der Herzfunktion führt nämlich aufgrund der autonomen Herzregulation zu Auswirkungen auf die jeweils anderen Größen. Der Linksherzkatheter alleine hat allerdings eine Morbidität und Letalität je nach Labor zwischen 0,5 und 2%. Rechts- und Linksherzkatheter können weder bei schwerkranken Patienten noch wiederholt und zu Folgeuntersuchungen oder Arzneimittelstudien herangezogen werden.

Die routinemäßige Bestimmung der Myokardfunktion wäre unter Ruhe- und Streßbedingungen wichtig, um die individuellen Grenzen einer Belastung kennenzulernen. Es wäre auch wünschenswert, die Wirkung positiv inotroper Substanzen wie Digitalis auf ein insuffizientes Herz oder negativ inotroper Substanzen, wie die der Anästhetika, in ihrer Auswirkung zu kontrollieren.

Die Myokardfunktion kann unter bestimmten Bedingungen durch *Volumengrößen* (EDVV, CO, EF), *Druckgrößen* (CVP, LAP, EDVP), *Zeitgrößen* (IVCT, STI, DTI) oder aus Kombination von diesen (dp/dt max/IIT) definiert werden. Diese Größen werden entweder während der *isovolumischen Phase* (dp/dt max/IIT, IVCT, PEP) oder während der *Auswurfphase* (HMV, SV, ESVP, EF, VCF, LVET) beurteilt. Nach Sonnenblick (1978) ist die Pumpfunktion die entscheidende Größe der Myokardfunktion, die Auswurffraktion scheint der derzeit beste Einzelparameter zur Abschätzung der Myokardfunktion zu sein.

Neben Morbidität und Letalität und der Nichtanwendbarkeit bei schwerkranken Patienten sowie bei Wiederholungsuntersuchungen zwingen uns auch ethische und juridische Gründe zum vermehrten Einsatz nichtinvasiver Methoden. Die nichtinvasiven systolischen Zeitintervalle des Echo- und Apexkardiogramms zählen neben den teilinvasiven Methoden, den Röntgen- und Radioisotopenuntersuchungen zu den wichtigsten Methoden der Myokardfunktionserfassung.

Das EKG wurde als Beurteilungskriterium der linksventrikulären Funktion, v. a. bei koronarer Herzkrankheit, herangezogen. Beurteilt werden in seriellen Untersuchungen v. a. QRS-Verbreiterungen, die Summe der R-Wellen-Voltageminderungen und die Summe der Voltageänderungen von den Frank-Thoraxableitungen. Auch die ST-Absenkung als Ischämieantwort auf Ergometerbelastung

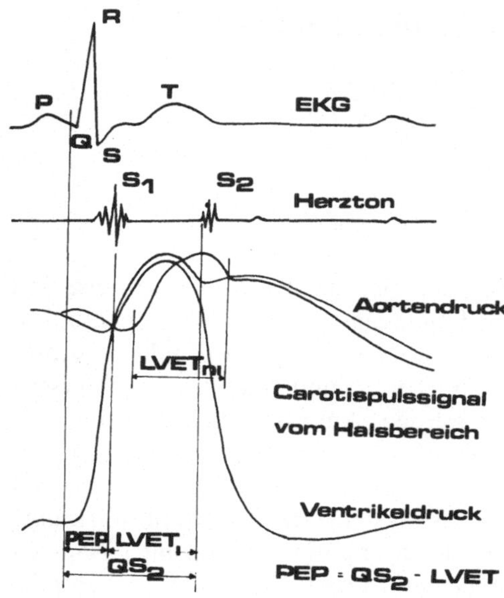

Abb. 1. Synopsis von elektrischen und mechanischen Signalen, die während eines Herzzyklus registrierbar sind und zur Bestimmung der systolischen Zeitintervalle dienen

wurde als Verlaufskontrolle bei Revaskularisierungsoperationen angegeben. Allen EKG-Scores ist gemeinsam, daß sie sich nur sehr schlecht und nur im Grenzbereich der Insuffizienz und Ischämie für die Myokardfunktionsbeurteilung eignen (Young et al. 1983; Hollenberg et al. 1983; Floyd et al. 1983).

Die systolischen Zeitintervalle (STI), während der isovolumischen Kontraktion und Auswurfphase des Herzens gemessen, reflektieren die myokardiale Leistung (Hassan u. Turner 1983). Sie haben eine ausgezeichnete Reproduzierbarkeit und sind auch unter Streßbedingungen und während der Anästhesie anwendbar (Spodick 1980; Dauchot et al. 1976).

Die Preejection phase (PEP) ist die Zeit vom Beginn der elektrischen Erregung (Q-Welle-EKG) bis zum Beginn des Blutflusses in der zentralen Aorta. PEP ist ein Maß für die isovolumetrische Phase. Die linksventrikuläre Auswurfzeit (LVET) ist die Zeit vom Beginn des Blutflusses in der zentralen Aorta bis zum Schluß der Aortenklappe und ist ein Maß für die Pumpphase (Abb. 1). PEP und LVET können nichtinvasiv gemessen werden und zeigen die höchste Korrelation zu denselben invasiv gemessenen Zeitintervallen (Martin et al. 1971). Die nichtinvasive Messung setzt eine gleichzeitige Registrierung von EKG, Herzton und Karotispuls bei einer Papiergeschwindigkeit von mehr als 100 mm/s voraus. PEP muß aus der Differenz elektromechanische Systolendauer (Q-S_2) und Auswurfzeit (LVET) errechnet werden. LVET kann z. B. mit einem piezoelektrischen Druckaufnehmer über der Karotis im Halsbereich registriert werden. Es werden die Mittelwerte von mindestens 10 Herzschlägen berechnet. Anstelle der langwierigen Handauswertung können die STI auch automatisch erfaßt und sofort beurteilt werden (Schalk et al. 1980). Die STI sind herzfrequenzabhängig, die Geschlechtsdifferenzen sind minimal. Gemessene systolische Zeitintervalle sollten bei gleicher Herzfrequenz oder als Indexwerte miteinander verglichen werden (Weissler 1971). Eine erhöhte Frequenz verkürzt PEP und LVET.

Der Quotient PEP/LVET ist frequenz- und geschlechtsunabhängig. PEP/LVET ist vielleicht der beste Einzelwert zur Beurteilung der Myokardfunktion,

Tabelle 1. STI-Trends

	PEP		LVET	PEP/LVET
Herzversagen	↑↑		↓↓	↑↑
Aufrechte Position	↑		↓	↑
Digitalis				
Gesundes Herz	↓		↓	↓
Insuffizienz	↓	Afterloadverminderung	↑	↓
Katecholamine	↓		↓	↓
β-Blocker	↑		↓	↑
Periphere Vasokonstriktion	↑		↑	↑

da beide systolischen Zeitintervalle darin integriert sind. Der Normalwert beträgt 0,35 (SD$\pm$0,03; Weissler 1971). Eine Verlängerung von PEP und eine Verkürzung von LVET, eine Erhöhung des Quotienten PEP/LVET über 0,42 läßt auf eine generelle Verschlechterung der Myokardfunktion schließen. Positiv inotrope Mittel sowie Streß und Arbeit verkürzen PEP und LVET sowie QS_2 und reduzieren PEP/LVET (Tabelle 1).

Die systolischen Zeitintervalle zeigen eine ausgezeichnete Korrelation mit anderen invasiven und nichtinvasiven Größen der Myokardfunktion unter verschiedensten Zuständen (Dauchot 1977).

Einzelmessungen der systolischen Zeitintervalle als Screeningmethode für die Beurteilung der Myokardfunktion können bei PEP/LVET-Werten zwischen 0,4–0,5 (Grauzone; Gleichmann et al. 1980) nicht verläßlich zwischen normaler und pathologischer Funktion diskrimieren. Ein weiterer Funktionsparameter wie z. B. das Echokardiogramm oder Swan-Ganz-Katheter werden für die exakte Beurteilung benötigt, PEP/LVET-Werte über 0,5 sind jedoch sicher pathologisch.

Von Diamond et al. (1972) wurde ein indirekter elektromechanischer Kontraktilitätsindex aufgestellt, der Größen der Vorlast (pulmonaler Verschlußdruck-PCWP), Nachlast (diastolischer Druck P_D) und die PEP integriert.

$$\Delta P/\Delta T = \frac{P_D - PCWP}{PEP}.$$

Dieser Kontraktilitätsindex zeigt eine hohe Korrelation zum linksventrikulären dp/dt max und wäre eine ausgezeichnete Alternative für Kontraktilitätsmessungen bei liegendem Pulmonaliskatheter im Intensivbereich.

Schwierigkeiten bei der Beurteilung oder Messung der systolischen Zeitintervalle ergeben sich durch:

1. EKG: QRS 90–110 ms (LSB), Vorhofflimmern mit höherer Frequenz, Überleitungsstörung und ventrikuläre Extrasystolen.
2. Herzton: vor allem bei Aortenklappenerkrankungen.
3. Karotispuls: wenn kein steiler Anstieg, bzw. keine dikrote Inzisur sichtbar sind.

Technische Probleme machen die Beurteilung der STI bei 1–2% der Patienten unmöglich. Kommt es zu keiner Veränderung der Vor- und Nachlast, zeigen die systolischen Zeitintervalle Veränderungen der Kontraktilität an. Werden die Ladungsbedingungen des Herzens deutlich verändert, kann nur eine globale Verän-

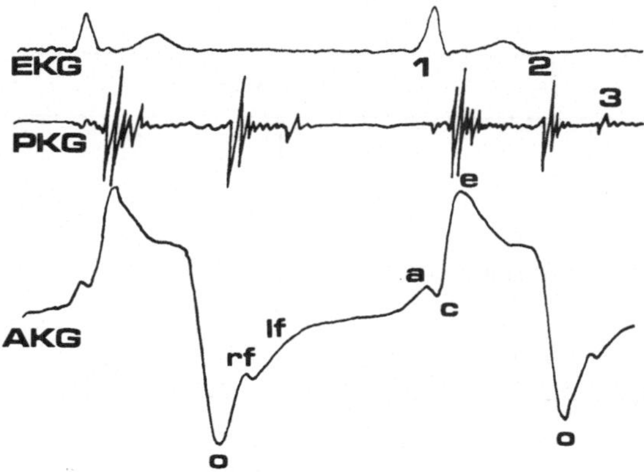

Abb. 2. Darstellung des Apexkardiogramms zusammen mit dem EKG und dem Phonokardiogramm (PKG)

derung im Sinne einer Verbesserung oder Verschlechterung der Myokardfunktion angezeigt werden.

Die systolischen Zeitintervalle sind eine brauchbare und außerordentlich empfindliche Methode, die den inotropen Zustand des Herzens reflektiert. Wann immer der Patient als seine eigene Kontrolle dienen kann, z. B. bei pharmakodynamischen und -kinetischen Untersuchungen von inotropen Wirkungen verschiedenster Medikamente, gewinnen sie an Aussagekraft (List 1978; List u. Metzler 1982). Auch Follow-up-Studien nach koronarchirurgischen Eingriffen sind mit Hilfe der systolischen Zeitintervalle ausgezeichnet durchführbar (Boudoulas et al. 1976).

Das Apexkardiogramm registriert niederfrequente Schwingungen (0,1–20 Hz) der Thoraxwand über der Herzspitze. Sie werden durch Lageveränderung, Druck und Füllung des Herzens erzeugt. Die Registrierung der Schwingungen wird durch einen Rezeptor über der Herzspitze mit einer ausreichend langen Zeitkonstante (1,6–2 s) durchgeführt. Wann immer anwendbar, ist das Apexkardiogramm (AKG) eine ausgezeichnete und empfindliche Methode zur Registrierung der Myokardfunktion (Abb. 2). Die a-Welle des AKG kennzeichnet die Vorhofkontraktion, mit b beginnt der Druckanstieg im Ventrikel und mit e die Austreibung des linken Ventrikels, der mit dem Schluß der Aortenklappe (PKG) endet. Probleme bei der Registrierung ergeben sich dadurch, daß kein fixer Referenzpunkt angegeben werden kann. Bei Lageveränderungen, Thoraxdeformitäten, Adipositas, Lungenemphysem, Pleuraerguß, Mediastinalprozessen und Rechtshypertrophie des Herzens ist sie nicht anwendbar (Luisada 1980). Probleme mit der Registrierung sind bei mehr als 20% der Patienten zu erwarten.

Die Impedanzkardiographie wurde von Kubicek (1970) zur Messung der vom Herzen ausgeworfenen Blutmenge eingeführt. Die durch die Herzaktion bedingten Flüssigkeitsverschiebungen werden durch die Messung des elektrischen Widerstandes über dem Thorax und dessen Veränderungen angezeigt. In Versuchen mit Hunden konnte eine ausgezeichnete Korrelation der ersten Ableitung der Impedanzkurve dZ/dt mit dem Peak aortic blood flow gefunden werden ($r = 0{,}99$).

Im Halsbereich und über dem Thorax werden insgesamt 4 Stahlbänder angelegt, wobei den äußeren Bändern im Bereich des Halses und Thorax ein konstanter Wechselstrom von 100 kHz zugeführt wird (Abb. 3). An den inneren Elektroden wird der thorakale Widerstand abgeleitet und analog bzw. digital angezeigt.

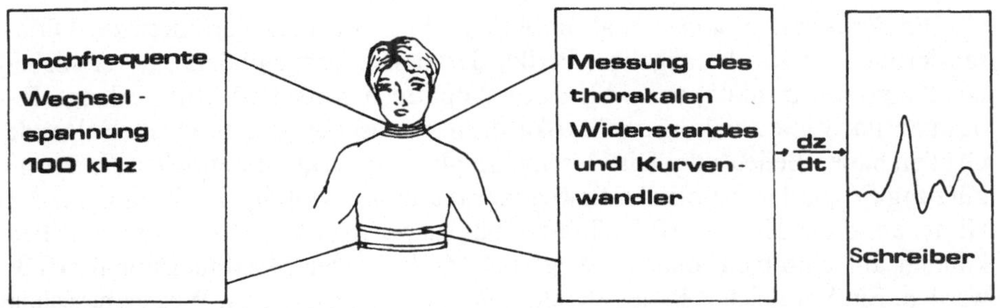

Abb. 3. Schematische Darstellung der Impedanzkardiographie

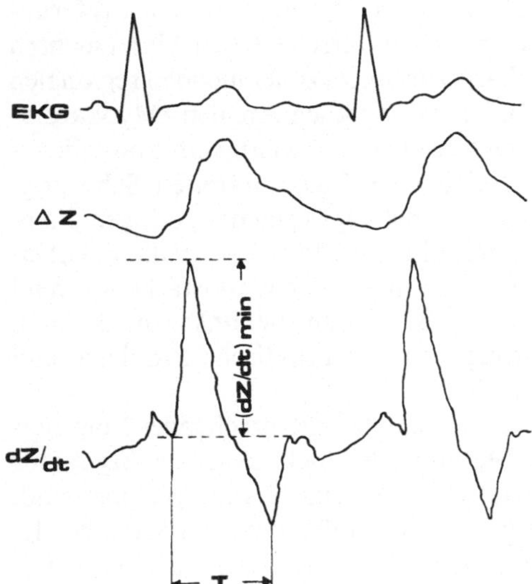

Abb. 4. Kurvenbeispiel für die thorakale Grundimpedanz (ΔZ) und ihrer Ableitung nach der Zeit (d_Z/d_t), die zur Bestimmung des Schlagvolumens dient

Aus den während der Impedanzbestimmung gemessenen Größen T, dZ/dt kann mit der Formel $SV_{IMP} = T \cdot (dZ/dt)_{min} \cdot 100$ auf das Schlagvolumen rückgeschlossen werden (Kubicek 1970; Schmidt et al. 1983). Wichtig ist es, den elektrischen Widerstand des Blutes (nach Kubicek ca. 135 Ohm) und die Grundimpedanz des Thorax (Z_0) zu kennen und vor Beginn der Messung einen Abgleich durchzuführen (Abb. 4). Absolutwerte können jedoch weder beim Hund und schon gar nicht beim Menschen angegeben werden. Relative Veränderungen des Schlagvolumens werden erkannt, wenn keine zu starke Veränderung des Hämatokrits stattgefunden hat.

Der Vorteil der thorakalen Impedanzmessung ist, daß sie nicht invasiv ist, ihr Nachteil allerdings, daß man nicht genau weiß, was gemessen wird (Hartung 1976). Beim Hund ist diese Methode wegen der anatomischen Gegebenheiten besser anwendbar als beim Menschen. Darüber hinaus ist auch das Gesamtflüssigkeitsvolumen z. B. in der Anästhesie, bei Intensiv- und Schockpatienten nicht konstant und es ändert sich auch die Leitfähigkeit des Blutes mit Änderungen des Hämatokrits.

Die Methode der Impedanzkardiographie hat heute nur noch bei der unblutigen Überwachung des Schlagvolumens bei Kindern und Säuglingen eine gewisse Bedeutung.

Die Echokardiographie hat als unblutiges diagnostisches Verfahren zur Differenzierung von Kardiomegalien, Perikardergüssen, kongenitalen oder erworbenen Klappenerkrankungen und Kardiomyopathien große Bedeutung erlangt. Eine quantitative Beurteilung der Myokardfunktion ist ebenfalls möglich. Folgende Größen haben Bedeutung: Die Geschwindigkeit der zirkumferentiellen Faserverkürzung (V_{CF}), der systolische Bewegungsablauf am Septum (EPSS) und an der Hinterwand des Herzens (PWET) und die Auswurffraktion (EF). Diese Größen können auf eindimensionalem Wege (M-Modus) oder zweidimensional erfaßt werden. Ein Vergleich z. B. der auf ein- und zweidimensionalem Weg gemessenen V_{CF} hat allerdings schlechte Korrelationen gezeigt ($r=0{,}68$; Ruschhaupt et al. 1983).

Probleme bei der Funktionsmessung mit Echogeräten ergeben sich aus Gründen der schlechten Reproduzierbarkeit zwischen verschiedenen Untersuchern (Gordon et al. 1983), wegen der von der Basis zur Spitze zunehmenden regionalen Wandmobilität (Haendchen et al. 1983), bei akinetischen Arealen (Myokardinfarkt) und bei Follow-up-Untersuchungen wegen der Schwierigkeit, exakt dieselbe Einstellung mit dem Schallkegel an verschiedenen Tagen zu treffen. Schwierigkeiten bei der Funktionsbeurteilung ergeben sich auch wegen der geringen quantitativen Veränderungen der echokardiographischen Maße bei Medikamenteneinwirkung und der an sich geringeren Veränderungen der Wandstärke während der Systole (Hanrath u. Schlüter 1983). Bei der Beurteilung der linksventrikulären Funktion während dynamischer Arbeit ergeben sich praktische Probleme und technische Limitationen (Crawford et al. 1983).

Zusammenfassend kann festgestellt werden, daß bei entsprechender Empfindlichkeit und Reproduzierbarkeit einer Methode der nichtinvasiven Myokardfunktionserfassung in erster Linie die systolischen Zeitintervalle geeignet sind, diese Forderungen zu erfüllen. Dies gilt v. a. für Verlaufsuntersuchungen, bei denen der Patient als seine eigene Kontrolle dienen kann. Bei einem Screening mit Einzeluntersuchungen sind die Echokardiographie, die systolischen Zeitintervalle und unter bestimmten Bedingungen auch die Apexkardiographie in der Lage, eine entsprechende Auswahl von Patienten zu treffen, die dann mit anderen nicht-, teil- oder invasiven Methoden weiter abgeklärt werden müssen.

Literatur

Boudoulas H, Lewis RP, Vasko JS, Karayannacos PE, Beaver BM (1976) Left ventricular function and adrenergic hyperactivity before and after saphenous vein by-pass. Circulation 53:802–806

Crawford MH, Amon KW, Vance WS (1983) Exercise 2-dimensional echocardiography. Quantitation of left ventricular performance in patients with severe angina pectoris. Am J Cardiol 51/1:1–6

Dauchot PJ (1977) In: Gravenstein JS (ed) Monitoring surgical patients in the operating room. Thomas, Springfield

Dauchot PJ, Rasmussen JP, Nicholson DH et al. (1976) On-line systolic time intervals during anesthesia in patients with and without heart disease. Anesthesiology 44:472–480

Diamond G, Forrester JS, Chatterjee K et al. (1972) Mean electromechanical P/t. Am J Cardiol 30:338–341

Floyd RD, Wagner GS, Dabiston DC Jr, Jones RH (1984) Relation between QRS changes and left ventricular function after coronary artery bypass grafting. Am J Cardiol 52/8:943–949

Gleichmann U, Bistreami I, Mannebach J, Mertens HH, Sigwart U, Trieb G (1980) In: List WF, Gravenstein JS, Spodick DH (eds) Systolic time intervals. Springer, Berlin Heidelberg New York

Gordon EP, Schnittger I, Fitzgerald PJ, Williams P, Popp RL (1983) Reproducibility of left ventricular volumes by two-dimensional echocardiography. J Am Coll Cardiol 2/3:506–513

Haendchen RV, Wyatt HL, Maurer G, Zwehl W, Bear M, Meerbaum S, Corday E (1983) Quantification of regional cardiac function by two-dimensional echocardiography. I. Patterns of contraction in the normal left ventricle. Circulation 67/6:1234–1245

Hanrath P, Schlüter M (1983) Is echocardiography a reliable tool? Eur Heart J 4:89–94

Hartung E, Ottenmann U (1976) Impedanzkardiographie: Theorie und Praxis. In: Zindler, Purschke MR (Hrsg) Kontinuierliche Methoden zur Überwachung der Herz-Kreislauffunktion. INA-Reihe, Bd 1. Thieme, Stuttgart, S 92–109

Hassan S, Turner P (1983) Systolic time intervals: A review of the method in the non-invasive investigation of cardiac function in health, disease and clinical pharmacology. Postgrad Med J 59:423–434

Hollenberg M, Wisneski JA, Gertz EW, Ellis RJ (1984) Computer-derived treadmill exercise score quantifies the degree of revascularization and improved exercise performance after coronary artery bypass surgery. Am Heart J 106:1096–1104

Kubicek WG, Patterson RP, Witsol (1970) Impedance cardiography as a noninvasive method of monitoring cardiac function and other parameters of the cardiovascular system. Ann NY Acad Sci 170:724–732

List WF (1978) Monitoring of myocardial function with systolic time intervals. Acta Anaesthesiol Belg 29:271–285

List WF, Metzler H (1982) Effect of tiapamil on perioperative cardiac arrhythmias and myocardial function. Cardiology 69/1:157–164

Luisada AA, Bhat PK, Knighten V (1980) In: List WF, Gravenstein JS, Spodick DH (eds) Systolic time intervals. Springer, Berlin Heidelberg New York

Martin CE, Shaver CA, Thompson ME (1971) Direct correlation of external systolic time intervals with internal indices of ventricular function in man. Circulation 44:419–431

Ruschhaupt DG, Sodt PC, Hutcheon NA, Arcilla RA (1983) Estimation of circumferential fiber shortening velocity by echocardiography. J Am Coll Cardiol 2/1:77–84

Schalk HV, List WF, Marsoner HJ (1980) In: List WF, Gravenstein JS, Spodick DH (eds) Systolic time intervals. Springer, Berlin Heidelberg New York

Schmidt HD, Ehlert R (1983) In: Jesch F, Peter K (Hrsg) Hämodynamisches Monitoring. Springer, Berlin Heidelberg New York Tokyo, S 81–86

Sonnenblick EH (1978) General principles of cardiac function. In: Haemodynamic changes in anesthesia, tome 1. 5th European Congress of anaesthesiology, Paris 4.–9. Sept., pp 39–46

Spodick DH (1980) In: List WF, Gravenstein JS, Spodick DH (eds) Systolic time intervals. Springer, Berlin Heidelberg New York

Weissler AM, Garrad CL (1971) Systolic time intervals in cardiac disease. Mod Concepts Cardiovasc Dis 1:1–8

Young SG, Abouantoun S, Savvides M, Madsen EB, Froelicher V (1983) Limitations of electrocardiographic scoring systems for estimation of left ventricular function. J Am Coll Cardiol 1/6:1479–1488

Die transösophageale 2d-Echokardiographie in Anästhesie und Intensivmedizin

H. Heinrich, F. W. Ahnefeld, P. Kremer

Einleitung

Primär kardiologische Untersuchungsmethoden werden in zunehmendem Umfang in der Anästhesie sowohl in der Forschung als auch in der Klinik eingesetzt. Der Grund liegt darin, daß kardiozirkulatorische Fragestellungen für den Anästhesisten von hervorragender Bedeutung sind, aber auch die Anzahl von Risikopatienten ständig zunimmt. Sie benötigen zumindest in Einzelfällen einer besonderen Überwachung, aber auch einer spezifischen medikamentösen Therapie. Gerade diese spezifische Therapie setzt eine subtile Diagnostik voraus.

So wurde der Swan-Ganz-Katheter, ursprünglich nur in der Kardiologie eingesetzt, von der Anästhesie übernommen und ist inzwischen in der Forschung, besonders in der klinischen Anwendung bei der Überwachung und Diagnosestellung kritisch Kranker, im operativen und intensivmedizinischen Bereich von Bedeutung.

Die Echokardiographie blieb demgegenüber bisher allein Domäne der Kardiologie. Dies lag daran, daß die konventionelle Echokardiographie, extrathorakal durchgeführt, relativ viel Übung erfordert, die Anschaffungskosten für die apparative Ausstattung hoch sind und die Anwendung aufgrund methodischer Gründe nur bei einem Teil der Patienten überhaupt durchführbar ist. Selbst bei geübten Untersuchern ist mit einer Versagerquote von 10–30% zu rechnen. Für das intraoperative Monitoring kann die konventionelle Technik nicht eingesetzt werden, da zusätzlich zu den methodischen Gründen (beatmeter Patient, Verlegung des echokardiographischen Fensters) die Anwendung im Operationssaal schon aus Gründen der Praktikabilität (Operationsfeld) stark eingeschränkt ist. Die transösophageale Technik, die zuerst als eindimensionale M-Mode-Echokardiographie von Frazin 1976 eingeführt wurde [9], umgeht methodische Schwierigkeiten der konventionellen Technik, ist deshalb auch intraoperativ problemlos anwendbar und zudem, innerhalb bestimmter Grenzen, auch von Nichtkardiologen für zahlreiche Fragestellungen in der Anästhesiologie und Intensivmedizin einsetzbar.

In Tabelle 1 sind die Möglichkeiten und Voraussetzungen gegenübergestellt, die die konventionelle und die transösophageale Echokardiographie bieten bzw. erfordern.

Inzwischen sind eine Reihe von Publikationen erschienen, die über Erfahrungen im Rahmen des intraoperativen Monitorings mit der transösophagealen zweidimensionalen Echokardiographie berichten [1, 2, 19–28, 30]. Die Methode hat sich bereits jetzt als so vielversprechend für die Anästhesiologie erwiesen, daß Kaplan die transösophageale zweidimensionale Echokardiographie auf dem Kongress der American Society of Anesthesiologists in New Orleans 1984 geradezu enthusiastisch als Methode der Zukunft für die Anästhesiologie bezeichnet hat. Der folgende Bericht über die Methodik, die Möglichkeiten und Grenzen soll

Tabelle 1. Konventionelle und transösophageale Echokardiographie

Konventionelle Echokardiographie	Transösophageale 2d-Echokardiographie
Große Übung erforderlich	Leicht zu erlernen
Diskontinuierlich	Kontinuierlich über Stunden
Versagerquote hoch	Praktisch keine Versager
Ungeeignet zum intraoperativen Monitoring	Problemlos intraoperativ einsetzbar
Bei beatmeten Patienten häufig unmöglich	Problemlos bei beatmeten Patienten
Kosten hoch	Kosten hoch
Kontraindikationen: keine	Kontraindikationen: Ösophagusstenose, Divertikel

uns die Vorraussetzung bieten, den Stellenwert zu bestimmen, den die transösophageale zweidimensionale Echokardiographie im Bereich der Anästhesiologie, der Intensivmedizin, aber auch in der Forschung einnehmen kann.

Methode

Zur transösophagealen zweidimensionalen Echokardiographie (im folgenden TEE) wird ein kommerziell erhältliches Gastroskop mit einem speziell entwickel-

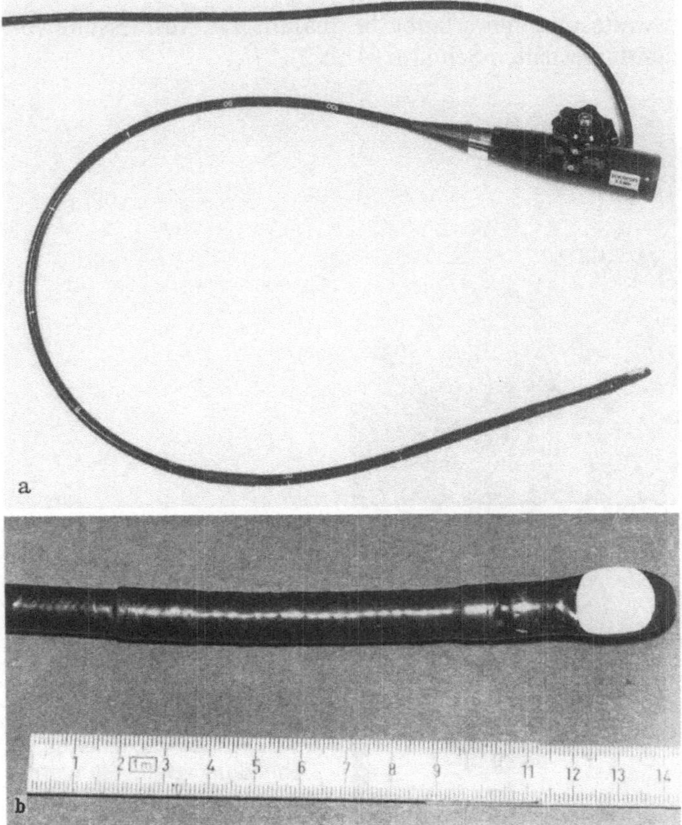

Abb. 1. a Schallsonde. **b** Schallkopf

ten zweidimensionalen, an der Spitze angebrachten Schallkopf verwendet (Echoscope, Fa. Diasonics) (Abb. 1). Da die Bewegungsmechanik des Originalgastroskops belassen wurde, kann der Schallkopf durch 2 Stellräder leicht in die gewünschte Position gebracht werden. Der elektronische Transducer (phased array) besteht aus 32 Schallelementen, die mit einer Frequenz von 3,5 MHz arbeiten. Die Abmessungen des Schallkopfes an der Spitze des Gastroskop betragen: Breite 14 mm, Dicke 15 mm, Länge 32 mm.

Durch ein entsprechendes elektronisches Triggern der 32 Schallelemente wird ein 90°-Bildsektor erzeugt, die Bilder werden ohne Zeitverzögerung („real time") mit einer Bildfrequenz von 25/s wiedergegeben. Mit der eingebauten M-Mode-Einrichtung (M-Mode: M = „motion") werden die von den sich bewegenden Herzstrukturen als Bildpunkte erhaltenen Echos auf der Y-Achse durch elektronische Ablenkung („motion") der X-Achse als Wellenlinien dargestellt. Damit können Bewegungsmuster von Klappen und Herzwänden analysiert werden, und es ist möglich, durch Einstellen eines Kursors zusätzlich zum zweidimensionalen Bild eindimensionale Schnitte darzustellen (Varian 3400 R, Fa. Diasonics). Das Einführen der Sonde in den Ösophagus ist problemlos möglich und wird durch ein Laryngoskop erleichtert. Normalerweise dauert es weniger als 15 s, die Schallsonde einzuführen und korrekt zu plazieren.

Eindimensionales und zweidimensionales Bild werden kontinuierlich auf 2 Monitoren dargestellt. Zur Dokumentation können die Bilder auf einem eingebauten Videorecorder sowie durch ein optoelektronisches System aufgezeichnet werden.

Der eingebaute Auswertecomputer erlaubt die quantitative Ausmessung von Längen und Flächen der dargestellten Schnitte (Abb. 2).

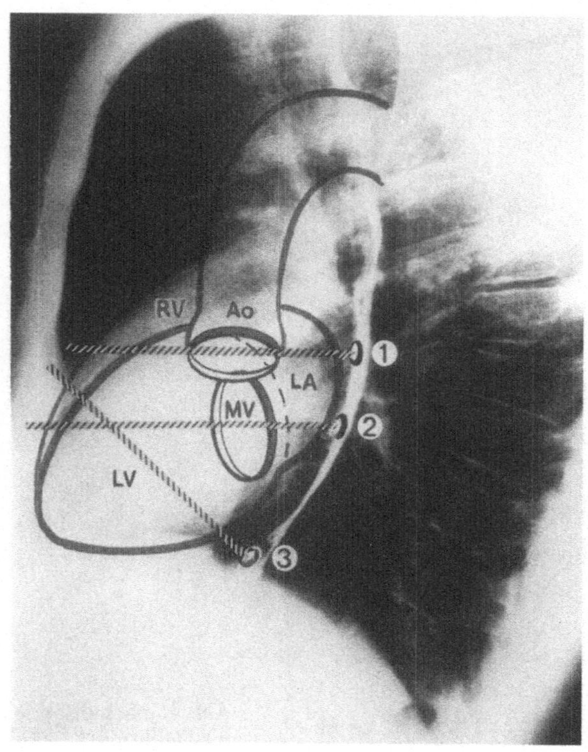

Abb. 2. Schnittebenen. *Ao* Aorta, *LA* linker Vorhof, *MV* Mitralklappe, *LV* linker Ventrikel, *RV* rechter Ventrikel. Die halbschematische Abbildung zeigt 3 Standardpositionen des transösophagealen Schallkopfes

Schnittebenen

Mit der Normalausführung der Schallsonde sind nur horizontale Schnittbilder möglich, es gibt allerdings inzwischen ein Modell, das sowohl einen horizontalen als auch sagittalen Transducer an der Spitze trägt. Es sind so wahlweise horizontale als auch sagittale Schnittbilder möglich.

Unsere Aussagen beziehen sich dagegen ausschließlich auf den horizontalen Transducer, da mit der Zweitransducertechnik bisher zu wenige Erfahrungen vorliegen.

Folgende Schnittebenen haben sich bewährt:

1. Schnitt in Höhe der Aortenwurzel („Mercedes-Blick") (Abb. 3)
2. Schnitt durch den linken Ventrikel und die Mitralklappe (Abb. 4)
3. Schnitt durch den linken Ventrikel in Höhe der Papillarmuskeln (Abb. 5).

Neben diesen häufig angewendeten Standardschnittebenen, lassen sich noch weitere Strukturen des Herzens darstellen (A. pulmonalis, rechter Vorhof und Ausflußtrakt des rechten Ventrikels, V. cava). Für das intraoperative Monitoring des linken Ventrikels eignet sich besonders der Querschnitt des linken Ventrikels in Höhe der Papillarmuskeln [17].

Zur quantitativen Ausmessung können Flächen und Distanzen mittels eines eingebauten Auswertecomputers ausgemessen werden (Abb. 6).

Risiken

Vom Prinzip her sind alle Komplikationen der Ösophagoskopie möglich (Perforation). Bisher ist jedoch noch nie über derartige Komplikationen mit der Schallsonde berichtet worden: Bei Vollaussteuerung der Sendeenergie kann sich der Transducer bis auf 41 °C erwärmen. Bei hypothermen Patienten besteht somit potentiell die Möglichkeit einer Ösophagusverbrennung. Es wurde daher die Empfehlung gegeben, die mögliche Sendeenergie nur maximal bis zur Hälfte auszunützen [7].

Welche Informationen für den Anästhesisten lassen sich mit der transösophagealen zweidimensionalen Echokardiographie gewinnen? Neben der Beurteilung der Klappenfunktion lassen sich Füllungsvolumina, Schlagvolumen, Kontraktilität und Kontraktionsablauf zuverlässig und unmittelbar erfassen – Parameter, die mit den bisherigen Monitoringmethoden (Swan-Ganz-Katheter) nicht oder nur unzureichend beurteilt werden konnten.

Füllungsvolumina

Grundsätzlich ist die Bestimmung der absoluten Ventrikelvolumina mittels Echokardiographie möglich, sofern analog zur Angiographie 2 aufeinanderstehende Flächen darstellbar sind. Unter diesen Voraussetzungen korrelieren die echokardiographisch bestimmten Ventrikelvolumina sehr eng mit der Angiographie. Dies ist jedoch mit großem Aufwand und aus methodischen Gründen mit hoher Versagerquote behaftet. Die genaueste Methode zur Volumenbestimmung dürfte dabei die von Erbel angegebene Scheibchenmethode sein [8]. Die Scheibchenmethode setzt aber voraus, daß qualitativ sehr gute Bilder über die gesamte Längsausdehnung des Herzens vom Apex bis zur Ventilebene darstellbar sind.

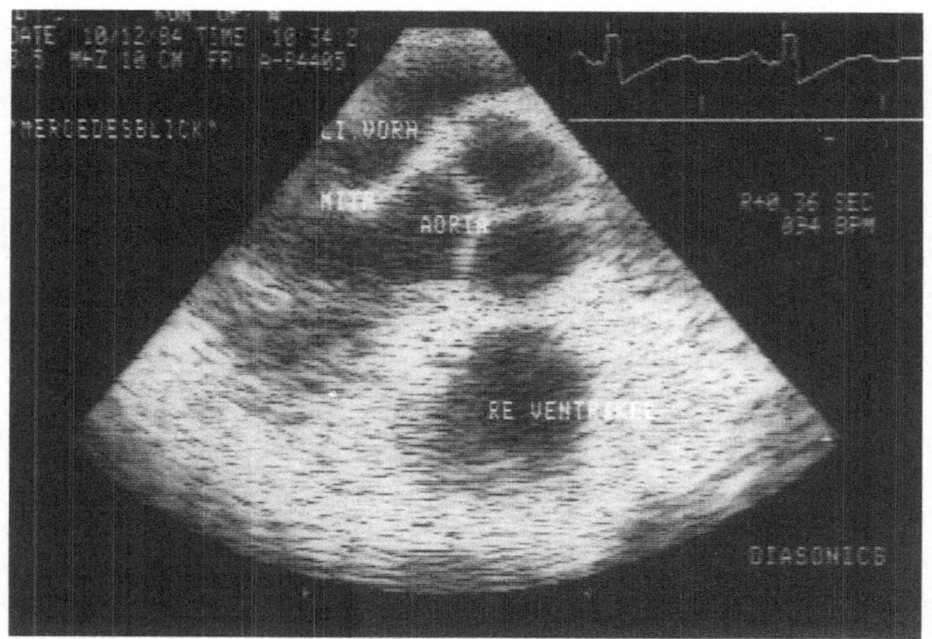

Abb. 3. Sogenannter „Mercedes-Blick" (die 3 Taschenklappen der Aortenklappe sind sternförmig dargestellt), weiterhin sind Teile von linkem Vorhof, linkem Ventrikel und hinterem Mitralsegel sichtbar (Position 1 der Abb. 2)

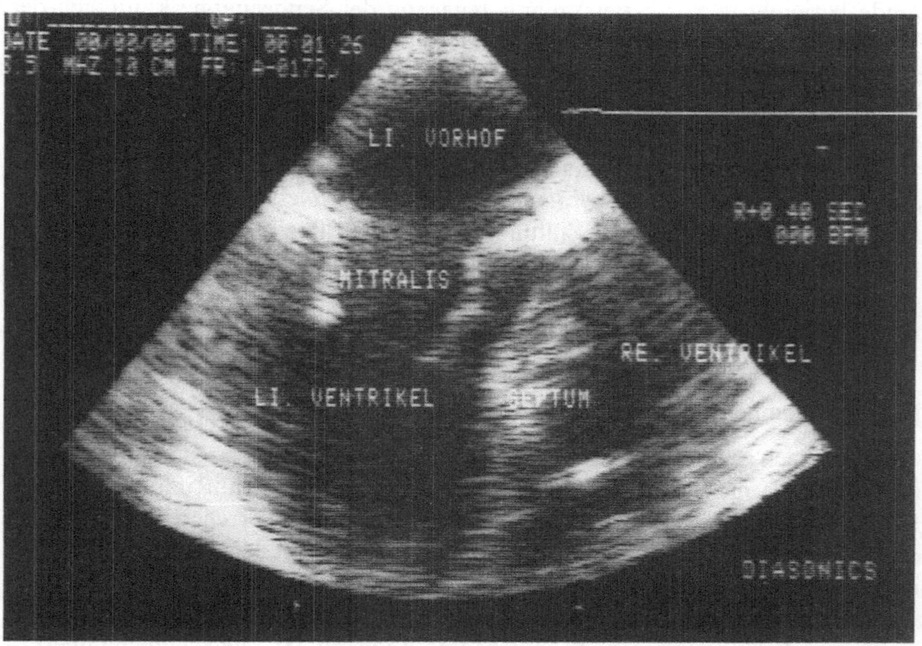

Abb. 4. Längsschnitt durch den linken Ventrikel mit linkem Vorhof, linkem Ventrikel und Mitralklappe (Position 2 der Abb. 2)

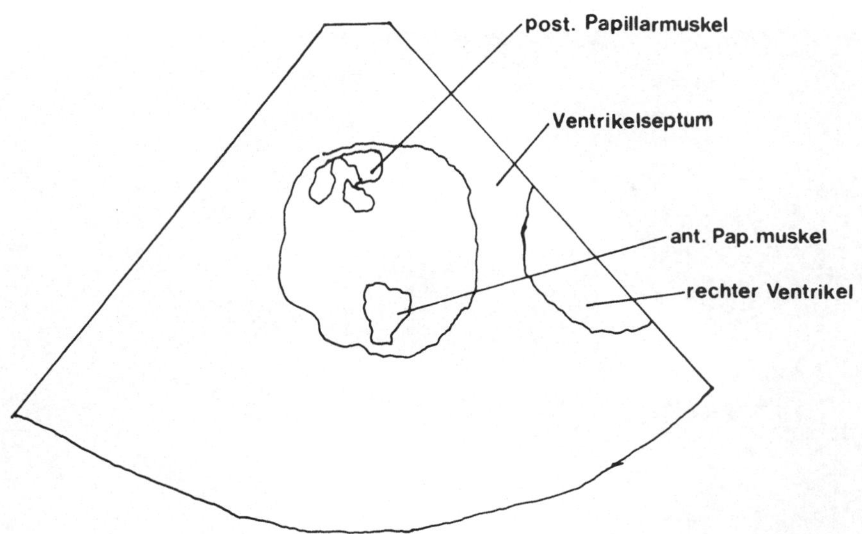

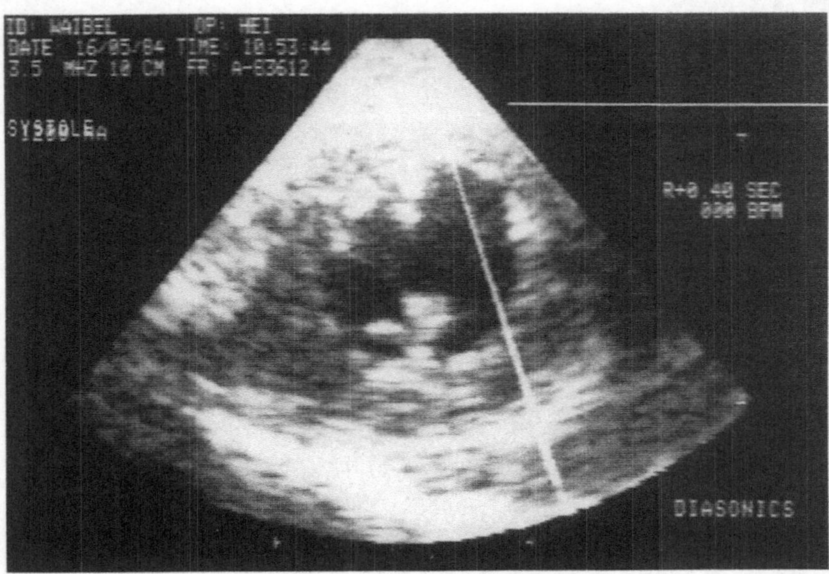

Abb. 5. Querschnitt durch den linken Ventrikel in Höhe des mittleren Anteils der Papillarmuskeln (Position 3 der Abb. 2)

Mit der transösophagealen 2d-Echokardiographie, die nur Querschnitte erfaßt, ist die Bestimmung der absoluten Ventrikelvolumina dagegen nicht möglich. Dies ist jedoch kein Nachteil, weil für die Routineanwendung in der Anästhesie die Berechnung absoluter Ventrikelvolumina auch nicht notwendig ist. Beaupre [1] konnte zeigen, daß Querschnitte in Höhe der Papillarmuskeln sehr eng mit den tatsächlichen absoluten Volumina korrelieren. Bei konstanter Darstellung des gleichen Querschnittes gehen somit Änderungen der Fläche mit Zunahme oder Abnahme des Füllungsvolumens parallel. Auch ohne Kenntnis der absoluten Volumina kann somit das Füllungsvolumen (Systole, Diastole) zuverlässig erfaßt

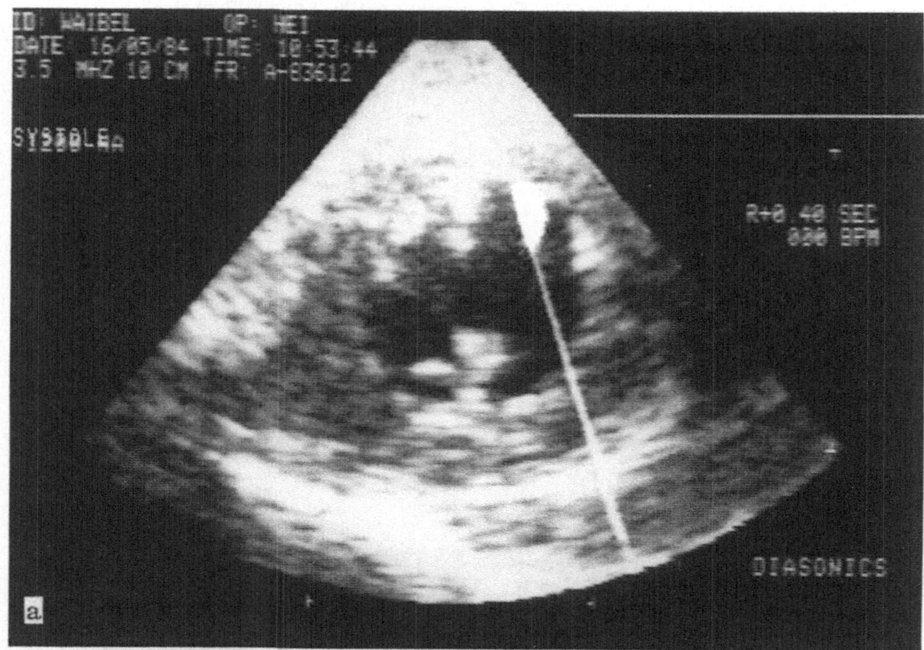

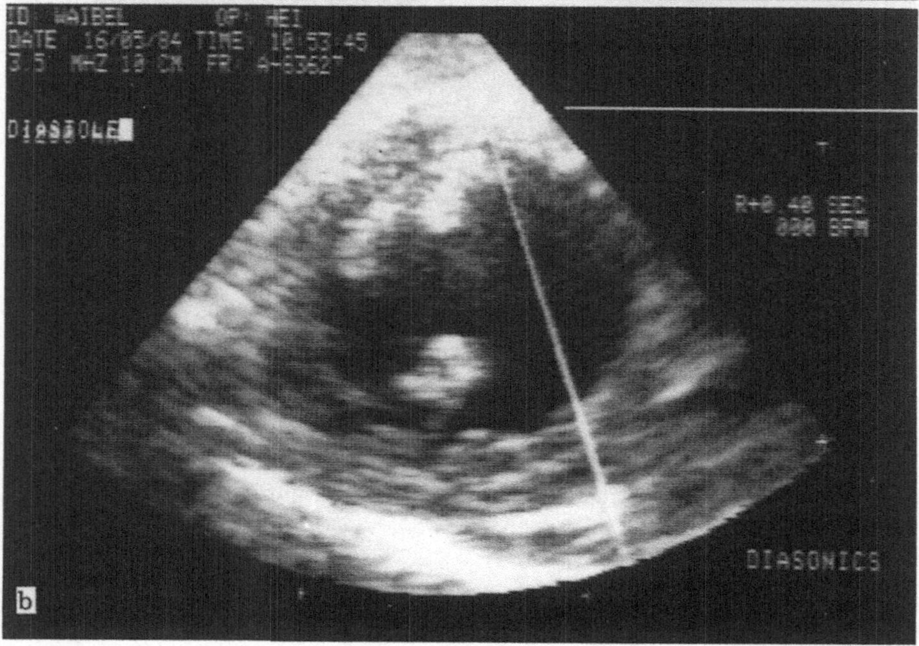

Abb. 6 a–d. Querschnitt durch den linken Ventrikel in Höhe des mittleren Anteils der Papillarmuskeln: Systole und Diastole. **c, d** Flächenauswertung durch Umfahren des Endokards mittels des eingebauten Auswertecomputers. Aus der enddiastolischen Fläche (EDA) und der endsystolischen Fläche (ESA) läßt sich die echokardiographische Auswurffraktion FAC (FAC = *f*ractional *a*rea *c*hanging) nach folgender Formel errechnen: $\mathrm{FAC} = \frac{\mathrm{EDA} - \mathrm{ESA}}{\mathrm{EDA}}$ [13]

ID: WAIBEL OP: HEI
DATE 16/05/84 TIME 10:53:44
3.5 MHZ 10 CM FR: A-03612
SYSTOLE
R+0.40 SEC
000 BPM
MVA(D) cm² 12.0
DIASONICS
c

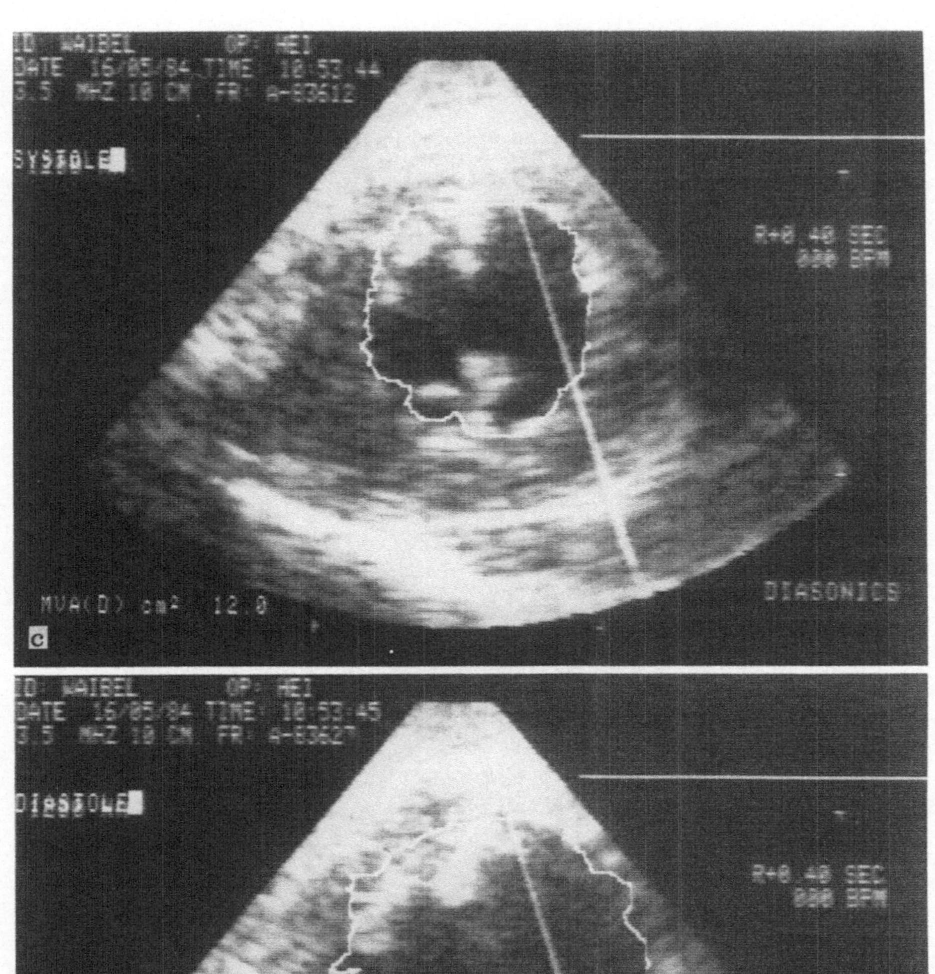

Abb. 6c–d

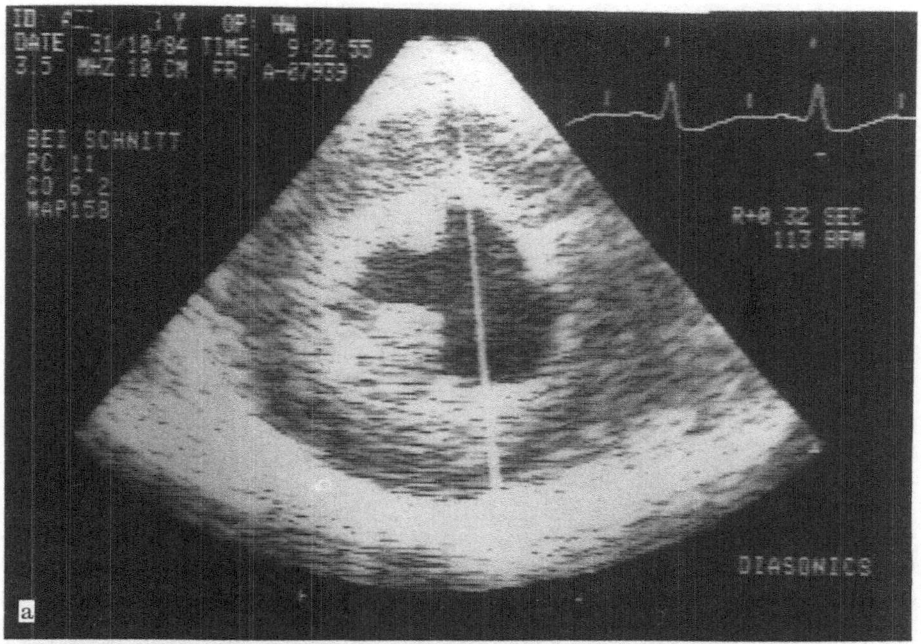

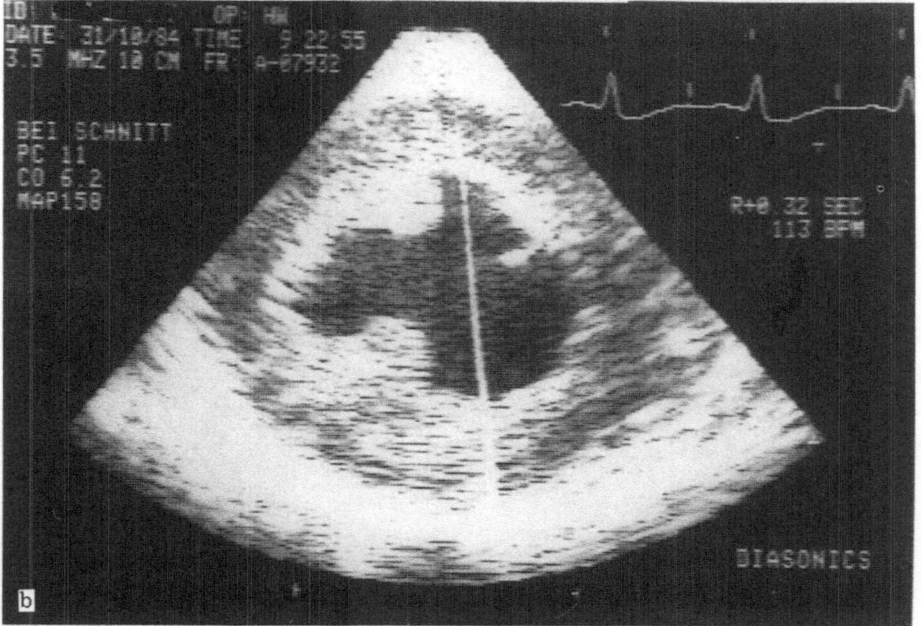

Abb. 7 a–d. Querschnitt durch den linken Ventrikel in Höhe des mittleren Anteils der Papillarmuskeln: Systole und Diastole einer Patientin mit koronarer Herzkrankheit während Operation einer Y-Prothese (Hautschnitt). Während einer Hypotoniephase mit Tachykardie aufgrund einer Hypovolämie während Eventeration des Dünndarms kommt es zu einer Ischämie im Septumbereich. Im Echokardiogramm zeigt sich dabei eine Akinesie im entsprechenden Segment.

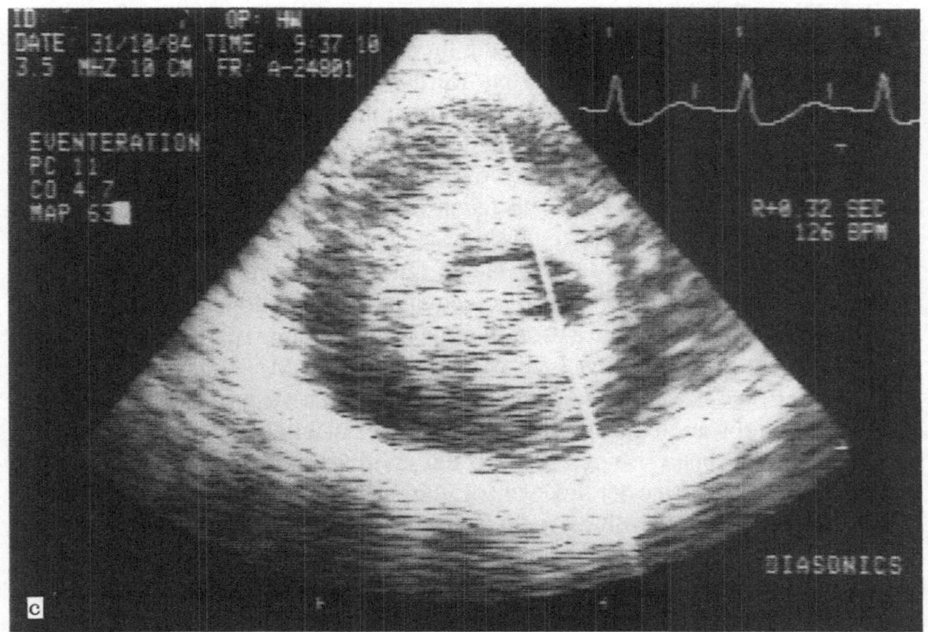

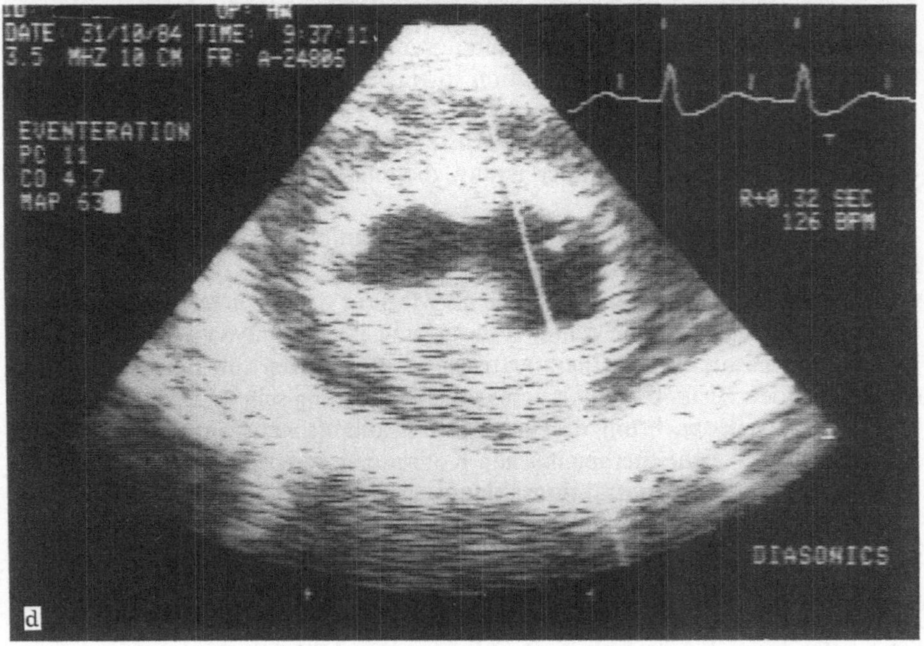

Der pulmonalkapilläre Verschlußdruck (PC-Druck) verändert sich in dieser Phase, bedingt durch die durch die Ischämie verminderte Compliance, nicht, während die Echokardiographie die verminderte diastolische und systolische Füllung und damit die Hypovolämie anzeigt. Das EKG (V5) hatte sich nicht verändert. In der PCWP-Kurve trat keine V-Welle auf. Ohne Echokardiogramm hätte man fälschlicherweise ein Katecholamin zur Inotropiesteigerung infundiert. Alleinige Volumensubstitution mit 800 ml Humanalbumin normalisierte Füllung, Blutdruck, Herzfrequenz und Herzzeitvolumen (**c, d**)

werden. Diese Tatsache ist für die Verlaufsbeobachtung von besonderer Bedeutung. Demgegenüber ist die Darstellung im eindimensionalen M-Mode unzureichend, falls Füllungsvolumina beurteilt werden sollen. Aus der eindimensionalen Darstellung geht nicht hervor, ob der Schallstrahl radiär oder mehr tangential angeordnet ist. Es können somit große Änderungen des Ventrikelvolumens eintreten, während im M-Mode-Echokardiogramm nur kleine Durchmesserveränderungen registriert werden. Sind zusätzlich noch regionale Wandbewegungsstörungen (Hypokinesie, Akinesie, Dyskinesie, Aneurysma) vorhanden, so ist es möglich, daß der im M-Mode dargestellte Durchmesser eine Volumenzunahme anzeigt, während in Wirklichkeit das Ventrikelvolumen abgenommen hat. Die M-Mode-Echokardiographie ist somit, auch zur Erfassung relativer Volumenänderungen, nicht geeignet. Soviel zur Methode und den Möglichkeiten. Entscheidend ist die Frage, was diese Methode im Vergleich zu bisherigen Meßverfahren leisten kann und was sie für die Klinik, ggf. die Forschung bedeutet.

Aus methodischen Gründen wird für das enddiastolische Volumen des linken Ventrikels in der Routine der linksventrikuläre Füllungsdruck eingesetzt (PCWP, LAP). Aufgrund der nichtlinearen Beziehung zwischen Füllungsdruck und Füllungsvolumen ist diese Annahme mit großen Fehlern behaftet, da, abhängig von der Compliance des linken Ventrikels, bei einem gegebenen Druck sowohl ein niedriges als auch ein hohes Ventrikelvolumen vorliegen kann [1, 3, 5, 6, 11, 26]. Mit einer veränderten Ventrikelcompliance, und damit einer veränderten Beziehung zwischen Füllungsdruck und Füllungsvolumen, ist insbesondere bei Patienten während Anästhesie und Operation sowie bei Intensivpatienten (Beatmung!) zu rechnen. Es konnte gezeigt werden, daß unterschiedliche Einflüsse, wie z. B. Halothan, Ischämie, die Phase nach Abstellen der Herz-Lungen-Maschine und die rechtsventrikuläre Drucküberlastung, die linksventrikuläre Compliance verändern [26].

Beaupre [1] fand keine Korrelation zwischen pulmonalkapillärem Verschlußdruck und enddiastolischem Volumen. Größenbestimmung des Herzens mittels transösophagealer Echokardiographie als Maß für das tatsächliche Füllungsvolumen bedeutet daher eine echte Verbesserung im hämodynamischen Monitoring, da sich daraus aktuelle therapeutische Konsequenzen ableiten lassen, die bei entsprechenden Risikopatienten von großer Bedeutung sein können (Abb. 7).

Die direkte Beobachtung des Kontraktionsablaufs war bisher in der Routine nicht möglich. Welche therapeutischen Konsequenzen lassen sich aus der direkten Beobachtung des Kontraktionsablaufes gewinnen?

Pathognomonisch für eine myokardiale Ischämie sind regionale Wandbewegungsstörungen. Sie sind sichtbar als Hypokinesien, Akinesien oder Dyskinesien. Regionale Wandbewegungsstörungen treten als Frühzeichen einer Ischämie auf. Demgegenüber sind V_5-Ableitung und Swan-Ganz-Katheter (V-Welle) wesentlich weniger sensibel. Sofern in V_5-Ableitung und PCWP-Registrierung überhaupt Symptome der Ischämie nachweisbar werden, folgen sie dem akuten Geschehen mit erheblicher Verzögerung [2, 18, 20, 21, 27, 28, 31]. Nach Untersuchungen von Kremer [20] erlitten von 7 Patienten, die intraoperativ eine neuaufgetretene, bis zum Operationsende persistierende Wandbewegungsstörung zeigten, 5 Patienten postoperativ einen Herzinfarkt, während es bei passagerer intraoperativer Wandbewegungsstörung (8 Patienten) nicht zu einem Herzinfarkt im postoperativen Verlauf kam. Wesentlich ist die Feststellung, daß bei diesen 15 Patienten nur 3 Patienten einen deutlichen Anstieg des PCWP-Druckes zeigen und

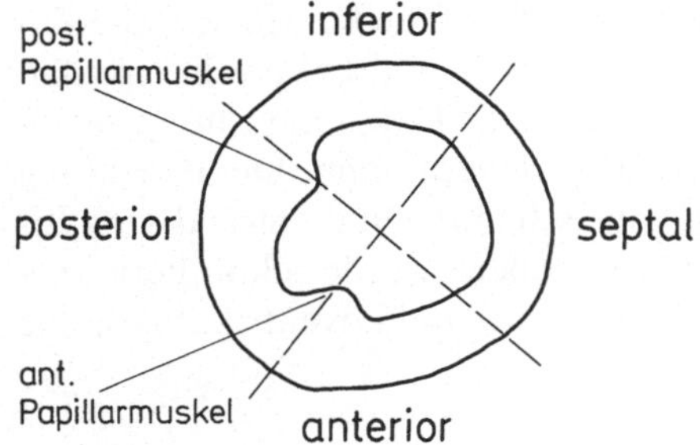

Abb. 8. Schema zur Quantifizierung von regionalen Wandbewegungsstörungen im Querschnitt des linken Ventrikels in Höhe der Papillarmuskeln [nach 4]

nur bei weiteren 3 Patienten das EKG auf eine intraoperative Ischämie hindeutete. Die TEE zeigt sich damit deutlich überlegen gegenüber den bisherigen Methoden zur Erkennung einer Ischämie.

Die klinische Bedeutung liegt darin, daß die Früherkennung der intraoperativen Ischämie und deren sofortige Therapie die Häufigkeit des wegen seiner hohen Letalität gefürchteten perioperativen Herzinfarktes vermindern könnte (Abb. 8).

Anwendung der transösophagealen Echokardiographie in der Intensivmedizin

Die Erfahrungen in diesem Bereich sind noch beschränkt. Schon heute läßt sich aber feststellen: Auch in der Intensivmedizin ergeben sich Fragestellungen, die mit der Echokardiographie überzeugend beantwortet werden können. Als Beispiele seien der Perikarderguß, eine Klappeninsuffizienz, eine Ischämie, ein Myokardinfarkt und die Beurteilung des linksventrikulären Kontraktionsablaufes genannt.

Die Überlegenheit der transösophagealen Technik gegenüber der konventionellen Beschallung von extrathorakal zeigt sich im Bereich der Intensivmedizin bei den überwiegend beatmeten Patienten besonders deutlich, da es wegen der Überblähung der Lunge durch die Beatmung mit der konventionellen Technik in vielen Fällen nicht gelingt, das Herz in hinreichender technischer Qualität darzustellen. Bei der transösophagealen Technik besteht dieses Problem nicht, da wegen der Beschallung vom hinteren Mediastinum aus die Lunge das Echofenster nicht verlegen kann, zudem der Schallkopf in unmittelbarer Nähe des Herzens positioniert wird.

Besonders klar wird die Bedeutung der TEE als klinische Methode, wenn man die bisherigen zur Verfügung stehenden Methoden zur Erkennung der oben genannten Erkrankungen kritisch beleuchtet und gleichzeitig berücksichtigt, daß die TEE eine Bedside-Methode ist.

Zur Diagnosestellung eines Perikardergusses ist die Echokardiographie die Methode der Wahl.

Eine akut auftretende Klappeninsuffizienz, z. B. als Folge eines Herzinfarktes mit Papillarmuskelabriß, kann einen möglichst sofortigen kardiochirurgischen Eingriff erfordern. Nur mit der Echokardiographie ist die Diagnose am Krankenbett schnell und problemlos zu stellen. Die Alternativmethode, eine Herzkatheterisierung mit Ventrikulographie, ist mit wesentlich höherem Aufwand verbunden.

Da diese Patienten in der Regel kreislaufinstabil und auf die kontinuierliche Zufuhr von Katecholaminen angewiesen sind, wird man die Indikation für eine Angiographie sehr sorgfältig zu stellen haben, was u. U. die Diagnosestellung verzögert und die Überlebenschancen des Patienten verringern kann. Die Bedeutung der Echokardiographie bei der Erkennung von Ischämien und eines akuten Infarktes mit entsprechender therapeutischer Konsequenz wurde schon hervorgehoben. Hinsichtlich der Sensibilität ist nur die Radionuklidventrikulographie

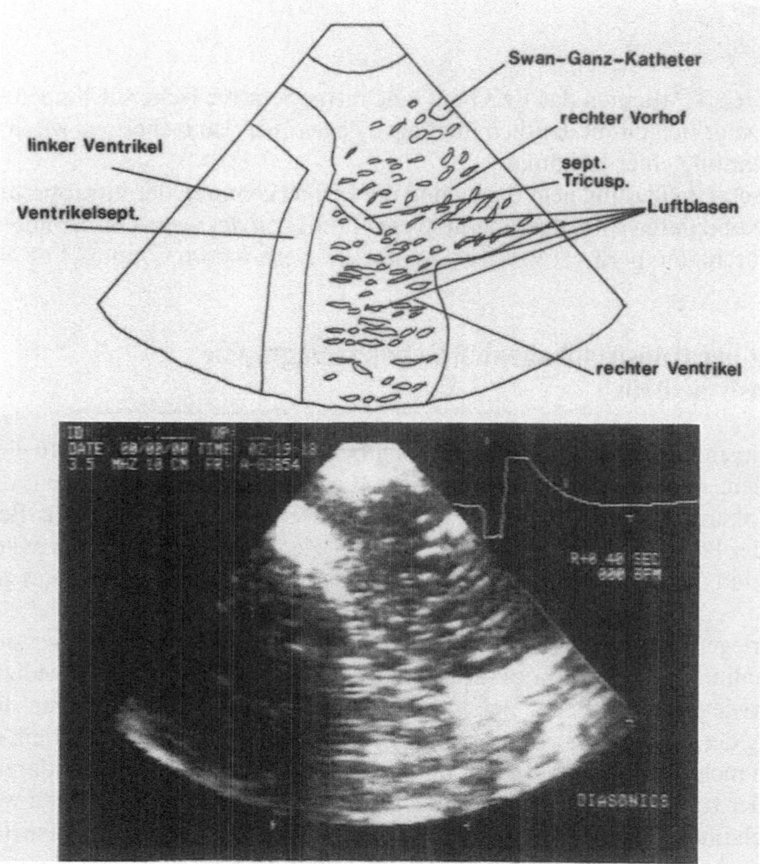

Abb. 9. Trikuspidalinsuffizienz bei einer Patientin mit Lupus erythematodes. Durch Injektion von 10 ml kalter Kochsalzlösung in den rechten Ventrikel kommt es zum Ausperlen von Mikroluftbläschen („Seltersflascheneffekt"), welche einen sehr starken Echokontrast darstellen. Man sieht, wie durch die Klappeninsuffizienz Luftbläschen in den rechten Vorhof während der Systole regurgitiert werden. (Spitze des Swan-Ganz-Katheters im rechten Ventrikel – nicht dargestellt)

Abb. 10a, b. Abriß des hinteren Papillarmuskels durch akuten Myokardinfarkt. **a** Im zweidimensionalen transösophagealen Echokardiogramm zeigt sich der an einem Sehnenfaden hängende Kopf des abgerissenen Papillarmuskel im linken Vorhof. (Im extrathorakalen Echokardiogramm konnte die entsprechende Schnittebene wegen Lungenüberblähung des beatmeten Patienten nicht dargestellt werden!). **b** Das Präparat bestätigt die intravitale Diagnose. Der Abriß des Papillarmuskels ist durch Mitinfarzierung des hinteren Papillarmuskels verursacht worden

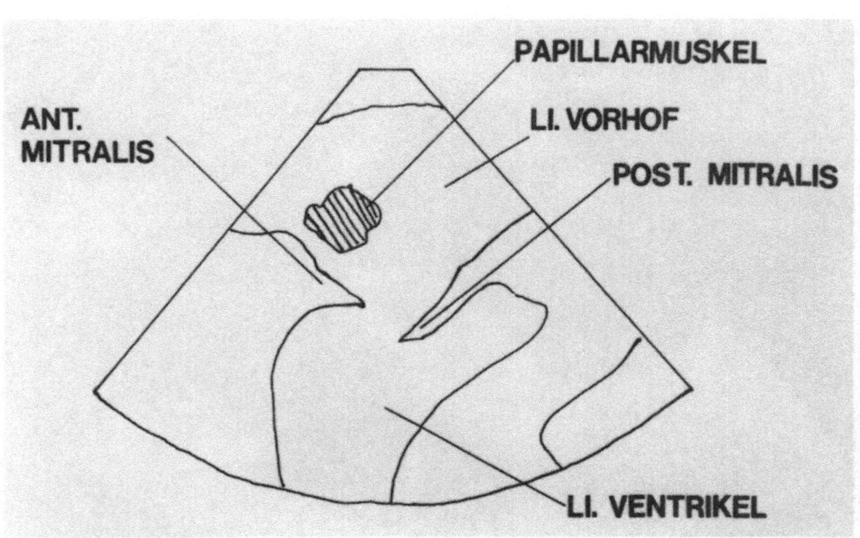
PAPILLARMUSKEL
ANT.
MITRALIS
LI. VORHOF
POST. MITRALIS
LI. VENTRIKEL

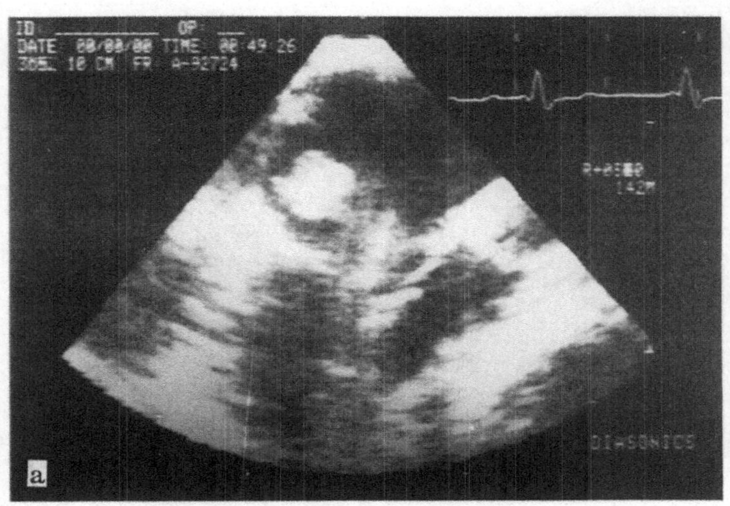
a
DIASONICS

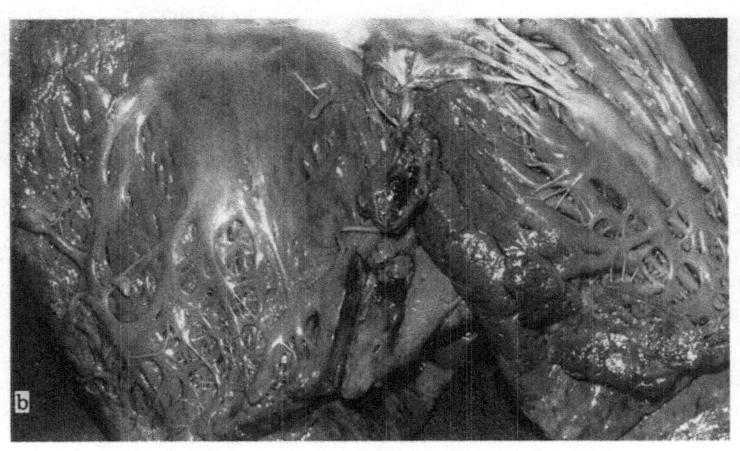
b

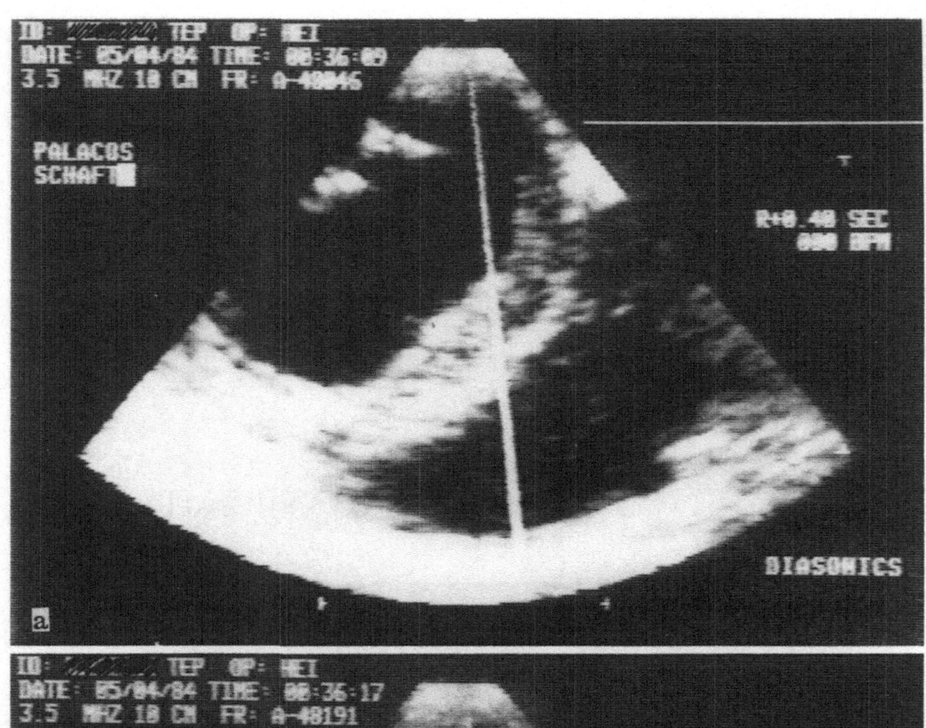

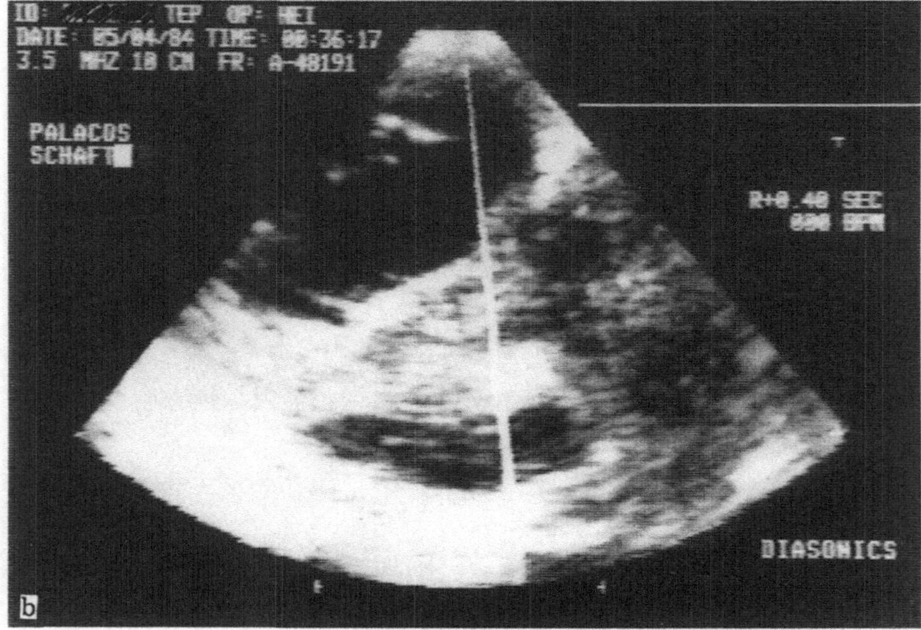

Abb. 11 a–c. a, b Embolus und Luftblasen im rechten Ventrikel während Einschlagen einer Femurhüftendoprothese. **c** Simultane Aufzeichnung von endexspiratorischer CO_2-Konzentration und transösophagealer Echokardiographie: Luftblasen in rechtem Ventrikel und Vorhof und gleichzeitig Abfall des endexspiratorischen CO_2 als Ausdruck der Luftembolie bei Einschlagen der Femurprothese

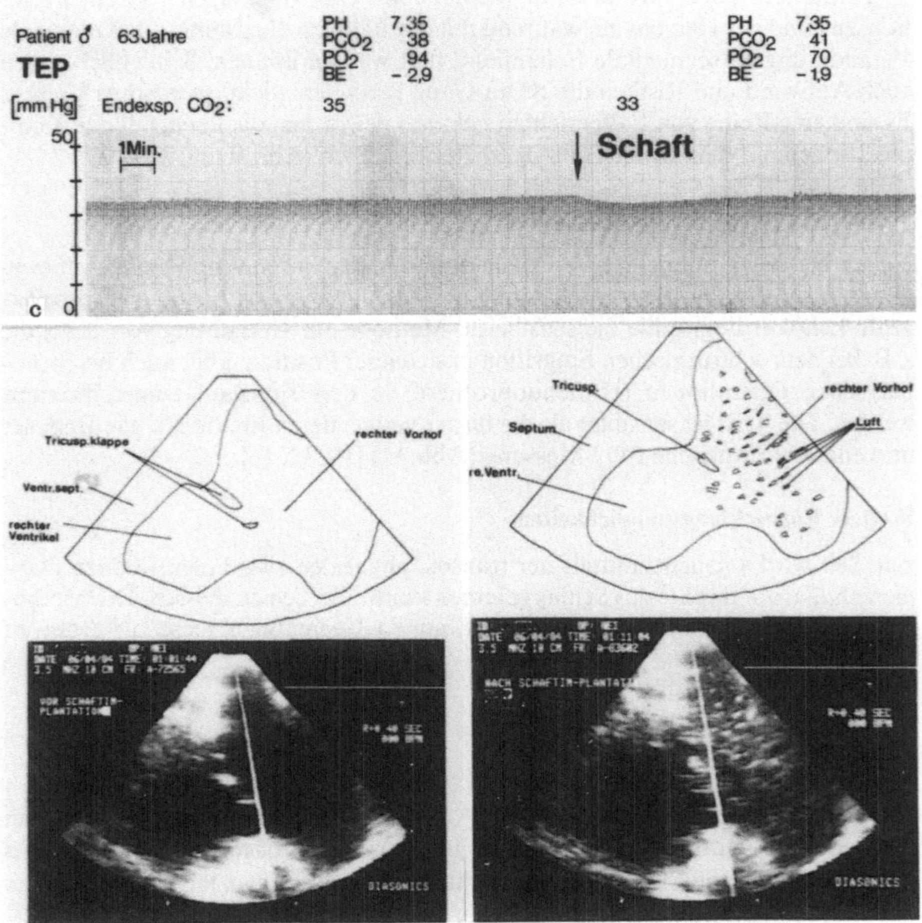

Abb. 11c

(RNV) ähnlich leistungsfähig. Berücksichtigt man den Aufwand der RNV (transportable γ-Kamera steht nicht überall zur Verfügung, Strahlenschutz – Patienten gelten als kontaminiert!), so darf die Echokardiographie auch hier als konkurrenzlos angesehen werden.

Die direkte Beobachtung des Kontraktionsablaufes ist nur mit der zweidimensionalen Echokardiographie am Krankenbett problemlos möglich. Die praktische Bedeutung liegt darin, daß sich allein aus der Beobachtung der Kontraktion und Relaxation der Funktionszustand des Herzens sofort erkennen läßt, auch ohne zusätzliche quantitative Auswertung. Man sieht „auf den ersten Blick", ob z. B. eine Hypotonie auf einem Volumenmangel oder einer Linksherzinsuffizienz beruht. Dazu bedarf es in der Regel keiner zusätzlichen „Messung". Verwendet man als Alternativmethode den Swan-Ganz-Katheter, so können zwar Auswurfleistung und Druck bestimmt werden, die Meßdaten müssen aber erst noch interpretiert werden, um zu einer Diagnose zu kommen. Die Interpretation kann aber schwierig sein, da, wie oben ausgeführt, Füllungsdrücke nicht unbedingt mit Füllungsvolumina korrelieren (Compliance).

Außerdem läßt der Swan-Ganz-Katheter nur Globalaussagen über den Funktionszustand des Herzens zu, während mit der Echokardiographie auch regionale Veränderungen (segmentale Ischämie) erfaßt werden können. Schließlich sollen auch Aufwand und Risiken des Swan-Ganz-Katheters nicht unerwähnt bleiben. Es sind eine Reihe von Fallberichten bekannt geworden, die über tödliche Komplikationen mit dem Swan-Ganz-Katheter berichten (Abb. 9 und 10).

Weitere diagnostische Möglichkeiten

Neben der Bestimmung der Ventrikelvolumina, der Erkennung von Wandbewegungsstörungen und der Abschätzung des Schlagvolumens ist die transösophageale Echokardiographie die sensibelste Methode zur Erkennung von Luft, die z. B. bei neurochirurgischen Eingriffen in sitzender Position, aber auch bei orthopädischen Operationen (Hüftendoprothese) in den Kreislauf eingeschwemmt werden. Die TEE ist sensibler als die bisher verwendeten Methoden wie Doppler und endexspiratorische CO_2-Messung (Abb. 11) [10, 12, 16].

Weitere Entwicklungsmöglichkeiten

Zur Zeit wird versucht, mittels der transösophagealen zweidimensionalen Dopplerechokardiographie das Schlagvolumen kontinuierlich zu messen. Die Methode ist jedoch z. Z. noch nicht ausgereift, um routinemäßig eingesetzt werden zu können.

Zusammenfassung

Obwohl bisher gerade im Bereich der Anästhesiologie und Intensivmedizin mit der Echokardiographie noch begrenzte Erfahrungen vorliegen, lassen sich bereits heute folgende Schlußfolgerungen ziehen: Die transösophageale zweidimensionale Echokardiographie ist als einer der wesentlichsten Fortschritte im intraoperativen Monitoring zu werten. Aufgrund der hohen Bildqualität, der Einfachheit der Anwendung, der Praktikabilität ist diese Methode nahezu ohne jedes Risiko anwendbar. Sie ermöglicht durch kontinuierliche visuelle Beobachtung des Kontraktionsablaufs des linken Ventrikels eine unmittelbare Beurteilung der linksventrikulären Funktion, also von Überwachungsgrößen, die mit bisherigen risikoreicheren Monitoringmethoden nicht darstellbar waren, und die bei der ständigen Zunahme von Risikopatienten eine immer größere Bedeutung erlangen. Dazu eröffnet die transösophageale 2d-Echokardiographie ein weiteres Betätigungsfeld im Bereich der Intensivmedizin, sowohl in der Klinik als auch für die Forschung. Für die Klinik ergeben sich bereits jetzt folgende Ansatzmöglichkeiten:

1. Echokardiographische Diagnostik bei beatmeten Patienten, die bisher aus methodischen Gründen (Überblähung der Lunge) nicht oder nur unzureichend möglich war.
2. Kardiale Funktionsdiagnostik bei kreislaufinstabilen Patienten.

Bisher bestehende Methoden, wie z. B. der Swan-Ganz-Katheter, sind durch die transösophageale Echokardiographie nicht überflüssig geworden, differenzierte Indikationsstellungen erscheinen jedoch bereits heute möglich. In gesondert gelagerten Fällen erhöht die Kombination aus beiden Methoden die Sicherheit der Patienten im intra- und postoperativen Verlauf. Daneben gibt es aber sicher eine Reihe von Patienten, z. B. Koronarkranke mit guter Ventrikelfunktion, bei denen auf den Swan-Ganz-Katheter verzichtet werden kann und die transösophageale zweidimensionale Echokardiographie als das bessere Überwachungsverfahren einzusetzen wäre, dies sowohl in bezug auf die Aussagekraft als auch auf das geringere Risiko. Da die Methode mit sehr hohen Kosten verbunden ist, wird sie z. Z. noch auf relativ wenige Zentren beschränkt bleiben müssen. Durch eine weitere Miniaturisierung des Gerätes sowie die Senkung der Kosten wird die transösophageale 2d-Echokardiographie sehr wahrscheinlich in den nächsten Jahren zu einer Routinemethode beim intraoperativen Monitoring von Risikopatienten werden und auch für spezifische Fragestellungen in der Intensivmedizin weitere Bedeutung erlangen.

Literatur

1. Beaupre PN, Cahalan MK, Kremer PF et al. (1983) Does pulmonary artery occlusion pressure adequately reflect left ventricular filling during anesthesia and surgery? Anesthesiology 59:A3
2. Beaupre PN, Kremer PF, Cahalan MK, Lurz FW, Schiller NB, Hamilton WK (1984) Intraoperative detection of changes in left ventricular sequential wall motion by transesophageal two dimensional echocardiography. Am Heart J 107:1021
3. Bemis CE, Serur JR, Borkenhagen D, Sonnenblick EH, Urschel CW (1974) Influence of right ventricular filling pressure on left ventricular pressure and dimension. Circ Res 34:498
4. Benefiel DJ, Byrd B, Smith JS, Cahalan MK, Roizen MF, Lurz FW, Schiller NB (1982) Intraobserver reliability in interpreting two dimensional transesophageal echocardiograms. Anesthesiology 58
5. Calvin JE, Driedger AA, Sibbald WJ (1981) The hemodynamic effect of rapid fluid infusion in critically ill patients. Surgery 90:61
6. Calvin JE, Driedger AA, Sibbald EJ (1981) Does the pulmonary capillary wedge pressure predict left ventricular preload in critically ill patients. Crit Care Med 9:437
7. Curling PE, Newsome LR, Rogers A et al. (1984) Two dimensional echocardiography: A bidirectional phased array probe with temperature monitoring. Anesthesiology 61:A159
8. Erbel R, Schweizer P, Lambertz H, Henn G, Meyer J, Krebs W, Effert S (1983) Echoventriculography – a simultaneous analysis of twodimensional echocardiography and cineventriculography. Circulation 67:205
9. Frazin L, Talano JV, Stephanides L, Loeb HS, Kopel L, Gunnar RM (1976) Esophageal echocardiography. Circulation 54:102
10. Furuya H, Suzuki T, Okumura F, Kishi Y, Uefuji T (1983) Detection of air embolism by transesophageal echocardiography. Anesthesiology 58:124
11. Glantz SA, Parmley WW (1978) Factors which affect the diastolic pressure-volume curve. Circ Res 42:171
12. Glenski JA, Cucchiara RF, Michenfelder JP (1984) Detection of air embolism in dogs with transcutaneous O_2 and transesophageal echocardiography. Anesthesiology 61:A160
13. Haendchen RV, Wyatt HL, Maurer G, Wehl WZ, Bear M, Meerbaum S, Larday E (1983) Quantitation of regional cardiac function by two-dimensional echocardiography. I. Patterns of contraction in the normal left ventricle. Circulation 67:1234
14. Heinrich H, Delagardelle C, Deller A, Kohler I, Kremer P, Winter H (1984) Nachweis einer Tricuspidalinsuffizienz bei Lupus erythematodes mittels transoesophagealer zweidimensionaler Kontrastechokardiographie. Herz/Kreislauf 8:429
15. Heinrich H, Kremer P, Reis H, Kohler I (1985) Papillarmuskelabriß bei akutem Myokardinfarkt – Nachweis mittels transösophagealer zweidimensionaler Echokardiographie. Herz/Kreislauf 17:305

16. Heinrich H, Kremer P, Winter H, Wörsdorfer O, Ahnefeld FW (1985) Transoesophageale zweidimensionale Echokardiographie bei Hüftendoprothesen. Anaesthesist 34:118
17. Hinrichs A, Schlüter M, Kremer P, Becker K, Schröder S, Klöppel G, Hanrath P (1983) Zweidimensionale transoesophageale Echokardiographie: Vergleich echokardiographischer und anatomischer Schnittbilder. Ultraschall 4:243
18. Horowitz RS, Morganrath I, Parvato L, Chen CC, Soffer I, Paulette FI (1982) Immediate diagnosis of acute myocardial infarction by twodimensional echocardiography. Circulation 65:323
19. Kremer P, Cahalan MK (1982) Effects of anesthesia on left ventricular performance assessed by transoesophageal M-mode echocardiography. In: Hanrath P, Bleifeld W, Souquet J (eds) Developments in cardiovascular medicine 22. Cardiovascular diagnosis by ultrasound. The Hague, Boston London
20. Kremer P, Cahalan MK, Beaupre P, Hanrath P, Bleifeld W (1983) Nachweis intraoperativer LV-Wandbewegungsstörungen mittels transoesophagealer 2d-Echokardiographie. Z Kardiol [Suppl 2]
21. Kremer P, Cahalan MK, Beaupre P et al. (1985) Intraoperative Überwachung mittels transoesophagealer zweidimensionaler Echokardiographie. Anaesthesist 34:111
22. Matsumoto M, Oka Y, Strom J et al. (1980) Application of transesophageal echocardiography to continuous intraoperative monitoring of left ventricular performance. Am J Cardiol 46:95
23. Roizen MF, Ehrenfeld WK, Alpert RA et al. (1984) Monitoring with transesophageal echocardiography: Comparison of patients undergoing supraceliac, suprarenal infraceliac and infrarenal aortic occlusion. J Vasc Surg 1:300
24. Schiller NB (1982) Evaluation of cardiac function during surgery by transesophageal two dimensional echocardiography. In: Hanrath P, Bleifeld W, Souquet I (eds) Developments in cardiovascular medicine 22. Cardiovascular diagnosis by ultrasound. Nijhoff, The Hague, Boston London
25. Schlüter M, Langenstein B, Polster J, Souquet J, Engel S, Hanrath P (1982) Transesophageal cross-sectional echocardiography with a phased array transducer system, technique and initial clinical results. Br Heart J 48:67
26. Sibbald WJ, Calvin JE, Holliday RL, Driedger AA (1983) Concepts in the pharmacologic support of cardiovascular function in critically ill surgical patients. Surg Clin North Am 63:455
27. Smith JS, Benefiel I, Beaupre PN et al. (1984) Effect of phenylephrine on myocardial performance during carotid endarterectomy. Anesthesiology 61:A56
28. Smith JS, Benefiel DJ, Lurz FW et al. (1984) Detection of intraoperative myocardial ischemia: ECG versus two dimensional transesophageal echocardiography. Anesthesiology 61:A158
29. Sohn DJ (1982) Application of two dimensional echocardiography during open heart surgery in humans for evaluation of aquired coronary heart disease. In: Hanrath P, Bleifeld W, Souquet I (eds) Developments in cardiovascular medicine 22. Cardiovascular diagnosis by ultrasound. Nijhoff, The Hague, Boston London
30. Souquet J, Hanrath P, Zitelli L, Kremer P, Langenstein BA, Schlüter M (1982) Transesophageal phased array for imaging the heart. IEEE Trans Biomed Eng 29:707
31. Sugishita Y, Koseki S, Matsuda M, Tamura T, Yamaguchi I, Ito I (1983) Dissociation between regional myocardial dysfunction and ECG changes during myocardial ischemia induced by exercise in patients with angina pectoris. Am Heart J 106:1

Kardiale Funktionsdiagnostik bei Intensivpatienten mit nuklearmedizinischen Methoden

D. Scheidegger, P. Urban

Nuklearmedizinische Methoden werden schon seit über 50 Jahren in der Herz-Kreislauf-Diagnostik eingesetzt. Die technischen Fortschritte bei der Herstellung von γ-Kameras und Radioisotopen sowie die enorme Entwicklung auf dem Computersektor haben es aber erst ermöglicht, daß mit dieser nichtinvasiven Methode auch auf Intensivstationen Informationen über Struktur und Funktion des Herzens gewonnen werden können, die z. Z. mit keiner anderen Methode möglich sind.

Die Radioisotopenuntersuchung wird in der Kardiologie für 3 verschiedene Fragestellungen benützt:

1. Die Methode wird zur Analyse der Myokardperfusion gebraucht. Mit der Darstellung des Myokards durch Thallium 201 gelingt es, ischämische Bezirke festzustellen und sie von infarzierten Gebieten zu unterscheiden [1].
2. Mit Hilfe von anderen Radioisotopen, die nur von der geschädigten Myokardzelle aufgenommen werden, können Ort und Größe eines Infarktes festgestellt werden [4].
3. Die 3. Anwendung ist die Radionuklidventrikulographie. Mit ihr gelingt es, die Auswurffraktion der Ventrikel zu bestimmen und die globale und regionale Funktion beider Kammern getrennt zu beurteilen [2].

In der Folge soll über die Indikationen sowie die Vor- und Nachteile dieser 3 Anwendungsmöglichkeiten für die nuklearmedizinischen Methoden auf einer Intensivstation gesprochen werden.

Myokardperfusionsszintigraphie mit 201-Thallium

Die Thalliummyokardszintigraphie ist die heute am häufigsten angewendete nuklearmedizinische Methode in der Kardiologie. Wie bereits erwähnt, dient sie zur Diagnose von ischämischen Bezirken und zur Unterscheidung zwischen Ischämie und Nekrose des Herzmuskels. Die Untersuchung muß in 3 verschiedenen Projektionen erfolgen (a-p, 45° vordere Schräge, links lateral), um eine genaue Lokalisation der pathologischen Bezirke zu ermöglichen. Um eine ausreichende Bildschärfe zu erreichen, muß eine Aufnahme mindestens 5–7 min dauern [1, 12, 14].

Die Myokardszintigraphie wird üblicherweise mit einem Belastungstest kombiniert. Der Patient wird auf einem Fahrradergometer bis zu seiner maximalen Leistung oder ersten Anzeichen von Angina pectoris belastet. In dem Moment wird das Thallium injiziert. Mit der ersten Aufnahme muß innerhalb der nächsten 5 min begonnen werden. Ist ein Teil des Myokards ischämisch, muß die Durchblutung an dieser Stelle verringert sein, und es wird weniger Thallium in diesen Bezirk strömen. Auf der Aufnahme wird eine thalliumfreie Stelle sichtbar. Nach 3–4 h werden die gleichen Aufnahmeprojektionen beim ruhenden Patienten wie-

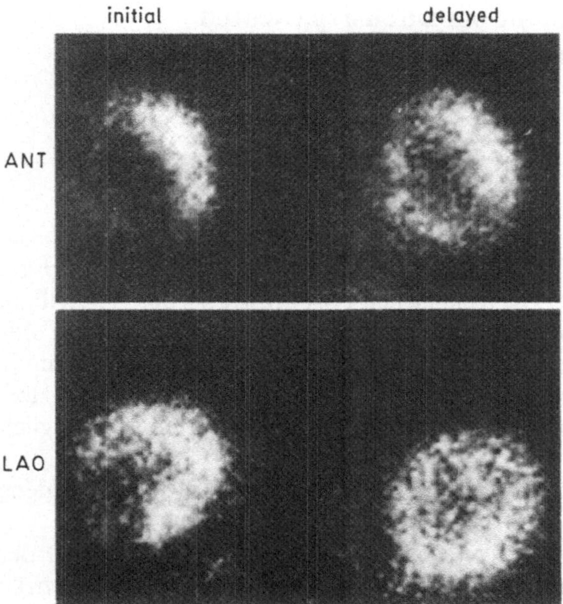

Abb. 1. Unmittelbar nach dem Belastungstest (initial) wird im Septum und in der Herzspitze kein Thallium aufgenommen. Unter Ruhebedingungen (delayed) ist die Aufnahme von Thallium ziemlich gleichmäßig. Dieser Patient leidet bei Belastung an einer Ischämie des Septums [5]

derholt. Falls die gleiche thalliumfreie Stelle auch auf der Aufnahme in Ruhe gefunden wird, ist diese Zone des Herzmuskels auch in Ruhe ohne Durchblutung, und es muß sich um Narben- oder nekrotisches Gewebe handeln. Ist die thalliumfreie Stelle auf der Aufnahme in Ruhe verschwunden, handelt es sich dort um Myokardgewebe, das zwar in Ruhe noch normal durchblutet wird, bei Belastung aber ischämisch wird (Abb. 1) [8].

In der Routineabklärung eines Patienten mit Angina pectoris hat diese Methode gegenüber einem Koronarogramm klare Vorteile, da es sich um eine dynamische Untersuchung handelt. Um herauszufinden, ob die Beschwerden eines Patienten wirklich kardial sind, müssen die pathologischen Befunde mit den Symptomen korrelieren. Es gibt Patienten mit schweren Veränderungen im Koronarogramm, die asymptomatisch sind. Andere haben schwere Angina pectoris und nur eine einzige radiologisch nicht schwere Stenose.

Die Thalliumszintigraphie ist vor einem Elektiveingriff bei einem Patienten mit bekannter Angina pectoris außerordentlich nützlich. Der Anästhesist kann intraoperativ die entsprechende EKG-Ableitung wählen, sein Monitoring optimal dem Patienten anpassen und sich vorab die Grenzwerte setzen für die hämodynamischen Veränderungen, die er intraoperativ beim Patienten tolerieren will.

Die oben erwähnten Voraussetzungen für eine ideale Thalliumszintigraphie machen diese Methode aber ungeeignet für Patienten, die bereits auf einer Intensivstation liegen. Schwerkranke Patienten können keinem Belastungstest ausgesetzt werden. Es wird auch schwierig sein, eine Bildserie in Ruhe aufzunehmen, da jeder Patient auf einer Intensivstation unter einem mehr oder weniger bedeutenden Streß steht. Fehlt der Vergleich zwischen Bildern unter Belastung und in

Ruhe, wird es unmöglich, ischämische Myokardbezirke von nekrotischen zu unterscheiden. Zur Klärung dieser Frage wird die Methode aber sonst eingesetzt. Darüber hinaus ist es so, daß die Aussagekraft der Thalliummyokardszintigraphie bedeutend schlechter wird, wenn nicht Bilder unter Belastung und in Ruhe miteinander verglichen werden können, da Defekte, wie sie für Ischämie und Infarkt typisch sind, auch bei der kongestiven Kardiomyopathie, bei einer Aortenstenose und beim Mitralklappenprolaps gefunden werden können [1].

Zusammenfassend können wir sagen, daß die Thalliummyokardszintigraphie bei Patienten mit Angina pectoris präoperativ viel häufiger angewendet werden muß. Das intraoperative Myokardinfarktrisiko kann gesenkt werden, wenn die Perfusionsanomalien des Herzmuskels präoperativ bekannt sind. Auf der Intensivstation wird diese Methode aber nur in wenigen ausgewählten Fällen eine nützliche zusätzliche Information bringen.

Myokardinfarktlokalisation mit Technetium-99 m-Pyrophosphat (hot spot imaging)

Auf der Intensivstation stellt sich häufig die Frage, ob ein unerklärbarer Blutdruckabfall intra- oder unmittelbar postoperativ vielleicht durch einen Myokardinfarkt erklärt werden könnte. Durch die Schmerzmedikation fehlen die typischen Symptome der Angina pectoris. Macht das EKG die Diagnose unmöglich, z. B. durch einen Schenkelblock, oder ist der Enzymverlauf nicht beurteilbar, wird diese nuklearmedizinische Methode wichtig. 3 h nach Injektion von 99m-Pyrophosphat werden Aufnahmen in 3 Ebenen gemacht. Das Technetiumpyrophosphat wird in den Zellen aufgenommen, wo die Kalziumkonzentration am höchsten ist, d. h. in den Knochen und beim Herzen während etwa 8 Tagen in den irreversibel geschädigten Myokardzellen [4].

Diese Methode ist auf der Intensivstation nicht nur bei den Patienten von großem Nutzen, bei denen die Klinik, das EKG oder der Enzymverlauf schwierig zu interpretieren sind, sondern auch bei denen, die erst 48 h nach den Symptomen in die Klinik kommen und bei denen somit die myokardspezifische Kreatininphosphokinase wieder normal ist. Die Frage, ob ein diaphragmatischer Infarkt sich auch auf den rechten Ventrikel ausgedehnt hat, ist oft nur mit dieser Methode sicher zu beantworten (Abb. 2) [9]. Wenn über das Infarktrisiko bei der Herzchirurgie diskutiert wird, wären Pyrophosphatuntersuchungen prä- und postoperativ bei allen diesen Patienten wünschenswert. Man findet mit dieser Methode bei nahezu 10% dieser Patientengruppe neu infarzierte Gebiete.

Auch hier kann zusammenfassend gesagt werden, daß auch diese nuklearmedizinische Methode in der präoperativen Abklärung bei Patienten, bei denen die Infarktdiagnose aus obenerwähnten Gründen mit den üblichen Hilfsmitteln nicht gestellt werden kann, häufiger angewendet werden sollte. Wir wissen ja heute sehr genau, daß das perioperative Re-Infarktrisiko und die Mortalität bei Patienten mit frischem Myokardinfarkt sehr hoch ist [5]. Bei Elektivoperationen könnte deshalb bei Feststellen eines frischen Infarktes mit dieser Methode der Eingriff um 3–6 Monate verschoben werden. Aber auch auf der Intensivstation gibt es viele Patienten, bei denen die Diagnose Myokardinfarkt durch die Pyrophosphatuntersuchung früher gestellt und die Therapie dementsprechend angepaßt werden könnte.

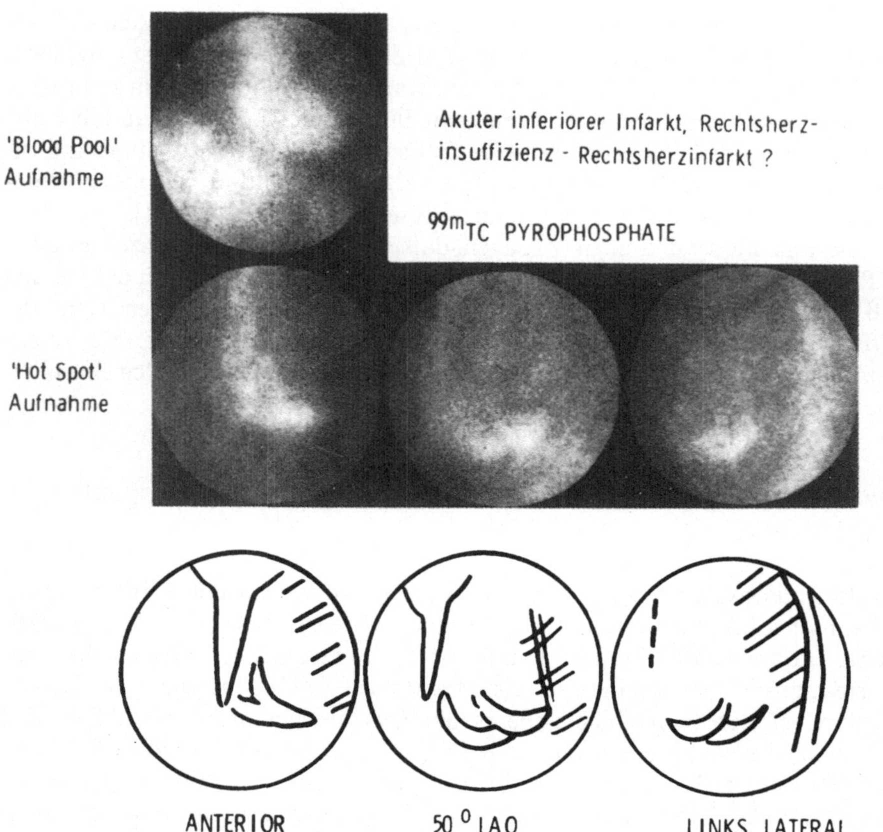

Abb. 2. Mit Technetium-99m-Pyrophosphat kann eine Mitbeteiligung des rechten Ventrikels bei einem Unterwandinfarkt dargestellt werden [9]

Radionuklidventrikulographie

Diese nuklearmedizinische Methode gibt wichtige Hinweise auf die globale und regionale Funktion des rechten sowie linken Ventrikels [2]. Ähnliche Informationen sind sonst nur durch einen Herzkatheter mit Angiographie zu erhalten. Dabei ist das Risiko und die Strahlenbelastung für den Patienten bedeutend größer. Ein weiterer Vorteil der nuklearmedizinischen Methode ist, daß sie relativ nichtinvasiv ist, da nur die Isotopen in eine periphere Vene gespritzt werden müssen. Diese kleine Menge von markierten Erythrozyten oder Humanalbumin führt selbst zu keiner hämodynamischen Veränderung. Zur Bestimmung der rechts- und linksventrikulären Auswurffraktion gibt es 2 verschiedene Techniken.

1. Die First-pass-Methode

Unmittelbar nach Injektion des Isotopen wird seine Passage durch den rechten Ventrikel, die Lunge und den linken Ventrikel beobachtet. Durch die Bestimmung der Aktivitätsunterschiede zwischen Endsystole und Enddiastole kann die Auswurffraktion wie bei der Farbstoffverdünnungsmethode berechnet werden.

Die Auswurffraktion kann mit Hilfe dieser Methode für beide Ventrikel getrennt bestimmt werden [13, 15]. Andere Vorteile sind, daß die Untersuchung nur einige Herzschläge dauert und deshalb genaue Auskünfte über die globale Herzfunktion zu einem ganz bestimmten Zeitpunkt zuläßt. Darüber hinaus ist es heute nicht mehr nötig, eine bildgebende γ-Kamera für diese Methode zu benutzen. Mit einem kleinen Detektor, dem sog. Nuklearstethoskop, können die gleichen Messungen durchgeführt werden. Dies ist auf einer Intensivstation, wo häufig der Platz für die große γ-Kamera fehlt, ein großer Vorteil [3].

Der Nachteil ist, daß es nicht möglich ist, mit den üblichen Isotopen, die eine lange Halbwertszeit haben, kurz aufeinanderfolgende Untersuchungen vorzunehmen. Nur wenn es möglich ist, sehr kurz wirksame Isotopen, wie z. B. Tantalum 178 mit einer Halbwertszeit von etwa 10 min oder Iridium 191 mit einer Halbwertszeit von 5 s zu verwenden, fällt dieser Nachteil weg.

2. Aequilibrium-Radionuklid-Ventrikulographie

1971 wurde die Technik der EKG-getriggerten Aequilibrium-Radionuklid-Ventrikulographie entwickelt. Nach gleichmäßiger Verteilung der ganzen Isotopenaktivität im zirkulierenden Blutpool wird der zeitliche Ablauf der Aufnahmen durch das EKG des Patienten gesteuert. Dadurch wird es möglich, Aufnahmen zu verschiedenen Zeitpunkten der Herzkontraktion zu machen. Da das EKG und die mechanische Aktivität des Herzens in einem direkten Zusammenhang zueinander stehen, können Aufnahmen zu bestimmten Zeitintervallen von mehreren Herzschlägen übereinander gelagert und durch einen Computer aufsummiert werden. Das Intervall zwischen Endsystole und Enddiastole kann in bis zu 16 Bildern aufgetrennt werden. Mit der sog. Endless-loop-Technik kann die Herzkontraktion später als Film angeschaut werden, so daß auch regionale Kontraktionsunregelmäßigkeiten leicht beurteilt werden können.

In den meisten Fällen werden die Erythrozyten in vivo mit Technetium markiert, seltener wird technetiummarkiertes Humanalbumin intravenös verabreicht. Zur guten räumlichen Trennung zwischen rechtem und linkem Ventrikel werden die Aufnahmen in einer 45° vorderen Schräge durchgeführt.

Durch die relativ lange Halbwertszeit des Technetiums ist es möglich, verschiedene Aufnahmen innerhalb 4–6 h zu machen. Es kann also ohne Problem die Wirkung von verschiedenen Medikamenten oder Beatmungsformen miteinander verglichen werden.

Mit der Radionuklidventrikulographie ist es möglich, das rechts- und linksventrikuläre Volumen zu berechnen, ohne daß die Geometrie der Kammer berücksichtigt werden muß [10, 11]. Falls eine gleichmäßige Verteilung der Isotopen im Blut stattgefunden hat, und wenn die Dosis und das Verteilungsvolumen genau bekannt ist, muß auch eine direkte Beziehung zwischen Aktivität und Volumen im Ventrikel bestehen. Dies ist v. a. ein Vorteil bei der Bestimmung des rechtsventrikulären Volumens, wo ja die geometrischen Volumenbestimmungsmethoden nur sehr schwierig anzuwenden sind [3].

Als großer Vorteil auf der Intensivstation hat sich erwiesen, daß diese Technik bei allen Patienten interpretierbare Aufnahmen gibt. Auch bei Patienten, die mit einem hohen endexspiratorischen Druck (PEEP) beatmet werden müssen, ist die Bildqualität – anders als beim konventionellen Ultraschall – ausgezeichnet. Ein klarer Nachteil ist, daß wegen der Steuerung der γ-Kamera durch das EKG Patienten mit sehr unregelmäßigem Herzrhythmus nicht mit dieser Methode untersucht werden können.

Ein Beispiel aus der täglichen Praxis soll zeigen, was diese Methode bei Intensivpflegepatienten gebracht hat. Bei Patienten mit akuter, posttraumatischer respiratorischer Insuffizienz wurde häufig eine linksventrikuläre Insuffizienz diagnostiziert. Neben dem tiefen arteriellen Druck findet man nach Einlegen eines Pulmonaliskatheters einen erhöhten linksventrikulären Füllungsdruck und ein tiefes Herzminutenvolumen.

Obwohl es schwierig ist, sich vorzustellen, warum ein Patient, dessen pathologische Veränderungen in der Lungenzirkulation stattgefunden haben, plötzlich eine Insuffizienz der linken Kammer entwickeln soll, sind ein tiefer arterieller Druck, ein tiefes Herzminutenvolumen und ein erhöhter linksventrikulärer Füllungsdruck die typischen Zeichen einer linksventrikulären Insuffizienz.

Erst mit Hilfe der γ-Kamera konnte gezeigt werden, daß bei diesen Patienten keine linksventrikuläre Insuffizienz besteht [6, 7]. Die Auswurffraktion und das enddiastolische Füllungsvolumen der linken Kammer ist bei Patienten mit akuter respiratorischer Insuffizienz normal. Die massive Erhöhung des pulmonalarteriellen Widerstandes führt zu einer starken Dilatation der rechten Kammer (Abb. 3). Da das Perikard sich nicht akut dehnen läßt, bewirkt der Druck des dilatierten rechten Ventrikels einen Anstieg des linksventrikulären Füllungsdrucks, ohne daß sich das linksventrikuläre Volumen geändert hat. Es hat sich also lediglich die Compliance des linken Ventrikels verändert.

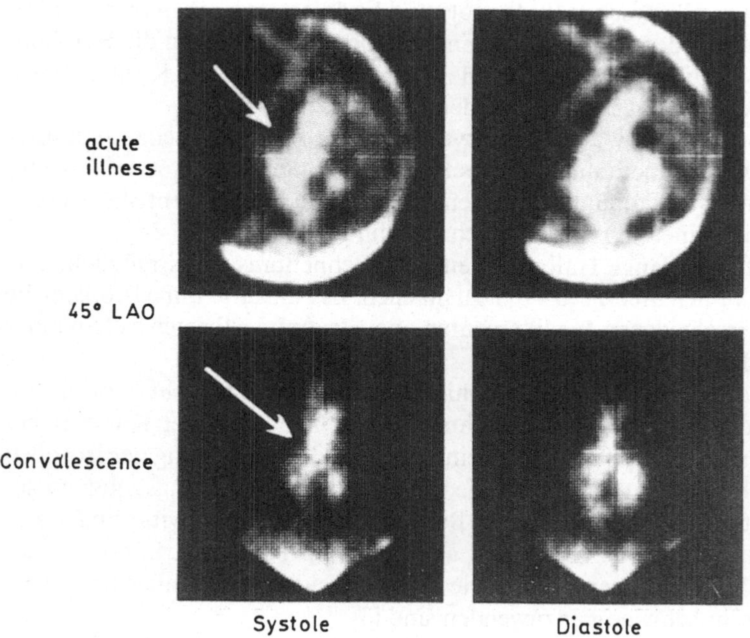

Abb. 3. Die obere Aequilibrium-Radionuklid-Ventrikulographie wurde bei einem Patienten aufgenommen, der an einer akuten posttraumatischen respiratorischen Insuffizienz erkrankte (acute illness). Der Pfeil zeigt den massiv dilatierten rechten Ventrikel. Die untere Untersuchung zeigt den gleichen Patienten nach Erholung von seiner Erkrankung. Der rechte Ventrikel hat wieder seine normale Größe

Diese Erfahrung bei Patienten mit akuter respiratorischer Insuffizienz hat einmal mehr gezeigt, daß wir unsere Therapie auch auf Intensivstationen nicht nur auf intrakardiale Druckwerte abstellen, sondern vielmehr Volumenmessungen durchführen sollten. Bei allen Patienten mit erhöhtem intrathorakalen Druck durch Beatmung oder PEEP sind die intrakardial gemessenen Druckwerte schwierig zu interpretieren. Es wird häufig vergessen, daß dies auch der Fall ist für Patienten mit erhöhtem intraabdominellen Druck, wie z. B. bei Ileus oder bei einer starken Adipositas. Auch in diesem Fall wird der Pleuradruck zunehmen.

Abschließend können wir sagen, daß die Radionuklidventrikulographie die wichtigste nuklearmedizinische Methode für die kardiale Funktionsdiagnostik bei Intensivpflegepatienten ist. Sie erlaubt uns, die Füllungsvolumina des linken und rechten Ventrikels zu kennen und gibt auch bei beatmeten Patienten immer interpretierbare Bilder.

Literatur

1. Ashburn WL, Tubau J (1980) Myocardial perfusion imaging in ischemic heart disease. Radiol Clin North Am 18:467–486
2. Berger HJ, Gottschalk A, Zaret BL (1980) Radionuclide assessment of left and right ventricular performance. Radiol Clin North Am 18:441–466
3. Braunwald E (1980) Heart disease. W.B. Saunders Co, Philadelphia London Toronto
4. Holman BL, Wynne J (1980) Infarct avid (hot spot) myocardial scintigraphy. Radiol Clin North Am 18:487–499
5. Johnson RA, Haber E, Austen WG (eds) The practice of cardiology. Little, Brown & Co, Boston
6. Laver MB, Scheidegger D (1981) Hämodynamische Veränderung bei akuter respiratorischer Insuffizienz: die Rolle des rechten Ventrikels. Schweiz Med Wochenschr 111:1804–1809
7. Laver MB, Strauss HW, Pohost GM (1979) Right and left ventricular geometry: adjustments during acute respiratory failure. Crit Care Med 7:509–519
8. Ohsuzu F, Handa S, Kondo M, Yamazaki H, Tsugu T, Kuno A, Tagaki Y, Nakamura Y (1980) Thallium-201 myocardial imaging to evaluate right ventricular overloading. Circulation 61:620–625
9. Pfisterer MW (1982) Nuklearmedizinische Herzdiagnostik. Springer, Berlin Heidelberg New York
10. Slutsky R, Ashburn W, Karliner J (1981) A method for the estimation of right ventricular volume by equilibrium radionuclide angiography. Chest 80:471–477
11. Slutsky R, Hooper W, Gerber K, Battler A, Froelicher V, Ashburn W, Karliner J (1980) Assessment of right ventricular function at rest and during exercise in patients with coronary heart disease: a new approach using equilibrium radionuclide angiography. Am J Cardiol 4563–4571
12. Strauss HW, Pitt B (eds) (1979) Cardiovascular nuclear medicine, 2nd edn. The C.V. Mosby Company, St. Louis Toronto London
13. Tobinick E, Schelbert HR, Henning H, LeWinter M, Taylor A, Ashburn WL, Karliner JS (1978) Right ventricular ejection fraction in patients with acute anterior and inferior myocardial infarction assessed by radionuclide angiography. Circulation 57:1078–1084
14. Willerson JT (ed) (1979) Nuclear cardiology. F.A. Davis Company, Philadelphia
15. Winzelberg GG, Boucher CA, Pohost GM, McKusick KA, Bingham JB, Okoda RD, Strauss HW (1981) Right ventricular function in aortic and mitral valve disease. Chest 79:520–528

Invasives hämodynamisches Monitoring – meßtechnische Aspekte

N. Mendler

Mit dem Operations- und Narkoserisiko eines Patienten wachsen die Anforderungen an eine Überwachung seiner zentralen Hämodynamik. Je ausgedehnter der Eingriff und je komplizierter ein postoperativer Verlauf, um so präziser müssen Drücke und Stromstärken im Hoch- und Niederdrucksystem des Kreislaufs als Entscheidungskriterien der kardiozirkulatorischen Therapie bekannt sein. Punktuelle Messungen werden dem dynamischen Krankheitsgeschehen in der operativen Intensivmedizin nicht gerecht, so daß über die Richtigkeit der Befunde hinaus auch deren Kontinuität zu fordern ist. Nur invasive Methoden erfüllen beim gegenwärtigen Stand der Meßtechnik diese Ansprüche. Die Plazierung intravasaler oder intrakardialer Katheter und Sensoren ist dabei immer notwendig, und die damit verbundenen Risiken und Aufwendungen sind gegen den Gewinn an Information abzuwägen.

Verfahren der invasiven Kreislaufanalyse, die im physiologischen Laboratorium oder für die Herzkatheteruntersuchung entwickelt wurden, sind im Operationssaal und zur Intensivüberwachung nicht unverändert brauchbar: Die längere Anwendungsdauer, Forderungen der Sterilität und Infektionsprophylaxe sowie pflegerische Notwendigkeiten zwingen zu Modifikationen der Meßanordnung und damit zu Kompromissen bei den Ansprüchen an die Genauigkeit. Wenn invasive Verfahren dennoch in der Klinik richtige Meßwerte liefern sollen, muß bekannt sein, wie die Einzelkomponenten eines Meßsystems zu seinem Gesamtverhalten beitragen, und welche Fehlerquellen einer Optimierung zugänglich sind.

Invasive Messung des Blutdruckes

Aufbau des Meßsystems

Als Zugang der intravasalen arteriellen Druckmessung wird allgemein die A. radialis bevorzugt. Nachdem durch den Allen-Test [2] eine ausreichende Kollateralversorgung über die A. ulnaris nachgewiesen ist, erfolgt die Punktion am dorsalflektierten und fixierten Handgelenk in Höhe des processus styloideus in standardisierter Technik [5, 12, 29]. Als Katheter sollten gerade, dünnwandige Teflon-Kanülen der Größe G20 mit innenliegender Nadel verwendet werden. Konisch zulaufende Kanülen aus Polyäthylen führen leicht zu einer Okklusion der distalen Arterie und damit zu einer erhöhten Thromboserate [4, 12]. Überdies besitzen sie keinen Luer-Lock, der zur Sicherung gegen Diskonnektionen für alle Verbindungen der arteriellen Meßleitung obligatorisch ist. An die Kanüle schließt sich zur mechanischen Entlastung ein M-förmiges Zwischenstück an, das die Leitung um 180° umleitet und zusammen mit der Kanüle durch einen Pflasterverband fest fixiert wird. Erst dann ist ein Dreiwegehahn zur Probennahme zwischengeschaltet, dem sich ein Verbindungsschlauch anschließt. Die Länge dieses Schlauches variiert nach Krankengut (bewußtloser Patient) und pflegerischen Bedürfnissen (Physiotherapie) zwischen ca. 50 cm und 200 cm. Nach einem weiteren Dreiwegehahn folgt eine Vorrichtung zur kontinuierlichen Dauerspülung des Kathetersystems [16, 22, 23]. In den handelsüblichen „Flush-Systemen" ist eine Widerstandskapillare eingebaut, die den Fluß aus der seitenständigen Hochdruck-Infusion (300 mmHg) einer heparinisierten isotonen Lösung auf wenige ml/h begrenzt. Zur Freispülung des Katheters nach einer Blutabnahme kann die Flußbegrenzung kurzfristig umgangen werden, wobei zur Vermeidung von unkontrollierter Volumenbelastungen (Kinder) eine sichere Abschaltung dieses Vorgangs gewährleistet sein muß. Manuelles „Durchspritzen" der arteriellen Leitung ist zu vermeiden, da hierbei hohe Drücke erzeugt werden, die zu einer retrograden zentralen Embolisierung arterieller Thromben führen können [12, 29]. Schließlich folgt auf das Spülsystem der mechano-elektrische Druckwandler, dessen zweiter Schenkel des Druckdomes durch einen weiteren Dreiwegehahn abgeschlossen ist. Die Zusammenstellung dieses komplexen Meßsystems kann nach den praktischen Bedürfnissen der Klinik variieren.

Messungen im Niederdrucksystem erfolgen meist über den Zugang der Vv. jugularis interna oder externa. Die Meßanordnung unterscheidet sich von der arte-

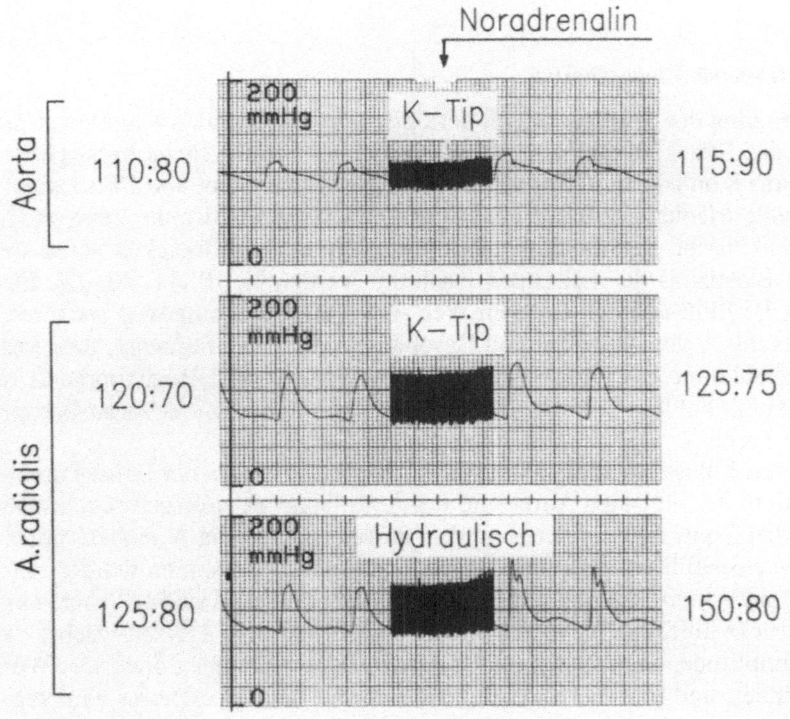

Abb. 1. Simultane Registrierung des Druckes in der Aorta ascendens und an derselben Stelle der A. radialis mit Katheterspitzenmanometer (Referenzwert) und flüssigkeitsgefülltem Meßsystem. Der Druckpuls in der A. radialis ist gegenüber der Aorta um 0,15 s verzögert, die Amplitude ist deutlich erhöht, die dikrotische Welle verschwunden. Nach Injektion von Noradrenalin verläuft der Anstieg der Druckkurve steiler, das Drucksignal enthält mehr höherfrequente Anteile. Im flüssigkeitsgefüllten Meßsystem werden dadurch resonatorische Schwingungen angeregt, und der systolische Druck wird um 25 mmHg zu hoch gemessen

riellen Druckmessung lediglich durch den intravasalen Katheter [5]. Der zentralvenöse Druck wird meist mit 20–40 cm langen Kathetern gemessen. Sets zur Einführung durch (cave Katheterembolie durch Abscheren der Spitze) oder über eine Nadel stehen zur Verfügung. Bewährt sind auch mehrlumige Katheter zur gleichzeitigen Pharmako- und Volumentherapie, die mit modifizierter Seldingertechnik eingeführt werden. Meßtechnische Gesichtspunkte können bei der Auswahl gegenüber klinisch-praktischen Erwägungen zurücktreten, da eine originalgetreue Registrierung des phasischen zentralvenösen Druckes nur selten (z. B. Tricuspidalinsuffizienz, Vorhofflimmern) wertvolle Informationen liefert.

Höhere Anforderungen müssen an die Meßgenauigkeit im rechten Herzen und in der A. pulmonalis gestellt werden. Die hierzu verwendeten Ballon-Einschwemm-Katheter der Größe 7F besitzen 4 Lumina: 1. Zur distalen Druckmessung, 2. zur proximalen Druckmessung und Injektion des Indikators zur Thermodilution, 3. zur Inflation des Ballons und 4. zur Aufnahme der Leitungen zum Temperatursensor. Die beiden letztgenannten Lumina sollten unbedingt zugunsten der Meß- und Injektionsleitungen eng gehalten sein, um eine befriedigende Druckübertragung und rasche Injektion zu ermöglichen. Neben dieser asymmetrischen Kammerung sind für die Auswahl eines Fabrikats eine glatte, athrombogene Oberfläche und eine symmetrische Entfaltung des Ballons ausschlaggebend.

Druckübertragende Eigenschaften

Die Übertragung des Blutdrucks von der Spitze der intravasalen Kanüle auf die Membran des Druckaufnehmers erfolgt über eine kontinuierliche Flüssigkeitssäule. Die aus Konnektoren, Schläuchen, Hähnen, Spülsystem und Druckwandler bestehende Meßleitung bildet ein schwingungsfähiges hydraulisches System, dessen physikalische Eigenschaften durch die Masse der Flüssigkeit sowie die Weite und Elastizität der Leitungen bestimmt werden [8, 10, 11, 20, 22]. Der Druckpuls des Blutes wird auf seinem Weg zum Aufnehmer einerseits gedämpft, andererseits durch das Auftreten von Resonanz in der Übertragungsleitung verzerrt. Die Abbildung der Druckkurve auf dem Monitor oder Registriergerät ist daher immer mit Fehlern behaftet, deren Ausmaß theoretisch nicht vorausberechnet werden kann.

Abbildung 1 illustriert dies anhand eines Vergleiches arterieller Druckkurven, die simultan in der zentralen Aorta und der A. radialis mit naturgetreu registrierenden Katheterspitzenmanometern und an derselben Stelle der A. radialis mit einem flüssigkeitsgefüllten System des typischen Aufbaus gewonnen wurden. Zunächst ist das *physiologisch* unterschiedliche Bild des zentralen und peripheren arteriellen Drucks auffällig: Mit zunehmendem Abstand vom Herzen wächst die Blutdruckamplitude, die vom Schluß der Aortenklappe erzeugte dikrotische Welle verschwindet, und eine Verzögerung der Laufzeit des Druckpulses wird registriert. Während das Katheterspitzenmanometer dies korrekt wiedergibt, überlagern sich bei der Messung in der A. radialis mit dem flüssigkeitsgefüllten System der Druckkurve resonanzbedingte Wellen. Diese *Artefakte* führen besonders nach der gezeigten – hämodynamisch unbedeutenden – Injektion von Noradrenalin zu einer bedeutenden Überschätzung des systolischen Druckes. Ursache dieses Meßartefaktes ist die durch Noradrenalin gesteigerte Anstiegssteilheit des Druckpulses und die damit verbundene Vermehrung höherer Frequenzanteile der Blut-

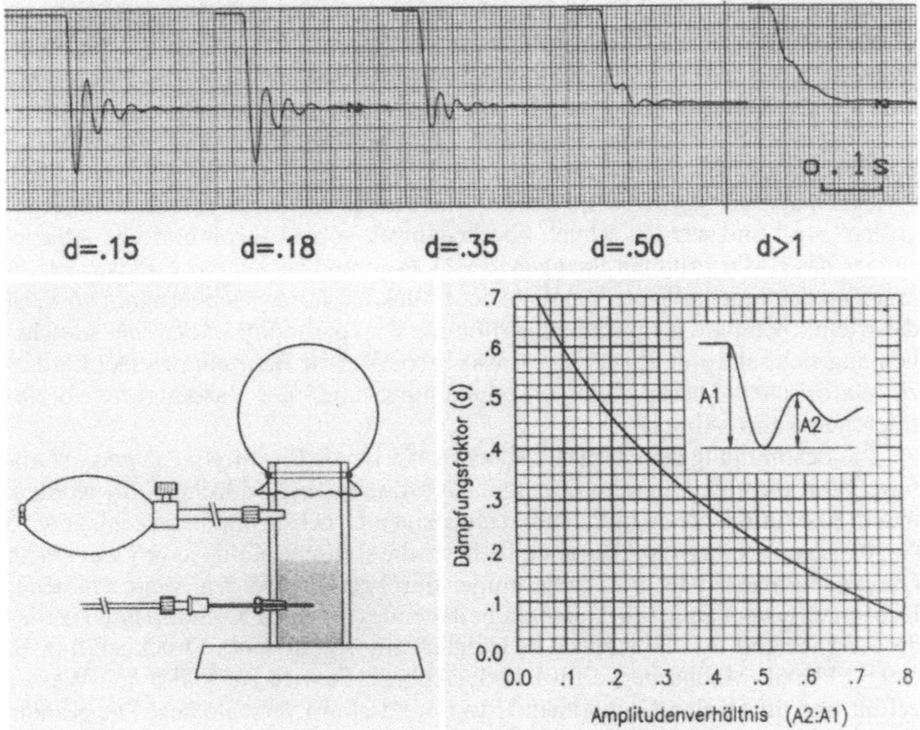

Abb. 2. Originalregistrierungen der Antwort eines flüssigkeitsgefüllten Druckmeßsystems mit einer Eigenfrequenz von 25 Hz bei verschieden starker Dämpfung (d). Bei zu niedriger Dämpfung wird das System durch Resonanz zu erheblichem Überschwingen angeregt. Links unten: Versuchsanordnung zur Ermittlung von Eigenfrequenz und Dämpfungsfaktor eines Druckmeßsystems. Die Kanüle wird in den flüssigkeitsgefüllten Zylinder eingestochen, der mit einer Gummimembran verschlossene Luftraum wird unter Druck gesetzt (50–100 mmHg). Beim Platzen der Membran erhält man die gezeigten Registrierungen. Die Eigenfrequenz ergibt sich aus der Periodendauer (1. bis 3. Nulldurchgang) und der Papiergeschwindigkeit. Der Dämpfungsfaktor läßt sich nach Bildung des Quotienten zweier aufeinanderfolgender Amplituden an dem dargestellten Nomogramm ablesen

druckkurve [20, 22]. Die physikalische Grundlage dieses Phänomens, das bei jeder Druckmessung mit einem flüssigkeitsgefüllten System zwangsläufig auftritt, ist in Abb. 2 veranschaulicht. Bei einer Herzschlagfolge von 60–120 min beträgt die Grundfrequenz des Druckpulses 1–2 Hertz. Physiologischerweise sind in diesem Signal Oberwellen des etwa 8fachen dieser Frequenz, also von 8–16 Hz enthalten, die unverzerrt erfaßt werden sollten. Dies gelingt nur, wenn die *Eigenfrequenz* der schwingungsfähigen flüssigkeitsgefüllten Meßleitung erheblich über diesem Wert liegt, da sonst Resonanzen angeregt werden, die zu der gezeigten Verstärkung der höherfrequenten Anteile des Druckpulses führen. Bei der klinisch zwingend notwendigen Konfiguration der Meßsysteme mit ihren vielfachen Komponenten und großer Leitungslänge rückt jedoch bedauerlicherweise deren Eigenfrequenz in die Nähe der zu messenden Signalfrequenzen, und der aufgeprägte Druckpuls regt erhebliche resonatorische Überhöhungen des Signals bis zum Mehrfachen des wahren Wertes an.

Meßtechnisch brauchbar werden daher klinische Druckübertragungssysteme überhaupt erst durch Einführung einer angemessenen *Dämpfung* der unerwünschten Resonanzen. Physikalisch charakterisieren läßt sich diese Eigenschaft durch einen Dämpfungsfaktor (d), der angibt, wie rasch ein angeregtes Überschwingen des Systems wieder abklingt. Der theoretisch optimale Wert von $d = 0{,}64$ wird in der Praxis nur selten erreicht [10]. In der Regel sind klinische Meßsysteme *unterbedämpft* ($d = 0{,}1$ bis 0,3) und resonanzbehaftet ($f < 25$) solange sie „offen" sind und werden schnell überbedämpft, sobald thrombotische Ablagerungen das Katheterlumen einengen ($d = 1$). Während der letztere Fall von Erfahrenen an der augenfälligen Abnahme der Druckamplitude leicht erkannt wird, ist die artefaktbedingte Amplitudenüberhöhung vom pathophysiologischen Geschehen ungleich schwerer abzugrenzen, was besonders die Beurteilung einer kardiozirkulatorischen Therapie mit Katecholaminen und/oder Vasodilatoren beeinträchtigen kann (Abb. 1).

Die Bestimmung der charakteristischen Merkmale Eigenfrequenz und Dämpfung kann für eine klinische Druckmeßanordnung leicht durchgeführt werden, indem das Kanülenende mit einem rechteckigen Drucksprung beaufschlagt wird [8, 20]. Das Verfahren ist ebenso einfach wie die statische Kalibrierung mit einem Quecksilbermanometer und sollte immer durchgeführt werden, wenn ein neues Druckmeßsystem eingeführt oder ein bestehendes in seinen Komponenten verändert werden soll. Als Hilfsmittel ist lediglich ein zylindrisches Druckgefäß (z. B. 100 ml Plastik-Meßbecher) erforderlich (Abb. 2). Es wird zur Hälfte mit Wasser gefüllt und durch eine Gummimembran (Handschuh) verschlossen. Die Kanüle des zu prüfenden Meßsystems wird eingeführt (Durchstechstopfen) und der Luftraum über dem Flüssigkeitsspiegel unter einen Druck von 50–100 mmHg gesetzt. Während der Druck mit einer Papiergeschwindigkeit von mindestens 100 mm/s registriert wird, bringt man die Membran zum Platzen. Der Druckausgleich folgt einer gedämpften Schwingung mit der Eigenfrequenz des Meßsystems. Der Dämpfungsfaktor kann nach Bildung des Quotienten zweier aufeinanderfolgenden Maxima aus dem Nomogramm der Abb. 2 bestimmt werden. Bestehende klinische Systeme lassen sich so leicht charakterisieren und Bemühungen zur Optimierung werden objektiv beurteilbar. Angestrebt werden sollten immer eine möglichst hohe Eigenfrequenz, jedoch mindestens 16 Hz *und* ein möglichst hoher Dämpfungsfaktor, der nicht unter 0,25 liegen sollte. Dabei sollte von einigen Faustregeln darüber ausgegangen werden, wie die Geometrie der Übertragungsleitung die meßtechnischen Eigenschaften eines Systems beeinflußt.

1. Die *dünnste Kanüle,* die nach praktischen Gesichtspunkten in Frage kommt, sollte gewählt werden. Dies erhöht in gewünschter Weise die Dämpfung, ohne die Eigenfrequenz nennenswert zu beeinträchtigen [20] und bietet gleichzeitig den Vorteil niedrigster Komplikationsraten [3, 4, 12].
2. Der *kürzeste Verlängerungsschlauch,* der pflegerischen Erfordernissen genügt, ist zu verwenden, höchstens jedoch 2 m. Kürzere Schläuche können zur Verbesserung der Dämpfung noch enger sein, da die Eigenfrequenz lediglich direkt proportional zur Weite ist, die Dämpfung jedoch mit der dritten Potenz des Schlauchradius abnimmt. Entgegen einer verbreiteten Ansicht bietet ein harter Schlauch physikalisch kaum Vorteile, führt jedoch bei Berührung durch heftige Schwingungen zu Artefakten, sog. Schleuderzacken, die hochfrequent sind und daher mit besonders hoher Amplitude wiedergegeben werden.

3. Die größten Meßfehler entstehen durch *Luftblasen in der Übertragungsleitung*, die wegen der vielfachen Konnektionen und der damit verbundenen Querschnittsänderungen beim Füllen leicht übersehen werden und sich oft nur schwer entfernen lassen. Ihrer Entstehung läßt sich vorbeugen durch konische, stufenfreie Verbindungsteile und langsame Füllung des Systems (Benetzung) mit warm gelagerter Lösung (Gaslöslichkeit). Liegen dennoch Luftblasen vor, ist deren Wirkung vor allem auf die Frequenzeigenschaften um so ausgeprägter, je näher sie sich am Druckwandler befinden und je größer damit Masse, Reibung und Trägheit der Flüssigkeitssäule zwischen dem Katheter und der kompressiblen Blase werden [20]. Absolute Blasenfreiheit kann nur durch Füllung mit abgekochter Lösung nach vorheriger Spülung der Leitungen mit CO_2 erreicht werden [8, 11], was in der Klinik wohl nicht praktikabel ist.

Mangelhafte Übertragungseigenschaften eines Druckmeßsystems sind nur selten auf eine einzelne seiner Komponenten zurückzuführen. Die wichtigste Voraussetzung einer verläßlichen Druckmessung ist daher die sinnvolle Abstimmung seiner einzelnen Komponenten aufeinander. Bei der Zusammenstellung müssen die Erfordernisse der klinischen Handhabung Vorrang haben, wobei Kompromisse besonders bezüglich der Leitungslängen, der erreichbaren Dämpfung (z. B. durch kleinere Kanülen) und die Qualität der zu wählenden Spülsysteme und Druckwandler zu brauchbaren Lösungen führen. Nur die objektive Ermittlung der Frequenz- und Dämpfungseigenschaften eines standardisierten Systems liefert die für die Praxis erforderliche sichere Kenntnis der meßtechnischen Grenzen seiner Zuverlässigkeit.

Messung des Herzzeitvolumens

Thermodilution

Mit der Einführung des Ballon-Einschwemmkatheters erlangte die Methode der Thermodilution zur Bestimmung des Herz-Zeitvolumens große Popularität [17, 18, 21]. Wie bei allen Verdünnungsmethoden besteht ihre Prämisse darin, daß das Stromvolumen proportional der zugeführten *Indikatormenge* und umgekehrt proportional der *Fläche der Verdünnungskurve* ist. Meßtechnische Fehler können daher auftreten, wenn einer dieser Faktoren inkorrekt bestimmt wird [24].

Das Volumen des Injektats ist bei Verwendung geeichter Spritzen leicht zu kontrollieren. Fehler treten jedoch häufig auf, wenn sich das Injektat (durch Handwärme und verzögerte Injektion) unkontrolliert erwärmt. Dies tritt bereits nach wenigen Sekunden ein [13, 24]. Eine weitere Erwärmung erfolgt besonders im intravasalen Abschnitt des Katheters, wofür einige handelsübliche Geräte durch empirische Korrekturfaktoren Rechnung tragen. Eine standardisierte Injektionstechnik ist auch im Bezug zur Atemphase erforderlich, da einerseits atemabhängige Schwankungen der Basistemperatur auftreten, andererseits das Schlagvolumen besonders bei tiefer Atmung und maschineller Überdruckbeatmung erheblich variiert [24, 29]. Automatische Geräte zur schnellen und atemgesteuerten Injektion erlauben die beste Standardisierung [25]. Auch ohne mechanische Hilfsmittel sind jedoch bei einiger Übung gut reproduzierbare Ergebnisse zu erhalten, sofern zügig (3–4 s/10 ml) injiziert sind.

Schwieriger zu kontrollieren ist die richtige Bestimmung der Kurvenfläche. Die modernen Geräte zur Berechnung des HZV liefern einen digitalen Endwert, über dessen Zustandekommen der Untersucher durch den „schwarzen Kasten“ im Unklaren gelassen wird [21]. Es sollte daher in jedem Falle die Verdünnungskurve auf einem Registriergerät mitgeschrieben werden [24, 29]. Verzerrte Kurven, wie sie z. B. durch Wandkontakt des Thermistors und in „Dauerwedge“-Position (cave Lungeninfarkt!) entstehen [17], sowie „holprige“ Kurven, die häufig bei Arrhythmien beobachtet werden, führen zu fehlerhafter Berechnung. Nur durch Inspektion der registrierten Verdünnungskurve läßt sich entscheiden, ob der angezeigte Wert akzeptiert werden kann.

Da die Verdünnungskurve durch *Rezirkulation* den Ausgangswert nicht wieder erreicht, verbietet sich eine einfache Integration der Kurvenfläche [24]. In den handelsüblichen Geräten sind unterschiedliche Berechnungsverfahren zur Bestimmung der Kurvenflächen und zum Ausschluß des rezirkulatorischen Anteils realisiert.

Einige dieser Verfahren sind in Abb. 3 dargestellt. Besonders bei sehr hohem und sehr niedrigem HZV können sie voneinander und vom wahren Wert erheblich abweichende Resultate liefern. In Tabelle 1 sind Ergebnisse einer tierexperimentellen Untersuchung zusammengefaßt, in der 80 Verdünnungskurven unter verschiedenen Kreislaufzuständen digital gespeichert und einer nachträglichen Berechnung mit den gezeigten Auswerteverfahren unterzogen wurden. Als Referenz diente die elektromagnetisch gemessene Stromstärke in der Aorta ascendens,

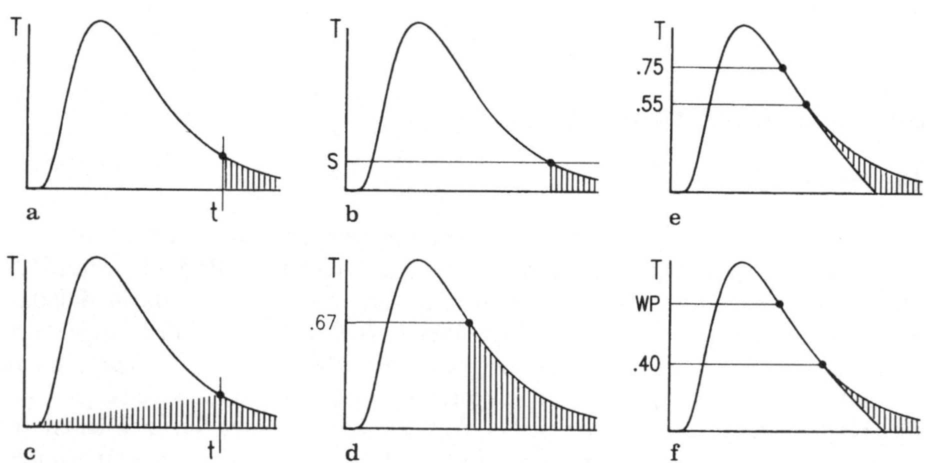

Abb. 3. In handelsüblichen Geräten realisierte Verfahren zur Ermittlung der rezirkulationsfreien Fläche von Thermodilutionskurven durch Subtraktion (a–d) oder logarithmische Extrapolation (e und f) des rezirkulatorischen Anteils. Beim Zeitgrenzverfahren (a) wird die Integration nach einer wählbaren Zeit abgebrochen, beim Schwellwertverfahren (b) nach Erreichen einer Temperaturgrenze, z. B. von 10% des Kurvenmaximums. Das Dreiecksverfahren (c) entspricht dem Zeitgrenzverfahren mit zusätzlicher Subtraktion der gerasterten Fläche. Beim Flächenverhältnisverfahren (d) wird die Integration beim Erreichen von 67% des Maximums abgebrochen und die erhaltene Teilfläche mit einem konstanten Faktor multipliziert. Die beiden Extrapolationsverfahren (e und f) benützen als Stützpunkte für die Extrapolation feste Temperaturschwellen (z. B. 75 und 55% des Maximums) oder den Wendepunkt der Verdünnungskurve und 40% des Maximalwertes. Die Überlegenheit der Extrapolationsverfahren ergibt sich aus ihrer besseren Anpassung an die Variabilität klinisch auftretender Kurvenformen

Tabelle 1. Korrelation unterschiedlicher Berechnungsverfahren der Kälteverdünnungsmethode zur elektromagnetischen Strömungsmessung

	r	a	b
a) Zeitgrenzenverfahren (20 s)	0,91	0,98	1,04
b) Schwellwertverfahren (10%)	0,84	1,06	1,25
c) Dreiecksverfahren (20 s)	0,93	0,98	1,64
d) Flächenverhältnis ($F = F_1 \times 1{,}72$)	0,95	1,02	0,96
e) Extrapolation 75%→55%	0,96	1,25	−0,05
f) Extrapolation WP→40%	0,96	1,41	−0,15

78 digital gespeicherte Verdünnungskurven wurden ausgewertet. Angegeben sind der Korrelationskoeffizient (r) und die Parameter der Regressionsgeraden ($y = ax + b$) in Liter/min

die im Bereich von 1–8 l/min lag. Insgesamt ergaben sich durchaus befriedigende Korrelationskoeffizienten von 0,84–0,96. Es zeigt sich jedoch eine deutliche Tendenz der Subtraktionsverfahren (Abb. 3), im klinisch wichtigen unteren Bereich des HZV zu überschätzen (höherer Achsenabschnitt). Dagegen zeigen die Extrapolationsverfahren (e und f) die besten Korrelationen, deren Geraden nahezu durch den Nullpunkt gehen. Aufgrund ihrer höheren Steigung überschätzen dieses Verfahren das HZV jedoch immer, was allerdings durch Einführung eines Korrekturfaktors leicht eliminiert werden kann. Diese Ergebnisse legen nahe, daß Geräte mit Subtraktionsverfahren für die klinische Anwendung weniger gut geeignet sind [18, 21, 24]. In jedem Falle sollte dem Untersucher bekannt sein, welches Berechnungsverfahren in seinem Gerät realisiert ist. Nur so kann er anhand der registrierten Verdünnungskurven beurteilen, ob diese im „sensiblen" Bereich des von ihm verwendeten Algorithmus ungestört verläuft.

Die Einbettung des Thermistors in die Katheterwand bedingt eine thermische Isolation. Die oft geäußerte Befürchtung, die heute in typischen Einschwemmkathetern verwendeten Thermistoren hätten eine zu lange Ansprechzeit und führten damit zu einer Verfälschung der Verdünnungskurve [24], erscheint dennoch unbegründet. Solange nämlich 95% eines Temperatursprunges von ca. 1 °C innerhalb 2 s angezeigt werden, kommt es lediglich zu einer Verzögerung von Anstieg und Abfall der Kurve, wobei ein Flächenfehler noch nicht auftritt.

Pulskontur-Verfahren

Die Ermittlung des Herzzeitvolumens aus dem Druckpuls in einer zentralen Arterie geht bereits auf Untersuchungen von Otto Frank im letzten Jahrhundert zurück [33]. Die Prämisse des Verfahrens besteht darin, daß die Fläche unter der Druckkurve während der Austreibungsperiode dem Schlagvolumen proportional sein soll (Abb. 4), wie nach der Windkessel-Theorie des arteriellen Systems zu erwarten ist. In neuerer Zeit wurde dieses Verfahren für den klinischen Einsatz wieder aufgegriffen [6, 14, 15, 26, 27]. Analog zur Thermodilutionsmethode kamen dabei verschiedene Algorithmen zur Berechnung des Schlagvolumens zum Einsatz, die der arteriellen Eingangsimpedanz und der aortalen Dehnbarkeit in unterschiedlicher Weise Rechnung tragen [14, 30, 32]. Ein Vergleich von drei Berechnungsverfahren an 253 digital gespeicherten Druckkurven, die ebenfalls in bezug zur elektromagnetischen Strömungsmessung gesetzt wurden, ergab für die-

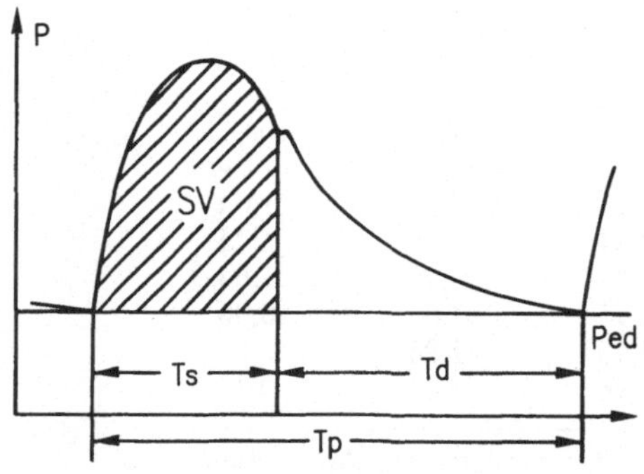

Abb. 4. Prinzip der Pulskontur-Methode nach dem vereinfachten Windkessel-Modell. Das Schlagvolumen wird als proportional zu der Fläche SV unter dem Druckpuls (P) während der Austreibungsperiode vorausgesetzt (Tp: Periodendauer, Ts: Systolendauer, Td: Diastolendauer, Ped: enddiastolischer Druck)

se Algorithmen befriedigende Korrelationskoeffizienten und Linearitäten, die sich nicht signifikant unterschieden (Tabelle 2).

Allen Verfahren ist gemeinsam, daß sie nur relative Veränderungen des Schlagvolumens erfassen, so daß für quantitative Messungen wiederholte Kalibrierungen mit einem Referenzverfahren erforderlich sind. Ein weiterer Nachteil besteht in der Notwendigkeit zur Kanülierung einer zentralen Arterie, am besten der Aorta selbst, die meist über die A. brachialis oder femoralis vorgenommen wird [1, 3, 7, 31]. Der periphere Druckpuls (s. a. Abb. 1) ist wegen der physiologischen Überhöhung des Spitzendruckes und der unsicheren Lokalisierbarkeit des endsystolischen Zeitpunktes (Inzisur) nicht brauchbar. Sofern ein ausreichend präzises Druckmeßsystem mit mindestens 25 Hz Eigenfrequenz und einem Dämpfungsfaktor über 0,3 verwendet wird, bietet das Verfahren jedoch den unschätzbaren Vorteil der fortlaufenden Messung.

Die physiologischen Grundlagen der Pulskonturmethode sind gut untersucht [33]. Unsicherheit besteht dagegen weiter über ihre klinische Anwendbarkeit, wenn eine pathologische Hämodynamik vorliegt und unter dem Eingriff inotroper und vasoaktiver Pharmaka der periphere Widerstand sowie Vor- und Nachlast des Herzens kurzzeitig erheblichen Schwankungen unterworfen sind [26–28]. Abbildung 5 zeigt das Ergebnis einer tierexperimentellen Studie zu dieser Fragestellung. In 12 Experimenten am Tier wurden jeweils 5 kardiozirkulatorisch wirksame Pharmaka infundiert und das Ergebnis mit den Werten der elektromagnetischen Strömungsmessung und der Farbstoffverdünnung verglichen. Bei einer Variation des HZV von ca. 100% ergab sich unter der Wirkung von Adrenalin, Orciprenalin und Dopamin eine ausgezeichnete Übereinstimmung. Lediglich un-

Tabelle 2. Korrelation unterschiedlicher Berechnungsverfahren für das HZV nach der Pulskonturmethode zur elektromagnetischen Strömungsmessung

	r	a	b
Windkessel-Theorie	0,82	0,83	0,65
Algorithmus von Kouchoukos	0,79	0,90	0,50
Algorithmus von Wesseling	0,79	0,89	0,65

253 digital gespeicherte Druckperioden wurden ausgewertet. Angegeben sind der Korrelationskoeffizient (r) und die Parameter der Regressionsgeraden ($y = ax + b$) in Liter/min

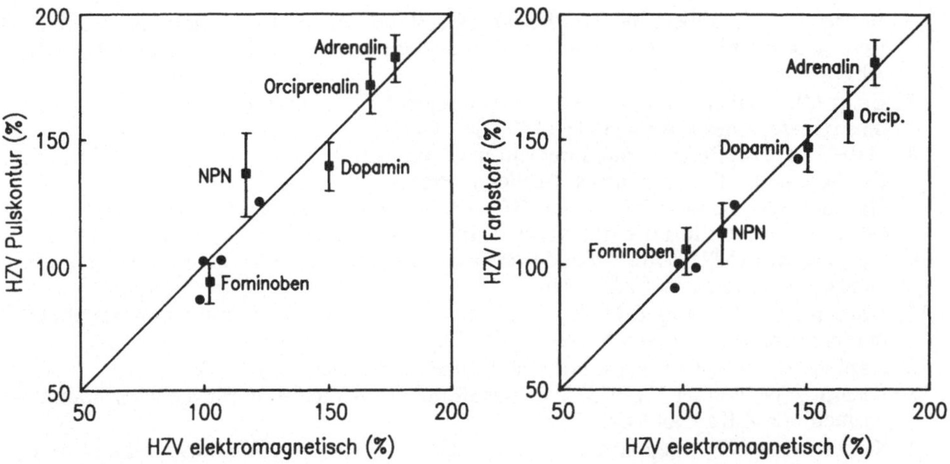

Abb. 5. Herzzeitvolumina nach der Pulskonturmethode von Wesseling in Korrelation zur simultanen Strömungsmessung an der Aorta ascendens und zur Farbstoff-Verdünnungsmethode. Mittelwerte (in % des Ausgangswertes) aus 12 Experimenten am Hund unter der Wirkung kreislaufaktiver Pharmaka (Quadrate). Die Punkte bezeichnen Mittelwerte (n = 12) der Kontrollmessungen ohne pharmakologische Intervention. Eingezeichnet sind die Identitätsgeraden

ter Nitroprussid-Natrium wurde das HZV durch die Pulskontur um ca. 25% überschätzt, wobei krtisch angemerkt werden muß, daß sehr hoch dosiert wurde, um den arteriellen Mitteldruck um 50% zu senken. Unter diesen Bedingungen ist schwer zu entscheiden, ob die Pulskonturmethode wegen des dramatisch gesenkten peripheren Widerstandes versagt oder ob mangelhafter Gefäßkontakt des elektromagnetischen Meßkopfes die Referenzmethode unzuverlässig werden läßt.

Trotz der ermutigenden klinischen und experimentellen Resultate hat die kontinuierliche Bestimmung des Herzzeitvolumens nach dem Pulskonturverfahren bisher in der Anaesthesie und Intensivmedizin keine größere Verbreitung gefunden. Dazu trägt die Zurückhaltung gegenüber dem Risiko einer längerdauernden zentralarteriellen Kanülierung derzeit sicher ebenso bei wie das Fehlen einfacher und zuverlässiger kommerzieller Meßgeräte.

Literatur

1. Adler DC, Bryan-Brown CW (1973) Use of the axillary artery for intravascular monitoring. Crit Care Med 1:148
2. Allen EV (1929) Thromboangiitis obliterans: Methods of diagnosis of chronic occlusive arterial lesions distal to the wrist with illustrated cases. Am J Med Sci 178:237–244
3. Barnes RW, Forster EJ, Jansen GA, Boutros AR (1976) Safety of brachial artery catheters as monitors in the intensive care unit – prospective evaluation with the Doppler ultrasonic velocity detector. Anesthesiology 44:260–264
4. Bedford RF (1977) Radial artery function following percutaneous cannulation with 18-gauge and 20-gauge catheters. Anesthesiology 47:37–39
5. Blitt CD (1981) Catheterization techniques for invasive cardiovascular monitoring. Springfield/Ill, Charles C Thomas

6. Bourgeois MJ, Gilbert BK, von Bernuth G, Wood EH (1976) Continuous determination of beat-to-beat stroke volume from aortic pressure pulses in the dog. Circ Res 39:15–24
7. Ersoz CJ, Hedden M, Lain L (1973) Prolonged femoral artery catheterization for intensive care. Anesth Analg (Cleve) 49:160–164
8. Gabe JT (1972) Pressure measurement in experimental physiology. In: Bergel DH (ed) Cardiovascular fluid dynamics. Academic Press, New York
9. Gardner RM, Schwartz R, Wong HC (1974) Percutaneous in-dwelling radial artery catheters for monitoring cardiovascular function. N Engl J Med 290:1227–1231
10. Gardner RM (1981) Direct blood pressure measurement – dynamic response requirements. Anesthesiology 54:227–236
11. Hansen AT, Warburg E (1950) The theory for elastic liquid containing membrane manometers. Acta Physiol Scand 19:306–332
12. Kaplan JA (1979) Cardiac anesthesia. Grune & Stratton, New York
13. Klempt HW, Bender F (1975) Vorratshaltung der Kältelösung für die Thermodilutionsmethode.Z Kardiol 64:48–51
14. Kouchoukos NT, Sheppard LC, McDonald DA, Kirklin JW (1969) Estimation of stroke volume from the central arterial pressure contour in postoperative patients. Surg Forum 20:180–182
15. Kouchoukos NT, Sheppard LC, McDonald DA (1970) Estimation of stroke volume in the dog by a pulse contour method. Circulat Res 26:611–618
16. Latimer RD, Latimer KE (1974) Continuous flushing systems. Anaesthesia 29:307–317
17. Martin E, Ott E (1983) Komplikationen und Grenzen der Einschwemmtechnik nach Swan-Ganz. In: Jesch F, Peter K (Hrsg) Hämodynamisches Monitoring. Springer, Berlin Heidelberg New York Tokyo
18. Mendler N, Habild W, Kapeller B, Sebening F (1977) Automatische Messung des Herzzeitvolumens mit Indikatorverdünnungsmethoden in einem rechnerunterstützten Patientenüberwachungssystem. Biomed Technik 22:9–10
19. Mendler N, Kleinhaus E, Sebening F (1979) Fortlaufende Bestimmung des Herzzeitvolumens nach der Pulskonturmethode in einem rechnergestützten Überwachungssystem. Biomed Technik 24:52–53
20. Mendler N (1983) Probleme der invasiven arteriellen Druckmessung. In: Jesch F, Peter K (Hrsg) Hämodynamisches Monitoring. Springer, Berlin Heidelberg New York Tokyo
21. Mittmann M (1983) HZV-Messung durch Thermodilution. In: Jesch F, Peter K (Hrsg) Hämodynamisches Monitoring. Springer, Berlin Heidelberg New York Tokyo
22. Morr-Strathmann M, Tillmann W (1982) Grundlagen des invasiven Kreislaufmonitoring. Wiesbaden, Deutsche Abbot GmbH
23. Niemer M, Nemes C (1979) Datenbuch Intensivmedizin. Fischer, Stuttgart New York
24. Nordbeck H, Hellige G, Kahles H, Kohl FV, Preuße CJ, Spieckermann PG, Bretschneider HJ (1976) Möglichkeiten und Fehlerquellen der Herzzeitvolumen-Überwachung mit Indikatorverdünnungsmethoden. In: Zindler M, Purschke R (Hrsg) Neue kontinuierliche Methoden zur Überwachung der Herz-Kreislauf-Funktion. Georg Thieme, Stuttgart
25. Pfeiffer M, Birk M, Blümel G (1979) Ein vollautomatischer Thermodilutionsinjektor. Biomed Technik [Suppl] 24:60–61
26. Purschke R, Brucke P, Schulte HD (1974) Untersuchung zur Zuverlässigkeit der Schlagvolumenbestimmung aus der Aortendruckkurve. Teil 2: Langzeitbeobachtung bei Patienten. Anaesthesist 23:525–534
27. Purschke R, Pütz E, Arndt JO (1974) Untersuchung zur Zuverlässigkeit der Schlagvolumenbestimmung aus der Aortendruckkurve. Teil 1: Tierexperimentelle Ergebnisse. Anaesthesist 23:483–492
28. Purschke R, Wesseling KH, Schulte HD (1976) Kontinuierliche, automatische Überwachung des Herzminutenvolumens aus der aortalen Pulskontur bei Intensivpatienten. In: Zindler M, Purschke R (Hrsg) Neue kontinuierliche Methoden zur Überwachung der Herz-Kreislauf-Funktion. Thieme Verlag, Stuttgart

29. Tarnow J (1983) Anaesthesie und Kardiologie in der Herzchirurgie – Grundlagen und Praxis. Springer, Berlin Heidelberg New York Tokyo
30. Warner HR, Swan HJC, Conolly DC, Tompkins RG, Wood EH (1953) Quantitation of beat-to-beat changes in stroke volume from the aortic pulse contour in man. J Appl Physiol 5:495–507
31. Warner HR, Gardner RM, Toronto AF (1968) Computer – based monitoring of cardiovascular function in postoperative patients. Circulation 37 [Suppl II]: 68–96
32. Wesseling KH, De Witt B, Weber JAP (1974) Computer zur Ermittlung des Herzminutenvolumens aus der Pulskontour. Med Technik 94:64–68
33. Wetterer E, Kenner T (1968) Grundlagen der Dynamik des Arterienpulses. Springer, Berlin Heidelberg New York

Nichtinvasives Monitoring von Druck und Strömung im Kreislauf

T. Pasch

Blutdruckmessung

Die Bestimmung des arteriellen Blutdrucks ist eines der ältesten Meßverfahren der experimentellen und klinischen Medizin. Nachdem 1896 Riva-Rocci die okkludierende Armmanschette und 1905 Korotkov die auskultatorischen Kriterien einführten, hat die indirekte Blutdruckbestimmung wegen ihrer Einfachheit und Gefahrlosigkeit für den Patienten eine enorme Verbreitung gefunden [14, 37]. Allerdings sind die physikalischen Prinzipien und physiologischen Probleme dieser Methode vielen Anwendern immer noch unzureichend bekannt, so daß Meßfehler und nicht korrekte Schlüsse aus den gefundenen Werten häufig vorkommen [14]. Es sollen deshalb die Möglichkeiten und Grenzen der indirekten Blutdruckmessung dargestellt werden, wobei besonderer Wert auf die in letzter Zeit zunehmend Verbreitung findenden automatisch arbeitenden Geräte gelegt werden soll.

Manschettenverfahren

Das klassische, meist nach Riva-Rocci benannte Verfahren der indirekten Blutdruckmessung ist die Sphygmomanometrie. Sie beruht auf der Verwendung einer Gummihohlmanschette, die um die Extremität, in der der Druck gemessen werden soll, gelegt und mittels eines Gebläses aufgepumpt wird. Damit sich die Manschette nicht nach außen hin aufblähen kann, besteht ihre Außenseite aus nichtdehnbarem Material. Der Manschettendruck überträgt sich durch die Weichteile auf die Arterienwand in der Extremität und kann an einem Quecksilber- oder Dosenmanometer abgelesen werden. Zur Beschreibung der Kriterien, welcher Manschettendruck gleich dem systolischen oder diastolischen Blutdruck ist, sei auf die Literatur verwiesen [5, 14, 18, 37]. In der klinischen Routine werden v. a. das palpatorische und das auskultatorische Verfahren verwendet. Wenn man mit der Sphygmomanometrie zuverlässige Werte erhalten will, muß folgenden Punkten Beachtung geschenkt werden:

1. Die Manschettenbreite muß dem Armumfang angepaßt sein. Zu breite Manschetten liefern zu niedrige, zu schmale dagegen zu hohe Blutdruckwerte [16]. Den Empfehlungen der American Heart Association aus dem Jahre 1980 zufolge sollte die Manschettenbreite 40% des Oberarmumfanges betragen [26]. Für den normalen Erwachsenen ist eine Breite von 13–14 cm üblich. Im Zweifelsfall sollte die Manschette eher etwas zu groß als zu klein gewählt werden.
2. Das Stethoskop soll über der A. brachialis im Ellbogenbereich angebracht werden; es darf bis unter das untere Drittel der Manschette geschoben werden.
3. Uneinigkeit besteht darüber, ob das plötzliche Leiserwerden (sog. Phase 4) oder das völlige Verschwinden (sog. Phase 5) der Korotkov-Töne das bessere

Kriterium für den diastolischen Druck ist. Das AHA-Subcommittee [26] und die Deutsche Liga zur Bekämpfung des hohen Blutdrucks [9] empfehlen für Erwachsene das Verschwinden; das plötzliche Leiserwerden dagegen bei Kindern, Schwangeren und bei „hyperkinetischen" Zuständen (Hyperthyreoidismus, Aorteninsuffizienz, unmittelbar nach körperlicher Belastung).

4. Die sog. auskultatorische Lücke, die bevorzugt bei Hypertonikern auftritt, muß beachtet werden.

Benutzt man die direkte, invasive Druckmessung als Standardverfahren, so muß man bei der auskultatorischen Methode mit einer Fehlerbreite von 10% rechnen [37]. Der systolische Druck wird dabei eher zu niedrig, der diastolische zu hoch gemessen. Beim letzteren beträgt der mittlere Fehler bis zu 15%, v. a. deswegen, weil die genaue Festlegung des diastolischen Kriteriums manchmal schwierig ist.

An dieser Stelle muß betont werden, daß auch die direkte arterielle Druckmessung kein universell gültiges Referenzverfahren für die Meßgröße „arterieller Druck" und seine Komponenten ist. Diese Methode ist zwar inzwischen technisch weit entwickelt, wird aber oft fehlerhaft angewendet. Weiterhin ist es nicht möglich, an einem Ort zur selben Zeit mit 2 verschiedenen Verfahren (beispielsweise direkt und Sphygmomanometrie) den Blutdruck simultan zu bestimmen [6, 12]. Demzufolge findet man in allen vergleichenden Untersuchungen Abweichungen zwischen direkten und indirekten Blutdruckwerten [6]. Bessere, aber keineswegs befriedigende Korrelationen ergeben sich beim Vergleich verschiedener indirekter Verfahren untereinander [1, 12, 29].

Blutdruckautomaten

Seit vielen Jahren sind halbautomatische und automatische Meßgeräte auf dem Markt, die nach dem auskultatorischen Prinzip arbeiten. Die Korotkov-Töne werden mit einem Mikrophon aufgenommen und in ein elektrisches Signal umgewandelt. Halbautomatisch werden die Geräte genannt, bei denen Aufblasen und Entlüften der Manschette per Hand vorgenommen wird, was bei den vollautomatischen durch das Gerät selbst erfolgt. Die Zuverlässigkeit vieler, aber keineswegs aller Apparate ist, wenn man ihre Werte mit der herkömmlichen Korotkov-Methode vergleicht, ausreichend [1, 37].

Die den auskultierbaren Korotkov-Phänomenen zugrundeliegenden Bewegungen der Arterienwand werden auch von Geräten gemessen, die mit Infra- oder Ultraschall arbeiten (Infrasonde D 4001 der Fa. Puritan-Bennett bzw. Arteriosonde der Fa. Roche). Insbesondere die sog. Ultraschallkinetoarteriographie weist eine hohe Meßgenauigkeit auf, sofern der Ultraschallmeßkopf korrekt über der Arterie unter der Manschette befestigt wird [3]. Fast alle in den letzten Jahren neu entwickelten Automaten basieren auf dem oszillometrischen Prinzip, mittels dessen sogar eine Messung des arteriellen Mitteldrucks möglich ist. Selbstverständlich kann auch die Herzfrequenz bestimmt werden. Diese Geräte haben große, gut sichtbare Anzeigen, Alarmgrenzen für den mittleren und/oder systolischen Druck, in weiten Bereichen variierbare Meßintervalle und können mit einem Trendschreiber oder über einen Digitalausgang mit einem Rechner gekoppelt werden. Inzwischen sind mehrere Versionen im Handel, deren Ausstattung meist nur in Details variiert (Tabelle 1). Die technische Zuverlässigkeit kann durchaus verschieden sein, es gibt darüber kaum Angaben in der Literatur.

Tabelle 1. Oszillometrisch arbeitende Blutdruckautomaten

Hersteller	Typenbezeichnung	Modifikationen für		In Deutschland im Handel (Mai 1984)
		Erwachsene und Kinder	Neugeborene	
Critikon	Dinamap 845 XT/847 XT	×	×	×
Bard	Sentron 171202/171206	×	×	×
Invivo Res. Lab.	Omega 1000	×		×
Datascope	Accutor 1/2	×		×
Physio-Control	Lifestat 200	×		
Ohio	NIPB 1000	×		
Air-Shields		×		
IVAC	Vital-Check 1160 [a]	×		

[a] Auskultatorisch und oszillometrisch arbeitend

Bei der Beurteilung der Meßgenauigkeit von oszillometrisch arbeitenden Automaten muß bedacht werden, daß es nur empirisch ermittelte Kriterien für systolischen, diastolischen und mittleren Druck gibt [3, 52]. Demnach entspricht der systolische Druck einem plötzlichen Amplitudenzuwachs, der diastolische dem Beginn einer deutlichen Amplitudenreduktion und der mittlere dem kleinsten Manschettendruck, bei dem gerade noch maximale Oszillationsamplituden auftreten. Wie Abb. 1 zeigt, wird damit vor allem der systolische Druck zu hoch gemessen (S_0), weswegen vorgeschlagen wird, die halbmaximale Oszillationsamplitude zu benutzen [15].

Vergleichende Messungen haben gezeigt, daß oszillometrisch gemessene Blutdruckwerte wie bei allen anderen indirekten Verfahren von direkt registrierten abweichen. Dabei werden niedrige Drucke tendenziell zu hoch, mittlere und hohe zu tief bestimmt [21, 35, 48]. Für das Gerät Dinamap 845 werden die 95%-Vertrauensgrenzen des mitleren Druckes mit +15 mmHg angegeben, wenn mit intraarteriellen Messungen verglichen wird [23, 52]. Auch zwischen verschiedenen

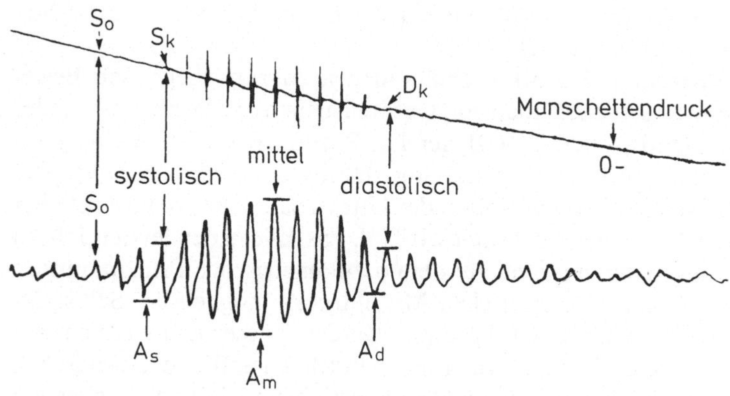

Abb. 1. Manschettendruck mit superponierten Korotkov-Geräuschen (*oben*) und verstärkte Druckoszillationen in der Manschette (*unten*). S_k und D_k: auskultatorische Kriterien für systolischen und diastolischen Druck. A_s, A_m, A_d: systolischem, mittlerem und diastolischem Druck entsprechende Oszillationsamplituden. S_o: Amplitudenzunahme der Oszillationen (bestimmt systolischen Druck zu hoch). (Aus Geddes et al. [15])

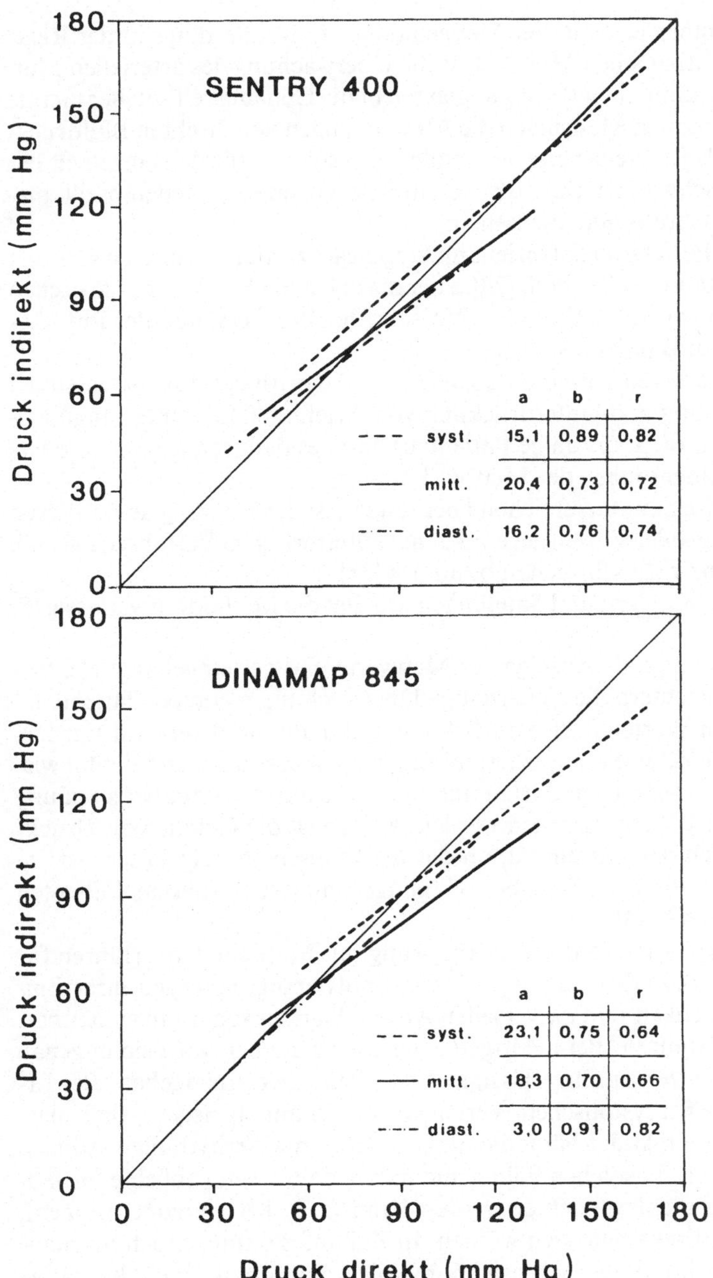

Abb. 2. Vergleich des blutig gemessenen arteriellen Drucks mit den Werten zweier oszillatorisch messender Automaten bei jeweils 21 Patienten. a, b.: Koeffizienten der Regressionsgeraden ($\gamma = a + bx$). r = Korrelationskoeffizient

Geräten gibt es Unterschiede in der Meßgenauigkeit, die allerdings in der Regel statistisch nicht sichtbar sind (Abb. 2). Für die Überwachung des arteriellen Blutdrucks unter realen klinischen Bedingungen reicht die Genauigkeit solcher Geräte aus, weil bei wiederholten Messungen die Abweichungen von direkten Blutdruckwerten – die hier als Referenzwerte verstanden sein sollen – für den einzelnen Patienten nur wenig schwanken [21]. Als wesentliche Vorteile der neuen oszillometrisch arbeitenden Geräte sind anzusehen:

1. Ihre technische Perfektion entspricht im Gegensatz zu vielen früheren Geräten dem heutigen Stand der Technik [29]. Hierzu tragen die Konkurrenz zwischen den Anbietern sowie die technischen Vorschriften des TÜV und der Physikalisch-Technischen Bundesanstalt bei.
2. Ihre Mikroprozessoren enthalten ausreichend Algorithmen für die essentiell wichtige Erkennung und Unterdrückung von Artefakten [3]. Unter ungünstigen Bedingungen (z. B. unruhige Patienten) kann es dadurch jedoch zu unerwünschten Verlängerungen der Meßzeit kommen.
3. Obwohl theoretisch nur unzureichend begründet, ist die Messung des mittleren Blutdruckes ein großer Vorteil gegenüber auskultatorischen Verfahren [38, 52].
4. Die Herzfrequenz wird sehr genau bestimmt [35].
5. Auch bei kleinen Kindern und Säuglingen arbeitet die Methode zuverlässig [7, 11].
6. Die gut sichtbare digitale Anzeige der Meßwerte und der eingebaute elektronische Alarm erleichtern die gleichzeitige Überwachung mehrerer Patienten.

Den angezeigten Werten darf natürlich nicht deshalb blind vertraut werden, weil sie durch ein Gerät mit kompliziertem Innenleben bestimmt und digital wiedergegeben werden. Messungen dürfen nur so oft wie nötig, nicht aber so häufig wie technisch möglich vorgenommen werden, weil sonst die Gefahr von Druck- und Ischämieschäden der Extremität, an der die Manschette angebracht ist, zu groß wird. Daran muß vor allem bei Säuglingen und schockierten Patienten gedacht werden [39, 42, 44].

Zweifellos ist die indirekte Blutdruckmessung mit Manschettenverfahren für die Diagnostik und die Überwachung nützlich, notwendig, ja wegen ihrer Einfachheit, Ungefährlichkeit und universellen Anwendbarkeit sogar unverzichtbar. Aber sie hat auch Grenzen. Bei niedrigen arteriellen Drücken wird sie ungenau [14]. Die untere Grenze der Zuverlässigkeit ist nicht exakt anzugeben. Bei Erwachsenen dürfte sie bei systolischen Werten von 60–70 mmHg liegen. Auch massive Vasokonstriktion [5] oder hämodynamisch wirksame Arrhythmien reduzieren die Zuverlässigkeit. In solchen Fällen und immer dann, wenn auf eine fortlaufende Registrierung nicht verzichtet werden kann (z. B. bei Herzoperationen), muß der Blutdruck direkt gemessen werden. In Zukunft könnte jedoch für manche dieser Fälle ein kontinuierliches nichtinvasives Verfahren eine Alternative darstellen.

Kontinuierliche nichtinvasive Blutdruckregistrierung

In den letzten Jahren ist nämlich eine solche Methode zur Messung des Blutdrukkes am Finger entwickelt und bereits ersten klinischen Erprobungen unterzogen worden [42, 51], die auf einer 1973 von Penàz [36] beschriebenen Idee beruht (sog. vascular unloading). Prinzip und Ergebnisse dieses Gerätes sind im nachfolgenden Beitrag von Pohl u. Wesseling beschrieben.

Strömungsmessung

Unter Strömung kann im Kreislauf das pro Zeiteinheit durch einen Gefäßquerschnitt der Fläche A fließende Volumen, die Stromstärke (Symbol $\dot{Q}$ oder i), oder die Strömungsgeschwindigkeit (v) eines Volumenelementes der fließenden Flüssigkeit bzw. eines Blutkörperchens verstanden werden. Die Stromstärke wird in der Medizin häufig als Flow oder Fluß bezeichnet. Stromstärke und Strömungsgeschwindigkeit sind durch die Beziehung $\dot{Q} = \bar{v} \cdot A$ verknüpft, wobei $\bar{v}$ die über den Querschnitt gemittelte Strömungsgeschwindigkeit ist.

Die zeitlichen Mittelwerte der Stromstärke und des Drucks sind die wichtigsten meßbaren physikalischen Größen, die die Funktion der Makrozirkulation beschreiben. Das gilt nicht nur für einzelne Gefäße, sondern auch für den großen (Aorta ascendens) oder kleinen Kreislauf (A. pulmonalis) als ganzes, wobei die Stromstärke meist als Herzminutenvolumen (l/min) angegeben wird.

Bei jeder neuen Methode zur Strömungsmessung im Kreislauf besteht die Schwierigkeit, daß es kein in vivo anwendbares Vergleichsverfahren hinreichender Genauigkeit gibt. Das trifft vor allem für das Herzminutenvolumen zu. Die bei klinischen Untersuchungen meist als Referenz verwendeten Indikatorverdünnungsmethoden (Farbstoff, Kälte) oder nach dem Fick-Prinzip arbeitende Verfahren messen nur diskontinuierlich und mit einem inhärenten Fehler, der mindestens 10% beträgt. – Im folgenden sollen nur nichtinvasive Verfahren zur Messung des Herzminutenvolumens oder des Schlagvolumens besprochen werden. Auf solche, die nur mit Einschränkungen als nichtinvasiv bezeichnet werden können (z. B. Radioisotopenmethoden) oder die nur zur Messung von Extremitätendurchblutungen geeignet sind (z. B. Venenverschlußplethysmographie), kann nicht eingegangen werden.

Ultraschallverfahren

Die Idee, das Schlagvolumen transkutan mittels Ultraschall zu bestimmen, ist bestechend, weil die zu messende Größe praktisch nicht beeinflußt wird und die Messung völlig nichtinvasiv und fortlaufend anwendbar ist. Dabei wird die pulsatorische Strömungsgeschwindigkeit des Blutes in der Aorta ascendens oder der A. pulmonalis mit dem vor über 20 Jahren eingeführten Ultraschall-Dopplerverfahren [31] registriert und mit einer Bestimmung des Aortendurchmessers kombi-

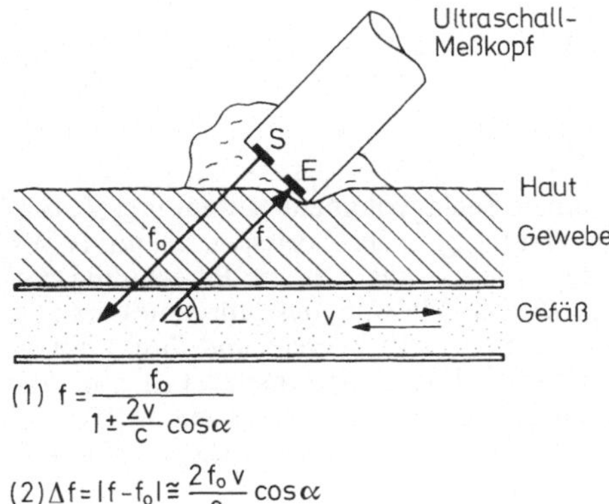

Abb. 3. Prinzip der transkutanen Messung der Blutströmungsgeschwindigkeit mit dem kontinuierlichen Ultraschall-Dopplerverfahren. (Erklärung im Text)

niert. Hierzu dient ebenfalls Ultraschall als sog. Echokardiographie [50] in verschiedenen Versionen (A-, B- oder M-Mode). Meistens wird aus der Geschwindigkeitspulskurve EKG-gesteuert das Geschwindigkeitsintegral für jeden Herzzyklus elektronisch ermittelt und daraus durch Multiplikation mit dem mittleren Gefäßdurchmesser das Schlagvolumen berechnet [24]. Aus dem Schlagvolumen und der Herzfrequenz kann das Herzminutenvolumen errechnet werden.

Das Prinzip des Ultraschall-Dopplerverfahrens geht aus Abb. 3 hervor [34]. Der auf die Haut über dem Gefäß aufzusetzende Meßkopf enthält 2 Schwinger, die als Ultraschallsender (S) und -empfänger (E) dienen. Ultraschall mit der Fre-

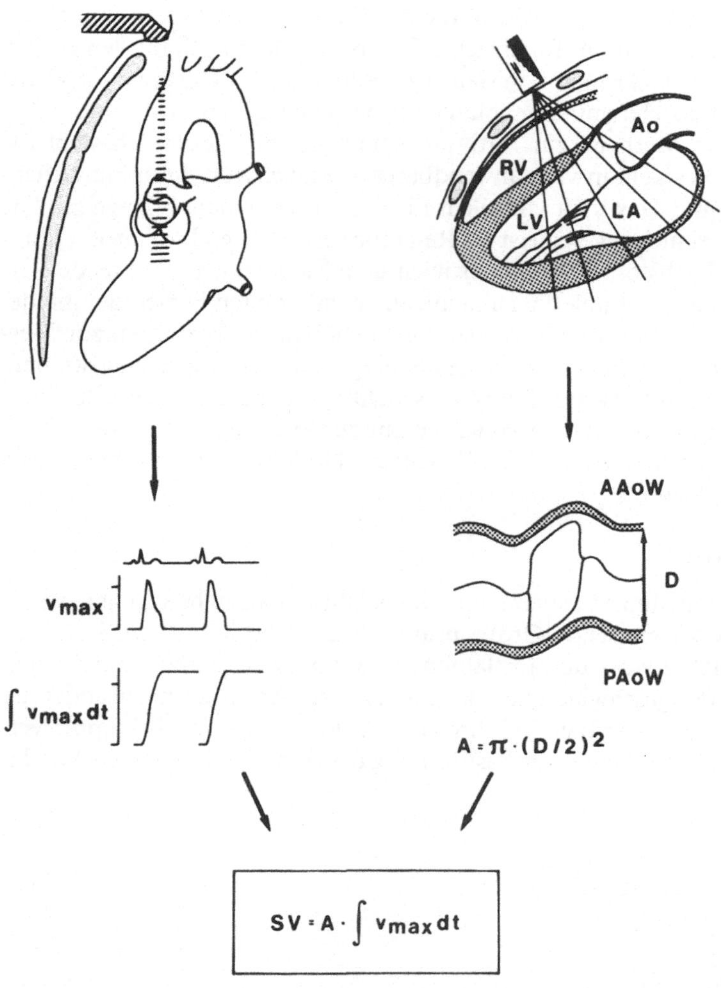

Abb. 4. Schematische Darstellung der transkutanen Schlagvolumenbestimmung. *Links:* Registrierung maximalen Strömungsgeschwindigkeit (v_{max}) in der Aortenwurzel mit (CW- oder PW-) Ultraschall-Dopplerverfahren von suprasternal aus. On-line-Berechnung des Geschwindigkeitsintegrals für jeden Herzschlag. *Rechts:* Messung des Durchmessers (*D*) als Abstand zwischen vorderer (*AAoW*) und hinterer (*PAoW*) Aortenwand direkt hinter der Aortenklappe mit parasternal aufgesetztem Echokardiographietransducer (hier im M-Mode). Berechnung des Aortenquerschnitts (A) aus D und des Schlagvolumens (SV) als Produkt von A und Geschwindigkeitsintegral. (*Ao* Aorta, *LA* linker Vorhof, *LV* linker Ventrikel, *RV* rechter Ventrikel)

quenz f_0 (im Falle der Aorta ascendens meist 1,5–3 MHz) gelangt über ein akustisches Kopplungsgel durch das Gewebe in das Gefäß. Ein Teil der an den Blutkörperchen reflektierten Ultraschallwellen trifft wieder auf den Empfänger. Da die Reflexion an sich bewegenden Teilchen erfolgt, hat der rückgestreute Ultraschall aufgrund des Dopplerprinzips eine andere Frequenz (f) als der emittierte. f hängt ab von f_0, der Schallgeschwindigkeit c im Gewebe bzw. Blut, der Strömungsgeschwindigkeit der Erythrozyten v und dem Winkel α zwischen Strömungsvektor und Ultraschalleinfalls- bzw. Rückstreurichtung. Die Differenzfrequenz $\Delta f = f - f_0$ ist dann proportional zu v.

Um aus der Strömungsgeschwindigkeit v die Stromstärke $\dot{Q}$ berechnen zu können, benötigt man die über den Querschnitt gemittelte Strömungsgeschwindigkeit $\bar{v}$. Im Falle der Aorta ascendens wird meistens hilfsweise angenommen, daß das Strömungsprofil flach ist und deshalb die größte meßbare Strömungsgeschwindigkeit der mittleren entspricht [24]. Außerdem muß α bekannt sein. Da der Meßkopf suprasternal aufgesetzt wird und sich der Ultraschall entgegen der Strömungsrichtung des Blutes in Längsrichtung der Aorta ascendens auf die Aortenklappe zu ausbreitet (Abb. 4), darf α ohne zu großen Fehler als 0° angenommen werden [22].

Die Ultraschall-Doppler-Strömungsmessung gibt es in 2 Versionen, der kontinuierlichen (CW = continuous wave) und der „gepulsten" (PW = pulsed wave), ohne daß die Unterschiede beider Modifikationen hier näher beschrieben werden sollen [50]. Der Durchmesser im Bereich der Aortenwurzel wird meistens im M-Mode von einem parasternalen Zugang aus echokardiographisch bestimmt (Abb. 4). Zur Berechnung der Stromstärke aus $\bar{v}$ und A werden ein über den Herzzyklus konstanter Durchmesser und ein kreisförmiger Querschnitt der Aorta angenommen. Diese Vereinfachungen verringern selbstverständlich die Genauigkeit der Messung. Auch ist noch nicht sicher entschieden, welche Art der Durchmesserbestimmung die besten Ergebnisse liefert [24].

Die bislang veröffentlichten Ergebnisse der Schlagvolumen- bzw. Herzminutenvolumenbestimmung mit dieser Technik sind ermutigend (Tabelle 2). Momentan gibt es nur wenige Angaben über die Versagerquote; sie reichen von 9–34%

Tabelle 2. Vergleichende Messung des Herzzeitvolumens (l/min) mit Doppler-Ultraschall (*y*) und invasiven Methoden (*x*). (*CW* continuous wave. *PW* pulsed wave. *ID* Indikatorverdünnung). Regressionsgerade: $y = a + bx$

Autoren	Doppler CW/PW	Patientenzahl [n]	Korrelationskoeffizient [r]	Regressionsgerade (a)	(b)	Vergleichsverfahren
Darsee et al. [8]	CW	14	0,96	1,02	0,76	Fick
Magnin et al. [33]	PW	11	0,83	3,20	0,60	Fick
Alverson et al. [2]	PW	33	0,98	−0,005	1,07	Fick
Goldberg et al. [17]	PW	14	0,86	0,50	0,87	ID
Gallagher et al. [13]	CW	30	0,94	0,22	0,91	ID
Huntsman et al. [22]	CW	45	0,94	0,38	0,95	ID
Lewis et al. [30]	PW	35	0,91	1,10	0,85	ID
Ihlen et al. [24]	PW	10	0,96	1,08	0,81	ID
		11	0,90	0,27	0,82	Fick
Loeppky et al. [32]	PW	15	0,84	0,44	0,84	Fick
Touche et al. [47]	PW	26	0,92	0,46	1,02	ID

[22, 49]. Bei beatmeten Patienten ist in einem hohen Prozentsatz damit zu rechnen, daß keine verwertbaren Ultraschallsignale zu erhalten sind, weil durch das erhöhte Lungenvolumen das „akustische Fenster" zur Aorta ascendens verkleinert oder verschlossen ist. Hier bahnt sich ein wesentlicher Fortschritt an: durch Plazierung des Meßkopfes mit einer flexiblen Sonde in den Ösophagus wird die Messung des Schlagvolumens in der A. pulmonalis wesentlich leichter [40].

Rückatmungsverfahren

Die Gesamtdurchblutung der am Gasaustausch teilnehmenden Lungenkapillaren kann durch Rückatmung gut löslicher Gase bestimmt werden (Abb. 5). Im geschlossenen System wird aus einem Rückatmungsbehälter etwa 20 s ein Gasgemisch geatmet, das ein gut (Lachgas oder Acetylen) und ein schlecht (Helium) blutlösliches Gas enthält. Die Abnahme der Gaskonzentrationen im Rückatemsystem wird massenspektrometrisch gemessen, wobei das Helium zur Bestimmung des Gesamtvolumens von Behälter und Lunge dient. Die Lungenkapillardurchblutung $\dot{Q}_c$ ergibt sich in l/min als [45]:

$$\dot{Q}_c = \frac{k \cdot V_g \cdot 760}{\alpha_G(P_B - P_{H_2O})}.$$

Dabei ist V_g = Gesamtverteilungsvolumen des Testgases (l), k = Geschwindigkeitskonstante der Aufnahme des Testgases im Blut (l/min), α_G = Löslichkeitskoeffizient des Testgases im Blut (l Gas/l Blut/760 mmHg), P_B = Barometerdruck (mmHg), P_{H_2O} = Wasserdampfdruck (mmHg). Zusätzliche Korrekturfaktoren müssen angebracht werden [46]. Prinzipiell kann die Methode als auch Single-breath-Technik durchgeführt werden [10].

Obwohl dieses Verfahren die Lungenkapillardurchblutung genau und gut reproduzierbar mißt [25, 46], hat es für klinische Zwecke nur untergeordnete Bedeutung. Das liegt daran, daß die Apparatur aufwendig, die Wartezeit zwischen 2 Bestimmungen wegen der Notwendigkeit der Auswaschung der Testgase und die

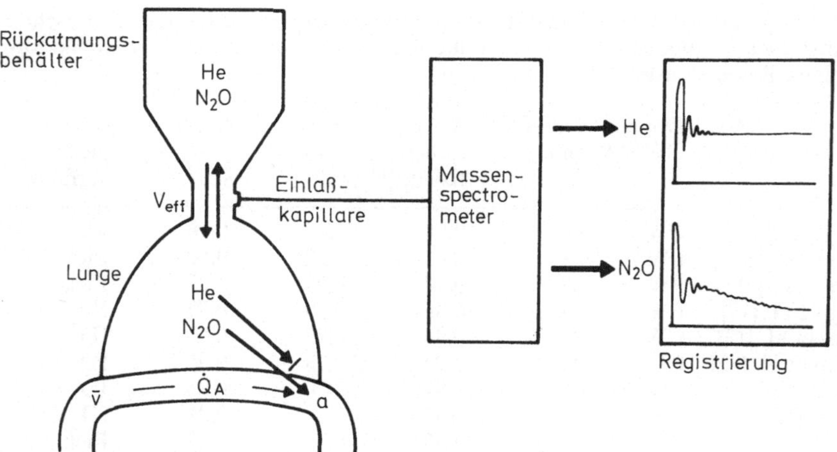

Abb. 5. Prinzip der Messung der Lungenkapillardurchblutung mit dem Rückatmungsverfahren. (Aus Teichmann [45])

Dauer der Auswertung lang sind, also nur eine diskontinuierliche Bestimmung möglich ist. Bei vergrößertem Rechts-links-Shunt und bei früher Rezirkulation etwa infolge gesteigerter Koronardurchblutung ist die Methode nicht anwendbar. Schließlich entspricht die Durchblutung der am Gasaustausch teilnehmenden Lungenkapillaren nur bei normalen Gasaustauschverhältnissen dem Herzminutenvolumen. Andererseits könnte bei Gasaustauschstörungen (Verteilungsstörungen) die gleichzeitige Messung von $\dot{Q}_c$ und des Herzminutenvolumens mit einer anderen Technik (z. B. Thermodilution) wertvolle Hinweise auf die effektive pulmonale Perfusion liefern [43].

Impedanzkardiographie

1966 wurde von Kubicek [28] erstmals ein nichtinvasives Verfahren zur Bestimmung des Schlagvolumens beschrieben, das auf der Messung der zeitlichen Änderung der elektrischen Impedanz des Thorax (dZ/dt) durch die mit jedem Herzschlag erfolgende Blutverschiebung beruht. Die von vielen Klinikern an diese Methode geknüpften Hoffnungen haben sich nicht erfüllt, weil absolute Werte des Schlagvolumens nicht und relative nur mit Einschränkungen bestimmbar sind [41]; Vergleichsmessungen mit invasiven Verfahren haben deshalb stark variierende Ergebnisse geliefert [20]. Gründe hierfür sind u. a., daß die erforderliche Konstanz von Elektrodenanlage, Hautwiderstand, thorakaler Grundimpedanz, Temperatur und Hämatokrit meistens nicht gegeben sind. Wenn diesen Faktoren hinreichend Beachtung geschenkt wird, läßt sich immerhin eine Trendüberwachung des Schlagvolumens durchführen [4].

Ballistokardiographie

Nur der Vollständigkeit halber sei die Ballistokardiographie erwähnt. Ihr liegt die Idee zugrunde, daß die Austreibung des Blutes während der Systole zu einem Rückstoßphänomen führt, das mit relativ aufwendiger Methodik registriert werden kann. Aus der mit jedem Herzschlag erfolgenden Ortsänderung des Tisches, auf dem die Versuchsperson gelagert ist, soll sich das Schlagvolumen errechnen lassen [27]. Dieses Verfahren hat nie Bedeutung erlangt, weil es zwar mit der Herztätigkeit einhergehende mechanische Phänomene, aber sicher nicht eine dem Schlagvolumen proportionale Größe registriert. Es muß – wie auch die Impedanzkardiographie – in die Gruppe solcher Methoden eingereiht werden, die der berühmte Kreislaufphysiologe W. F. Hamilton 1945, zitiert nach [32a], so charakterisiert hat: "These secondary methods are a bit slippery in that way they always give results which check with the comparison method, whatever it may be."

Zusammenfassung

Manschettenverfahren, die die klassischen auskultatorischen Kriterien nach Korotkov zur Messung des arteriellen Blutdrucks verwenden, ergeben hinreichend zuverlässige Werte. Automatisch arbeitende Geräte neuerer Bauart basieren meistens auf oszillometrischen Kriterien, wodurch zusätzlich die Messung des mittleren Blutdrucks möglich ist. Kontinuierlich registrierende Methoden sind in Entwicklung (Servoplethysmomanometrie). Eine nichtinvasive Messung des Herzschlagvolumens oder Herzminutenvolumens ist gegenwärtig nur mit Ultraschall-

Dopplerverfahren und unter eingeschränkten Bedingungen mit Rückatmungsmethoden möglich. In Zukunft werden die kontinuierlich registrierenden Verfahren (Servoplethymomanometrie; Ultraschall-Doppler) zunehmende Bedeutung erlangen.

Literatur

1. Adorjani C, Siegenthaler W, Vetter W (1979) Eignen sich automatische Geräte zur Blutdruckmessung? Schweiz Med Wochenschr 109:1225–1230
2. Alverson DC, Eldridge M, Dillon T, Yabek SM, Berman W (1982) Noninvasive pulsed Doppler determination of cardiac output in neonates and children. J Pediatr 101:46–50
3. Apple HP (1980) Automatic noninvasive blood pressure monitors: What is available. In: Gravenstein JS, Newbower RS, Ream AK, Smith NT, Barden J (eds) Essential noninvasive monitoring in anesthesia. Grune & Stratton, New York, pp 7–23
4. Bleicher W, Frey R, Wolf M, Steil E, Fiderer F, Budwig G (1983) Grenzen bei der Bestimmung des Herzzeitvolumens (HZV) aus dem Impedanzkardiogramm. In: Epple E, Frey R, Bleicher W, Apitz J, Schorer R, Faust U (Hrsg) Rechnergestützte Intensivpflege II. Thieme, Stuttgart, S 27–30 (INA Bd 44)
5. Bruner JMR (1978) Handbook of blood pressure monitoring. PSG, Littleton
6. Bruner JMR, Krenis LJ, Kunsman JM, Sherman AP (1981) Comparison of direct and indirect methods of measuring arterial blood pressure. Med Instrum 15:11–21, 97–101
7. Colan SD, Fujii D, Borow KM, MacPherson D, Sanders SP (1983) Noninvasive determination of systolic, diastolic and end-systolic blood pressure in neonates, infants and young children: Comparison with central aortic pressure measurements. Am J Cardiol 52:867–870
8. Darsee JR, Walter PF, Nutter DO, Clapham DE (1980) Transcutaneous Doppler method of measuring cardiac output. II. Am J Cardiol 46:613–618
9. Deutsche Liga zur Bekämpfung des hohen Blutdruckes (1980) Empfehlungen zur Blutdruckmessung. Heidelberg
10. Elkayam U, Wilson AF, Morrison J et al. (1984) Noninvasive measurement of cardiac output by a single breath constant expiratory technique. Thorax 39:107–113
11. Friesen RH, Lichtor JL (1981) Indirect measurement of blood pressure in neonates and infants utilizing an automatic noninvasive oscillometric monitor. Anesth Analg 60:742–745
12. Frucht U (1981) Über den Vergleich gleichzeitiger Messungen des arteriellen Blutdrucks beim Menschen mit zwei indirekten und einem direkten Verfahren. Med Dissertation, Freie Universität Berlin
13. Gallagher TJ, Banner MJ, Cavallaro DL (1983) Cardiac output measured noninvasively by continuous wave, ultrasonic Doppler computer. Anesth Analg 62:261–262
14. Geddes L (1970) The direct and indirect measurement of blood pressure. Year Book Med Publ, Chicago
15. Geddes LA, Whistler SJ (1978) The error in indirect blood pressure measurement with the incorrect size of cuff. Am Heart J 96:4–8
16. Geddes LA, Voelz M, Combs C, Reiner D, Babbs CF (1982) Characterization of the oscillometric method for measuring indirect blood pressure. Ann Biomed Eng 10:271–280
17. Goldberg SJ, Sahn DJ, Allen HD, Valdez-Druz LM, Hoenecke H, Carnahan Y (1982) Evaluation of pulmonary and systemic blood flow by 2-dimensional Doppler echocardiography using fast Fourier transform spectral analysis. Am J Cardiol 50:1394–1400
18. Gravenstein JS, Paulus DA (1982) Monitoring practice in clinical anesthesia. Lippincott, Philadelphia
20. Hartung E (1976) Impedanzkardiographie: Vergleichsmessungen beim Menschen. In: Zindler M, Purschke R (Hrsg) Neue kontinuierliche Methoden zur Überwachung der Herz-Kreislauf-Funktion. Thieme, Stuttgart, S 100–105 (INA Bd 1)

21. Hausmann D, Rommelsheim K (1983) Automatische nichtinvasive Blutdruckmessung – Vergleichsmessungen und Erfahrungen mit dem Dinamap Vital-Daten-Monitor 845 XT auf der Intensivstation. Anästh Intensivther Notfallmed 18:93–97
22. Huntsman LL, Stewart DK, Barnes SR, Franklin SB, Colocousis JS, Hessel EA (1983) Noninvasive Doppler determination of cardiac output in man. Clinical validation. Circulation 67:593–602
23. Hutton P, Dye J, Prys-Roberts C (1984) An assessment of the Dinamap 845. Anaesthesia 39:261–267
24. Ihlen H, Amlie JP, Dale J et al. (1984) Determination of cardiac output by Doppler echocardiography. Br Heart J 51:54–60
25. Irvine NA, Shepherd AMM, Lynn MP (1983) A non-invasive off-line method of measuring cardiac output. Res Commun Chem Pathol Pharmacol 42:311–330
26. Kirkendall WM, Feinleib M, Freis ED, Mark AL (1980) Recommendations for human blood pressure determination by sphygmomanometers. Subcommittee of the AHA postgraduate education committee. Circulation 62:1146A–1155A
27. Klensch H, Eger W (1956) Ein neues Verfahren der physikalischen Schlagvolumenbestimmung (quantitative Ballistographie). Pflügers Arch Ges Physiol 263:459–475
28. Kubicek WG, Karnegis JN, Patterson RP, Witsoe DA, Mattson RH (1966) Development and evaluation of an impedance cardiac output system. Aerospace Med 37:1208–1212
29. Labarthe DR, Hawkins CM, Remington RD (1973) Evaluation of performance of selected devices for measuring blood pressure. Am J Cardiol 32:546–553
30. Lewis J, Kuo L, Nelson J, Limacher M, Quinones M (1983) Pulsed Doppler echocardiographic determination of stroke volume and cardiac output from two-dimensional apical views: Clinical validation of two new methods. Circulation [Suppl III] 68:229
31. Light LH (1969) Non-injurious ultrasonic technique for observing flow in the human aorta. Nature 224:1119–1121
32. Loeppky JA, Hoeckenga DE, Greene ER, Luft UC (1984) Comparison of noninvasive pulsed Doppler and Fick measurements of stroke volume in cardiac patients. Am Heart J 107:339–346
32.a McDonald DA (1960) Blood flow in arteries. Arnold, London
33. Magnin PA, Stewart JA, Myers S, Ramm O von, Kisslo JA (1981) Combined Doppler and phased-array echocardiographic estimation of cardiac output. Circulation 63:388–392
34. Pasch T, Bauer RD, Grube FO, Wetterer (1971) Erfahrungen mit einem Ultraschall-Doppler-Meßgerät zur transkutanen Registrierung der Blutströmungsgeschwindigkeit am Menschen. Verh Dtsch Ges Kreislaufforsch 37:370–376
35. Pasch T, Funk F, Prestele H (1983) Untersuchungen zur Genauigkeit von oszillometrisch arbeitenden Blutdruckautomaten. Anaesthesist [Suppl] 32:379
36. Penàz J (1973) Photoelectric measurement of blood pressure, volume and flow in the finger. In: Albert R, Vogt W, Helbig W (eds) Digest 10th Int Conf Med Biol Eng Dresden, p 104
37. Pessenhofer H, Kenner T (1983) Neue Entwicklungen auf dem Gebiete der nichtinvasiven Blutdruckmessung. In: Bergmann H, Gilly H, Kenner T, Schuy S, Steinbereithner K (Hrsg) Monitoring in der Anaesthesiologie und Intensivmedizin. Biomedizinisch-technische Aspekte. Maudrich, Wien, München, Bern, S 145–161
38. Ramsey M (1979) Noninvasive automatic determination of mean arterial pressure. Med Biol Eng Comput 17:11–18
39. Schaer HM, Tschirren B (1982) Nervus radialis-Parese infolge automatischer Blutdruckmessung. Anaesthesist 31:152–152
40. Schlüter M, Thier W, Hinrichs A, Kremer P, Siglow V, Hanrath P (1984) Klinischer Einsatz der transösophagealen Echokardiographie. Dtsch Med Wochenschr 109:722–727
41. Schmidt HD, Ehlert R (1983) Wie brauchbar ist die Impedanzkardiographie zur Schlagvolumenbestimmung? Anaesthesiol Intensivmed 156:81–86
42. Smith NT, Beneken JEW (1980) An overview of arterial pressure monitoring. In: Gravenstein JS, Newbower RS, Ream AK, Smith NT, Barden J (eds) Essential noninvasive monitoring in anesthesia. Grune & Stratton, New York, pp 75–88

43. Stokke T, Burchardi H, Hensel I, Ohrdorf W, Boch-Fiola H (1982) Nicht-invasive Bestimmung der pulmonalen Kapillarperfusion unter Beatmung. Anaesthesist 31:510
44. Sy WP (1981) Ulnar nerve palsy possibly related to use of automatically cycled blood pressure cuff. Anesth Analg 60:687–688
45. Teichmann J (1976) Bestimmungen des Herzzeitvolumens mit Massenspektrometrie von Azetylen und Lachgas. In: Zindler M, Purschke R (Hrsg) Neue kontinuierliche Methoden zur Überwachung der Herz-Kreislauf-Funktion. Thieme, Stuttgart, S 70–73 (INA Bd 1)
46. Teichmann J, Adaro F,Veicsteinas A, Cerretelli P, Piiper J (1974) Determination of pulmonary blood flow by rebreathing of soluble inert gases. Respiration 31:296–309
47. Touche T, Nitenberg A, Laffay N, Dahan M, Prasquier R (1984) Mesure non vulnérante du débit cardiaque par échographie Doppler. Presse Méd 13:1687–1692
48. Van den Broeke JJ, Karliczek G (1979) Dinamap – eine neue automatische Blutdruckmessung. Ergebnisse von Vergleichsmessungen. Prakt Anästh 14:533–536
49. Waters J, Kwan OL, Kerus G, Takeda P, Low R, Booth D, De Maria A (1982) Limitations of Doppler echocardiography in the calculation of cardiac output. Circulation [Suppl II] 66:122
50. Wells PNT, Skidmore R (1982) Physical principles of ultrasonics in cardiovascular measurement. Proc Eur Acad Anaesthesiol 2:183–197
51. Wesseling KH, de Wit B, Settels JJ, Klawer WH, Arntzenius AC (1982) Aspects of the continuous noninvasive registration of blood pressure in a finger by the method of Penàz. In: van Beekum WT, van Eijnsbergen B, Kamp A (eds) Progress report no PR 8, Inst Med Physics TNO, Utrecht, pp 165–172
52. Yelderman M, Ream AK (1979) Indirect measurement of mean blood pressure in the anesthetized patient. Anesthesiology 50:253–256

Kontinuierliche, nichtinvasive Blutdrucküberwachung durch Servo-Manometrie am Finger

U. Pohl, K. H. Wesseling, E. Petersen, E. Bassenge

Bereits vor über 50 Jahren gab es erste Ansätze, nichtinvasiv und kontinuierlich den Blutdruck zu registrieren. Die meisten Verfahren scheiterten an mangelnder Praktikabilität bzw. der Schwierigkeit, eine zuverlässige Blutdruckeichung vorzunehmen (v. Recklinghausen 1940). Daher haben invasive Techniken zur kontinuierlichen Blutdruckmessung zunehmend Eingang in die Klinik gefunden. Die blutige Druckmessung stellt trotz technischer Verbesserungen für den Patienten ein zusätzliches Risiko dar (Toll 1984), so daß sie in ihrer Anwendung naturgemäß limitiert ist. Gerade im Bereich der Anästhesie und Intensivmedizin wäre aber weitaus häufiger, als es heute tatsächlich der Fall sein kann, eine kontinuierliche Blutdrucküberwachung wünschenswert und notwendig. Von dem Physiologen Penàz wurde ein Verfahren angegeben, das, basierend auf dem Prinzip einer raschen, phasengetreuen Nachführmethode, eine kontinuierliche nichtinvasive Blutdruckregistrierung möglich erscheinen ließ (Penàz et al. 1976). Ausgehend von diesem Prinzip ist ein einsatzfähiges Blutdruckmeßgerät (FIN.A.PRES, in den Abbildungen mit „Penàz" bezeichnet) entwickelt worden (Wesseling et al. 1982), das nach den bisher vorliegenden Meßerfahrungen für einen breiten klinischen Einsatz geeignet erscheint.

Meßprinzip

Die Messung erfolgt mit Hilfe einer pneumatischen Fingermanschette, in die ein Photoplethysmograph integriert ist (Abb. 1 a). Der registrierte Photostrom nimmt mit zunehmendem Fingerblutvolumen ab. Das Signal der Photozelle wird dazu verwendet, den Druck in der Fingermanschette mit Hilfe eines sehr schnellen elektropneumatischen Ventilsystems zu steuern. Ziel dieser Drucksteuerung ist es, das Fingerblutvolumen zu jedem Zeitpunkt des Pulszyklus konstant zu halten. Während des systolischen Anstiegs des Druck- bzw. Volumenpulses muß daher der Manschettendruck adäquat erhöht, während der Diastole entsprechend gesenkt werden. Damit ist der in der Manschette herrschende und leicht zu registrierende Druck zu jedem Zeitpunkt proportional dem intraarteriellen Druck. Wenn es gelingt, den transmuralen Druck, d. h. die Differenz zwischen intraarteriellem und dem Manschettendruck auf Null zu reduzieren, und so den verfälschenden Einfluß der Arterienwandelastizität auszuschalten, entspricht der Manschettendruck jeweils genau dem aktuell herrschenden intraarteriellen Druck. Ein geeignetes Kriterium zur Beurteilung des transmuralen Drucks stellt die relative Größe der Volumenpulsamplituden dar: Bei hohem transmuralem Druck sind diese Amplituden wegen der geringen Compliance der angespannten Arterienwand sehr klein. Mit zunehmendem Manschettendruck wird der transmurale Druck jedoch reduziert und die Amplituden erreichen ein Maximum. Danach nehmen sie wieder ab, weil der zunehmende Außendruck die Arterie wäh-

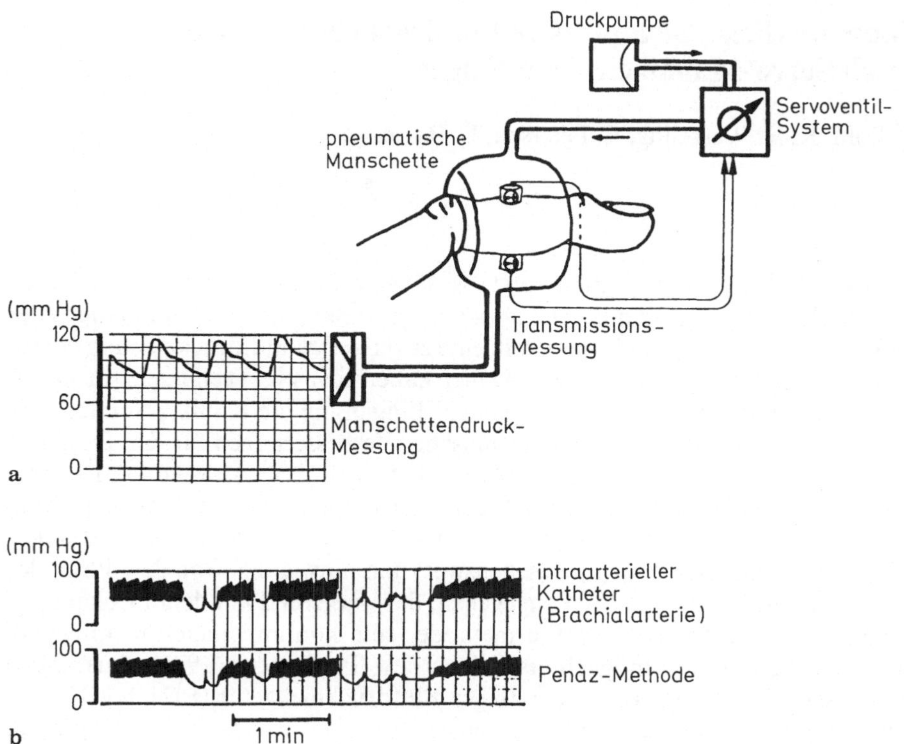

Abb. 1 a und b. a Schematische Darstellung des Fingerblutdruckmeßsystems (FIN.A. PRES). **b** Simultane Registrierung des Fingerarterienblutdrucks (gemessen mit FIN.A. PRES, nach dem Erfinder mit „Penaz-Methode" bezeichnet) und dem Druck in der A. brachialis der gleichen Extremität

rend eines Pulszyklus teilweise und schließlich ganz zum Kollaps bringt. Bei dem Manschettendruck, der mit der Maximalamplitude korrespondiert, ist die Arterienwand entspannt und der transmurale Druck bei Null. Ausgehend von diesem Druckniveau beginnt die Servodrucksteuerung nach dem vorhin beschriebenen Prinzip. Die Einstellung erfolgt automatisch mit Hilfe eines Mikroprozessors, so daß subjektive Einstellungsfehler durch unerfahrene Untersucher vermieden werden.

Klinischer Einsatz: Ergebnisse von Vergleichsmessungen

Da die Blutdruckmessung bei diesem Verfahren in der Körperperipherie erfolgt, mußten Vergleiche mit simultanen Riva-Rocci-Messungen bzw. intraarteriellen Messungen zeigen, inwieweit der Fingerblutdruck repräsentativ für den zentralen Blutdruck ist. Solche Vergleichsmessungen wurden von verschiedenen Arbeitsgruppen in den Niederlanden und den USA an wachen und anästhesierten Patienten durchgeführt (Dorlas et al. 1982; Molhoek et al. 1983; Smith et al. 1982). Alle bisherigen Vergleiche mit intraarteriellen Messungen ergaben einen hohen Grad an Übereinstimmung. Die Abb. 1 b zeigt in einer Originalregistrierung den Ver-

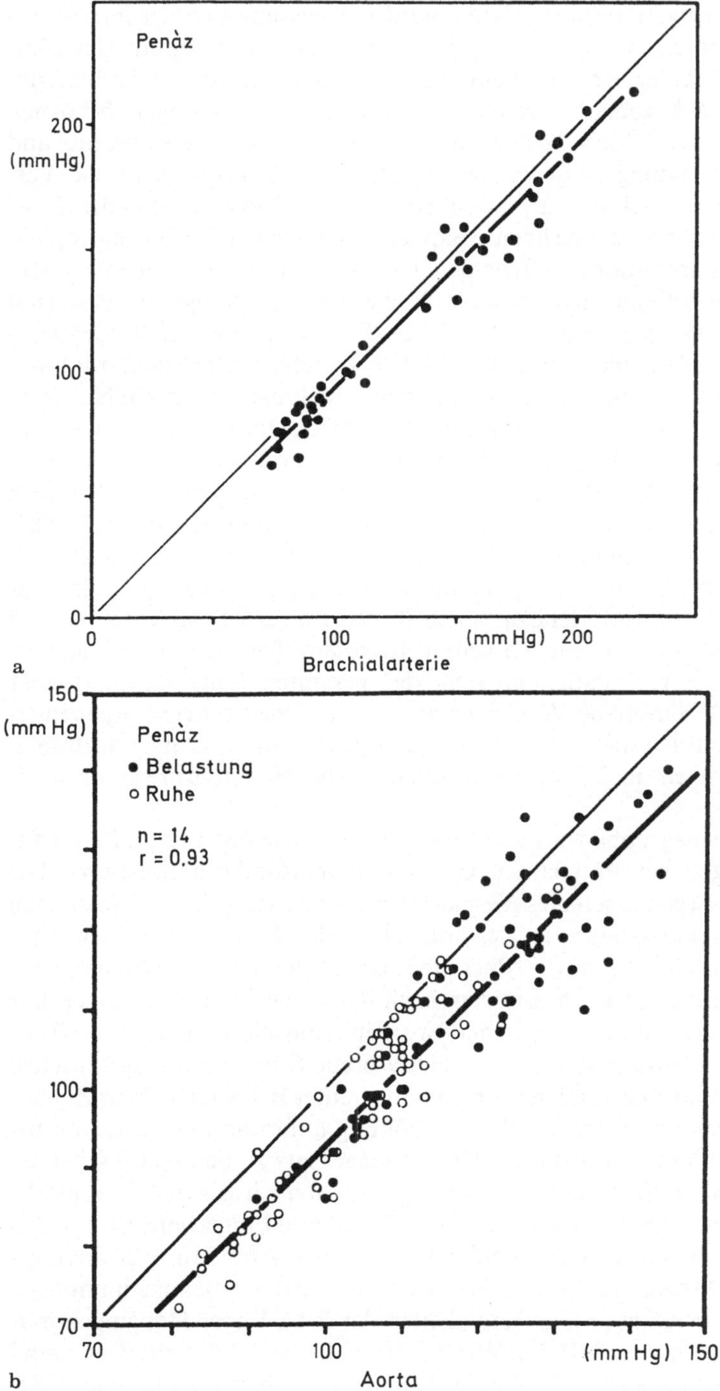

Abb. 2 a und b. Korrelation zwischen dem Druck in der A. brachialis und dem Fingerarterienblutdruck bei 21 essentiellen Hypertonikern. Jeder Punkt stellt einen Mittelwert mehrerer Messungen auf diesem Druckniveau bei einem bestimmten Patienten dar. (Aus Wesseling 1983) **b** Vergleich von Mitteldruckbestimmungen in der Aorta (Katheter) und in den Fingerarterien (nichtinvasiv) bei 22 Herzkatheterpatienten in Ruhe und während Ergometerbelastung (Fingerblutdruckmessung mit einem manuell einstellbaren Prototyp von FIN.A.PRES)

gleich zwischen der nichtinvasiven Fingerblutdruckmessung und der intraarteriellen Druckregistrierung in der A. brachialis der gleichen Extremität. Der Blutdruck wurde durch Anlegen einer Oberarmmanschette intermittierend erniedrigt, bis hin zu totalen Okklusionen. Der Druckverlauf unter Bedingungen, bei denen die konventionelle Riva-Rocci-Technik versagt, zeigt eine sehr gute absolute und formale Übereinstimmung zwischen beiden Drucken. Der systematische Vergleich von Brachialisdruck und ipsilateral registriertem Fingerarteriendruck bei 21 Hypertonikern erbrachte eine lineare Korrelation mit einer Steigerung von nahe 1 und einem Korrelationskoeffizienten von 0,98 (Abb. 2a). Generell zeigte sich, daß sowohl systolischer als auch diastolischer Druck im Finger im Mittel um 6 mmHg niedriger waren als in der A. brachialis. Eine periphere Amplitudenüberhöhung war bei diesen Hypertonikern nicht zu beobachten. Die Standardabweichung der Differenz zwischen beiden simultanen Druckregistrierungen betrug 6–7% der mittleren systolischen bzw. diastolischen Drücke und lag damit niedriger als bei Vergleichen zwischen Riva-Rocci-Methode und blutigen Messungen (Molhoek et al. 1983; Wesseling 1983). Gute Übereinstimmungen wurden auch in 2 Studien an insgesamt 30 narkotisierten Patienten ermittelt (Dorlas et al. 1982; Smith et al. 1982). Während zeitlich sehr ausgedehnter Eingriffe (mehr als 5 h) wurden allerdings bei 7 von diesen Patienten (davon 4 während kardiopulmonalem Bypass) intermittierend Gefäßspasmen in den Fingern beobachtet, so daß kurzzeitig keine Messungen möglich waren. Insgesamt betrugen die Meßunterbrechungen bei diesen 7 Patienten 10% der gesamten Untersuchungsdauer (Smith et al. 1982). Simultane Vergleiche an verschiedenen Fingern ergaben jedoch, daß offensichtlich nicht an allen Fingern gleichzeitig Spasmen auftraten. Mit Parallelmessungen an 2 Fingern konnten solche Meßunterbrechungen oft vermieden werden.

In unserer Arbeitsgruppe wurde die Servomanometrie mit FIN.A.PRES für Blutdruckmessungen bei ambulanten Grenzwerthypertonikern eingesetzt. Die Abb. 3a zeigt die Ergebnisse eines Vergleichs zwischen Riva-Rocci-Messungen und Fingerblutdruckmessungen an der kontralateralen Extremität bei einer zufällig ausgewählten Gruppe von 14 Patienten. Die Differenzen zwischen systolischen und diastolischen Druckmeßwerten nach Riva-Rocci und den Fingerblutdruckmeßwerten, die simultan registriert wurden, sind als kumulatives Histogramm dargestellt. Auffallend war eine relativ breite Streuung der systolischen Druckdifferenzen und eine Tendenz zur Zunahme unter Belastung. Diese Zunahme dürfte Ausdruck einer Amplitudenüberhöhung aufgrund der belastungsbedingten peripheren Vasokonstriktion sein. Im Gegensatz zu den systolischen lagen die diastolischen Fingerblutdruckwerte signifikant niedriger ($p < 0{,}01$) als die Riva-Rocci-Vergleichswerte. Oberarm- (Riva-Rocci) und Fingerblutdruck waren linear korreliert, mit Korrelationskoeffizienten um 0,8 (Abb. 3b). Für diese gegenüber blutigen Messungen vergleichsweise schlechteren Übereinstimmungen sind sicherlich die bekannten Ungenauigkeiten der Riva-Rocci-Messungen mitverantwortlich (Matthes et al. 1978). Wir führten daher an 22 Patienten während Ergometerbelastung intraarterielle Vergleichsmessungen durch (Holtz et al. 1981; s. Abb. 2b). Aus technischen Gründen wurde der Aortendruck registriert, da die Vergleichsmessungen im Rahmen von Herzkatheteruntersuchungen durchgeführt wurden. Die Mitteldruckwerte waren bei diesen Patienten peripher niedriger (−9,5 mmHg), die Streuung sowohl in Ruhe als auch unter Belastung war mit einer Standardabweichung der Differenzen von 10,2% höher als in den bereits ge-

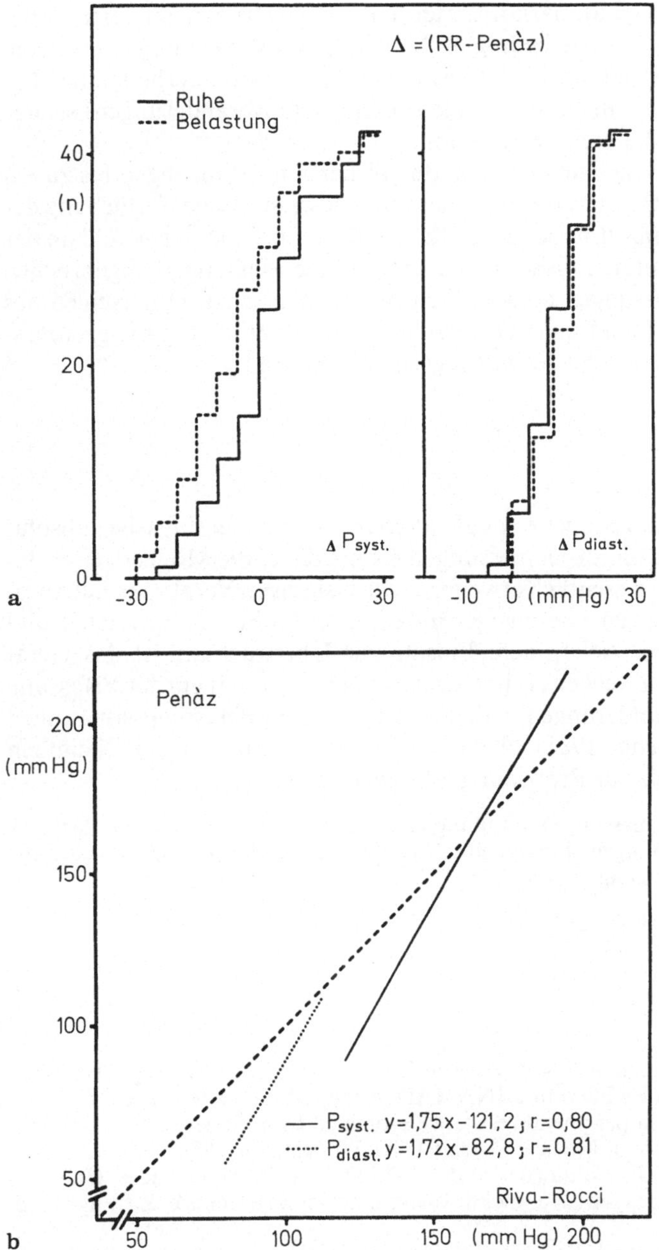

Abb. 3 a und b. Differenzen zwischen simultanen Blutdruckmessungen am Oberarm (Riva-Rocci) und am Finger (FIN.A.PRES) der kontralateralen Hand, dargestellt als kumulatives Histogramm. Je 3 Messungen in Ruhe und während Ergometerbelastung (80–100 W) bei 14 Patienten. **b** Korrelation zwischen Riva-Rocci- und Fingerblutdruckmessungen bei denselben Patienten (Ruhe und Belastung)

nannten Vergleichsstudien an narkotisierten Patienten (Druckmessungen in der A. brachialis). Neben subjektiv bedingten Meßfehlern (die Messungen erfolgten mit einem Prototyp mit manueller Druckeichung) sind Besonderheiten des Patientenkollektivs (Aortenvitien, atherosklerotische Gefäßveränderungen) sicherlich mit ursächlich für die breitere Streuung.

Die Fingerblutdruckmessung ist nach den bisherigen Erfahrungen bis zu 8 h an einem Finger möglich. In wenigen Fällen tritt eine zyanotische Verfärbung der Fingerkuppe auf. Vereinzelt berichten Patienten über ein Taubheitsgefühl an der Fingerkuppe, jedoch mußten bisher in keinem Fall die Messungen abgebrochen werden. Simultane Messungen ergaben keinen systematischen Unterschied des Blutdrucks in den einzelnen Fingern (Wesseling et al. 1982), so daß Langzeitmessungen alternierend an verschiedenen Fingern möglich sind.

Zusammenfassung

Die Servomanometrie am Finger ermöglicht erstmals eine nichtinvasive, absolut eichbare *kontinuierliche* Blutdruckmessung. Sie kann daher die Möglichkeiten der Blutdrucküberwachung wesentlich erweitern. Die bisherigen Vergleiche mit blutigen Druckmessungen zeigen eine enge Korrelation der Meßwerte bei wachen und narkotisierten Patienten. Neben dem Einsatz zur Überwachung ist das Gerät auch zu diagnostischen Zwecken (Blutdruckvariabilität), vor allem zur Erfassung von raschen Blutdruckänderungen in den verschiedensten Belastungssituationen geeignet (Holtz u. Bassenge 1981). Nach den bisherigen Erfahrungen scheint ein breiter klinischer Einsatz zur Erprobung erfolgversprechend.

Ein Teil der Vergleichsmessungen mit blutig registrierten Aortendrucken wurde in der Klinik Roderbirken, Leichlingen, durchgeführt. Wir danken Herrn Prof. G. Blümchen für seine freundliche Unterstützung.

Literatur

Dorlas JC, Nijboer JA, Butijn WT, v.d. Hoeven GMA, Settels JJ, Wesseling KH (1982) Comparison of FIN.A.PRES with DINAMAP pressure during anesthesia; effects of simultaneous changes in peripheral resistance estimated from finger plethysmogram. Progress report, Institute of Medical Physics TNO, Utrecht, 8:81–88

Holtz J, Bassenge E (1981) Der Blutdruck in der Abkühlphase des Saunabades: Untersuchungen mit einer phasengetreuen, nichtinvasiven, neuen Meßtechnik. Z f Phys Med 10:247–255

Holtz J, Blümchen G, Petersen J, Bassenge E (1981) Vergleich von phasischen Blutdruckregistrierungen in Fingerarterien mittels einer nichtinvasiven Technik (Penaz-Methode) mit Aortenregistrierungen. Therapiewoche 31:7774 (Abstract)

Matthes D, Schütz P, Hüllemann KD (1978) Unterschiede zwischen direkt und indirekt ermittelten Blutdruckwerten. Med Klin 11:371–376

Molhoek PG, Wesseling KH, Arntzenius AC, Settels JJ, van Vollenhoven E, Weeda HW, de Wit B (1983) Initial results of noninvasive measurement of finger blood pressure according to Penaz. Automedica 4:241–246

Penaz J, Voigt A, Teichmann W (1976) Ein Beitrag zur fortlaufenden indirekten Blutdruckmessung. Z Inn Med 31:1030–1033

Recklinghausen H von (1940) Blutdruckmessung und Kreislauf in den Arterien des Menschen. Steinkopff Verlag, Dresden Leipzig, 1940

Smith NT, Wesseling KH, de Wit B (1982) Evaluation of a "noninvasive catheter/manometer" system in 17 anesthetized patients. Progress report, Institute of Medical Physics TNO, Utrecht, 8:144–151

Toll MO (1984) Direct blood pressure measurements: Risk, technological evolution and some current problems. Med Biol Eng Comput 22:2–6

Wesseling KH, de Wit B, Settels JJ, Klawer WH (1982) On the indirect registration of finger blood pressure after Penaz. Funkt Biol Med 1:245–250

Wesseling KH (1983) The measurement of arterial pressure and flow as non-invasive continuous signals. In: Epple E, Frey R, Bleicher W, Apitz J, Schorer R, Faust U (Hrsg) Rechnergestützte Intensivpflege II. Thieme, Stuttgart New York, S 2–14

Beurteilung der Effizienz der Gewebeperfusion durch kontinuierliches Monitoring der totalen Sauerstoffaufnahme

H. Neuhof

Einleitung

Eine der wichtigsten Funktionen des Kreislaufs ist die Versorgung der Organe mit dem für ihren Stoffwechsel erforderlichen Sauerstoff. Für die Erfüllung dieser Aufgabe sind die hämodynamischen Bedingungen, unter denen die benötigte Menge Sauerstoff in die Gewebe transportiert wird, nur von sekundärer Bedeutung. So sind Blutdruck und Herzzeitvolumen, obwohl wichtige Meßgrößen für den Funktionszustand des Herz- und Kreislaufsystems im makrozirkulatorischen Bereich, nicht geeignet zur Beurteilung der Effizienz der letztlich für den Stoffaustausch verantwortlichen Mikrozirkulation. Physiologische Meßwerte dieser Parameter sind keine Garantie für eine normale Kapillarperfusion. Solange kritische Grenzwerte nicht unterschritten werden, erlaubt das Verhalten der Makrozirkulation keine sicheren Rückschlüsse auf den Funktionszustand der Mikrozirkulation. Zur Beurteilung der Effizienz der Gewebeperfusion sind daher zusätzliche Parameter erforderlich.

Limitierung des Sauerstofftransportes durch die Mikrozirkulation

Unter definierten Bedingungen kann der Sauerstoffverbrauch des Gewebes als ein direkter Indikator für die Transportfunktion der Mikrozirkulation verwendet werden, denn der Sauerstofftransport ins Gewebe wird durch die Kapillarperfusion limitiert (Abb. 1). Sofern die arterielle Sauerstoffsättigung und die Hämoglo-

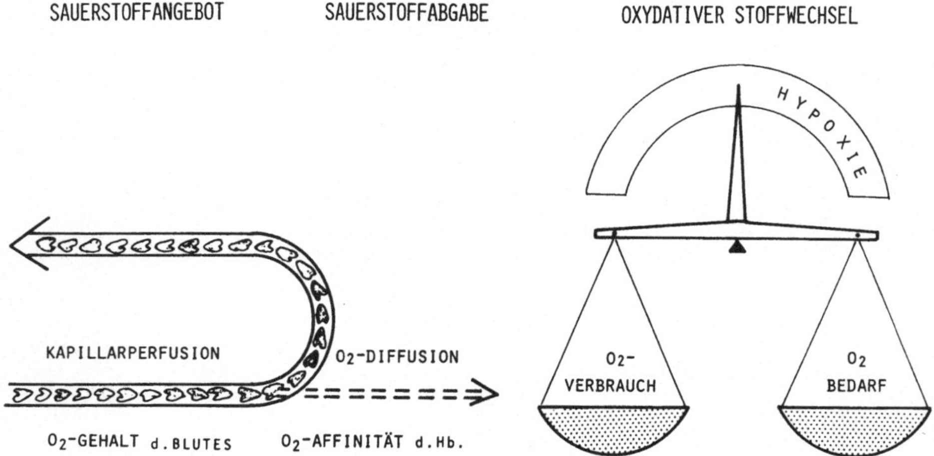

Abb. 1. Schematische Darstellung der den Sauerstofftransport und -verbrauch ins bzw. im Gewebe determinierenden und limitierenden Faktoren

binkonzentration nicht kritisch vermindert sind, ist alleine der Funktionszustand der Mikrozirkulation für die Sauerstoffversorgung des Gewebes verantwortlich. Veränderungen der Sauerstoffaffinität des Hämoglobins oder Störungen der Diffusion sind dabei von untergeordneter Bedeutung und nur in Extremsituationen entscheidend mitbeteiligt.

Störungen der Mikrozirkulation, sowohl die homogene Drosselung der Kapillarperfusion als auch die Distributionsstörung (bei der einzelne Kapillaren im Sinne eines funktionellen Shunts vermehrt durchblutet werden, andere hingegen von der Durchblutung ausgeschlossen bleiben), reduzieren die Sauerstoffversorgung des Gewebes und damit ihren Sauerstoffverbrauch [1, 4, 5]. Der Sauerstoffverbrauch des Gewebes kann in seiner Gesamtheit als die totale Sauerstoffaufnahme des Organismus kontinuierlich aus der Atemluft bestimmt werden.

Sauerstoffaufnahme und Sauerstoffbedarf

Bei einem ungestörten Sauerstofftransport in das Gewebe entspricht die Sauerstoffaufnahme dem Sauerstoffbedarf des Organismus. Der zur Aufrechterhaltung einer ubiquitär ausreichenden Organfunktion erforderliche Mindestbedarf an Sauerstoff ist bei Patienten allerdings nicht meß- oder berechenbar und kann unter intensivmedizinischen Bedingungen auch nicht auf Grundumsatzwerte bezogen werden. Die Entscheidung, ob die aktuell gemessene Sauerstoffaufnahme eines Patienten dessen Bedarf noch deckt oder zirkulatorisch bedingt unter diesen abgesenkt ist, bedarf der Zuhilfenahme des aktuellen Säure-Basen-Status: Eine metabolische Laktatazidose ist Ausdruck der unzureichenden Sauerstoffversorgung des Gewebes. Für einige Krankheitszustände konnten inzwischen untere Grenzwerte für die totale Sauerstoffaufnahme erarbeitet werden, bei deren Unterschreiten es zum anaeroben Zellstoffwechsel mit Anstieg des Serumlaktats kommt. So liegt diese Grenze bei Patienten mit Myokardinfarkt bei 100 ml O_2/m^2/min und bei chirurgischen Patienten unter extrakorporaler Zirkulation und Neuroleptanalgesie im Streubereich der für diese Patienten zu erwartenden Grundumsatzstandardwerte (Neuhof, noch unveröffentl. Ergebnisse).

Da sich der Sauerstoffbedarf des Organismus durch Muskelaktivität, Änderung der Körpertemperatur, Wechsel zwischen Schlaf- und Wachrhythmus und Medikamentenwirkung ändern kann, müssen solche nichtzirkulatorisch bedingten Veränderungen der totalen Sauerstoffaufnahme von diesen abgegrenzt werden, was in der Regel leicht möglich ist, wie im folgenden noch gezeigt werden soll.

Aussagemöglichkeiten und Grenzen der totalen Sauerstoffaufnahme als Parameter zur Beurteilung der Mikrozirkulation

Die kontinuierliche Messung der totalen Sauerstoffaufnahme eignet sich als Parameter weniger zur Entscheidung darüber, ob in einer aktuellen Grenzsituation eine in ihrem Ausmaß in die Gesamtbilanz eingehende Störung der Mikrozirkulation vorliegt oder nicht. Wie bereits erwähnt, geben Untersuchungen des Säure-Basen-Status und der Serumlaktatkonzentration hierbei eine sichere Information. Der eindeutige Vorteil dieses Parameters liegt darin, daß er ohne zeitliche Verzögerung die Ausbildung oder Rückbildung von Störungen der Mikrozirkulation, sofern sie Rückwirkungen auf den aeroben Stoffwechsel haben, in ihrem Ausmaß und ihrer Dynamik reflektiert. Durch das kontinuierliche Monitoring der totalen Sauerstoffaufnahme können allerdings nur Störungen der Mikrozirkulation erfaßt werden, die in ihrer Gesamtbilanz eine Zu- oder Abnahme des aeroben Stoffwechsels zur Folge haben. Lokal begrenzte Störungen der Gewebsperfusion, deren Auswirkungen zu Veränderungen der Sauerstoffaufnahme im Bereich der physiologischen Streubreite führen oder durch eine Steigerung des aeroben Stoffwechsels in anderen Organbereichen kompensiert werden, lassen sich mit diesem Parameter nicht beurteilen. Die Sauerstoffaufnahme verhält sich als Parameter in dieser Situation ähnlich dem Herzzeitvolumen, dessen Meßwert ebenfalls keine Aussage über seine räumliche Verteilung erlaubt. Trotzdem ist die Sauerstoffaufnahme dem Herzzeitvolumen als Parameter überlegen, da sie per se die Effizienz der Mikrozirkulation widerspiegelt, wo hingegen das Herzzeitvolumen ohne gleichzeitige Kenntnis der arteriovenösen Sauerstoffdifferenz ($D_{a\bar{v}}O_2$) hierüber keine Aussage erlaubt, wie die Erfahrungen beim hyperdynamen septischen Schock und bei der Hämodilution zeigen [3].

Das Verhalten der totalen Sauerstoffaufnahme eignet sich somit in aller erster Linie zur Erfassung von generalisierten Störungen der Mikrozirkulation in Schocksituationen und zum Früherkennen von nichtzirkulatorisch bedingten Störungen der peripheren Sauerstoffversorgung infolge von akuten Störungen des pulmonalen Gasaustausches oder infolge einer akuten Verminderung der Sauerstofftransportkapazität des Blutes bei kritischer Hämodilution.

Meßmethode

Zur kontinuierlichen Messung der Sauerstoffaufnahme eignen sich unter klinischen Bedingungen am besten offene Respiratorsysteme (Abb. 2). Bei dem in Zusammenarbeit mit Fa. Ing. Heinemann u. Gregori/Kelkheim-Fischbach entwickelten Gerät wird mit Hilfe einer Saugpumpe und eines elektronischen Flowmeters über ein Rohrsystem eine pro Zeiteinheit konstante Luftmenge (30–50 l/min) abgesaugt. Aus diesem Luftstrom entnimmt der Patient seine Einatemluft und gibt seine Ausatemluft wieder in ihn zurück. Der über das Flowmeter fortlaufend ermittelte Luftflow wird elektronisch auf STPD-Bedingungen korrigiert. Die Konzentrationsdifferenz für O_2 und CO_2 im Luftstrom auf der Meßstrecke vor Entnahme der Einatmungsluft und nach Beimischung der Ausatmungsluft wird

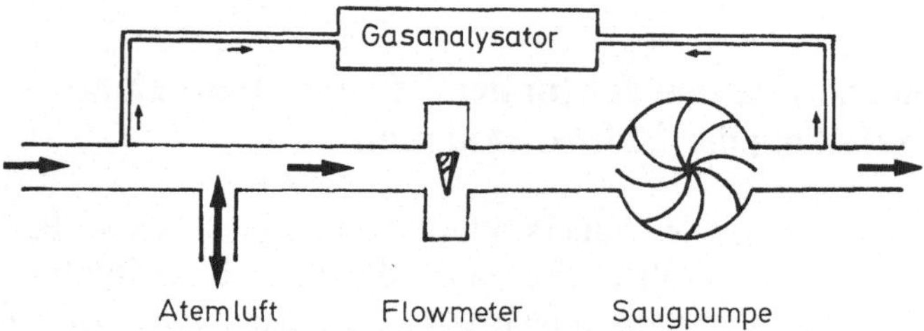

Abb. 2. Technischer Aufbau und Meßprinzip eines offenen Systems zur Messung der Sauerstoffaufnahme

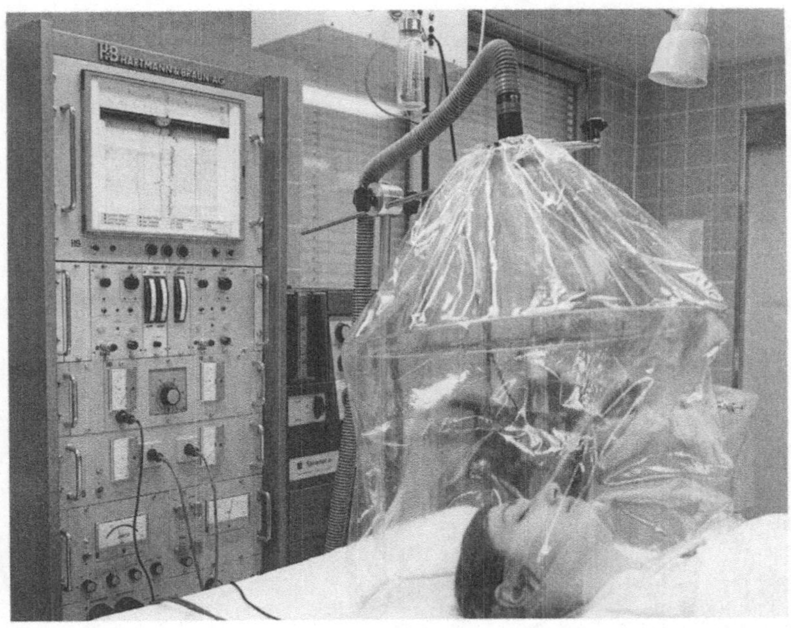

Abb. 3. Überwachungsgerät zur kontinuierlichen Registrierung der Sauerstoffaufnahme und anderer Parameter

kontinuierlich über Gasanalysatoren (Oxytest-S und Uras, H. & B. Frankfurt) gemessen. Die aktuelle Sauerstoffaufnahme wird dabei kontinuierlich als Produkt aus dem Luftflow und der O_2-Konzentrationsdifferenz errechnet. Der methodische Meßfehler liegt unter 5%. Bei Spontanatmung atmet der Patient unter einer Haube aus durchsichtiger Kunststoffolie, aus der im Überschuß (30–50 l/min) Luft abgesaugt wird, so daß die Ein- und Ausatmung in einem gerichteten Luftstrom erfolgt (Abb. 3). Bei Respiratorbeatmung können geeignete Respiratoren mit ihren In- und Exspirationsschenkeln mit der Meßeinheit verbunden werden. Eine erhebliche Vereinfachung des apparativen Aufwandes wäre durch die direkte konstruktive Integration des Meßsystems in den Respirator möglich. Erfolgversprechende Ansätze finden sich in der Konzeption der neuen Respiratorgeneration. Den bisher von einigen Firmen angebotenen Systemen mangelt es an der zu fordernden Meßgenauigkeit.

Das Monitoring der Sauerstoffaufnahme ist auch unter den Bedingungen der extrakorporalen Zirkulation möglich über die Berechnung des totalen Sauerstoffverbrauchs nach der Fick-Gleichung aus der kontinuierlich bestimmten arteriovenösen Sauerstoffdifferenz und dem Pumpenflow [2].

Sauerstoffaufnahme bei kreislaufgefährdeten Patienten – Überwachung und Therapiekontrolle

Mit dem Auftreten eines Schockzustandes läßt sich wie im Tierexperiment beim Patienten ein Abfall der totalen Sauerstoffaufnahme beobachten und somit frühzeitig eine Gefahrensituation erkennen (Abb. 4). Die Abnahme des Sauerstoffver-

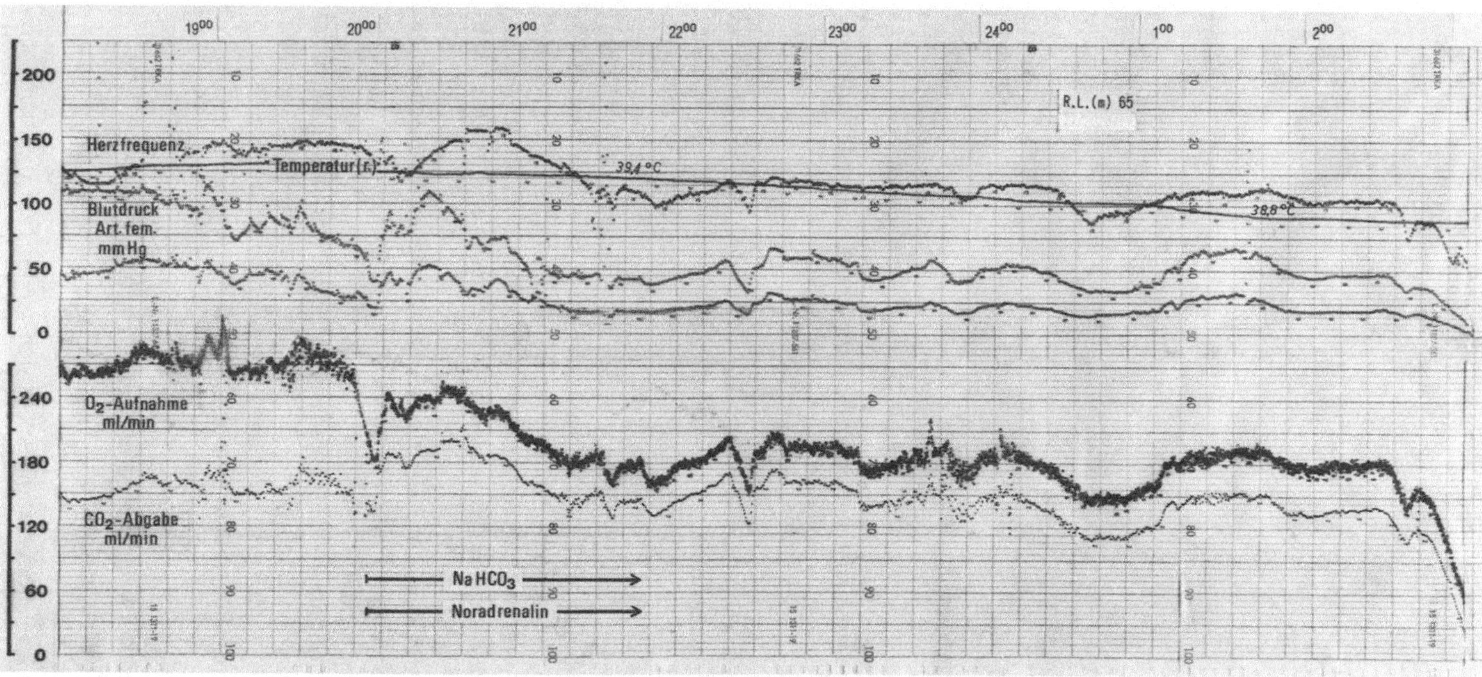

Abb. 4. Überwachungsprotokoll eines 65jährigen Patienten mit frischem Herzinfarkt. Der akute Abfall der Sauerstoffaufnahme markiert die Ausbildung eines kardiogenen Schocks

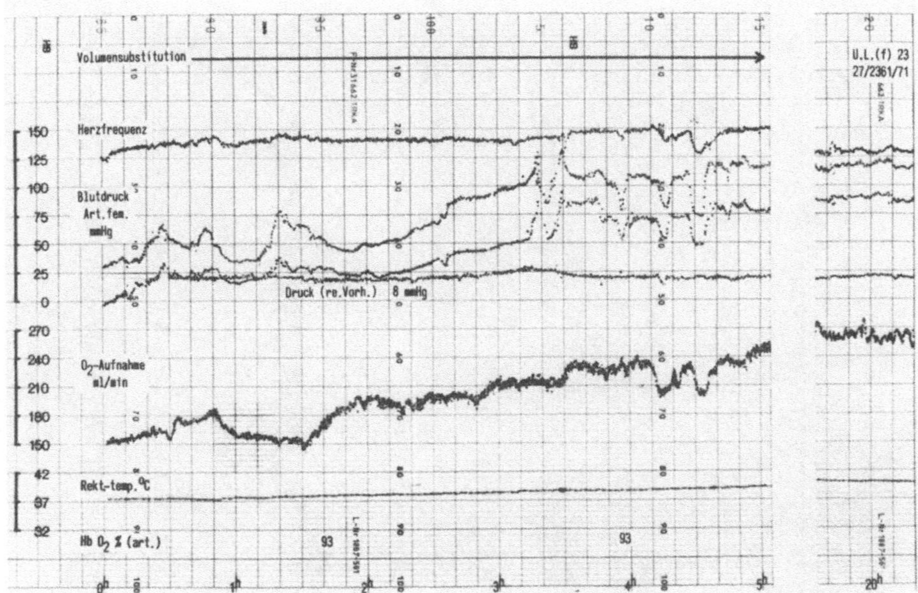

Abb. 5. Normalisierung der reduzierten Sauerstoffaufnahme und des abgefallenen Blutdruckes unter Volumensubstitution bei einer 23jährigen Patientin im hämorrhagischen Schock

brauchs kann hierbei von einem Abfall des arteriellen Blutdrucks begleitet sein, wenn mit absinkendem Herzzeitvolumen die Kompensationsfähigkeit der Widerstandsgefäße erschöpft ist oder wenn eine primäre Dilatation der Widerstandsgefäße über einen verminderten venösen Rückstrom zu einer Abnahme des Herzzeitvolumens führt. In vielen Fällen wird aber trotz eines stark erniedrigten Herzzeitvolumens infolge kompensatorischer Vasokonstriktion noch über längere Zeit ein normaler Blutdruck in der Makrozirkulation aufrechterhalten. In solchen Situationen zeigt der Abfall des Sauerstoffverbrauchs die Verminderung der peripheren Gewebsdurchblutung an. Die Sauerstoffaufnahme erweist sich hier als Schockparameter dem arteriellen Blutdruck überlegen.

Bei Rückbildung eines Schockzustandes kommt es unmittelbar mit Besserung der Kapillarperfusion zu einem Wiederanstieg der abgefallenen Sauerstoffaufnahme (Abb. 5).

In der Regel findet sich im Schock ein gleichsinniges Verhalten von Sauerstoffaufnahme und Herzzeitvolumen. Eine Ausnahme hiervon macht die hyperzirkulatorische Form des septischen Schocks, die in der Klinik häufig zu beobachten ist. Trotz deutlich reduzierter Sauerstoffaufnahme und ausgeprägter Azidose ist bei diesen Patienten das Herzzeitvolumen normal oder oft sogar erhöht. Die hierbei niedrige arteriovenöse Sauerstoffdifferenz spricht für eine vermehrte Durchblutung von anatomischen bzw. funktionellen a. v.-Shunts unter Umgehung der Kapillaren. In solchen Situationen zeigt im Gegensatz zum Herzzeitvolumen die niedrige Sauerstoffaufnahme die schwere Störung der Mikrozirkulation an (Abb. 6). Auch bei extremer Hämodilution ist trotz eines ansteigenden Herzzeitvolumens mit einem Abfall der Sauerstoffaufnahme zu rechnen, wenn die abnehmende Sauerstoffkapazität des Blutes nicht mehr durch einen adäquaten

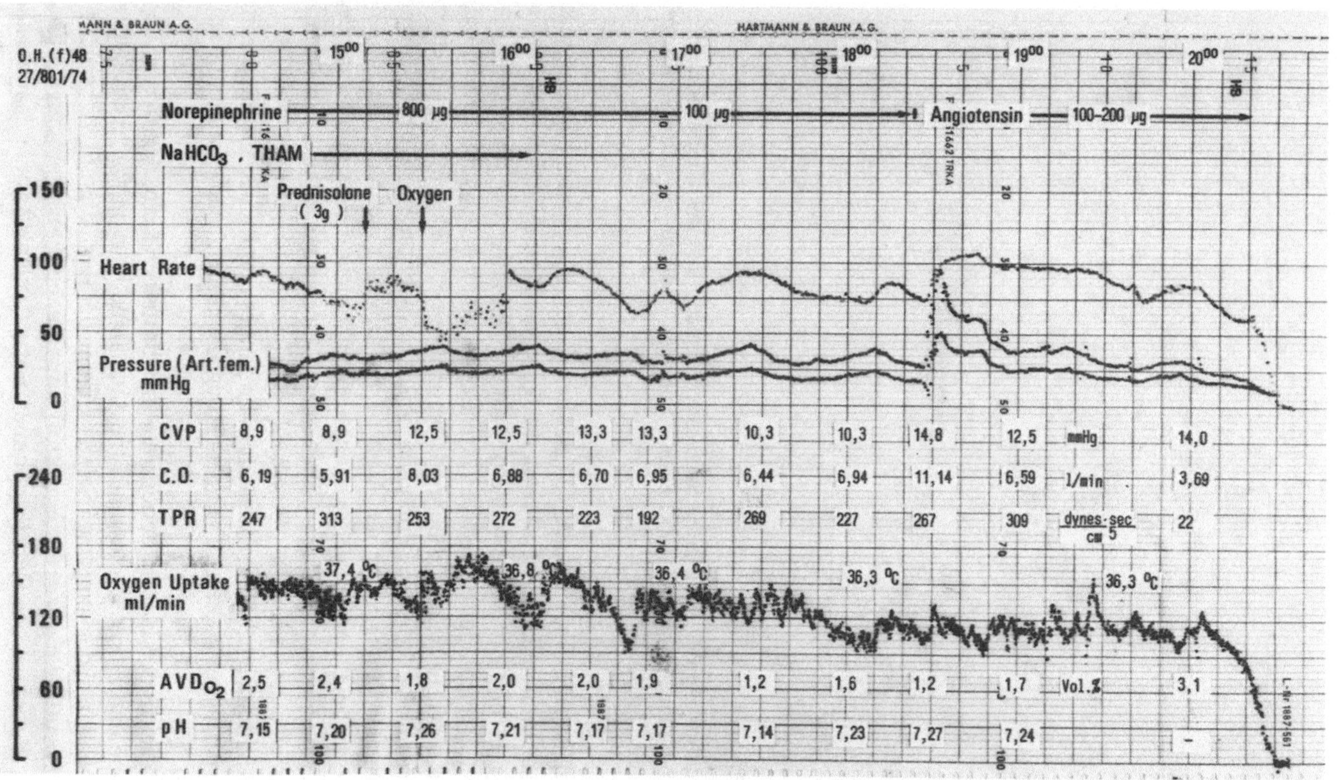

Abb. 6. Überwachungsprotokoll einer 48jährigen Patientin im septischen Schock. (*CVP* zentralvenöser Druck, *TPR* gesamter peripherer Strömungswiderstand, *AVD* arteriovenöse Sauerstoffdifferenz)

Herzzeitvolumenzuwachs kompensierbar ist. Im experimentellen hämorrhagischen Schock hat sich zur Kontrolle der Volumensubstitution mit Plasmaersatzmitteln nur das Verhalten der totalen Sauerstoffaufnahme als geeignet erwiesen, die kritische Dilutionsgrenze unmittelbar und ohne Zeitverlust zu erkennen [3].

Sauerstoffaufnahme und Säure-Basen-Haushalt

Die Kontrolle des Säure-Basen-Haushaltes, die für eine zweckmäßige Schocküberwachung unentbehrlich ist, gibt Auskunft über Vorliegen und Schwere einer metabolischen Laktazidose und erlaubt somit auch Rückschlüsse auf die Effektivität der peripheren Kapillardurchblutung.

Schnelle Änderungen der Kreislaufsituation führen jedoch erst mit z. T. erheblicher zeitlicher Verzögerung zu manifesten Veränderungen im Säure-Basen-Status. Andererseits kann bei schneller Wiedereröffnung der Kreislaufperipherie durch die Ausschwemmung saurer Metabolite die bestehende Azidose zunächst noch zunehmen und somit eine negative Therapiewirkung vortäuschen. In solchen Fällen zeigt der Anstieg der vorher gesenkten Sauerstoffaufnahme sehr

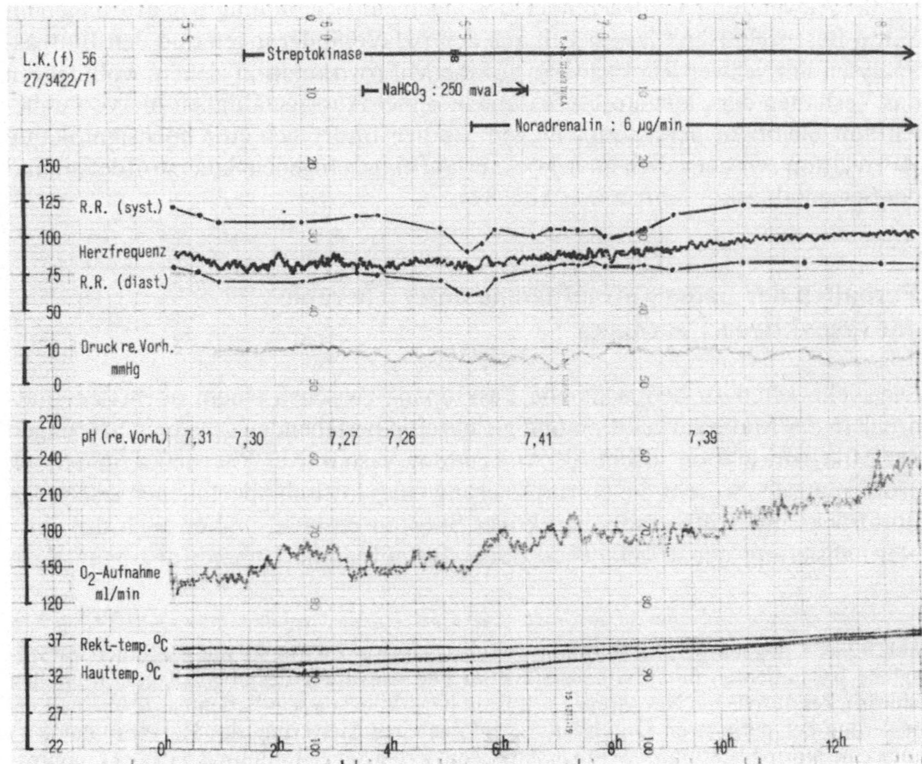

Abb. 7. Rückbildungsphase eines kardiogenen Schocks bei einem 56jährigen Patienten mit frischem Herzinfarkt. Die von ihrem erniedrigten Ausgangswert kontinuierlich ansteigende Sauerstoffaufnahme zeigt den wieder zunehmenden aeroben Stoffwechsel an, während der Blut-pH zunächst noch vorübergehend im Sinne eines Auswaschphänomens infolge der verbesserten Mikrozirkulation abfällt

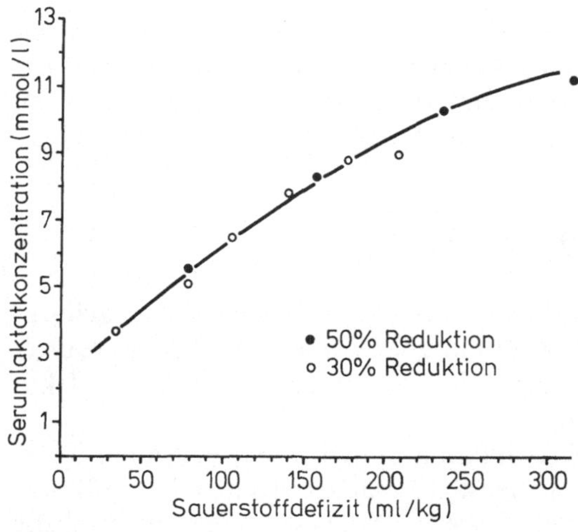

Abb. 8. Beziehung zwischen Serumlaktatkonzentration und dem während des Schockverlaufs akkumulierten Sauerstoffdefizit bei narkotisierten, relaxierten und beatmeten Kaninchen. Mittelwerte bei Senkung der Sauerstoffaufnahme auf 30% (n = 7) und 50% (n = 6) des Basalwertes durch kontrollierte Hypoventilation

schnell den wieder zunehmenden aeroben Zellstoffwechsel an, während die Verbesserung der Schocksituation erst später im Säure-Basen-Status deutlich wird (Abb. 7).

Bei Anwendung alkalisierender Lösungen zur Behandlung von Störungen im Säure-Basen-Haushalt lassen sich aus den pH-Veränderungen und den Blutgasanalysen nur schwer Rückschlüsse auf die Mikrozirkulation ziehen, wohingegen das Verhalten der Sauerstoffaufnahme in seiner Aussagefähigkeit hiervon unbeeinflußt bleibt. In tierexperimentellen Studien findet sich eine hochsignifikante Korrelation zwischen dem im Schockverlauf eingegangenen Sauerstoffdefizit und der Serumlaktatkonzentration (Abb. 8).

Verhalten der Sauerstoffaufnahme unter Therapie mit vasoaktiven Pharmaka

Die nicht selten zu beobachtende Diskrepanz zwischen einem normalen Blutdruck in der Makrozirkulation und gleichzeitig bestehenden schweren Störungen der Mikrozirkulation macht die Anwendung vasoaktiver Pharmaka im Schock problematisch. So geht die Normalisierung eines kritisch abgefallenen arteriellen Blutdrucks mit Hilfe vasokonstriktiver Substanzen nicht immer auch mit einer Normalisierung der abgefallenen Sauerstoffaufnahme einher. Im ungünstigen

Abb. 9 a–c. Unterschiedliche Wirkungsweise vasoaktiver Pharmaka auf die Sauerstoffaufnahme bei Patienten mit Myokardinfarkt. **a** Die Anhebung des abgefallenen arteriellen Blutdruckes durch eine Noradrenalininfusion bewirkt bei diesem Patienten (über eine Verbesserung der peripheren Durchblutung infolge einer Steigerung des Herzzeitvolumens) auch eine Normalisierung der vorher stark reduzierten Sauerstoffaufnahme des Gesamtorganismus. **b** Mit Noradrenalin ist bei diesem Patienten nur eine geringgradige Blutdruckanhebung zu erreichen; durch die zunehmende periphere Vasokonstriktion wird hingegen die Sauerstoffversorgung der Organe stark vermindert (lebensbedrohliche „Blutdruckkosmetik"). **c** Durch Senkung des pathologisch erhöhten arteriellen Drucks und Behebung der ursächlichen, generalisierten peripheren Vasokonstriktion verbessert sich in diesem Falle die offensichtlich anfangs reduzierte Sauerstoffversorgung des Gewebes

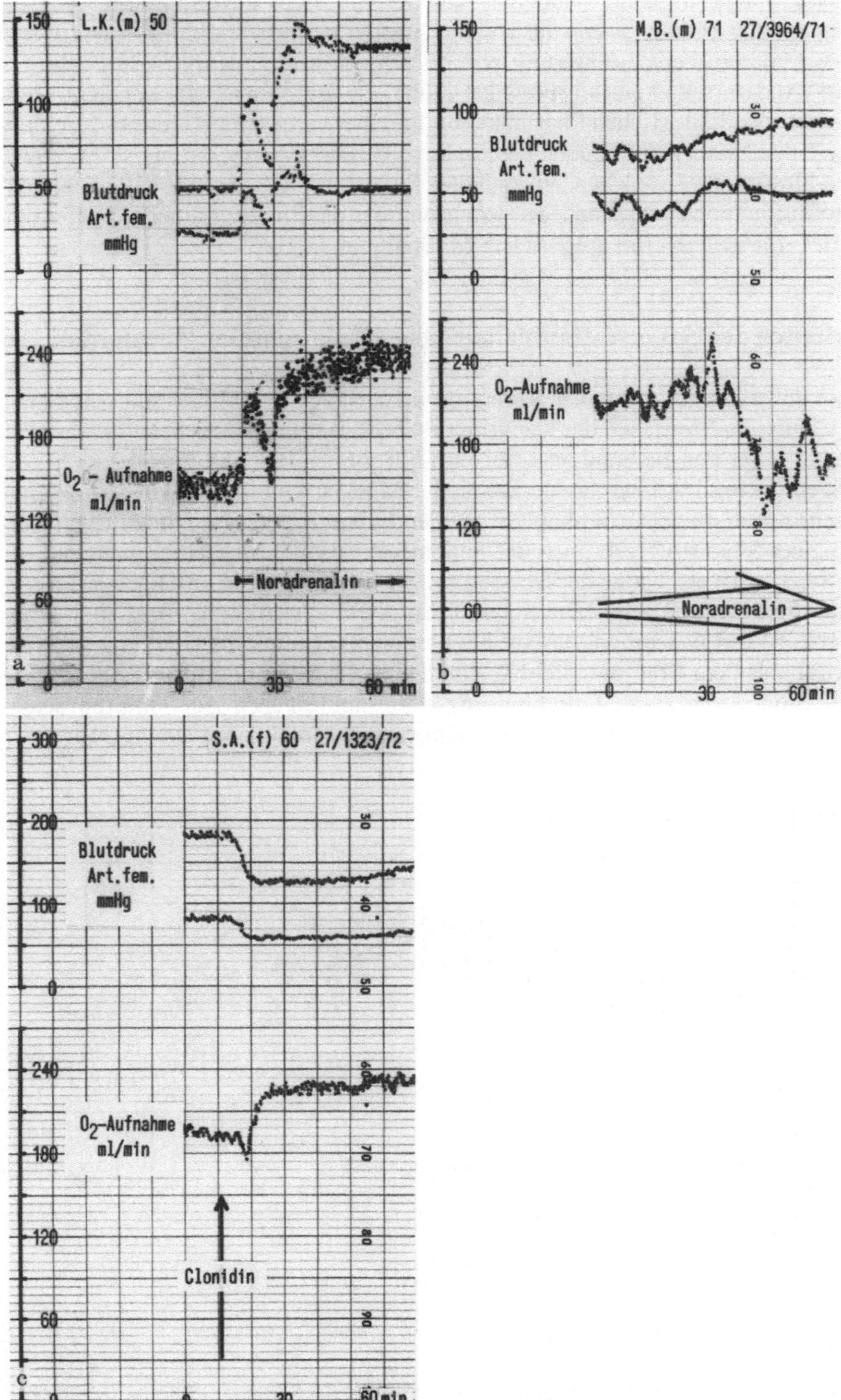

L.K.(m) 50
Blutdruck
Art.fem.
mmHg
O2 - Aufnahme
ml/min
Noradrenalin
a
60 min
M.B.(m) 71 27/3964/71
Blutdruck
Art.fem.
mmHg
O2-Aufnahme
ml/min
Noradrenalin
b
60 min
S.A.(f) 60 27/1323/72
Blutdruck
Art.fem.
mmHg
O2-Aufnahme
ml/min
Clonidin
c
60 min

Fall kann sogar mit dem wieder ansteigenden Blutdruck die totale Sauerstoffaufnahme weiter abfallen, wenn die Verstärkung der peripheren Vasokonstriktion zu einer weiteren Verschlechterung der ohnehin gestörten Kapillardurchblutung führt. Andererseits kann in speziellen Fällen die Durchbrechung der Zentralisation mit vasodilatorischen Pharmaka infolge einer verbesserten Gewebsdurchblutung einen Anstieg der Sauerstoffaufnahme bewirken, trotz Absinken des arteriellen Blutdrucks. In solchen bedrohlichen Situationen gibt das Verhalten der Sauerstoffaufnahme eine schnelle Information über die Effektivität bzw. Ineffektivität der eingeleiteten therapeutischen Maßnahmen (Abb. 9).

Verhalten der Sauerstoffaufnahme bei extrakorporaler Zirkulation

Trotz vollständiger arterieller Sauerstoffaufsättigung des Blutes und trotz eines frei wählbaren Flows und der Kenntnis des Perfusionsdruckes geben alle diese Parameter unter den Bedingungen der extrakorporalen Zirkulationen keine zuverlässige Information über das Verhalten der Mikrozirkulation und den kapillären Gasaustausch. In der Frühphase der totalen Bypasszirkulation fällt nahezu regelmäßig der Sauerstoffverbrauch der Patienten kritisch infolge einer unzureichenden Sauerstoffversorgung der Gewebe ab, wie die gleichzeitig ansteigende Serumlaktatkonzentration zeigt. Die in dieser Situation extrem hohe gemischt-venöse Sauerstoffsättigung spricht für eine hochgradige Verminderung der Sauerstoffextraktion aus dem Blut, die offenbar durch eine Distributionsstörung der Mikrozirkulation (bevorzugte Durchblutung von funktionellen oder anatomischen a. v.-Shunts) verursacht wird. Trotz Temperaturkorrektur mit einem Q10 = 2,77

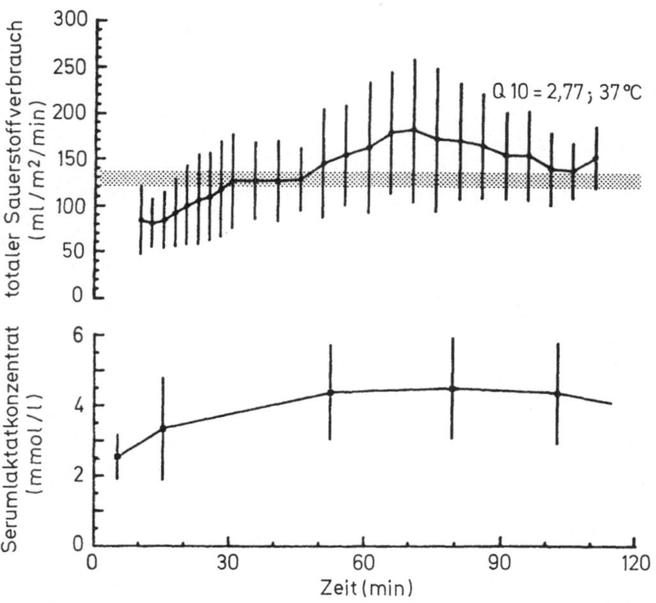

Abb. 10. Verhalten des totalen Sauerstoffverbrauchs und der Serumlaktatkonzentration bei 12 koronarchirurgischen Patienten während extrakorporaler Zirkulation. Die aktuell gemessenen Werte des Sauerstoffverbrauchs wurden nach der RGT-Regel mit einem Q10 = 2,77 auf eine Körperkerntemperatur von 37 °C umgerechnet

auf 37 °C (für die kontrollierte Hypothermie) sinkt in der Frühphase der Sauerstoffverbrauch unter den Streubereich der für diese Patientengruppe zu erwartenden Grundumsatzwerte. Mit dem im späteren Verlauf wieder ansteigenden Sauerstoffverbrauch bildet sich dann auch wieder die Laktazidose zurück (Abb. 10). Durch kontinuierliches Monitoring des totalen Sauerstoffverbrauchs ist unter Berücksichtigung der Körpertemperatur eine kontinuierliche Kontrolle der Effizienz der Mikrozirkulation während der extrakorporalen Zirkulation möglich.

Nichtschockbedingte Einflüsse auf die Sauerstoffaufnahme

Wie bereits anfangs erwähnt, müssen nicht zirkulatorisch bedingte Veränderungen der Sauerstoffaufnahme von den zirkulatorisch verursachten abgegrenzt werden, um aus dem Verhalten der Sauerstoffaufnahme die Effizienz der Mikrozirkulation beurteilen zu können.

Änderungen des Sauerstoffverbrauchs durch Muskelaktivität, durch Wechsel zwischen Schlaf- und Wachrhythmus oder infolge von Medikamentenwirkungen sind in der Regel leicht in ihrer Kausalbeziehung zu erkennen. Durch solche Einflüsse wird auch nie ein Abfall der Sauerstoffaufnahme verursacht, wie er im Ausmaß bei Schockzuständen zu beobachten ist. Durch den Wechsel von Wach- zum Schlafzustand kommt es in der Regel bei Infarktpatienten zu einer Senkung des Sauerstoffverbrauchs um 10–15% (Abb. 11). Die bei Nichtschockpatienten im Schlaf gemessene Sauerstoffaufnahme liegt dabei immer höher als die Sauerstoffaufnahme von Schockpatienten, die Werte unter 100 ml $O_2/m^2/min$ aufweisen. Auch Schmerzreaktionen führen zu einer deutlichen, in ihrer Kausalbeziehung

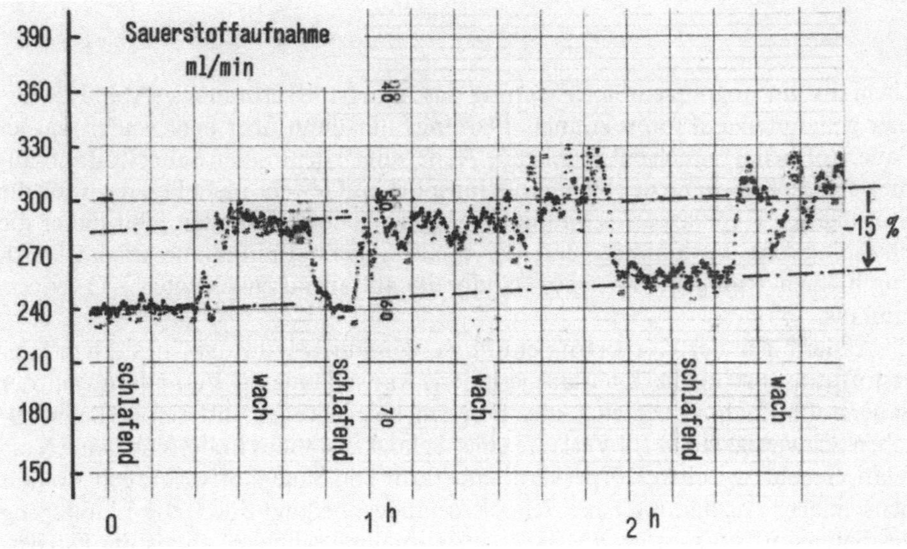

Abb. 11. Verhalten der Sauerstoffaufnahme eines Infarktpatienten im Wechsel zwischen Schlaf- und Wachzustand. Die insgesamt ansteigende Tendenz der Sauerstoffaufnahme ist deutlich zu erkennen

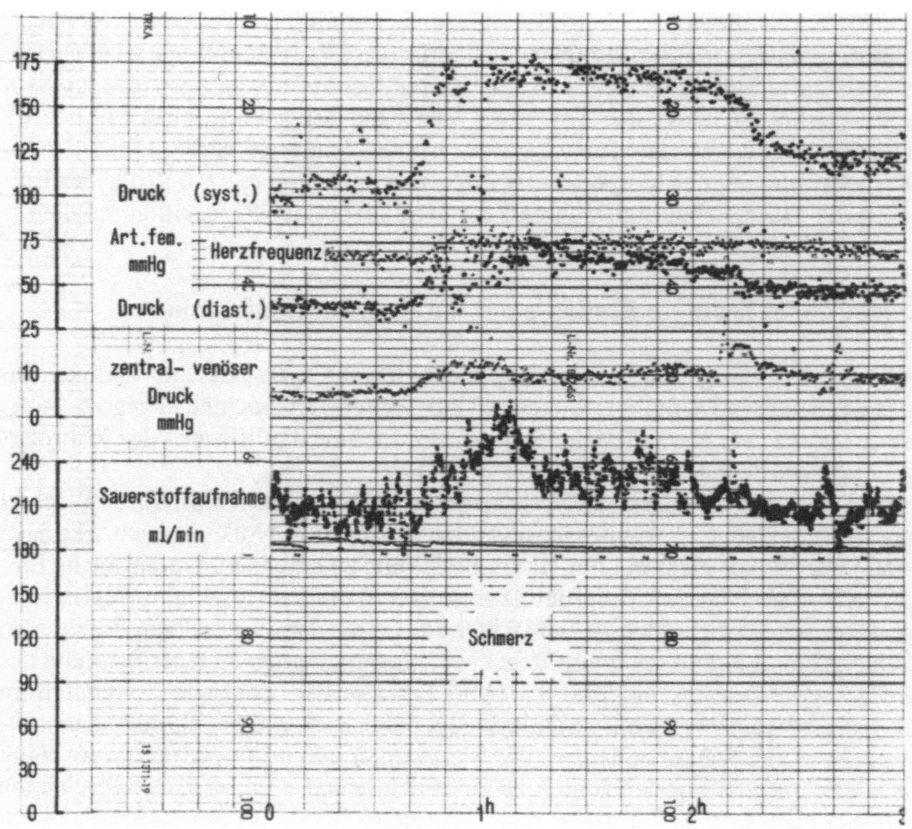

Abb. 12. Anstieg des Blutdruckes und der Sauerstoffaufnahme als Reaktion auf Schmerz bei einem Angina-pectoris-Anfall

ebenfalls gut abgrenzbaren Steigerung des Sauerstoffverbrauchs (Abb. 12). Die hier genannten Faktoren können allerdings nur dann über eine Änderung des Sauerstoffbedarfs auch entsprechende Änderungen der totalen Sauerstoffaufnahme verursachen, wenn der Sauerstofftransport ins Gewebe nicht bereits durch die Störung der Kapillarperfusion limitiert ist. In Schockzuständen fehlt daher die physiologische Variabilität, und die totale Sauerstoffaufnahme zeichnet sich durch einen „ruhigen", in seiner Bandbreite auffallend eingeengten Kurvenverlauf aus.

Änderungen der Körpertemperatur werden nur bei uneingeschränktem Sauerstofftransport in die Kreislaufperipherie von adäquaten Veränderungen der Sauerstoffaufnahme begleitet und bereiten keine großen differentialdiagnostischen Schwierigkeiten. Im Verlaufe eines Schockzustandes findet sich keine Korrelation mehr zwischen Körperkerntemperatur und Sauerstoffverbrauch. So fällt bei schneller Ausbildung eines Schockzustandes, bedingt durch die Limitierung des Sauerstofftransportes, die Sauerstoffaufnahme schneller ab als die Körpertemperatur durch den verminderten aeroben Stoffwechsel absinken kann. Eine besonders auffallende Diskrepanz findet sich bei hoher Ausgangstemperatur (septischer Schock). Ein umgekehrtes Verhalten ist in der Rückbildungsphase von Schockzuständen zu beobachten, in denen es zu einer schnellen Normalisierung der Sauerstoffaufnahme kommen kann, während die Normalisierung der Kerntemperatur erst mit erheblicher Verzögerung erfolgt. Eine paradoxe Situation ergibt sich dann, wenn in dieser Phase größere Volumina von nicht aufgewärmten Infusionslösungen verabreicht werden: Trotz ansteigender Sauerstoffaufnahme fällt die Kerntemperatur dann zunächst noch ab. Eine Korrektur der Sauerstoffaufnahme über die Körperkerntemperatur ist für Schocksituationen sinnlos. Die im Schock abfallende Kerntemperatur ist die Folge des verminderten oxydativen Stoffwechsels und nicht umgekehrt.

Zusammenfassung

Unter definierten Bedingungen erlaubt das Verhalten der totalen Sauerstoffaufnahme des Organismus eine Beurteilung der Effizienz der Mikrozirkulation in Bezug auf den peripheren Gasaustausch. Das kontinuierliche Monitoring dieses Parameters eignet sich besonders gut zur Überwachung kreislaufgefährdeter Patienten, zur Beurteilung einer Schocksituation und zur Therapiekontrolle im Schock. Die größte Aussagekraft kommt hierbei den Richtungsänderungen im Kurvenverlauf der Sauerstoffaufnahme zu und weniger ihrem absoluten Meßwert.

Literatur

1. Crowell JW, Smith EE (1964) Oxygen deficit and irreversible hemorrhagic shock. Am J Physiol 206:313–316
2. Neuhof H (1981) Monitoring of total oxygen consumption for control of patients during extracorporeal circulation. In: Monitoring of vital parameters during extracorporeal circulation. Karger, Basel, pp 266–270
3. Neuhof H, Wolf H (1975) Oxygen uptake during hemodilution. Bibl Haematol 41:66–75
4. Neuhof H, Wolf H (1976) Die Sauerstoffaufnahme des Organismus in Abhängigkeit von der Kreislauffunktion. In: Zindler M, Purschke R (Hrsg) Neue kontinuierliche Methoden zur Überwachung der Herz-Kreislauf-Funktion. Thieme, Stuttgart, S 52–69
5. Neuhof H, Hey D, Glaser E, Wolf H, Lasch HG (1973) Schocküberwachung durch kontinuierliche Registrierung der Sauerstoffaufnahme und anderer Parameter. Dtsch Med Wochenschr 98:1227–1234

Zusammenfassung der Diskussion zu Teil 3

Frage: Es gibt Arbeiten, nach denen der aus den systolischen Zeitintervallen PEP und LVET gebildete Quotient mit der Auswurffraktion des linken Ventrikels korreliert. Es ist sogar eine Formel angegeben worden, nach der sich die Auswurffraktion aus PEP/LVET berechnen läßt. Ist eine solche Umrechnung sinnvoll?

Antwort: Die publizierten Daten bestätigen tatsächlich die enge Beziehung zwischen PEP/LVET und der Auswurffraktion. Vor einer direkten formelmäßigen Umrechnung muß allerdings gewarnt werden, weil es prinzipiell nicht möglich ist, aus Zeitgrößen wie PEP und LVET eine Volumengröße wie die Auswurffraktion zu berechnen. Das würde die systolischen Zeitintervalle überinterpretieren und damit dieses nichtinvasive Verfahren in Mißkredit bringen.

Frage: Wann ist der Swan-Ganz-Pulmonaliskatheter eine nützliche, wann eine notwenige Methode? Gibt es Situationen, in denen er unbedingt eingesetzt werden muß? Diese Frage ist auch unter juristischem Aspekt zu sehen.

Antwort: Zahlreiche Autoren haben Listen mit Indikationen für einen Swan-Ganz-Katheter aufgeführt. In allen diesen Fällen ist der Pulmonaliskatheter als nützliche Methode anzusehen, die es erlaubt, den pulmonalkapillären Verschlußdruck als Maß des linksventrikulären Füllungsdrucks, das Herzzeitvolumen und den pulmonalen Widerstand zu bestimmen. Wann er unbedingt notwendig ist, kann nur im Einzelfall entschieden werden; es gibt hierfür keine festen und von allen anerkannte Regeln. Selbst in Situationen, in denen der Pulmonaliskatheter sich als fast unumgänglich erweist, wie etwa beim Low-output-Syndrom in der Postbypassphase, gibt es erwägenswerte Alternativen. So kann beispielsweise der Chirurg intraoperativ einen Linksvorhofkatheter einsetzen, mit dem sich der linksventrikuläre Füllungsdruck genauer bestimmen läßt als mit dem Swan-Ganz-Katheter. Darüber hinaus ist zu bedenken, daß es sich um ein invasives Verfahren handelt, das nur dann mehr Information und damit Nutzen für den Patienten bringt als potentielle Gefahren, wenn es von einem Untersucher angewendet wird, der in der Technik des Katheterlegens, des Messens und der Interpretation der erhaltenen Werte hinreichend erfahren ist. Es ist also nicht gerechtfertigt, die Indikation schematisch aus bestimmten Diagnosen oder Operationsverfahren abzuleiten, ohne den Einzelfall zu berücksichtigen.

Frage: Durch die Entwicklung von oszillometrisch messenden Automaten ist die Bestimmung des arteriellen Blutdrucks mittels Manschettenverfahren wesentlich bereichert worden. Die größten Probleme bei der Anwendung solcher Geräte treten bei der Messung des diastolischen Drucks und bei sehr kleinen Kindern (Neugeborenen und Säuglingen) auf. Wo sind in diesen Fällen die Grenzen dieser Methode anzusetzen?

Antwort: Obwohl das oszillatorische Kriterium für den diastolischen Druck nicht genau definiert ist, messen die bislang geprüften Blutdruckautomaten den diastolischen Druck erstaunlich genau. Die Abweichungen vom „wahren" Wert sind klinisch i. allg. ohne Bedeutung, weil der diastolische Druck für die Diagnostik und für die Überwachung des Patienten in der perioperativen Phase nicht so wichtig ist wie der systolische und der mittlere Druck.

Über die Grenzen der Verwertbarkeit und Interpretierbarkeit oszillometrisch bestimmter Druckwerte bei sehr kleinen Kindern mit einem Körpergewicht von 5 kg und weniger gibt es bisher noch keine zuverlässigen Angaben. Vergleiche mit direkten arteriellen Druckwerten liegen nur vereinzelt vor. Es ist wichtig, Geräte zu verwenden, die für diesen Zweck ausgelegt sind, also v. a. nicht zu hohe Manschettendrücke erzeugen und kurze Meßphasen haben, um Schädigungen des Gewebes durch direkten Druck oder durch Ischämie zu verhüten.

Frage: Liefert die nichtinvasive Blutdruckmessung mit der Servoplethysmomanometrie am Finger auch bei pathologischen Kreislaufzuständen noch zuverlässige Werte? Hier ist an alle Zustände, die mit einer Kreislaufzentralisation einhergehen, zu denken.

Antwort: Nach den bisherigen Erfahrungen vergehen bei kälteinduzierter peripherer Vasokonstriktion mindestens 10 min, bis man ein verläßliches Meßsignal erhalten kann. Man muß deshalb annehmen, daß auch bei schockbedingter Zentralisation die Messung ungenau wird oder nicht möglich ist. Es müssen jedoch zunächst noch Erfahrungen bei solchen Zuständen gesammelt werden.

Frage: Herr Pohl hat beschrieben, daß im Verlaufe der Blutdruckmessung mit der Fingermanschette Gefäßspasmen beobachtet werden. Dauern diese Spasmen so lange, daß der Finger hierdurch ischämisch geschädigt werden kann?

Antwort: Die durch die Messung induzierten Gefäßspasmen dauern immer nur eine gewisse Zeit und treten praktisch nie an allen Fingern gleichzeitig auf. Eine bleibende Schädigung von Fingern ist bislang noch nicht beobachtet worden, kann momentan aber auch nicht mit Sicherheit ausgeschlossen werden. Das ist vor allem bei Patienten mit peripheren Durchblutungsstörungen zu beachten.

Teil 4

Niere, Wasser-, Elektrolyt- und Säure-Basen-Haushalt

Beurteilung der Nierenfunktion und Bestimmung des Hydratationszustandes in der perioperativen Phase

U. Finsterer, A. Butz

Bei der Beurteilung der Nierenfunktion unter klinischen Gesichtspunkten sind die 2 wichtigsten Teilaspekte die glomeruläre Filtration einerseits und die tubuläre Rückresorption von Natrium und Wasser andererseits. Mit den üblichen Labormethoden schließt man gemeinhin mit einer erheblichen zeitlichen Latenz anhand der Plasmaspiegel von Kreatinin und Harnstoff auf das Glomerulumfiltrat, während sich die tubuläre Rückresorption nur vage im Harnzeitvolumen zu erkennen gibt, wenn man dies als Anteil des glomerulär filtrierten Wassers interpretiert, der tubulär nicht rückresorbiert wurde. Unter Hydrationszustand sollte man wohl das Volumen des Körperwassers im Verhältnis zu den in ihm gelösten osmotischen Substanzen verstehen. Gemeinhin muß die Quantifizierung des Körperwassers in der Klinik anhand so diffuser Phänomene wie Hautturgor und Feuchtigkeit der Zunge erfolgen, und drastische Änderungen des Wasserbestandes können evtl. am Körpergewicht oder am Rechtsvorhofdruck abgelesen werden. Änderungen der Tonizität des Körperwassers geben sich dagegen relativ präzise anhand des Plasmanatriumspiegels zu erkennen.

Wir führen seit etwa 5 Jahren auf unserer Intensivpflegestation ein relativ einfaches Monitoring von Wasser-Elektrolyt-Haushalt und Nierenfunktion durch, bei dem mit Hilfe eines Osmometers, eines Flammenphotometers und eines Autoanalyzers aus Sammelurin Osmolarität, Natrium, Kalium sowie Kreatinin, Harnstoff und Glukose im Plasma und im Urin bestimmt werden. Daraus wird mittels eines kleinen Computerprogramms der tägliche sog. Urinreport erstellt (Finsterer et al. 1984). Tabelle 1 zeigt das Beispiel eines jungen Mannes am 7. Tag nach schwerem Kombinationstrauma. Ungewöhnlich hoch sind die Werte für die osmolare Exkretion (Ex-Osmol), die Urinosmolarität (U osmol), die osmolare Clearance (C osmol), die Rücknahme von osmotisch freiem Wasser (TcH_2O), die Kreatininclearance (C Kreat) und die renale Harnstoffexkretion (Ex-Urea). Außerdem besteht eine beträchtliche Glukosurie.

Während wir diese routinemäßige differenzierte Beurteilung der Nierenfunktion bei unseren Intensivpflegepatienten nicht mehr missen möchten, haben wir erst kürzlich probeweise mit einem ähnlichen Monitoring in der perioperativen Phase begonnen, so daß unsere Erfahrungen hier noch eher gering sind. Neben den eingangs genannten Parametern stehen uns somit zur Quantifizierung der glomerulären Filtration Kreatinin- und Harnstoffclearance und zur Beurteilung der tubulären Funktion u. a. die Urinosmolarität, die Rücknahme von osmotisch freiem Wasser (TcH_2O) sowie die fraktionelle Exkretion von Wasser und Natrium zur Verfügung. Praktikable Methoden zur Bestimmung von Körperwasser und Extrazellulärvolumen sind uns leider immer noch nicht zugänglich. Um nun wenigstens ein Kompartiment des Körperwassers zu erfassen, haben wir in unseren perioperativen Studien die Bestimmung des Plasmavolumens mit Evans-Blue miteinbezogen. Daraus kann durch Verrechnung mit dem Hämatokrit das Blutvolumen und das Erythrozytenvolumen und durch Einbeziehung der Plasmapro-

Tabelle 1. Computerbogen mit Urinreport

Forschungslabor H2/I2B	*Urin-Report*	Messung 7 8.2.82
xx, m, 21 J, 180 cm, 70 kg		TKW 43,3 l, Oberfl. 1,89 m^2
Sammelperiode: 6.00 h bis 6.00 h = 1 440 min		
Urinvolumen 3 480 ml = 2,42 ml/min		
U osmol	907 mosm/kg	
P osmol	300 mosm/kg	theoret. 287,1 mosm/kg Delta 12,9 mosm/kg
U/P osmol	3,04	
C osmol	7,36 ml/min	
TcH_2O	4,94 ml/min	Ex-Osmol 3 156,4 mosm/24 h = 100%
U Kreat	66 mg%	
P Kreat	0,8 mg%	
U/PKreat	77,6	
C Kreat	187,6 ml/min	= 115,1% Soll (163,0 ml/min)
Ex-Kreat	2,30 g/24 h	= 123,61% Soll (1,86 g/24 h)
U Urea	2 610 mg%	
P Urea	64,0 mg%	Delta P Urea + 14,0 mg%
U/PUrea	45,8	
C Urea	110,7 ml/min	= 59,0% C Kreat
Ex-Urea	90,83 g/24 h	= 42,39 g H-N (Urin) 1 514,1 mosm/24 h = 48,0%
H-N Defizit/24 h		47,22 g H-N (gesamt)
U Na	34,3 mmol/l	
P Na	134,5 mmol/l	
Ex-Na	119,36 mmol/24 h	220,8 mosm/24 h = 7,0%
Frakt. Na-Exkretion	0,33%	
U K	62,8 mmol/l	
P K	4,96 mmol/l	
Ex-K	218,54 mmol/24 h	404,3 mosm/24 h = 12,8%
U Gluc	3 530	
P Gluc	331 mg%	
Ex Gluc	122,84 g/24 h	683,0 mosm/24 h = 21,6%
KOD 0,0 mm Hg	Ex-osmol Rest	334,1 mosm/24 h = 10,6%

teinkonzentration die intravasale Proteinmenge bestimmt werden. Zur Frage der Tonizität des Körperwassers sei hier schon angemerkt, daß in der perioperativen Phase die zusätzliche Bestimmung der Plasmaosmolarität gegenüber dem Plasmanatriumspiegel keine nennenswerte zusätzliche Information bringt, da im Gegensatz zur Intensivmedizin Zustände mit deutlichen Diskrepanzen zwischen Plasmanatrium und Plasmaosmolarität, wie Hyperlipidämie, Hyperproteinämie, extreme Hyperglykämie oder Anhäufung von Mannit oder Äthanol im Extrazellulärraum große Raritäten sind (Gennari 1984).

Die osmolare Clearance als Produkt von U/P osmol und Harnzeitvolumen ist eine sehr abstrakte Größe und dient uns lediglich als Hilfsgröße zur Bestimmung der "free water clearance" (CH_2O) im Falle einer Wasserdiurese bzw. der „Rücknahme von osmotisch freiem Wasser" (TcH_2O) im Falle der Antidiurese (Übersicht S. 249). Terminologie und pathophysiologische Zusammenhänge sind relativ kompliziert, und da nach unserer Meinung CH_2O bzw. TcH_2O zur Beurtei-

Parameter der Osmolarität

Urinosmolarität: U osmol (50–1 200 mosm/l)
Plasmaosmolarität: P osmol (280–295 mosm/l)

Osmolare Clearance

$$C\,\text{osmol} = \frac{U\,\text{osmol}}{P\,\text{osmol}} \cdot UV(\text{ml/min})$$

Osmolare Exkretion:

$$\text{Osmol Ex} = U\,\text{osmol} \cdot UV(1\,000\,\text{mosm/24 h})$$

„Free-water-clearance":

$$CH_2O = UV - C\,\text{osmol}\,(\text{ml/min})$$

„Rücknahme von osmotisch freiem Wasser"

$$TcH_2O = C\,\text{osmol} - UV\,(\text{ml/min})$$

$$UV = \frac{\text{Osmol-Ex}}{U\,\text{osmol}}$$

Bauchaortenaneurysma präoperativ (n = 17)

$$1{,}1\,\text{l/24 h} \sim \frac{500\,\text{mosm/24 h}}{400\,\text{mosm/l}}$$

Pat. Nr. 16 präop.:

$$2{,}2\,\text{l/24 h} \sim \frac{400\,\text{mosm/24 h}}{220\,\text{mosm/l}}$$

---

lung der Nierenfunktion in der perioperativen Phase nicht von so entscheidender Bedeutung sind, möchten wir diesen Komplex hier nicht weiter ausführen. Eine größere Bedeutung kommt unserer Meinung nach der *osmolaren Exkretion* zu, also derjenigen Menge an osmotisch aktiven Substanzen, die zwingend ausgeschieden werden müssen, um die Tonizität des Körperwassers aufrecht zu erhalten. Darunter ist unter Normalbedingungen in erster Linie Harnstoff und dann Natrium und Kalium zu verstehen, und die osmolare Exkretion einer Normalperson beträgt etwa 800–1 000 mosm/24 h (Zideman et al. 1978). Wie in der Übersicht S. 249 demonstriert, kann man sich nun das Harnzeitvolumen als Verhältnis von osmolarer Exkretion und Urinosmolarität vorstellen. Hier sind dazu zwei klinische Beispiele demonstriert. Im ersten Falle hatten 17 Patienten mit Bauchaor-

Berechnung der fraktionellen renalen Wasser- und Natriumexkretion

$$\mathrm{FE\,H_2O} = \frac{\mathrm{UV \cdot 100}}{\mathrm{C\,Kreat}} = \mathrm{UV} \cdot \frac{\mathrm{P\,Kreat}}{\mathrm{U\,Kreat \cdot UV \cdot 100}}$$

$$\mathrm{FE\,H_2O} = \mathrm{P/U\,Kreat} \cdot 100\ (\%\ \mathrm{v.\ Load})$$

$$\mathrm{FE\,Na} = \frac{\text{Ausgeschiedenes Na}}{\text{Filtriertes Na}} \cdot 100 =$$

$$= \frac{\mathrm{U\,Na \cdot UV}}{\mathrm{P\,Na \cdot C\,Kreat}} \cdot 100 = \frac{\mathrm{U\,Na \cdot UV}}{\mathrm{P\,Na} \cdot \left(\frac{\mathrm{U\,Kreat \cdot UV}}{\mathrm{P\,Kreat}}\right)} \cdot 100$$

$$\mathrm{FE\,Na} = \frac{\mathrm{U\,Na \cdot P\,Kreat}}{\mathrm{P\,Na \cdot U\,Kreat}} \cdot 100\ (\%\ \mathrm{v.\ Load})$$

---

tenaneurysma in der Nacht vor der Operation mit im Mittel 500 mosm/24 h eine niedrige osmolare Extretion und konnten diese mit einem eher niedrigen Harnzeitvolumen von etwa 1,1 l/24 h und einer gleichzeitig eher niedrigen Urinosmolarität von 400 mosm/l ausscheiden. Im 2. Fall befand sich ein Patient aus diesem Kollektiv, der offenbar einen gewissen Wasserüberschuß hatte, bei niedriger osmolarer Exkretion in der Nacht vor der Operation sogar in Wasserdiurese, d.h., die Urinosmolarität lag unter der Plasmaosmolarität.

Das Verhältnis U/P-Kreatinin wird gern zur renalen Funktionsanalyse herangezogen. Es zeigt an, wie stark das Filtrat während der Tubuluspassage in seinem Volumen eingeengt wird. Ebenso kann der Kehrwert P/U-Kreatinin gebildet werden, der der fraktionellen Wasserexkretion (FE H_2O) in Prozent vom filtrierten Load entspricht. So bedeutet z.B. ein U/P-Kreatinin von 200, daß nur 0,5% des glomerulär filtrierten Wassers nicht tubulär rückresorbiert und als Endharn ausgeschieden werden, und dies spricht für eine hervorragende Tubulusfunktion (Übersicht S. 250). FE H_2O hat, ebenso wie die fraktionelle Natriumexkretion (FE Na), deren Berechnung ebenfalls in der Übersicht dargestellt ist, den enormen Vorteil, daß seine Bestimmung aus einer aktuellen Stichprobe des Urins möglich ist, und keinen Sammelurin erfordert (Espinel 1976).

Die Kreatininclearance als Maß für das Glomerulumfiltrat kann als Verhältnis von Kreatininexkretion (U Kreat × UV) und Plasmakreatininspiegel aufgefaßt werden (Übersicht S. 251). Im Steady state entspricht die renale Kreatininexkretion gerade eben der Kreatininproduktion aus dem Kreatinpool der Skelettmuskulatur, und der Plasmakreatininspiegel ist konstant, wenn Kreatininproduktion und Kreatininclearance einander entsprechen. Kreatininclearance und Kreatininexkretion sind, wenn auch aus völlig verschiedenen Gründen, neben der Körpermasse und dem Geschlecht in hohem Maße vom Lebensalter abhängig, was anhand der Sollwerte für einen großen kräftigen jungen Mann bzw. eine zierliche Greisin in Tabelle 2 demonstriert wird. Die Sollwerte für die Kreatininclearance haben wir einer Arbeit von Rowe et al. (1976) entnommen, wobei die von uns angewendete Methode der Bestimmung von "true creatinine" im Plasma be-

Kreatininclearance und Kreatininexkretion

$$\text{C Kreat} = \frac{\text{U Kreat} \cdot \text{UV}}{\text{P Kreat}} \text{(ml/min)}$$

Steady state

$$\text{U Kreat} \cdot \text{UV} = \text{Kreat-Produktion}$$

$$\text{P Kreat} = \frac{\text{Kreat-Produktion}}{\text{C Kreat}}$$

Sollwert C Kreat

$$= 1{,}25 \cdot [133 - (0{,}64 \cdot \text{Alter})]\ [\text{ml/min} \cdot 1{,}73\,\text{m}^2]\ \text{(Rowe et al. 1976)}$$

Sollwert-Kreatinexkretion

$$= 0{,}0143 \cdot \text{Größe (cm)} + 0{,}00975 \cdot \text{Gewicht (kg)}$$

$$- 0{,}00734 \cdot [\text{Alter (Jahre)} - 20] - 1{,}391\ [\text{mg/24 h}]\ \text{(Turner u. Cohn 1975)}$$

(weibliche Personen: jeweils 93%)

---

rücksichtigt wurde. Die Sollwerte für die Kreatininexkretion entnahmen wir einer Arbeit von Turner u. Cohn (1975).

Ebenso wie in der Intensivmedizin ist häufig auch in der perioperativen Phase bei Oligurie und/oder Azotämie die Differenzierung von prärenaler Filtratdrosselung gegenüber dem oligurischen akuten Nierenversagen im Sinne der sog. akuten tubulären Nekrose von größtem Interesse (Tabelle 3). Dabei stehen uns nunmehr alle angegebenen Parameter zur Verfügung, von denen die Urinosmolarität, U/P-Kreatinin, TcH_2O und FE Na die wichtigsten sind (Miller et al. 1978).

Auf methodische Details bei der Bestimmung des Plasmavolumens mit Evans-Blue muß hier aus Zeitgründen verzichtet werden. Auch hierzu verwenden wir ein kleines Computerprogramm. Kurz gesagt, wird die Extinktion des Plasmas unmittelbar vor bzw. 10 min nach Injektion einer exakt abgewogenen Menge des Farbstoffes am Spektralphotometer bei 620 und 740 nm gemessen (Linderkamp et al. 1977), und unter Hinzuziehung von unkorrigiertem Hämatokrit und Plasmaproteinkonzentration steht uns ca. 45 min nach Injektion des Farbstoffes eine komplette Charakterisierung der Blutvolumensituation zur Verfügung. Wir ver-

Tabelle 2. Sollwerte für C Kreat und Kreat-Ex

Sollwerte	M, 20 Jahre 185 cm, 80 kg	W, 85 Jahre 160 cm, 50 kg
C Kreat (ml/min)	176,3	79,3
Kreat-Ex (g/24 h)	2,03	0,84

Tabelle 3. Differentialdiagnose von prärenaler Azotämie und oligurischem akutem Nierenversagen

	Prärenale Azotämie	Oligurisches ANV
U osmol (mosm/l)	>500	<350
U/P Kreat	> 40	< 20
U/P Urea	> 10	< 3
U/P osmol	> 1,3	< 1,1
TcH_2O (ml/min)	> 0,25	< 0,25
UNa (mmol/l)	< 20	> 40
FE Na	< 1,0	> 1,0

wenden derzeit noch Sollwerte für das Plasma-, Blut- und Erythrozytenvolumen entsprechend einer Arbeit von Hurley (1975). Auf die Problematik der Sollwerte werden wir noch zurückkommen.

Wir wollen nun einige klinische Beispiele mit Befunden demonstrieren, wie wir sie mittels der eben skizzierten Methodik in der perioperativen Phase gewonnen haben. Im ersten Beispiel (s. Übersicht S. 253) handelt es sich um einen jungen und im übrigen organgesunden Mann mit Magenkarzinom, der sich einer totalen Gastrektomie mit Splenektomie unterziehen mußte. Bei einer Narkosezeit von 4,5 h wurde der Blutverlust auf 1 200 ml geschätzt, und bei einem präoperativen Hämatokrit von 48 Vol.-% war weder intraoperativ noch unmittelbar postoperativ eine Bluttransfusion erforderlich. Während Narkose und Operation erhielt der Patient 1 500 ml 5%ige Humanalbuminlösung, 3 000 ml Vollelektrolytlösung, 50 mmol Natriumbikarbonat und 40 mmol Kaliumchlorid. Die erste Beobachtungsperiode umfaßte die Nacht vor der Operation, die zweite die 4,5 stündige Narkose- und Operationszeit und die dritte die ersten 2,5 h nach der Operation auf der chirurgischen Wachstation mit fortlaufender thorakaler Periduralanästhesie und ohne nennenswerte weitere Volumentherapie. In der präoperativen Nacht (Tabelle 4, Phase 1) befand sich der Patient bei niedriger osmolarer Exkretion von 500 mosm/24 h in Antidiurese, kenntlich an der Urinosmolarität von 560 mosm/l und dem FE H_2O von 0,7% vom Load und in Antinatriurese, kenntlich an dem FE Na von 0,34%, was hochgerechnet einer Natriumexkretion von 60 mmol/ 24 h entspricht. Die Kreatininclearance war auf 62% vom Soll gedrosselt, gleichzeitig lag die Kreatininexkretion jedoch im Bereich des Sollwertes. Unter Narkose und Operation (Phase 2) bestand, wohlgemerkt sozusagen als Mittelwert über die gesamte Beobachtungszeit, eine Drosselung der Kreatininclearance auf 58% und der Kreatininexkretion auf 79% vom Soll. Bei einer Urinosmolarität von 310 mosm/l bestand praktisch Isosthenurie, die mit dem Zustand der Diurese (FE H_2O: 3,6%) und der Natriurese (FE Na: 1,8%, entsprechend 300 mmol/ 24 h) verknüpft war. Auch die Kaliurese war beträchtlich. Zusammenfassend läßt sich dies sozusagen als Osmodiurese mit Natrium und Kalium bei leicht gedrosseltem Filtrat interpretieren. Unmittelbar postoperativ (Phase 3) hatten sich Kreatininclearance und Kreatininexkretion normalisiert, und der Urin wurde bereits wieder auf 550 mosm/l konzentriert, Zeichen eines relativen Wassermangels einerseits und einer intakten Sammelrohrfunktion andererseits. Gleichzeitig war der Zustand der Osmodiurese mit Natrium und Kalium gegenüber der intraoperativen Phase noch deutlich ausgeprägter, wobei die osmolare Exkretion tempo-

Klinisches Beispiel eines Patienten mit totaler Gastrektomie

Patient M.C., 42 J., männlich, 166 cm, 78 kg

Magenkarzinom, totale Gastrektomie und Splenektomie

PDA+ITN, Narkosezeit 279 min,
Operationszeit 215 min,
Geschätzter Blutverlust 1200 ml

Infusionen;

1500 ml HA 5%
3000 ml Vollelektrolytlösung
50 mmol $NaHCO_3$
40 mmol KCl

Beobachtung:

- 12 h präoperativ (1)
- 4,5 h unter Narkose (2)
- 2,5 h postoperativ (3)

rär etwa dem 3fachen der Norm entsprach. Das Plasmavolumen (PV) sowie das abgeleitete Blut- und Erythrozytenvolumen (BV bzw. EV) lagen vor Narkosebeginn jeweils etwa 10% über dem verwendeten Sollwert, und die intravasale Proteinmenge (IVP) betrug 213 g bzw. 2,73 g/kg. Bis zum Ende der Narkose hatte das Erythrozytenvolumen um 800 ml abgenommen, woraus sich überschlägig ein

Tabelle 4. Nierenfunktion und Blutvolumen des Patienten M.C. in Phase 1–3

	1	2	3
UV (ml/min)	0,62	3,00	3,33
U osmol (mosm/l)	561	310	551
Osmol-Ex (mosm/24 h)	501	1339	2645
TcH_2O (ml/min)	0,59	0,19	2,89
C Kreat (% v. Soll)	61,9	57,7	92,8
Kreat-Ex (% v. Soll)	96,7	78,8	108,7
FE H_2O (% v. Load)	0,70	3,62	2,50
FE Na (% v. Load)	0,34	1,77	2,79
Ex-Na (mmol/24 h)	60	299	762
Ex-K (mmol/24 h)	22	209	372
Hk (Vol%)	45,0	33,9	34,9
Prot (g/100 ml)	6,42	5,32	5,51
PV (ml)	3320	3720	3140
(%)	108	120	102
BV (ml)	6030	5630	4820
(%)	112	104	89
EV (ml)	2710	1910	1680
(%)	117	82	73
IVP (g/kg)	2,73	2,54	2,22

Klinisches Beispiel einer intraoperativen Polyurie

Patient, männlich, 19 Jahre
Frisches Polytrauma, seit 14 h im Operationssaal

Chirurgie: Osteosynthesen
HNO: Ausgedehnte Frontobasisrevision
Augen: Bulbusrekonstruktion

Seit 1 h Polyurie bei stabiler Herz-Kreislauf- und guter Lungenfunktion,
Urinsammelperiode 13 min,
UV 7,54 ml/min, U osmol 181 mosm/l,
P osmol 298 mosm/l, P Na 139,9 mmol/l,
Osmol-Ex 1965 mosm/24 h, CH_2O 2,96 ml/min,
FE H_2O 6,25%, P Kreat 1,0 mg/100 ml,
C Kreat 120,6 ml/min (71%),
Kreat-Ex 1,74 g/24 h (90%),
Na-Ex 339 mmol/24 h,
K-Ex 329 mmol/24 h,
FE Na 1,39%

DD: Diabetes insipidus centralis oder „Volumendiurese“

Blutverlust von 2000 ml berechnen läßt. Das Plasmavolumen war um 400 ml erhöht worden, so daß das Blutvolumen um 400 ml abgenommen hatte. Trotz Gabe von 75 g Albumin hatte auch die intravasale Proteinmenge um 15 g und damit geringfügig abgenommen. In der unmittelbaren postoperativen Phase war bei beträchtlicher Diurese und Natriurese keine nennenswerte Volumensubstitution erfolgt. Das Abfallen der Erythrozytenvolumen weist auf eine geringe postoperative Nachblutung in der Größenordnung von 600 ml hin, so daß das Blutvolumen gegenüber der Ausgangssituation jetzt deutlich reduziert war.

Ein anderes klinisches Beispiel zeigt eine Situation mit unklarer Polyurie intraoperativ (s. Übersicht S. 254). Ein junger Mann befand sich nach frischem Polytrauma mit Schädel-Hirn-Trauma und ausgedehnter Gesichtsschädelzertrümmerung bereits 14 h lang im Operationssaal, wobei die Chirurgen mehrere Osteosynthesen, die HNO-Kollegen eine ausgedehnte Frontobasisrevision und die Augenärzte eine Bulbusrekonstruktion durchgeführt hatten. Seit etwa einer Stunde bestand nun bei stabiler Herz-Kreislauf- und guter Lungenfunktion eine Polyurie. Der Patient hatte weder Mannit noch andere Diuretika erhalten. Die Urinsammelperiode umfaßte nur 13 min. Die Urinosmolarität lag bei 180 mosm/l, was dem Zustand einer Wasserdiurese entspricht, Plasmanatrium und Plasmaosmolarität lagen im Normbereich und die osmolare Exkretion war mit etwa 2000 mosm/24 h beträchtlich erhöht, was wiederum im wesentlichen durch eine hohe Exkretion von Natrium und Kalium verursacht war. Die Kreatininclearance betrug 70% vom Sollwert und die Kreatininexkretion war praktisch im Normbereich. Der Verlust an osmotisch freiem Wasser (CH_2O) war mit 3 ml/min beträchtlich. Differentialdiagnostisch lag der Verdacht eines traumatischen Diabetes insipidus centralis nahe. Dieser wäre dann aber so frisch gewesen, daß die Tonizität des Körperwassers noch nicht erhöht war. Alternativ mußte aufgrund der hohen osmolaren Exkretion durch Natrium und Kalium an eine „Volumen-

Beschreibung des Patientenkollektivs mit effektiver Ausschaltung eines infrarenalen Bauchaortenaneurysmas

Patienten (n = 17), 15 M, 2 W

Mediane

Größe: 176 cm, Gewicht: 79 kg,
Alter: 63 Jahre, Narkosezeit: 255 min,
Operationszeit: 160 min, Aortenabklemmzeit: 55 min

Prämedikation: 2 mg Flunitrazepam

Narkose: 15 mg Etomidate, 2 mg Fentanyl, 10 mg DHB, 0,5 Vol% Halothan, N_2O/O_2

Infusionen: 3 EK, 1000 ml HA 5%, 4500 ml Vollelektrolytlösung, 100 mmol $NaHCO_2$ (2,25 mmol Na/kg KG · h)

3 h – AWR: Beatmung ($FiO_2 = 0,5$),
1 mg Flunitrazepam, 1,5 mg Fentanyl,
2 mg/h Nitroglycerin, 750 ml HA 5%,
2000 ml Vollelektrolytlösung, 100 mmol $NaHCO_3$ (1,6 mmol Na/kg KG · h)

---

diurese" gedacht werden, die auch intraoperativ häufig als temporäre Wasserdiurese imponiert (Finsterer et al. 1981). Der operative Eingriff wurde rasch zu Ende gebracht, ein sofort durchgeführtes Kontrollcomputertomogramm des Gehirns ergab keine Befundänderung. Im weiteren klinischen Verlauf traten Wasserdiuresen nicht mehr in Erscheinung.

Eine routinemäßige Anwendung des beschriebenen Monitorings könnte am ehesten nützlich oder vielleicht sogar notwendig sein bei Patienten, die renal vorgeschädigt sind, oder bei denen durch den operativen Eingriff in überdurchschnittlichem Maße mit einer Verschlechterung der Nierenfunktion gerechnet werden muß. Als solche haben wir Patienten mit der elektiven Ausschaltung eines infrarenalen Bauchaortenaneurysmas (BAA) angesehen, und wir führen derzeit in enger Kooperation mit unseren chirurgischen Kollegen eine einschlägige Studie durch, aus der wir einige wenige vorläufige Ergebnisse mitteilen möchten (s. Übersicht S. 255). Bei einem Kollektiv von 17 Patienten betrug die mittlere Narkosezeit etwa 4 h, die mittlere Operationszeit ca. 2,5 h und die mittlere Aortenabklemmzeit 55 min. Die typische Prämedikation und Narkoseführung ist der Übersicht zu entnehmen. Die Patienten erhielten im Mittel während Narkose und Operation 3 Einheiten Erythrozyten, 1000 ml Humanalbuminlösung, 4500 ml Vollelektrolytlösung und 100 mmol Natriumbikarbonat. Dies entspricht einer mittleren Zufuhr von 2,25 mmol Natrium/kg Körpergewicht und Narkosestunde. Diese Zahl liegt um etwa 50% höher als die, mit der wir vor Jahren bei der Untersuchung von Patienten mit großen bauchchirurgischen Eingriffen gearbeitet haben (Finsterer et al. 1976). Man kann also wohl eher von einer liberalen Volumentherapie sprechen, während Diuretika, Dopamin und andere inotrope Substanzen in dieser Studie nicht zur Anwendung kamen. Während einer 3stündigen postoperativen Nachbeobachtungsphase im Aufwachraum waren die Patienten kontrolliert beatmet und erhielten ein Sedativum, ein Analgetikum und Nitrogly-

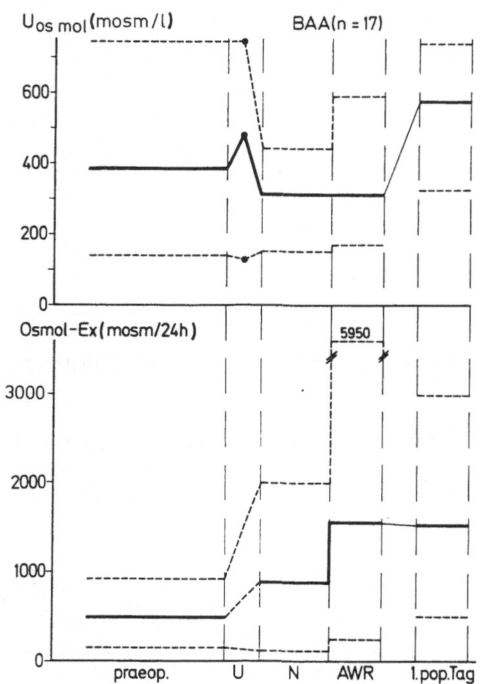

Abb. 1. Verlauf von Urinosmolarität und osmolarer Exkretion bei einem Kollektiv von 17 Patienten mit Ausschaltung eines BAA in der präoperativen Nacht (*präop.*), im Blasenurin (*U*), während Narkose und Operation (*N*), während 3 h im Aufwachraum (*AWR*) und während 12 h am 1. postoperativen Tag. Dargestellt ist der Median (–) mit zugehörigen Maxima und Minima (---)

zerin. Während dieser Zeit bestand das typische Infusionsregime aus 750 ml Albuminlösung, 2000 ml Vollelektrolytlösung und 100 mmol Natriumbikarbonat. In der Nacht vor der Operation wurde über 12 h ein Sammelurin gewonnen, vor Narkoseeinleitung bestimmten wir das erste Plasmavolumen, der Blasenurin wurde getrennt analysiert, die zweite Sammelperiode umfaßte die Zeit der Narkose und Operation. An deren Ende wurde das zweite Plasmavolumen gemessen und das dritte schließlich am Ende der 3stündigen Beobachtungszeit im Aufwachraum. Eine weitere Überwachung der Nierenfunktion und des Blutvolumens wurde über mehrere Tage von unseren chirurgischen Kollegen durchgeführt.

In Abb. 1 sind die Mediane als durchgezogene Linie mit zugehörigen Minima und Maxima als gestrichelte Linien für die Nacht vor der Operation, für Narkose und Operation, für die Zeit im Aufwachraum und für eine 12stündige Beobachtungszeit am 1. postoperativen Tag eingezeichnet. Die osmolare Exkretion war, wie bereits erwähnt, präoperativ eher niedrig, lag intraoperativ bei etwa 1000 mosm/24 h und im Aufwachraum und am nächsten Tag bei etwa 1600 mosm/24 h und damit etwa bei dem Doppelten der Norm. Dies war, wie Abb. 2 verdeutlicht, im wesentlichen durch eine hohe Exkretion von Natrium und Kalium verursacht. Die Urinosmolarität (Abb. 1) lag präoperativ im Mittel bei 400 mosm/l. Die höchsten Werte lagen um 700 mosm/l, doch sahen wir auch etliche Patienten, die sich in der präoperativen Nacht in Wasserdiurese befanden. Intra- und unmittelbar postoperativ bestand im Mittel praktisch Isosthenurie, und auch hier befanden sich einige Patienten kontinuierlich in Wasserdiurese. Am 1. postoperativen Tag ist die Tendenz zur vermehrten Harnkonzentration unverkennbar. Die mittlere Kreatininclearance (Abb. 3) schwankte prä-, intra- und postoperativ nur zwischen 70 und 80 ml/min, was etwa 2/3 vom Sollwert entspricht, und lag am 1. postoperativen Tag bei 100 ml/min, entsprechend etwa

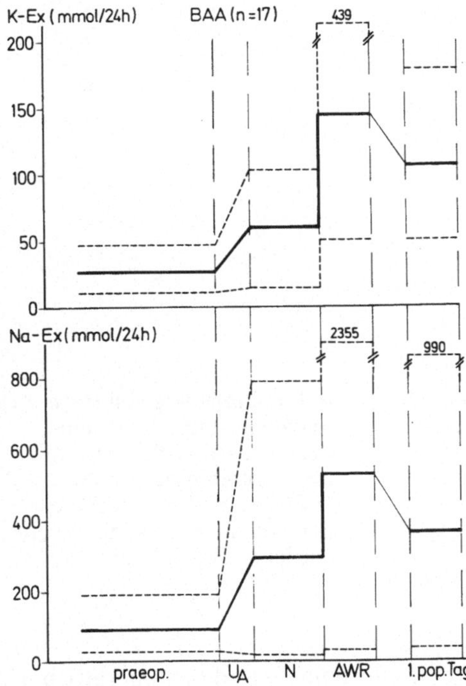

Abb. 2. Verlauf von renaler Kalium- und Natriumexkretion bei 17 Patienten mit BAA. (Symbole wie in Abb. 1)

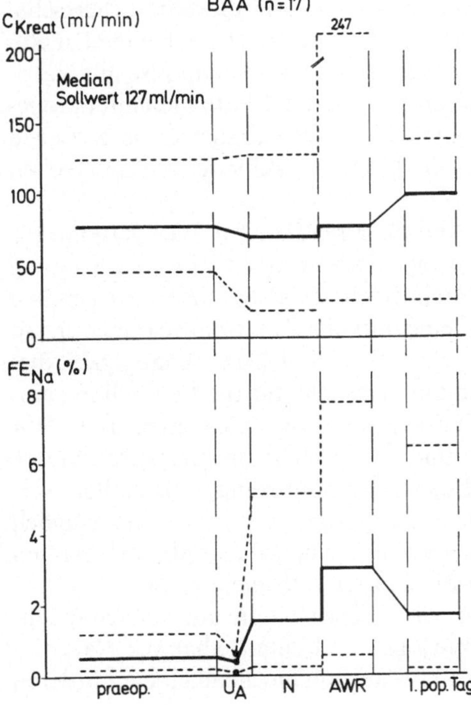

Abb. 3. Verlauf von Kreatininclearance und fraktioneller Natriumexkretion bei 17 Patienten mit BAA. (Symbole wie in Abb. 1)

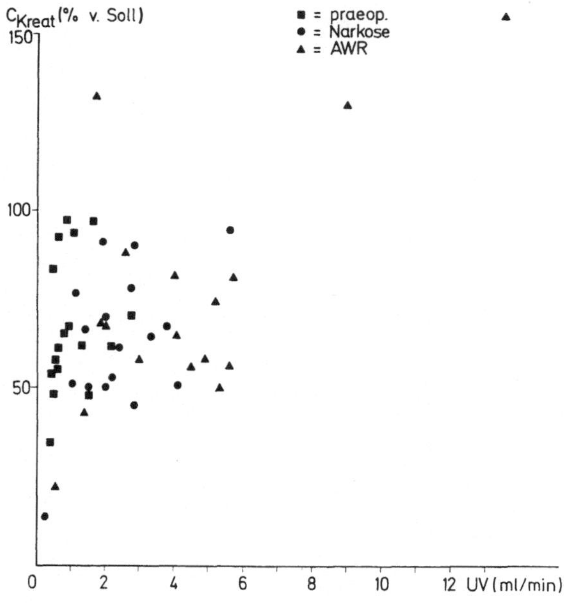

Abb. 4. Beziehung von Harnzeitvolumen und Kreatininclearance bei 17 Patienten mit BAA, getrennt für präoperative Phase, Narkose und Operation und die Beobachtungsperiode im Aufwachraum

80% vom Soll. Die niedrigsten Einzelwerte betrugen intra- und postoperativ nur 20% vom Soll. Die fraktionelle Natriumexkretion lag präoperativ immer niedrig, was im Sinne einer intakten Volumenregulation und einer guten Tubulusfunktion interpretiert werden kann. Intra- und postoperativ bestand in der Regel eine ausgeprägte Natriurese. Zusammenfassend können diese Befunde so interpretiert werden, daß bei dem untersuchten Patientenkollektiv präoperativ bei mäßiger Filtratdrosselung und niedriger osmolarer Exkretion Antidiurese vorherrschte und Antinatriurese bestand und daß intra- und früh postoperativ bei in aller Regel erstaunlich gut erhaltener Kreatininclearance eine Volumendiurese mit Natrium und Kalium erfolgte. Wir sollten noch erwähnen, daß 5 Patienten mit präoperativ im Routinelabor grenzwertig erhöhten Plasmakreatininspiegeln zwischen 1,3 und 1,6 mg/100 ml während unserer Beobachtung keinerlei Auffälligkeiten zeigten.

In Abb. 4 sind das Harnzeitvolumen und die Kreatininclearance getrennt für präoperative, intraoperative und postoperative Phase zueinander in Bezeichnung gesetzt. Während in der präoperativen Nacht (rechteckige Symbole) gelegentlich auch mit Harnzeitvolumina um 1 ml/min eine normale Kreatininclearance erzielt wurde, besteht tatsächlich intra- und postoperativ eine sichere Abhängigkeit dieser beiden Größen voneinander, wobei dieser Tatsache für die Behandlung einschlägiger Patienten nicht unbedingt klinische Relevanz zukommen muß. Wir würden es jedenfalls aufgrund dieser Befunde noch nicht wagen, einen unteren Grenzwert des Harnzeitvolumens zu definieren, der unbedingt eingehalten werden muß, wenn ein befriedigendes Filtrat erzielt werden soll. Man kann lediglich feststellen, daß in diesem Untersuchungskollektiv bei Harnzeitvolumina um 0,5 ml/min die Kreatininclearance temporär inakzeptabel niedrig war.

Wie aus Tabelle 5 hervorgeht, fanden wir in dieser Studie am wachen, nüchternen Patienten noch vor Beginn der Infusionen und unmittelbar vor Narkosebeginn ein mittleres Plasmavolumen von 50 ml/kg, entsprechend einem mittleren

Tabelle 5. Plasmavolumen, Hämatokrit und Plasmaproteinkonzentration sowie abgeleitete Größen bei 17 Patienten mit BAA im Vergleich zu Messungen an 11 Freiwilligen

	PV (ml/kg)	BV (ml/kg)	EV (ml/kg)	Hk (Vol.-%)	Protein (g/100 ml)	IVP (g/kg)
BAA (n=17)	50,4 ± 5,5	88,7 ± 8,8	38,2 ± 6,0	43,0 ± 4,4	6,42 ±0,47	3,24 ±0,42
Sollwerte n. Hurley	40,8	71,6	30,9	–	–	–
Freiwillige (n=11)	51,0 ± 4,7	91,5 ± 8,2	40,6 ± 4,2	44,3 ± 1,9	6,44 ±0,47	3,28 ±0,35
Prozent vom Sollwert (Nach Hurley 1975)						
BAA (n=17)	121,6 ± 12,0	121,5 ± 10,6	121,3 ± 17,3			
Freiwillige (n=11)	115,1 ± 8,5	117,6 ± 7,9	120,7 ± 10,0			

Erythrozytenvolumen von 38 ml/kg und einem mittleren Blutvolumen von 89 ml/kg. Die von uns bisher verwendeten Sollwerte nach Hurley betrugen für diese Patienten aber nur 41, 31 bzw. 72 ml/kg. Wir haben unlängst gesunde junge männliche Freiwillige im nüchternen Zustand untersucht und fanden dabei ähnliche Werte wie jetzt für die Patienten mit BAA, so daß wir uns genötigt sehen, in Kürze sozusagen laboreigene Sollwerte für die Evans-Blue-Methode in der von uns verwendeten Modifikation zu erstellen. Vergleicht man, wie im unteren Teil von Tabelle 5 dargestellt, die BAA-Patienten mit den gesunden Freiwilligen, so scheint aber doch die Schlußfolgerung gerechtfertigt, daß diese Patienten präoperativ keinesfalls hypovolämisch waren. Wie Abb. 5 zeigt, wurde das Plasmavolumen dieser Patienten bis zum Narkoseende um etwa 400 ml erhöht, gleichzeitig fiel das Erythrozytenvolumen um etwa den gleichen Betrag ab, so daß ein in etwa konstantes Blutvolumen resultierte. Trotz der reichlichen Albuminzufuhr war der intraoperative Abfall der Plasmaproteinkonzentration von 6,4 auf etwa 4,7 g/100 ml beachtlich, was insgesamt auch mit einer Abnahme der intravasalen Proteinmenge vergesellschaftet war. Wie aus Abb. 6 ersichtlich, bestand eine recht enge Beziehung zwischen den präoperativen Hämatokritwerten und der Höhe des präoperativen Erythrozytenvolumens. Hämatokritwerte um oder über 50 Vol.-% dürfen also bei diesen Patienten offenbar im Sinne einer Polyglobulie interpretiert werden und sind nicht etwa Ausdruck einer Hämokonzentration im Sinne einer Reduktion des Extrazellulärvolumens.

Wir möchten zum Abschluß unserer Ausführungen die Frage erörtern: Welche von den beschriebenen Meßmethoden und Parametern sind notwendig, welche sind nützlich?

Dabei sehen wir uns im Moment noch außerstande, die Frage der *absoluten Notwendigkeit* eindeutig zu beantworten, da uns noch ausreichende Erfahrungen insbesondere mit Patienten fehlen, die primär eine deutlich eingeschränkte Nierenfunktion haben, wie man sie überwiegend z. B. in der Urologie und Transplantationschirurgie findet. Stehen präoperativ Plasmakreatinin- und Plasmaharnstoffspiegel und bei großen Eingriffen intraoperativ das Harnzeitvolumen zur Verfügung, so scheinen uns im Moment für den pathophysiologisch Versierten

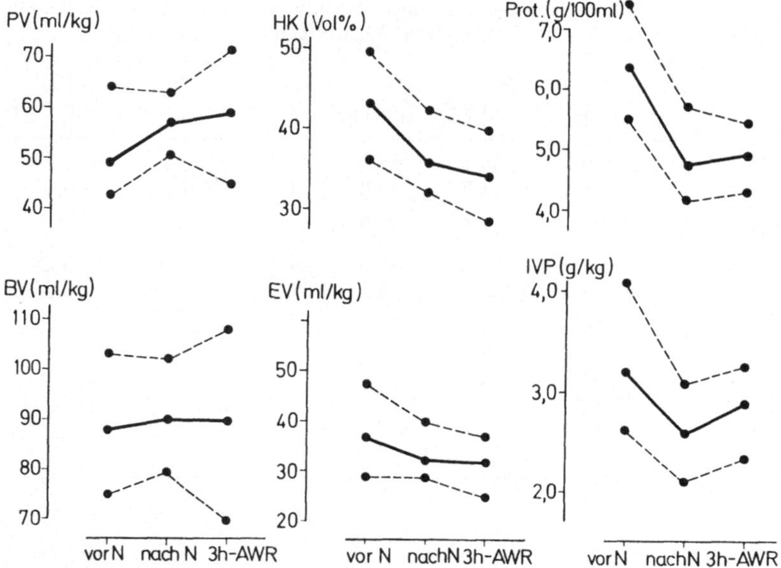

Abb. 5. Verlauf von Plasmavolumen (*PV*), Hämatokrit (*HK*), Plasmaproteinkonzentration (*Prot.*), Blutvolumen (*BV*), Erythrozytenvolumen (*EV*) und intravasaler Proteinmenge (*IVP*) bei 17 Patienten mit BAA vor Narkosebeginn, am Narkoseende und nach 3 h im Aufwachraum. Dargestellt ist der Median (–) mit zugehörigen Minima und Maxima (---)

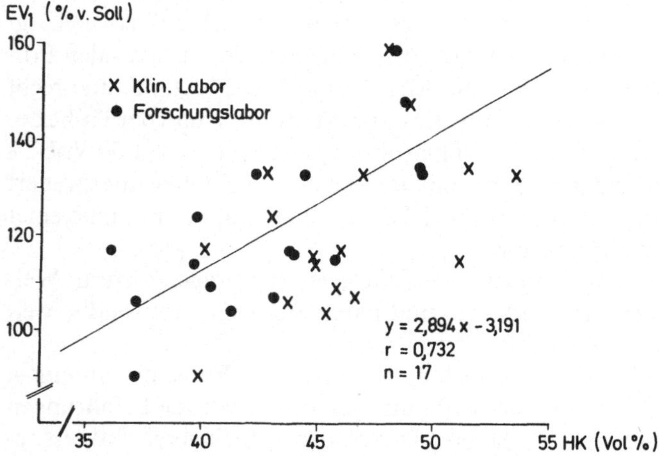

Abb. 6. Verhältnis von präoperativem Hämatokritwert, der im klinischen Labor (x x x) und im Forschungslabor (...) bestimmt wurde, und präoperativem Erythrozytenvolumen (EV_1). Die angegebene Regression bezieht sich auf die im Forschungslabor bestimmten Hämatokritwerte

Tabelle 6. Perioperatives Monitoring des Wasser-Elektrolyt-Haushaltes nach einem Stufenschema

	Stufe 1	Stufe 2	Stufe 3
Bedarf	Routinelabor	Rascher Zugriff auf Osmol, Na, Kreat im Plasma u. Urin (evtl. „spot sample“)	Sammelurin, Computerprogramm, PV mit Evans Blue, Hk, Protein
Bevorzugte Parameter	P Kreat, P Urea, P Na	Zusätzlich: U osmol, FE Na, FE H_2O	Zusätzlich: Osmol-Ex, TcH_2O, C Kreat, Kreat-Ex, Urea-Ex, K-Ex, PV, BV, EV, IVP
Präoperative Beurteilung	Wie bisher	Zusätzlich: aus „spot sample“ U osmol, FE Na, FE H_2O	Wie oben
Intraoperative u. früh postoperative Beurteilung	Oligurie?	Wie oben	Wie oben
	Polyurie?	Zusätzlich: Aktuelles P Na	Wie oben

die absoluten Notwendigkeiten erfüllt zu sein. *Nützlich* ist die beschriebene Untersuchungsmethodik bei großen operativen Eingriffen und/oder gefährdeten Patienten nicht nur im Sinne des perioperativen Wohlergehens für den Kranken, sondern auch im Sinne eines vertieften Verständnisses pathophysiologischer Zusammenhänge für den Untersucher, also den Anästhesisten. Wie in Tabelle 6 dargestellt, könnten wir uns zwischen der einfachen Würdigung der Daten aus dem Routinelabor als Stufe 1 und dem von uns probeweise praktizierten Vorgehen als Stufe 3 eine Zwischenstufe vorstellen, die den raschen Zugriff auf Osmolarität sowie Natrium und Kreatinin im Plasma und Urin gewährleistet, ohne daß Urin über eine bestimmte Zeit gesammelt werden muß. Präoperativ könnten dann aus einer Stichprobe des Urins, wobei insbesondere auch der Blasenurin, der unmittelbar nach Narkoseeinleitung gewonnen wird, geeignet ist, z. B. anhand von Urinosmolarität, FE Na und FE H_2O wertvolle Aufschlüsse über die Tubulusfunktion gewonnen werden. Intra- und postoperativ kann sicherlich manche Frage beantwortet werden, die sich bei der Differenzierung der häufig auftretenden Oligurien einerseits bzw. bei den eher seltenen Polyurien andererseits stellt. Wie wir oben schon demonstriert haben, läßt sich die prärenale Oligurie z. B. bei temporär niedrigem Extrazellulärvolumen oder bei Hypotension von einer solchen bei sog. akuter tubulärer Nekrose relativ sicher anhand von U osmol, FE H_2O und FE Na differenzieren. Diese Parameter, zusammen mit dem Plasmanatriumspiegel, werden es ebenso in aller Regel gestatten, bei unerwarteten Polyurien zwischen einer „Volumendiurese“ und einem Diabetes insipidus bzw. einem polyurischen akuten Nierenversagen zu unterscheiden.

Niemand wird mehr bestreiten können, daß die häufige routinemäßige Kontrolle der Blutgase unter Narkose und Operation in komplizierten Situationen die Sicherheit des Patienten bezüglich Oxygenierung und Säure-Basen-Status enorm verbessert hat. So könnten wir uns vorstellen, daß in Analogie dazu eines Tages die gezielte Kontrolle von Osmolarität, Natrium und Kreatinin im Plasma und einer Stichprobe des Urins dazu beitragen wird, die perioperative Flüssigkeitstherapie sicherer zu machen und eine nichtindizierte Anwendung von Diuretika zur Ausnahme werden zu lassen.

Literatur

Espinel CH (1976) The FE Na test. Use in the differential diagnosis of acute renal failure. JAMA 236:579–581

Finsterer U, Lühr HG, Götz E (1976) Elektrolytbilanzen bei großen bauchchirurgischen Eingriffen. I. Neuroleptanalgesie und Variationen des Infusionsschemas. Anaesthesist 25:563–571

Finsterer U, Fischer E, Kapser S (1981) Elektrolytbilanzen bei großen bauchchirurgischen Eingriffen. IV. Wasserdiurese unter Narkose und Operation. Anaesthesist 30:11–17

Finsterer U, Kellermann W, Jensen U et al. (1984) Monitoring der Nierenfunktion. In: Peter K, Lawin P, Jesch F (Hrsg) Organversagen während Intensivtherapie. Thieme, Stuttgart New York

Gennari FJ (1984) Serum osmolality. Uses and limitations. N Engl J Med 310:102–105

Hurley PJ (1975) Red cell and plasma volumes in normal adults. J Nucl Med 16:46–52

Linderkamp O, Mader T, Butenandt O, Riegel KP (1977) Plasma volume estimation in severely ill infants and children using a simplified Evans Blue method. Eur J Pediatr 125:135–141

Miller TR, Anderson RJ, Linas SL, Henrich WL, Berns AS, Gabow PA, Schrier RW (1978) Urinary diagnostic indices in acute renal failure. A prospective study. Ann Intern Med 89:47–50

Rowe JW, Andres R, Tobin JD, Norris AH, Shock NW (1976) Age – adjusted standards for creatinine clearance. Ann Intern Med 84:567–569

Turner WJ, Cohn S (1975) Total body potassium and 24-hour creatinine excretion in healthy males. Clin Pharmacol Ther 18:405–412

Zidemann DA, Dudley HAF, Bevan DR (1978) Osmolar output in the peri-operative period. Anaesthesia 33:788–793

Messung des Säure-Basen-Status, Elektrolytbestimmung und Einsatz ionenselektiver Elektroden für die Patientenüberwachung

R. Dennhardt

Die Reaktionsabläufe in biologischen Systemen werden – neben Substratkonzentrationen und Temperatur – im wesentlichen Ausmaß durch die Dynamik des Säuren-Basen-Haushalts beeinflußt. Ein- und zweiwertige Ionen modulieren in nicht geringem Maß durch ihre Aktivität Membranpotentiale, aktive und passive Membrantransporte oder als Kofaktoren von Enzymen biochemische Funktionsabläufe.

Als Gemeinsamkeit für die Bestimmung der Parameter des Säuren-Basen-Haushalts sowie der wesentlichsten Elektrolyte läßt sich folgendes anführen: pH-Wert, pCO_2, Kalium, Natrium und Kalzium können in ihrer biologischen Aktivität allein mit ionenselektiven Elektroden gemessen werden (Fuchs 1976).

Was ist eine ionenselektive Elektrode?

Es ist ein Meßsystem, das die Konzentration einer chemischen Substanz potentiometrisch mißt; ein elektrochemisches Potential wird an der Phasengrenzfläche zwischen einer aktiven Elektrodenmembran und einer Elektrolytlösung abgeleitet (Abb. 1).

Werden 2 Elektrolytlösungen von unterschiedlicher Konzentration durch eine Membran getrennt, so besteht grundsätzlich Tendenz zum Konzentrationsausgleich. Besitzt nun diese Grenzfläche selektive Permeationseigenschaften für ein Ion, so kommt es an der Phasengrenze zu einer Störung des Ladungsgleichge-

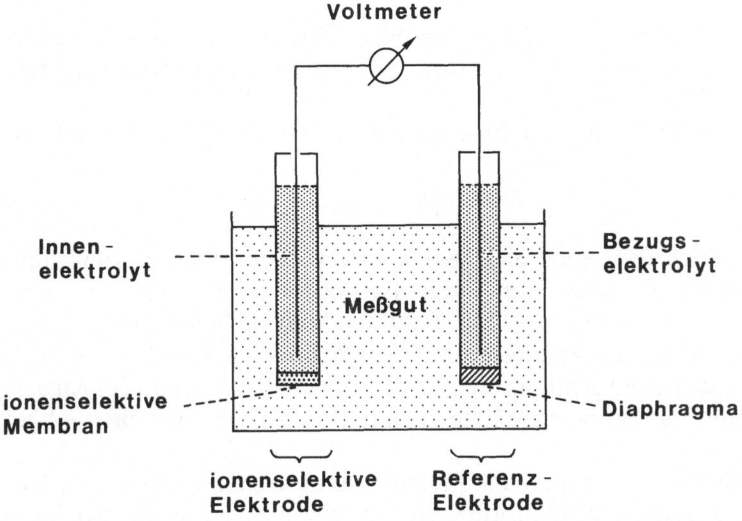

Abb. 1. Messen mit ionenselektiven Elektroden: Schematische Darstellung des Prinzips

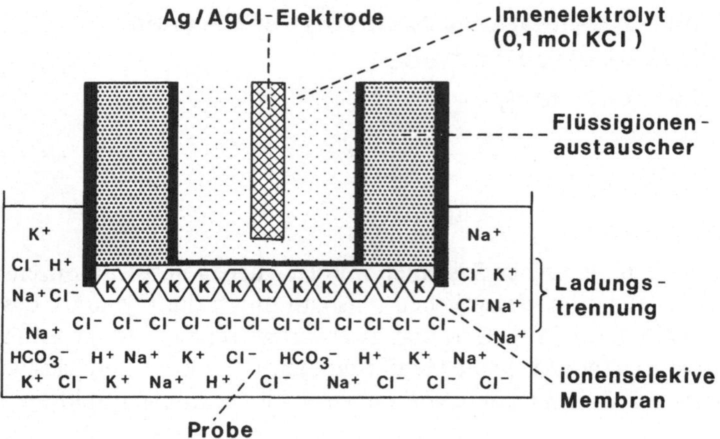

Abb. 2. Schematische Darstellung der Potentialentstehung am Beispiel einer kaliumsensitiven Valinomycinflüssigkeitsmembranelektrode

wichts. Durch dieses anisotrope Verhalten der Membranen werden Ionen mit ihrer Hydrathülle in unmittelbarer Nähe der Membran vermehrt oder vermindert. Es resultiert eine partielle Ladungstrennung (Abb. 2). In einer geschlossenen Meßkette können dann zwischen beiden Elektrolytlösungen Potentialdifferenzen abgeleitet werden.

Da die Elektrolytlösung im Innern der Meßelektrode eine konstante Zusammensetzung aufweist, hängt die Größe der gemessenen Spannung von der Ionenaktivität in der Meßlösung allein ab.

Dieser Zusammenhang wird durch die Nernst-Gleichung dargestellt:

$$E = \frac{R \cdot T}{F \cdot z_i} \ln a_i$$

(E = Elektrodenpotential der Meßkette, R = allgemeine Gaskonstante, T = absolute Temperatur, F = Faraday-Konstante, z_i = Zahl der Ladungsträger der Meßionen, a_i = Aktivität der Meßionen)

Die Ionenaktivität a_i ist das Produkt aus Konzentration (c_i) und dem Aktivitätskoeffizienten (γ_i):

$$a_i = \gamma_i \cdot c_i.$$

Der Aktivitätskoeffizient γ_i stellt eine sehr komplexe Funktion aufgrund ionischer Interaktionen in Lösungen dar. Die ionische Zusammensetzung von Meßlösungen kann deshalb erheblichen Einfluß auf die Meßergebnisse nehmen. Beispielsweise werden Natriummessungen mit ionenselektiven Elektroden durch einen pH-Wert <5 deutlich beeinflußt. Bei Ionenstärken $<10^{-3}$ mol/l für einwertige bzw. 10^{-4} mol/l für zweiwertige Ionen kann der Aktivitätskoeffizient = 1 gesetzt werden.

Als weitere Einflußgröße geht in die Messung von Ionenaktivitäten mit selektiven Elektroden das Ausmaß der Störioneninterferenz ein. Die sog. Selektivitätskonstante gilt als Maß für die Güte einer Elektrode, indem sie die Querempfindlichkeit gegenüber Störionen angibt, d. h. wievielmal stärker die Elektrode auf das Meßion als auf das Störion anspricht. Je kleiner die Selektivitätskonstante ist, um so weniger wird das Meßergebnis beeinflußt. In Tabelle 1 sind Selektivitätskonstanten für eine kaliumselektive Valinomycinelektrode aufgeführt.

Da die auftretenden Potentiale nur in einer geschlossenen Meßkette erfaßt werden können, ist eine 2. Elektrode – Referenzelektrode – erforderlich. Diese stellt in Elektrodenmeßketten ein äußerst störanfälliges Glied dar und beeinflußt wesentlich die Meßgenauigkeit.

Als Referenzelektrode wird in der Regel eine Silberchlorid-Elektrode benutzt. An der Übergangszone Bezugselektrode/Meßlösung („Stromschlüsselkontakt") bildet sich ein konstantes Diffusionspotential aus. Diese Kontaktzone muß so gestaltet werden, daß die Füllösung der Bezugselektrode (2 mol KCl) nur sehr langsam über die Grenzfläche austreten kann, damit die Identität der Meßproben nicht beeinflußt wird (Fuchs 1976).

In Tabelle 2 ist eine Einteilung ionenselektiver Elektroden aufgrund ihrer Membranstruktur und ihrer Membranvorgänge vorgenommen worden. Theorie und Funktion dieser Elektroden mit ihren wesentlichen Eigenschaften sind von Camman (1973) und Freiser (1980) dargestellt worden.

Das klassische Beispiel für eine Glasmembranelektrode ist die pH-Glaselektrode. Die Kenntnis des Alkalifehlers von pH-Glaselektroden führte zur Entwicklung von natriumselektiven Elektroden; Variationen in der Zusammensetzung bestimmter Glassorten, z. B. bezüglich des Aluminiumsilikat-Gehaltes, führen zur erhöhten Ansprechbarkeit auf Natrium (Eisenmann et al. 1957).

Festkörpermembranelektroden können für die Messung von Fluorid, Chlorid, Kupfer, Bromid u. a. herangezogen werden.

Bei den Flüssigmembranelektroden hat sich für die Messung von Kalium und Kalzium das Ionenaustauschprinzip bewährt. Eine poröse Kunststoffmatrix wird von der Seite von einem flüssigen Ionenaustauscher durchtränkt (s. Abb. 2); selbstverständlich darf dieser nicht wasserlöslich sein.

Allen gassensitiven Elektroden ist gemeinsam, daß die Reaktion des betreffenden Gases mit Wasser unter Ionenbildung erfolgt; die Änderung des pH-Wertes der Lösung durch Einleiten des zu messenden Gases kann folglich als Maß für die Konzentration von CO_2, NH_3, SO_2 verwendet werden.

Enzymmembranelektroden – auch als Biosensoren bezeichnet – erlauben, auf der Basis einer enzymatischen Reaktion Substratkonzentrationen zu messen. Mit Hilfe ionenselektiver Elektroden gelingt es, die bei den spezifischen Reaktionen gebundenen oder freigesetzten Stoffe quantitativ zu erfassen. Als Beispiel sei die Bestimmung der Harnstoffkonzentration über die enzymatische Spaltung in Ammonium- und Karbonationen durch das Enzym Urease genannt:

$$CO(NH_2)_2 + 2\,H_2 \xrightarrow{\text{Urease}} 2\,NH_4^+ + CO_3^{--}\,.$$

Auf vergleichbaren Wegen lassen sich u. a. Aminosäuren, Glukose, Hormone bestimmen.

Drahtüberzugselektroden – solid-state-Elektroden mit elektroaktivem Übergang – stellen universelle Elektroden dar, deren Selektivität vielseitig verändert werden kann. Vorzugsweise lassen sich Anionen wie z. B. Aminosäuren bestimmen.

Messen des Säure-Basen-Status

Die Bestimmung des pH-Wertes erfolgt mittels einer Glasmembranelektrode. Sie ist heute so verbreitet und vertraut, daß ich auf Einzelheiten nicht näher einzugehen brauche.

Die pCO_2-Messung beruht auf der Diffusion von CO_2-Molekülen in den eigentlichen Meßraum, in dem CO_2 nach Reaktion mit Wasser zu einer pH-Verschiebung in diesem Raum führt, die schließlich mit einer pH-Elektrode gemessen wird.

Die Bikarbonatkonzentrationen können (noch) nicht direkt gemessen werden, sondern werden über pH- und CO_2-Meßwerte aufgrund der Henderson-Hasselbalch-Gleichung kalkuliert – über Nomogramme oder mittels Mikrocomputer in einem automatischen Blutgasanalysegerät.

Die genannten Elektroden sind in ihrer Präzision und Zuverlässigkeit kaum noch zu verbessern. Meßfehler resultieren daher meist aus Fehlern der Behandlung der Blutprobe vor der Messung. Die metabolischen Prozesse gehen nach der Probenentnahme weiter, können jedoch durch Kühlung drastisch reduziert werden. Der pH-Wert fällt pro Stunde um 0,051 pH-Einheiten bei Körpertemperatur, 10fach weniger in Eiswasser, 3fach weniger bei Raumtemperatur, ab. Ein weiterer möglicher Meßfehler resultiert aus unzureichendem Schütteln der Probe vor dem Analysengang: Der pH-Wert wird zu hoch gemessen, wenn überproportional mehr Plasma eingegeben wird, zu niedrig, wenn mehr korpuskuläre Blutbestandteile zur Analyse kommen. Dies beruht auf dem unterschiedlichen Temperaturkoeffizienten für Plasma und Vollblut. Der pCO_2-Wert steigt um 6 mmHg/h bei 37 °C, bei Raumtemperatur um 3,6 mmHg/h, bei 9 °C um 0,6 mmHg/h. Gekühlt können Proben bis zu 3 h ausreichend genaue Meßergebnisse liefern.

Wie ist der Säure-Basen-Status bei hypo- oder hyperthermen Patienten zu interpretieren bzw. zu therapieren?

Es besteht Übereinstimmung, daß bei der normalen Temperatur des Menschen – 37 °C – die idealen, normalen arteriellen Werte für pH = 7,42 und für pCO_2 = 40 mmHg betragen. Mit erniedrigter Temperatur können die idealen Werte nicht so leicht erkannt werden, da der pH-Wert mit fallender Temperatur steigt, pCO_2 jedoch abnimmt.

Hier herrschte lange Zeit die Meinung vor, daß bei hypothermen Patienten der pCO_2 so angehoben werden sollte, daß wieder ein „normaler" pH-Wert von 7,42 resultiert. Das zugrundeliegende Konzept geht davon aus, daß bei allen Temperaturen ein pH-Wert von 7,42 anzustreben ist. Anders hingegen, wenn man von der Vorstellung ausgeht, daß die elektrochemische Neutralität entscheidend ist (Rahn u. Reeves 1982; Ream et al. 1982). Der wesentliche Parameter dabei ist der Ladungszustand der Proteine; dadurch bleibt gewährleistet, daß durch Proteine getragene enzymatische Reaktionen und Transportvorgänge im Organismus bei allen Temperaturen ohne Veränderungen ablaufen können. Schaut man in die Tierwelt, so wird dieses Konzept bei den ektothermen Tieren, deren Körpertemperatur den täglichen Temperaturschwankungen folgt, erkennbar. Gewährleistet sein muß das Funktionieren aller Enzymsysteme, das jedoch nur durch Erhaltung einer konstanten Ladung der Proteine garantiert ist ("α-state-regulation"; Reeves 1977). Hierfür ist charakteristisch, daß der pH-Wert gegensätzlich zur Temperatur steigt, während pCO_2 sich umgekehrt verhält. Die Nettoladung der Proteine, die relative Alkalität (OH^-/H^+-Verhältnis), das Donnan-Gleichgewicht und der CO_2-Gehalt ändern sich nicht.

Die angeführten Argumente führen zu folgender Schlußfolgerung: Das Patientenblut, gleich welcher Temperatur, wird zur Messung auf 37 °C angewärmt. Entsprechen die resultierenden Werte den Normalwerten, so besagt dies, daß keine Änderung in der Zusammensetzung der Säure-Basen-Parameter im Blut eingetreten ist und ein normales Säure-Basen-Gleichgewicht vorliegt. Jede Abweichung von normothermen Werten kann durch entsprechende Änderung der Ventilation und/oder Gabe von Bikarbonat korrigiert werden.

Für diese Betrachtungsweise spricht auch die Tatsache, daß ein Leserbrief im *New England Journal of Medicine* (1980), in dem ebenfalls eine Korrektur für unnötig beschrieben wurde, nicht zu einer einzigen kontroversen Reaktion geführt hat (Haasen u. Sue 1980).

Elektrolytbestimmungen

Für die Bestimmung der Elektrolyte stehen uns derzeit folgende Analysenmethoden zur Verfügung:

1. Flammenemissionsphotometrie,
2. Kolorimetrie,
3. Atomabsorptionsspektralphotometrie,
4. Ionenselektive Elektroden.

Sollen diese Verfahren in ihrer Wertigkeit beurteilt werden, so müssen wir unsere Anforderungen an Analysemethoden für biologische Proben im klinischen Ablauf definieren:

1. Große Meßgenauigkeit,
2. hohe Spezifität,
3. kleines Probenvolumen,
4. einfache Handhabung,
5. vertretbare Kosten,
6. problemlose und schnelle Durchführung.

Die technisch sehr aufwendige Atomabsorptionsspektralphotometrie liefert für Magnesium, Kalzium, Natrium und Kalium sehr zuverlässige Ergebnisse; für die Bestimmung des Gesamtkalziums ist sie die einzige derzeit verfügbare Methode.

Die Kolorimetrie genügt strengen Maßstäben in keiner Weise. Die Flammenemissionsphotometrie (FEP) liefert genaue, reproduzierbare Ergebnisse bei kleinem Probenvolumen, ist aber mit einigen, entscheidenden Nachteilen verbunden: Ein Flammenphotometer ist nicht überall einsetzbar, da es auf die Benutzung explosiver Gase angewiesen ist. Geräusch-, Abgas- und Wärmeentwicklung sind zu berücksichtigen. So ist ein Einsatz am Arbeitsplatz im Operationssaal oder auf der Intensivstation undenkbar. Der Zeitaufwand für die Probenaufbereitung ist nicht zu vernachlässigen.

All diese Nachteile treffen auf die Systeme, die mit ionenselektiven Elektroden (ISE) arbeiten, nicht zu. Sie erlauben Messungen in unverdünnten Proben aller Körperflüssigkeiten; eine Ausnahme stellt lediglich die Messung im Urin dar, weil die Ionenstärke sehr großen Schwankungen unterworfen ist.

Tabelle 1. Ionenselektivität bei kaliumselektiven Valinomycin-Elektroden

K^+	1
Na^+	$<2 \cdot 10^{-4}$
H^+	$5 \cdot 10^{-5}$
Ca^{++}	$<2 \cdot 10^{-4}$
Mg^{++}	10^{-4}
Cs^{++}	$2{,}6 \cdot 10^{-1}$
NH_4^+	$1{,}2 \cdot 10^{-2}$

Ionenselektive Messung von Natrium erfolgt mittels Glaselektroden, deren Ansprechbarkeit auf Natrium durch Veränderung des Aluminiumsilikat-Gehalts erhöht worden ist.

Andere Elektrolytelektroden besitzen als aktive Komponente eine Membran aus homogenen Festkörpern oder Festkörpergerüsten mit festen oder flüssigen aktiven Phasen. Das makrozyklische Antibiotikum Valinomycin wird für die Kaliumbestimmung in die Membranmatrix integriert; die Selektivitätsverhältnisse sind bereits angesprochen worden (Tabelle 1).

Ionisiertes Kalzium wird mit sog. Flüssigionenaustauscherelektroden (Kalziumsalz der Didecylphosphorsäure) bestimmt; neuerdings werden auch synthetische elektrisch-neutrale Carrier mit Erfolg angewendet.

Tabelle 2. Einteilung ionenselektiver Elektroden

1. Glasmembranelektroden
2. Festkörpermembranelektroden
3. Flüssigmembranelektroden
4. Gassensitive Elektroden
5. Enzymmembranelektroden
6. Drahtüberzugselektroden

Welche Unterschiede zeigen nun diese Meßergebnisse im Vergleich zu flammenphotometrischen?

Systematische Differenzen sind dadurch zu erwarten, daß sich das jeweilige Bezugsvolumen bei der direkten Potentiometrie von dem bei der Flammenphotometrie unterscheidet (Abb. 3). Indirekte Potentiometrie und Flammenphotometrie sind wiederum unmittelbar vergleichbar: Serum- oder Plasmaproben werden zur Analyse verdünnt (Apple et al. 1982). Hierbei ist das Bezugsvolumen größer, da Festbestandteile, vorwiegend Proteine und Lipide, in die Konzentrationsberechnungen eingehen (Abb. 4). Da bei der direkten Potentiometrie das Plasmawasser als Berechnungsgrundlage dient, müssen die Meßwerte mit ionenselektiven Elektroden etwas höher liegen.

Unter der Voraussetzung einer korrekten Eichung liefert die direkte Potentiometrie Meßwerte, die in ihrer diagnostischen Aussagekraft wesentlich relevanter sind. Ein Problem scheint mir zu sein, daß ein korrektes Meßergebnis nicht unbedingt als zutreffend angesehen wird. Wird für die Flammenphotometrie (und indirekte Potentiometrie) ein Normalbereich für Natrium von 137–144 mmol/l

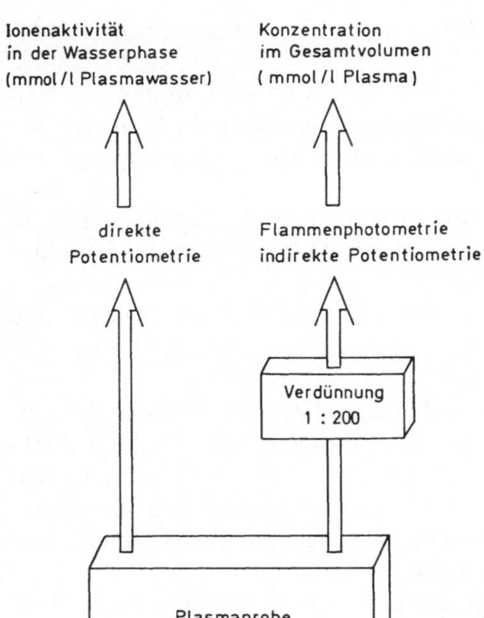

Abb. 3. Gegenüberstellung der Meßprinzipien bei direkter Potentiometrie und Flammenphotometrie/indirekte Potentiometrie

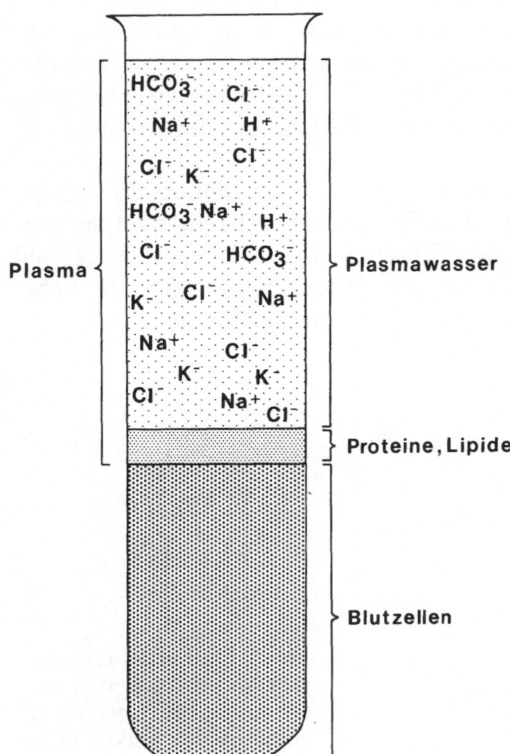

Abb. 4. Darstellung des Bezugsvolumens bei der Messung mit Flammenphotometrie: Plasma; mit ionenselektiven Elektroden: Plasmawasser

angegeben, so liegen die Normalwerte für ionenselektive Messungen bei 144–150 mmol/l.

Offensichtlich ist die Akzeptanz beim Arzt nicht sehr groß, so daß von Herstellern inzwischen entweder über Eichlösungen potentiometrische Meßwerte den flammenphotometrischen angeglichen werden oder durch Rechenoperationen dasselbe Ziel verfolgt wird.

Am Beispiel von Blutproben mit hohem Protein- und/oder Lipidgehalt sei die Bedeutung der systematischen Differenzen in den Meßwerten zwischen beiden Methoden aufgezeigt. Von Ladenson et al. (1983) wurde die Natriumaktivität im Blut von 24 Patienten mit Plasmozytom oder Makroglobulinämie Waldenström flammenphotometrisch und potentiometrisch vergleichend untersucht: FEP-Mittelwert: $138{,}8 \pm 6{,}4$ mmol/l, ISE-Mittelwert: $144{,}4 \pm 4{,}0$ mmol/l.

Aus diesen wie vielen anderen Untersuchungen ist zu erkennen, daß das Verhältnis der flammenphotometrisch gewonnenen Ergebnisse zu denen durch direkte Potentiometrie gemessenen abnimmt, wenn die Proteinkonzentration zunimmt (Abb. 5). Als indirekter Hinweis auf die Wertigkeit der potentiometrischen Messungen kann weiterhin gelten, daß die über diese Werte ermittelten Osmolalitäten mit den osmometrischen Messungen besser korrelieren.

Beispielhaft sei angeführt, daß gerade bei Intensivpatienten aufgrund z. B. eines hohen Triglyzeridanteils (Hämodialyse oder parenterale Ernährung mit Fettemulsionen) die flammenphotometrischen Werte für Natrium zu niedrig gemessen werden (Ladenson et al. 1981).

Gehen biologische Störungen von Änderungen der Plasmakalziumkonzentration aus, so spiegeln sie sich in der ionisierten Kalziumfraktion wider. Für die Differentialdiagnose von Kalziumstoffwechselstörungen ist die Bestimmung der beiden Parameter Gesamtkalzium und ionisiertes Kalzium häufig sinnvoll; hier vermag der Quotient aus Gesamtkalzium/ionisiertes Kalzium bei hyperkalzämischen Zuständen differentialdiagnostisch zwischen Hyperparathyreoidismus, neoplastischer Hyperkalzämie, Vitamin-D-Intoxikation oder Immobilisationshyperkalzämie zu unterscheiden.

Akute hypokalzämische Zustände gehen stets mit Erniedrigung des ionisierten Kalziums einher. Nierenversagen, akute Pankreatitis, Rhabdomyolysis können Ursachen sein. Massentransfusionen führen in Abhängigkeit von der Zahl der Transfusionen und dem augenblicklichen metabolischen Zustand der Leber des Patienten zu drastischer Erniedrigung des ionisierten Kalziums.

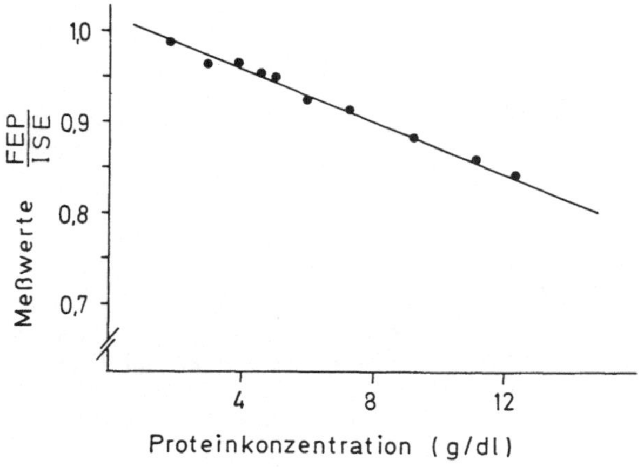

Abb. 5. Einfluß des Gesamtproteins auf das Verhältnis der mittels FEP bzw. ISE ermittelten Natriumkonzentrationen

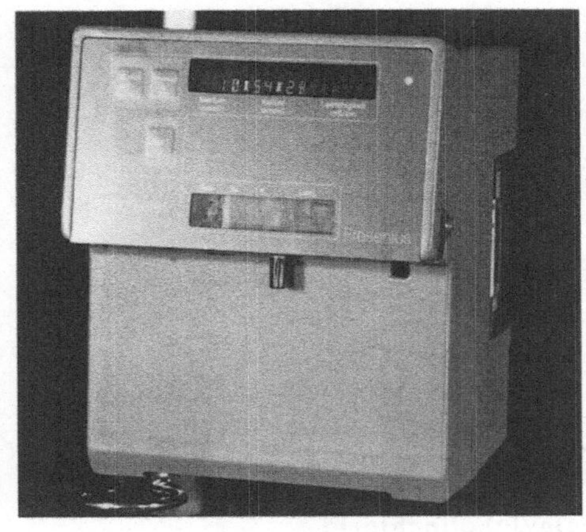

Abb. 6. Mikroprozessorgesteuertes Analysengerät zur ionenselektiven Bestimmung von Natrium und Kalium, an einem Infusionsständer befestigt

Die Anforderungen, die an ein Analysensystem zu stellen sind, weisen darauf hin, daß die ISE diejenige Methode ist, der die Zukunft gehört. Neu entwickelte, mikroprozessorgesteuerte Geräte mit ionenselektiven Elektroden für Natrium und Kalium weisen inzwischen eine höhere Präzision als die FEP auf (Abb. 6). Die Korrelation potentiometrischer Analysen aus Vollblut und Plasma ist ausgezeichnet.

Dieses Meßprinzip bietet weitere interessante Möglichkeiten für neue Parameter: Durch Enzymsubstratelektroden lassen sich Harnstoff, Kreatinin, Harnsäure, Glukose, Ascorbinsäure usw. bestimmen. In der Forschung werden bereits Elektroden für die direkte Messung von Hormonen und Antibiotika entwickelt.

Eine weitere interessante Anwendung ergibt sich daraus, daß sich das potentiometrische Meßprinzip auch für kontinuierliche Messungen anbietet. So ist es nicht verwunderlich, daß gerade im Forschungsbereich derartige Systeme mit Erfolg angewandt werden. Intravaskuläre Elektroden für Kalium sind im Gebrauch [Hill 1981; Osswald et al. 1979). Die Einführung und routinemäßige Anwendung in der Klinik ist jedoch noch durch einige Probleme vorerst limitiert: Interferenz mit Proteinablagerungen, Sterilisierbarkeit, Unmöglichkeit der Eichung in situ, Ungewißheit bezüglich toxischer Nebenwirkungen bei Verwendung von Valinomycinelektroden. So wurden einerseits extrakorporale Kreisläufe zur Analyse von Kalium, Natrium und Kalzium bevorzugt, wobei das Meßgut anschließend verworfen wurde (Abb. 7) (Dennhardt et al. 1981; Schindler et al. 1977), andererseits wurde ein kontinuierliches Monitoring für die genannten Elektrolyte entwikkelt, das als wesentliche Komponente eine kleine Dialysekammer aufweist, so daß ein proteinfreies Filtrat die Elektroden passiert, das Blut dem Patienten jedoch zurückgeführt werden kann (Joekes et al. 1980).

Kontinuierliche Messungen mittels ionenselektiver Elektroden sind geeignet, um Kalium und Kalzium im extrakorporalen Kreislauf bei kardiochirurgischen Operationen zu messen (Osswald et al. 1979). Dieses Meßprinzip bietet sich auch an, um sie in Regelkreise zu integrieren: Steuerung der Hämodialyse, Diabetesbehandlung mit Insulin.

Zusammenfassend läßt sich sagen, daß das Meßprinzip der ionenselektiven Elektroden ein breites Anwendungsgebiet zeigt, das zum gegenwärtigen Zeitpunkt die zuverlässige Bestimmung von pH, Natrium, Kalium, Kalzium, pCO_2

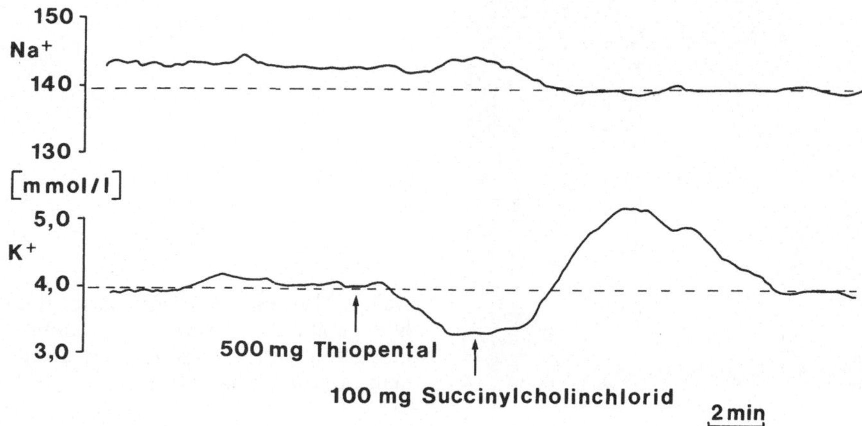

Abb. 7. Kontinuierliche Messung der Natrium- und Kaliumkonzentration während der Einleitungsphase einer Narkose

erlaubt. Direktmessungen in allen Körperflüssigkeiten mit Ausnahme des Urins sind möglich. Eine zeitaufwendige Probenaufbereitung ist nicht erforderlich; mehrere Parameter können gleichzeitig bestimmt werden. Dynamische Vorgänge können durch kontinuierliche Meßmethoden, die jedoch vielfach noch in der Entwicklung sind, erfaßt werden.

Literatur

Apple FS, Koch DD, Graves S, Ladenson IH (1982) Relationship between direct-potentiometric and flame-photometric measurement of sodium in blood. Clin Chem 28:1931–1935

Camman K (1977) Das Arbeiten mit ionenselektiven Elektroden. Springer, Berlin Heidelberg New York

Dennhardt R, Konder H, Schindler JG (1981) Kontinuierliche kationenselektive Direktmessung im strömenden Blut am Menschen. Anästhesist 30:290–292

Eisenman G, Rudin DO, Castey JU (1957) Glass electrode for measuring sodium ion. Science 126:831–834

Freiser H (ed) (1980) Ion-selective electrodes in analytical chemistry, vol 2. Plenum, New York London

Fuchs C (1976) Ionenselektive Elektroden in der Medizin. Thieme, Stuttgart

Haasen JE, Sue DY (1980) Should blood gas measurements be corrected for the patient's temperature? N Engl J Med 303:341

Hill IL (1981) Intravascular K^+ sensitive electrodes for clinical monitoring. In: Lübbers DW et al. (eds) Progress in enzyme and ion-selective electrodes. Springer, Berlin Heidelberg New York

Joekes AM, Lawrence CA, Simpson RJ (1980) Demonstration of continuous bedside potassium and ionised calcium measurement using a combined haemofiltration and flow-through electrode system. J Physiol (Paris) 307:1–2

Ladenson JH, Apple FS, Koch DD (1981) Misleading hyponatriemia due to hypolipemia: A method-dependent error. Ann Intern Med 95:707–708

Ladenson JH, Apple FS, Agnano JJ, Koch DD (1983) Sodium measurements in multiple myeloma: Two techniques compared. GIT Lab Med 6:176–181

Osswald HF, Asper R, Dimai W, Simon W (1979) On-line continuous potentiometric measurement of potassium concentration in whole blood during open-heart surgery. Clin Chem 25:39–43

Rahn H, Reeves RB (1982) Hydrogen ion regulation during hypothermia: From Amazon to the operating room. In: Prakash O (ed) Applied physiology in clinical respiratory care. Nijhoff, The Hague Boston London

Ream AK, Reitz BA, Silverberg G (1982) Temperature correction of P_{CO_2} and pH in estimating acid-base status. Anesthesiology 56:41–44

Reeves RB (1977) The interaction of body temperature and acidbase balance in ectothermic vertebrates. Ann Rev Physiol 39:559–586

Schindler IG, Dennhardt R, Simon W (1977) Kontinuierliche ionenselektive und electrochemische enzymatische Direktmessung am Menschen. Chimia 31:400–407

Beurteilungsmöglichkeiten des intrazellulären Säuren-Basen-Status

K. F. Rothe

Einleitung und Vorbemerkungen

In der Klinik werden schwere Entgleisungen des Säuren-Basen-Haushaltes auch heute noch ausschließlich über Messungen aus arteriellem Blut bzw. Plasma diagnostiziert.

Bei der Therapie metabolischer Störungen wird nun mit den im Extrazellulärraum ermittelten Werten und einem empirisch festgelegten Behandlungsschema auf den gesamten Patienten extrapoliert. Diese Extrapolation ist nur eine sehr approximative Schätzung, die auf der Messung in einem sehr kleinen Kompartiment von 4–8% des Körpergewichtes (Plasma- bzw. Blutvolumen) beruht. Es ist somit leicht einzusehen, daß schon kleine Meßfehler große Auswirkungen auf den Behandlungserfolg haben können. Blut hat zwar, bedingt durch seine Stellung als Durchgangsorgan für den Säuren-Basen-Haushalt belastende Metabolite, eine gewisse Indikatorfunktion auch für Veränderungen in anderen Bereichen, doch kann sich unter Bedingungen, bei denen die normalen Korrelationen zwischen Blut und Gewebe gestört sind, ein völlig falsches Bild vom Zustand des Gesamt-Säuren-Basen-Haushaltes nach Messungen im Blut darstellen, wie durch neuere Untersuchungen inzwischen wiederholt belegt werden konnte (Holtz et al. 1977; Vaupel et al. 1979; Schönleben et al. 1979; Rothe 1979, 1983; Rothe u. Schimek 1983).

Wenn wir uns einen Patienten schematisch als Zweikompartimentesystem vorstellen, so können wir zwischen einem Extra- und Intrazellulärraum unterscheiden. Der Extrazellulärraum (EZR) ist uns mit Hilfe blutgasanalytischer Messungen direkt zugänglich, wenn man die aus arteriellem Blut bzw. Plasma ermittelten Werte als repräsentativ für dieses Kompartiment ansieht. Der EZR, der etwa 20% des Körpergewichtes ausmacht, weist unter physiologischen Verhältnissen einen pH-Wert um 7,4 auf. Der gesamte Intrazellulärraum (IZR) mit seinen etwa 80% des Körpergewichtes, der das eigentliche Erfolgsorgan der Therapie darstellt, ist uns mit Hilfe unserer klinisch einsetzbaren Messungen nicht direkt zugänglich und führt, vor allem unter pathophysiologischen Bedingungen, ein noch weitgehend unbekanntes Eigenleben. Der pH-Wert in diesem Kompartiment liegt unter Normalbedingungen zwischen 6,8 und 6,9.

Grundsätzliche Überlegungen und entsprechende Untersuchungen konnten schon vor geraumer Zeit zeigen, daß ein wesentlicher Unterschied zwischen der extra- und intrazellulären Wasserstoffionenkonzentration besteht, und daß der pH-Wert des Warmblütermuskels in der Regel zwischen 6,8 und 7,0 liegen muß. Im folgenden soll ein kurzer Überblick über die bisher bekannten Methoden zur Bestimmung intrazellulärer pH-Werte (pHi) gegeben werden.

Methoden zur Bestimmung des intrazellulären pH-Wertes

1. Messungen an Gewebehomogenaten,
2. Kolorimetrie und Photometrie,
3. Mikroelektroden,
4. Kernresonanzspektroskopie,
5. Berechnung des pH-Wertes aus der Verteilung schwacher Säuren oder Basen.

Messung an Gewebehomogenaten

Die ersten indirekten Untersuchungen hierzu wurden 1912 von Michaelis u. Davidoff mit der Pt/H_2-Elektrode an Blut vorgenommen. Die Untersucher fanden, daß Blut mit physiologischer Kochsalzlösung 5 fach verdünnt werden konnte, ohne daß sich der pH-Wert änderte, während nach Verdünnung mit H_2O das pH um 0,1 Einheit abfiel. Daraus schlossen sie, daß der pHi des Erythrozyten geringer als der von Plasma sein mußte.

Die Problematik der Messungen an Gewebehomogenaten wurde bald erkannt und deshalb weitgehend verlassen. So konnte gezeigt werden, daß Milchsäure- und CO_2-Bildung auch nach Zellzerstörung noch andauern und den pH-Wert weiterhin erniedrigen (Michaelis u. Kramsztyk 1914). Die Vermischung von extra- und intrazellulärer Phase sowie der Puffersysteme beider Kompartimente führt zu wesentlichen Abweichungen vom eigentlichen pHi (Bates 1973). Auch sind zerstörte intrazelluläre Organellen, deren pH-Wert z. T. erheblich vom pHi abweicht, mit für die Differenz zwischen pH-Wert des Homogenats und pH-Wert der betreffenden Zellspezies verantwortlich (Cohen u. Iles 1975). Aufgrund der intrazellulären pH-Homogenität von Erythrozyten, einem Sonderfall, entsprechen die an lysierten roten Blutkörperchen ermittelte pHi-Werte den mit anderen Methoden bestimmten (Fitzsimons u. Sendroy 1961; Bromberg et al. 1965; Funder u. Wieth 1966; Bone et al. 1976; Calvey 1970).

Zahlreiche methodische Vergleichsuntersuchungen konnten inzwischen belegen, daß pHi-Bestimmungen an Zellhomogenaten heute als überholt gelten müssen.

Kolorimetrie und Photometrie

De Vries beobachtete 1871 erstmals Farbumschläge natürlich vorkommender pflanzlicher Pigmente nach Veränderungen des pHi durch Ammoniakeinfluß. Loeb färbte 1906 Seeigeleier an und wies auf pH-abhängige Farbumschläge hin, die nach der Befruchtung auftraten. 1915 isolierten Willstädter u. Mallison Farbstoffe aus Blütenblättern (Anthocyane), die in saurem Milieu rot und unter basischen Bedingungen blau erschienen. Jacobs (1922) demonstrierte an Blumen, die in basische oder saure Lösungen gestellt wurden, pH-abhängige Verfärbungen der Blütenblätter. Später wurden auch Farbindikatoren durch Mikroinjektion in Zellen eingebracht (Schmidtmann 1924, 1925). Hierdurch war es möglich, Regionen mit verschiedenen pH-Werten in einer Zelle nachzuweisen. Die Methode wurde dadurch limitiert, daß bei begrenzter Pufferkapazität der Zelle die zur Anfärbung benötigte Indikatormenge bereits Veränderungen der Zellazidität hervorrufen konnte oder daß sich der Indikator selbst durch Bindung an Zellproteine oder Lipoide veränderte.

1971 bzw. 1972 wurde diese Methode in verfeinerter Form von Piontek und Herbst vorübergehend für Messungen am Froschskelettmuskel wieder aufgenommen. Dabei wurde der Skelettmuskel mit einem die Fasermembran permeierenden pH-Indikator angereichert. Photometrisch, synchron mit der Kraftentwicklung, wurde der zeitliche Verlauf der Änderung der Lichtabsorption der intrazellulären Flüssigkeit gemessen. Aus diesen Messungen konnte auf Änderungen des pHi während der Kontraktion geschlossen werden. Es fand sich, daß bei Anstieg der Muskelspannung jeweils ein Abfall des pHi eintrat, der sich in der Zeit der Muskelrelaxation wieder verminderte, den Ausgangswert aber nicht erreichte. Diese Arbeiten sind leider nicht weitergeführt worden.

Mikroelektroden

Bei der pHi-Messung mit Mikroelektroden ist es erforderlich, daß 2 geeignete Elektroden in die Zelle eingeführt werden, wobei die eine empfindlich auf H^+-Ionen reagiert und die andere als Referenzelektrode dient. Die Spannungsdifferenz zwischen beiden Elektroden ist dann eine lineare Funktion des pHi. Standen zunächst Platin/Wasserstoffelektroden zur Verfügung, so folgten später die Mangan/Braunsteinelektroden (MnO_2/Platin), während heute miniaturisierte Glaselektroden eingesetzt werden, deren Entwicklung insgesamt aber noch nicht abgeschlossen ist. Zunächst kam es überwiegend zur Messung von Mischpotentialen zwischen extra- und intrazellulärer Phase (Carter 1967), die durch eine relative Überlänge des pH-sensitiven Elektrodenschaftes im Verhältnis zur Zellgröße und damit verbundenen Isolierungsproblemen bedingt war. Diese technische Problematik gilt heute, nach Einführung der sog. Thomas-Elektrode (1974), als weitgehend gelöst. Der Spitzendurchmesser um 0,5 µ ermöglichte bereits In-vitro-Messungen am M. soleus der Maus (Aickin u. Thomas 1977).

Der Vorteil der Glaselektroden gegenüber ihren Vorläufern liegt neben der Miniaturisierung unter anderem darin, daß es hier keine Probleme mit Oxydations-und Reduktionseffekten gibt. Sie sind nicht empfindlich gegen Anionen, gelöste Gase oder Veränderungen in der Pufferzusammensetzung, erlauben eine relativ stabile digitale Anzeige und haben, in Abhängigkeit von ihrer Geometrie, eine kurze Ansprechzeit. Ein Nachteil der Glaselektroden ist, daß sie bei hohen pH-Werten gegen die Kationen der Alkalimetalle, speziell Na^+, empfindlich sind und daß die Arbeit mit ihnen einen hohen elektronischen, materiellen und zeitlichen Aufwand erforderlich macht. Der Einsatz für In-vivo-Untersuchungen ist z. Z. noch sehr eingeschränkt.

Kernresonanzspektroskopie

Hierbei handelt es sich um eine erstmals von Moon u. Richards (1973) zur Bestimmung des pHi an Erythrozyten angewendete Methode, die inzwischen verschiedentlich eingesetzt wurde, unter anderem auch an Skelettmuskel von Ratte und Frosch sowie perfundierten Rattenherzen.

Die Technik beruht auf der spektroskopischen Erfassung pH-abhängiger chemischer Veränderungen von Phosphor enthaltenden Verbindungen in der Zelle. Sie hat den Vorteil, daß sie nicht invasiv ist, die Veränderungen verschiedener Phosphor enthaltender Metabolite (ATP, ADP) simultan mitverfolgt werden können und daß die Bestimmung des pHi innerhalb von 10–60 s möglich ist. Mit modernen Geräten können z. Z. pH-Differenzen von bis zu 0,02 Einheiten nachgewiesen werden. Ferner lassen sich mit dieser Methode auch pH-Bestimmungen an Zellorganellen und Zellbestandteilen durchführen (Seely et al. 1976; Busby et al. 1978; Shulman et al. 1979). Limitiert wird der Einsatz dieser Methode durch einen sehr großen theoretischen, technischen und apparativen Aufwand. Vergleichsmessungen mit anderen Methoden stehen noch aus. Es kann z. Z. davon ausgegangen werden, daß die Bestimmung intrazellulärer pH-Werte mit der Kernresonanzspektroskopie in Zukunft mit Erfolg weiter ausgebaut wird.

Berechnung des intrazellulären pH-Wertes aus der Verteilung schwacher Säuren oder Basen

Membranen von Tier- und Pflanzenzellen sind in der Regel für die nichtionisierten Formen schwacher organischer Säuren und Basen permeabel, nicht oder oft nur sehr eingeschränkt dagegen für deren ionisierten Anteil. Differiert der pH-Wert des Zellinneren vom extrazellulären pH-Wert, so besteht eine pH-abhängige Differenz in der Konzentration des ionisierten Anteils in beiden Kompartimenten, während der nichtionisierte Anteil aufgrund der freien Permeabilität zwischen Intra- und Extrazellulärraum gleich ist.

Sind nun der pK'-Wert, die intra- und extrazellulären Konzentrationen des Indikators, sowie der extrazelluläre pH-Wert bekannt, so kann der intrazelluläre pH-Wert berechnet werden. Als Indikatorsubstanzen eignen sich grundsätzlich schwache Säuren oder Basen, die allerdings eine Reihe von Voraussetzungen erfüllen müssen:

1. Der pK'-Wert der schwachen Säure sollte unter 7,0, für die schwache Base über 7,0 betragen, um eine ausreichende Empfindlichkeit als Indikator zu gewährleisten.
2. Die Indikatorsubstanz sollte keine pharmakologischen oder toxischen Nebenwirkungen aufweisen.
3. Es darf zu keiner direkten Beeinflussung des extra-/intrazellulären Säuren-Basen-Gleichgewichtes durch den Indikator selbst kommen.
4. Es sollte keine Metabolisierung, Bindung an Proteine bzw. andere Zellbestandteile oder auch Verteilung in nichtwäßrigen Phasen von Plasma oder Zelle erfolgen, da sonst Verteilungsverhältnisse bestimmt werden, die dem intrazellulären pH-Wert nicht entsprechen.
5. Die Elimination des Indikators darf nur sehr langsam erfolgen.
6. Geringste Mengen des Indikators müssen mit großer Genauigkeit nachgewiesen werden können.
7. Die Indikatorsubstanz sollte in ihrer Verteilung zwischen Intra- und Extrazellulärraum rasch einen Gleichgewichtszustand erreichen und nicht aktiv transportiert werden.

Basensysteme zur Bestimmung des intrazellulären pH-Wertes

1. NH_3/NH_4 (Ammoniak/Ammonium-System, Rottenberg u. Grunwald 1972)
2. $CH_3NH_2/CH_3NH_3^+$ (Methylamin-System, Boron u. Roos 1976)
3. Nikotin (Adler 1972), Atropin, Morphin, Procain (Brown u. Garthwaite 1979).

Berechnungen intrazellulärer pH-Werte aus der Verteilung schwacher Basen sind bislang noch ohne nennenswerte praktische Bedeutung geblieben und dienten bisher ausschließlich der Überprüfung theoretischer Ansätze und Überlegungen.

Säuresysteme zur Bestimmung des intrazellulären pH-Wertes

CO_2-Bikarbonatmethodik

Die Bestimmung intrazellulärer pH-Werte mit der CO_2-Bikarbonatmethodik wurde erstmals 1922 von Warburg und 1923 von van Slyke zur Bestimmung des intraerythrozytären pH angewendet. Später wurden Nervengewebe (Stella 1928) und Froschskelettmuskel (Fenn 1928) untersucht. Mit dieser Methode werden pHi-Werte gefunden, die sehr gut mit denen, die mit der DMO-Methode (s. u.) bestimmt werden, übereinstimmen. Der relativ hohe technische Aufwand hat dazu geführt, daß Messungen mit dieser Methode heute nur noch selten vorgenommen werden.

DMO-(5,5-dimethyl-2,4-oxazolidinedion)-Methodik

Die Bestimmung des intrazellulären pH-Wertes mit der schwachen Säure DMO (5,5-dimethyl-2,4-oxazolidinedion) als Indikatorsubstanz wurde erstmals 1959 von Waddell u. Butler am Skelettmuskel des Hundes in vivo beschrieben. DMO ist ein Derivat des Antiepileptikums Tridione, das in idealer Weise die oben genannten Eigenschaften in sich vereinigt. Während Waddell u. Butler die DMO-Konzentrationen im extra- und intrazellulären Kompartiment noch chemisch bestimmten, wird heute mit ^{14}C-markierter Substanz gearbeitet, wodurch die Genauigkeit und Reproduzierbarkeit der Ergebnisse wesentlich erhöht werden konnte.

Mit der DMO-Methode können beliebige Gewebe in vivo oder auch in vitro untersucht (Tabelle 1–3) oder es kann für bilanzmäßige bzw. qualitativ-orientierende Untersuchungen ein sog. mean whole body pHi, ein mittlerer pH-Wert des

Tabelle 1. Bestimmungen des pHi mit der DMO-Methode an parenchymatösen Geweben der Ratte

Gewebe	pHe	pHi	EZR	Autor
Gehirn	7,600	6,991	Inulin	Rothe (1983)
	7,400	6,777	Inulin	
	7,100	6,736	Inulin	
Milz	7,600	7,054	Inulin	Rothe (1983)
	7,400	6,960	Inulin	
	7,100	6,817	Inulin	
Leber	7,4	7,17	Inulin in vitro	Calvey (1971)
	7,45	7,20	Inulin in vitro	Williams et al. (1971)
	7,4	7,17	Inulin	Iles u. Cohen (1974)
	7,600	7,061	Inulin	Rothe (1983)
	7,400	7,961	Inulin	
	7,100	6,810	Inulin	

Tabelle 2. Bestimmungen des pHi mit der DMO-Methode an Muskulatur der Ratte

Gewebe	pHe	pHi	EZR	Autor
Herz	7,42	6,83	Cl^-	Lai et al. (1973)
	7,36	6,95	Inulin	Saborowski et al. (1973)
	7,41	6,91	Inulin	Clancy et al. (1976)
	7,600	6,936	Inulin	Rothe (1983)
	7,400	6,857	Inulin	
	7,100	6,736	Inulin	
Skelettmuskel	7,39	6,94	Cl^-	Irvine et al. (1960)
	7,43	6,96	Cl^-	Withrow u. Woodbury (1964)
	7,42	6,91	Cl^-	Sanslone u. Muntwyler (1966)
	7,38	6,83	Cl^-	Schloerb et al. (1967)
	7,49	6,90	Inulin	Roos (1971)
	7,45	6,97	Inulin	Williams et al. (1971)
	7,42	6,90	Cl^-	Lai et al. (1973)
	7,41	6,84	Inulin	Clancy et al. (1976)
	7,600	6,978	Inulin	Rothe (1983)
	7,400	6,847	Inulin	
	7,100	6,639	Inulin	

Tabelle 3. Bestimmungen des pHi mit der DMO-Methode am Skelettmuskel von Mensch, Hund und Kaninchen

Spezies	pHe	pHi	EZR	Autor
Mensch	7,36	6,90	Cl^-	Bittar et al. (1982)
	7,30	6,61	Cl^-	Grantham et al. (1964)
Hund	7,39	7,04	Cl^-	Waddell et al. (1959)
	7,30	6,93	Sucrose	Brown u. Goott (1963)
	7,40	6,83	Cl^-	Schloerb (1963)
	7,35	6,87		Schloerb u. Grantham (1964)
	7,40	6,87		Blackburn u. Schloerb (1966)
	7,40	6,90		Bell u. Schloerb (1966)
Kaninchen	7,44	6,90		Poole-Wilson u. Cameron (1975)

gesamten intrazellulären Kompartimentes, bestimmt werden (Tabelle 4), der im Vergleich mit dem extrazellulären Kompartiment dem arteriellen Plasma-pH-Wert gegenüberzustellen ist (Robin et al. 1961; Albers et al. 1978; Rothe u. Diedler 1982; Rothe u. Schimek 1983, 1984). Die DMO-Methode gilt z. Z. als die am leichtesten anwendbare Technik zur Bestimmung des intrazellulären pH, die allgemein anerkannte Ergebnisse liefert, was inzwischen durch vergleichende Untersuchungen mit konkurrierenden Methoden gezeigt werden konnte (Boron u. Roos 1976; Hinke u. Menard 1976).

Auch diese Meßtechnik wird durch methodenbedingte Nachteile in den Möglichkeiten ihrer Anwendung begrenzt. Die Verteilungsgeschwindigkeit der Indikatorsubstanz beträgt in Abhängigkeit vom Versuchsaufbau und der zu untersuchenden Gewebespezies zwischen 30 s und 60 min (Addanki et al. 1968; Roos 1971; Neely et al. 1975; Wiese 1982; Rothe u. Gonzalez 1982), so daß extrem kurzfristige Veränderungen, wie sie speziell mit Mikroelektroden zu beobachten sind,

Tabelle 4. "Mean whole body pHi" bei Mensch, Hund und Ratte

Spezies	pHe	pHi	EZR	Autor
Mensch	6,37	6,94	Sucrose	Manfredi (1963)
	7,44	6,94	Sucrose	Robin et al. (1964)
	7,40	6,87	Cl^-	Grantham u. Schloerb (1964)
	7,30–	6,67–	Cl^-	Schloerb u. Grantham (1964)
	7,61	7,10		
	7,43	6,88	Sulfat	Lambie et al. (1965)
	7,41	6,98	Sucrose	Manfredi (1965)
	7,43	6,96	Sucrose	Manfredi (1967)
	7,42	7,05	Inulin	Saborowski et al. (1975)
Hund	7,45	7,08	Inulin	Robin et al. (1961)
	7,50	7,14	Inulin	Robin (1963)
	7,31	6,77	Cl^-	Cohen et al. (1967)
Ratte	7,442	6,941	Inulin	Rothe et al. (1982)
	7,448	6,902	Inulin	Rothe et al. (1983)
	7,401	6,883	Inulin	Rothe et al. (1984)

nicht erfaßt werden können. Bei Untersuchungen an Geweben werden diese durch die erforderliche Aufarbeitung stets zerstört, die mit radioaktivem Material behandelten Tiere müssen am Versuchsende getötet und vorschriftsmäßig beseitigt werden. Ein Arbeitsplatz in einem Isotopenlabor und die damit verbundenen Auflagen und Voraussetzungen sind zu erfüllen. Untersuchungen am Menschen halten wir wegen der Kanzerogenität von DMO und der hohen Belastung durch langlebige Isotope aus ethischen Gründen nicht für vertretbar.

Die Berechnung des pHi aus der Verteilung einer schwachen Base oder Säure erfolgt nach den von Waddell u. Butler (1959) angegebenen Beziehungen.

$$pHi_{(Base)} = pK' + \log \frac{Ci}{Ce} (1 + 10^{pK' - pHe}) - 1$$

$$pHi_{(Säure)} = pK' + \log \frac{Ci}{Ce} (1 + 10^{pHe - pK'}) - 1 .$$

Mit der DMO-Methode erhobene tierexperimentelle Befunde zur Therapie der metabolischen Alkalose

Therapiebedürftige metabolische Alkalosen werden in der Klinik mit sog. Salzsäureprekursoren oder gar HCl-Lösungen behandelt. Während in Europa die Anwendung von NH_4Cl inzwischen wegen der bekannten Nebenwirkungen, nämlich der Gefahr von Intoxikationserscheinungen insbesondere bei extremer Alkalose oder Patienten mit eingeschränkter Leberfunktion weitgehend eingestellt worden ist, wird Ammoniumchlorid in den USA noch nach wie vor eingesetzt. Die Therapie mit Lysin-HCl ist wegen der Gefahr von Aminosäureimbalancen in den Hintergrund getreten, HCl-Lösungen sind nicht überall verfügbar. Außerdem hat sich diese Behandlungsform noch nicht allgemein durchsetzen können. So steht bei uns heute die Therapie der schweren metabolischen Alkalose mit Argininhydrochlorid im Vordergrund klinisch-therapeutischer Überlegungen.

Im folgenden wurde mit der DMO-Methode am Modell der Ratte in vivo, der Einfluß von NH_4Cl, Arginin-HCl und Salzsäure auf den intra- und extrazellulären Säuren-Basen-Haushalt überprüft.

Methoden

Männlichen Sprague-Dawley-Ratten wurde über venöse Katheter 3 mmol/kg Körpergewicht Ammoniumchlorid, Argininhydrochlorid oder Salzsäure über einen Zeitraum von 20 min infundiert. Die Tiere wurden frei beweglich in Drahtkäfigen gehalten. Mit der DMO-Methode wurden vor Infusion und in vorherbestimmten Abständen über insgesamt 6 h nach Infusion der Lösungen der mean whole body pHi und jeweils gleichzeitig über einen arteriellen Katheter, der Plasma-pH-Wert (pHe) und pCO_2 bestimmt. Als Maß für die Pufferungsvorgänge im intra- und extrazellulären Kompartiment wurden die jeweiligen Bikarbonatkonzentrationen nach der Henderson-Hasselbalch-Gleichung berechnet.

Ergebnisse

Direkt nach Infusion der Lösungen kam es zu einem maximalen Abfall des Plasma-pH-Wertes, der für HCl am deutlichsten und für Argininhydrochlorid am wenigsten ausgeprägt war. Der pCO_2 fiel für alle Substanzen kompensatorisch um 6–8 mmHg ab. Während es nach Salzsäure auch zu einem Abfall des pH-Wertes im intrazellulären Kompartiment kam, stieg der pHi nach Infusion von Arginin-HCl und Ammoniumchlorid kontinuierlich über den gesamten Zeitraum der Untersuchung um bis zu 0,085 pH-Einheiten an. Salzsäure verminderte die Bikarbonatkonzentrationen in beiden Körperkompartimenten signifikant, während die anderen beiden Substanzen lediglich eine Wirkung im Extrazellulärraum zeigten.

Diskussion und Schlußfolgerungen

Von einer Substanz, die zur Therapie schwerer metabolischer Alkalosen geeignet ist, wird erwartet, daß sie die pH-Werte und Bikarbonatkonzentrationen in beiden Körperkompartimenten vermindert und in den Normbereich zurückführt.

Argininhydrochlorid und Ammoniumchlorid, die keinen ausreichenden intrazellulären Puffereffekt aufweisen, werden diesen Anforderungen nicht gerecht und können somit im Falle einer behandlungsbedürftigen metabolischen Alkalose, bei der auch das intrazelluläre Bikarbonat erhöht ist, therapeutisch nicht weiterhelfen. Der zusätzliche Anstieg des pHi bei einem unter metabolisch-alkalotischen Bedingungen ohnehin über der Norm liegenden pH-Wert erscheint uns ebenfalls kontraindiziert. Ein Anstieg des pHi bei gleichzeitigem Abfall des pHe, so wie er durch NH_4Cl oder Arginin-HCl hervorgerufen wird, vermindert die pH-Differenz zwischen intra- und extrazellulärem Kompartiment, die je nach Meßbereich auch während Säuren-Basen-Störungen in der Regel auf 0,4–0,6 pH-Einheiten eingestellt ist. Da die Verteilung und Wirkung aller dissoziierenden Pharmaka weitgehend mit von den pH-Werten in den verschiedenen Körperkompartimenten abhängig ist, wären unter atypischen pH-Verhältnissen zwischen EZR und IZR auch atypisch veränderte Verteilungsmuster dieser Pharmaka zu erwarten. Gerade in der Intensivpflege, wo häufig mit mehreren Medikamenten gleichzeitig behandelt wird, könnte es für den Kliniker wegen der durch NH_4Cl oder Arginin-

HCl hervorgerufenen atypischen Korrelation zwischen pHe und pHi zu vollkommen unerwarteten und unkalkulierbaren Wirkungen der applizierten Pharmaka kommen. Wir sind der Meinung, daß nach den hier vorgelegten experimentellen Ergebnissen die Therapie schwerer metabolischer Alkalosen noch einmal überdacht werden sollte und daß hierbei die Anwendung von geeigneten Salzsäurelösungen, wie sie wiederholt seit Jahren empfohlen und auch praktiziert wurde, erneut zu diskutieren ist.

Schwere Störungen des Säuren-Basen-Gleichgewichtes, wie sie uns in der Klinik begegnen, betreffen stets den gesamten Patienten und nicht nur ein Kompartiment von ihm! Auch wenn uns heute noch keine Routinemethode zur Bestimmung des intrazellulären Säuren-Basen-Status in der Klinik zur Verfügung steht, so zeigen uns doch die laufenden tierexperimentellen Untersuchungen, daß unsere derzeitige klinische Meßtechnik und unser Wissen im Bereich des Säuren-Basen-Haushaltes als unvollkommen gelten müssen und noch dringender Ergänzung bedürfen. Unser Verständnis des Säuren-Basen-Haushalts und der Therapie seiner Störungen sollte unbedingt auf den intrazellulären Bereich erweitert werden, auch wenn das aus methodischen Gründen z. Z. nur im experimentellen Bereich möglich ist.

Literatur

Addanski SF, Cahill FD, Sotos JF (1968) Determination of intramitochondrial pH and intramitrochondrial-extramitochondrial pH gradient of isolated heart mitochondria by the use of 5,5-dimethyl-2,4-oxazolidinedione. J Biol Chem 243:2337–2338

Adler S (1972) The interrelationship of metabolism and pH heterogeneity in muscle cells. J Lab Clin Med 80:351–563

Aickin CC, Thomas RC (1977) An investigation of the ionic mechanism of intracellular pH regulation in mouse soleus muscle fibers. J Physiol (Lond) 273:295–316

Albers C, Usinger W, Herten W (1978) Mean whole body intracellular pH in unanaesthetized dogs: A revised method. Respir Physiol 32:239–249

Bates RG (1973) Determination of pH. Theory and practice. Wiley, New York

Bell DJ, Schloerb PR (1966) Cellular response to endotoxin and hemorrhagic shock. Surgery 60:69–76

Bittar EE, Watt MF, Pateras VR, Parrish AE (1962) The pH of muscle in Laennec's cirrhosis and uremia. Clin Sci 23:265–276

Blackburn GL, Schloerb PR (1966) Intracellular acid-base regulation in hypoxia. Arch Surg 93:573–577

Bone JM, Verth A, Lambie AT (1976) Intracellular acid-base heterogeneity in nucleated avian erythrocytes. Clin Sci 51:189–196

Boron WF, Roos A (1976) Comparison of microelectrode, DMO, and methylamine methods for measuring intracellular pH. Am J Physiol 231:799–809

Bromberg PA, Theodore ED, Robin ED, Jensen WN (1965) Anion and hydrogen ion distribution in human blood. J Lab Clin Med 66:464–475

Brown DA, Garthwaite J (1979) Intracellular pH and the distribution of weak acids and weak bases in isolated rat superior cervical ganglia. J Physiol (Lond) 297:597–620

Brown EB, Goott B (1963) Intracellular hydrogen ion changes and potassium movement. Am J Physiol 204:765–770

Busby SJ, Gadian DG, Radda GK, Richards RE, Seeley JP (1978) Phosphorus nuclear-magnetic-resonance studies of compartmentation in muscle. Biochem J 170:103–114

Calvey TN (1970) The measurement of red cell pH from the distribution of DMO. Experientia 26:385–386

Calvey TN (1971) The intracellular pH of isolated perfused rat liver. Experientia 27:543

Carter NW, Rector FC, Champion RT, Seldin DW (1967) Measurement of intracellular pH of skeletal muscle with pH sensitive glass microelectrodes. J Clin Invest 46:920–933
Clancy RL, Gonzalez NC, Fenton RA (1976) Effect of betaadrenoreceptor blockade on rat cardiac and skeletal muscle pH. Am J Physiol 230:959–907
Cohen RD, Iles RA (1975) Intracellular pH. CRC Crit Rev Clin Lab Sci 6:101–143
Cohen RD, Simpson BR, Goodwin FJ, Strunin L (1967) The early effects of infusion of sodium bicarbonate and sodium lactate on intracellular hydrogen ion activity in dogs. Clin Sci 33:233–247
Fenn WO (1928) The carbon dioxide dissociation curve of nerve and muscle. Am J Physiol 85:207–223
Fitzsimons EJ, Sendroy J (1961) Distribution of electrolytes in human blood. J Biol Chem 236:1595–1601
Funder J, Wieth JO (1966) Chloride and hydrogen ion distribution between human red cells and plasma. Acta Physiol Scand 68:234–245
Grantham JJ, Schloerb PR (1964) Measurement of intracellular hydrogen ion concentration in patients. Surg Forum 15:81–82
Herbst M, Piontek P (1972) Über den Verlauf des intrazellulären pH Wertes des Skelettmuskels während der Kontraktion. Pflügers Arch 335:213–223
Hinke JAM, Menard MR (1976) Intracellular pH of single crustacean muscle fibres by the DMO and electrode methods during acid and alkaline conditions. J Physiol (Lond) 262:533–552
Holtz J, Grunewald WA, Manz R, Restorff W von, Bassenge E (1977) Intracapillary hemoglobin oxygen saturation and oxygen consumption in different layers of left ventricular myocardium. Pflügers Arch 370:253–258
Iles RA, Cohen RD (1974) The effect varying the amount of unlabelled 5,5-dimethyl-2,4-oxazolidinedione (DMO) in the measurement of rat hepatic intracellular pH using ^{14}C DMO. Clin Sci 46:277–280
Irvine ROH, Saunders SJ, Milne MD, Crawford MA (1960) Gradients of potassium and hydrogen ion in potassium deficient voluntary muscle. Clin Sci 20:1–18
Jacobs MH (1922) The influence of ammonium salts on cell reaction. J Gen Physiol 5:181–188
Lai YL, Attebery BA, Brown EB (1973) Intracellular adjustments of skeletal muscle, heart, and brain to prolonged hypercapnia. Respir Physiol 19:115–122
Lambie AT, Anderton JL, Cowie J, Simpson JD, Tothill P, Robson JS (1965) Intracellular hydrogen ion concentration in renal acidosis. Clin Sci 28:237–249
Loeb J (1906) Weitere Beobachtungen über den Einfluß der Befruchtung und der Zahl der Zellkerne auf die Säurebildung im Ei. Biochem Z 2:34–42
Manfredi F (1963) Calculation of total body intracellular pH in normal human subjects from the distribution of 5,5-dimethyl-2,4-oxazolidinedione(DMO). J Lab Clin Med 61:1005–1014
Manfredi F (1965) Extracellular and intracellular acid-base relations in patients with chronic anemia. Am J Respir Dis 92:617–623
Manfredi F (1967) Effects of hypocapnia and hypercapnia on intracellular acid-base equilibrium in man. J Lab Clin Med 69:304–312
Michaelis L, Davidoff W (1912) Methodisches und sachliches zur elektrometrischen Bestimmung der Blutalkaleszenz. Biochem Z 46:131–150
Michaelis L, Kramsztyk A (1914) Die Wasserstoffionenkonzentration der Gewebssäfte. Biochem Z 62:180–185
Moon RB, Richards JH (1973) Determination of intracellular pH by ^{31}P magnetic resonance. J Biol Chem 248:7276–7278
Neely JR, Whitmer JT, Rovetto MJ (1975) Effect of coronary blood flow on glycolytic flux and intracellular pH of isolated rat hearts. Circ Res 37:733–741
Piontek P, Herbst M (1971) Probleme der photometrischen Messung mit Farbindikatoren an Skelettmuskeln. Pflügers Arch 328:356–362
Poole-Wilson PA, Cameron IR (1975) ECS, intracellular pH, and electrolytes of cardiac and skeletal muscle. Am J Physiol 229:1299–1304
Robin ED (1963) Intra- and subcellular aspects of the chemical control of ventilation. In: Cunningham DJC, Lloyd BB (eds) The regulation of human respiration. Blackwell, Oxford, pp 223–233

Robin ED, Bromberg PA, Wilson RJ (1961) The determination of intracellular pH in normal human subjects. J Clin Invest 40:1076

Robin ED, Murdaugh HV, Weiss E (1964) Acid-base, fluid and electrolyte metabolism in the elasmabranch. I. Ionic composition of erythrocytes, muscle and brain. J Cell Comp Physiol 64:409–418

Roos A (1971) Intracellular pH and buffering power of rat brain. Am J Physiol 221:176–181

Rothe KF (1979) Sind die Parameter der Blutgasanalyse noch von uneingeschränkter klinischer Bedeutung? Anästh Intensivmed 23:152–155

Rothe KF (1983) Regulation of intracellular acid-base equilibrium in rats. Acta Anaesthesiol Scand 27:443–450

Rothe KF, Diedler J (1982) Comparison of intra- and extracellular buffering of clinically used buffer substances: Tris – Bicarbonate. Acta Anaesthesiol Scand 26:194–198

Rothe KF, Gonzalez NC (1982) Cyclic nucleotides and myocardial cell pH regulation. Anaesthesia 37:457

Rothe KF, Schimek F (1983) Paradoxe Reaktion des intrazellulären pH-Wertes bei der Therapie des Säuren-Basen-Haushaltes mit Argininhydrochlorid. Anaesthesist 32:532–537

Rothe KF, Schimek F (in press) New aspects of acid-base influences of NH_4Cl on intra- and extracellular acid-base equilibrium. Medicine (Baltimore)

Rottenberg H, Grunwald T (1972) Determination of pH in chloroplasts. Ammonium uptake as a measure of pH in chloroplasts and sub-chloroplast particles. Eur J Biochem 25:71–74

Saborowski F, Lang D, Albers C (1973) Intracellular pH buffering curves of cardiac muscle in rats as affected by temperature. Respir Physiol 18:161–170

Saborowski F, Dickmann HA, Aboudan H, Thiele KG (1975) Mean whole body pHi und intrazelluläre Bikarbonatkonzentration bei Patienten mit chronischer Niereninsuffizienz. Verh Dtsch Ges Inn Med 81:983–986

Sanslone WR, Muntwyler E (1964) Distribution of 5,5-dimethyl-2,4-oxazolidinedione (DMO) between plasma and erythrocytes. Proc Soc Exp Biol Med 116:582–585

Schloerb PR (1963) A new approach to the DMO intracellular pH method. Surg Forum 14:70–71

Schloerb PR, Grantham JJ (1964) Intracellular pH and muscle electrolytes in metabolic alkalosis from loss of gastric juice. Surgery 56:144–150

Schloerb PR, Blackburn GL, Grantham JJ (1967) Carbon dioxide dissociation curve in potassium depletion. Am J Physiol 212:953–956

Schmidtmann M (1924) Über eine Methode zur Bestimmung der Wasserstoffzahl im Gewebe und in einzelnen Zellen. Biochem Z 150:253–255

Schmidtmann M (1925) Über die intrazelluläre Wasserstoffionenkonzentration unter physiologischen und einigen pathologischen Bedingungen. Z Ges Exp Med 45:714–742

Schönleben K, Kessler M, Bünte H (1979) Lokale Sauerstoffmessung des Gewebes bei pulmonalen und peripheren Verteilungsstörungen der Durchblutung. Anästh Intensivmed 20:241–248

Seely PJ, Busby SJW, Gadian DG, Radda GK, Richards RE (1976) A new approach to metabolite compartmentation in muscle. Trans Biochem Soc 4:62–64

Shulman RG, Brown TR, Ugurbil K, Ogawa S, Cohen SM, den Hollander JA (1979) Cellular application of ^{31}P and ^{13}C nuclear magnetic resonance. Science 205:160–166

Slyke DD van, Wu H, McLean FC (1923) Studies of gas and electrolyte equilibria in blood. V. Factors controlling the electrolyte and water distribution in the blood. J Biol Chem 56:765–849

Stella G (1928) The combination of carbon dioxide with muscle; its heat of neutralization and its dissociation curve. J Physiol (Lond) 68:49–66

Thomas RC (1974) Intracellular pH of snail neurones with a new pH sensitive glass microelectrode. J Physiol (Lond) 238:159–180

Vaupel P, Manz R, Müller-Klieser W, Grunewald WA (1979) Intracapillary HbO_2 saturation in malignant tumors during normoxia and hypoxia. Microvasc Res 17:181–191

Vries H de (1871) Sur la permeabilité du protoplasma des Betteraves rouges. Arch Neerl Sci Exactes Nat 6:118–126

Waddell WJ, Butler TC (1959) Calculation of intracellular pH from the distribution of 5,5-dimethyl-2,4-oxazolidinedione (DMO). Application to skeletal muscle of the dog. J Clin Invest 38:720–729
Warburg EJ (1922) Studies on carbonic acid compounds and hydrogen ion activities in blood and salt solutions. A contribution to the theory of the equation of Lawrence J, Henderson and KA Hasselbalch. Biochem J 16:153–340
Wiese KG (1982) Einfluß der Arbeitsleistung auf den intrazellulären pH-Wert am isolierten M. gastrocnemius des Hundes. Med Dissertation, Universität Göttingen
Williams JA, Withrow CD, Woodbury DM (1971) Effects of ouabain and diphenylhydantoin on transmembrane potentials, intracellular electrolytes and cell pH of rat muscle and liver in vitro. J Physiol (Lond) 212:101–115
Willstädter R, Mallison H (1915) Über Variationen der Blütenfarben. Ann Chem 408:147–162
Withrow CD, Woodbury DM (1964) Direct and indirect effects of deoxycorticosterone (DOC) on skeletal muscle electrolyte and acid-base metabolism. In: Martini L, Pecile A (eds) Hormonal steroids. Biochemistry, pharmacology and therapeutics, vol 1. Proc First Int Congr on hormonal steroids. Academic Press, New York, pp 503–513

Teil 5

Blut

Pathophysiologie des Volumenmangels

K. Meßmer

Dem akuten Volumenmangel liegen entweder Blutverluste nach außen, ins Körperinnere (Fraktur großer Knochen, Ruptur von Gefäßen oder Organen, massive Muskelquetschung) oder Plasmaverluste bei ausgedehnten Verbrennungen bzw. Skalpierung zugrunde. Jedoch kann auch reine Dehydratation sehr rasch (z. B. Cholera) zum akuten Volumenmangel bzw. zur Hypovolämie führen. Protrahierte Wasser- und Elektrolytverluste auf der Basis gastrointestinaler bzw. renaler Vorerkrankungen können ebenfalls eine hämodynamisch wirksame Hypovolämie auslösen. Im folgenden werden die entscheidenden pathophysiologischen Mechanismen der akuten Hypovolämie dargelegt, wobei organspezifische Veränderungen bewußt ausgeschlossen bleiben.

Veränderungen der Makrohämodynamik

Die akute Verminderung des Intravasalvolumens führt aufgrund der Verminderung des venösen Rückstroms zum Abfall des Schlagvolumens und zu arterieller Hypotonie. Nimmt im Bereich der Barorezeptoren des Karotissinus und Aortenbogens die Anstiegssteilheit des Perfusionsdruckes ab, so wird reflektorisch die sympathikoadrenerge Reaktion [4, 6, 12] ausgelöst. Diese Notfallreaktion bewirkt, in Abhängigkeit von Geschwindigkeit und Ausmaß des Volumenverlustes,

1. eine Stimulation der adrenergen Rezeptoren in Herz und Gefäßsystem,
2. die postganglionäre Freisetzung von Katecholaminen,
3. die Steigerung der Sekretion von Hormonen aus der Nebennierenrinde und aus dem Nebennierenmark.

Die Folgen der Stimulation der adrenergen Rezeptoren sind in Abb. 1 dargestellt: Die Stimulation der α-adrenergen Rezeptoren führt zur Konstriktion prä- und postkapillärer Gefäßabschnitte im System- und Lungenkreislauf. Aufgrund der höchsten Präsenz α-adrenerger Rezeptoren im Bereich des Splanchnikusgebietes, in Sonderheit in der A. mesenterica superior [11], wird die Durchblutung der Splanchnikusorgane besonders stark gedrosselt; die Stärke ihrer α-adrenergen Innervation entsprechend folgen Haut, Niere und Skelettmuskulatur mit einem Abfall ihrer Durchblutung.

Die Stimulation der β_1-Rezeptoren hat eine Steigerung der Herzfrequenz und damit des myokardialen Sauerstoffverbrauches zur Folge. Gleichzeitig wird die myokardiale Kontraktilität erhöht; in der ersten Phase des Volumenmangels bzw. des hypovolämischen Schocks besteht somit keine verminderte Kontraktilität des Herzens.

Die Stimulation der gefäßständigen β_2-Rezeptoren bewirkt Dilatation, vor allem im Bereich der kapazitiven Gefäßabschnitte mit Erhöhung des av-Shunts in der Lunge und Blutpooling im Splanchnikusgebiet [3].

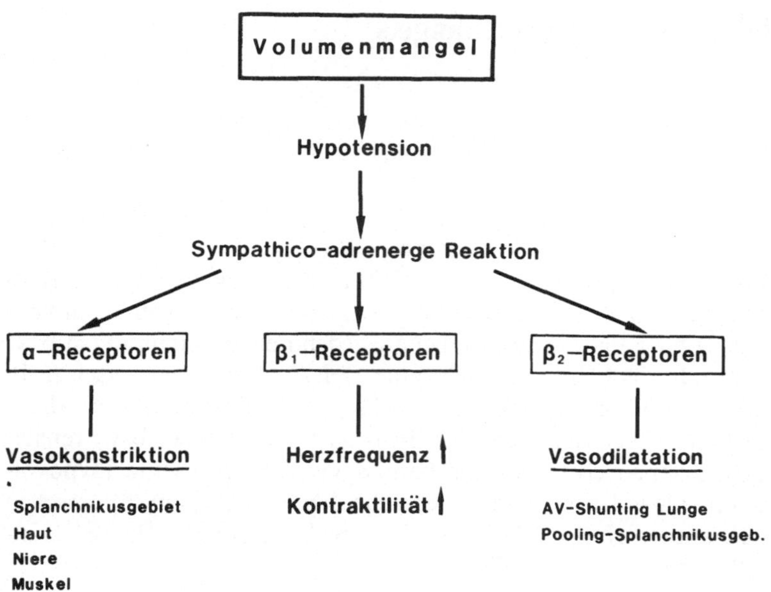

Abb. 1. Schematische Darstellung der Stimulation der sympathikoadrenergen Reaktion durch Volumenmangel. Effekte der Stimulation der α-adrenergen sowie der β_1-adrenergen und β_2-adrenergen Rezeptoren im Herz-Kreislauf-System. (Modifiziert nach Bihari u. Tinker [3])

Aufgrund ihrer geringen α-adrenergen Innervation bleiben die Koronar- und Hirngefäße von der initialen Vasokonstriktion verschont; die Perfusion von Herz und Gehirn wird trotz Volumenmangels über lange Zeit im Bereich der Norm gehalten, da der prozentuale Anteil der Durchblutung dieser Organe am erniedrigten Herzminutenvolumen ansteigt; dieses Phänomen wurde bereits 1944 von Duesberg u. Schröder erkannt und als „Zentralisation des Kreislaufs" bezeichnet [12, 16].

Die sympathikoadrenerge Reaktion hat somit das Ziel, durch Verminderung der Organdurchblutung und Steigerung des peripheren Strömungswiderstandes den arteriellen Perfusionsdruck zu stabilisieren und die Perfusion der für das Überleben unmittelbar entscheidenden Organe Herz und Gehirn sicherzustellen. Diese Stabilisierung erfolgt jedoch zu Lasten der Gewebeversorgung der Organe, deren Gefäße eine hohe Dichte α-adrenerger Rezeptoren aufweisen. Die Folgen der sympathikoadrenergen Reaktion, d. h. deren klinisch faßbare Korrelate, sind um so gravierender, je rascher und ausgeprägter der Volumenmangel auftritt: Sie manifestieren sich in den klinischen Symptomen Tachykardie, Tachypnoe und Hyperventilation, kalte blasse Haut, kaltem Schweiß, Oligurie bzw. Anurie. Die massive Minderdurchblutung der Splanchnikusorgane entzieht sich der einfachen klinischen Diagnostik. Sie ist jedoch für den weiteren Ablauf, nämlich die Dekompensation bei unbehandeltem Volumenmangel von entscheidender Bedeutung, da die Splanchnikusorgane und in Sonderheit der Darmtrakt für den sekundären Volumenverlust infolge transkapillärem Flüssigkeitsausstrom prädestiniert sind [7, 16].

Veränderungen der Mikrohämodynamik

Die volumenmangelbedingte Hypotension hat aufgrund der durch sie ausgelösten Konstriktion der arteriellen Widerstandsgefäße (präkapilläre Arteriolen) eine drastische Änderung der Gefäßgeometrie und der Strömungsgeschwindigkeit innerhalb der Endstrombahn zur Folge [18]. Gleichzeitig wird durch hypovolämieinduzierte Hypotension die für die Perfusion der Endstrombahn bestimmende *spontane arterioläre Vasomotion* [8] ausgeschaltet; der Verlust der arteriolären Vasomotion hat Bedeutung sowohl für die Qualität der Perfusion der Endstrombahn, die Fluidität des Blutes in den Mikrogefäßen sowie für den transkapillären Flüssigkeitsaustausch. Durch Verminderung der Flüssigkeitsabsorption und Zunahme der interstitiellen Gewebeflüssigkeit wird die Entstehung von Gewebsödemen in Organen mit hoher Compliance gefördert. Der Verlust der arteriolären Vasomotion bedeutet darüber hinaus eine Steigerung des peripheren Strömungswiderstandes sowie eine Beeinträchtigung der unter Normalbedingungen garantierten Homogenität der Sauerstoffgewebeversorgung [9], da bei Ausfall der periodischen arteriolären Gefäßkonstriktion und -dilatation eine inhomogene Perfusion in der Endstrombahn resultiert [15].

Die beim hypovolämischen Schock vorliegende Verlangsamung der Strömungsgeschwindigkeit bedingt, infolge der Aggregation der Erythrozyten, einen überproportionalen Abfall der Fluidität (entspricht Anstieg der Viskosität) des Blutes, v. a. im Bereich der postkapillären Venolen, wo die Blutströmung in Prästase bzw. völlige Stase übergehen kann [5, 18]. Folge der Störung der normalen Mikroangiodynamik, der Veränderung der Gefäßgeometrie und der Abnahme der Blutfluidität ist die Dissoziation der Kapillardurchströmung mit Auftreten von Zonen stagnierender Durchblutung bzw. Stase, neben Zonen erhöhter Durchströmung der Kapillaren weitgehend zellfreien Plasmas. Die jetzt inhomogene Durchströmung des Kapillargebietes reduziert die für den Substratantransport und den Metabolitabtransport entscheidende kapilläre Austauschfläche,

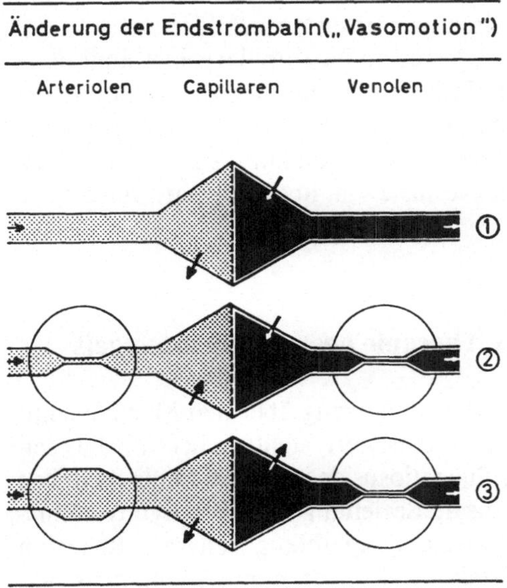

Abb. 2. Schematische Darstellung der schockspezifischen Vasomotion (Erklärungen siehe Text). (Aus Meßmer [11])

d. h. transkapillärer Flüssigkeits- und Stoffaustausch werden weiter reduziert [1, 10]. Die Dissoziation der Kapillardurchströmung im Schock resultiert daher in einer Einschränkung der Gewebeversorgung und der Gewebedrainage, welche die sog. schockspezifische Vasomotion (Abb. 2) nach sich ziehen [11, 16].

Schockspezifische Vasomotion

Aufgrund der Reduktion der nutritiven Durchblutung erleidet das von dieser Strömung betroffene Gewebe über die Verminderung des Sauerstoff- und Substratantransportes einen Sauerstoffmangel [17] mit Umstellung des Stoffwechsels auf Anaerobie und Produktion saurer Metabolite (Laktat). Die daraus resultierende lokale Azidose kann aufgrund der Einschränkung der Gewebedrainage und aufgrund des verminderten Ausstromes aus dem Kapillargebiet im peripheren Blut nicht nachgewiesen werden. Bergentz et al. [2] haben daher den Begriff „versteckte Azidose" (hidden acidosis) geprägt. Diese lokale Gewebeazidose löst die schockspezifische Vasomotion, d. h. Änderung der Gefäßreaktivität im Schock, aus. Aufgrund des niederen Gewebe-pH werden nämlich die präkapillären Gefäßabschnitte gegenüber den endogenen Katecholaminen refraktär und verlieren ihren Tonus, gleichzeitig bleibt jedoch die Ausstrombehinderung infolge persistierender postkapillärer Konstriktion und verminderter Blutfluidität (Erythrozytenaggregation, Leukozytenmargination) präferentiell in den postkapillären Venolen bestehen. Präkapilläre Dilatation bedeutet Vergrößerung des funktionellen Kapillarbettes und damit erhöhten Volumenbedarf, um alle Gefäße füllen zu können. (Aus diesem Grunde muß bei der initialen Therapie mehr Volumen als tatsächlich verloren substituiert werden.) Die präkapilläre Dilatation bewirkt jedoch aufgrund des wieder zunehmenden hydrostatischen Druckes bei erniedrigtem onkotischen Druck im Intravasalraum einen gesteigerten Abstrom von Flüssigkeit ins Interstitium. Dieser wiederum führt zum Anstieg des lokalen Hämatokrits und damit zu einer weiteren Verschlechterung der Fluidität des Blutes. Damit hat sich aber über den Mechanismus der schockspezifischen Vasomotion auf dem Niveau der Mikrozirkulation ein Circulus vitiosus ausgebildet.

Den für die Höhe und Verteilung der Perfusion im Kapillargebiet limitierenden Faktor stellt bei Paralyse der arteriolären Vasomotion die Fluidität des Blutes dar. Von der beschriebenen schockspezifischen Störung der Mikrozirkulation sind die Organe mit hoher α-adrenerger Innervation am stärksten betroffen; das bedeutet, daß transkapilläre Volumenverluste v. a. über das Darmlumen und die Serosa erfolgen.

Circulus vitiosus und Grundlage der Therapie des Volumenmangels

Da sich die schockspezifische Mikrozirkulationsstörung über den Mechanismus der schockspezifischen Vasomotion weiter intensiviert, stellt sie bei unbehandeltem Volumenmangel innerhalb des Circulus vitiosus das entscheidende Stellglied dar. Die Abb. 3 zeigt schematisch die kausale Beziehung zwischen hypovolämiebedingtem Abfall des Herzminutenvolumens, sympathikoadrenerger Reaktion mit konsekutiver disproportionaler Verteilung des Herzminutenvolumens und

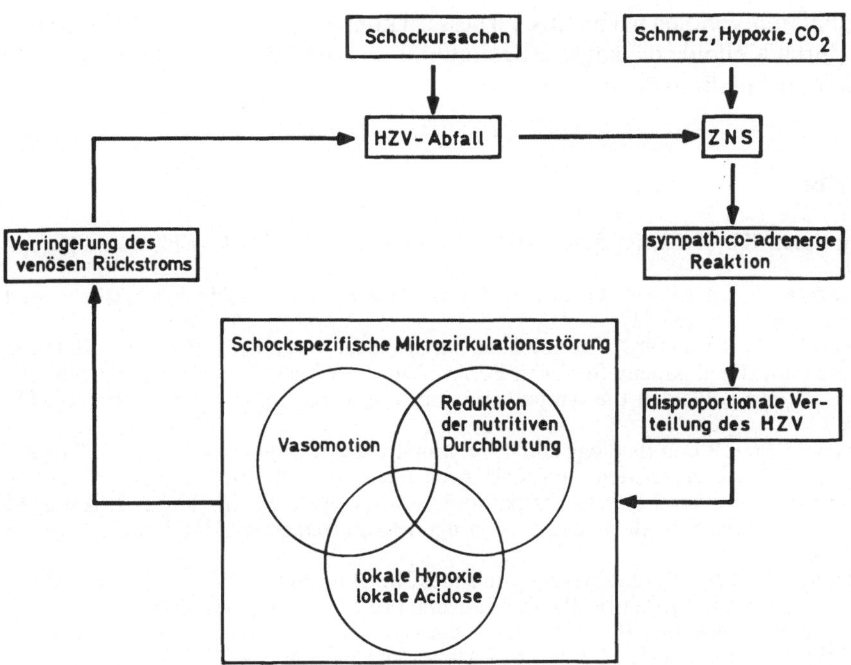

Abb. 3. Akuter Volumenmangel ist eine der wichtigsten Schockursachen und führt über den Abfall des Herzminutenvolumens und der Druckanstiegssteilheit im Bereich der Pressorrezeptoren zur Auslösung der sympathikoadrenergen Reaktion und zum Circulus vitiosus. Im Zentrum steht die Schockstörung der Mikrozirkulation; aufgrund von Sequestration von Blut in der Endstrombahn sowie aufgrund transkapillärer Flüssigkeitsverluste wird die Hypovolämie und damit der Schock im Sinne eines negativen Rückkopplungsmechanismus verstärkt. (Aus Meßmer [13])

der sich regional unterschiedlich ausprägenden schockspezifischen Mikrozirkulationsstörung. Diese löst in jedem Falle infolge transkapillären Flüssigkeitsabstroms ins Interstitium und damit Verminderung des venösen Rückstroms einen sekundären Volumenverlust aus.

Hat sich dieser negative Feed-back-Mechanismus [13, 16, 20] etabliert, kann nur durch rasche und effektive Steigerung des venösen Rückstroms durch Infusionstherapie eine Normalisierung des Herzzeitvolumens erreicht werden; die reflektorisch ausgelöste sympathikoadrenerge Reaktion ist ohne Volumenzufuhr nicht aufzuheben.

Es liegt daher auf der Hand, daß Schnelligkeit und Effizienz des Volumenersatzes darüber entscheiden werden, ob und in welchem Maße sich die letztlich deletären Störungen der Mikrozirkulation [14] entwickeln oder aber verhindert werden können. Prinzipiell sollte mit der initialen Volumentherapie eine Hämodilution einhergehen, da Blut mit niederem Hämatokrit geringere Kräfte erfordert, um von Prästase und Stase wieder in eine normale Strömung überzugehen [5, 14, 16, 19]. Aufgrund ihrer intravasalen Verweildauer und aufgrund des Dilutionseffektes sind in der Initialtherapie des Volumenmangels kolloidale Lösungen sowohl Vollblut- und Erythrozytenkonzentraten, aber auch den kristalloiden Lösungen vorzuziehen. Da allein Kolloide die Fluidität des Blutes im Bereich der postkapillären Venolen nachhaltig verbessern können, stellt der initiale Volumenersatz durch Kolloide die kausale Behandlung sowohl der Hypovolämie als auch der Mikrozirkulationsstörung dar.

Literatur

1. Appelgren KL (1972) Perfusion and diffusion in shock. Acta Physiol Scand [Suppl] 378
2. Bergentz SE, Carlsten A, Gelin LE, Krebs J (1969) Hidden acidosis in experimental shock. Ann Surg 169:227
3. Bihari DJ, Tinker J (1983) The management of shock. In: Tinker J, Rapin M (eds) Care of the critically ill patient. Springer, Berlin Heidelberg New York Tokyo, pp 190–222
4. Chien S (1967) Role of the sympathetic system in hemorrhage. Physiol Rev 47:214–288
5. Chien S (1969) Blood rheology and its relation to flow resistance and transcapillary exchange with special reference to shock. Arch Microcirc 2:98–101
6. Georg RJD, Tinker J (1983) The pathophysiology of shock. In: Tinker J, Rapin M (eds) Care of the critically ill patient. Springer,Berlin Heidelberg New York Tokyo, pp 164–189
7. Hanson GC (1978) Pathophysiology in shock. In: Hanson GC, Wright PL (eds) Medical management of the critically ill. Academic Press, London, pp 293–300
8. Intaglietta M, Meßmer K (1983) Microangiodynamics, peripheral vascular resistance and the normal microcirculation. Int J Microcirc Clin Exp 2:3–10
9. Kessler M, Höper J, Krumme BA (1976) Monitoring of tissue perfusion and cellular function. Anesthesiology 45:184
10. Matheson NA (1969) Factors in tissue perfusion. The microcirculation in shock. Postgrad Med J 45:530
11. Meßmer K (1967) Intestinale Faktoren im Schock: Intestinaler Kreislauf. Langenbecks Arch Klin Chir 319:890–909
12. Meßmer K (1972) Die Grundlagen der modernen Schocktherapie. Münch Med Wochenschr 112:357–365
13. Meßmer K (1983a) Schock, Volumenersatz, Fettembolie. In: Heberer G, Köle W, Tscherne H (Hrsg) Chirurgie, Lehrbuch für Studierende der Medizin und Ärzte, 4. Aufl. Springer, Berlin Heidelberg New York Tokyo, S 80–89
14. Meßmer K (1983b) Traumatic shock in polytrauma: Circulatory parameters, biochemistry and resuscitation. World J Surg 7:26–30
15. Meßmer K, Intaglietta M (im Druck) Die physiologische Bedeutung der arteriolären Vasomotion. In: Trübestein G (Hrsg) Die konservative Therapie arterieller Durchblutungsstörungen. Thieme, Stuttgart New York
16. Meßmer K, Sunder-Plassmann L (1975) Schock. In: Lindenschmidt TO (Hrsg) Pathophysiologische Grundlagen der Chirurgie. Thieme, Stuttgart, S 159–196
17. Sinagowitz E, Rahmer H, Rink R, Görnandt L, Kessler M (1973) Local oxygen supply in intra-abdominal organs and skeletal muscle during hemorrhagic shock. Adv Exp Med Biol 37a:505
18. Sunder-Plassmann L, Meßmer K (1972) Die Dynamik der Mikrozirkulation im Schock: Hämorheologische und hämodynamische Veränderungen. Z Prakt Anaesth 7:95
19. Sunder-Plassmann L, Jesch F, Klövekorn WP, Meßmer K (1972) Limited hemodilution in hemorrhagic shock in dogs: Effects on central hemodynamics and the microcirculation in skeletal muscle. Res Exp Med 159:167–182
20. Zweifach BW, Fronek A (1975) The interplay of central and peripheral factors in irreversible hemorrhagic shock. Prog Cardiovasc Dis 18:147–180

Bestimmungsmethoden für den Verlust von Blut und Blutbestandteilen

H. Bergmann

Klinisch relevante Blutbestandteile lassen sich in die zellulären Erythrozyten, Leukozyten und Thrombozyten sowie in die nichtzellulären kolloidalen Bestandteile Plasma, Albumin, Gerinnungsfaktoren und Immunproteine aufschlüsseln [3]. An 3 typischen klinischen *Beispielen* sollen die Verluste von Vollblut bei einer akuten Blutung, von Erythrozyten bei der chronischen normovolämischen Anämie und von Albumin bei der Hypalbuminämie aufgezeigt werden, und wird die Rationalität folgender Meßverfahren zu diskutieren sein: Erythrozytenzahl, Hämoglobinbestimmung, Hämatokrit, die Erythrozytenindizes Hämoglobingehalt und Hämoglobinkonzentration, das Blutvolumen, zentraler Venendruck und pulmonaler Kapillardruck und schließlich der kolloidosmotische Druck und das Gesamteiweiß.

Vor Eingehen auf die Bedeutung dieser Parameter jedoch einige Worte zu ihrer Bestimmungsmethodik.

Bestimmungsmethodik

Erythrozytenzahl

Die Erythrozyten werden überlicherweise über optische bzw. nichtoptische Abtastsysteme automatisch gezählt. Das *Meßprinzip* beruht *optisch* auf Trübungsphänomenen, *nichtoptisch* auf Leitfähigkeitsunterschieden zwischen den Zellen und dem Suspensionsmittel. *Normalwerte* werden beim Mann zwischen 4,2 und 5,5, bei der Frau zwischen 3,6 und 5,0 T/l angegeben (Tabelle 1).

Hämoglobin

Das Hämoglobin wird photometrisch meist mittels der Zyanmet-Hb-Methode bestimmt. Normalwerte in g/l liegen beim Mann zwischen 130 und 170, bei der Frau zwischen 120 und 160. Die Angabe in Millimol wird als Ergänzung dargestellt (Tabelle 1).

Hämatokrit

Der Hämatokrit als Volumenanteil der geformten Blutelemente ist ein Volumenparameter des intravasalen Kompartiments des Extrazellulärraumes. Er wird nicht nur von der Zahl, sondern auch vom Volumen der Erythrozyten beeinflußt und durch hochtouriges Zentrifugieren von Mikrohämatokritkapillaren gewonnen. Zwischen venösem, arteriellem und kapillärem Hämatokrit bestehen Größenunterschiede, der Körperhämatokrit entspricht dem venösen Hämatokrit ·0,91 (Gibson-Faktor) [17] bzw. ·0,97·0,91 = ·0,88, wobei der Faktor 0,97 das beim Zentrifugieren in der Erythrozytensäure verbleibende Plasma ("plasmatrap-

Tabelle 1. Normalwerte des peripheren Blutbildes (Nach [17])

	♂	♀
Erythrozyten		
T(Tera)/l = 10^{12}/l	4,2 -5,5	3,6–5,0
Hämoglobin		
g/l	130 -170	120 -160
mmol/l	7,76–11,17	7,14–10,18
Hämatokrit		
l/l	0,40–0,48	0,36–0,42
Erythrozytenindizes		
Hämoglobingehalt des Einzelerythrozyten		
(Hb_E, MCH, Ery-Hämoglobin ams. (amount of substance))		
Hb g/l / *Ery* T/l	pg = 10^{-12} g	27–32
Hb mmol/l / *Ery*/l	fmol = 10^{-15} mol	1,67–1,99
Mittlere Hämoglobinkonzentration des Einzelerythrozyten		
(MCHC, Ery-Hämoglobin molc. (molar concentration)		
Hb g/l / *Hk* l/l	%	30–36
Hb mmol/l / *Hk* l/l	mmol/l	18,62–22,35

ping") berücksichtigt [30]. Die *Normalwerte* liegen beim Mann zwischen 0,40 und 0,48, bei der Frau zwischen 0,36 und 0,42 (Tabelle 1).

Erythrozytenindizes

a) Hämoglobingehalt des Einzelerythrozyten
(Hb_E, MCH, Ery-Hämoglobin ams. [amount of substance])
b) Mittlere Hämoglobinkonzentration des Einzelerythrozyten
(MCHC, Ery-Hämoglobin molc. [molar concentration])

Erythrozytenindizes wie Hb-Gehalt und die mittlere Hb-Konzentration des Einzelerythrozyten geben Verhältniswerte zwischen dem Hämoglobin einerseits und der Erythrozytenzahl bzw. dem Hämatokrit andererseits an. *Normalwerte* für das Hb_E liegen bei 27–32 pg, für die mittlere Hb-Konzentration des Einzelerythrozyten zwischen 30 und 36%. Auch hier wieder eine uns fremde Darstellung in Molwerten ergänzend in Tabelle 1.

Blutvolumen

Das *Blutvolumen* ist die Summe aus dem Erythrozytenvolumen und dem Plasmavolumen. Zur Bestimmung werden radioaktive selektiv intravasal verweilende Indikatoren verwendet, für das Plasmavolumen mit Bindung an Albumin ^{131}J-RIHSA (*r*adioactive *i*odinated *h*uman *s*erum *a*lbumin) bzw. auch T-1824 (Evans blue), für das Erythrozytenvolumen mit Bindung an die roten Blutkörperchen ^{32}P oder vor allem ^{51}Cr.

Tabelle 2. Normalwerte für Blut-, Erythrozyten- und Plasmavolumen (Nach [30, 35])

Normalwerte		♂	♀
Blutvolumen (BV)	ml/kg l/m²	70 –75 2,8 (7,5% KG)	65 –70 2,4 (6,5% KG)
Erythrozytenvolumen (EV)	ml/kg l/m²	29 –30 1,1– 1,2	24 –25 0,8– 0,9
Plasmavolumen (PV)	ml/kg l/m²	41 –45 1,5– 1,6	41 –45 1,4– 1,5

Die *Berechnung* des Blutvolumens (BV) erfolgt durch Addition beider Werte bei Doppelindikatorbestimmung (EV+PV) oder durch Multiplikation aus dem Plasmavolumen (PV) und dem korrigierten Körperhämatokrit nach der angegebenen Formel $BV = PV \cdot 100 : (100\text{–}0{,}98\ Hk_{ven})$ [35].

Normalwerte liegen für das Blutvolumen zwischen 70 und 75 ml/kg beim Mann und zwischen 65 und 70 ml/kg bei der Frau. Diese Zahlen stellen auch die Summe von Erythrozyten- und Plasmavolumen dar (Tabelle 2) [30, 35].

Zentraler Venendruck

(ZVD, RVEDP/RVFP)

Der zentrale Venendruck hat Aussagekraft für den rechtsventrikulären enddiastolischen bzw. den rechtsventrikulären Füllungsdruck, also für die Vorbelastung des rechten Ventrikels. Der Katheter wird optimal über die rechte V. jugularis interna eingeführt [7], die Spitze soll in der V. cava superior, knapp oberhalb der Einmündung in den rechten Vorhof zu liegen kommen. Die Messung erfolgt mittels Wassermanometer oder Druckwandler, der Nullpunkt als hydrostatischer Indifferenzpunkt im rechten Vorhof befindet sich beim liegenden Patienten in 3/5 Thoraxhöhe über der Unterlage. Als Normalwerte gelten 3–8 cm H_2O.

Pulmonaler Kapillardruck

(PCWP, pulmonary capillary wedge pressure, LVEDP/LVFP)

Der pulmonale Kapillardruck gibt Hinweise auf den linksventrikulären enddiastolischen bzw. linksventrikulären Füllungsdruck, also auf die Vorbelastung des linken Ventrikels. Der Katheter wird ebenfalls optimal über die V. jugularis interna rechts eingeführt und unter Beobachtung der Druckkurve am Monitor weiter blind „eingeschwemmt“. Die Messung erfolgt mittels Druckwandler, die obere Normwertgrenze liegt bei 12 mmHg.

Kolloidosmotischer Druck

KOD (onkotischer Druck)

Der kolloidosmotische (onkotische) Druck stellt einen Sonderfall des osmotischen Druckes dar, bei dem der diffusionsbedingte Konzentrationsausgleich zwischen 2 Lösungen unterschiedlicher Konzentration durch eine Zellmembran verhindert wird, die nur für hochmolekulare kolloidale Substanzen nicht permeabel

Tabelle 3. Normalwerte (mm Hg) für den kolloidosmotischen (onkotischen) Druck

Autoren	Jahr	Lit. Zit. Nr.	mm Hg	Bemerkungen
Losowsky et al.	1962	[23]	28,5 ± 4,5	
Ingerslev et al.	1966	[16]	29 ± 2,1	
Ladegaard-Pedersen	1969	[19]	24 – 26	(Gesamteiweiß 70 g/l)
Ladegaard-Pedersen	1973	[20]	25,5 ± 2,6	(range 1,8–32,9)
Lundsgaard-Hansen u. Pappova	1974	[25]	27	(Gesamteiweiß 35–80 g/l)

ist. Das Albumin ist zu 80% für den kolloidosmotischen Druck verantwortlich. Der onkotische Effekt von Albumin zu Globulin verhält sich wie 2,5 zu 1 [24].

Gemessen wird der KOD mittels eines *Onkometers* (Kolloidosmometers) nach dem Prinzip der Ermittlung eines an einer semipermeablen Membran mit einer Ausschlußgrenze von $2 \cdot 10^4$ Dalton sich zwischen der mit NaCl gefüllten Referenz- oder Meßkammer und der Probenkammer ergebenden Diffusionsgleichgewichtes.

Die *Normalwerte* liegen zwischen 24 und 29 mmHg (Tabelle 3) [16, 19, 20, 23, 25].

Gesamteiweiß/Albumin im Serum

Die Bestimmung von Gesamteiweiß und Albumin im Serum erfolgt mit einer der in der folgenden Übersicht angegebenen Methoden, die Normalwerte liegen für das Gesamteiweiß bei 66–79 und für das Albumin bei 34–46 g/l [41].

Bestimmung von Gesamteiweiß bzw. Albumin im Serum (Nach [41])

Gesamteiweiß

wird bestimmt über Bestimmung
- des spezifischen Gewichts des Blutes oder des Serums (Methode nach van Slyke),
- der Peptidbindungen (mittels Bimet-Reagenz oder UV-Absorption bei 210 nm),
- des freien (nach Folin-Lowey) oder
  des gebundenen Tyrosins und Tryptophans (mit UV-Absorption bei 280 nm),
- des Stickstoffes als NH_3-Stickstoff nach Veraschung (nach Kjeldahl).

Albumin

wird nach Ausfällung (Aussalzung mit 25% Na_2SO_4-Lösung) der Globuline bestimmt mittels
- Bimet-Reagenz oder Kjeldahl-Methode,
- elektrophoretischer Trennung,
- Farbstoffbindung (4-Hydroxyazobenzol)-Benzoesäure an Albumin, (Autoanalyser).

Klinische Relevanz der Meßwerte

Im 2. Abschnitt soll nun die Bedeutung und Zweckmäßigkeit der angegebenen Meßverfahren anhand der schon erwähnten klinischen Beispiele, also Verlust von Vollblut, von Erythrozyten und von Albumin, diskutiert werden.

Verlust von Vollblut
(akuter Blutverlust)

Erythrozytenzahl und Erythrozytenindizes

Die bei der akuten Blutung verminderte Erythrozytenzahl und die Erythrozytenindizes, die ganz allgemein gesehen ein Maß für intrazelluläre Volumenschwankungen darstellen, haben im Stadium der akuten Blutung keine Relevanz. Ihre Bestimmung ist daher weder nützlich noch notwendig.

Hämatokrit, Hämoglobin

Hämatokrit und Hämoglobin sind hingegen Steuergrößen für die Indikation zur Erythrozytenapplikation [4], es müssen allerdings dabei zusätzliche Einflußfaktoren Berücksichtigung finden. Zu nennen sind hier v.a. gestörte Kompensationsmechanismen zur Aufrechterhaltung der für die Gewebsoxygenierung ausschlaggebenden O_2-Transportkapazität, also besonders das HZV, und Vorschädigungen wie Gasaustauschstörung, schon erhöhte $D_{av}O_2$ und Zustände erhöhter O_2-Affinität etwa durch Alkalose oder Hypothermie.

Die praktische Anwendung der beiden Parameter findet in der Faustregel zur Erythrozytengabe ihren Ausdruck: Eine Zufuhr von Erythrozyten ist erwünscht bei Hb-Werten unter 100 g/l bzw. Hämatokritwerten unter 0,30, sie ist dringend erforderlich, wenn die Werte unter 80 g/l bzw. 0,25 absinken und als kritische Grenzwerte sind schließlich 45 g/l Hb und ein Hämatokrit von 0,13 zu nennen [6].

Die Bestimmung von Hämoglobin und Hämatokrit ist daher bei der akuten Blutung nicht nur nützlich, sondern auch notwendig.

Blutvolumen

Zur Frage der Bestimmung des Blutvolumens beim akuten Blutverlust liegt zunächst einmal eine allgemein akzeptierte Aussage vor, wonach die Verabreichung von Erythrozyten erst bei Blutverlusten über 20% des Blutvolumens erforderlich würde [6, 12, 37]. Gedanklich ist diese Aussage aber nicht mit der Messung, sondern mit der Berechnung des Blutvolumens aus den bekannten Normalwerten verbunden.

Dies um so mehr, als eine Blutvolumenbestimmung nicht nur relativ aufwendig ist, sondern außer einer allgemeinen Meßfehlergrenze von 5% auch bestimmte Voraussetzungen für die Exaktheit der Bestimmung erforderlich sind, die bei akuten Blutverlusten meist nicht gegeben sein werden. Zu nennen sind hier eine ausreichende Durchmischung zwischen Indikator und Blut, der die periphere Vasokonstriktion im Schock entgegen steht, eine nicht gestörte Kapillarpermeabilität, keine Blut- oder Plasmaverluste während der Meßzeit und keine av-Shunts auf Herz- oder Kreislaufebene [29]. Dementsprechend gibt es beim hypo- oder auch hypervolämischen Intensivpatienten auch schlechte Korrelationen zwischen gemessenen Blutvolumenwerten und hämodynamischen Kriterien (MAP, ZVD, PCWP, Hk, HZV) [36] und wird bei Diskrepanzen zwischen Blutvolumen und ZVD letzterem als Beurteilungsgröße der Vorzug gegeben [42].

Die Bestimmung des Blutvolumens beim Verlust von Vollblut ist also weder nützlich noch notwendig.

Zentraler Venendruck, pulmonaler Kapillardruck

Der zentrale Venendruck kann trotz aller bekannter Einschränkungen immer noch als wichtigster und einfachster Parameter für die Steuerung einer Volumentherapie und die Vermeidung einer Kreislaufüberfüllung genannt werden. Es besteht aber ebenso kein Zweifel daran, daß durch den Pulmonaliskatheter zusätzliche Erkenntnisse gewonnen werden, stellen doch die so erhaltenen Meßwerte ein direkteres Maß für den Füllungszustand des linken Ventrikels dar als der ZVD.

Dem linksventrikulären enddiastolischen Druck als eigentlichem Füllungsdruck entsprechen in abnehmender Relevanz der linke Vorhofsdruck, der pulmonale Kapillardruck, der diastolische und der mittlere Pulmonalisdruck [11, 22]. Mit der Messung des pulmonalen Kapillardruckes lassen sich auch Situationen beurteilen, bei denen es etwa bei Rechtsinsuffizienz, COPD oder akutem Lungenversagen komplexer Ätiologie zum erhöhten ZVD bei noch normalem PCWP kommt [8], oder bei denen, wie bei der Linksinsuffizienz, ein erhöhter PCWP mit einem normalen ZVD einhergehen kann [10].

Zusätzlich ist über den Pulmonaliskatheter noch die Bestimmung des HZV sowie gemischtvenöser O_2-Parameter (Druck, Sättigung, Gehalt) [28] als ergänzende Meßgrößen möglich. Bei einer akuten Blutung ist also die Bestimmung des ZVD als nützlich *und* notwendig zu bezeichnen, der PCWP ist nicht unbedingt notwendig, wohl aber als eindeutig nützlich zu beurteilen.

Als Beispiel einer mit Hilfe dieser Parameter kontrollierten Volumensubstitutionstherapie sei ein Schema von Weil u. Shubin [39] angegeben, welches auf der Gabe von Einzelvolumina im Abstand von jeweils 10 min beruht, wobei Größe (200, 100 oder 50 ml) und Wiederholungsfrequenz der einzelnen Volumengaben sowie Entscheidungen über weiteres Zuwarten bzw. Beendigung der Volumenzufuhr von den dabei laufend kontrollierten Werten des ZVD und PCWP bzw. den Druckanstiegen während der Volumengabe abhängen (vgl. [5]).

Beispiel einer gezielten kontrollierten Volumensubstitution (Nach [39])

Grundlage: 10minütige Einzelvolumina, Ablauf unter PCWP- bzw. ZVD-Kontrolle

PCWP < 11 mm Hg oder ZVD < 8 cm H_2O: → 200 ml/10 min

PCWP 11–18 mm Hg oder ZVD < 10 cm H_2O: → 100 ml/10 min

PCWP > 18 mm Hg oder ZVD > 12 cm H_2O: → 50 ml/10 min

Verlauf:

Wenn

PCWP↑ > 3 mm Hg oder ZVD↑ > 2 cm H_2O:

Einzelvolumina unterbrechen und bis zum Ende der 10 min-Periode warten.

Wenn

$$PCWP\uparrow \leqq 3\,mm\,Hg \text{ oder } ZVD\uparrow \leqq 2\,cm\,H_2O:$$

Neues Volumenaliquot geben.

Wenn

PCWP↑ oder ZVD↑ nach 10 min-Vorperiode inkl. Warten immer noch

$$> 3\,mm\,Hg \text{ oder } > 2\,cm\,H_2O$$

oder wenn

PCWP↑ oder ZVD↑ während der 10 min-Periode

$$> 7\,mm\,Hg \text{ oder } > 5\,cm\,H_2O:$$

Volumenzufuhr beenden.

Wenn

nach 10 min-Vorperiode inkl. Warten immer noch

$$PCWP\uparrow > 3\,mm\,Hg \text{ oder } ZVD\uparrow > 2\,cm\,H_2O,$$

oder wenn während der 10 min-Periode

$$PCWP\uparrow > 7\,mm\,Hg \text{ oder } ZVD\uparrow > 5\,cm\,H_2O:$$

Volumenzufuhr beenden.

Kolloidosmotischer Druck, Gesamteiweiß

Der *kolloidosmotische Druck* schließlich ist bei einem akuten Blutverlust, der durch Vollblut ersetzt wird, ohne Belang.

Bei komplexerem Ersatz mittels Erythrozytenpräparaten, kolloidalen und kristalloiden Lösungen und auch im Zusammenhang mit etwaigen pulmonalen Störungen im Sinne eines akuten Lungenversagens [1] gewinnt er mit dem Ausmaß der Blutung und des Ersatzes im Hinblick auf eine kontrollierte Aufrechterhaltung des onkotischen Gleichgewichtes allerdings zunehmende Bedeutung.

Das *Gesamteiweiß* hat keine Relevanz, solange es nicht zur Berechnung des kolloidosmotischen Druckes verwendet wird. KOD und Gesamteiweiß sind daher zwar nicht als notwendig, wohl aber im Sinne der gemachten Aussage als nützlich zu bezeichnen.

Verlust von Erythrozyten
(chronische normovolämische Anämie)

Das 2. klinische Beispiel, den chronischen Verlust von Erythrozyten, der sich volumenkompensatorisch letztlich unter normovolämischen Bedingungen abspielt, bekommt man präoperativ immer wieder zu sehen.

Als *Ausgangssituation* liegt vor: ein normales Blutvolumen, eine Abnahme von Erythrozyten, Hämoglobin und Hämatokrit und in schweren Fällen etwa auch schon eine Beanspruchung von Kompensationsmechanismen, also eine Erhöhung von HZV, Herzfrequenz und O_2-Utilisation.

Erythrozytenzahl, Erythrozytenindizes

Die Erythrozytenzahl stellt bei der chronischen normovolämischen Anämie einen verwendbaren Parameter für die Therapieführung während einer Erythrozytengabe dar.

Die Zunahme der Erythrozytenzahl je Blutkonserve zw. Erythrozytenkonzentrat liegt je nach Art der Anämie zwischen 0,2 und 0,4 T/l (Tumoranämie 0,236 T/l, Blutungsanämie 0,38 l T/l), als Faustregel kann angenommen werden, daß man mit 3–4 Blutkonserven einen Anstieg der Erythrozyten um 1 T/l, also um 1 ml/mm^3 erreicht [2].

Die Bestimmung der Erythrozytenzahl kann demnach als nützlich *und* notwendig bezeichnet werden, die Bestimmung der Erythrozytenindizes ist weder nützlich noch notwendig.

Hämatokrit, Hämoglobin

Beurteilen wir ferner die Aussagekraft von Hämatokrit und Hämoglobin, so muß zunächst darauf hingewiesen werden, daß es durch eine Abnahme des Hämoglobins um 30 g/l ebenso wie durch eine Verkleinerung des HZV um 1 l/min oder eine Verminderung des O_2-Gehaltes um 4 Vol.-% zu einer Abnahme der O_2-Transportkapazität um 20% kommt, daß aber bei der chronischen normovolämischen Anämie ein 2,3 DPG-Anstieg zumindest teilweise zu kompensieren imstande ist: Eine Erhöhung des Halbsättigungsdruckes um 5 mmHg gleicht Hämoglobinabfälle bis auf 90 g/l aus, HZV-Anstiege erfolgen in diesen Fällen erst unterhalb dieses Grenzwertes [14]. Als praktisch klinisches Beispiel für die Bedeutung der genannten Meßwerte läßt sich eine Rundfrage von Kowalyshin et al. [18] zitieren, derzufolge von 1 249 befragten US-Kliniken 44% als unteren Grenzwert für die Durchführung elektiver Operationen ein Hb von 90 g/l und weitere 42% ein solches von 100 g/l bezeichnet haben.

Die Bestimmung des Hämatokrit und des Hämoglobin erweist sich also bei der chronischen normovolämischen Anämie nicht nur als nützlich, sondern auch als notwendig.

Blutvolumen

Die Messung des *Blutvolumens* ist hingegen bei dem in Frage stehenden klinischen Beispiel ohne Bedeutung; die Berechnung allerdings kann für Formeln zur Bestimmung der erforderlichen zu verabreichenden Blutmenge wohl Verwendung finden. In der folgenden Übersicht ist eine geradezu historische Formel für die Berechnung des Blutvolumens über die Körperoberfläche und sind unter Einbeziehung des Hämatokrit- und des Erythrozytenwertes 3 ebenfalls schon lange bekannte Formeln für die notwendige Transfusionsgröße in Milliliter angegeben [9, 13, 27, 34].

In diesem Sinne kann die Berechnung des Blutvolumens als nützlich angesehen werden, eine Notwendigkeit zur Berechnung oder gar zur Messung des Blutvolumens liegt aber nicht vor.

Formeln für Berechnung des Blutvolumens bzw. der erforderlichen Blutmenge

1. Formel für Blutvolumen (über Körperoberfläche/Nomogramm)

$$4{,}48 \cdot \mathrm{KOF} - 2{,}11 \quad \text{(Nach [18])}$$

2. Formeln für erforderliche Blutmenge (ml)

$$\frac{\mathrm{BV(ml)} \cdot \Delta \mathrm{Hb\,Soll - Ist(g/l)}}{\mathrm{Hb\,Soll(160\,g/l)}} \quad \text{(Nach [27])}$$

$$\mathrm{BV(ml)} \cdot \Delta \mathrm{Hk\,Soll - Ist} \quad \text{(Nach [13])}$$

$$\frac{\mathrm{BV(ml)} \cdot \Delta \mathrm{Ery\,Soll - Ist(T/l)}}{\mathrm{Ery\,Soll(T/l)}} \quad \text{(Nach [9]}$$

Zentralvenendruck, pulmonaler Kapillardruck
Kolloidosmotischer Druck, Gesamteiweiß

Die Bestimmung des ZVD, PCWP, KOD und Gesamteiweiß hat schließlich für die Behandlung von Erythrozytenverlusten bei der chronischen normovolämischen Anämie keine Bedeutung, die genannten Parameter erweisen sich weder als nützlich noch als notwendig.

Verlust von Albumin
(Hypalbuminämie)

Im 3. und letzten Beispiel soll noch kurz auf den Verlust von Albumin eingegangen werden.

Hypalbuminämien kommen nicht nur durch erhöhte Verluste, sondern auch durch erhöhte Abbauraten etwa bei Sepsis, malignen Tumoren und posttraumatischen Zuständen und auch durch eine verminderte Albuminsynthese bei Lebererkrankungen, Malabsorption und unzureichende Ernährung vor [38]. Albuminmangelzustände sind das tägliche klinische Brot v. a. in der Alterschirurgie, aber auch in der operativen Intensivmedizin.

Erythrozytenzahl, Erythrozytenindizes
Hämatokrit, Hämoglobin
Blutvolumen
Zentraler Venendruck, pulmonaler Kapillardruck

Bei der Hypalbuminämie hat die Bestimmung von Erythrozytenzahl, Erythrozytenindizes, Hämatokrit, Hämoglobin, Blutvolumen, zentralem Venendruck und pulmonalem Kapillardruck keine Bedeutung. Sie ist daher weder nützlich noch notwendig.

Kolloidosmotischer Druck, Gesamteiweiß

Kenntnisse über den KOD und das Gesamteiweiß sind hingegen sowohl für die Einschätzung des Status quo als auch für die Kontrolle während der Therapie un-

Formeln für Berechnung des KOD bzw. des Albuminbedarfes

Kolloidosmotischer Druck

Landis u. Pappenheimer [21]
aus Proteingehalt (GE = Gesamteiweiß i. S.):

$$KOD = 2{,}1\,GE + 0{,}16\,GE^2 + 0{,}009\,GE^3$$

aus Albumin (A = Albumin i. S.):

$$KOD = 2{,}8\,A + 0{,}18\,A^2 + 0{,}0012\,A^3$$

Rowe et al. [33]

$$KOD = 5{,}23\,GE - 2{,}6$$

Lundsgaard-Hansen u. Pappova [25]

$$KOD = 4\,GE - 0{,}8$$

Albuminbedarf

$$(GE\ g/l\ Soll - GE\ g/l\ Ist) \cdot 0{,}4 \cdot kg\ KG \cdot 2 = g\ Albuminzufuhr$$ (Nach [26])

---

bedingt anzustreben. Kenngröße für den KOD ist der Proteingehalt des Plasmas bzw. die Albuminkonzentration. Es ist daher nicht erstaunlich, daß eine ganze Reihe von Formeln, die sich dieser Parameter bedienen, für die Berechnung des KOD zur Verfügung stehen (s. Übersicht) [15, 21, 25, 33].

Obwohl auf „gute Übereinstimmungen" zwischen Berechnung und onkometrisch erhobenem Meßwert hingewiesen wird [1, 32], so scheint eine solche bei internistischen Intensivpatienten vielleicht weniger ausgeprägt zu sein [31, 40]. Es soll insgesamt nachdrücklich für die Messung plädiert werden, zumal da entsprechend ausgereifte Geräte (Onkometer BMT 921, Thomae) bereits zur Verfügung stehen.

Konsequenzen aus den so erhobenen Werten lassen sich nämlich für die notwendige Größenordnung der *Albuminzufuhr* ableiten, was, abgesehen vom gezielten Nutzen für den Patienten, auch aus Gründen der Verfügbarkeit und der Kosten des Albumins nicht ohne Bedeutung sein kann.

Vier Punkte seien hierzu kurz angeführt:

1. Albumin zuzuführen, ist erst bei KOD-Werten unter 20 mmHg (nach Grünert [15] sogar unter 18 mmHg) angezeigt. Entsprechende Grenzwerte sind ein Gesamteiweiß von 50 g/l und eine Albuminkonzentration von 25 g/l.
2. Der Albuminbedarf in Gramm ist formelmäßig unter Einbeziehung des Gesamteiweißwertes und des Körpergewichtes errechenbar.
3. Das 5%ige Humanalbumin reicht oft zum Ausgleich eines bestehenden Defizites nicht aus. Sind doch rechnerisch nicht weniger als 112 g Albumin, also 2500 ml 5%ige Lösung, erforderlich, um bei einem 70 kg schweren Patienten ein Gesamteiweiß von 50 g/l auf 70 g/l anzuheben. Es muß daher auf die 20%ige Lösung zurückgegriffen werden.

4. Bei der Gabe von Albumin im Permeabilitätsödem muß man sich vor Augen halten, daß das Kolloid bei der bestehenden mikroanatomischen Durchlöcherung des Lungenkapillarendothels nicht intravasal bleiben, sondern auch in den interstitiellen Raum austreten kann. Kommt es in diesen Fällen nach Albuminzufuhr nicht zu einer rechnerisch zu erwartenden KOD-Erhöhung, so kann als Ursache dafür ein solches Leak-Phänomen angenommen werden [15].
Ingesamt gesehen ist also bei der Behandlung von Albuminmangelzuständen die Bestimmung des kolloidosmotischen Druckes und des Gesamteiweißes nicht nur nützlich, sondern absolut notwendig.

Zusammenfassung

Fassen wir zusammen, so setzt sich das Spektrum der erforderlichen Meßwerte beim Verlust von Blut und Blutbestandteilen je nach vorliegender klinischer Situation verschiedenartig zusammen. Tabelle 4 stellt dies in synoptischer Form dar:

Beim *Verlust von Vollblut* dominieren neben dem Hämatokrit/Hämoglobin vor allem Parameter, mit denen das Volumen monitiert werden kann. Auf die direkte Bestimmung des zirkulierenden Blutvolumens selbst kann dabei jedoch verzichtet werden.

Beim *chronischen Verlust von Erythrozyten* ist neben der Erythrozytenzahl, dem Hämatokrit und dem Hämoglobin höchstens noch das errechnete Blutvolumen zur Bestimmung der therapeutischen Bedarfsgröße von Belang und beim *Verlust von Albumin* steht naturgemäß die Bestimmung – und nicht die Berechnung – des kolloidosmotischen Druckes und des Gesamteiweißes im Vordergrund.

Tabelle 4. Synoptische Darstellung der Nützlichkeit und Notwendigkeit von Meßwerten bei klinisch differenten Verlusten von Blut und Blutbestandteilen

	Verlust von					
	Vollblut Akuter Blutverlust		Erythrozyten Chron. normovoläm. Anämie		Albumin Hypalbuminämie	
	nützlich	notwendig	nützlich	notwendig	nützlich	notwendig
Erythrozytenzahl	–	–	+	+	–	–
Hämatokrit, Hämoglobin	+	+	+	+	–	–
Erythrozytenindizes	–	–	–	–	–	–
Blutvolumen	–	–	(+)	–	–	–
Zentraler Venendruck	+	–	–	–	–	–
Pulmonaler Kapillardruck	+	–	–	–	–	–
Kolloidosmotischer Druck	+	–	–	–	+	+
Gesamteiweiß	(+)	–	–	–	+	+

Literatur

1. Abel M, Vogel W (1983) Zur Messung und Berechnung des kolloidosmotischen Druckes bei polytraumatisierten Intensivpatienten mit akutem Lungenversagen. Anästh Intensivmed 24:200
2. Bergmann H (1962) Die Transfusionsbehandlung der chronischen Anämie. Wien Med Wochenschr 112:497
3. Bergmann H (1973) Blut und Blutersatz. Infusionsther Klin Ernaehr Sonderheft 1:8
4. Bergmann H (1980) Vollblut oder Blutkomponenten? Differentialindikation zur Erythrozytengabe. Klin Anästh Intensivther 21:94
5. Bergmann H, Steinbereithner K (1984) Aktuelle Schockprobleme. In: Steinbereithner K, Bergmann H (Hrsg) Intensivstation, -pflege, -therapie, 2. Aufl. Thieme, Stuttgart New York, S 547
6. Bucher U (1978) Grundlagen der Komponententherapie beim Blutverlust. Forsch Erg Transf Med Immunhaematol 5:275
7. Burri C, Ahnefeld FW (1977) Cava-Katheter. Springer, Berlin Heidelberg New York, S 46
8. De Laurentis DA, Hayes M, Matsumoto T, Wolferth CC (1973) Does central venous pressure accurately reflect hemodynamic and fluid volume patterns in the critical surgical patient? Am J Surg 126:415
9. De Gowin EL, Hardin RC, Alsever JB (1949) Bood transfusion. Saunders, Philadelphia London
10. Forrester J, Diamond GA, Swan HJC (1972) Bedside diagnosis of latent cardiac complications in acutely ill patients. JAMA 222:59
11. Forsberg SÅ (1971) Relations between pressure in pulmonary artery, left atrium and left ventricle with special reference to events and diastole. Br Heart J 33:494
12. Friedmann BA (1978) Patterns of blood utilization by physicians: Transfusion of nonoperated anemic patients. Transfusion 18:193
13. Fuchsig E (1955) Zur Indikation und Dosierung der praeoperativen Transfusion. Anaesthesist 4:189
14. Gillies IDS (1974) Anemia and anaesthesia. Br J Anaesth 46:589
15. Grünert A (1981) Der kolloidosmotische Druck. Universität Ulm, S 62
16. Ingerslev BP, Larsen OA, Lassen NA (1966) Measurement of the colloid osmotic pressure in serum with Tybjörg Hansens osmometer. Scand J Clin Lab Invest 18:431
17. Keibl E (1975) Blutzellen (Erythrozyten und Leukozyten). Eisenstoffwechsel. In: Deutsch E, Geyer G (Hrsg) Laboratoriumsdiagnostik. Normalbereich der Ergebnisse und Interpretation abnormer Befunde, 2. Aufl. Hartmann, Berlin, S 212
18. Kowalyshyn TJ, Prager D, Young J (1972) A review of the present status of preoperative hemoglobin requirements. Anesth Analg (Cleve) 51:75
19. Ladegaard-Pedersen HJ (1969) Plasma volume and plasma colloid osmotic pressure. Scand J Clin Lab Invest 23:153
20. Ladegaard-Pedersen HJ (1973) The colloid osmotic pressure in non-operated surgical patients. Acta Chir Scand 139:135
21. Landis EM, Pappenheimer JR (1963) Exchange of substances through the capillary walls. In: Hamilton FA, Dow RN (eds). Waverly, Baltimore (Handbook of physiology, p 961)
22. Lapas D, Lell WA, Gabel JC, Civetta JM, Lobenstein E (1973) Indirect measurements of left atrial pressure in surgical patients – Pulmonary-capillary wedge, pulmonary-artery diastolic pressures compared with left atrial-pressure. Anesthesiology 38:394
23. Losowsky MS, Alltree EM, Atkinson M (1962) Plasma colloid osmotic pressure and its relation to protein fractions. Clin Sci 22:249
24. Lüllwitz E (1983) Bedeutung des kolloidosmotischen Druckes für die Homöostase. Anästh Intensivmed 24:348
25. Lundsgaard-Hansen P, Pappova E (1974) Respiratorische Insuffizienz, kolloidosmotischer Druck und Albumintherapie. Infusionsther Klin Ernaehr 1:624
26. Lundsgaard-Hansen P, Pappova E (1976) Infusionstherapie und Flüssigkeitslunge. INA 2:64
27. Marriott HL, Kekwick A (1940) Volume and rate in blood transfusion for the relief of anaemia. Br Med J I:1043

28. Martin WE, Cheney FW, Dillard DH, Johnson C, Wong KC (1973) Oxygen saturation versus oxygen tension. J Thorac Cardiovasc Surg 65:409
29. Müller C (1972) Hypovolämie. Überwachung der Therapie. Anaesth Wiederbel 60:143
30. Nemes C, Niemer M, Noack G (1982) Datenbuch Anästhesiologie, 2. Aufl. Fischer, Stuttgart New York, S 384
31. Prather JW, Gaar KA, Guyton AC (1968) Direct continuous recording of plasma colloid osmotic pressure of whole blood. J Appl Physiol 24:602
32. Reusser P, Oberholzer M, Wolff G (1980) Messung und Berechnung des colloidosmotischen Druckes (COP) im ungestörten postoperativen Verlauf. Schweiz Med Wochenschr 110:1163
33. Rowe MJ, Lankau C, Newmark S (1974) Clinical evaluation of methods to monitor colloidosmotic pressure in the surgical treatment of children. Surg Gynecol Obstet 139:889
34. Rowntree LB, Brown GE, Roth GM (1929) The volume of the blood and plasma in health and disease. Saunders, Philadelphia London
35. Rutishauser W, Krayenbühl HP, Wirz P (1976) Kreislauf. In: Siegenthaler W (Hrsg) Klinische Pathophysiologie, 3. Aufl. Thieme, Stuttgart S 543
36. Shippy CR, Appel PL, Shoemaker WC (1984) Reliability of clinical monitoring to assess blood volume in critically ill patients. Crit Care Med 12:107–112
37. Sykes MK (1975) Indications for blood transfusion. Can Anaesth Soc J 22:3
38. Thorén L (1978) Pre- and postoperative use of human albumin. Forsch Erg Transf Med Immunhaematol 5:303
39. Weil MH, Shubin H (1976) The "VIP" approach to the bedside management of shock. In: Weil MH, Shubin H (eds) Critical care medicine. Current principles and practice. Harper & Row, Hagerstown, p 90
40. Weil MH, Morisette M, Michaels S, Bisera J, Boycks E, Shubin H, Jacobsen E (1974) Routine plasma colloid osmotic pressure measurements. Crit Care Med 2:229
41. Wewalka F (1975) Plasmaproteine und Proteinabbauprodukte. In: Deutsch E, Geyer G (Hrsg) Laboratoriumsdiagnostik. Normalbereich der Ergebnisse und Interpretation abnormer Befunde, 2. Aufl. Hartmann, Berlin S 632
42. Wilson RF, Sarver E, Birks R (1971) Central venous pressure and blood volume determinations in clinical shock. Surg Gynecol Obstet 132:631

Objektivierung des Therapieerfolges durch Blut- und Volumensubstitution

K. Peter, N. Franke

Der traumatische, hypovolämische Schock ist durch eine starke Verminderung des intravaskulären Blutvolumens gekennzeichnet. In der Frühphase des traumatisch-hypovolämischen Schocks besteht keine überproportionale Verminderung der Extrazellulärflüssigkeit. Erst bei Kompensation des Volumenverlustes [10, 13], in Abhängigkeit von dessen Höhe und der Dauer des Schocks, findet im Verlauf von 6–20 h ein Einstrom interstitieller Flüssigkeit, v. a. in den Intravasalraum statt. Auf Kosten des Interstitiums werden auch der Intrazellulärraum und der sog. 3. Raum hydriert. Diese Translokation interstitieller Flüssigkeit hat aber zum Zeitpunkt der Primärtherapie des hypovolämischen Schocks noch keine überragende Bedeutung. In der Erstversorgungsphase ist die Anhebung bzw. Normalisierung des Intravasalvolumens durch Blut- und/oder Volumensubstitution mit kristalloiden bzw. kolloidalen Lösungen entscheidend [8].

Im folgenden sollen Möglichkeiten zur Objektivierung der Volumentherapie aus der Sicht der Erstversorgungsphase des hypovolämisch-traumatischen Schocks dargestellt werden.

Probleme der Bilanzierung des Wasser- und Elektrolythaushaltes, die bei der weiteren Therapie schockierter Patienten überragende Bedeutung erhalten können, sollen außer Betracht bleiben.

Dem hypovolämischen Schock liegt eine akute Verminderung des zirkulierenden Blutvolumens und damit des venösen Rückstromes zum Herzen zugrunde. Das HZV und das Schlagvolumen sinken ab. Der arterielle Druck sinkt ab. Die Stimulation von Barorezeptoren u. a. im Karotissinus führt zu einer Aktivierung des sympathikoadrenergen Systems. Durch die dadurch hervorgerufenen Störungen der physiologischen Regulation der Mikrozirkulation bleibt trotz Verminderung des HZV der arterielle Perfusionsdruck erhalten. Das verfügbare zirkulierende Blutvolumen wird bevorzugt zentralen Kreislaufabschnitten (Herz, Gehirn) zugeführt.

Folge dieser Veränderungen im systemischen Kreislauf ist eine akute Verminderung der Gewebeperfusion durch eine kapilläre Minderperfusion. Der Sauerstoffaustausch zwischen Kapillaren und Zellen wird beeinträchtigt, es kommt zu metabolischen Störungen der Zellfunktion und – in der Spätphase des Schocks – zu Zellnekrosen („irreversibler Schock"). Die physiologische Regulation der Mikrozirkulation ist im Schock gestört, während Blut in den nutritiven Kapillaren stagniert, wird der noch verfügbare Blutfluß durch arteriovenöse Kurzschlußverbindungen umgeleitet.

Aus diesem pathophysiologischen Ablauf des hypovolämischen Schocks ergibt sich, daß Möglichkeiten zur Objektivierung der Volumensubstitution einmal Parameter des systemischen Kreislaufs, zum anderen Parameter der Mikrozirkulation geben müßten.

Arterieller Druck, Herzfrequenz

Die notwendige Volumentherapie kann sich in Grenzen am systolischen Blutdruck orientieren. Man sollte einen Wert von 90–100 mmHg bei Normotonikern anstreben, der Mitteldruck sollte über 70 mmHg liegen. Eine Tachykardie ist in erster Linie ein Kompensationsphänomen bei vermindertem Schlagvolumen. Eine länger bestehende Frequenzerhöhung auf mehr als 140/min kann unter Schockbedingungen auch beim vorher herzgesunden Patienten zu einer kritischen Verschlechterung der myokardialen Sauerstoffbilanz führen. Eine Verminderung der Herzfrequenz kann u. U. klinisch eine suffiziente Volumentherapie anzeigen. Die beiden Größen systolischer arterieller Druck und Herzfrequenz können also in Grenzen sowohl zur Diagnostik als auch zur Einstufung des Schocks und zur Wertung der Volumentherapie verwendet werden. Aus dem Verhältnis RRsyst/Hf (sog. Schockindex) kann am Unfallort bei der Sofortdiagnostik die Gefährdung des Patienten und die Effektivität therapeutischer Maßnahmen abgeleitet werden. Der Schockindex liegt normalerweise über 1, bei Werten $\leqq 1$, liegt ein u. U. vital bedrohlicher Schockzustand vor, der sofortige therapeutische Maßnahmen erfordert.

Der Schockindex hat allerdings, ebenso wie die übrigen makrohämodynamischen Parameter (arterieller Druck und Herzfrequenz) nur beschränkte orientierende Bedeutung bei der Objektivierung der Volumentherapie.

Die Füllungsdrücke des Herzens (ZVD und PCWP) und das Herzzeitvolumen

Der Venendruck (ZVD) wird durch die statischen Größen Blutvolumen und Kapazität des Gefäßsystems determiniert. Dementsprechend beträgt das Druckniveau im Niederdrucksystem nur etwa $^{1}/_{10}$ des Druckes im Hochdrucksystem. Die Elastizität der beiden Systeme ist außerordentlich unterschiedlich. Bei einer Blutvolumenveränderung um 1 000 ml ändert sich der zentrale Venendruck bei gesunden Probanden im Mittel um 7 cm Wassersäule, im arteriellen System wird eine Zunahme des intravaskulären Volumens um 1 ml durch eine Zunahme des Druckes um 1 mmHg beantwortet.

Wegen der Elastizität der Gefäße des Niederdrucksystems ergibt sich eine typische Verteilung des intravaskulären Blutvolumens (Abb. 1). Der intrathorakal gemessene Venendruck ist wesentlich von der Größe des Blutvolumens abhängig [1, 5].

Es ist aber irreführend, aus der einmaligen Bestimmung des zentralen Venendrucks auf das Gesamtblutvolumen rückschließen zu wollen. Dies hat vor allem 3 Gründe:

1. Der intrathorakale Venendruck ist von der Verteilung des Blutvolumens innerhalb der gesamten venösen Gefäßabschnitte abhängig.
2. Die Änderungen des zentralen Venendrucks sind individuell außerordentlich unterschiedlich. Bei gesunden Probanden führt die Infusion von 1 l kolloidaler Lösung (Humanalbumin) zu einem Anstieg des zentralen Venendrucks zwischen 4 und 14 cm Wassersäule [1], im Mittel um 7 cm H_2O (Abb. 2).

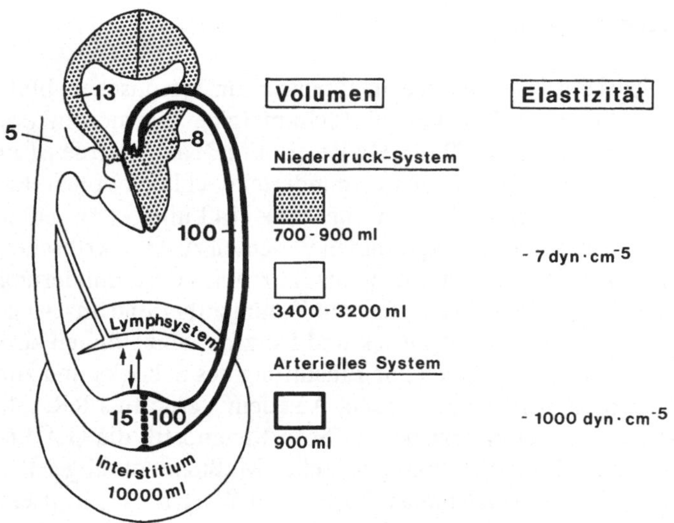

Abb. 1. Schematische Darstellung der Verteilung des Blutvolumens auf die wichtigsten Kreislaufabschnitte beim liegenden Menschen unter Annahme eines Gesamtblutvolumens von 5 l. Die Zahlen in den Gefäßen geben die betreffenden mittleren Blutdrucke in mmHg an. Elastizität wurde als Elastizitätskoeffizient, d. h. als Druckänderung pro Volumenänderung angegeben [1]

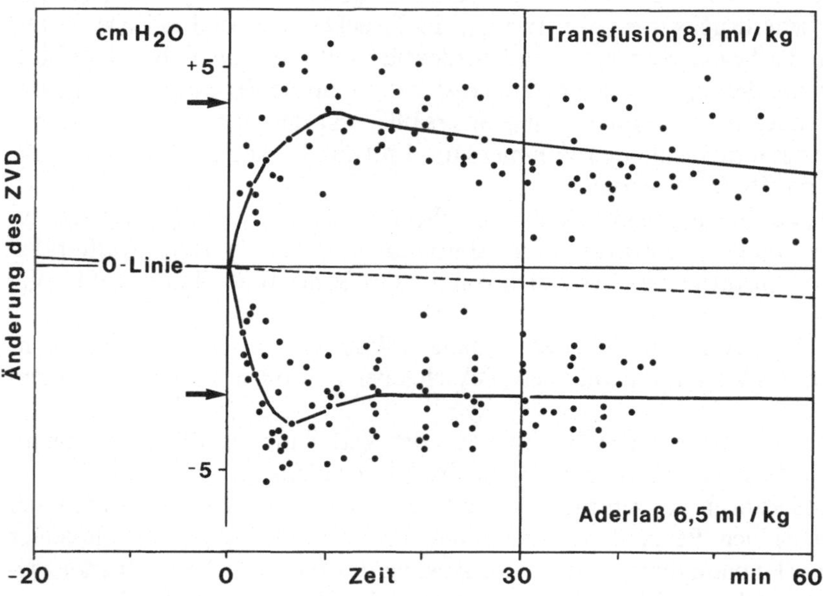

Abb. 2. Veränderungen des zentralen Venendrucks in Abhängigkeit von der Zeit nach definiertem Aderlassen und Transfusionen an 12 gesunden Versuchspersonen [1]

3. Der zentrale Venendruck wird auch von anderen Faktoren als dem Blutvolumen beeinflußt. Hierbei sind in erster Linie zu nennen:
   - die venoläre Vasokonstriktion im Rahmen der Kompensation des hypovolämischen Schocks,
   - eine pulmonale Hypertension,
   - oder eine Myokardinsuffizienz, besonders eine Rechtsherzinsuffizienz.

In allen diesen Situationen kann ein normaler bzw. leicht erhöhter zentraler Venendruck bestimmt werden, wie auch das Blutvolumen im Niederdrucksystem reduziert ist. In zahlreichen Publikationen [6, 11] wird daher die Bestimmung des Blutvolumens in den Mittelpunkt der Betrachtungen gestellt.

Tatsächlich würde man die Objektivierung einer Blut- und Volumentherapie dann optimieren, wenn es gelänge, sowohl den intravaskulären Fluß zu bestimmen als auch eine Aussage über den aktuellen Stoffwechsel zu machen. Im Idealfall müßte die Mikrozirkulation und die Stoffwechselsituation organbezogen gemeinsam und gleichzeitig gemessen werden.

Unter den Methoden zur Messung des HZV sollen die folgenden erwähnt werden:

Thermodilutionsverfahren

Es beruht auf dem Indikatorverdünnungsprinzip. Die Reproduzierbarkeit der Thermodilutionsmethode im Vergleich mit der Farbstoffverdünnungsmethode ist sehr gut, solange Fehlermöglichkeiten (z. B. Injektataufwärmung, atemabhängige HZV-Schwankunen) beachtet werden (Abb. 3).

Farbstoffverdünnungsmethode

Sie erlaubt mit den heute verfügbaren Indikatoren, Densitometern und Auswertverfahren mit hinreichender Genauigkeit die wiederholte Messung des HZV in kurzen Abständen bei einer äußerst geringen Belastung des Patienten.

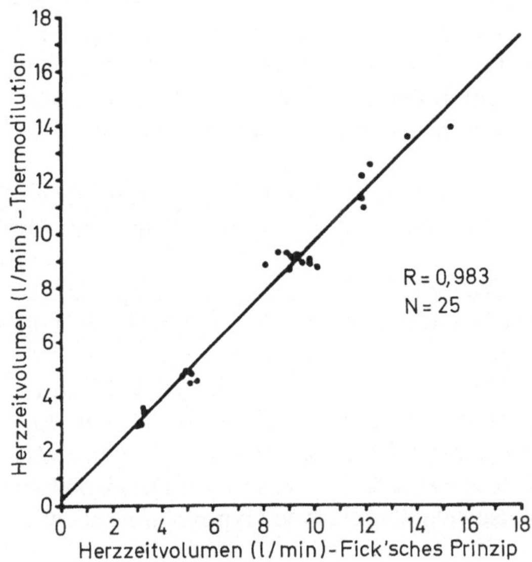

Abb. 3. Methodenvergleich: Herzzeitvolumenbestimmung. Fick-Prinzip gegen Thermodilution (Messung bei 5 Intensivpatienten)

Die HZV-Bestimmung nach der Methode von Fick

Hier ist die Messung der Sauerstoffaufnahme der Patienten erforderlich. Die Bestimmung nach Fick erlaubt zwar die genauesten Messungen, sie ist jedoch methodisch aufwendig und für die klinische Akutsituation nicht brauchbar.

Die Impedanzkardiographie

Sie erlaubt keine zuverlässige Bestimmung des Schlagvolumens. Es lassen sich mit dieser Methodik aber relative Veränderungen analysieren, die Genauigkeit der Messung ist aber unzureichend.

Unter diesen genannten Methoden hat die HZV-Messung durch Thermodilution nach Einführung des Pulmonaliseinschwemmkatheters in der Klinik die weiteste Verbreitung gefunden. Sie erlaubt bei vergleichsweise geringer Belastung des Patienten eine hinreichend genaue, aktuelle Bestimmung des ausgeworfenen HZV. Zwar kann der Pulmonaliseinschwemmkatheter ohne aufwendige Überwachung plaziert werden, jedoch kommt diese Maßnahme bei der Erstversorgung eines Patienten am Unfallort nicht in Frage, sie kann vielmehr nur Aufgabe der Primärtherapie in der Klinik sein.

Bestimmungen des zentralen Venendrucks, auch in Verknüpfung mit den Messungen des HZV, sind nicht geeignet, Erfolge einer Volumentherapie präzise zu objektivieren.

Eine bessere Möglichkeit ist die Messung des pulmonalkapillären Verschlußdruckes, der die Höhe des linken Vorhofdruckes widerspiegelt. Der pulmonal-kapilläre Verschlußdruck, der mit Hilfe eines Pulmonaliseinschwemmkatheters gemessen werden kann, liegt normalerweise zwischen 6–12 mmHg. Unterschreiten die gemessenen Werte die o. g. Normen, so liegt wahrscheinlich ein zu geringes intravasales Volumen vor. Überschreiten die gemessenen Werte die Normen, so kann eine Hypervolämie vorliegen. Die Aussagekraft dieses Wertes ist eingeschränkt, da bei Werten des pulmonal-kapillären Verschlußdruckes über 12 mmHg häufig eine Myokardinsuffizienz vorliegt. Bei Patienten mit Linksherzinsuffizienz können u. U. bei minimalen Veränderungen des zentralen Venendrucks massive Anstiege des linken Vorhofdruckes bzw. des pulmonal-kapillären Verschlußdruckes resultieren. Diese Patienten würden also bei Steuerung und Objektivierung der Volumentherapie durch den zentralen Venendruck außerordentlich leicht überinfundiert werden, und es würde u. U. ein Lungenödem entstehen.

Setzt man den pulmonal-kapillären Verschlußdruck mit dem Herzminutenvolumen bzw. dem Schlagvolumen in Beziehung, so ist es möglich, Ventrikelfunktionskurven zu erstellen.

Die Abb. 4 zeigt eine solche Patientengruppe mit Linksherzinsuffizienz. Bei mechanischer Entlastung des Herzens durch Infusion von Nitroglyzerin wird die Funktion des insuffizienten linken Ventrikels verbessert.

Bei weiterer Senkung des systolischen Blutdruckes auf 90 mmHg wird durch die Vergrößerung der venösen Kapazität der venöse Rückstrom und der Füllungsdruck des linken Ventrikels zu gering. Es resultiert eine Abnahme des Schlagvolumens. Infundiert man bei diesem systolischen arteriellen Druck 500 ml Dextran 60, so resultiert durch den Ausgleich der relativen Hypovolämie ein weiterer Anstieg des Schlagvolumens.

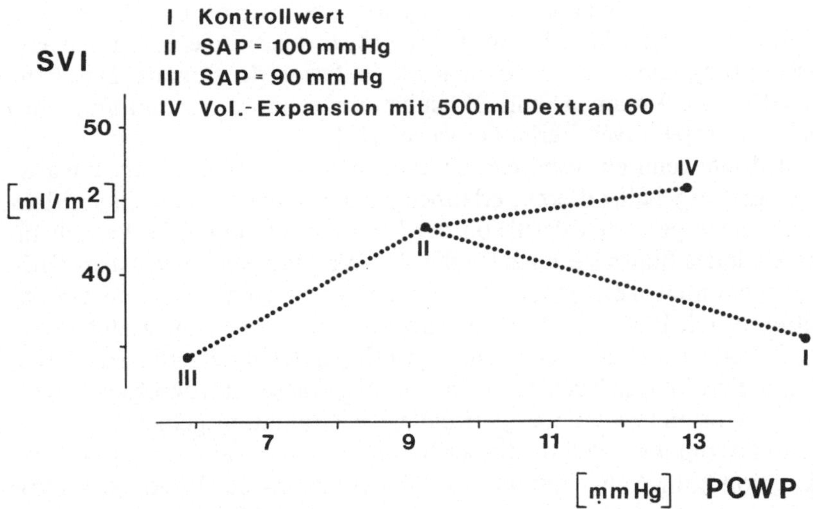

Abb. 4. Vasodilatatorentherapie einer Herzinsuffizienz mit Nitroglyzerin (i. v.) bei 7 Patienten. Bei Drucksenkung auf 100 mmHg (*II*) steigt der Schlagvolumenindex (*SVI*) trotz vermindertem pulmonalkapillärem Verschlußdruck (*PCWP*) gegenüber dem Kontrollwert (*I*) an. Bei weiterer Drucksenkung auf 90 mmHg (*III*) sinkt der SVI durch die induzierte relative Hypovolämie ab. Bei Volumenexpansion mit 500 ml Dextran (*IV*) steigt der SVI weiter an [9]

Die Messung des pulmonal-kapillären Verschlußdruckes ist aber ebenso wie die Messung des HZV keine Aufgabe der Erstversorgung der Patienten am Unfallort, sondern muß der Primärtherapie in der Klinik vorbehalten bleiben.

Die genannten Methoden erlauben aber nur durch Veränderungen der Füllungsdrücke des Herzens Rückschlüsse auf die Füllungsvolumina. Will man die Füllungsvolumina der Ventrikel tatsächlich erfassen, müßte man eine fortlaufende Echokardiographie oder Kardiokymographie durchführen. Dies sind aber Untersuchungen, die bisher noch nicht routinemäßig durchführbar sind.

Messung der Sauerstoffversorgung des Organismus und der Organe

Der Bestimmung des Hämoglobin (Hb)- und Hämatokritwertes (Hk) kommt selbstverständlich eine außerordentliche Bedeutung zu, ist doch der Einsatz von Vollblut bzw. Erythrozytenkonzentratrationen wesentlich von der Höhe des Hämatokrit- bzw. Hämoglobinwertes abhängig.

Der Hämoglobingehalt im Blut alleine erlaubt aber noch keine Aussagen über die Sauerstoffmenge, die im Blut transportiert wird. Dies ist nur durch die Messung der Sauerstofftransportkapazität des Blutes möglich.

Die Sauerstofftransportkapazität des Blutes nimmt bei Verminderung des Hämatokrits bis zu einem Wert bei etwa 25% zu. Dies bedeutet, daß im hämorrhagisch-hypovolämischen Schock – eine ausreichende kardiorespiratorische Kompensationsfähigkeit vorausgesetzt – zunächst einmal der Volumenverlust ersetzt werden muß. Ersatz der Erythrozyten ist i. allg. nicht vordringlich.

Weitere Informationen über die Sauerstoffversorgung kann die Bestimmung der Blutgase geben, v. a. der arterielle Sauerstoffpartialdruck. Wichtig sind aber auch die gemischt venöse Sauerstoffsättigung bzw. die arteriovenöse Sauerstoffgehaltsdifferenz ($D_{av}O_2$). Eine erhöhte $D_{av}O_2$ gibt Hinweise auf eine erhöhte Sauerstoffausschöpfung und damit unzureichende Perfusion der Organe. Dies kann auf eine insuffiziente Volumen- und Blutsubstitution hinweisen und läßt einen komplizierten postoperativen Verlauf erwarten [12].

Eine erniedrigte gemischt venöse Sauerstoffsättigung bzw. eine erhöhte arteriovenöse Sauerstoffgehaltsdifferenz erlauben jedoch keinesfalls eine Quantifizierung der im Schock gestörten Perfusion der Mikrozirkulation. Gleiches gilt für den Laktatgehalt des Blutes wie auch für den pH-Wert und den Base-excess (BE). Für die letzt genannten Werte gilt, daß durch die Verbesserung der gestörten Mikrozirkulation durch Blut- und Volumensubstitution es zu einem weiteren Ansteigen des Laktatwertes als auch zu einer Erhöhung des Basendefizites im Blut kommen kann. Dies ist Ausdruck der Mobilisierung saurer Stoffwechselmetabolite in vorher gestörten bzw. minder perfundierten Zirkulationsgebieten.

Es ist also festzuhalten, daß die bisher besprochenen Parameter der systemischen Zirkulation zwar Anhaltspunkte zur Objektivierung der Volumentherapie geben können, eine genauere Analyse jedoch nur durch Addition der verschiedenen Parameter möglich ist.

Im Idealfall müßte zur Objektivierung der Volumensubstitution die Beurteilung der Mikrozirkulation einschließlich des lokalen Stoffwechsels in den verschiedenen Organen herangezogen werden. Einen großen Schritt in dieser Richtung stellt die Entwicklung der Mehrdrahtoberflächenelektrode dar (Abb. 5), mit der es möglich ist, Gewebe-pO_2-Messungen durchzuführen. Es werden an etwa 100 verschiedenen Stellen im Gewebe pO_2-Werte gemessen, die Häufigkeitsverteilung der Werte wird als pO_2-Histogramm dargestellt (Abb. 6). Die Angabe eines Einzelwertes wäre nicht repräsentativ, da nach dem Krogh-Modell in jedem Gewebe pO_2-Werte zwischen 0 mmHg und dem aktuellen arteriellen pO_2-Wert vorliegen. Die hier gemessene Häufigkeitsverteilung der pO_2-Werte auf der Oberfläche z. B. des Muskels entspricht der Verteilung der pO_2-Werte im Organ.

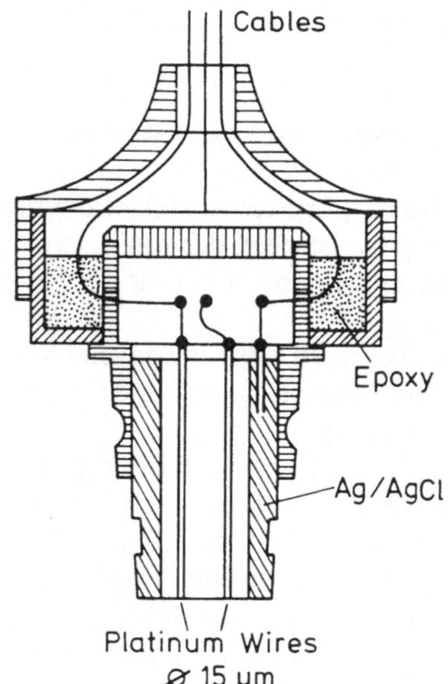

Abb. 5. Schematischer Aufbau einer Mehrdrahtoberflächenelektrode [13]

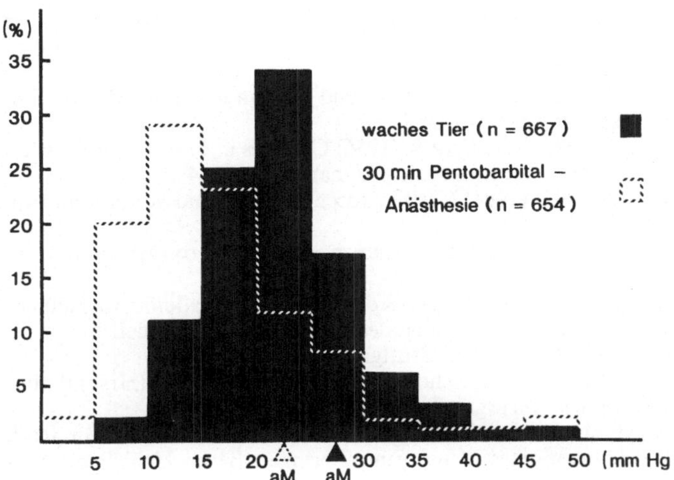

Abb. 6. pO_2-Summenhistogramm der Hamsterhaut vor (Kontrolle) und während Pentobarbitalanästhesie [4]. *n* Anzahl der Meßpunkte, *aM* mittlerer Gewebe-pO_2

Mit der Messung der lokalen pO_2-Werte werden allerdings keine direkten Parameter der Mikrozirkulation gemessen.

Man kann nur darauf schließen, ob eine Gewebehypoxie vorliegt, d. h. ob zu wenig oder ausreichend Sauerstoff im Gewebe für den Zellstoffwechsel zur Verfügung steht.

Man kann allerdings vorsichtig auf die Perfusion der Mikrozirkulation rückschließen. Eine homogene Verteilung der gemessenen pO_2-Werte läßt auf eine ungestörte Perfusion der Mikrozirkulation rückschließen.

Derzeit noch in Entwicklung befindet sich ein System zur Bestimmung der intrakapillären Hämoglobinsättigung, das nach dem Prinzip der Lichtleiteroxymetrie arbeitet [2]. Die Reflektionsoxymetrie, bei der Licht in einer bestimmten Wellenlänge vom Gewebe reflektiert wird, hat gegenüber der polarographischen pO_2-Messung Vorteile. Die Reflexion arbeitet ohne Ansprechzeit, wodurch akute Veränderungen besser verfolgt werden können. Das Auflösungsvermögen im anoxienahen Bereich ist besser als bei der Polarographie. Das System befindet sich derzeit aber noch in Entwicklung.

Aus heutiger Sicht muß festgestellt werden, daß eine Volumentherapie nach traumatisch-hypovolämischem Schock im wesentlichen durch die hämodynamischen Parameter in Kombination mit klinischen Symptomen gesteuert werden muß.

Literatur

1. Arndt JO (1983) Funktions- und Regelprinzipien des Niederdrucksystems. In: Jesch F, Peter K (Hrsg) Hämodynamisches Monitoring. Springer, Berlin Heidelberg New York Tokyo
2. Brunner M, Kastner N, Schabert A, Höper J, Kessler M (1981) On-line Verarbeitung von Hämoglobinspektren. In: Horbach L, Duhme C (Hrsg) Medizinische Informatik und Statistik. Springer, Berlin Heidelberg New York

3. Franke N (1983) Natriumnitroprussid und Nitroglycerin – Klinische Wertung beider Substanzen. In: Lawin P, van Aken H (Hrsg) Hämodynamik in der perioperativen Phase. Thieme, Stuttgart New York
4. Franke N Endrich B (1983) Einfluß von Halothan und Enflurane auf die Mikrozirkulation. Anästh Intensivther Notfallmed 18:285
5. Gauer OH, Henry JP, Sieker HO, Edelberg R (1956) Changes in central venous pressure after moderate hemorrhage and transfusion in man. Circ Res 4:79
6. Gauer OH, Henry JP, Sieker HO (1961) Cardiac receptors and fluid volume control. Prog Cardiovasc Dis 4:1
7. Kessler M (1974) Oxygen supply to tissue in normoxia and in oxygen deficiency. Microvasc Res 8:283
8. Laubenthal H, Peter K (1984) Volumenersatz – Kolloide oder Kristalloide. In: Heberer G, Peter K, Ungeheuer E (Hrsg) Katastrophenmedizin. Bergmann, München
9. Lutz H (1980) Plasmaersatzmittel. Thieme, Stuttgart New York
10. Meßmer K, Sunder-Plassmann L (1975) Schock. In: Lindenschmidt TO (Hrsg) Pathophysiologische Grundlagen der Chirurgie. Thieme, Stuttgart
11. Neuhof H (1983) Herzzeitvolumen-Bestimmung nach der Methode von Fick. In: Jesch F, Peter K (Hrsg) Hämodynamisches Monitoring. Springer, Berlin Heidelberg New York Tokyo
12. Most E, Klempt HW, Herwing R, Bender F (1978) In-vivo-Messungen mit einem neuen Fiberoptiksystem. Med Welt 29:263
13. Sunder-Plassmann L, Meßmer K (1974) Funktionelle Veränderungen der Mikrozirkulation im Schock. In: Ahnefeld FW, Burri C, Dick W, Halmagyi M (Hrsg) Mikrozirkulation. Springer, Berlin Heidelberg New York
14. Vogel H (1983) Methoden zur Bestimmung von Sauerstoffpartialdruck und Sauerstoffsättigung. In: Jesch F, Peter K (Hrsg) Hämodynamisches Monitoring. Springer, Berlin Heidelberg New York Tokyo

Stufendiagnostik primärer und sekundärer Gerinnungsstörungen

K. T. Schricker

Echte Gerinnungsstörungen sind relativ selten. Bei postoperativen Nachblutungen muß man zunächst immer an eine lokale Blutung denken. Wir konnten anhand unseres Krankengutes zeigen, daß bei postoperativen Nachblutungen in 84% der Fälle eine lokale Blutung vorlag und eine Gerinnungsstörung ausgeschlossen werden konnte.

Primäre und sekundäre Gerinnungsstörungen stellen den Anästhesisten und den Intensivmediziner oft vor schwierige Aufgaben, wobei die richtige Diagnose die Voraussetzung für eine erfolgreiche Therapie ist.

Die angeborenen und erworbenen hämorrhagischen Diathesen können eine ganz unterschiedliche Genese haben: Thrombozytenmangel oder -dysfunktion, plasmatische Gerinnungsstörungen, Veränderung der Permeabilität der Gefäßwand.

Wichtige Hinweise auf eine primäre oder sekundäre Gerinnungsstörung liefern eine exakt erhobene *Eigen- und Familienanamnese* und der klinische Befund. Häufiges Nasenbluten, blaue Flecken ohne äußere Einwirkungen, Nachblutungen nach Zahnextraktionen, nach Tonsillektomie oder nach kleinen Verletzungen sowie rezidivierende Gelenkblutungen weisen darauf hin, daß bei einem solchen Patienten wahrscheinlich ein angeborenes Blutungsübel, d. h. eine primäre Gerinnungsstörung vorliegt. Eine Antikoagulanzientherapie, eine schwere Leber- oder Nierenschädigung, vermehrter Medikamenten- oder Alkoholabusus, eine zytostatische Therapie, die Anwendung ionisierender Strahlen, eine Sepsis oder Schock, um nur einige Punkte herauszugreifen, sprechen dagegen eher für eine sekundäre, d. h. für eine erworbene Gerinnungsstörung.

Auch läßt der *Blutungstyp* gewisse Rückschlüsse auf die Art des Blutungsübels zu. So findet man punktförmige, petechiale Blutungen meist bei Thrombozytopenien, während bei ausgedehnten Hämatomen oft eine plasmatische Gerinnungsstörung und bei rezidivierenden Gelenkblutungen meist eine Hämophilie vorliegt.

Besteht nach der Anamnese kein Anhalt für eine vermehrte Blutungsneigung, dann kann man i. allg. auf Gerinnungsuntersuchungen verzichten. Dies wurde auch durch die Untersuchungen von Kaplan et al. (1982) und Altemeyer et al. (1984) bestätigt.

Gerinnungsuntersuchungen sind jedoch nötig, wenn die Anamnese Hinweise auf eine hämorrhagische Diathese ergibt, eine Periduralanästhesie oder Lumbalpunktion erforderlich ist, mit einer ausgedehnten, blutreichen Operation zu rechnen ist oder wenn bereits präoperativ eine schwere Organschädigung, z. B. von Leber oder Niere besteht. In der postoperativen Phase ist im Einzelfall zu entscheiden, ob und welche Gerinnungsanalysen erforderlich sind. Neben den, auch aus forensischer Sicht, nötigen Gerinnungsuntersuchungen sind die Gerinnungsanalysen nützliche Parameter für Diagnostik und Therapie von Gerinnungsstörungen.

Als *Minimalprogramm* bei Verdacht auf eine Störung der Blutstillung sind folgende Untersuchungen indiziert: Die Thrombozytenzahl, die Blutungszeit, die Thromboplastinzeit nach Quick (TPZ), die partielle Thromboplastinzeit (PTT) und die Plasmathrombinzeit (TZ). Sind diese 5 Parameter im Normalbereich, dann liegt mit großer Wahrscheinlichkeit weder eine primäre noch eine sekundäre Gerinnungsstörung vor.

Beginnen wir mit der *Thrombozytenzahl*. Der Normalwert liegt je nach Methode zwischen 140000 und 440000/mm^3. Bei Werten unter 100000/mm^3 spricht man bereits von einer Thrombozytopenie. Zur manifesten Blutung kommt es jedoch – eine normale Thrombozytenfunktion vorausgesetzt – meist erst bei Werten unter 20000 Thrombozyten/mm^3. Anders ist es bei einer Funktionsstörung der Thrombozyten. Hier können, z. B. bei einer Thrombasthenie, auch bei normaler Thrombozytenzahl spontane Blutungen oder Petechien auftreten.

Aus der *Blutungszeit* lassen sich Rückschlüsse auf Zahl und Funktion der Thrombozyten schließen. Der Normalwert liegt je nach Methode zwischen 1 und 5 min. Verlängert ist die Blutungszeit bei ausgeprägter Thrombozytopenie mit Werten unter 30000/mm^3, bei Thrombasthenie, bei erworbener Thrombozytopathie und bei den verschiedenen Formen von Willebrand-Syndrom.

Bei Thrombasthenie müssen Aggregationsteste, beim Willebrand-Syndrom die Bestimmung des Faktor VIII, des Ristocetinkofaktors und des Faktor VIII assoziierten Antigens die Diagnostik ergänzen.

Der Normalwert der *Thromboplastinzeit*, der sog. *Quickwert*, hat einen Referenzbereich von 70 bis 130%. Mit dem Quickwert erfaßt man die Gerinnungsfaktoren I, II, V, VII und X. Bei Verlängerung der Thromboplastinzeit kann eine Störung im exogenen System der Blutgerinnung vorliegen und ein angeborener oder erworbener Mangel dieser Gerinnungsfaktoren vermutet werden.

Der Quickwert ist erniedrigt unter Antikoagulanzientherapie, bei ausgeprägter Leberschädigung und Leberzirrhose mit Verminderung der Faktoren II, V und VII und bei Verbrauchskoagulopathie im akuten Stadium mit Mangel der Faktoren II und X. Bei der chronischen Form der Verbrauchskoagulopathie kann der Quickwert normal sein. Bei angeborenem Mangel an Gerinnungsfaktoren ist die Thromboplastinzeit stark verlängert. Durch Bestimmung der Einzelfaktoren I, II, V, VII und X muß geklärt werden, welcher Faktor vermindert ist.

Ein kombinierter Mangel der Faktoren II, V, VII und X legt immer den Verdacht auf einen Vitamin-K-Mangel oder auf die Einnahme von Vitamin-K-Antagonisten nahe. Auch können bei der Therapie mit Zephalosporinen derartige Gerinnungsstörungen beobachtet werden. Der Quickwert kann aber auch beim Vorliegen eines Hemmkörpers gegen die Faktoren II, V, VII und X, z. B. beim Lupus erythematodes disseminatus erniedrigt sein. Hier kann die Durchführung eines Hemmkörpertestes oft Klärung bringen.

Und schließlich ist die Thromboplastinzeit verlängert bei A- und Hypofibrinogenämie, wenn der Fibrinogenwert unter 0,5 g/l liegt. Zusammenfassend kann man sagen: Die Verminderung der Faktoren II, V, VII und X, sei es durch Bildungsstörung oder vermehrten Verbrauch sowie ein hochgradiger Fibrinogenmangel führen zu einer Verlängerung der Thromboplastinzeit. Anders ist es bei der Hämophilie A und B. Hier ist der Quickwert normal.

Der Normalwert der *partiellen Thromboplastinzeit (PTT)* liegt bei 40 s. Er ist abhängig von der Art des verwendeten Reagenz. Die partielle Thromboplastinzeit erfaßt die Faktoren I, II, V, VIII, IX, X, XI und XII. Besonders empfindlich ist der Test im Bereich der Faktor Xa-Aktivierung, d.h. der Faktoren VIII, IX, X, XI und XII. Bei Verlängerung der PTT muß durch Bestimmung der Einzelfaktoren geprüft werden, welche Störung vorliegt. Die Bestimmung des Quickwertes klärt, ob eine Verminderung der Faktoren I, II, V, VII und X besteht. Ist die partielle Thromboplastinzeit bei normalem Quickwert isoliert verlängert, dann ist das endogene System der Blutgerinnung gestört und es kann ein Mangel an Faktor VIII, IX, XI oder XII vorliegen und man sollte an eine Hämophilie denken.

Beimengungen von Heparin, Hemmkörper des Gerinnungssystems und Aktivierung der Fibrinolyse mit Auftreten von Fibrinogenspaltprodukten können die PTT verlängern.

Die Angaben über die Normalwerte der *Plasmathrombinzeit (TZ)* sind je nach Hersteller und Thrombineinheiten unterschiedlich. Bei uns liegt der Normalwert zwischen 9 und 11 s, bei anderen Untersuchern beträgt die Thrombinzeit 17–24 s. Die Thrombinzeit ist verlängert bei Verbrauchskoagulopathie und bei Hyperfibrinolyse durch Fibrinogen-Fibrin-Spaltprodukte, bei Dysfibrinogenämie durch das abnorme Fibrinogen, bei Afibrinogenämie durch Fehlen des Fibrinogens und unter Heparinzusatz durch Hemmung der Umwandlung von Fibrinogen in Fibrin.

Ist nicht bekannt, ob die Verlängerung der Thrombinzeit durch Heparin oder Fibrinogen-Fibrin-Spaltprodukt bedingt ist, so sollte zusätzlich die Reptilase- oder Thrombinkoagulasezeit bestimmt werden. Diese Werte sind verlängert bei Hyperfibrinolyse, bei Verbrauchskoagulopathie und unter Fibrinolysetherapie. Sie sind normal, wenn die Thrombinzeitverlängerung durch Heparin bedingt ist.

Zum Schluß sollen noch einige Punkte herausgegriffen werden, die klinisch von Bedeutung sein können.

Der *Faktor XIII,* der fibrinstabilisierende Faktor, ist eine Transglutaminase. Sie bewirkt die Quervernetzung des Fibrinmonomers und ist für die Festigung des Gerinnsels und für die Wundheilung von Bedeutung.

Der Referenzbereich liegt zwischen 70 und 120% der Norm. Verminderte Faktor-XIII-Werte kommen selten als angeborene Störung vor. Erworbene Faktor-XIII-Mangelzustände findet man nach einer fibrinolytischen Therapie, bei Verbrauchskoagulopathie, bei Lebererkrankungen, bei Leukämie und bei großen chirurgischen Eingriffen. Für die Fibrinstabilisierung bei kleinen Wunden sind nur stark verminderte Faktor-XIII-Werte unter 5% klinisch kritisch. Bei großen Operationen sollte der Faktor-XIII-Wert mindestens 50% der Norm betragen.

Heparinbeimengungen und Fibrinogen-Fibrin-Spaltprodukte können zur Bestimmung von falsch niedrigen Faktor-XIII-Werten führen.

Das Antithrombin III, der Heparinkofaktor ist ein physiologisch im Plasma vorkommender Thrombininhibitor. Bestimmt wird die Thrombinaktivität heute vorwiegend mit chromogenem Substrat. Die Aktivität wird in IU/ml angegeben. Umgerechnet beträgt der Normalbereich 80–120%.

Antithrombin III ist erniedrigt bei angeborenem Mangel an Heparinkofaktor, bei massiver Leberschädigung, z.B. bei Leberzirrhose oder Intoxikation, bei Verbrauchskoagulopathie und bei Patienten mit nephrotischem Syndrom. Der Antithrombin-III-Wert kann erhöht sein bei Zustand nach frischem Herzinfarkt.

Heparin wirkt nur zusammen mit dem Heparinkofaktor hemmend auf die Thrombinbildung. Angeborener und erworbener Antithrombin-III-Mangel führen zur Thromboseneigung.

Tabelle 1. Antithrombin III (Heparinkofaktor) = Thrombininhibitor

Normalbereich:	80 bis 120%
Erniedrigt:	angeborener Mangel massive Leberschädigung (z. B. Cirrhose, Intoxikation) Verbrauchskoagulopathie nephrotisches Syndrom Thrombosen unter Einnahme von Ovulationshemmern
Erhöht:	Zustand nach frischem Herzinfarkt

Heparin wirkt nur zusammen mit AT III hemmend auf die Thrombinbildung
Angeborener und erworbener AT III-Mangel führen zur Thromboseneigung

Bei der *Verbrauchskoagulopathie* handelt es sich um eine komplexe Gerinnungsstörung, die eine Begleiterscheinung zahlreicher Krankheitszustände sein kann.

Man kann die Verbrauchskoagulopathie in 3 Stadien einteilen:

1. Das Initialstadium,
2. das Stadium des floriden Untergangs der Gerinnungsfaktoren und der Thrombozyten mit konsekutiver Organbeteiligung, und
3. das Stadium der reaktiven Hyperfibrinolyse.

Die Aktivierung im Initialstadium erfolgt durch Einschwemmung von thromboplastischen Substanzen in den Kreislauf mit Aktivierung der Gerinnung. Es besteht eine kurzzeitige Hyperkoagulabilität mit Verkürzung der partiellen Thromboplastinzeit (PTT).

Es kommt dann sehr schnell durch Untergang der Thrombozyten und Gerinnungsfaktoren zum Bild der Hypokoagulopathie. Die körpereigene Synthese kann den hohen Bedarf nicht mehr decken. Es treten Hämorrhagien auf und es kommt zur Störung der Mikrozirkulation. Diagnostisch ist dieses Stadium gekennzeichnet durch Abfall der Thrombozytenzahl und pathologischen Werten von PTT, Quickwert und Fibrinogenkonzentration.

Im 3. Stadium der Verbrauchskoagulopathie werden v. a. in den anoxisch geschädigten Organen fibrinolytische Aktivatoren freigesetzt. Diese reaktive oder sekundäre Fibrinolyse bleibt jedoch häufig nicht ortsgebunden. Aktivatoren und Plasmin gelangen in die Blutbahn und es entstehen Fibrinogen-Fibrin-Spaltprodukte. Unter der reaktiven Hyperfibrinolyse ist auch die Plasmathrombinzeit (TZ) pathologisch verlängert. Bei voller Ausbildung des sog. Defibrinierungssyndroms tritt bei keinem Labortest eine Gerinnung ein. Im Gegensatz zur sekundären Hyperfibrinolyse ist bei der primären Hyperfibrinolyse die Thrombozytenzahl normal.

Zusammenfassung

Besteht nach der Anamnese kein Anhalt für eine vermehrte Blutungsneigung, dann sind i. allg. die Gerinnungsparameter normal und man kann auf Gerinnungsuntersuchungen verzichten. Gerinnungsuntersuchungen sind jedoch notwendig und auch nützlich, wenn die Anamnese Hinweise auf eine hämorrhagische Diathese ergibt, eine Periduralanästhesie oder Lumbalpunktion erforderlich ist, mit einer ausgedehnten, blutreichen Operation zu rechnen ist oder wenn bereits präoperativ eine schwere Organschädigung, z. B. von Leber oder Niere besteht. In der postoperativen Phase ist im Einzelfall zu entscheiden, ob und welche Gerinnungsanalysen erforderlich sind.

Echte Gerinnungsstörungen sind relativ selten. Bei postoperativen Nachblutungen sollte man immer zunächst an eine lokale Blutung denken. Wichtige Hinweise auf eine primäre oder sekundäre Gerinnungsstörung liefern eine exakt erhobene Eigen- und Familienanamnese und der klinische Befund.

Als Minimalprogramm bei Verdacht auf eine Störung der Blutstillung sind zunächst folgende Untersuchungen indiziert: Thrombozytenzahl, Blutungszeit, Thromboplastinzeit, partielle Thromboplastinzeit und Thrombinzeit. Die Untersuchungen sind im Einzelfall durch spezielle Gerinnungsanalysen zu ergänzen.

Literatur

Abdulla W, Frey R, Witzke G (1979) Bluttransfusion und Blutgerinnung. Fischer, Stuttgart New York

Altemeyer K-H, Schultz M, Mehrkens H-H, Heinz E, Dick W (1984) Präoperative Befunderhebung durch eine Anästhesie-Ambulanz – Auswertung der Ergebnisse bei 2 500 Patienten. Anästh Intensivmed 25:1–7

Brem S, Hafler DA, van Uiter RL, Ruff RL, Reichert WH (1981) Spinal subarachnoid hematoma. N Engl J Med 304:1020–1021

Heene DL (1980) Regulationsvorgänge des Hämostasesystems. Klin Anästhesiol Intensivther 21:16–23

Hiemeyer V, Rasche H, Diehl K (1972) Hämorrhagische Diathesen. Thieme, Stuttgart

Jaenecke J (1982) Antikoagulantien- und Fibrinolysetherapie. Thieme, Stuttgart

Kaplan EB, Boeckmann AS, Roizen MF, Sheiner LB (1982) Elimination of unnecessary preoperative laboratory tests. Anesthesiology 57:445

Lechner K (1982) Laboratoriumsdiagnose. 2. Blutgerinnungsstörungen. Springer, Berlin Heidelberg New York

Meyer-Bertenrath JG (1975) Blutgerinnung und Fibrinolyse. Deutscher Ärzte-Verlag, Köln Lövenich

Ohler WGA (1971) Blutstillungs- und Blutgerinnungsstörungen. Witzstrock, Baden-Baden Brüssel

Poser S, Ritter G (1977) Juristische Aspekte des Antikoagulantienzwischenfalls. Dtsch Med Wochenschr 102:878–879

Ratnoff OD, Forbes CD (1984) Disorders of hemostasis. Grune & Stratton, New York

Schricker KT (1974) Gerinnungsstudien nach extracorporaler Zirkulation und ihre Bedeutung für die Klinik. Jahrestagung Dtsch. Ges. Anästhesie u. Wiederbelebung, Erlangen

Schricker KT (1982) Blutung und Blutersatz. In: Vossschulte K, Kümmerle F, Peiper H-J, Weller S (Hrsg) Lehrbuch der Chirurgie. Thieme, Stuttgart New York

Thomas L (1984) Labor und Diagnose. Medizinische Verlagsgesellschaft, Marburg

Walker AM, Jick H (1980) Predictors of bleeding during heparin therapy. JAMA 244:1209–1212

Methoden zur Erfassung von immunologischen Defiziten bzw. Immun-„Atypien“

K. Steinbereithner

Einleitung

Der Auftrag, zu diesem Fragenkomplex als klinisch-experimentell tätiger Anästhesist Stellung zu nehmen, kann in 2facher Hinsicht als Herausforderung verstanden werden:

a) Einmal ist grundsätzlich die Bedeutung immunologischer Fragen für unser Fach abzuwägen. Bruce (1983) meint hierzu, es sei ein „Zeichen der Reife unserer Spezialität“, daß der gesamte „Impact“, d. h. alle Facetten der von uns geübten Techniken und verwendeten Drogen auch aus immunologischer Sicht zunehmende Beachtung finden. Hiervon zeugen auch 2 in jüngster Zeit publizierte Symposien zu diesem Problemkreis aus dem deutschsprachigen Raum (Doenicke u. Koenig 1983; Doenicke u. Steinbereithner 1982).

b) Zweitens sei der Versuch gewagt, Hinweise zur immunologischen Risikobeurteilung bei operativen bzw. intensivmedizinischen Patienten zu geben, ohne daß in jedem Falle die gesamte methodische Palette unserer immunologischen Fachkollegen mobilisiert werden müßte.

Der Begriff „Defekt“ darf dabei eher im Sinne vom „Immunatypie“ verstanden werden, was neben dem „zuwenig“ auch die Begriffe „zuviel“ bzw. „abartig“ einschließt. – Im Rahmen ausschnitthafter Beiträge zum Problem „bedenklicher Immunstatus“ sei vorerst zu zeigen versucht, welche Aussagekraft einer sorgfältigen Vorgeschichtserhebung innewohnen kann. – Einer „Zeitraffer“-Darstellung der Erarbeitung von Immunprofilen ist dann die besonders interessierende Frage immunologischer Anästhesieeffekte (unter Einbeziehung von Überempfindlichkeitsphänomenen) angeschlossen. Schließlich meinen wir, auf einen kurzen Exkurs über die Zusammenhänge zwischen Immunologie und Ernährungsproblemen nicht verzichten zu können.

Zum Aussagewert der Anamnese

Da, wie noch zu erörtern, das Spektrum von Tests bzw. Untersuchungen im Rahmen der Erhebung eines Immunstatus sich außerordentlich vielfältig und umfangreich darstellt, kommt als Voraussetzung „gezielter“ Diagnostik anamnestischen Daten – speziell wenn diese wichtige Vorbefunde einschließen – größte Bedeutung zu.

Bei den in der folgenden Übersicht aufgelisteten *Immunopathien* werden nicht nur bei Goodpasture-Syndrom, Lupus erythematodes usw., sondern auch bei verschiedenen Zustandsbildern mit fraglicher Plasmapheresindikation klärende Gespräche mit dem Fachimmunologen zweckmäßig sein, auch wenn die Relevanz solcher Erkrankungen im anästhesiologisch-intensivmedizinischen Bereich (Bildung von Immunkomplexen usw.) nicht sehr hoch zu veranschlagen sein dürfte.

Anamnese

Immundefekte/Immunopathien
Allergieanamnese (Ekzem, Rhinitis, Asthma, Urtikaria)
Malignome (Bestrahlung)
Alter
Chronische Infekte
Ernährungsgewohnheiten bzw. -fehler
Immunsuppressive Therapie (Steroide, Zytostatika usw.)
Immunsuppressive Antibiotika (Cephalosporine, Streptomycin, Tetrazykline, Chloramphenicol usw.)
Andere Medikamente (Antirheumatika)
Wiederholte Exposition gegenüber potentiell gefährlichen (Typ 1) Substanzen (Procain, Jod, Penizillin usw.)

Fälle von angeborenen massiven *Immunmangelzuständen* (Übersicht) werden sich in der Regel bereits als von pädiatrisch-internistischer Seite abgeklärt und vielfach auch therapeutisch angegangen präsentieren, was mutatis mutandis auch für sekundäre Immunschäden bei Blut- und Knochenmarkerkrankungen gilt. Sekundäre Immundefekte infolge Suppression werden hingegen nicht selten übersehen oder zumindest eine genaue Abklärung ihrer vielfältigen Ursachen eher vernachlässigt. – Neben Mangel- und Fehlernährung (die uns noch kurz beschäftigen werden) sei der Bestrahlungsschaden mit einer evtl. bis zu 10 Jahre anhaltenden Immunhemmung besonders hervorgehoben.

Die Liste immunsuppressiver Medikamente ist Legion; die Übersicht über die Anamnese wäre z. B. noch durch Komplementhemmer (Epsilonaminokapronsäure) und Hydantoinderivate zu ergänzen (Walton 1978). Die Vielfalt potentiell

---

Immunopathien, bei denen Plasmapherese angezeigt erscheint (in Anlehnung an Kalden et al. 1982)

A. Gesichert	Goodpasture-Syndrom
	Progressive Glomerulonephritis
	Myasthenia gravis
	Systemischer Lupus Erythematodes
	Wegener-Granulomatose
	Immunkomplexvaskulitis
	Panarteriitis nodosa
	Kryoglobulinämie
	Plasmozytom – M. Waldenström
	Antifaktor-XIII-Antikörper
B. Fraglich	Autoimmun-hämolytische Anämie
	Purpura Henoch-Schönlein
	Idiopathische Thrombozytopenia purpura
	Herpes gestationis
	Pemphigus vulgaris
	Hyperthyreose
	Insulinresistenter Diabetes

Immunmangelzustände (Roitt 1977; Wildgrube 1984; Ota et al. 1979 u. a.)

Primär

- B-Zellenmangel, Agammaglobulinämie,
  T-Zellenmangel, Thymushypoplasie
- Stammzellenmangel
- IgA- u. IgE-Mangel (ataktische Teleangiektasie)
- IgM-Mangel (Wiskott-Aldrich-Syndrom)

Sekundär

Immunmangel bei

- M. Hodgkin - Sarkoidose	T-Zellen
- M. Waldenström - Myelom - Lymphatische Leukämie	B-Zellen

Immunsuppression durch

- Mangelernährung
- Bestrahlung
- Medikamente
- Transfusionen
- Lepra, Malaria, Miliar-TBC
- Virusinfektionen (AIDS)

„schädlicher“ Antibiotika sollte zum Nachdenken anregen, desgleichen wiederholte rezente Hinweise zur massiven Beeinflussung der Immunlage durch Antirheumatika. Als intensivmedizinisch wichtig seien ferner der hemmende Einfluß der Urämie (Walton 1978) und von Schockzuständen, speziell bei Verbrennungen, hervorgehoben.

Erarbeitung von Immunprofilen

Erst eine gezielte Vorgeschichtserhebung versetzt uns also, wie wir zu zeigen versuchten, in die Lage, gezielte Fragen zum Immunstatus (Kofler 1982; Wick 1982) zu formulieren. Welche Möglichkeiten eröffnen sich hier?

Methodisch relativ einfach gestaltet sich die orientierende Beurteilung der *humoralen Immunität*, weshalb sich u. a. die Bestimmung der Immunglobulinklassen recht großer Beliebtheit erfreut. Allerdings werden hierbei vorwiegend IgG (80%), des Schleimhaut-Ig der A-Klasse (ca. 13%, Tabelle 1) und das Akutphasenagglutinin IgM (6%) erfaßt (Suttmann et al. 1982 u. a.), nicht jedoch das für die sog. „Atopie“ bedeutsame IgE, das nur 0,002% aller Igs ausmacht.

Wesentlich komplexer gestaltet sich der Nachweis von *Autoimmunerkrankungen* bzw. *Immunkomplexen*; die Bedeutung letzterer bei septischen Zuständen wird derzeit intensiv diskutiert (George et al. 1980; Clumeck u. George 1981).

Unter den In-vivo-Parametern der *zellulären Immunität* haben v. a. die Lymphozytenzählung und das Ausmaß der Lymphozytentransformation nach Mitogeninduktion (mittels Phytohämagglutinin PHA, Concanavalin A, Pokeweed Mitogen usw.) schon des längeren Eingang in klinische Studien gefunden (Bruce

Tabelle 1. Immunglobulineigenschaften. (Nach Wick 1982; Stroehmann 1983; Seiler 1982 u. a.)

	IgG	IgA	IgM	IgD	IgE
Molekülgewicht ($\times 10^3$)	145	160	970	180	190
Serumkonzentration (mg/dl)	1200	250	130	3	0,03
Halbwertszeit (Tage)	21	6	5	3	2
Komplementbindung					
– klassischer Weg	++	–	+++	–	–
– Nebenschluß	–	+	–	–	–
Mastzellenbindung	–	–	–	–	+
Plazentagängigkeit	+	–	–	–	–
	Chronische Phase (spezifisch)	Schleimhaut-Ig	Akut-phasen-Antikörper	Ly-Rezeptor	Reagine (atopische Allergie)

Erarbeitung von Immunprofilen (Roitt 1977; Miller 1968; Kofler 1982)

A) *Humorale Immunität* (allgemein)
- Serumproteine
- Elektrophorese
- Immunelektrophorese
- Quantitative Ig-Bestimmung (radiale Immundiffusion)

B) *Autoimmunerkrankungen* (bzw. abnorme Antikörper)
- Passive Hämagglutination
- Immunfluoreszenz
- Coombstest (Kälteagglutination)
- Antinukleare Antikörper
- DNA-Antikörper
- Immunkomplexnachweis (C1q)
  Komplementaktivierung
  Radji-Zell-Assay (C3-Rezeptor)
  Rheumafaktor

C) *Zelluläre Immunität*

In vitro
- Gesamtzahl der Lymphozyten (Monozyten)
- B:T-Zellverhältnis,
  Rosettenbildung, Immunfluoreszenz
- Lymphozytentransformation
- mitogene Induktion PHA } T-Zellen
  CON A }
  PWM T+B
- Gemischte Ly-Kultur
- Bestimmung von Suppressor-(Helfer usw.)-zellen
- Lymphokinbestimmung (LIF, MIF)

In vivo
- Kutane Sensibilisierung (Dinitrofluorobenzen)
- Hauttest (Recall-Antigene)
  Monotest
  Multitest

D) *Medikamentenunverträglichkeit*
- Hauttest

E) *Phagozytoseaktivität*
- z. B. Chemilumineszenz (Redl et al. 1982)

F) *Komplementsystem*
- Gesamtsystem (CH_{50}-Test)
- Einzelkomponenten inkl. Properdin(-faktoren)

1983; Cullen et al. 1972; Koenig u. Koenig 1982; Lackner 1982; Schmucker 1983, unveröffentlichte Habilitationsschrift, Universität München), wesentlich beliebter wurde aber in letzter Zeit der Hauttest mit sog. „Recall"-Antigenen, wie sie im sog. „Multitest"-Set (7 Antigene gegen Glyzerin als Kontrolle; s. Übersicht) standardisiert zur Verfügung stehen. Eine einschlägige Versuchsserie in unserem Arbeitsbereich (Fitzal et al. 1982) ergab allerdings bisher nur bedingt bewertbare Ergebnisse.

Der Komplettierung des Immunstatus dienen Überempfindlichkeitstests und Untersuchungen des Komplementsystems; für Einzelkomponenten sind heute gebrauchsfertige Testsysteme verfügbar (vgl. Blauhut et al. 1983).

Die klinische Bedeutung diverser Verfahren zur Prüfung der Granulozytenfunktion („Aktivierung" beim ARDS; vgl. Hällgren et al. 1984) muß noch länger abgeklärt werden.

Immunologische Wirkungen von Anästhetika

Dieser Fragenkreis (Übersicht S. 327) ist seit vielen Jahrzehnten Gegenstand der Forschung (Übersichten bei Bruce 1983; Walton 1978, 1979, 1981 u. a.), in neuerer Zeit wurde besonders Halothan eingehend und vielseitig untersucht; hier darf u. a. auf eine interessante Studie von Schmucker (1983, unveröffentl. Habilitati-

---

ltitest IMC-Antigenkomponenten

Tetanus
Diphtherie
Streptokokkus C
Tuberkulin
Glyzerinlösung (Kontrolle)
Candida albicans
Trichophyton mentagrophytes
Proteus mirabilis

Immunologische Wirkungen von Anästhetika
(Moudgil u. Wade 1976; Walton 1978, 1979, 1981; Bruce 1983)

1. Veränderung der Rezeptorkonfiguration.
2. Beeinflussung von Chemotaxis und Makrophagenlokomotion (?).
3. Hemmung von Opsonisierung und Phagozytose.
4. Depression der Immunkompetenz (Zellteilungshemmung).
5. Hemmung der Bakterizidie (?).
6. Herabsetzung der Virenresistenz (24 h).
7. Reduktion der Antikörperbildung (?) und -konzentration im Serum.
8. Herabsetzung der zellvermittelten Immunität (Spätreaktion).
9. Hemmung der Lymphozytentransformation usw.
10. Hemmung der unspezifischen Immunität.
11. Herabsetzung der Tumorimmunität.

---

onsschrift, Universität München) zum Halothan-Thiopental-Synergismus verwiesen werden.

Neben der humoralen erweckte in letzter Zeit das Verhalten der zellvermittelten Immunität starkes Interesse (Hjortsø et al. 1984); dabei ergab sich, daß depressive Effekte nicht nur bei Inhalations- und i. v.-Anästhetika, sondern auch unter Regionalanästhesie zu finden sind. – Die potentielle Bedeutung der Anästhetika für die Onkogenese (Lundy et al. 1977; Walton 1978, 1981) soll nicht unerwähnt bleiben, hier jedoch nicht näher untersucht werden.

Das umfassende Wirkspektrum aller Anästhetika ist nicht erstaunlich, hat doch Claude Bernard schon 1875 festgestellt: „Anästhetika sind keine spezifischen Nervengifte. Es werden alle Zellen anästhesiert, alle Gewebe betäubt und deren Irritabilität gehemmt". Allerdings ließ sich u. a. am Beispiel der Immunglobuline zeigen (Gierhake et al. 1975 b), daß der Operationsstreß, aber auch Verdünnungseffekte (Suttmann et al. 1982) wesentlich größere Bedeutung für eine Immunhemmung besitzen als die in der Regel nur relativ kurz einwirkenden Anästhetika selbst, eine Tatsache, die schon 1979 Whitwam u. Norman eindrücklich unterstrichen haben.

Für unser Fach wesentlich bedeutsamer erscheinen die gerade in den letzten Jahren intensiver erforschten Überempfindlichkeitsphänomene verschiedener Reaktionstypen auf Anästhetika und andere Drogen, wobei eine Reihe prädisponierender Faktoren mit ins Spiel kommen können. Allerdings sollte man diesen Aspekt auch nicht überbewerten, wozu man nach den (etwas großzügigen) Frequenzangaben einer deutschsprachigen Zusammenstellung (Geursen et al. 1982) geneigt sein könnte; gegenüber den von Watkins (1979) gesammelten Vergleichsangaben liegen diese Zahlen allerdings um eine Zehnerpotenz zu hoch (Tabelle 2).

Wie die intrakutane Suche nach Überempfindlichkeitszeichen in etwa zu handhaben ist, sei anhand der Empfehlungen von Arora u. Aldrete (1976) für den Bereich der Lokalanästhetika kurz aufgezeigt. – Um Überempfindlichkeitsphänomene und prädisponierende Faktoren (speziell Mehrfachexposition) besser in den Griff zu bekommen, haben wir selbst schon vor Jahren die Einführung eines internationalen *„Narkosepasses"* zur Diskussion gestellt; bisher ist allerdings eine Realisierung nicht in Sicht.

Typen der Überempfindlichkeit
(Gell et al. 1974, zit. nach Roitt 1977; Watkins 1979)

I. Anaphylaktisch:
Reaktion: Antigen mit an Mastzellen gebundenen Antikörpern
Reagine → Histaminfreisetzung

II. Zytotoxisch:
a) Phagozytose (Adhärenz)
b) Killerzellenaktivierung
c) Komplementaktivierung → Lyse (Rh-, Transfusionsreaktionen)

III. Immunkomplex (AG/AK)-vermittelt
a) Antikörperüberschuß (Arthus)
b) Antigenüberschuß (Serumkrankheit)

IV. Zellvermittelte Spätreaktion

(V. Stimulierend)

Anaphylaktoide Reaktionen – prädisponierende Faktoren (Nach Watkins 1979)

a) Genetische „Atopie“ (IgE)
Angeborene IgD-Erhöhung
Angeborene Komplementanomalien
– C3-Instabilität
– C2-Atype
b) Wiederholte Exposition
c) (Auto-) Immunprozesse mit Komplementaktivierung
d) Pharmakologische Effekte (ohne IgE oder Komplement)
e) Streß

Tabelle 2. Frequenz anaphylaktoider Reaktionen nach Injektion verschiedener Pharmaka. (Nach Geursen et al. 1982; Watkins 1979 u. a.)

	Geursen et al. (1982)	Watkins (1979)
Röntgenkontrastmittel	5 –15%	0,5%
Lokalanästhetika	0,1 – 1%	1%
i. v.-Anästhetika	0,1 – 1%	0,14–1,9%
Muskelrelaxanzien	10 –30%	–
Kolloidale Plasmaersatzmittel	0,01– 1%	0,1 –1%
Acetylsalicylsäure (bei Asthmatikern)	5 –15%	–
Fluorescein	1,0 – 5%	–
Isotopenkolloide	1,0 – 5%	–

Intradermale Testung von Lokalanaesthetika (Arora u. Aldrete 1976)

0,5% Lidocain/Xylocain®
0,25% Bupivacain/Carbostesin®
(0,25% Tetracain)
1% Procain/Novocain®
0,5% Mepivacain/Scandicain®
0,9% Kochsalzlösung
Jeweils 0,01 ml intrakutan mit und ohne Stabilisator (z. B. Methylparaben)

Ernährung und Immunität

Abschließend sei kurz auf die Beeinflussung des Immunsystems durch Fehl- und Mangelernährung bzw. länger anhaltende katabole Stoffwechselsituationen (Gierhake et al. 1975a) eingegangen. Heute wird generell für einen korrekten Ernährungsstatus auch ein Immunprofil gefordert [vgl. Schmoz et al. 1982; Dauer einer solchen Erhebung ca. 5 Tage (!)]. – Die prognostische Aussagekraft präoperativer Hauttests wird allerdings trotz der extrem positiven Beurteilung durch Schmoz et al. (1982) (Tabelle 3) sowie Dürig et al. (1982) weiter zu prüfen sein (vgl. Christou et al. 1981).

Ernährungsstatus – Prüfparameter
(Nach Blackburn et al. 1979; Schmoz et al. 1982 u.a.)

Serumproteine (spez. kurzlebige Funktionsproteine)
Stickstoffverluste (24-h-Bilanz)
Anthropometrie
- Trizepshautfalte
- Oberarm-(Muskel-)umfang
- Kreatininindex

Immunstatus
- Lymphozytenzahl
- Ly-Transformationstest
- Intrakutanhauttest

Dünndarmresorptionstest (Xylose)

Tabelle 3. Häufigkeit septischer Komplikationen (bzw. Wundinfektionen) bei 50 Patienten mit Magen-Darm-Karzinomen in Abhängigkeit von der präoperativen Hauttestreaktion. (Nach Schmoz et al. 1982)

Reaktionslage	[n]	Septische Komplikationen	
		[n]	[%]
Normergisch	9	0	0
Hypergisch	29	8	27
Anergisch	12	9	72

Tabelle 4. Biologische Halbwertszeiten einiger humaner Proteine. (Nach Ganong 1972; Schmoz et al. 1982 u.a.)

Leberenzyme	6–14 h
Komplementkomponenten C3–C5	1 Tag
IgM	5 Tage
IgA	6 Tage
IgG	21 Tage
Prothrombin	50–60 h
Transferrin	8,5 Tage
Fibrinogen	4–5 Tage
Glatte Muskulatur	5 Tage
Herzmuskulatur	11 Tage
Plasmaalbumin	17–23 Tage

In therapeutischer Sicht führt zweifellos eine gezielte (parenterale) Frühernährung zu einer Besserung der Immunlage (Mullin u. Kirkpatrick 1981); für die Erfolgsbeurteilung hat sich (Kult et al. 1975) die Überwachung von Funktionsproteinen mit kurzer Halbwertszeit eingebürgert (Tabelle 4). Angesichts der guten Korrelation zwischen Transferrin- und Serumalbuminspiegel könnte allerdings nach Bistrian et al. (1975) auch das Serumalbumin trotz dessen langer Halbwertszeit als Kontrollparameter dienen.

Schlußbemerkungen

In der folgenden Übersicht haben wir versucht, für den anästhesiologisch-intensivmedizinischen Bereich eine Gruppe von Störungen des Immunsystems zusammenzufassen, die – ergänzt um die oben erwähnten Ernährungsprobleme – nach Meinung eigener und immunologischer Fachkollegen bedeutsam genug sind, um einer weiteren Bearbeitung in gezielten Untersuchungen (nicht nur als wissenschaftliches „l'art pour l'art") zu bedürfen. – Die zu Ende dieser Aufstellung angeführte Immunkomplexproblematik wurde im Zusammenhang mit Untersuchungen bei Sepsis bereits kurz gestreift. Eine rasche differentialdiagnostische Abklärung (Nachweis von Antikörpern gegen die Basalmembran von Glomerula *und* Alveolarepithel) könnte beim Goodpasture-Syndrom die Indikation zur lebens- (bzw. nieren-)-rettenden Frühplasmapherese sichern.

„Störungen" des Immunsystems in Anästhesiologie und Intensivmedizin (Wick 1982; Börner u. Hempelmann 1982; Lackner 1982 u. a.)

Verminderte AK-Produktion (humorale Immunreaktion)
- Schlaf/Narkose
- Immunsuppressiva (Antibiotika, Steroide)
- OP/Trauma/Streß/Mangelernährung

Herabgesetzte zelluläre Immunreaktion
- Sedativa
- Anästhetika

Beeinflussung der Lymphozytenmembran (Mikroviskosität)
- Erhöhter Cholesterinspiegel

Störung des Zytoskeletts („Capping"-Hemmung)
- Lokalanästhetika

Anaphylaktoide (anaphylaktische) Reaktionen auf Medikamente
- Kolloidale Volumenersatzmittel (z. B. Dextran)
- Kontrastmedien
- Heparinthrombopenie
- Lokalanästhetika
- i. v.-Anästhetika (Thiopental, Methohexital, Althesin, Propanidid usw.)

Fulminante Immunkomplexerkrankungen mit lebensbedrohlicher Symptomatik (Rees 1979; Pinching 1979)
- Anti-GBM-Disease (Goodpasture-Syndrom) (DD gegen Sepsis!)

Ebenso wie beim akuten Halothanschaden, der möglicherweise gleichfalls in diese Gruppe zu reihen ist und wo aus forensischen Gründen, aber auch unter dem Gesichtswinkel der Prophylaxe das dringende Bedürfnis nach einer exakten Diagnose bestünde (vgl. Berg et al. 1983), sind unsere Möglichkeiten derzeit noch recht begrenzt. Intensiver Bemühungen bedürfte ferner u. a. das Problem der postoperativen Infektion einschließlich einer schlüssigen Bewertung konditionierender Faktoren, die später evtl. auch intensivmedizinisch bedeutsam werden können (vgl. Walton 1979, 1981).

Derzeit allerdings, dies ist die Meinung zahlreicher prominenter Experten (Slade et al. 1975; Southam 1968 u. a.), sind die verfügbaren Daten manchmal recht unklar und häufig widersprüchlich, in einzelnen Bereichen mehrfach höchst dürftig und verschiedene Methoden von einer systematischen Standardisierung noch weit entfernt. – Wir müssen wohl oder übel mit dieser Situation leben. Was wir dringend brauchen, sind nicht nur mehr Informationen und Daten (Bruce 1983; Lackner 1982 u. a.), sondern v. a. eine genaue Abklärung der Relationen zwischen immunologischen Parametern und klinischen Abläufen – auch unter dem vieldiskutierten Aspekt der Immuntherapie und/oder -substitution.

Je dringlicher wir fragen, im klinischen Alltag wie in unserer experimentellen Forschungsarbeit, desto rascher dürfen wir eine Antwort erhoffen.

Literatur

Arora S, Aldrete JA (1976) Investigation of possible allergy to local anesthetic drugs: Correlation of intradermal with intramuscular injections. Anesthesiol Rev 3:13

Berg PA, Brattig N, Diao GK, Schuff-Werner P (1983) Immunologische Untersuchungen bei medikamentös induzierten Krankheiten unter besonderer Berücksichtigung der Halothan-Hepatitis. In: Doenicke A, Koenig UD (Hrsg) Immunologie in Anaesthesie und Intensivmedizin. Springer, Berlin Heidelberg New York Tokyo, S 9ff

Bernard C (1875) Anesthésiques et l'asphyxie. Ballière, Paris

Bistrian BR, Blackburn GL, Scrimshaw NS, Flatt JP (1975) Cellular immunity in semistarved states in hospitalized adults. Am J Clin Nutr 28:1148

Blackburn GL, Benotti PN, Bistrian BR, Bothe A, Maini BS, Schlamm HT, Smith MF (1979) Nutritional assessment and treatment of hospital malnutrition. Infusionsther Klin Ernaehr 6:238

Blauhut B, Necek S, Bergmann H (1983) Das Verhalten der Immunglobuline bei intensivmedizinischen Patienten. In: Doenicke A, Koenig UD (Hrsg) Immunologie in Anaesthesie und Intensivmedizin. Springer, Berlin Heidelberg New York Tokyo, S 32ff

Börner U, Hempelmann G (1982) Beeinflussung des Immunsystems durch anästhesiologische und chirurgische Maßnahmen. Beitr Infusionsther Klin Ernähr 9:34

Bruce DL (1983) Immune suppression. In: Orkin FK, Cooperman LH (eds) Complications in anesthesiology. Lippincott, Philadelphia Toronto, p 486ff

Christou NV, Meakins JL, MacLean LD (1981) The predictive role of delayed hypersensitivity in preoperative patients. Surg Gynecol Obstet 152:297

Clumeck N, George C (1981) Immunological aspects of severe bacterial sepsis. Intensive Care Med 7:109

Cullen BF, Sample WF, Chretien PB (1972) The effect of halothane on phytohemagglutinin-induced transformation of human lymphocytes in vitro. Anesthesiology 36:206

Doenicke A, Koenig UD (Hrsg) (1983) Immunologie in Anaesthesie und Intensivmedizin. Springer, Berlin Heidelberg New York Tokyo

Doenicke A, Steinbereithner K (Hrsg) (1982) Immunologie in Anaesthesie und Intensivmedizin – Eine Standortbestimmung. Maudrich, Wien München Bern

Dürig M, Heberer M, Harder F (1982) Technik und Bedeutung des Intracutantests mit Recall-Antigenen in der Allgemeinchirurgie. Chirurg 53:427

Fitzal S, Blauhut B, Riegler R (1982) Immunsubstitution nach abdominalchirurgischen Eingriffen. In: Doenicke A, Steinbereithner K (Hrsg) Immunologie in Anaesthesie und Intensivmedizin – Eine Standortbestimmung. Maudrich, Wien München Bern, S 183ff

Ganong WF (1972) Medizinische Physiologie. Springer, Berlin Heidelberg New York, S 480

George C, Carlet J, Sobel A et al. (1980) Circulating immune complexes in patients with gram negative septic shock. Intensive Care Med 6:123

Geursen RG, Kroh U, Krump W, Scharfe B (1982) Ursachen von Nebenwirkungen bei der Anwendung von intravenös applizierbaren Immunglobulinen. Beitr Infusionsther Klin Ernähr 9:95

Gierhake FW, Johannsen R, Meyer-Hoepfel W et al. (1975a) Immunologische Möglichkeiten zur Infektionsverhütung in der Herzchirurgie. Thoraxchirurgie 23:417

Gierhake FW, Johannsen R, Stöcker R, Rickmeyer L, Ebert KP, Meyer-Hoepfel W, Meyer-Hoepfel I (1975b) Immunosuppressive Wirkungen der Operation und Möglichkeiten ihrer Begrenzung. Immunität Infektion 3:46

Hällgren R, Borg T, Venge P, Modig J (1984) Signs of neutrophil and eosinophil activation in adult respiratory distress syndrome. Crit Care Med 12:14

Hjortsø NC, Andersen T, Frøsig F, Neumann P, Rogon E, Kehlet H (1984) Failure of epidural analgesia to modify postoperative depression of delayed hypersensitivity. Acta Anaesthesiol Scand 28:128

Kalden JR, Schranz W, Lösch G, Krapf F, Bartels O (1982) Neue Indikationsgebiete zur hochdosierten Immunglobulintherapie: Therapeutischer Plasmaaustausch, Autoimmunopathien. Beitr Infusionsther Klin Ernähr 9:48

Koenig A, Koenig UD (1982) Zelluläre Immunreaktionen unter Narkose und Operation. In: Doenicke A, Steinbereithner K (Hrsg) Immunologie in der Anaesthesiologie und Intensivmedizin – Eine Standortbestimmung. Maudrich, Wien München Bern, S 66ff

Kofler R (1982) Grundlagen der immunologischen Diagnostik. In: Doenicke A, Steinbereithner K (Hrsg) Immunologie in der Anaesthesiologie und Intensivmedizin – Eine Standortbestimmung. Maudrich, Wien München Bern, S 31ff

Kult J, Treutlein E, Dragoun GP, Heidland A (1975) Wertigkeit der postoperativen parenteralen Ernährung, gemessen an verschiedenen Plasmaproteinen. Dtsch Med Wochenschr 100:695

Lackner F (1982) Humorale und zelluläre Abwehr bei Intensivpatienten. In: Doenicke A, Steinbereithner K (Hrsg) Immunologie in der Anaesthesiologie und Intensivmedizin – Eine Standortbestimmung. Maudrich, Wien München Bern, S 103ff

Lundy J, Lovett EJ, Conran P (1977) Pulmonary metastases, a potential biologic consequence of anesthetic-induced immunosuppression by thiopental. Surgery 82:254

Miller DG (1968) The immunologic capability of patients with lymphoma. Cancer Res 28:1441

Moudgil GC, Wade AG (1976) Anaesthesia and immunocompetence. Br J Anaesth 48:31

Mullin TJ, Kirkpatrick JR (1981) The effect of nutritional support on immune competence in patients suffering from trauma, sepsis, or malignant disease. Surgery 90:610

Ota DM, Copeland EM, Corriere JN, Dudrick SJ (1979) The effects of nutrition and treatment of cancer on host immunocompetence. Surg Gynecol Obstet 148:104

Pinching AJ (1979) Recent advances in immunological therapy: Plasma-exchange and immunosuppression. Br J Anaesth 51:21

Redl H, Schlag G, Lamche H, Czech K (1982) Phagozytosetätigkeit der Granulozyten bei Intensivpatienten. In: Doenicke A, Steinbereithner K (Hrsg) Immunologie in der Anaesthesiologie und Intensivmedizin – Eine Standortbestimmung. Maudrich, Wien München Bern, S 111ff

Rees AJ (1979) Autoimmunity and autoimmune disease. Br J Anaesth 51:13

Roitt I (1977) Leitfaden der Immunologie, Steinkopff, Darmstadt

Schmoz G, Hartig W, Weiner R, Roick M (1982) Praxis der Ernährungsdiagnostik. Beitr Infusionsther Klin Ernaehr 9:34

Seiler FR (1982) Struktur und Funktion von Immunoglobulinen. Beitr Infusionsther Klin Ernähr 9:1

Slade MS, Simmons RL, Yunis E, Greenberg LH (1975) Immunodepression after major surgery in normal patients. Surgery 78:363

Southam CM (1968) The immunologic status of patients with nonlymphomatous cancer. Cancer Res 28:1433

Stroehmann I (1983) Grundlagen des humoralen und des zellulären Immunsystems. In: Doenicke A, Koenig UD (Hrsg) Immunologie in Anaesthesie und Intensivmedizin. Springer, Berlin Heidelberg New York Tokyo, S 1 ff

Suttmann H, Doenicke A, Bretz C, Mioska K, Straka G (1982) Einfluß der Narkose auf humorale Parameter. In: Doenicke A, Steinbereithner K (Hrsg) Immunologie in der Anaesthesiologie und Intensivmedizin – Eine Standortbestimmung. Maudrich, Wien München Bern, S 39 ff

Walton B (1978) Anaesthesia, surgery and immunology. Anaesthesia 33:322

Walton B (1979) Effects of anaesthesia and surgery on immune status. Br J Anaesth 51:37

Walton B (1981) Immunological aspects of anaesthetic practice. Anaesthesia Rounds 16. ICI Pharmaceuticals Division, Alderley Park Macclesfield

Watkins J (1979) Anaphylactoid reactions to i.v. substances. Br J Anaesth 51:51

Whitwam JG, Norman J (1979) Immunology in anaesthesia and intensive care (editorial). Br J Anaesth 51:1

Wick G (1982) Grundlagen der Immunologie. In: Doenicke A, Steinbereithner K (Hrsg) Immunologie in der Anaesthesiologie und Intensivmedizin – Eine Standortbestimmung. Maudrich, Wien München Bern, S 17 ff

Wildgrube HJ (1984) AIDS (Aquired immune deficiency syndrome): Sind wir weitergekommen? Klinikarzt 13:256

Teil 6

Leber und Stoffwechsel

Perioperative Funktionsbeurteilung der Leber

K.-H. Meyer zum Büschenfelde

Einleitung

Die Kenntnis der Leberfunktion vor operativen Eingriffen ist von großer prognostischer Bedeutung. Einige Mitteilungen sollen beispielhaft die Notwendigkeit einer exakten Leberdiagnostik präoperativ und die Überwachung der Leberfunktion postoperativ verdeutlichen.

Evans et al. [7] konnten zeigen, daß Leberfunktionsstörungen postoperativ relativ häufig auftreten. So war der Bromsulphaleintest postoperativ in 40–50% der Fälle pathologisch. Bilirubin und Transaminasen waren bei 17% der Patienten auf das 1- bis 3fache der Norm und bei 4% der Patienten sogar auf mehr als das 3fache der Norm erhöht. – 1982 berichteten Powell-Jackson et al. [15] über 36 probelaparotomierte Patienten mit nicht vermuteten Lebererkrankungen. Präoperativ wurde bei 16 Patienten ein Gallengangverschluß vermutet, bei 15 Patienten ein Tumorverdacht geäußert, bei weiteren 5 Patienten wurden verschiedene andere Diagnosen gestellt. Postoperativ ergab sich jeweils 8 mal eine primäre biliäre Zirrhose bzw. ein Budd-Chiari-Syndrom und 7 mal eine chronisch aktive Hepatitis. Je 4 Patienten hatten eine akute Virushepatitis bzw. eine alkoholtoxische Zirrhose. Bei drei Patienten wurde eine Alkoholhepatitis diagnostiziert. Die Mortalität bei diesen Patienten war ungewöhnlich hoch. 11 der 36 Patienten starben zwischen dem 1. und 31. Tag postoperativ. Das hohe Risiko einer Laparotomie bei Vorliegen einer Lebererkrankung wird von anderen Autoren [8, 9] bestätigt. Harville u. Summerskill [9] berichteten 1963 über eine postoperative Mortalität von 9,5% bei Vorliegen einer Virushepatitis, Greenwood et al. [8] 1972 sogar über eine Mortalität von 58% bei Vorliegen einer Alkoholhepatitis.

Ziele der Leberdiagnostik

1. Ursache der Leberkrankheit primär oder sekundär
2. Art der Leberkrankheit
   - Entzündung: akut, chronisch, Zirrhose
   - Metabolisch-toxisch: Alkohol, Fettleber, Fe, Cu
   - Cholestasen: intrahepatisch (PBC, Medikamente)
extrahepatisch (Steine, Tumoren etc.)
   - Tumoren: gutartig (Adenome, Hämangiome)
bösartig (PHC, Metastasen)
3. Stadium der Leberkrankheit
akut:
chronisch: kompensiert/dekomposiert
4. Prognose der Leberkrankheit

Ziel jeder präoperativen Leberdiagnostik sollte somit a) der sichere Ausschluß einer Lebererkrankung und b) bei Vorliegen einer Lebererkrankung die Ermittlung von Ursache, Art und Stadium der Lebererkrankung verbunden mit einer prognostischen Bewertung des Leidens sein [4, 10, 17–19].

Diagnostisches Vorgehen bei Lebererkrankungen

Die Leberdiagnostik stützt sich auf Anamnese, klinische, laborchemische, serologische und morphologische Befunde sowie auf spezielle diagnostische Verfahren, v. a. Sonographie, Laparoskopie mit Leberbiopsie, ERCP und PTC, Computertomographie und Angiographie [12].

Anamnese

Dem Erheben einer exakten Anamnese kommt eine wesentliche und für die Feststellung der Ursache einer Lebererkrankung häufig entscheidende Bedeutung zu. Hinweise auf eine Lebererkrankung können folgende gezielte Fragen ergeben: Frühere Leber- und Gallenwegerkrankungen, frühere Gelbsucht, Abdominalkoliken, Lebensgewohnheiten, Alkoholgenuß, Bluttransfusionen, Auslandsaufenthalte, Einnahme von Medikamenten bzw. Drogen, schließlich das Vorliegen von Stoffwechselerkrankungen.

Ein für Lebererkrankungen typisches Beschwerdebild gibt es nicht. Beschwerden wie Müdigkeit, Leistungsabfall, Druck im Oberbauch, Völlegefühl, Flatulenz, Übelkeit, Appetitstörungen, Nahrungsmittelintoleranz, Juckreiz, Obstipation, Meteorismus, Blutungsneigungen und hormonelle Störungen können Symptome verschiedener Erkrankungen sein. Sie dürfen somit nur als allgemeine Krankheitszeichen in Verbindung mit klinischen, laborchemischen Befunden und den Ergebnissen spezieller diagnostischer Verfahren gewertet werden.

Klinische Untersuchung

Die einfachste und billigste Leberfunktionsprobe ist nach wie vor die exakte klinische Untersuchung. Eine vergrößerte, konsistenzvermehrte bzw. eine nicht mehr tastbare Leber sollte auch bei leerer Anamnese und dem Fehlen von Leberhautzeichen laborchemisch und serologisch sowie durch spezielle diagnostische Verfahren abgeklärt werden. In der Übersicht auf Seite 339 sind die wichtigsten, in der Regel zu einer Verdachtsdiagnose führenden Befunde zusammengefaßt.

Laborchemische und serologische Befunde [6, 12, 14]

Die laborchemische Diagnostik umfaßt ein Suchprogramm zum Ausschluß einer hepatozellulären Schädigung, einer Cholestase sowie einer infektiös immunologisch oder tumorbedingten Lebererkrankung. In der Zusammenfassung auf Seite 339 ist ein erweitertes Suchprogramm zusammengefaßt. Eine hepatozelluläre Schädigung der Leber mit Krankheitswert ist mit hinreichender Wahrscheinlichkeit dann ausgeschlossen, wenn die Transaminasen SGOT und SGPT im Normbereich sind. Eine intra- oder extrahepatische Cholestase läßt sich durch die Bestimmung von γ-GT und alkalischer Phosphatase sicher ausschließen. Häufig wird nicht bedacht, daß intrahepatische Cholestasen durch Medikamente oder

Klinische Untersuchung

Inspektion:
- Ikterus (Inspektion von Stuhl und Urin)
- Leberhautzeichen
- Bewußtseinslage

Palpation und Perkussion:
- Leber: Schmerz, Größe, Konsistenz, Oberfläche, Rand
- Milz: Größe, Konsistenz
- Meteorismus
- Aszites

Neurologie – Psychiatrie
- Neuropathie, Delirium
- Enzephalopathie (Komastadium I–IV)

---

chronischen Alkoholgenuß sowie die Stadien I, II und III einer primären biliären Leberzirrhose trotz deutlicher Erhöhung von γ-GT und alkalischer Phosphatase ohne Bilirubinerhöhungen einhergehen können. Die eingangs zitierte Arbeit von Powell-Jackson macht auf dieses Problem nachdrücklich aufmerksam [15].

Eine Hypergammaglobulinämie ist häufig auch bei fehlender oder geringer entzündlicher Aktivität Ausdruck einer meist fortgeschrittenen Lebererkrankung. In jedem Falle sollte eine Hypergammaglobulinämie präoperativ abgeklärt werden. Zum virologischen, immunologischen Suchprogramm bei Lebererkrankungen gehört die Bestimmung von Anti-HAV-IgM zum Auschluß einer floriden Hepatitis A, der Nachweis des HBsAg zur Erfassung einer akuten Hepatitis B bzw. lebergesunder und leberkranker Hepatitis-B-Virusträger und die Bestimmung von antimitochondrialen Antikörpern (AMA) bei allen unklaren cholestatischen Lebererkrankungen. AMA sind zuverlässige Marker einer primären biliären Zirrhose. Das α-1-Foetoprotein sollte bei Leberzirrhosen und Hepatitis-B-Virusträgern zum Ausschluß eines primären Leberzellkarzinoms bestimmt werden.

Zur Beurteilung der Leberfunktion können die in der Übersicht auf Seite 340 aufgeführten Parameter herangezogen werden. Cholinesterase, Gerinnungsfaktoren und Serumalbumin sind die wichtigsten Routineparameter zur Beurteilung der Syntheseleistung. Ist eine chronische Lebererkrankung bekannt, geben ein erhöhtes indirektes Bilirubin, ein erhöhter Ammoniakwert und eine pathologische Galaktosebelastung genügend Hinweise über das Ausmaß der Funktionsstörung. Über eine exkretorische Funktionsstörung der Leber geben erhöhte cholestasean-

---

Laborchemische Befunde I (erweitertes Suchprogramm)

Zellschädigung
y-GT, GPT, GOT, GLDH, Serum-Eisen
Cholestase
AP, y-GT, direktes Bilirubin
Virologie, Immunserologie
Gammaglobuline, Anti-HAV, HBsAg, AMA
α_1-Fetoprotein

Laborchemische Befunde II

Funktion

1. Störung von Synthese und Metabolismus
   - Cholinesterase, Gerinnungsfaktoren, indirektes Bilirubin, Gesamteiweiß (Albuminanteil), Ammoniak, Galaktosetest
2. Störung der Exkretion
   - AP, direktes Bilirubin, Farbstofftests (selten indiziert)

zeigende Enzyme und Bilirubinwerte Auskunft. Auf die Durchführung von Farbstofftests (Bromsulphaleintest, Indozyaningrüntest) wird heute in der Routinediagnostik weitgehend verzichtet. Für spezielle Fragestellungen werden der Galaktoseatemtest, der Antipyrin-, Aminopyrin- bzw. Koffeintest eingesetzt [16].

Als allgemeine Richtlinien zur Beurteilung der hepatischen Funktionsreserve können die von Child [5] (Tabelle 1) aufgestellten klinischen und laborchemischen Kriterien herangezogen werden. Diese zunächst nur zur Beurteilung des Risikos von portosystemischen Shuntoperationen aufgestellten Kriterien haben sich inzwischen als allgemeine Richtlinien zur Bewertung des Operationsrisikos bei Patienten mit Lebererkrankungen bewährt.

Spezialdiagnostik

Ergeben sich aufgrund des in den Übersichten S. 349 und S. 340 aufgeführten diagnostischen Programms Hinweise auf das Vorliegen einer Lebererkrankung, sollte zur weiteren Abklärung zunächst eine Sonographie der Leber und der benachbarten Oberbauchorgane durchgeführt werden [13]. Tabelle 2 zeigt, daß Leberzirrhosen, ausgeprägte Leberverfettungen, raumfordernde Prozesse und extrahepatische Verschlußsyndrome mit einer hohen Treffsicherheit erfaßt werden können. Die in Tabelle 3 aufgeführten speziellen diagnostischen Verfahren erlauben eine differentialdiagnostische Abklärung chronischer Hepatitiden und Leberzirrhosen, von Verschlußsyndromen, Raumforderungen und vaskulären Veränderungen.

Tabelle 1. Laborchemische und klinische Kriterien zur Bewertung der hepatischen Funktionsreserve (Child-Kriterien)

	CHILD		
	A	B	C
Bilirubin (mg/100 ml)	<2,0	2,0–3,0	>3,0
Albumin (g/100 ml)	>3,5	3,0–3,5	<3,0
Aszites	Nein	Leicht kontrollierbar	Schwer kontrollierbar
Enzephalopathie	Nein	Minimal	Koma
Ernährungszustand	Sehr gut	Gut	Schlecht
Operationsmortalität [a]	0%	9%	53%

[a] Risiko von portosystemischen Shuntoperationen

Tabelle 2. Sonographie der Leber

Diagnose	Treffsicherheit
Akute Hepatitis	Sehr gering
Chronische Hepatitis	Gering
Leberzirrhose	Hoch: Größe ↑↓ Oberfläche ~~ Struktur ~~
Portaler Hochdruck	Hoch, wenn Lumen der Milzvene >1 cm ∅
Fettleber	Hoch, wenn Fettgehalt >40–50% (diffuse Strukturverdichtung)
Raumforderungen:	
– Zysten	60–90%, wenn ∅ >1 cm
– Abszesse	
– Tumoren	
Cholostasen:	
– extrahepatisch	70–100%
– intrahepatisch	Gering

Tabelle 3. Spezielle diagnostische Verfahren

DD Leberzirrhose:	Laparoskopie/Biopsie
DD Verschlußsyndrome:	ERCP/PTC
DD Raumforderung:	Sonographie Computertomographie Angiographie
DD Vaskuläre Veränderungen:	Angiographie

Risikofaktoren bei Patienten mit Lebererkrankungen

Patienten mit Lebererkrankungen müssen perioperativ klinisch und laborchemisch engmaschig *überwacht* werden, da die Auswirkungen von Operation und Narkose sowie die postoperativ in der Regel mehrgleisige medikamentöse Therapie (Antibiotika, Analgetika, Herz-Kreislauf-Medikamente etc.) häufig eine Verschlechterung des Leberleidens und der Leberfunktion herbeiführen [4, 14, 17, 18].

Postoperative extrahepatische Komplikationen

Nicht selten treten postoperativ bei Patienten mit chronischer Hepatitis und Leberzirrhosen als extrahepatische Komplikationen Enzephalopathien auf, die von mehreren perioperativ wirksam werdenden Faktoren (s. Übersicht S. 342) ausgelöst werden. So kann ein schnelles Ansprechen auf Diuretika zur Entstehung eines hepatorenalen Syndroms führen. Intestinale Blutungen aus Erosionen und Varizen wirken über eine hohe Proteinzufuhr enzephalopathisch. Hypoxische Schäden der Leber und funktionelle Niereninsuffizienzen sind meist Folge von Flüssigkeits-, Elektrolyt- und Blutverlusten. Die Clearancefunktion der Leber für Keime und Endotoxine aus dem Stromgebiet der Pfortader kann bei Patienten mit Lebererkrankungen und abdominellen Eingriffen beeinträchtigt sein. Patienten mit Leberzirrhosen entwickeln postoperativ häufiger Bakteriämien und Endotoxinämien.

Enzephalopathieauslösende Faktoren bei Patienten mit chronischen Lebererkrankungen

- Diuretika
- Gastrointestinale Blutungen
- Durchfall, Erbrechen, Blutverlust
- Sedativa
- Infektionen und Endotoxinämien

Ein besonderes perioperatives Problem sind Veränderungen des Medikamentenmetabolismus bei Patienten mit chronischen Lebererkrankungen und Leberzirrhosen. Im Vordergrund stehen verzögerte Biotransformationen, verringerte Medikamentenbindungen an Plasmaproteine, erhöhte Rezeptorempfindlichkeit z. B. für Sedativa und Hypnotika, eine verschlechterte Leberdurchblutung und ein erhöhtes Verteilungsvolumen (Aszites, Ödeme). Die perioperative medika-

---

Low-Risk-Medikamente

– *Antirheumatika:*	Phenylbutazon, Naproxen, Colchizin
– *Benzodiazepine:*	Oxazepam, Lorazepam
– *Antibiotika:*	Ampicillin, Carbenicillin, PAS, INH, Thiamphenicol
– *Diuretika:*	Furosemid, Spironolactone
– *Herzglykoside:*	Digoxin
– *Kortikosteroide:*	Prednison/Prednisolon
– *Antiepileptika:*	Valporicacid
– *Antidiabetika:*	Tolbutamid
– *Andere:*	Clofibrat, Cimetidin

Limited-Risk-Medikamente

– *Analgetika:*	Paracetamol, Antipyrin, Zomepiran
– *Barbiturate:*	Pento-, Hexo-, Phenobarbital
– *Benzodiazepine:*	Diazepam, Chlordiazepoxid
– *Herzglykoside:*	β-Methydigoxin
– *Xanthine:*	Koffein, Theophylline
– *Antibiotika:*	Rifampicin, Clindamycin, Chloramphenicol

High-Risk-Medikamente

– *Analgetika:*	Pentazocin, Meperidin, Propoxyphen, Salicylamide, Phenacetin[a]
– *Sedativa:*	Chlomethiazol
– *β-Blocker*	Propranolol, Labetalol, weitere β-Blocker[a]
– *Antiarrhythmika:*	Lorcainid, Verapamil
– *Spasmolytika:*	Papaverin[a]
– *Andere:*	Ergotamin-Tartrat, Niridazol. Glyceryltrinitrat, Prazosin[a], Pyridostigmin[a], Domperidon[a], Fendilin[a]

[a] High-risk-Kandidaten: Effekt bei Patienten mit Leberkrankheiten noch nicht hinreichend gesichert

mentöse Behandlung von Patienten mit Lebererkrankungen sollte daher die von Bircher [2] empfohlene Unterscheidung von Low-, Limited- und High-risk-Medikamenten berücksichtigen (s. Übersicht s. 342).

Postoperativer Ikterus

Unabhängig vom Vorhandensein einer Lebererkrankung muß postoperativ mit dem Auftreten einer Gelbsucht gerechnet werden [7, 11]. Die folgende Übersicht faßt die wichtigsten Ikterusursachen zusammen.

Postoperativer Ikterus

Vermehrter Anfall von Bilirubin
- Hämolytische Anämien
- Transfusionszwischenfälle
- Resorption von Hämatomen

Hepatozellulärer Ikterus
- Postoperative intrahepatische Cholestase
- Schock
- Halothanhepatitis
- Medikamentenikterus
- Vorbestehende Hepatitis

Extrahepatischer Verschluß
- Choledochuskonkrement
- Gallengangsligatur
- Postoperative Pankreatitis

Verschiedene
- M. Meulengracht
- Dubin-Johnson-Syndrom

Eine Differenzierung zwischen hämolytischem, hepatozellulärem und Verschlußikterus ist für das therapeutische Vorgehen medikamentöser bzw. operativer Art von großer Bedeutung. Da jedoch meist mehrere Faktoren für die Entstehung des Ikterus verantwortlich sind, kann die Differentialdiagnose Schwierigkeiten bereiten.

Zusammenfassung

Die Kenntnis der Leberfunktion ist perioperativ von großer prognostischer Bedeutung. Es sollte daher, soweit aus operativer Sicht vertretbar, ein diagnostisches Minimalprogramm zum Ausschluß einer Lebererkrankung in die präoperative Diagnostik miteinbezogen werden. Besteht der Verdacht auf das Vorliegen einer Lebererkrankung, sollten alle verfügbaren diagnostischen Verfahren eingesetzt werden, um Ursache, Art, Stadium und Prognose der Lebererkrankung zu bestimmen, da Patienten mit Lebererkrankungen perioperativ einem hohen Risiko ausgesetzt sind. So können Patienten mit Lebererkrankungen durch Operation, Narkose und/oder perioperative medikamentöse Therapie eine Verschlechterung ihres Leidens erfahren. Als extrahepatische Komplikation treten nicht selten Enzephalopathien auf, für die eine Reihe von Faktoren in Frage kommen, die perioperativ wirksam werden. Ein häufiges und schwieriges differentialdiagnostisches Problem ist der postoperative Ikterus. Schließlich müssen perioperativ Veränderungen im Drogenmetabolismus bei Lebererkrankungen Berücksichtigung finden. Manche schwerwiegenden Komplikationen lassen sich vermeiden, wenn die pharmakologischen Konsequenzen beachtet werden, die sich für Low-, Limited- und High-risk-Medikamente bei verschiedenen pathologischen Zuständen der Leber ergeben.

Literatur

1. Akovbiantz A, Schmid M, Schmid E (1979) Postoperative syndromes after liver surgery. Clin Gastroenterol 8/2:471
2. Bircher J (1983) Hepatic drug disposition in liver disease: Consequences of dosage adjustments. In: Csomós G, Thaler H (eds) Clinical hepatology. Springer, Berlin Heidelberg New York Tokyo, p 45
3. Bircher J, Preisig R (1978) Excretory liver function tests. Clin Gastroenterol 7/2:507
4. Bundell CR, Earnest DL (1981) Medical evaluation of the patient with liver disease prior to surgery. In: Burnell R, Brown J (eds) Anaesthesia and liver diseases. Davis, Philadelphia
5. Child CG, Turcotte JG (1964) The liver and portal hypertension. Saunders, Philadelphia
6. Coodley EL (1970) Diagnostic enzymatology. Lea & Febiger, Philadelphia
7. Evans C, Evans M, Pollock AV (1974) The incidence and causes of postoperative jaundice. Br J Anaesth 46:520
8. Greenwood SM, Leffler CT, Minkovitz S (1972) The increased mortality rate of open liver biopsy in alcoholic hepatitis. Surg Gynecol Obstet 134:600
9. Harville DD, Summerskill WHJ (1963) Surgery in acute hepatitis. JAMA 184:257
10. Hodgkin K (1978) Toward earlier diagnosis in primary care, 4th edn. Longman, New York
11. Koff RS (1975) Postoperative jaundice. Med Clin North Am 59/4:823
12. Kuntz E (1981) Diagnostik der Leberkrankheiten. Deutscher Ärzte-Verlag, Köln Lövenich
13. Lutz H, Ehler R, Reichel L, Meyer P (1979) Stellenwert der Ultraschalldiagnostik bei Lebererkrankungen. Klinikarzt 8:533
14. McEwan J (1976) Liver function tests following anesthesia. Br J Anaesth 48:1065
15. Powell-Jackson P, Greenway B, Williams R (1982) Adverse effects of exploratory laparotomy in patients with unsuspected liver disease. Br J Surg 69:449
16. Preisig R (1983) Functional dissection of the diseased liver. In: Csomós G, Thaler H (eds) Clinical hepatology. Springer, Berlin Heidelberg New York Tokyo, p 29
17. Siefkin AD, Bolt RJ (1979) Preoperative evaluation of the patient with gastrointestinal or liver disease. Med Clin North Am 63/1:1309
18. Strunin L (1978) Preoperative assessment of the patient with liver dysfunction. Br J Anaesth 50:25

Hormonbestimmungen in der perioperativen Phase

W. Seeling, K.-H. Altemeyer, W. Dirks, H. L. Fehm, E. J. Schmitz

Einleitung

Man muß den Hormonbegriff heute weiter fassen als früher. Klassische Hormone, parakrine Substanzen, regulative Peptide und Neurotransmitter wirken durch Rezeptorbindung an oder in benachbarten, nahen oder entfernten Zellen.

Hormonwirkungen sind komplex. Mehrere Hormone sind oft an der Regulation einer Zielgröße beteiligt. Ein Hormon kann je nach Konzentration oder Rezeptor unterschiedliche, ja sogar entgegengesetzte Wirkungen entfalten. Neuroendokrine Wechselwirkungen, periphere Wechselwirkungen unterschiedlicher Hormone, Plasmahalbwertszeiten, Proteinbindung und Rezeptorregulation machen das System der Hormonwirkungen unübersichtlich.

Hormonanalysen sind präparativ und meßtechnisch zeitaufwendig, analytisch schwierig und teuer.

In der perioperativen Phase sind Hormonbestimmungen bei Patienten ohne endokrine Erkrankungen zur Überwachung und Beeinflussung der Homöostase entbehrlich.

Bei Patienten mit endokrinen Erkrankungen können Hormonbestimmungen für Diagnostik, Risikobeurteilung, Operationsvorbereitung und Therapiekontrolle in der perioperativen Phase sinnvoll und nützlich sein. Dies gilt v. a. für Schilddrüsenerkrankungen, Hyperkalzämiesyndrom, Erkrankungen der Nebennierenrinde, Phäochromozytom und Insulinom. In der unmittelbar perioperativen Phase sind aber auch bei solchen Patienten Hormonanalysen für die eigentliche Aufgabe des Anästhesisten, nämlich Narkoseführung, Aufrechterhaltung der Vitalfunktionen und Unterstützung der Homöostase, nicht erforderlich.

Wissenschaftliche Fragestellungen in der Anästhesie kommen heute ohne Hormonanalysen nicht mehr aus. Hier werden einige Teilgebiete kurz erörtert.

Heutige Interpretation des Hormonbegriffes

Nach der klassischen Definition ist ein Hormon eine biologisch aktive Substanz, die vom Bildungsort (einer Drüse mit endokriner Sekretion) zum entfernten Wirkort mit dem Blut transportiert wird. Ein Neurotransmitter dagegen ist eine von einer Nervenendigung freigesetzte Substanz, die neuroneuronal, neuromotorisch oder neurosekretorisch auf eine Nachbarzelle wirkt.

Die Zweiteilung dieses extrazellulären Nachrichtensystems höherentwickelter Organismen in Nervensystem einerseits und endokrines System andererseits hält einer modernen Betrachtung nicht mehr stand. Schon bei den Katecholaminen ist die Frage Neurotransmitter oder Hormon nicht mehr eindeutig zu beantworten. Adrenalin, hauptsächlich von chromaffinen Zellen des Nebennierenmarks und der Paraganglien sezerniert, ist sicher ein Hormon mit allen entsprechenden Cha-

Tabelle 1. Klassische Hormone, Gewebehormone und Neurotransmitter. Die einzelnen Hormone endokriner Drüsen (linke Spalte) wurden nicht aufgeführt. Zur Information über die einzelnen Gewebehormone s. [9, 21]

Endokrines System		Nervensystem
Klassische Hormone	Gewebehormone	Neurotransmitter
Hypothalamus	*Parakrine Substanzen*	Azetylcholin
Releasinghormone	Insulin like growth factor	Noradrenalin
Adenohypophyse	Tissue specific growth factor	γ-Aminobuttersäure
Tropische Hormone	Prostaglandine	Glyzin
GH	Interferone	Dopamin
Neurohypophyse	*Regulative Peptide*	Histamin
ADH	VIP, GIP, Sekretin, Glukagon	Serotonin
Oxytozin	Substanz P (Familie)	
	Gastrin-CCK	
Hormondrüsen	Bombesine (Releasinghormone)	
Schilddrüse	Somatostatine (hemmend)	
Epithelkörperchen	Neurotensin	
Pankreas	Opiatpeptide (große Familie)	
Nebennieren	Sonstige: PHI, PYY, NPY	
Ovarien	*Pheromone*	
Testes		
Plazenta		

rakteristika. Noradrenalin ist physiologisch ein Neurotransmitter. Sehr hohe Plasmakonzentrationen, wie sie durch einen Overflow bei maximaler Sympathikusaktivierung beobachtet werden können, geben Noradrenalin auch Hormoncharakter [4, 32].

Mit Entdeckung und Isolierung einer zunehmenden Zahl von Gewebehormonen, als regulative Peptide bezeichnet [9, 21], wurde die strenge Trennung in Hormon oder Neurotransmitter vollends unmöglich (Tabelle 1). Die Synthese von Gewebehormonen ist keiner anatomisch definierbaren „Hormondrüse" zuzuordnen. Sie wirken auf Zielzellen in der Nähe ihres Bildungsortes, die aber nicht so nahe liegen müssen, daß man sie als Neurotransmitter bezeichnen kann. Regulative Peptide kommen in allen Organen und Geweben vor.

Eine weitere verwirrende Erkenntnis ist die, daß sogar klassische Hormone als Neurotransmitter vorkommen können. Arginin-Vasopressin (als ADH ein Hormon) wirkt im ZNS an verschiedenen Stellen als Neurotransmitter vasopressinerger Neurone [28, 34]. Das gleiche gilt für Oxytozin, Somatostatin und möglicherweise sogar für Insulin [25].

Es gibt also mannigfache Überschneidungen zwischen „klassischen" Hormonen, parakrinen Substanzen, regulativen Peptiden, Pheromonen und Neurotransmittern.

Entwicklungsgeschichtliche Befunde können hierzu klärend sein: Botenstoffe gab und gibt es schon in Einzellern. Sie dienen dem intrazellulären Nachrichtentransport von Organelle zu Organelle. Sie beeinflussen Schlüsselenzyme oder transmembranale Transportvorgänge. Während der Höherentwicklung übernahmen diese zellulären Botenstoffe Aufgaben in der Steuerung von Funktionen des gesamten Organismus als Hormone, regulative Peptide oder Neurotransmitter. Daher sind diese Funktionen nicht mehr systematisch abgrenzbar [25].

Was diese verschiedenen Wirksubstanzen verbindet, ist der Rezeptorbegriff. Wir kennen nicht nur Rezeptoren an der Zelloberfläche, sondern zusätzlich zytoplasmatische Rezeptoren, Rezeptoren im Zellkern und vermutlich auch an zellulären Membranstrukturen. Hier gibt es wiederum Unterschiede: Bestimmte Hormone dringen ins Zytoplasma der Zielzelle ein (Steroidhormone) und binden sich zunächst an einen zytoplasmatischen Rezeptor [7, 13, 16]. Andere Hormone entfalten ihre Wirksamkeit an Rezeptoren der Zelloberfläche und induzieren einen Second messenger [7, 33].

Faßt man nun klassische Hormone, Gewebehormone und Neurotransmitter unter einem erweiterten Hormonbegriff zusammen, so kann man sagen, es handelt sich um biologisch aktive Substanzen, die an spezifische Rezeptoren gebunden wirken und der interzellulären und intrazellulären Kommunikation im Organismus dienen. Sie regeln Milieu intérieur, Energie- und Strukturstoffwechsel, Nahrungs- und Flüssigkeitsaufnahme sowie Wachstum, Entwicklung und Reproduktion [7]. Sie integrieren funktionelle und strukturelle Aufgaben aller Zellen des Organismus [25]. Sie regulieren den intrazellulären Stoffwechsel über Beeinflussung von Schlüsselenzymen [33].

Hormonwirkungen – ein komplexes System

Bevor wir uns fragen, ob Hormonbestimmungen in der Anästhesie notwendig, nützlich, sinnvoll oder nur machbar sind, müssen wir einige Wirkprinzipien von Hormonen kennenlernen.

Eine geregelte Größe, mehrere Hormone beteiligt

Kaum ein Hormon entfaltet nur eine einzige Wirkung. Viele Funktionen oder regulierte Größen im Organismus werden von mehreren Hormonen beeinflußt.

Die Blutzuckerkonzentration im Plasma, eine streng geregelte Größe, ist abhängig von Kohlenhydrataufnahme, Glukoneogenese, Glykogenolyse und Bereitstellung alternativer Energiesubstrate. An diesen Funktionen sind mehr als 10 Hormone aus mindestens 6 Hormondrüsen beteiligt [7], von regulativen Peptiden und Neurotransmittern noch gar nicht zu reden.

Das funktionelle extrazelluläre Flüssigkeitsvolumen wird von Sympathikotonus, Aktivität des Renin-Angiotensin-Aldosteron-Systems, Osmoregulation und vom heute noch hypothetischen natriuretischen Hormon beeinflußt [5, 6, 8, 10, 24, 36].

Ein Hormon, verschiedene Wirkungen

Wenige Hormone haben nur eine einzige Wirkung. In der Regel entfaltet ein Hormon mehrere Wirkungen [7].

ADH dient in Konzentrationen bis 30 pg/ml der Osmoregulation, indem es die Durchlässigkeit bestimmter Membranen für Wasser steigert. In Konzentrationen bis 1 000 pg/ml (Vasopressin) wirkt es vasokonstriktorisch [14, 24]. Außerdem hat es im ZNS Neurotransmitter- oder Neuromodulatorfunktion [28, 34].

Adrenalin wirkt positiv inotrop und chronotrop. Es verursacht eine Vasokonstriktion und eine Bronchodilatation. Es hemmt die Insulinsekretion (α-Wirkung), über die β-Wirkung wird die basale Insulinsekretion gefördert. Katecholamine sind u. a. Auslöser von Lipolyse und Glykogenolyse. An der Glukoneogenese sind sie mitbeteiligt. Im Elektrolytstoffwechsel reguliert Adrenalin isotone Flüssigkeitsresorption in der Niere, Reninfreisetzung und Plasmakaliumkonzentration [3–8).

Neuroendokrine Integration

Bei der Regulation von Stoffwechsel, Homöostase und Kreislauffunktion wirken autonomes Nervensystem und endokrines System zusammen. Das autonome Nervensystem sorgt für die schnelle Akutregulation in Belastungssituationen (Herzfunktion, Gefäßtonus, Flüssigkeitsresorption) [8]. Das endokrine System vervollständigt und verlängert die Wirkungen des autonomen Nervensystems [7]. Der Hypothalamus koordiniert das Zusammenwirken beider Systeme [24, 34]. Releasinghormone setzen im HVL tropische Hormone frei, die zu einer breiten Fächerung hormoneller Wirkungen in der Peripherie beitragen.

Periphere Wechselwirkungen

Es gibt eine Reihe von Wechselwirkungen zwischen endokrinem System und autonomem Nervensystem. Anzahl und Empfindlichkeit von Katecholaminrezeptoren werden beispielsweise durch Kortisol und Schilddrüsenhormone beeinflußt [7, 13, 16]. Hormonsezernierende Zellen werden von Geflechten des vegetativen Nervensystems umgeben. Dies gilt besonders für Schilddrüse [19], Epithelkörperchen, Inselzellen des Pankreas [22, 26] und juxtaglomerulären Apparat [5].

Häufig beeinflußt ein Hormon die Synthese eines anderen: Kortisol stimuliert die Phenyläthanolamin-N-Methyltransferase, das Schlüsselenzym der Adrenalinsynthese. Somit wird die Adrenalinproduktion im Nebennierenmark u. a. von der Aktivität der Nebennierenrinde beeinflußt [7, 16].

Halbwertszeit und Proteinbildung

Die Halbwertszeit der meisten uns interessierenden Hormone ist kurz: Katecholamine <1 min, Protein- und Peptidhormone 50–60 min, Steroidhormone 60–100 min, Thyroxin >1 Woche [7]. Mit Kenntnis der akutellen Hormonkonzentration ist in der Regel nur eine Aussage über den Funktionszustand der sezernierenden Drüse möglich, aber keine Langzeitaussage über die Hormonwirkung. Mit Methoden der Hormonbestimmung werden i. allg. die Gesamtkonzentrationen gemessen, wobei die Relation zwischen freiem Hormon und proteingebundenem Hormon nicht konstant ist. Steroidhormone haben in der Regel ein spezielles Bindungsprotein (kortisolbindendes Protein, sexualsteroidbindendes Protein) wohingegen Thyroxin allein 3 Bindungsproteine aufweist. Protein- und Peptidhormone sind in der Regel wasserlöslich und benötigen keine Proteinbindung [7].

Hormon-Rezeptor-Wechselwirkungen

Konzentrationsbestimmungen von Hormonen in Körperflüssigkeiten erlauben prinzipiell keine Aussage über deren Wirkungen. Rezeptoraffinität, Up- und Down-Regulation von Rezeptoren, Beeinflussung des Second messengers, intrazelluläre Wechselwirkungen, Proteinsynthese sowie eine Vielzahl weiterer Vorgänge beeinflussen die Hormonwirkung neben der Konzentration des freien Hormons im Plasma.

Schlußfolgerungen

Die Bestimmung der Konzentration eines Hormons im Plasma besitzt also nur eine sehr eingeschränkte Aussage über eine geregelte Größe. Gesetzt den Fall, man kennt die Insulinaktivität wie auch die Summe der antiinsulinären Hormone (Kortisol, Glukagon, GH, Katecholamine) und zusätzlich noch das augenblickliche Ausmaß von Glykogensynthese und Glykogenolyse, Fettsynthese und Lipolyse oder Proteinsynthese, Proteolyse und Glukoneogenese, so weiß man doch weniger über die Blutzuckerkonzentration, als wenn man diese mit einem ganz einfachen Verfahren bestimmt. Gesetzt den Fall, man kennt die Aktivität des Renin-Angiotensin-Aldosteron-Systems, die Sekretionsrate und Wirksamkeit von ADH, die Wirkung des natriuretischen Hormons und zusätzlich Katecholamin- und Prostaglandinkonzentrationen, so weiß man immer noch nichts über das funktionelle extrazelluläre Flüssigkeitsvolumen.

Diese Kenntnisse sind wichtig, um Hormonbestimmungen interpretieren zu können.

Hormonbestimmungen

Es soll hier nur ein kurzer Abriß über einige Verfahren der Hormonbestimmung gegeben werden.

Biologische Assays

Dies sind die ältesten Verfahren zur Bestimmung einer Hormonaktivität. Am Versuchstier oder an Organ- bzw. Zellpräparationen waren allerdings nur qualitative Aussagen über eine Hormonwirkung möglich. Die Verfahren waren nicht standardisierbar und haben heute nur noch historisches Interesse (Abb. 1).

Kompetitive Proteinbindungsanalyse

Viele Peptid-, Aminosäuren- oder Steroidhormone werden mit einem Verfahren bestimmt, welches man global als kompetitive Proteinbindungsanalyse oder Gleichgewichtssättigungsanalyse [17] bezeichnet (Abb. 2).

Komponenten des Inkubationsansatzes zur quantitativen Hormonanalyse sind:

1. Ein bestimmtes Bindungsprotein mit hoher Affinität zum gesuchten Hormon,
2. eine Probe mit der unbekannten Menge des zu bestimmenden Hormons,
3. eine bekannte Menge des Hormons oder einer anderen Substanz, die sich aber wie das zu bestimmende Hormon zum Bindungsprotein verhält.

Bindungsprotein oder zugesetztes Hormon sind markiert. Im Inkubationsansatz konkurrieren unbekannte Mengen des gesuchten Hormons mit der bekannten Menge des zugesetzten Hormons um die Bindungsstelle am Bindungsprotein. Nach Gleichgewichtseinstellung erfolgt die Trennung des nun besetzten Bindungsproteins vom nichtgebundenen Hormon. Anhand der Markierung kann die

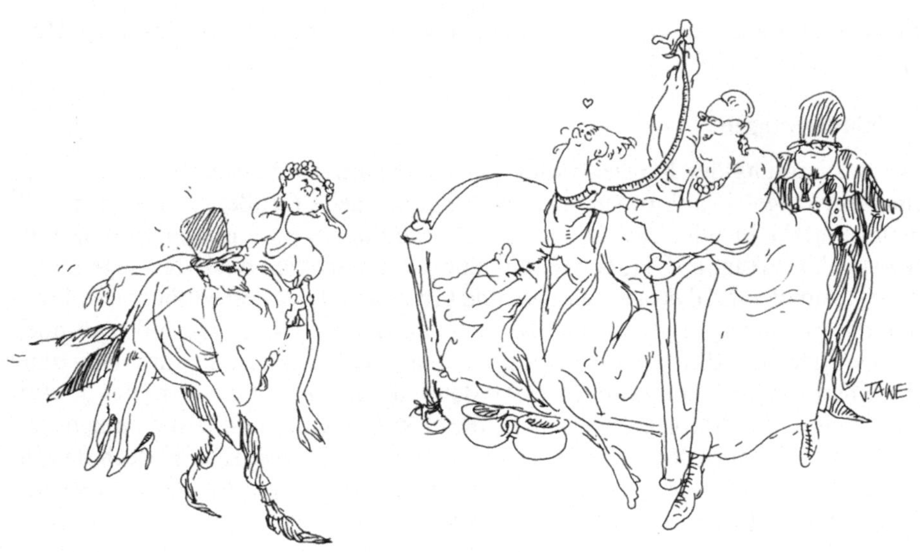

Abb. 1. Uralter biologischer Assay. Während der Flitterwochen kommt es zu einer Aktivierung des gesamten endokrinen Systems. Die Zunahme des Halsumfanges (Schilddrüse) gibt ein Bild über die hormonelle Gesamtaktivität. Man betrachte den Halsumfang der Braut am Hochzeitstag (*links*) und am Ende der Flitterwochen (*rechts*). (Zitiert nach Fleckenstein, Hauptvorlesung Physiologie, Endokrinologie, Freiburg 1965)

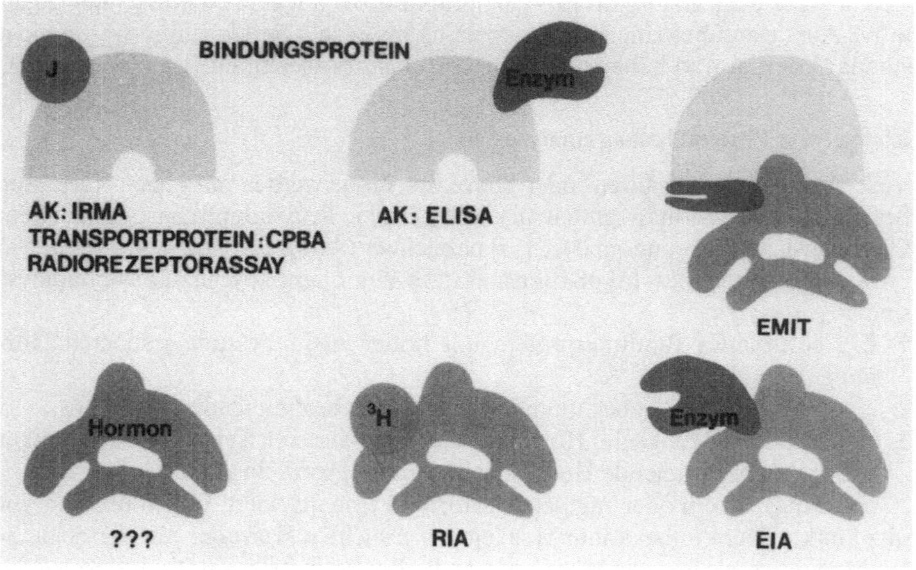

Abb. 2. Die verschiedenen Methoden der kompetitiven Bindungsanalyse zur Bestimmung von Peptid- und Steroidhormonen. (Erklärung der einzelnen Abkürzungen s. Text)

Menge des gebundenen markierten Hormons bestimmt werden und mittels Massenwirkungsgesetzes auf die unbekannte Hormonmenge geschlossen werden.

Nach Art des Bindungsproteins, Art der Markierung oder danach, ob Bindungsprotein oder zugesetztes Hormon markiert sind, unterscheidet man verschiedene Methoden: Immunoradiometrischer Assay (IRMA): Bindungsprotein ist ein menschlicher oder tierischer Antikörper gegen das Hormon, der durch ein Isotop (^{131}J, Tritium) markiert ist.

Kompetitive Proteinbindungsanalyse (CPBA): Hier dient ein spezifisches plasmatisches Transportprotein als Bindungsprotein.

Beim Radiorezeptorassay schließlich werden rezeptortragende Membranbestandteile als Bindungsprotein eingesetzt. Ist das zugesetzte Hormon (bekannte Menge) radioaktiv markiert, so handelt es sich um den klassischen Radioimmunoassay (RIA). Man vermeidet den Umgang mit radioaktiven Substanzen, wenn man entweder das zugesetzte Hormon (EIA: Enzyme-Immuno Assay) oder den spezifischen Antikörper (ELISA: Enzyme Linked Immunosorbent Assay) mit einem Enzymprotein (z. B. einer Peroxydase) markiert. Hier wird durch Messung der Enzymaktivität nach Trennung der Komponenten auf die unbekannte Hormonmenge geschlossen. Eine besonders elegante Methode ist die Enzyme-Multiplied-Immunoassay-Technique (EMIT). Die Aktivität des zur Markierung verwendeten Enzyms ist im Antigen-Antikörper-Komplex erloschen und ein Trennvorgang der inkubierten Substanzen ist nicht mehr nötig [17].

Methoden der Katecholaminanalytik

In fast allen Bereichen der Anästhesie ist es wünschenswert, Plasma- bzw. Gewebekonzentrationen von Katecholaminen, ihren augenblicklichen Umsatz oder besser noch die Katecholamin-Rezeptor-Wechselwirkung zu kennen. Die Konzentrationsbestimmung dieser Substanzen in Körperflüssigkeiten ist ein erster Anfang, tiefer in dieses komplexe System einzudringen. Am Beispiel der Katecholaminanalytik (Abb. 3) läßt sich besonders gut darstellen, wie die einzelnen Arbeitsgänge (Probenentnahme, Probenvorbereitung, Trennverfahren und quantitative Bestimmung) das Ergebnis beeinflussen können [12].

Katecholamine sind Substanzen mit extrem kurzer Plasmahalbwertszeit. Die Blutentnahme sollte so erfolgen, daß akute Konzentrationsschwankungen erfaßt werden. Will man dagegen basale Werte messen, so ist es wichtig, daß der durch den Schmerzreiz einer Gefäßpunktion verursachte kurze Konzentrationsanstieg nicht irrtümlich für die Ruhekonzentration gehalten wird.

Für fast alle Verfahren zur Trennung und quantitativen Analyse ist eine Probenvorbehandlung notwendig. Plasma muß angesäuert werden, Eiweißkörper und andere Störsubstanzen werden abgetrennt. Man erreicht dies u. a. durch Adsorption der Katecholamine an Aluminiumoxid oder an Borate mit anschließender Elution. Je nach Verfahren kann die Wiederfindungsrate unterschiedlich sein.

Die Trennung der verschiedenen Plasmakatecholamine voneinander und von anderen signalgebenden Substanzen erfolgt chromatographisch. Hier hat sich die Hochdruckflüssigkeitschromatographie (HPLC) gegenüber dünnschicht- oder gas-flüssigkeitschromatographischen Verfahren als besonders effektiv erwiesen.

Als letztes erfolgt die quantitative Messung der getrennten Katecholamine. Die Detektoren arbeiten elektrochemisch oder radioenzymatisch.

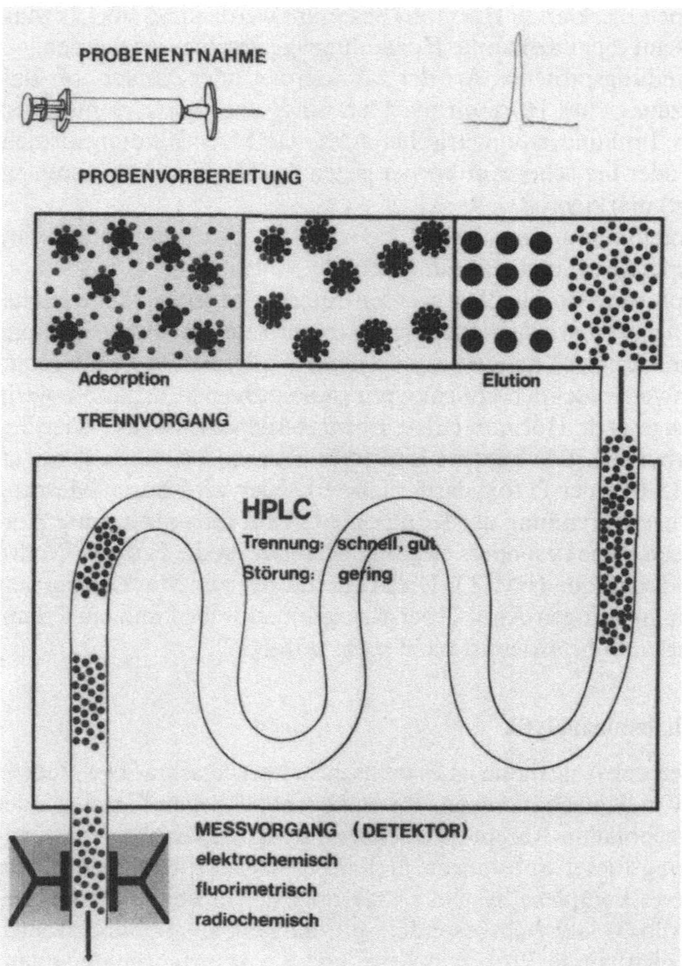

Abb. 3. Die einzelnen Schritte der Katecholaminanalyse. Bei der Probenentnahme wartet man, bis sich der schmerzbedingte Konzentrationsanstieg wieder normalisiert hat. Adsorption der Katecholamine an Borate mit anschließender Elution. Trennung der Katecholamine mit der Hochdruckflüssigkeitschromatographie (HPLC). Die getrennten Katecholamine werden durch Detektoren quantitativ bestimmt. Diese arbeiten elektrochemisch (LCEC-Systeme, liquid chromatography, electrochemical). Katecholamine werden im elektrischen Feld oxidiert, wobei sie sich zu den entsprechenden O-Benzochinonen umwandeln. Radioenzymatisch: Durch Katechol-O-Methyltransferase wird eine ^{14}C-Methylgruppe von S-Adenosyl-1-Methionin auf die 3-OH-Gruppe übertragen. Die so isotopenmarkierten Substanzen können im Szintillationszähler quantitativ bestimmt werden (in praxi wird die -Methylierung vor dem Trennvorgang durchgeführt)

Tabelle 2 zeigt eine Reihe mit verschiedenen Verfahren gemessener Katecholaminkonzentration (basale Werte) aus der Literatur (zitiert nach [12]). Die heute erreichten absoluten Nachweisgrenzen liegen für Adrenalin und Noradrenalin um 1 pg und damit bei Probenvolumina von 50 µl bei 20 pg/ml. So sind heute von Speziallabors auch physiologische Werte erfaßbar, während viele Routinemethoden, die noch nicht mit den modernsten Systemen arbeiten, nur erhöhte Katecholaminkonzentration erfassen können.

Tabelle 2. Basale Katecholaminkonzentrationen verschiedener Untersucher, zitiert nach [12]. Die Minima und Maxima sind hervorgehoben

Methode	Adrenalin	Konzentrationen: pg/ml = ng/l	
		N-Adrenalin	Dopamin
HPLC-fluorimetrisch	32	185	
HPLC-elektrochemisch	52	249	43
	40	519 max	
	73	363	160 max
	57	311	
		342	
Radioenzymatisch PNMT		254	
		292	
		208	
COMT	50	200	
	67		33 min
	124 max	444	
	34	228	120
	23	279	34
	94	317	
	72	216	
	87	182 min	33 min
COMT + HPLC	61	355	
RIA	22 min	240	

Schlußfolgerungen

1. Fast alle Arten von Hormonbestimmungen sind komplexe analytische Methoden. Sie sind an Laboratorien mit Erfahrung auf diesem Gebiet gebunden. Nur unter dieser Voraussetzung sind die entsprechenden Qualitätsmerkmale der Analytik (Richtigkeit, Empfindlichkeit, Nachweisgrenze, Präzision) zufriedenstellend.
2. Hormonbestimmungen sind präparativ und meßtechnisch zeitaufwendig. Sie sind nicht zu jeder Tages- und Nachtzeit zu erhalten. In der Regel werden mehrere Anforderungen zu einem Bestimmungsansatz zusammengefaßt, u. a. auch darum, um die z. T. sehr teuren Kits optimal auszunutzen [20].
3. In vielen Fällen sind zwar erhöhte Hormonkonzentrationen gut zu erfassen, in physiologischen Konzentrationsbereichen sind die Bestimmungsmethoden nicht optimal (ACTH, Aldosteron, Katecholamine u. a.).
4. Analysen vieler der vorn dargestellten Hormone und reaktiven Peptide, wie auch die von Neurotransmittern, sind noch gar nicht oder nur von sehr wenigen mit wissenschaftlichen Fragestellungen befaßten Laboratorien durchführbar.
5. Von wenigen Ausnahmen abgesehen, können Ergebnisse verschiedener Laboratorien nicht oder nur schwer miteinander verglichen werden.

Hormonbestimmungen in der perioperativen Phase

Patienten ohne endokrine Erkrankungen

Die Wirkungscharakteristik von Hormonen (ein Hormon: viele Wirkungen; eine Regelgröße von vielen Hormonen beeinflußt) sowie Kompliziertheit und Zeitbedarf von Hormonanalysen machen Hormonbestimmungen ungeeignet zur Verlaufskontrolle von Stoffwechselgrößen, Flüssigkeitsvolumen, Energieumsatz, Kreislaufverhalten usw. Hier sind direktere Meßmethoden der interessierenden Größe einfacher, billiger, aussagekräftiger und damit sinnvoller.

Natürlich mißt man den Blutzucker, anstatt die Konzentrationen von Insulin und antiinsulinären Hormonen zu bestimmen. Die Kenntnis von Blutdruck, Pulsfrequenz, ZVD, Urinausscheidung, Hämatokrit und einiger Elektrolyte im Plasma und Urin geben ein besseres Bild des funktionellen extrazellulären Flüssigkeitsvolumens als die Bestimmung von Katecholaminen, Renin, Angiotensin, Aldosteron, natriuretischem Hormon und ADH.

Hormonbestimmungen in der perioperativen Phase bei Patienten mit endokrinen Erkrankungen

Endokrine Erkrankungen bieten oft besondere anästhesiologische Probleme. Hormonanalysen gehören zur Diagnostik, Verlaufsbeobachtung und Therapiekontrolle dieser Krankheitsbilder. Sie werden in der Regel aber vom Endokrinologen durchgeführt und liegen außerhalb unseres Tätigkeitsbereiches. Anästhesisten müssen aber in der Lage sein, Ergebnisse dieser Bestimmungen zu interpretieren.

Zur Operation, Prämedikation, Narkoseführung und postoperativen Nachsorge sind Hormonbestimmungen in der Regel unnötig. Regelgrößen sind – je nach Krankheitsbild – einfacher zu erfassende klinische oder klinisch-chemische Meßgrößen, die uns befähigen, die Homöostase dieser Patienten zu unterstützen. Eine Hormonsubstitution (Insulin, Kortisol, Thyroxin, ADH, Testosteron) erfolgt in dieser Phase ohne Kontrolle der Hormonspiegel.

Bei einer Reihe von Krankheitsbildern kann es allerdings notwendig sein, daß perioperativ Hormonbestimmungen von Anästhesisten veranlaßt oder beurteilt werden müssen. Hält man Hormonbestimmungen für notwendig, so hüte man sich vor „Screening-Tests". An das Labor oder den Endokrinologen sollen differenzierte Fragen gestellt werden, denn es gibt zu viele und zu teure Untersuchungsmethoden [7, 20].

Hormonbestimmungen bei Schilddrüsenerkrankungen

Patienten mit hyperthyreoter Struma (M. Basedow, dekompensiertes autonomes Adenom oder diffuse Autonomie) bedürfen einer sorgfältigen Operationsvorbereitung, deren Ziel es ist, die Stoffwechsellage zu normalisieren. Nur der euthyreote Patient wird operiert [13, 23]. Dazu gehört nicht nur die Beherrschung der klinischen Symptomatik, sondern auch die Rückkehr der T_3- und T_4-Spiegel in den Normbereich.

Die Kriterien der Hyperthyreosebehandlung zur Operationsvorbereitung wurden von verschiedenen Autoren in letzter Zeit ausführlich dargestellt [1, 13, 15, 23]. Die erhöhten Schilddrüsenhormonwerte fallen nach ca. 14tägiger thyreostatischer Therapie ab. Es ist also sinnvoll, ca. 3–4 Wochen nach Therapiebeginn, wenn auch die klinische Symptomatik normalisiert erscheint, eine präoperative T_3- und T_4-Bestimmung zu veranlassen. Erst nach klinischer und hormoneller Normalisierung wird der Operationstermin festgesetzt und bei der Basedow-Struma zusätzlich Jodid gegeben.

Man soll sich nicht vom Chirurgen drängen lassen, der oft schon beim noch hyperthyreoten Patienten operieren will. Eine Strumaresektion ist ein Wahleingriff, und eine noch nicht normalisierte Stoffwechsellage stellt einen erheblichen Risikofaktor dar.

Manchmal erhebt sich bei der präoperativen Untersuchung zu extrathyreoidalen Wahleingriffen der Verdacht auf eine Hyperthyreose. Besonders in höherem Alter gibt es oligo- oder monosymptomatische Formen. Bei Patienten mit kürzlich aufgetretenem Vorhofflimmern und absoluter Arrhythmie sollte der Verdacht auf eine monosymptomatische Hyperthyreose ausgeschlossen werden. Hier fordert man immer auch eine T_3-Bestimmung an, da T_4 trotz Hyperthyreose normal sein kann [7]. T_3-Konzentrationen fallen mit zunehmendem Lebensalter ab. Bei alten Patienten sind Werte im oberen Referenzbereich, bei entsprechender Symptomatik, als pathologisch anzusehen.

Eine thyreotoxische Krise kann den Anästhesisten überraschen, wenn Patienten mit latenter Hyperthyreose in der präoperativen Phase jodhaltige Kontrastmittel, Antiseptika, Amiodaron oder andere jodhaltige Präparate erhalten haben. Das Bild muß anhand der klinischen Symptomatik erkannt werden, da Hormonbestimmungen zu träge sind. Man soll aber bei klinischem Verdacht auf eine entgleiste Hyperthyreose vor jeder Therapiemaßnahme Blut für Hormonbestimmungen abnehmen.

Patienten mit bekannter Hypothyreose werden mit Schilddrüsenhormonen substituiert. Ist der Patient klinisch euthyreot, so muß zur Anästhesievorbereitung keine Bestimmung von TSH oder Schilddrüsenhormonen durchgeführt werden. Eine nicht erkannte Hypothyreose hat negative Auswirkungen auf den Patienten in der postoperativen Phase (Herzinsuffizienz, Niereninsuffizienz, NNR-Insuffizienz). Er wird verzögert aus der Narkose erwachen und mancherlei Probleme bieten [23]. Es ist richtig, bei klinisch begründetem Verdacht auf eine Hypothyreose einen Wahleingriff aufzuschieben. Die Diagnose wird durch ein erhöhtes TSH gesichert. T_4 kann, muß aber nicht bestimmt werden, T_3 wird nicht bestimmt, da 50% der hypothyreoten Patienten normale Werte aufweisen [7].

Parathormon

Die radioimmunologische Messung der Parathormonkonzentration (Normalwerte bis 50 pmol/l bzw. 1,2 ng/ml) wird bei der Diagnostik des nichtregulativen Hyperparathyreoidismus durchgeführt. Hyperkalzämie und Parathormonwerte oberhalb des Referenzbereichs sichern die Diagnose [11]. Tumorproteine, die parathormonartige Wirkungen entfalten (paraneoplastischer Hyperparathyreoidismus), können mit echtem Parathormon interferieren und im RIA miterfaßt werden [11]. Bei Patienten mit Niereninsuffizienz findet man erhöhte Konzentrationen biologisch inaktiver Parathormonmetaboliten im Plasma, die ebenfalls bei der Messung miterfaßt werden und falsch positive Werte darstellen [11, 29]. Pathologisch niedrige Parathormonkonzentrationen (Hypoparathyreoidismus) werden auch mit einem RIA, der mit humanen Parathormonfragmenten arbeitet, nicht erfaßt [29].

Alle Maßnahmen, die von seiten des Anästhesisten zur Homöostasesicherung in der perioperativen Phase bei Thyreoidektomie durchgeführt werden [30], kommen ohne Parathormonbestimmung aus.

Hormonbestimmungen bei Störungen der NNR-Funktion

NNR-Insuffizienz: Das Unterlassen einer Kortisolsubstitution bei Patienten mit Nebennierenrindeninsuffizienz in der perioperativen Phase ist lebensgefährlich. Ist die Erkrankung bekannt, sind präoperative Kortisolbestimmungen oder ein ACTH-Test unnötig, und eine Kortisolsubstitution (200 mg Hydrokortison am Operationstag, anschließende Reduzierung der Dosis) wird ohne weitere Untersuchungen durchgeführt. Besteht der Verdacht auf eine Nebennierenrindeninsuffizienz (Adynamie, Schwäche, Pigmentierung, Hypotension, Hypoglykämie, Hyponatriämie, Hyperkaliämie), werden Wahleingriffe aufgeschoben. Die einfachste Untersuchung ist die Bestimmung des morgendlichen Plasmakortisols. Ist die Konzentration niedriger als 5 µg/dl (0,14 µmol/l), ist eine Nebenniereninsuffizienz gesichert. Weitere Hormonbestimmungen (ACTH-Analyse, ACTH-Stimulationstest) sind Sache der Endokrinologen.

Bei Verdacht auf eine Nebennierenrindeninsuffizienz ohne Möglichkeit, die Operation aufzuschieben, werden am Operationstag 200 mg Hydrokortison als Dauerinfusion gegeben. Das weitere Vorgehen spricht man mit dem Endokrinologen ab. Es ist günstig, in unklaren Situationen vor Substitutionsmaßnahmen Blut zur Hormonanalyse abzunehmen.

Die Methoden der Kortisolbestimmung, mit welchem Verfahren auch immer, sind zuverlässig, richtig und präzise. Der ACTH-Assay ist in der Regel nur bei erhöhten Werten aussagekräftig, bei physiologischen oder niedrigen Werten problematisch [35].

Cushing-Syndrom: Das Ausmaß der Hormonproduktion der NNR bestimmt die Höhe der postoperativ notwendigen Kortisolsubstitution. Die Messung der 17-Hydroxysteroide im 24-h-Urin (normal bis 16 mg/24 h) erlaubt eine Aussage über die globale Steroidproduktion der NNR. Das Plasmakortisol liegt bei vielen Patienten mit Cushing-Syndrom nicht über dem oberen Referenzbereich von 15–20 µg/dl (0,4–0,55 µmol/l). Trotzdem ist die Kortisolproduktion durch den aufgehobenen Tagesrhythmus erhöht, d. h. abendliche und nächtliche Werte liegen in der gleichen Konzentration wie Morgenwerte.

Plasmakortisolkonzentrationen von mehr als 25 µg/dl (0,7 µmol/l) findet man nur bei sehr schweren Verlaufsformen mit ausgeprägter Osteoporose und Schwund der Skelettmuskulatur.

Da der Anästhesist mit der intra- und postoperativen Kortisolsubstitution das Krankheitsbild zunächst nachahmen muß, sind in solch schweren Fällen Substitutionsdosen von 800 mg Hydrokortison am Operationstag notwendig (kontinuierliche Infusion, ein bestimmter Rhythmus braucht nicht eingehalten zu werden). Bei leichteren Verlaufsformen können 400 mg Hydrokortison in 24 h als erste Substitution ausreichend sein.

Phäochromozytom

Wie bei vielen endokrinen Überfunktionen dient auch hier die Hormonbestimmung nur zur Diagnose der Erkrankung, nicht aber zur Beeinflussung des extrazellulären Flüssigkeitsvolumens und der Kreislauffunktion [18]. In vielen Kliniken werden Anästhesisten – wegen ihrer besonderen Verantwortung bei der Operation dieses hormonaktiven Tumors – schon in der Frühphase der Operationsvorbereitung hinzugezogen und legen Untersuchungs- und Vorbereitungsplan zusammen mit Internisten und Chirurgen fest. Zur Diagnosesicherung ist die 3 malige Bestimmung von Vanillinmandelsäure und Gesamtkatecholaminen im 24-h-Urin ausreichend, die Bestimmung der Plasmakatecholamine wünschenswert, die getrennte Bestimmung von Adrenalin und Noradrenalin im Plasma ein zusätzlicher – aber nicht erforderlicher – Sicherheitsfaktor.

Auch bei den heute verfügbaren Diagnosemethoden zur Lokalisation von Phäochromozytomen (Computertomographie, Sonographie, Szintigraphie) bleiben jedoch hin und wieder Tumore unentdeckt (doppelseitiges, multiples, extrarenales Vorkommen, Malignität). Wenn nach Tumorexstirpation die Symptomatik fortbesteht oder wieder auftritt, kann es notwendig sein, erneut Hormonbestimmungen zur Diagnose eines Zweittumors durchzuführen.

Bei Patienten mit Hyperparathyreoidismus und Hypertonus sollte ein Phäochromozytom im Rahmen einer multiplen endokrinen Neoplasie Typ II ausgeschlossen werden [7, 18].

Insulinbestimmung

Diabetes mellitus: Die Analyse der Insulinkonzentrationen und des C-Peptids sind in der perioperativen Phase unnötig. Insulin, Glukose und Flüssigkeitssubstitution richten sich allein nach der häufig zu kontrollierenden Plasmaglukosekonzentration.

Insulinom: Zur Diagnose dieses Krankheitsbildes (Diskrepanz zwischen niedrigen Plasmaglukose- und normalen oder erhöhten Insulinwerten) ist die Bestimmung der Plasmainsulinkonzentration unabdingbar. Zur Lokalisationsdiagnostik kann die perkutane transhepatische Katheterisierung der V. lienalis versucht werden, um aus Konzentrationssprüngen des Plasmainsulins auf den Tumorsitz zu schließen. Bei der Operation jedoch sind wiederum nur die Messung der Blutzuckerkonzentration und entsprechende Glukose- und Kaliumsubstitution notwendig. Hier kann das künstliche Pankreas zur Stabilisierung des Stoffwechsels in der perioperativen Phase nützlich sein.

Verschiedene Krankheitsbilder

Es gibt sicher noch eine Reihe von Krankheitsbildern, die man hier anführen könnte (VIPome, multiple endokrine Neoplasien, Karzinoidsyndrom, paraneoplastische Syndrome). Wir glauben aber, daß die meisten Situationen, in denen Hormonbestimmungen in der perioperativen Phase klinisch nützlich sind, erwähnt wurden.

Hormonbestimmungen in der perioperativen Phase bei wissenschaftlichen Fragestellungen

Zum Verständnis körpereigener Regulationsvorgänge sowie physiologischer und pathophysiologischer Veränderungen im Organismus im Bereich von Notfallmedizin, Anästhesie und Intensivmedizin ist die Kenntnis hormoneller Veränderungen wichtig. Hormonanalysen spielen zur Beantwortung entsprechender Fragen eine große Rolle. Im folgenden sollen einige Probleme dieses Gebietes angerissen werden.

Insulin und antiinsulinäre Hormone: Weichenstellung im Energiestoffwechsel

In akuten Belastungssituationen, die allgemein als „Streß" bezeichnet werden, reagiert der Organismus mit einer Sparschaltung im Energiesubstratstoffwechsel. Das wertvolle Kohlenhydrat Glukose wird „gespart", dagegen werden alternative Energiesubstrate wie freie Fettsäuren und Ketonkörper vermehrt bereitgestellt, da ein in der Regel erhöhter Energieumsatz gedeckt werden muß. Diese Umstellung wird hormonell erzwungen.

Insulin als anaboles Hormon geht im Konzert der antiinsulinären Hormone (Katecholamine, Glukagon, Kortisol) unter, wenn seine Sekretion nicht durch die α-Stimulation der Katecholamine an den β-Zellen völlig unterdrückt wird.

Die insulinabhängige Glukoseaufnahme wird gedrosselt, und damit wird das größte Organsystem des Organismus, die Skelettmuskulatur, gezwungen, freie Fettsäuren zu verwerten, die dem größten Energiespeicher, dem Fettgewebe, entstammen. Glukose, die endogen durch Glukoneogenese aus Laktat, Glyzerin und glukoplastischen Aminosäuren in der Leber erzeugt wird, kann nur noch von denjenigen Zellen verbrannt werden, die sie insulinunabhängig aufnehmen. Diese Zellen sind aber unbedingt auf Glukose als Energiesubstrat angewiesen und gar nicht, oder erst nach einem Adaptationsvorgang, in der Lage, auf andere Energiesubstrate auszuweichen (Erythrozyten, Ganglienzellen, Zellen des Granulationsgewebes, Tubulusepithelzellen, Mukosazellen).

Nach Überstehen einer solchen Belastungssituation, z. B. einer schweren Erkrankung, kehrt mit Appetenz und Nahrungsaufnahme auch das Wechselspiel zwischen Insulin und seinen Antagonisten zurück, d. h. die Substrate regeln wieder die Hormone und nicht die Hormone die Substrate.

Mit der intravenösen Zufuhr von Energiesubstraten greifen wir in diese phylogenetisch alten Regulationsvorgänge ein. Es ist daher wichtig abzuschätzen, in welcher Phase sich der Stoffwechsel gerade befindet: in der Akutphase, in welcher die antiinsulinären Hormone dominieren und Insulin gar nicht sezerniert wird, der Übergangsphase, in welcher Insulin zwar schon stimuliert werden kann, seine Gegenspieler aber noch die Oberhand haben, oder in der anabolen Reparationsphase, in welcher Insulin dominiert und die Aktivität antiinsulinärer Hormone auf basale Werte zurückgekehrt ist [2]. Mit diesem Wissen kann eine Ernährungstherapie phasengerecht aufgebaut werden. Welchen der möglichen Wege man auch wählt,

1. eine situationsgerechte Energiesubstratzufuhr (stufenweiser Aufbau),
2. die Ernährung mit Kohlehydraten, welche insulinunabhängig verstoffwechselt werden,
3. das Angebot von Insulinmengen, welche auch in dieser Situation die antiinsulinären Hormone überspielen und Glukose „hineinzwingen".

Für klinische Belange ist die regelmäßige Bestimmung der Plasmaglukose ausreichend. Hormonuntersuchungen sind notwendig, um das zugrundeliegende regulative oder pathophysiologische Prinzip zu verstehen. Diese dürfen sich aber nicht nur auf Plasmakonzentrationen beschränken, sondern müssen neuroendokrine Wechselwirkungen, das Rezeptorproblem und intrazelluläre Vorgänge einschließen.

Das Kaliumproblem

In der perioperativen Infusionstherapie wie auch während parenteraler Ernährung auf Intensivstationen ist eine Kaliumsubstitution notwendig. Der Kaliumbestand des Organismus ist nicht direkt meßbar. Plasmakaliumkonzentration, renale Kaliumausscheidung oder die intrazelluläre Kaliumbestimmung an bestimmten Zellpopulationen (Erythrozyten) geben nur ein indirektes Bild vom Kaliumbestand und vom Verhältnis des intrazellulären zum extrazellulären Kalium. Dieses wird von einer Reihe hormoneller Wirkungen beeinflußt. Insulin [27], Katecholamine [3], Aldosteron [5] und natriuretisches Hormon [10, 36] beeinflussen den transmembranalen Kaliumtransport und regulieren zumindest teilweise Resorption und Ausscheidung. Wechselwirkungen mit der Natriumhomöostase und der Wasserstoffionenaktivität machen das System bis heute noch unanschaulich und erschweren die Interpretation der Einzelgrößen. Experimentelle Ansätze müssen darauf gerichtet sein, die Wertigkeit der genannten (und bis heute noch unbekannten) Regulationsvorgänge zu klären.

„Streßhormone" und „streßfreie" Anästhesie

Unter Streß wollen wir eine physische oder psychische Belastung des Organismus von einer bestimmten Dauer verstehen. Diese kann zu ausgeprägten Verschiebungen geregelter Größen führen und den Organismus zu einer massiven neuroendokrinen Reaktion veranlassen [31]. Zu diesen Reaktionen ist der Gesunde befähigt, ein Kranker kann dadurch vital bedroht werden. Hierzu 3 Beispiele:

1. Ein Trainierter ohne koronare Herzerkrankung kann einen Marathonlauf überstehen. Wie das klassische Beispiel lehrt, kann sich aber auch ein Gesunder dabei so verausgeben, daß er infolge dieser Streßsituation stirbt. Ein Patient mit koronarer Herzerkrankung erleidet dieses Schicksal u.U. schon bei leichter körperlicher Belastung.
2. Ein Patient mit Diabetes mellitus muß in einer Streßsituation, wegen der damit verbundenen Belastung des Glukosestoffwechsels, besonders gut überwacht werden.
3. Bei Nebennierenrindeninsuffizienz fehlt eines der wesentlichen Hormone zum Überstehen einer Streßsituation. Ohne Substitution tritt die Erschöpfung bald ein.

Für diejenigen Hormone, mit deren Ausschüttung der Organismus in bestimmten Belastungssituationen besonders deutlich reagiert, hat sich der Begriff „Streßhormone" eingebürgert. Es sind dies Hormone der Kreislaufregulation (Katecholamine), der Osmo- und Flüssigkeitsregulation (ADH, Renin, Angiotensin, Aldosteron), der Energiesubstratregulation (antiinsulinäre Hormone, Glukagon, Katecholamine, Kortisol, GH) und um solche, die die Größe des Energieumsatzes bestimmen (Katecholamine, Schilddrüsenhormone).

Unter „streßfreier" Anästhesie versteht man nun landläufig ein Anästhesieverfahren, bei dem operationsbedingte Stimuli vom Organismus gar nicht oder nur abgeschwächt wahrgenommen werden und bei dem die „Streßantwort" gedämpft ist, d.h. die „Streßhormone" nicht oder nur mäßig reagieren.

Streßhormone wurden bei vielen Anästhesieverfahren untersucht. „High-dose-Fentanyl-Narkosen" und verschiedene Verfahren der rückenmarksnahen Leitungsanästhesie schmücken sich mit der Bezeichnung „streßfrei". Man kann dieses Ziel aber mit jeder Narkose erreichen, wenn man sie richtig durchführt.

Auf diesem Gebiet sind sicher weitere Hormonuntersuchungen sinnvoll und nützlich. Das Ziel dieser Untersuchungen muß sein, minimale Belastung des Organismus mit möglichst ungestörter Eigenregulation zu kombinieren.

Bewertung und Orientierung

Hormonbestimmungen sind aufwendig, analytisch schwierig, zeitraubend und teuer.

Für die Überwachung eines Patienten ohne endokrine Erkrankung in der perioperativen Phase sind sie ungeeignet.

Bei Patienten mit endokrinen Erkrankungen sind Hormonbestimmungen zur Diagnostik, Risikoerfassung und Therapieplanung in manchen Fällen notwendig.

In der experimentellen Anästhesie gibt es eine Fülle von Fragestellungen, zu deren Beantwortung Hormonbestimmungen beitragen können.

Literatur

1. Altemeyer KH, Schmitz E (1984) Vorbereitung und Durchführung der Anästhesie bei Störungen der Schilddrüsenfunktion. In: Ahnefeld FW, Bergmann H, Beyer J, Dick W, Halmágyi M, Schuster HP (Hrsg) Der Risikopatient in der Anästhesie, Stoffwechselstörungen. Springer, Berlin Heidelberg New York Tokyo
2. Altemeyer KH, Seeling W, Schmitz JE, Koßmann B (1984) Posttraumatischer Stoffwechsel – Grundlagen und klinische Aspekte. Anaesthesist 33:4–10
3. Brown MJ, Brown DC, Murphy MB (1983) Hypokalemia from $beta_2$-receptor stimulating by circulating epinephrine. N Engl J Med 309:1414–1419
4. Cryer PE (1980) Physiology and pathophysiology of the human sympathoadrenal neuroendocrine system. N Engl J Med 303:436–444
5. Davis JO, Freeman RH (1976) Mechanisms regulating renin release. Physiol Rev 56:1–56
6. DiBona GF (1977) Neurogenic regulation of renal tubular sodium reabsorption. Am J Physiol 233:73–81
7. Federman DD (1981) General principles of endocrinology. In: Williams RH (ed) Textbook of endocrinology. Saunders, Philadelphia London Toronto Mexico City Rio de Janeiro Sydney Tokyo
8. Gauer OH, Henry JP, Behn C (1970) The regulation of extracellular fluid volume. Annu Rev Physiol 32:547–595
9. Gregory RA (1982) Regulatory peptides of gut and brain. Br Med Bull 38:219–313
10. Hamlyn JM, Ringel R, Schaeffer J, Levinson PD, Hamilton BP, Kowarski AA, Blaustein MP (1982) A circulating inhibitor of $(Na^+ + K^+)$ATPase associated with essential hypertension. Nature 300:650–652
11. Hehrmann R (1984) Auswirkungen von Störungen der Nebenschilddrüsenfunktion auf die Homöostase, ihre Diagnose und Therapie. In: Ahnefeld FW, Bergmann H, Beyer J, Dick W, Halmágyi M, Schuster HP (Hrsg) Der Risikopatient in der Anästhesie, Stoffwechselstörungen. Springer, Berlin Heidelberg New York Tokyo
12. Holly JMP, Makin HLJ (1983) The estimation of catecholamines in human plasma. Anal Biochem 128:257–274
13. Ingbar SH, Woeber KA (1981) The thyroid gland. In: Williams (ed) Textbook of endocrinology. Saunders, Philadelphia London Toronto Mexico City Rio de Janeiro Syndney Tokyo
14. Kelly RT, Rose JC, Meis PJ, Hargrave BY, Morris M (1983) Vasopressin is important for restoring cardiovascular homeostasis in fetal lambs subjected to hemorrhage. Am J Obstet Gynecol 146:807–812

15. Koch B, Wilker D (1982) Prä- und postoperative Therapie der Hyperthyreose. Dtsch Med Wochenschr 40:1519–1520
16. Liddle GW (1981) The adrenals. In: Williams (ed) Textbook of endocrinology. Saunders, Philadelphia London Toronto Mexico City Rio de Janeiro Sydney Tokyo
17. Luft D (1984) Hormonbestimmungen für Diagnostik und Therapiekontrolle in der Praxis. Med Welt 35:193–198
18. Manger WM, Gifford RW (1980) Pheochromocytoma. Springer, Berlin Heidelberg New York
19. Melander A, Westgren U, Ericson LE, Sundler F (1977) Influence of the sympathetic nervous system on the secretion and metabolism of thyroid hormone. Endocrinology 101:1228–1237
20. Panitz N, Knick B, Kaiser E et al. (1984) Welchen Beitrag können Radioimmunoassays leisten? Med Welt 35:616–620
21. Polak JM, Bloom SR (1983) Regulatory polypeptides: Key factors in the control of bodily functions. Br Med J 286:1461–1466
22. Porte D, Robertson RP (1973) Control of insulin secretion by catecholamines, stress and the sympathetic nervous system. Fed Proc 32:1792–1796
23. Reinwein D (1984) Auswirkungen von Störungen der Schilddrüsenfunktion auf die Homöostase, ihre Diagnose und Therapie. In: Ahnefeld FW, Bergmann H, Beyer J, Dick W, Halmágyi M, Schuster HP (Hrsg) Der Risikopatient in der Anästhesie, Stoffwechselstörungen. Springer, Berlin Heidelberg New York Tokyo
24. Robertson GL (1980) Control of the posterior pituitary and antidiuretic hormone secretion. Contrib Nephrol 21:33–40
25. Roth J, LeRoith D, Shiloach J, Rosenzweig JL, Lesniak MA, Havrankova J (1982) The evolutionary origins of hormones, neurotransmitters, and other extracellular chemical messengers. N Engl J Med 306:523–527
26. Samols E, Weir GC (1979) Adrenergic modulation of pancreatic A, B and D cells. J Clin Invest 63:230–238
27. Santeusanio F, Faloona GR, Knochel JP, Unger RH (1973) Evidence for a role of endogenous insulin and glucagon in the regulation of potassium homeostasis. J Lab Clin Med 81:809–817
28. Scherbaum WA (1983) Neue Erkenntnisse zur Ausschüttung und Wirkung von Vasopressin und Oxytocin. Dtsch Med Wochenschr 108:1970–1975
29. Schmidt-Gayk H, Schwittay V, Merkle P, Meybier H (1984) Bedeutung der Parathormonbestimmung. Med Welt 35:609–612
30. Seeling W (1984) Vorbereitung und Durchführung der Anästhesie bei Störungen der Nebenschilddrüsenfunktion sowie beim nichtparathyreogenen Hyperkalzämiesyndrom. In: Ahnefeld FW, Bergmann H, Beyer J, Dick W, Halmágyi M, Schuster HP (Hrsg) Der Risikopatient in der Anästhesie, Stoffwechselstörungen. Springer, Berlin Heidelberg New York Tokyo
31. Selye H (1946) The general adaptation syndrome and the diseases of adaptation. J Clin Endocrinol 6:117–230
32. Silverberg AB, Sha SD, Haymond MW, Cryer PE (1978) Norepinephrine: Hormone and neurotransmitter in man. Am J Physiol 234:E252–E256
33. Stanley JC (1981) Mechanisms of hormone action. Br J Anaesth 53:147–151
34. Swanson LW, Sawchenko PE (1980) Paraventricular nucleus: A site for integration of neuroendocrine and autonomic mechanisms. Neuroendocrinology 31:410–417
35. Voigt KH, Fehm HL, Reck R, Pfeiffer EE (1974) Spontaneous and stimulated secretion of QUSO-extractable immunoassayable ACTH in man. Klin Wochenschr 52:516–521
36. Wardener HE de, MacGregor GA (1980) The natriuretic hormone and hypertension. Contrib Nephrol 21:81–87

Verfahren zur Erfassung des Ernährungszustandes

J. M. Müller, H. W. Keller, M. Walter

Sinnvolles Messen zur Beurteilung des Ernährungszustandes setzt Zielvorstellungen voraus: Soll der „normale" Zustand definiert und von einem pathologischen wie z. B. der Adipositas oder der Mangelernährung abgegrenzt werden; will man epidemiologische Untersuchungen durchführen oder den Einfluß des Ernährungszustandes auf den Ausgang einer Operation abschätzen bzw. den Verlauf einer Ernährungstherapie beurteilen? Für den Anästhesisten und Chirurgen sind zweifelsohne die letzten beiden Punkte von besonderem Interesse. Hieraus ergeben sich folgende Anforderungen an die Verfahren zur Erfassung des Ernährungszustandes:

- Die Meßgrößen müssen einfach zu bestimmen sein und dennoch möglichst genau den Zustand sowie die rasche Veränderung eines oder mehrerer Körperkompartimente wiedergeben.
- Ihre Beziehung zu einem positiven oder negativen postoperativen Verlauf soll nachgewiesen und gewichtet sein.
- Der „normale" und pathologische Bereich der Meßgröße muß aufgrund retrospektiver Erhebungen definiert und seine Validität prospektiv überprüft sein.

Obwohl eine Fülle von Möglichkeiten zur Beurteilung des Ernährungszustandes angeboten werden, erfüllt nur ein kleiner Teil von ihnen die oben genannten Anforderungen.

Klinischer Blick und Ernährungsanamnese

Es bedarf keiner speziellen Untersuchung, um einen 175 cm großen Patienten mit einem Körpergewicht von 51 kg und einem Gewichtsverlust von 15 kg während der letzten 6 Monate vor der stationären Aufnahme als mangelernährt einzustufen. Wie ist jedoch eine 48jährige Patientin zu beurteilen, die mit einer akuten Pankreatitis eingeliefert wird und bei einer Körpergröße von 162 cm 123 kg wiegt? Trotz der erheblichen Körperfülle lag bei der Patientin eine Eiweißmangelernährung vor. Die Albuminkonzentration betrug 2,8 d/dl, und der Armmuskelumfang war um 21% gegenüber dem Normwert vermindert. Das Risiko der Operation ist somit sowohl durch die Adipositas wie auch durch den Eiweißmangel erhöht.

Die Bedeutung anamnestischer Angaben zu unwillkürlichen Veränderungen des Körpergewichtes ist seit der bereits 1936 durchgeführten Untersuchung von Studley [24] bekannt.

Während die Klinikletalität nach Magenresektion wegen Ulcus pepticum bei Patienten, die präoperativ weniger als 15% ihres Körpergewichtes verloren hatten, nur 3,6% betrug, erreichte sie bei einem präoperativen Gewichtsverlust von mehr als einem Viertel des Körpergewichtes 100%.

Die Problematik des Erkennens von Risikopatienten aufgrund des klinischen Blicks, der körperlichen Untersuchung und der Ernährungsanamnese liegt sicher nicht in den o. g. Extremfällen. Bei der Mehrzahl der Patienten ist jedoch nach Ansicht vieler Autoren [5, 8, 9, 14, 19, 23] ohne Laboruntersuchungen die Feststellung eines defizitären Ernährungszustandes nicht möglich. Die Absicherung dieser These durch entsprechende Studien bleiben sie jedoch schuldig. Aufgrund einer prospektiven Untersuchung von Baker [2] müssen Zweifel an der Richtigkeit dieser Behauptung angemeldet werden. Baker [2] konnte an 59 Patienten, die abdominalchirurgischen Eingriffen unterzogen wurden, zeigen, daß die präoperativ erhobene Ernährungsanamnese in Verbindung mit der körperlichen Untersuchung – von 2 erfahrenen Ärzten durchgeführt – mit einer höheren Treffsicherheit einen komplizierten postoperativen Verlauf voraussagen kann, als objektive Meßwerte wie z. B. das Albumin, das Transferrin, der Gesamtkörperstickstoff, das Gesamtkörperkalium, die Hauttestung mit ubiquitären Antigenen oder der prognostische Ernährungsindex nach Mullen [19] dazu in der Lage sind. Das Ergebnis dieser Studie ist nur auf den ersten Blick überraschend. Es ist schwer vorzustellen, daß die untersuchenden Ärzte bei der Beurteilung des Operationsrisikos allein von ernährungsabhängigen Befunden ausgegangen sind. Das Wissen um Begleiterkrankungen, die Grunderkrankung und damit die wahrscheinliche Art und Größe der Operation haben bewußt oder unbewußt ihre Entscheidung beeinflußt, ob ein Patient als Risikofall anzusehen ist oder nicht. Es muß deshalb weiteren Studien vorbehalten werden, den Wert der Ernährungsanamnese und der körperlichen Untersuchung zur Beurteilung des Ernährungszustandes aufzuzeigen.

Anthropometrie

Die Anthropometrie ist eine der ältesten Methoden zur Erfassung des Ernährungszustandes. Gemessen werden die Körperlänge, das Körpergewicht und Umfänge von Körperteilen, wie z. B. die Hautfaltendicke und der Oberarmumfang. Ein Maßband, eine geeichte Waage und ein spezielles Kaliper [12] zur Messung der Hautfaltendicke sind das gesamte Instrumentarium. Die methodische Fehlerbreite, insbesondere bei der Messung der Hautfaltendicke, ist jedoch nicht unerheblich. Selbst wenn man sich darauf einigt, die Messungen an einigen, möglichst exakt definierbaren Körperstellen wie z. B. der Haut über der Oberarmmitte, der Spina iliaca anterior superior oder der Skapulaspitze durchzuführen, weisen die Messungen verschiedener Untersucher z. T. erhebliche Schwankungen auf. Hierzu kommt ein altersbedingter Elastizitätsverlust des Fettgewebes [7, 11, 13]. Aus den gewonnenen Daten läßt sich unter Miteinbeziehung verschiedener Koeffizienten das Magergewicht und die Fettmasse des gesamten Körpers errechnen [3].

$$\text{Magergewicht} = 0{,}9 \cdot \text{Armmuskeldurchmesser} - 32{,}5.$$

Die hierbei gefundenen Werte korrelieren eng mit dem denziometrisch bestimmten Fettgehalt des Körpers, der computertomographisch bestimmten Armmuskelfläche bzw. dem mit natürlichen Isotopen oder der Isotopenverdünnungsmethode gemessenen Magergewicht. Eine Beziehung zwischen der postoperativen

Tabelle 1. Trizepshautfaltendicke und postoperative Komplikationen

Art der Komplikation		Patienten	Trizepshautfaltendicke		Signifikanz
			$\bar{x}$ (mm)	s (mm)	
		Verschiedene Eingriffe			
Alle	–	160	11,11	4,01	
	+	66	12,25	4,28	N.S.
Pneumonie	–	201	11,28	4,08	
	+	125	12,71	4,28	N.S.
Wundinfektion	–	191	11,24	4,04	
	+	35	12,54	4,43	N.S.
Nahtinsuffizienz	–	209	11,42	4,08	
	+	17	11,72	4,71	N.S.
Peritonitis	–	222	11,47	4,14	
	+	4	9,83	2,64	N.S.
Tod	–	215	11,51	4,18	
	+	11	10,18	2,47	N.S.
		Tumorresektion			
Alle	–	68	11,45	4,25	
	+	27	12,71	4,31	N.S.
		Transperitoneale Gefäßeingriffe			
Alle	–	17	10,90	3,82	
	+	16	11,52	4,51	N.S.
		Eingriffe mit Eröffnung eines Hohlorgans			
Alle	–	82	11,01	3,80	
	+	33	12,37	4,40	N.S.

Komplikationsrate und der präoperativ gemessenen Hautfaltendicke, dem Armmuskelumfang, dem Körpergewicht, dem Magergewicht bzw. der Körperfettmasse konnten wir bei 226 Patienten, die großen abdominal- und thoraxchirurgischen Eingriffen unterzogen wurden, nicht sichern (Tabelle 1). Dies ist nicht verwunderlich, da individuelle Gegebenheiten, wie z. B. die Körperstatur, unberücksichtigt bleiben. Um diesen Nachteil zu beseitigen, werden Beziehungen zwischen den gemessenen Werten und Standardwerten [13, 17] hergestellt und positive bzw. negative Abweichungen vom Standard als leicht, mäßig oder hochgradige pathologische Veränderungen quantifiziert. Die Problematik dieses Vorgehens liegt in der Wahl des Bezugspunkts. Standardwerte für die am häufigsten gemessenen Körperstellen (Armmuskelumfang und Hautfaltendicke in der Mitte des Oberarms) liegen für unsere Region nicht vor. Die von Blackburn [5] angegebenen Referenzwerte stammen von ausgewählten Populationen in den USA und können weder für dort noch für uns als repräsentativ angesehen werden.

Dynamometrie

Die Kraft, die eine Muskelgruppe entwickeln kann, ist – eine intakte Struktur vorausgesetzt – von der Substratversorgung abhängig. Mit Hilfe der Dynamometrie läßt sich auf sehr einfache Weise z. B. die Kraftentfaltung der Fingerbeuger messen und mit alters- und geschlechtsspezifischen Standardwerten vergleichen. Für die als Referenz herangezogenen Standardwerte müssen die gleichen Bedenken geäußert werden, wie sie bereits bei der Anthropometrie zum Audruck gebracht wurden. Die Methode ist jedoch zweifelsohne der weiteren Betrachtung wert. In einer Studie mit 102 Patienten, die abdominalchirurgischen Eingriffen unterzogen wurden, konnte Klidjian [18] eine enge Korrelation zwischen einer verminderten Muskelkraft und dem Auftreten postoperativer Komplikationen nachweisen. Von 50 Patienten, die im postoperativen Verlauf eine infektiöse Komplikation entwickelten, zeigten 48 Patienten (87%) präoperativ eine Verminderung der Muskelkraft der Fingerbeuger um mehr als 85%. Da diese Risikogruppe retrospektiv gebildet wurde, bleibt es prospektiven Untersuchungen vorbehalten, die erstaunlich hohe Treffsicherheit der Dynamometrie zu überprüfen.

Eiweißkonzentration im Plasma und Serum

Die Bestimmung der Konzentration von Proteinfraktionen zur Beurteilung des Eiweißkompartiments und damit des Ernährungszustandes hat innerhalb der Klinik die größte Verbreitung gefunden. Da die einzelnen Proteinfraktionen unterschiedliche biologische Halbwertszeiten aufweisen (Tabelle 2), läßt ihre Konzentration Rückschlüsse auf ein akutes oder chronisches Eiweißdefizit zu. Proteine mit kurzer biologischer Halbwertszeit, wie z. B. das Präalbumin oder das retinolbindende Protein, sind geeignet, den Effekt einer Ernährungstherapie zu beurteilen. Die Beziehung zwischen einem erniedrigten Serumalbumin (unter 3,5 g/dl) und einer erhöhten postoperativen Komplikationsrate ist in vielen retrospektiven Untersuchungen belegt. Es fehlen jedoch Aussagen zur Sensibilität und Spezifität, die durch prospektive Studien gesichert sind und Auskunft geben, mit welcher Wahrscheinlichkeit ein Patient bei einem gegebenen Serumalbuminwert postoperativ eine Komplikation entwickelt. In einer von uns durchgeführten pro-

Tabelle 2. Halbwertszeiten verschiedener kurzlebiger Proteine

Plasmaproteine		Leberenzyme	
Präalbumin	1,9 Tage	Ornithindekarboxylase	11 min
Transferrin	7,5 Tage	δ-Aminolävulin-säuresythetase	70 min
IgG	21,0 Tage		
IgA	5,7 Tage	Tyrosinaminotransferase	1,5 h
IgM	5,1 Tage	Tryptophanpyrolase	2,0 h
C_{1q}-Komplementkomponente	1,0 Tage	Alaninaminotransferase	0,7–1,0 Tage
C_4 (β_{1E}) Komplementkomponente	1,0 Tage	Glukokinase	1,25 Tage
C_3 (β_{1C}) Komplementkomponente	1,0 Tage	Cytochrom-c-Reduktase	3–4 Tage
C_5 (β) Komplementkomponente	1,0 Tage	Laktatdehydrogenase	16 Tage
C_3-Aktivator	1,0 Tage		
Pseudocholinesterase	1,0 Tage		

spektiven Vergleichsstudie mit Tumorpatienten, die präoperativ ohne oder mit hochkalorischer parenteraler Ernährung auf die Operation vorbereitet wurden [21], wiesen Patienten mit parenteraler Ernährung einen Anstieg und ohne parenterale Ernährung einen Abfall von Präalbumin, retinolbindendem Protein, thyroxinbindendem Globulin und Transferrin auf (Abb. 1). Die Gruppe der präoperativ parenteral ernährten Patienten zeigte postoperativ eine signifikant niedrigere

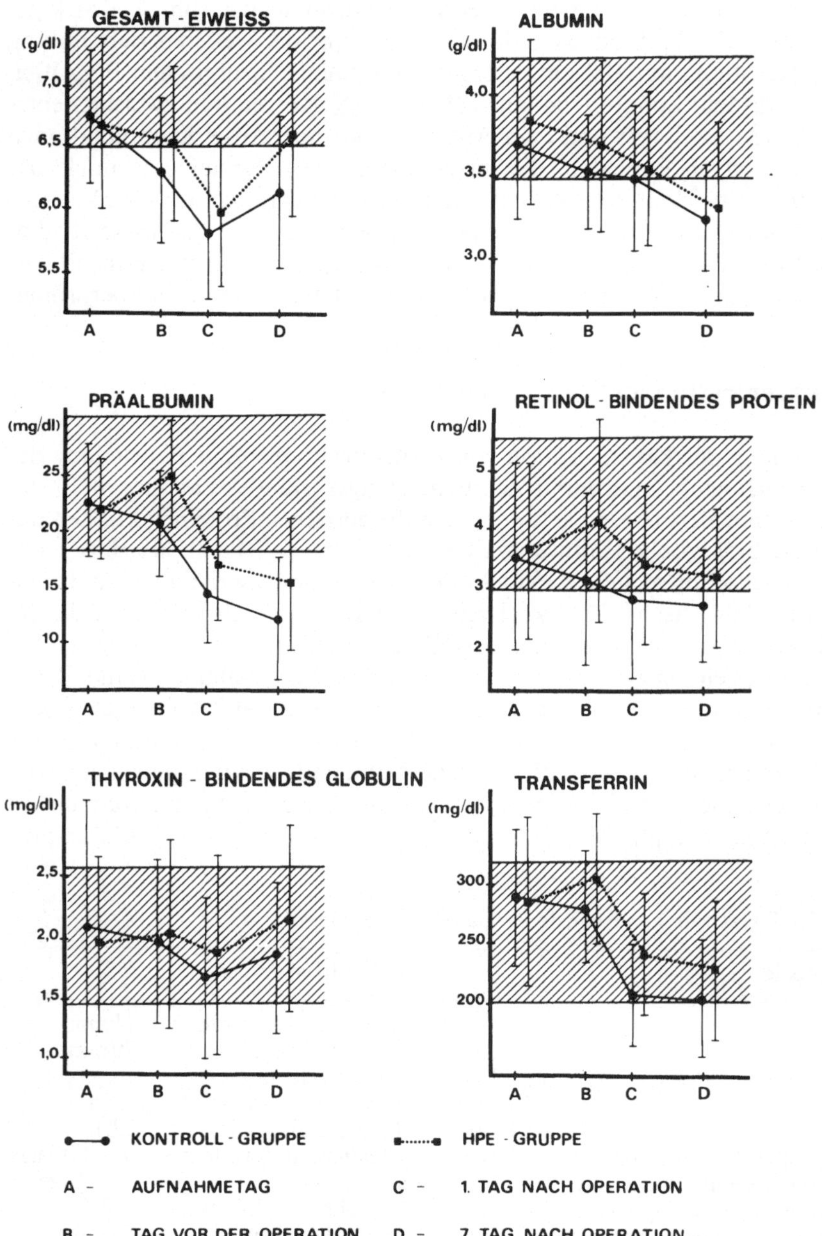

Abb. 1. Vergleichsstudie mit Tumorpatienten, die präoperativ ohne oder mit hochkalorischer parenteraler Ernährung auf die Operation vorbereitet wurden

Rate schwerwiegender Komplikationen im Operationsgebiet und der Klinikletalität. Unklar blieb hierbei, ob die Absolutwerte am Tag vor der Operation oder die Entwicklung einer anabolen bzw. katabolen Stoffwechsellage entscheidend für den positiven oder negativen postoperativen Verlauf waren.

Immunologische Methoden

Eine progrediente Mangelernährung führt im Tierexperiment wie auch beim Menschen zu einem Abfall der Immunglobuline und einzelner Komplementfraktionen. Da jedoch die humorale Immunität mannigfaltigen Einflüssen unterliegt und bei der Substratversorgung innerhalb der Organsysteme eine hohe Präferenz genießt, ist ihre alleinige Bestimmung zur Erfassung des Ernährungszustandes wenig geeignet. Ähnliches gilt nach unserer Auffassung für die Beurteilung der zellulären Immunität durch Hauttests mit ubiquitären Antigenen. Ob ein Patient eine positive Reaktion zeigt, hängt zunächst einmal davon ab, inwieweit er bereits früher mit dem Antigen in Berührung gekommen ist. Dies unterliegt regional erheblichen Schwankungen. Eine weitere offene Frage ist, in welcher Weise die Grundkrankheit per se, z. B. ein Tumorleiden, das Testergebnis beeinflußt. Ferner bleibt zu klären, ab welchem Grad einer Mangelernährung mit einer entsprechenden Testreaktion zu rechnen ist. Unklar ist auch, wie das Ergebnis wiederholter Testungen durch die frühe Antigenapplikation im Sinne einer Abschwächung oder Verstärkung beeinflußt wird. Unstrittig weisen viele mangelernährte Patienten mit Karzinom häufig keine Reaktion auf die Exposition mit mehreren Antigenen auf. Werden sie dann entsprechend ernährt, kommt es bei einigen von ihnen bei einer zweiten Testung zu einem positiven Ergebnis. Die prognostische Aussagekraft eines positiven oder negativen Testergebnisses auf den Verlauf der Tumorerkrankung bzw. den Ausgang einer Operation wird von verschiedenen Arbeitsgruppen [4, 8, 10, 16] unterschiedlich beurteilt. Wir führen dies in erster Linie auf die unterschiedliche Zusammensetzung der einzelnen Patientenkollektive zurück. Aber auch bei einem einheitlichen Krankengut wie Patienten mit Magenkarzinomen stellt Vestweber [25] die Aussagekraft der Hauttestung in Frage. 83% der Patienten, die in dieser Studie postoperativ starben, zeigten präoperativ einen positiven Hauttest und waren demnach einer Gruppe mit geringem Risiko zuzuordnen. Demgegenüber waren 75% der Überlebenden hauttest-negativ.

Bei wiederholter Testung wiesen 12 von 16 Patienten bei der zweiten Exposition ein unterschiedliches Testergebnis auf. Aufwendige Methoden wie die Phythämagglutininstimulierbarkeit von Lymphozyten, die Makrophagen- oder Granulozytenfunktion erwiesen sich bisher in unserer Hand als prognostisch wenig geeignet.

Physikalische Methoden

Das Magergewicht und die Fettreserven des Körpers können mit Hilfe der Ganzkörpercomputertomographie, der Isotopenverdünnungsmethode, der Neutronenaktivierung und der Bestimmung der natürlichen Aktivität von Isotopen mit hoher Genauigkeit gemessen werden. Diese Methoden sind jedoch sehr aufwendig und wegen der notwendigen apparativen Ausstattung an wenige Zentren gebunden. Uns ist nur eine Untersuchung an einem kardiochirurgischen Krankengut bekannt [15], bei der die Bestimmung des Magergewichts mittels des natürlichen Isotops K^{40} mit der Dauer des postoperativen Aufenthalts in der Klinik korreliert wurde. Die Studie ist jedoch aufgrund der geringen Fallzahl und des „weichen" Zielkriteriums, nämlich dem postoperativen Krankenhausaufenthalt, wenig aussagekräftig.

Kombinationsmethoden

Ausgehend von der Erfahrung, daß durch einen einzelnen Parameter der Ernährungszustand eines Menschen nur ungenügend erfaßt werden kann, wurden in den letzten Jahren mehrere multifaktorielle Verfahren entwickelt, die klinische, anthropometrische, biochemische und immunologische Faktoren zusammenfassen und entsprechend gewichten. Ahnefeld u. Wiedeck [1] entwickelten soweit erkennbar empirisch ein Schema (Abb. 2), das sich vor allem durch seine Einfachheit auszeichnet und deshalb hervorragend geeignet für die Anwendung im klinischen Alltag erscheint. Leider wurde es bisher versäumt, die prognostische Aussagekraft dieses Index in bezug auf den postoperativen Verlauf durch entsprechende Studien abzusichern. Man wählte statt dessen den Vergleich mit dem von Blackburn [5] angegebenen Schema zur Beurteilung des Ernährungszustandes [22], dessen Sensitivität bisher ebenfalls noch nicht entsprechend gesichert ist. Es ist deshalb zum jetzigen Zeitpunkt noch keine gültige Aussage über den Wert des von der Ulmer Gruppe angegebenen Ernährungsindex möglich.

Die von Mullen [19] und unserer Arbeitsgruppe [6] vorgestellten Ernährungsindizes erfüllen weitestgehend die zu Beginn dieser Arbeit vorgegebenen Anforderungen an Verfahren zur Beurteilung des Ernährungszustandes in der operativen Medizin.

Von Mullen [19] wurden bei 306 Patienten anthropometrische, biochemische und immunologische Parameter zum Ernährungszustand erhoben und mittels einer Diskriminanzanalyse daraufhin untersucht, welchen Einfluß sie auf den postoperativen Verlauf (komplikationslos, Wundinfektion, Sepsis, Tod) haben. Das Ergebnis dieser Analyse war folgende Formel:

$$\begin{aligned}\text{Prognostischer Index (\%)} = 158 &- 16{,}6 \cdot \text{Albumin (g/dl)}\\ &- 0{,}78 \cdot \text{Trizepshautfaltendicke (mm)}\\ &- 0{,}20 \cdot \text{Transferrin (mg/dl)}\\ &- 5{,}8 \cdot \text{Ergebnis der Hauttestung mit 3 ubiquitären}\\ &\quad\ \text{Antigenen}\end{aligned}$$

Liegt der Index unter 30%, ist das Operationsrisiko gering. Zwischen 30 und 60% wird ein mäßiges und über 60% ein hohes Operationsrisiko angenommen. Die prospektive Überprüfung des Index an 126 Patienten, die verschiedenen abdominalchirurgischen Eingriffen unterzogen wurden, zeigte, daß sich die 3 Gruppen signifikant in der postoperativen Komplikationsrate und Kliniksletalität unterscheiden [20].

Unser Ernährungsindex wurde nach dem gleichen mathematischen Modell, wie Mullen [19] es benutzte, entwickelt. Wir verfügten jedoch über ein wesentlich

A

Erhebungsbogen zur Beurteilung des ernährungsbedingten Operationsrisikos

Diagnose:	Name:
Eingriff:	Geschlecht: m w
	Größe: cm
	Gewicht: kg

I. Alter

bis 60 Jahre	0
über 60 Jahre	1

II. Gewicht (kg)

Ist-Gewicht: normal	
bis + 10 %	0
bis − 10 %	1
unter − 10 %	2
unter − 20 %	3
+ 10 bis + 20 %	1
über + 20 %	2

III. Änderungen des KG im letzten Vierteljahr

< 5 %	0
− 5 bis − 10 %	1
− 11 bis − 15 %	2
unter − 15 %	3
über + 10 %	1

IV. Anamnestische Faktoren

______	0
______	1
______	2
______	3
______	4
______	5

V. Eiweißstatus (Albumingehalt)

$(g \cdot l^{-1})$ über 35	0
unter 35	1
unter 30	2

Summe (I–V)

B

Erhebungsbogen zur Beurteilung des ernährungsbedingten Operationsrisikos

VI. Operative Belastung

a) voraussichtl. N – Verluste in g

< − 10	0
10 − 15	1
15 − 20	2
über 20	3

b) voraussichtl. postop. Nahrungskarenz

1 − 2 Tage	0
3 − 7 Tage	1
> 7 Tage	2

Summe (VIa + VIb)

Gesamtsumme (A + B)

Abb. 2. Erhebungsbogen für die klinische Anwendung [1]

umfangreicheres Datenmaterial zum präoperativen Status des Patienten, das möglicherweise eine exaktere Beurteilung des Ernährungszustandes zuließ, als dies bei Mullen [19] der Fall war.

Ernährungsindex = 1,9579 − 0,0017 · IgM (mg/dl) + 0,0188 Präalbumin (mg/dl) − 0,0075 · Komplementfaktor C3 (mg/dl) − 0,0066 · Fibrinogen (mg/dl) + retinolbindendes Protein (mg/dl) + 0,6636 · thyroxinbindendes Globulin (mg/dl)

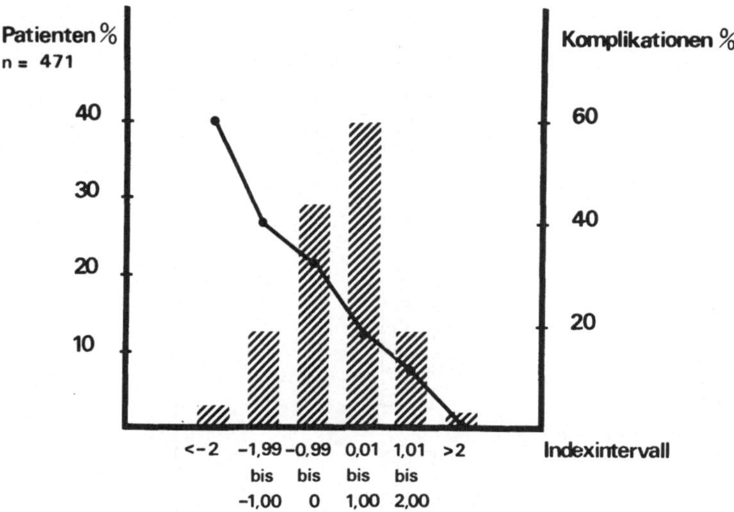

Abb. 3. Prospektive Studie an 471 konsekutiv operierten Patienten mit benignen und malignen Erkrankungen

Die prognostische Aussagekraft unseres Ernährungsindex wurde in einer prospektiven Studie an 471 konsekutiv operierten Patienten mit benignen und malignen Erkrankungen überprüft (Abb. 3). Bei einem Ernährungsindex von unter −1 nahmen wir eine hochgradige Mangelernährung an. Die postoperative Komplikationsrate betrug 42,3%, die Klinikletalität 9%. Bei einem Wert von −1 bis +1 besteht eine mäßiggradige Mangelernährung. Die postoperative Komplikationsrate betrug 25,8% und die Klinikletalität 4,3%. Über einem Index von +1 liegt keine Mangelernährung vor. Als Vorteil des von uns angegebenen Index sehen wir die Miteinbeziehung von Plasmaproteinen mit kurzer biologischer Halb-

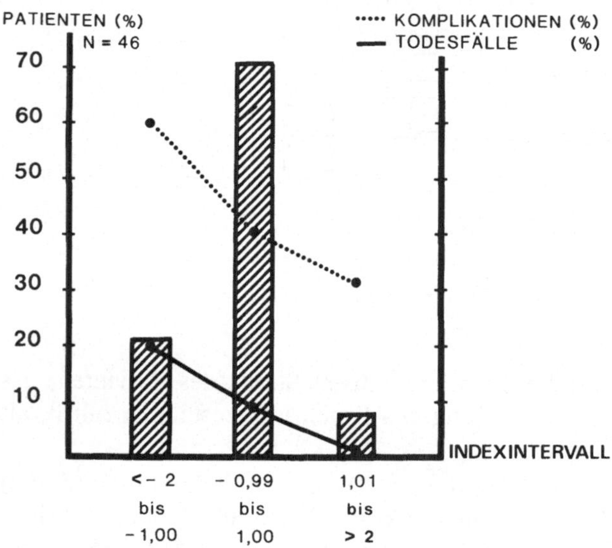

Abb. 4. Große Gefäßeingriffe mit Eröffnung einer Körperhöhle

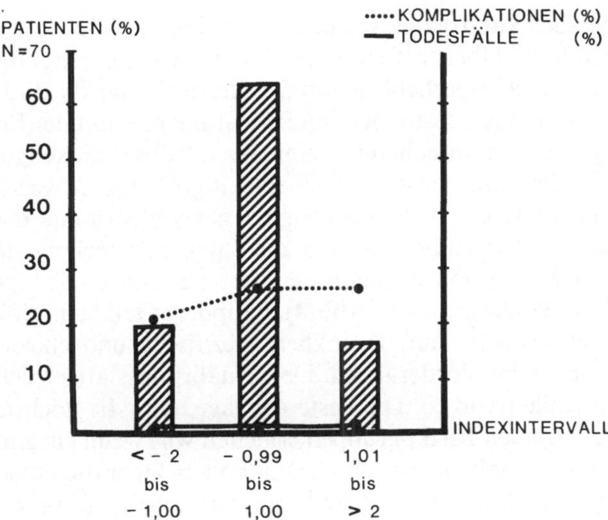

Abb. 5. Periphere Gefäßeingriffe, extraanatomische Bypässe

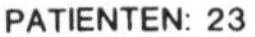

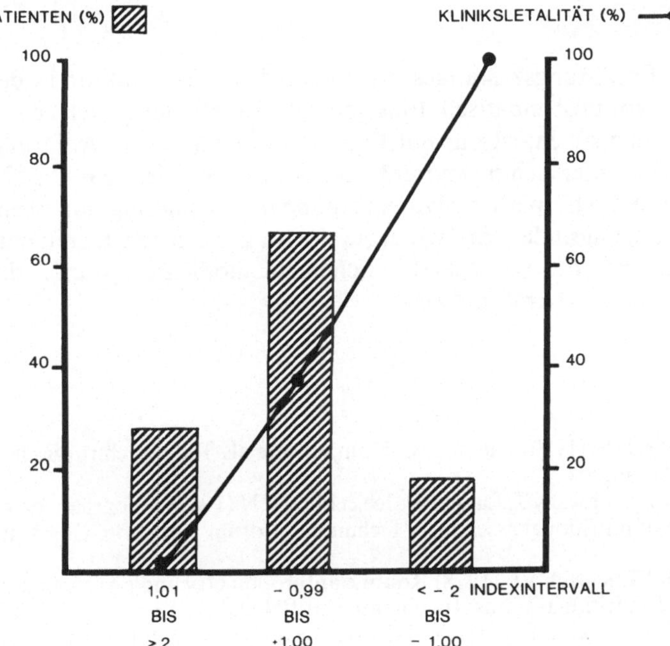

Abb. 6. Klinikletalität nach Resektion der Speiseröhre wegen eines Karzinoms in Abhängigkeit vom Ernährungszustand

wertszeit an. Jedoch werden auch kurzfristige Veränderungen des Ernährungszustandes erfaßt. Wie die detaillierte Überprüfung unseres Index zeigte, hängt die Treffsicherheit der Voraussage nicht unerheblich von der Art des Eingriffs ab. Je risikoreicher der Eingriff insgesamt ist, desto mehr an Bedeutung gewinnt der Ernährungsstatus. Die Aussage wird um so sicherer, je einheitlicher das Krankengut und die Art der Operation ist. Bei transperitonealen Gefäßeingriffen, z. B. wegen eines Bauchaortenaneurysmas, ist das Operationsrisiko generell erhöht, das Krankengut von seinem Leiden her einheitlich und die Operationstechnik im engen Rahmen vorgegeben. Unser Ernährungsindex erlaubt hier eine eindeutige Zuordnung in unterschiedliche Risikogruppen (Abb. 4). Periphere Gefäßeingriffe weisen ein geringeres Operationsrisiko auf. Krankheitsspezifische und chirurgisch-technische Probleme stehen im Vordergrund. Der Ernährungsstatus spielt hierbei eine untergeordnete Rolle (Abb. 5). Die beste Aussage, d. h. die höchste Diskriminanz zwischen den einzelnen Risikogruppen erhielten wir, wenn ein einheitliches Krankengut, wie z. B. Ösophaguskarzinome mit hohem Operationsrisiko, von nur einem Chirurgen nach gleicher Technik operiert wurden (Abb. 6). Diese Beispiele zeigen die Problematik der z. Z. angebotenen Ernährungsindizes auf. Sie können nur beschränkt und evtl. nach entsprechender Modifikation übernommen werden, da sie in hohem Maße das Krankengut und die perioperativen Begleitumstände an einer Klinik reflektieren. Unsere Meinung wird dadurch unterstützt, daß der von Mullen [19] angegebene Index in anderen Kliniken [23] eine wesentlich geringere prognostische Aussagekraft zeigte, als sie von Mullen [19, 20] angegeben wurde. Erst nach entsprechenden Modifikationen waren die Ergebnisse vergleichbar.

Zusammenfassung

Die Beurteilung des Ernährungszustandes als potentiellen Risikofaktor in der Chirurgie ist nach wie vor problematisch. Eine generelle Empfehlung, welche Parameter gemessen werden sollen, ist nur mit Einschränkung möglich. Aufgrund der bisher vorliegenden Untersuchungen muß angenommen werden, daß die Ernährungsanamnese und die körperliche Untersuchung in Verbindung mit einem multifaktoriellen Ernährungsindex, der vorzugsweise an der eigenen Klinik entwickelt oder anhand eines der vorliegenden Schemata modifiziert wurde, die höchste prognostische Aussagekraft aufweist.

Literatur

1. Ahnefeld FW, Wiedeck H (1980) Die nutrive Komponente als Teil der chirurgischen Behandlung. Klin Ernähr 1:1
2. Baker JP, Detsky AS, Whitwelly J, Langer B, Jeejeebhoy KN (1982) A comparison of the predictive value of nutritional assessment techniques. Forum Nutrition: Clin Nutr 36 C
3. Behnke AR, Katsch FI, Katsch VL (1978) Routine anthropometry and arm radiography in assessment of nutritional status: Its potential. JPEN 2:532–553
4. Belghiti J, Champault G, Fabre F, Patel J-C (1978) Assessment of postoperative infective risk by delayed hypersensitivity test. Nouv Presse Med 7:3337
5. Blackburn GL, Bistrian BR, Baltej MS (1977) Nutritional and metabolic assessment of the hospitaliced patient. JPEN 1:1

6. Brenner U, Müller JM, Keller HW, Schmitz M, Horsch S (1983) Ein neuer Ernährungsindex zur präoperativen Beurteilung der Mangelernährung als Risikofaktor in der Chirurgie. Infusionsther Klin Ernaehr 10:302–305
7. Brozek J, Kinzey W (1954) Age changes in skinfold compressibility. Fed Proc 13: 45–51
8. Dionigi R (1979) Delayed hypersensitivity response (DHR) and infections in surgical cancer patients. Eur Surg Res (Suppl 2) 11:72
9. Dudrick SJ (1981) A clinical review of nutritional support of the patient. Am J Clin Nutr 34:1191–1198
10. Düring M, Heberer M, Harder F (1982) Technik und Bedeutung des Intracutantests mit Recall-Antigenen in der Allgemeinchirurgie. Chirurg 53:427–430
11. Durnin JVGA, Rahaman MM (1967) The assessment of the amount of fat in the human body from measurements of skinfold thickness. Br J Nutr 21:681
12. Edwards DAW, Hammond WH, Healy MJR (1955) Design and accurary of calipers for measuring subcutaneous tissue thickness. Br J Nutr 9:133–143
13. Frisancho AR (1974) Triceps skin fold and upper arm muscle size norm for assessment of nutritional status. J Clin Nutr 27:1052–1058
14. Gofferje H, Fekl W (1979) Diagnostik der Mangelernährung. Infusionsther Klin Ernaehr 6:2
15. Goode AW, Hawkins T (1978) The use of ^{40}K counting and its relationship to other estimates of lean body mass. In: Johnston IDA (ed) Advances in parenteral nutrition. MTP, Lancaster, England, pp 557–570
16. Heberer M, Düring M, Harder F (1984) Prospektive Untersuchung von Parametern zur präoperativen Erfassung des Operationsrisikos. Infusionsther Klin Ernaehr 11:60
17. Jelliffe DB (1966) The assessment of the nutritional status of the community. WHO Monogr Ser 53:1
18. Klidjian AM, Foster KJ, Kammerling RM, Cooper A (1980) Relation of anthropometric and dynamometric variables to serious postoperative complications. Br Med J 281:899
19. Mullen JL, Gertner MH, Buzby GP (1979) Implications of malnutrition in the surgical patient. Arch Surg 114:121–125
20. Mullen JL, Buzby GP, Matthew DC, Smale BF, Rosato EF (1980) Reduction of operative morbidity and mortality by combined preoperative and postoperative nutritional support. Ann Surg 5:604
21. Müller JM, Brenner U, Dienst C, Pichlmaier H (1982) Preoperative parenteral feeding in patients with gastrointestinal carcinoma. Lancet I:8263–8268
22. Schmitz J-E, Merkle N, Heinz E, Berg S, Grünert A, Ahnefeld FW (1983) Erfahrungen mit einem einfachen Schema zur Beurteilung eines Operationsrisikos. Infusionsther Klin Ernaehr 10:292–297
23. Simms JM, Smith JAR, Woods HF (1982) A modified prognostic index based upon nutritional measurements. J Clin Nutr 1:71
24. Studley HO (1936) Percentage of weight loss. JAMA 106:458–460
25. Vestweber K-H, Viell B, Tepner S (1984) Ist der Hauttest bei der Erhebung des Ernährungsstatus brauchbar zur Prognose des postoperativen Verlaufs bei schwerkranken chirurgischen Patienten? Infusionsther Klin Ernaehr 11:60

Methodische Probleme der indirekten Kalorimetrie

M. Adolph, J. Eckart

Im Intensivbereich ist heute eine nahezu lückenlose Überwachung von Vitalwerten möglich. Parameter der Herz- und Kreislauffunktion, der Hirndruck, das Elektroenzephalogramm, Beatmungs- und Blutgaswerte und verschiedene andere Funktionen können kontinuierlich oder zumindest engmaschig kontrolliert werden. Im Gegensatz dazu wird der Energieverbrauch sowie Art und Menge der verbrannten Bau- und Nährstoffe in der Regel nur geschätzt oder nach Formeln berechnet (Boothby et al. 1936; Fleisch 1951; Gazzaniga et al. 1978; Harris u. Benedict 1919; Kinney et al. 1968; Kleiber 1947; Long et al. 1979; Rutten et al. 1975).

Um diese Lücke im derzeitigen Monitoring zu schließen, haben verschiedene Arbeitsgruppen unterschiedliche Methoden der indirekten Kalorimetrie zur Messung des Sauerstoffverbrauches und der Kohlendioxydproduktion angewandt.

Durch gleichzeitige Bestimmung der Harnstickstoffmenge erhielten sie eine zusätzliche Aussage über den Eiweiß-, Kohlenhydrat- und Fettanteil am Gesamtenergieumsatz.

Welche Aussagen sich aus den genannten Parametern gewinnen lassen, zeigt folgendes Beispiel: Von einem Patienten wurden in 24 Stunden 12,8 g Stickstoff ausgeschieden, rund 350 l Kohlendioxyd produziert und über 400 l Sauerstoff verbraucht. Beim Proteinabbau werden pro Gramm Harnstickstoff 5,92 l Sauerstoff verbraucht und 4,75 l Kohlendioxyd produziert. Durch Multiplikation dieser Werte mit 12,8 errechnen sich die beim Proteinkatabolismus verbrauchten Sauerstoff- bzw. produzierten Kohlendioxydgasvolumina. Nach Subtraktion der aus dem Proteinstoffwechsel errechneten Gasmengen vom Gesamtgasaustausch und Division der verbleibenden Kohlendioxydmenge durch die verbleibende Sauerstoffmenge errechnet sich ein Non-Protein-RQ von 0,86. Aus den Tafeln von Zuntz u. Schumburg (Tabelle 1) ist zu entnehmen, daß 52,2% des verbrauchten Sauerstoffes für die Kohlenhydratverbrennung, der Rest für die Fettoxydation verwandt wurde und daß das kalorische Äquivalent bei dem genannten RQ-Wert 4,875 Kalorien pro Liter Sauerstoff beträgt (Long 1983). Um den Energieverbrauch zu berechnen, der nicht mit dem Eiweißstoffwechsel zusammenhängt, wird das unter Punkt 2 errechnete Sauerstoffvolumen mit dem kalorischen Äquivalent von 4,875 multipliziert. Um die bei der Kohlenhydrat- oder Fettverbrennung freigesetzte Kalorienmenge zu bestimmen, wird der gesamte, nicht mit dem Proteinstoffwechsel zusammenhängende Energieverbrauch, wie er unter Punkt 5 errechnet wurde, multipliziert mit den unter Punkt 4 genannten Prozentzahlen.

Da Eiweiß im Durchschnitt 16% Stickstoff enthält, kann die katabolisierte Proteinmenge durch Multiplikation der Harnstickstoffmenge mit 6,25 bestimmt werden. Um die bei der Eiweißoxydation freiwerdende Kalorienmenge zu ermitteln, werden im nächsten Rechenschritt pro Gramm oxydiertes Protein 4 Kalorien eingesetzt. Durch Addition der bei der Eiweiß-, Kohlenhydrat- und Fettverbrennung freigesetzten Energie erhält man den Gesamtenergieverbrauch des Un-

Berechnung von Nonprotein-RQ, Gesamtenergieverbrauch und Anteilen von Kohlenhydraten (KH), Fett (F) und Protein (P) an der Oxydation pro Zeiteinheit, beispielsweise 24 Stunden

Gemessen: a) renale Stickstoffausscheidung: 12,8 g
b) O_2-Verbrauch: 414 l
CO_2-Produktion: 353 l

1. Für die Berechnung der O_2- und CO_2-Äquivalente des umgesetzten Proteins sind die folgenden Beziehungen zu verwenden:
1 g Urin-Stickstoff = 5,92 l O_2 und 4,75 l CO_2; das ergibt im obigen Beispiel:
12,8 · 5,92 = 75 l O_2-Verbrauch und
12,8 · 4,75 = 61 l CO_2-Produktion.
2. Subtrahieren des proteinbedingten Gasaustauschs vom gesamten Gasaustausch:
414 l O_2 gesamt − 75 l O_2 proteinbedingt = 339 l O_2
353 l CO_2 gesamt − 61 l CO_2 proteinbedingt = 293 l CO_2
3. Berechnung des Nonprotein-RQ: 293/339 = 0,86
4. Aus der Tafel von Zuntz und Schumburg in der Modifikation von Lusk erhält man:
Ein Nonprotein-RQ von 0,86 bedeutet
a) 52,2% des verbrauchten O_2 stammt von KH und 47,8% von F
b) der kalorische Wert pro l O_2 für diesen RQ ist 4,875 kcal/l O_2
5. Rechnung des gesamten Nonproteinenergieverbrauchs:
339 · 4,875 = 1 643 kcal
6. Bestimmung der Anteile von KH, F und P am gesamten Energieverbrauch:
KH: 1 643 · 0,522 = 858 kcal
F: 1 643 · 0,478 = 758 kcal
P: 12,8 · 6,25 (Umrechnungsfaktor für Stickstoff in Protein) = 80 g P
80 · 4 kcal = 320 kcal
Gesamtenergieverbrauch = 858 (KH) + 758 (F) + 320 (P) = 1 922 kcal/Tag

---

tersuchungszeitraumes, in vorliegendem Fall von 24 h (Consolazio et al. 1963; Elwyn u. Kinney 1980; Swift u. French 1954; Thannhauser 1957).

In dem Bemühen, mehr Aufschluß über den Energiehaushalt des Menschen zu erlangen, wurden, beginnend in der ersten Hälfte dieses Jahrhunderts und in zunehmendem Maße in den letzten 10 Jahren, unterschiedlichste Meßapparaturen zur Erfassung des Sauerstoffverbrauches entwickelt (Bursztein et al. 1982; Kinney et al. 1964, 1972, 1980; Kinney 1983; Neuhof u. Wolf 1978; Neuhof 1980; Schmitz et al. 1981; Wilmore et al. 1976) (Tabelle 2).

Da die Mehrzahl der bisher zur Erfassung des O_2-Verbrauches und der CO_2-Produktion bekannt gewordenen Versuchsaufbauten bzw. industriell angebotenen Systeme nur Messungen über kurze Zeitperioden erlaubten, häufig nur beim spontanatmenden Patienten einsetzbar, apparativ sehr aufwendig und nicht zuletzt sehr personal- und kostenintensiv waren, konzentrierten sich die Bemühungen unserer Arbeitsgruppe auf die Entwicklung eines speziell bei beatmeten Patienten routinemäßig einsetzbaren, kontinuierlich messenden und finanzierbaren Gerätesystems.

In Zusammenarbeit mit der Firma Siemens-Elema (Stockholm/Schweden) entstand in einer stufenweisen Entwicklung und ständigen Verbesserung der

Tabelle 1. Analysis of the oxidation of mixtures of carbohydrate and fat[a]. (Table of Zuntz and Schumburg, modified by Lusk)

R.Q.	Percentage of total oxygen consumed		Percentage of total heat produced		Cal per liter of O_2		
	Carbo-hydrate	Fat	Carbo-hydrate	Fat	Number	Log	Log + log 60
0.707	0	100.00	0	100.00	4.686	0.67080	0.44893
0.71	1.02	99.00	1.10	98.90	4.690	0.67114	0.44929
0.72	4.44	93.60	4.76	95.20	4.702	0.67228	0.45043
0.73	7.83	92.20	8.40	91.60	4.714	0.67342	0.45157
0.74	11.30	88.70	12.00	83.00	4.727	0.67456	0.45271
0.75	14.70	85.30	13.60	84.40	4.739	0.67569	0.45384
0.76	18.10	81.90	19.20	80.80	4.751	0.67682	0.45497
0.77	21.50	78.30	22.80	77.20	4.764	0.67794	0.45609
0.78	24.90	75.10	26.30	73.70	4.776	0.67906	0.43721
0.79	28.30	71.70	29.90	70.10	4.783	0.68018	0.43833
0.80	31.70	68.30	33.40	66.60	4.801	0.68129	0.45944
0.81	35.20	64.80	36.90	63.10	4.813	0.68241	0.46056
0.82	38.60	61.40	40.30	59.70	4.823	0.68352	0.46167
0.83	42.00	58.00	43.80	56.20	4.838	0.68463	0.46278
0.84	45.40	54.60	47.20	52.80	4.850	0.68573	0.46388
0.85	48.80	51.20	50.70	49.80	4.862	0.68683	0.46498
0.86	52.20	47.80	54.10	45.90	4.873	0.68793	0.46603
0.87	55.60	44.40	57.50	42.50	4.887	0.68903	0.46718
0.88	59.00	41.00	60.80	39.20	4.899	0.69012	0.46827
0.89	62.50	37.50	64.20	35.80	4.911	0.69121	0.46936
0.90	65.90	34.10	67.50	32.50	4.924	0.69230	0.47043
0.91	69.30	30.70	70.80	29.20	4.936	0.69339	0.47154
0.92	72.70	27.30	74.10	25.90	4.948	0.69447	0.47262
0.93	76.10	23.90	77.40	22.60	4.961	0.69555	0.47370
0.94	79.50	20.50	80.70	19.30	4.973	0.69663	0.47478
0.95	82.90	17.10	84.00	16.00	4.985	0.69770	0.47555
0.96	86.30	13.70	87.20	12.80	4.998	0.69877	0.47692
0.97	89.80	10.20	90.40	9.58	5.010	0.69884	0.47790
0.98	93.20	6.83	93.60	6.37	5.022	0.70091	0.47906
0.99	96.60	3.41	96.80	3.18	5.035	0.70197	0.48012
1.00	100.00	0	100.00	0	5.047	0.70303	0.48118

[a] The last colums has been added to facilitate the expression of oxygen absorbed per minute in terms of Calorics per hour

„Oxygen Consumption-Calculator 980“ (OCC 980), dessen Arbeitsweise anhand des Gasflußschemas des dritten Prototyps kurz erläutert werden soll (Abb. 1) (Adolph 1984). Gleichzeitig sollen die methodischen Probleme der indirekten Kalorimetrie aufgezeigt werden.

Die Sauerstoffaufnahme des Organismus errechnet sich als Differenz aus eingeatmeter und ausgeatmeter Sauerstoffmenge. Da für jeden nach einem polarographischen Prinzip arbeitenden O_2-Sensor eine relativ lange Antwortzeit charakteristisch ist, können aktuelle Veränderungen der Sauerstoffkonzentrationen nicht erfaßt werden.

Tabelle 2. Methoden der „Indirekten Kalorimetrie"

	Meßdauer	Atmung
1) Labormäßige Versuchsaufbauten		
– Spirometer	Minuten	Spontan
– Douglas-Sack-Methode	Minuten	Spontan/Beatmet
– Canopy-Spirometer-Computer-System (Nach Kinney)	Stunden	Spontan
2) Industriell gefertigte Systeme		
– MMC „Horizon" (Fa. Beckman & Co.)	Stunden	Spontan/Beatmet
– Oxycon II (Fa. Mijnhardt)	Stunden	Spontan
– RMS III F (Fa. Perkin Elmer & Co.)	Stunden	Spontan/Beatmet
– Oxygen Consumption Calculator 980 (Fa. Siemens-Elema)	Tage	Spontan/Beatmet

Der gewählte Ausweg führt, wie in unserem Fall, über eine Mittelwertbildung, d. h. eine im Einminutentakt abwechselnde Analyse in- und exspiratorischer Gasproben.

Die O_2-Analyse der inspiratorischen Luft erfolgt mittels Bypass aus dem Balg des Servo-Ventilators 900. Für ein Schwanken der gemessenen inspiratorischen O_2-Konzentration während derartiger Messungen sind in der Regel 2 Gründe verantwortlich: Druckschwankungen in der hauseigenen Sauerstoffversorgung, die auf das Meßsystem durchschlagen und ein nicht konstant vom Mischer abgegebenes Sauerstoff/Druckluftverhältnis (Browning et al. 1982).

Solche Fehlerquellen lassen sich dadurch beheben, daß zwischen Hausgasleitung und Mischer Druckreduzierventile eingefügt werden und verbesserte Mi-

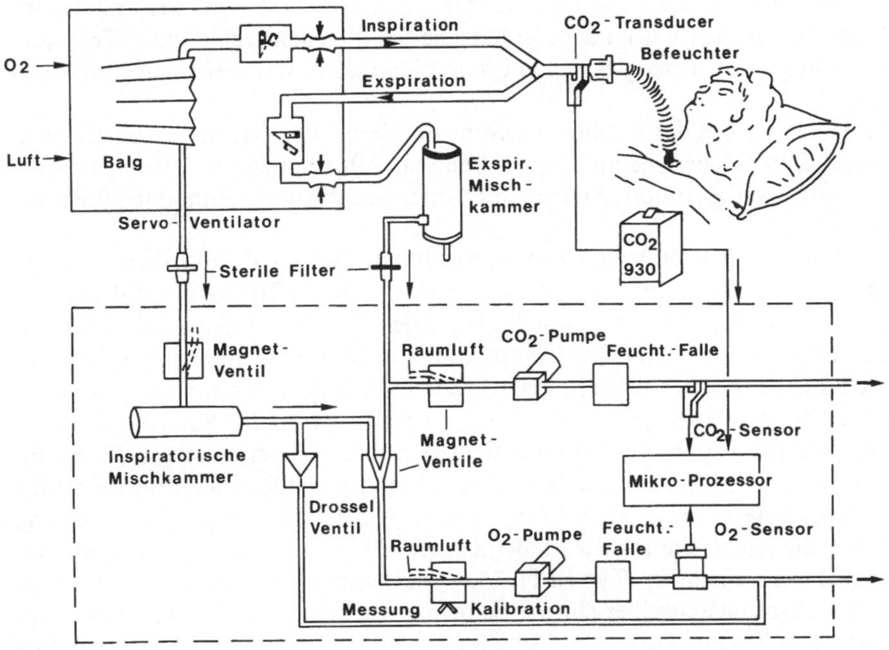

Abb. 1. Gasflußdiagramm „OCC 980": 3. Prototyp

schermodelle zum Einsatz kommen. Zusätzliche Maßnahmen zur Glättung des inspiratorischen Sauerstoffsignals stellen eine besondere Verwirbelungstechnik im Balg des Servo-Ventilators 900 und die Integration einer kleinen Mischkammer in den inspiratorischen Schenkel des OCC 980 dar.

Die Exspirationsluft wird nach dem PEEP-Ventil durch eine Kammer geleitet, in der speziell angeordnete Lochscheiben durch Verwirbelung für eine gleichmäßige Durchmischung des ausgeatmeten Gases sorgen. Aus einer exspiratorischen Gasprobe werden in 2 parallel geschalteten Analysevorgängen die Sauerstoff- und Kohlendioxydkonzentrationen ermittelt.

Diese 2., ursprünglich nicht vorhandene Meßstrecke, die mit einem Infrarot-CO_2-Sensor arbeitet, hat wesentliche Vorteile:

1. Über das Produkt aus der mittleren expiratorischen CO_2-Konzentration und dem Atemminutenvolumen kann die CO_2-Produktion unmittelbar berechnet werden. Die Multiplikation der Capnogrammeßwerte mit dem Flow und die anschließende Flächenintegration (Ollson et al. 1980) hatte bei früheren Prototypen, insbesondere bei Spontanatmungsformen wie IMV und CPAP, zu schwankenden, nicht verwertbaren Meßergebnissen geführt.
2. Während bei den ursprünglichen Verfahren der RQ nach Multiplikation der Atemminutenvolumina mit den in- und exspiratorischen Differenzen der Gaskonzentrationen und anschließender Quotientenbildung aus den resultierenden Werten für CO_2-Produktion und O_2-Verbrauch berechnet wurde, ist es nach Umstellung des Systems möglich, den RQ ausschließlich aus den in- und exspiratorischen Konzentrationen für O_2 und CO_2 zu ermitteln. Welche Bedeutung dieser Schritt hat, wird anschließend noch zu besprechen sein. Der speziell entwickelte Wärme- und Feuchtigkeitsaustauscher Servo-Humidifer 150/151 (Gedeon u. Mebius 1979; Mebius 1983; Swedish Testing Institute for Medical Supplies 1983) übernimmt zusammen mit ähnlich konstruierten Filtern in beiden Meßstrecken die Aufgabe, zunächst in den in- wie exspiratorischen Gasproben vorhandene unterschiedliche Feuchtigkeits- und Temperaturbedingungen auszugleichen und somit identische Meßverhältnisse zu schaffen.

Die Genauigkeit der Volumenmessung des Servo-Ventilators 900 wurde in einer eigenen Versuchsreihe untersucht. Die Durchflußwandler wurden in strenger Anlehnung an die Empfehlungen des American National Standard Institute (1978) überprüft:

2 Glasgefäße mit 50 bzw. 20 l Volumeninhalt dienten als künstliche Lungen (Abb. 2), das exakte Innenvolumen wurde durch Auffüllen mit Glaskugeln à 5 mm Außendurchmesser eingestellt. Nach den Gesetzmäßigkeiten der Lungenmechanik ergab sich somit eine Compliance von 50 bzw. 20 ml/cm H_2O. Zur Sicherstellung isothermer Verhältnisse wurden die Glasgefäße mit feinster Kupferwolle gefüllt. Meßprinzip war, das von dem Servo-Ventilator 900 geförderte, in den Glasthorax gepumpte Volumen über den dadurch verursachten Druckanstieg zu erfassen. Gemessen und geeicht wurde mit Hilfe eines Präzisionsfeindruckmanometers (Typ 19 A 2.100, Firma Revue Thommen, Waldenburg, Schweiz), die Aufzeichnung der Meßergebnisse erfolgte über einen elektromechanischen Druckaufnehmer (Typ EMT 35, Firma Siemens, Erlangen) auf einem Linienkompensationsschreiber (Firma Siemens, Erlangen). Die Flowgeschwindigkeiten in dem System wurden von einem Pneumotachographen (Typ FD 10, Firma Siemens, Erlangen) erfaßt. Zur Simulierung patientenähnlicher Verhältnisse

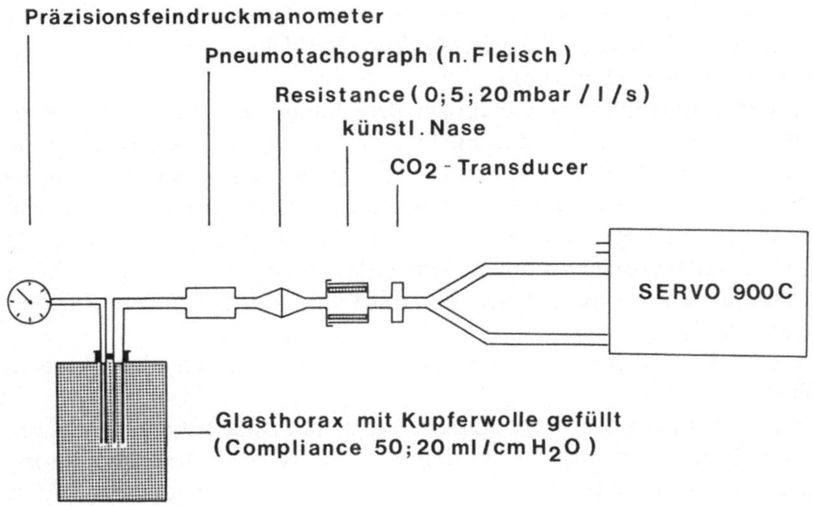

Abb. 2. Versuchsaufbau gemäß ANSI-Norm zur Überprüfung der Durchflußwandler des SERVO 900 C

dienten in Serie geschaltete, nach Vorschlägen der ANSI-Norm konstruierte Widerstände mit einer Resistance von wahlweise 5 oder 20 mbar/l/s.

Bei einem fest eingestellten Atemminutenvolumen von 10 l/min wurde durch schrittweise Erniedrigung der Atemfrequenz von 30 auf 6/min das Tidalvolumen und somit die Flowgeschwindigkeit erhöht. Diese wiederum wurde durch die gewählte Compliance/Resistancekombination beeinflußt: Bei niedriger Compliance und/oder niedriger Resistance war die Flowgeschwindigkeit sehr hoch, bei hoher Compliance und/oder hoher Resistance erwartungsgemäß niedrig. Das Ergebnis der eigenen Untersuchungen läßt sich folgendermaßen zusammenfassen:

Die Genauigkeit des nach dem Staurohrprinzip arbeitenden Durchflußwandlers des Servoventilators 900 ist flowabhängig. Bis zu einer Flowgeschwindigkeit von 1 l/s ist die Übereinstimmung mit dem Sollwert, nämlich 10 l/min Atemminutenvolumen, sehr gut ($\leqq 2\%$). Ab 1 l/s aufwärts nimmt die negative Abweichung vom Sollwert im Sinne einer Exponentialfunktion zu. So beträgt beispielsweise bei 1,14 l/s die Fehlerbreite 2,5%, bei 1,45 l/s 5%, um bei 1,9 l/s bereits ein Minus von 10% in bezug auf das eingestellte Sollvolumen aufzuweisen (Atemminutenvolumen = 10 l/min, Compliance = 20 ml/cm H_2O, Resistance = 5 mbar/l/s).

Da das Zusammentreffen verschiedener ungünstiger Bedingungen, wie beispielsweise eines Tidalvolumens von mehr als 1 l bei gleichzeitig niedrigen Compliance- und Resistancewerten, mit Rücksicht auf eine Gefährdung der Lunge des beatmeten Patienten zu vermeiden ist, wird die Meßgenauigkeit der Durchflußwandler den meisten klinischen Bedingungen gerecht. Dennoch erscheint es im Sinne einer Sicherheitsreserve empfehlenswert, den Meßbereich zu erweitern.

Ein für Staurohrsysteme typischer Fehler war bei Veränderung der Viskosität, wie sie beispielsweise bei ansteigender Sauerstoffkonzentration eintritt, zu erwarten. Aus diesem Grunde wurde dieser Einfluß auf die Durchflußwandler überprüft. Gezeigt werden konnte, daß die gemessenen Volumina bis zu 7% unterhalb eines eingestellten Sollwertes lagen.

Da der Viskositätsfehler sich bis zu einer inspiratorischen Sauerstoffkonzentration von 80% im Sinne einer linearen Funktion verhielt, bot es sich an, diesen Meßfehler rechnerisch zu eliminieren.

In den ersten beiden Prototypen kam zur Berechnung des Sauerstoffverbrauches insofern eine etwas vereinfachte Formel zur Anwendung, als lediglich die Differenz der in- und exspiratorischen O_2-Konzentrationen mit dem exspiratorischen Atemminutenvolumen multipliziert wurden. Da in- und exspiratorische Volumina nur bei einem RQ von 1 nicht voneinander abweichen, bei einem RQ unter 1 ist das exspiratorische Volumen kleiner als das inspiratorische, bei einem RQ über 1 verhält es sich genau umgekehrt, führt diese Formel zu einer Fehlberechnung (Otis 1975).

Für eine korrekte Berechnung bieten sich mathematisch verschiedene Ansätze an (Adolph 1984).

So kommt man zu richtigen Ergebnissen, wenn man zunächst die in- und exspiratorischen O_2-Konzentrationen mit den dazugehörigen in- und exspiratorischen Atemvolumina multipliziert, um anschließend aus diesen beiden Produkten eine Differenz zu bilden.

Vergleicht man die beiden erwähnten Formeln, so ergibt sich, daß der in den früheren Prototypen begangene Fehler ausschließlich von den beiden Parametern F_iO_2 und RQ beeinflußt wurde. Die Abb. 3 gibt diese Gesetzmäßigkeit in graphischer Form wieder. Je mehr sich der respiratorische Quotient von 1 entfernt bzw. je größer der inspiratorische Sauerstoffanteil wird, um so größer wird der Fehler.

Um die erwähnten Korrekturen vornehmen zu können, wurde in dem vorgestellten dritten Prototyp die bislang analoge Rechentechnik auf Mikroprozessorbasis umgestellt. Dadurch gelingt es sehr viel einfacher, die Daten von den Gasanalysatoren und dem Beatmungsgerät zu sammeln und zu speichern, die erhobenen Meßwerte im Rahmen eines Self-Check-Programmes zu überprüfen, Korrekturen vorzunehmen, Mittelwerte zu bilden, abgeleitete Größen zu berechnen, Dis-

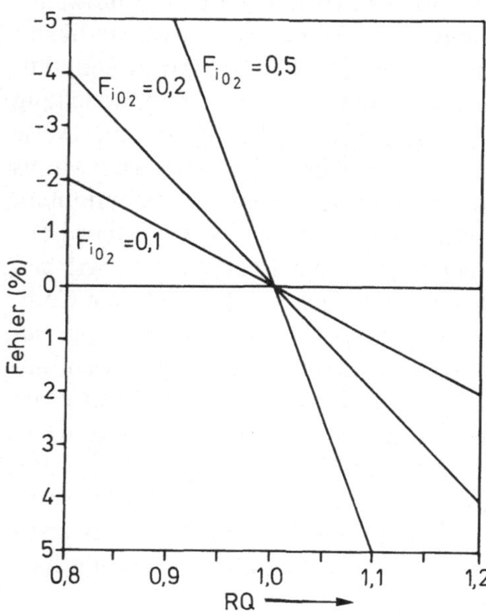

Abb. 3. Prozentualer Fehler bei der Berechnung des Sauerstoffverbrauches in Abhängigkeit von RQ und F_iO_2 (Otis 1965)

play und Printer anzusteuern und den Dialog mit dem Keybord zu unterhalten. Darüber hinaus übernimmt der Mikroprozessor die Steuerung der mechanischen Teile des OCC 980, beispielsweise die der Magnetventile. Die gemessenen Gaskonzentrationen werden auf ihre Stabilität hin überwacht. Verschiebungen in der Gaszusammensetzung, z. B. nach Änderung der inspiratorischen Sauerstoffkonzentration, werden dadurch rasch erkannt und die Meßwerte verworfen.

Als weiterer Korrekturfaktor ist der aktuelle Barometerdruck zu berücksichtigen. In Zukunft erfolgt seine Messung automatisch und ermöglicht dadurch zu jedem Zeitpunkt eine Umrechnung der Meßwerte auf Standardbedingungen (ATPS = ambient temperature and pressure, saturated).

Eine automatische Aufaddierung der gemessenen O_2-Verbrauchs- und CO_2-Produktionswerte ist als essentieller Bestandteil eines kontinuierlich arbeitenden Systems zu fordern, da eigene monatelange Beobachtungen auf einer operativen Intensivstation gezeigt haben, daß das dort tätige Personal selbst unter günstigsten Bedingungen und bei vorliegender Bereitschaft nicht in der Lage ist, anfallende Meßwerte zu festen Zeiten zu registrieren. Um Bilanzen korrekt erstellen zu können, müssen die Fehlzeiten, die beispielsweise durch Bronchialtoilette oder Unterbrechung der Beatmung infolge therapeutischer oder diagnostischer Eingriffe an anderen Orten entstehen, erfaßt und in bezug auf die Gesamtsumme extrapoliert werden. Die Registrierung der Fehlzeiten wird durch eine Lecküberwachung, die in- und exspirierte Volumina auf ihre Abweichung hin kontrolliert, und eine eingebaute Uhr sichergestellt. Sonstige kurzfristige Störungen des Meßvorganges, die beispielsweise durch Veränderung der eingestellten inspiratorischen O_2-Konzentration entstehen können, werden ebenfalls durch Beobachtung der Gaskonzentrationen auf ihre Stabilität hin überwacht und als Fehlzeiten interpretiert.

Folgender Originalausdruck des verwendeten Thermoprinters (Texas Silent Type 700) gibt ein Beispiel (Tabelle 3) für ein 24-Stunden-Protokoll wieder. Nach dem gewählten Printintervall werden aktuelle CO_2-Produktion, O_2-Verbrauch und RQ, die aufaddierten Werte für die eben genannten Parameter, das ventilatorische Äquivalent für CO_2 (Kinney et al. 1980), die inspiratorische O_2-Konzentration, das Atemminutenvolumen und die Atemfrequenz, die Beatmungsdrucke, der Totraumquotient, die endexspiratorische CO_2-Konzentration, die Compliance und die Resistance und die jeweiligen Fehlzeiten ausgedruckt. Darüber hinaus können 2 Kanäle mit externen Signalen belegt werden. Nach einem wählbaren Reset-Intervall, in vorliegendem Beispiel nach 24 h, und zu einem vorher festgesetzten Reset-Zeitpunkt, z. B. um 8 Uhr, wird der Sauerstoffverbrauch unter Berücksichtigung der im Beobachtungszeitraum aufgetretenen Fehlzeiten auf 24 h korrigiert. Die anschließende Multiplikation mit dem vom jeweiligen RQ abhängigen kalorischen Äquivalent für Sauerstoff informiert sofort über den Energieumsatz des Patienten.

Arbeitet man mit Methoden der Gasanalytik zur Erfassung des Energieumsatzes schwerkranker Patienten, so ist die Genauigkeit, Stabilität und Zuverlässigkeit der erhobenen Meßwerte ständig zu überprüfen. Obwohl auf dem Gebiet der Meßsensoren, die Gaskonzentrationen und Volumina zu erfassen haben, im Laufe der letzten Jahre Fortschritte erzielt wurden, darf die Möglichkeit des Driftens der Meßwertaufnehmer im täglichen klinischen Routinebetrieb nicht übersehen werden, d. h. in bestimmten Intervallen muß die gesamte Meßapparatur kontrolliert werden.

Tabelle 3. Siemens-Elema "Oxygen Consumption Calculator". Originalausdruck des Thermoprinters (Texas Silent Type 700)

TIME	CO2 ML/ MIN	O2 ML/ MIN	RQ	CO2 TOT L	O2 TOT L	RQ TOT	V EQ	FI O2 %	VE L	BPM	MP CM	PP CM	PK CM	VD/ VT	CO2 ET %	COM ML/ CM	RES CM/ L/S	OPT 1	OPT 2	ERR-TIME
21.15	352	356	99	6	6	99	34	32	12	20	0	15	15	41	4.9	58	1	0	0	0
21.46	350	363	97	16	16	97	35	32	12	20	0	15	15	41	4.8	59	1	0	0	0
22.16	341	360	95	26	27	96	34	32	12	20	0	15	15	41	5.0	59	1	0	0	0
22.46	356	357	101	36	37	98	35	32	12	20	0	15	15	41	4.9	58	2	0	0	0
23.03	EXPIRED VOLUME DIFFERS FROM INSPIRED																			
23.03	EXPIRED OXYGEN CONCENTRATION GREATER THAN INSPIRED																			
23.03	INSPIRED OXYGEN CONCENTRATION NOT STABLE																			
23.05	EXPIRED VOLUME EQUAL TO INSPIRED																			
23.05	EXSPIRED OXYGEN CONCENTRATION CORRECT																			
23.07	INSPIRED OXYGEN CONCENTRATION STABLE																			
23.16	395	410	97	46	48	97	35	32	14	24	0	16	16	41	4.8	51	3	0	0	4
23.46	402	414	97	58	60	97	36	32	15	25	0	17	17	42	4.8	49	3	0	0	0
↓																				
20.48	372	398	94	384	410	93	36	32	13	55	0	11	11	123	3.5	60	7	0	0	14
21.00	401	449	89	388	415	93	36	32	15	28	0	13	13	39	4.5	69	7	000	0	0
21.00	CORR. VAL			478	511	94	EE=	2536.	KCAL/24H											236

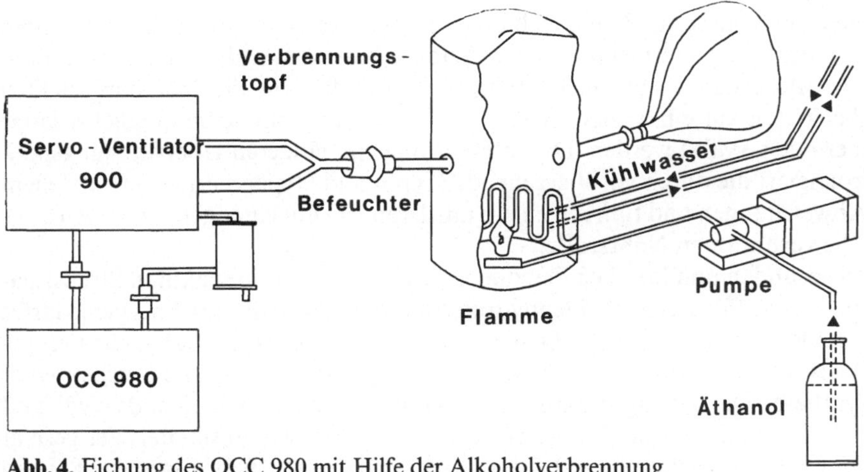

Abb. 4. Eichung des OCC 980 mit Hilfe der Alkoholverbrennung

Die einfachste Möglichkeit bietet sich mit Hilfe eines Eichgases an. Ein Nachteil dieses Verfahrens ist, daß die Sensoren nur im Sinne eines Punktwertes kalibriert werden können.

Da es uns aber notwendig erschien, den gesamten Meßaufbau, d. h. O_2-Verbrauch, CO_2-Produktion und RQ in einem geschlossenen Arbeitsgang zu überprüfen, wurde nach einem anderen Verfahren gesucht.

Diese Simulation des Stoffwechsels erfolgt mit Hilfe eines Lungenmodells, d. h. eines Metallzylinders, der mit dem Beatmungsgerät einschließlich Meßapparatur verbunden wird (Abb. 4). Für die notwendige Compliance sorgt ein mit dem inneren Volumen des Gefäßes in Verbindung stehender Gummiballon. In dem gekühlten Metallzylinder können Flüssigkeiten mit bekannten respiratorischen Quotienten verbrannt werden, z. B. Äthanol, der nach der Stöchiometrie einen RQ von 0,66 aufweist. Über die Simulation des RQ hinaus besteht die Möglichkeit, durch Zuspritzen der Flüssigkeiten pro Zeiteinheit mittels Präzisionspumpe die Mengen für O_2-Verbrauch und CO_2-Produktion nachzuvollziehen.

Die beiden zuletzt genannten Größen lassen sich in dem geschilderten Lungenmodell aber auch auf andere Art und Weise simulieren. Bei fest am Ventilator eingestellten Beatmungsparametern werden unter Einsatz eines Präzisionsflowmessers verschiedene Flowraten CO_2-Gas in das System geleitet und somit unterschiedliche Werte für die CO_2-Produktion erzeugt. Im Falle des O_2-Verbrauches wird die vom Ventilator gelieferte Luft mit verschiedenen Flowraten N_2-Gas verdünnt und über diesen Weg der O_2-Verbrauch nachgeahmt.

Im folgenden soll die Aussagefähigkeit der gemessenen und weiter verrechneten Parameter kurz diskutiert werden.

Um Fehlinterpretationen des RQ zu vermeiden, muß man die Faktoren kennen, die diesen Wert deutlich beeinflussen können, dabei nicht stoffwechselbedingt sind und seine Aussagefähigkeit hinsichtlich der Art der oxydierten Nährstoffe deutlich einschränken (Schutz u. Ravussin 1980). Zu erwähnen sind unter anderem, daß Aufregung, Schmerz, Kältereize oder Nichtvertrautsein mit dem Meßverfahren alleine oder gemeinsam zu einer Steigerung von Atemminutenvolumen, O_2-Verbrauch und CO_2-Abgabe führen können. In einer solchen Situation zeigen hohe RQ-Werte natürlich keine Zunahme der Kohlenhydratoxydation oder der Lipogenese an. Zu einem Kohlendioxyd-Washout kann es auch während der Entwicklung einer metabolischen Azidose kommen, während eine metabolische Alkalose den gegenteiligen Effekt hervorruft. Um die hier dargestellten Möglichkeiten auf ein Mindestmaß zurückzuführen, sollte eine möglichst lange Meßperiode gewählt werden. Die Integration einer längeren Überwachungsperiode korrigiert die durch vorübergehende Hypo- und Hyperventilation entstehenden Abweichungen und führt zu einem mittleren RQ mit einer genaueren Aussage über die verbrannten Nährstoffe.

Bei gesunden und kranken Personen, die sich nicht in einer akuten Streßsituation befinden, führt eine Kohlenhydrataufnahme oberhalb des Energiebedarfes zu einem RQ-Anstieg über 1. RQ-Werte dieser Größe besagen, daß mehr Fett gebildet als oxydiert wird. Ein Gesamt-RQ von genau 1 ist bereits Zeichen einer Fettsynthese. Der Abzug der am Proteinabbau beteiligten Kohlendioxyd- und Sauerstoffvolumina vom Gesamtgasaustausch führt, wie unser Beispiel gezeigt hat, zu einem Non-Protein-RQ über 1 (Askanazi et al. 1980; Elwyn u. Kinney 1980; Robin et al. 1981; LaSala et al. 1980).

Betont werden muß noch, daß bei einem RQ-Wert über 1 keine Schlußfolgerung über das Ausmaß des Energieverbrauches aus der Gasanalytik bei der indirekten Kalorimetrie gezogen werden kann. Das beruht darauf, daß die Berechnungen, auf denen die indirekte Kalorimetrie beruht, die komplette Oxydation der Nährstoffe voraussetzen.

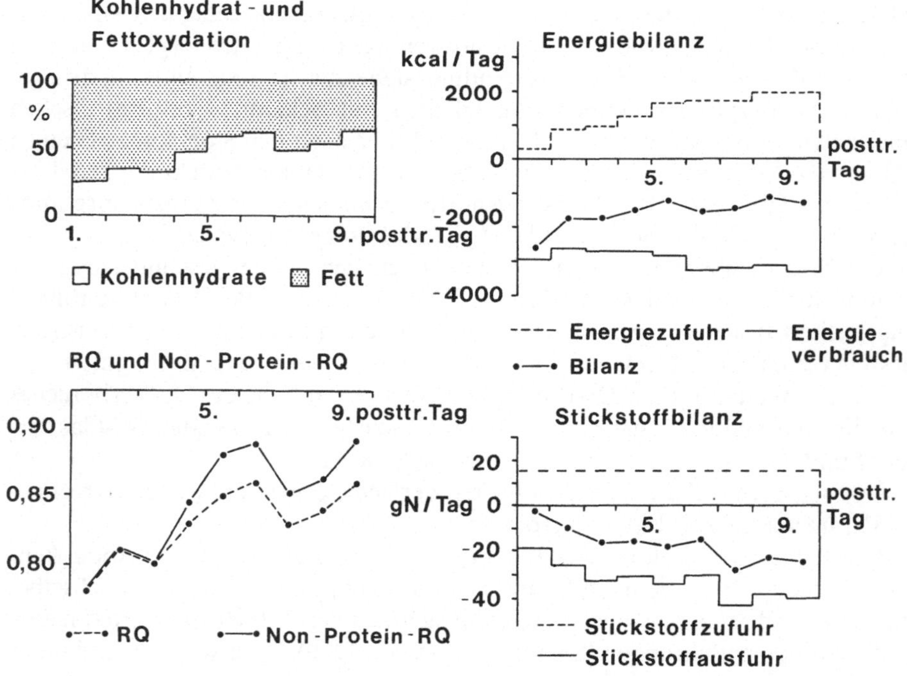

Abb. 5. Verhalten der Energie- und Stickstoffbilanz, der Kohlenhydrat- und Fettoxydation bei einem 40jährigen Patienten in der frühen posttraumatischen Phase unter ansteigender Energiezufuhr. (Diagnosen: SHT, multiple Abdominalverletzung, Beckenringfraktur, Rippenserienfrakturen links)

Welche Möglichkeiten der klinischen Messung, Auswertung und Interpretation sich anbieten, soll abschließend an einem Beispiel aus dem eigenen Krankengut demonstriert werden.

Die Abb. 5 zeigt den Verlauf von Kohlenhydrat- und Fettoxydation, Energie- und Stickstoffbilanz, RQ und Non-Protein-RQ bei einem unfallverletzten 40jährigen Patienten in den ersten posttraumatischen Tagen.

Zu Beginn der Untersuchung war der respiratorische Quotient, bedingt durch das ungenügende Kalorienangebot und die posttraumatisch gesteigerte Lipolyse und Fettoxydation, niedrig (Schultis 1978). Im Laufe der nächsten Tage nahm unter ansteigender Kalorienzufuhr ausschließlich in Form von Kohlenhydratmischlösungen der Anteil der Kohlenhydratoxydation am Gesamtenergieumsatz zu. Angesichts des gesteigerten Energieverbrauches des Patienten gelang es nicht, die negative Energiebilanz wesentlich zu verbessern. Ähnlich verhielt es sich mit der Stickstoffbilanz. Bei einer gleichbleibenden Stickstoffzufuhr von 16,08 g N/Tag nahm die Proteinkatabolie ein erhebliches Ausmaß an. Bis zu 40 g/Stickstoff täglich wurden über die Nieren ausgeschieden, die Bilanz war deutlich negativ. Je stärker die Eiweißkatabolie ausgeprägt war, um so mehr wich der Non-Protein-RQ von dem Gesamt-RQ als Folge der zunehmenden Eiweißoxydation ab.

Die Tatsache, daß bei diesem Patienten, wie bei vielen anderen Schwerverletzten, die negative Stickstoffbilanz auch durch ein steigendes Kalorien- und Stickstoffangebot nicht entscheidend beeinflußt werden konnte, spiegelt die besondere Situation des Postaggressionsstoffwechsels wider und zeigt, daß die vorhandenen Störungen nicht primär durch Hunger bedingt waren. Ziel unseres Vorgehens ist es deshalb, vom Organismus verbrauchte Substrate im Sinne einer Substitutionstherapie zuzuführen und zu vermeiden, daß wir aggressionsbedingte Stoffwechselverhältnisse durch ein überhöhtes Nährstoffangebot im Sinne eines zusätzlichen Ernährungsstresses noch verstärken (Askanazi et al. 1981; Long et al. 1977; Nordenström et al. 1981).

Literatur

Adolph M (1984) Untersuchungen zur Entwicklung eines neuen Gerätes für die Umsatzmessung bei beatmeten Patienten. Inaugural Dissertation, Fakultät für Medizin der Technischen Universität München

American National Standard Institute (1976) American National Standard for breathing machines for medical use. American National Standard Institute, New York

Askanazi J, Carpentier YA, Elwyn DH et al. (1980) Influence of total parenteral nutrition on fuel utilization in injury and sepsis. Ann Surg 191:40–46

Askanazi J, Carpentier YA, Jeevanandam M, Michelsen C, Elwyn DH, Kinney JM (1981) Energy expenditure, nitrogen balance and norepinephrine excretion after injury. Surgery 89:478–484

Boothby WM, Berkson J, Dunn HL (1936) Studies of the energy metabolism of normal individuals: Standard for basal metabolism with nomogram for clinical application. Am J Physiol 116:468–484

Browning JA, Lindberg SE, Turney SZ, Chodoff P (1982) The effect of fluctuating FiO_2 on metabolic measurements in mechanically ventilated patients. Crit Care Med 10:82–85

Bursztein S, Saphar P, Glaser P, Taitelman U, de Myttenaere S, Nedey R (1977) Determination of energy metabolism from respiratory functions alone. J Appl Physiol 42:117–119

Consolazio CF, Johnson RE, Peccora LJ (1963) Physiological measurements of metabolic functions in man. McGraw-Hill, New York Toronto

Elwyn DH, Kinney JM (1980) A unique approach to measuring energy expenditure by indirect calorimetry. In: Kinney JM, Buskirk ER, Munro HN (eds) Assessment of energy metabolism in health and disease. Report of the "First Ross Conference on medical research". Ross, Columbus, pp 54–62

Fleisch A (1951) Le métabolisme basal standard et sa détermination au moyen du „Metabocalculator". Helv Med Acta 18:23–44

Gazzaniga AB, Day AT (1977) Oxygen consumption as a guide to caloric replacement during total parenteral nutrition (Abstract). JPEN 1:4

Gazzaniga AB, Polachek JR, Wilson AF, Day AT (1978) Indirect calorimetry as a guide to caloric replacement during total parenteral nutrition. Am J Surg 136:128–133

Gedeon A, Mebius C (1979) The hygroscopic condenser humidifier. Anaesthesia 34:1043–1047

Harris JA, Benedict FG (1919) Biometric studies of basal metabolism in man. Publication No 279. Carnegie Institute, Washington

Kinney JM (1980) The application of indirect calorimetry to clinical studies. In: Kinney JM, Buskirk ER, Munro HN (eds) Assessment of energy metabolism in health and disease. Report of the "First Ross Conference on medical research". Ross, Columbus, pp 42–48

Kinney JM (1983) Energy metabolism of clinical nutrition. In: Kleinberger G, Deutsch E (eds) New aspects of clinical nutrition. Karger, Basel, pp 79–85

Kinney JM, Morgan AP, Domingues FJ, Gildner KJ (1964) A method for continuous measurement of gas exchange and expired radioactivity in acutely ill patients. Metabolism 13:205–211

Kinney JM, Askanazi J, Gump FE, Forster RJ, Hyman AJ (1980) Use of the ventilatory equivalent to separate hypermetabolism from increased dead space ventilation in the injured or septic patient. J Trauma 20:111–119

Kleiber M (1947) Body size and metabolic rate. Physiol Rev 27:511–541

Kleiber M (1975) The fire of life. An introduction to animal energetics. Krieger, New York

LaSala P, Askanazi J, Nordenström J, Carpentier YA, Robin A, Kinney JM (1980) Substrate utilization in acutely ill patients (Abstract). Anesthesiology 53:S 170

Long CL (1983) Energy metabolism – current and new approaches, measurement and its significance. 7th Clinical Congress: Contemporary clinical nutrition: Principles & practice, Washington

Long CL, Carlo MA, Schaffel M, Schiller WS, Blakemore WS, Spencer JL, Broell JR (1979) A continuous analyzer for monitoring respiratory gases and expired radioactivity in clinical studies. Metabolism 28:320–332

Long JM, Wilmore DW, Mason AD, Print BA (1977) Effect of carbohydrate and fat intake on nitrogen excretion during total intravenous feeding. Ann Surg 185:417–422

Mebius C (1983) A comparative evaluation of disposable humidifiers. Acta Anaesthesiol Scand 27:403–409

Neuhof H (1980) Limitierende Faktoren für die Sauerstoffaufnahme des Gesamtorganismus bei Störungen der Kreislauffunktion. In: Brückner J (Hrsg) Kreislaufschock, Anästhesie und Intensivmedizin, Bd 125. Springer, Berlin Heidelberg New York, S 625–629

Neuhof H, Wolf H (1978) Method for continuously measured oxygen consumption and cardiac output for use in critically ill patients. Crit Care Med 6:155–161

Nordenström J, Jeevanandam M, Elwyn DH, Carpentier YA, Askanazi J, Robin A, Kinney JM (1981) Increasing glucose intake during total parenteral nutrition increases norepinephrine excretion in trauma and sepsis. Clin Physiol 1:525–534

Ollson SG, Fletcher R, Jonson B, Nordström L, Prakash O (1980) Clinical studies of gas exchange during ventilatory support – a method using the Siemens-Elema CO_2-analyzer. Br J Anaesth 52:491–498

Otis AB (1965) Quantitative relationships in steady-state gas exchange. In: Fenn WO, Rahn H (eds) Respiration. Am. Physiol. Soc., Washington (Handbook of physiology, vol 1, section 3, pp 681–684)

Robin A, Askanazi J, Nordenström J, Carpentier YA, Elwyn DH, Kinney JM (1981) Lipid metabolism in surgical patients: Effects of parenteral glucose (Abstract). Crit Care Med 9:220

Rutten P, Blackburn GL, Flott JP, Hallowell E, Cochran D (1975) Determination of optimal hyperalimentation infusion rate. J Surg Res 18:477–483
Schmitz JE, Lotz P, Grünert A (1981) Untersuchungen über den Substrat- und Energieumsatz an langzeitbeatmeten Intensivpatienten. Infusionsther Klin Ernähr 8:158–162
Schultis K (1978) Der entgleiste Stoffwechsel in der postoperativen und posttraumatischen Phase. Langenbecks Arch Chir 347:491–498
Schutz Y, Ravussin E (1980) Respiratory quotients lower than 0.70 in ketogenic diets. Am J Clin Nutr 33:1317–1319
Spencer JL, Zikria AB, Kinney JM (1972) A system for the continuous measurement of gas exchange and respiratory functions. J Appl Physiol 33:523–528
Swedish Testing Institute for Medical Supplies (1983) Test report 1983 – 12 – 19, Spri – Ma 8309 2.E.: Test to compare the ability of the different HMFs (Heat and Moisture Exchanger) to capture the patient's exhaled heat and moisture and return it in the next breath
Swift RW, French CE (1954) Energy metabolism and nutrition. Scarecrow, New Brunswick
Thannhauser SJ (1957) Physiologie des Gesamtstoffwechsels, Einleitung. In: Zöllner N (Hrsg) Thannhausers Lehrbuch des Stoffwechsels und der Stoffwechselkrankheiten. Thieme, Stuttgart, S 10–19
Wilmore JH, Davis JA, Norton AC (1976) An automated system for assessing metabolic and respiratory function during exercise. J Appl Physiol 40:619–624
Zuntz N, Schumburg H (1901) Studien zu einer Physiologie des Marsches. Berlin

Zusammenfassung der Diskussion zu Teil 6

Frage: Postoperativ oder posttraumatisch kann es zu einem hepatozellulären Ikterus kommen, der am 3.–4. Tag mit einem Bilirubinanstieg beginnt, ohne daß die γ-GT bereits erhöht ist. Im weiteren Verlauf findet man gelegentlich sehr hohe Bilirubinwerte. Wie ist ein solches Zustandsbild klinisch einzuordnen?

Antwort: Nicht selten steht bei diesen Patienten, insbesondere nach schweren Traumen, die Resorption von Hämatomen initial im Vordergrund. Es kommt infolge Überlastung der Leber zu einem „hämolytischen Syndrom". Dem addieren sich toxische Einflüsse auf das hepatische Gewebe sowie eine Konjugationsschwäche, welche labormäßig als hoher Anteil von indirektem Bilirubin zu erfassen ist. Histologisch sind bei diesen Patienten keine Zeichen einer Entzündung nachweisbar.

Frage: Herr Meyer zum Büschenfelde hat darauf hingewiesen, daß viele Patienten mit unerkannten Leberschädigungen zur Operation kommen und daß die postoperative Letalität bei diesen Patienten erschreckend hoch ist. Was muß man präoperativ unternehmen, um diese Patienten herauszufinden?

Antwort: Die wichtigsten Laborparameter für das Screening von Patienten, bei denen eine Lebererkrankung auszuschließen ist, sind die γ-GT, ein Transaminasenwert (GPT) und die alkalische Phosphatase. Die γ-GT ist vor allem für die Erkennung alkoholischer Leberschäden wichtig. Wenn sie erhöht ist und obendrein der Verdacht auf eine alkoholisch bedingte Erkrankung nicht ausgeschlossen werden kann, ist der nächste Schritt die Sonographie der Leber. Ist diese unauffällig, ein Leberschaden jedoch präoperativ unbedingt auszuschließen, hat sich eine Leberblindpunktion anzuschließen.

Frage: Ist ein solches Leberuntersuchungsprogramm (γ-GT, GPT, alkalische Phosphatase) vor jedem operativen Eingriff zwingend erforderlich?

Antwort: Hierüber sind die Meinungen geteilt. Internisten, die sehr häufig mit schweren Lebererkrankungen und -komplikationen konfrontiert werden, plädieren dafür, daß diese 3 Enzyme bei jedem Patienten präoperativ untersucht werden. Anästhesisten tendieren zu einer Beschränkung auf solche Patienten, bei denen anamnestisch, klinisch und wegen der Größe und Art des bevorstehenden Eingriffs der Funktionszustand der Leber unbedingt bekannt sein muß. Nach ihrer Meinung kann etwa bei gesunden Kindern und Narkosen für kleinere periphere Eingriffe (z. B. Osteosynthese am Unterarm) auf ein solches Lebersuchprogramm verzichtet werden.

Frage: Wie sind Veränderungen der Konzentrationen der Schilddrüsenhormone T_3 und T_4 in der perioperativen Phase zu bewerten?

Antwort: Erhöhte Werte dieser Hormone sind für sich allein nicht ausreichend, die Diagnose einer Hyperthyreose zu stellen. Die klinischen Symptome müssen in die Beurteilung unbedingt einbezogen werden. Darüber hinaus können erhöhte Schilddrüsenhormonspiegel bei anderen Erkrankungen (Aszites, rheumatische Erkrankungen) und unter dem Einfluß verschiedener Medikamente vorkommen. Ebenso müssen erniedrigte Schilddrüsenhormonspiegel nicht Ausdruck einer Hypothyreose sein, sondern können infolge schwerer Beeinträchtigung des Allgemeinzustandes (Polytrauma, Sepsis) oder unter Medikamenteneinfluß auftreten.

Frage: Welche Rolle spielt das Alter für die Bewertung des Ernährungs- und Immunstatus vor großen Operationen?

Antwort: Selbstverständlich ist das Alter des Patienten von ausschlaggebender Bedeutung; ein junger Mensch kann eine krankheitsbedingte Mangelernährung besser und länger kompensieren als ein alter. Exakte Untersuchungen hierüber gibt es praktisch nicht, weil – in unseren Breiten – eine krankheitsbedingte Mangelernährung fast nur bei Tumorpatienten vorkommt, und diese haben eine relativ einheitliche Altersstruktur zwischen 50 und 70 Jahren.

Frage: Welche praktischen Möglichkeiten gibt es, den aktuellen Ernährungzustand des einzelnen Patienten in der Klinik zu bewerten und zu verbessern?

Antwort: Generell muß jede Klinik selbst ihr Krankengut sowohl klinisch als auch mit den zur Verfügung stehenden biochemischen Methoden exakt untersuchen. Durch Gruppierung und Korrelation mit dem Auftreten von postoperativen Komplikationen muß dann versucht werden, aus den Meßdaten geeignete Bewertungsindizes abzuleiten.

Vor großen Operationen, z. B. Pankreasresektionen, Gastrektomien, Kardia- und Ösophagusresektionen, sollte in jedem Falle eine präoperative Ernährungstherapie eingeleitet werden. Ob hierfür die enterale oder parenterale Ernährung günstiger ist, hängt in erster Linie vom Zustand des Patienten ab, ob er nämlich in der Lage ist, ausreichend Nährstoffe enteral zu sich zu nehmen. Der präoperativ auf diese Weise optimierte Patient wird nicht weniger Komplikationen bekommen. Komplikationen sind nämlich Folge des chirurgischen Eingriffes in Verbindung mit der Grunderkrankung und Begleiterkrankungen. Aber der eutrophe Patient hat eine größere Chance als der mangelernährte, Komplikationen zu überleben.

Teil 7

Anästhesiewirkungen

Möglichkeiten zur Quantifizierung der Wirkung intravenöser Anästhetika

H. Schwilden, H. Stoeckel, J. Schüttler, P. M. Lauven

Einleitung

Die Vielfalt der Haupt- und Nebenwirkungen intravenöser Anästhetika verlangt es, das dargestellte Thema auf ein zu bewältigendes Maß zu reduzieren. Läßt man die Muskelrelaxation als einen nicht per se zum Phänomen Narkose gehörenden Bereich außer Betracht, so besteht das therapeutische Ziel einer Anästhesie darin, die allseits bekannte Triade Analgesie, hypnotischer Effekt und vegetative Dämpfung auszubalancieren. Dieser Balanceakt wird um so eher gelingen, je feiner die einzelnen Komponenten der Triade austitriert werden können. Will man ein solches Optimierungsvorhaben objektivieren, dokumentieren und verifizieren, so benötigt man ein Minimierungskriterium, wie es z. B. die Minimierung der Abweichung hämodynamischer Meßgrößen von definierten Normalwerten darstellt. Das Aufstellen solcher Minimierungskriterien für die 3 Komponenten hypnotischer Effekt, Analgesie und vegetative Dämpfung erfordert wiederum ihre Quantifikation und Meßbarkeit. Da man auf Meßverfahren angewiesen ist, die unabhängig von der Kooperation des Patienten einsetzbar sind, scheiden psychometrische Verfahren als Meßinstrument aus. Zweifellos ist denjenigen Methoden, die sich mit der Dämpfung und Stabilität des Vegetativums befassen, in der Geschichte der Anästhesiologie am frühesten und stärksten Beachtung geschenkt worden. Das Guedel-Schema für die Äthernarkose ist hier das meist zitierte Beispiel des Versuchs einer groben Quantifizierung über eine Stadieneinteilung, wenn man überhaupt die Klassifikation von Beobachtungen als einen Quantifizierungsansatz gelten lassen will. Die heute möglichen Meßverfahren sind sehr vielfältig und reichen von der Hautwiderstandsmessung über die Messung von Streßhormonspiegeln (Takkis et al. 1980; Schüttler et al. 1984) bis hin zum MAC_{BAR}-Konzept (Roizen et al. 1982). Der andere, weit wichtigere Grund für die starke Beachtung dieses Elements der Triade besteht darin, daß hämodynamische und elektrokardiographische Meßgrößen unmittelbar vitalgefährdende Situationen anzeigen können und deshalb heute zum Standardmonitoring gehören.

Für die Beurteilung der Triadekomponenten hypnotischer Effekt und Antinozizeption ist im wesentlichen nur das EEG als direktes Maß untersucht worden: sei es das spontane EEG oder das durch bestimmte Stimulationstechniken evozierte Potential.

Andere Versuche der Quantifizierung bedienen sich in der Regel indirekter Methoden und Umkehrschlüssen. Eine Ausnahme stellt die Regionalanästhesie dar, bei der man durch den Nachweis der Nichtleitfähigkeit der A- und C-Fasern auf eine Antinozizeption schließen kann, wobei man dann den Anteil humoraler Schmerzübermittlung vernachlässigt. So bedarf es zur Verifikation einer Antinozizeption praktisch immer eines adäquaten Schmerzstimulus. Die Quantifizierung der Antinozizeption erfolgt nun entweder durch den maximalen Reizstimulus, der noch toleriert wurde oder durch die Dosen des Pharmakons, die dazu benötigt wurden. Das letztere dieser klassischen Verfahren der Pharmakologie findet in der klinischen Pharmakologie eine erheblich breitere Anwendung, da hier z. B. ein gegebener Schmerzreiz vorliegt, der mit einer geeigneten Dosis zu therapieren ist.

Da die Dosis des Pharmakons im Körper einer Verteilung und Elimination unterliegt, führt sie im zeitlichen Verlauf gesehen zu recht unterschiedlichen Wirkungen. Es ist das Verdienst von Brodie und seiner Arbeitsgruppe, Ende der 40er bzw. der 50er Jahre erkannt zu haben, daß nicht so sehr die Dosis als vielmehr die dadurch erzeugte Konzentration für die Wirkung von Relevanz ist (Brodie et al. 1950). Dieses Konzept wurde dann schon bald dadurch verallgemeinert, daß man die Pharmakonkonzentration am Wirkort als die für die Wirkung entscheidende Größe herausstellte. Die Blutkonzentration oder, verallgemeinert, die Konzentration am Meßort mag dann direkt als Stellvertreter für die Konzentration am Wirkort stehen, wenn beide Gewebesysteme – also Wirkort und Meßort – schnell äquilibrieren. Der Erfolg des MAC-Konzeptes (Saidman et al. 1967) in der klinischen Praxis, der an sich als vergleichender Potenzbegriff für Inhalationsanästhetika entwickelt wurde, heute aber auch als Dosierungsrichtlinie zur Erreichung einer bestimmten Narkosetiefe verwendet wird, belegt offenbar zweierlei: einmal, daß die Konzentration am Meßort Alveolarraum als mittelbarer Indikator für die Konzentration am Wirkort Gehirn stehen kann und zum anderen, daß zwischen der alveolären Konzentration und der klinisch erfaßbaren Narkosetiefe ein stetiger Zusammenhang besteht, der im Umkehrschluß dazu geführt hat, die alveoläre Konzentration als Maß für die Narkosetiefe zu betrachten. Überträgt man diese Vorstellungen auf intravenöse Anästhetika, so ergeben sich daraus folgende 3 Fragestellungen:

1. Welche Relation besteht zwischen der meßbaren Wirkung und der Pharmakonkonzentration am Meßort?
2. Inwieweit können Blutspiegelmessungen etwas über die Konzentration am Wirkort aussagen?
3. Inwieweit kann in den Fällen, in denen sich die Wirkung aus methodischen oder anderen Gründen nicht messen läßt, der Pharmakonkonzentration eine Stellvertreterfunktion der Wirkung selbst zugeordnet werden?

Die Abb. 1 zeigt den konzeptionellen Zusammenhang zwischen der Dosierung eines Pharmakons und seiner erfahrbaren oder besser meßbaren klinischen Wirkung (Schwilden et al. 1983): Nach Applikation verteilt sich das Pharmakon im Körper und gelangt an den Ort der Wirkung. Durch Interaktionen mit Rezeptoren oder anderen Strukturen kommt es zu Effekten auf Membran- oder Zellebene, z. B. zur Freisetzung von Transmittern, Leitfähigkeitsänderungen an Membranen oder zu anderen Vorgängen, die dann als Input auf das gesamte biologische System einwirken. Ihre klinische beobachtbare und meßbare Wirkung ist dann durch die Reaktion des gesamten Systems auf diesen Input hin gegeben. Sind die Zeitkonstanten, die das Verhalten der Rezeptorkinetik und des biologischen Systems bestimmen, klein gegenüber den Zeitkonstanten, die die Änderungen der Konzentrationen am Wirkort beschreiben, so hat Hill schon 1909 gezeigt, daß Konzentration und Effekt durch die nach ihm benannte Gleichung verknüpft sind.

Die üblichen sigmoiden Konzentrations-Wirkungs-Kurven lassen 3 Dinge erkennen:

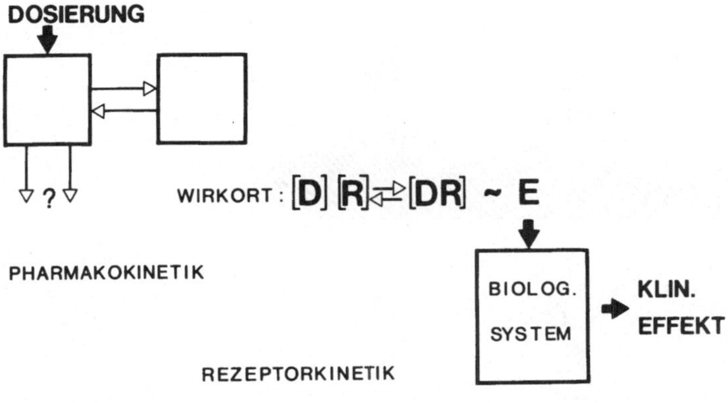

Abb. 1. Der Zusammenhang zwischen Dosis und Wirkung kann konzeptionell in die 3 Prozesse Pharmakokinetik, Rezeptorkinetik und Pharmakodynamik zerlegt werden

1. Wird man in unteren Konzentrationsbereichen mit steigender Konzentration keine Steigerung der Wirkung erkennen können, weil sie noch unterhalb der Meßgenauigkeit liegt.
2. Bei hohen Konzentrationen wird man durch ihre Steigerung keinen weiteren Wirkungsanstieg erreichen, weil sie schon maximal ausgeprägt ist (Ceiling effect).
3. Je steiler die Konzentrations-Wirkungs-Beziehung verläuft, um so eher gibt es eine Schwellenkonzentration, unterhalb derer keine Wirkung und oberhalb derer die Maximalwirkung ausgeprägt ist. Je flacher die Kurve verläuft, um so eher kann man verschiedene Wirkungsintensitäten differenzieren. Typische Beispiele, für die diese Voraussetzungen nicht erfüllt sind, sind z. B. Lofentanyl oder als Extremfall z. B. das Gift α-Bungarotoxin. Im ersten Fall handelt es sich um eine sehr große Rezeptordissoziationskonstante, im anderen Fall um eine Dissoziationskonstante von 0, also eine irreversible Rezeptorbindung. Ist auf der anderen Seite die Konzentration am Wirkort rasch im Äquilibrium mit der Blutkonzentration, so kann die Konzentration am Wirkort durch die Konzentration im Blut ersetzt werden.

Methoden pharmakokinetischer-dynamischer Modellbildung

Ein Versuchsprotokoll zur pharmakokinetisch-dynamischen Modellbildung mit Etomidat als Modellsubstanz zeigt Abb. 2. Durch Messung der Blutkonzentrationen und Quantifizierung des hypnotischen Effektes können Konzentrations-Wirkungs-Beziehungen aufgestellt werden. Zur Quantifizierung des hypnotischen Effektes wurde der Median des EEG-Powerspektrums herangezogen (Schüttler et al. 1984; Schwilden et al. im Druck). Auf der unteren Hälfte von Abb. 2 ist die Infusionsgeschwindigkeit gegenüber der Zeit aufgetragen, die gemäß der mittleren kinetischen Daten von Etomidat (Schüttler et al. 1980) zu den im oberen Teil der Abbildung linear ansteigenden Blutspiegeln führte. Durch eine solche Wahl des Infusionsschemas wird man in die Lage versetzt, das gesamte Spektrum der im EEG zu beobachtenden Wirkungen mit einer vom Untersucher gewählten Ge-

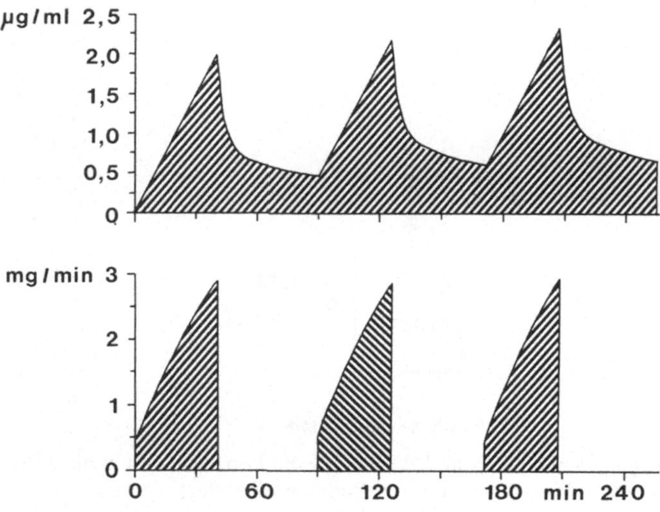

Abb. 2. Die Infusionsgeschwindigkeit (*unten*) zur Erreichung linear ansteigender Blutspiegel von Etomidat (*oben*)

schwindigkeit zu durchfahren. In dieser speziellen Studie wurde das Auftreten von Burst-suppression-Perioden bis zu 4 s Dauer als Kriterium für den Infusionsstopp gewählt. Waren die Probanden wieder örtlich und zeitlich orientiert, wurde dieser Zyklus insgesamt 2mal wiederholt.

Tabelle 1 zeigt die Korrelation des Medians mit klinischen Zeichen: für die ansteigende Phase vom Ausgangswert bis zu Burst suppressions und für die Phase der abfallenden Spiegel vom Verschwinden der Burst suppressions bis zur örtlichen und zeitlichen Orientierung. Die Konstanz der Zuordnung von klinischen Zeichen zum Medianwert – sowohl während der absteigenden als auch während der ansteigenden Phase – zeigt, daß der Parameter Median für dieses Pharmakonbeispiel nicht nur einen bestimmten Medikamenteneffekt mißt, sondern auch ein eindeutiges klinisches Korrelat besitzt.

Die Korrelation zwischen Blutspiegel und Medianwert unter der 3fachen Infusion ist in Abb. 3 für ein typisches Beispiel dargestellt. Ein rascher Abfall von ca. 9,5 Hz auf 1–2 Hz unter der Etomidatinfusion wird gefolgt von einem langsa-

Tabelle 1. Korrelation manifester klinischer Zeichen mit dem Median (Mittelwert ±SD, n=18) des Powerspektrums während der Phasen ansteigender und abfallender Etomidatblutspiegel für 3 Zyklen bei 6 Probanden

Anstieg		Abfall	
Klinik	Median (Hz)	Median (Hz)	Klinik
Ruhe-EEG	9,5±0,4	6,6±0,6	Zeitliche/örtliche Orientierung
Schlafeintritt	4,8±0,8	4,7±0,7	Ansprechbarkeit
Kornealreflex 0	2,0±0,4	2,0±0,3	Kornealreflex +
Burstsuppression +	1,6+0,3	1,8±0,3	Burstsuppression 0

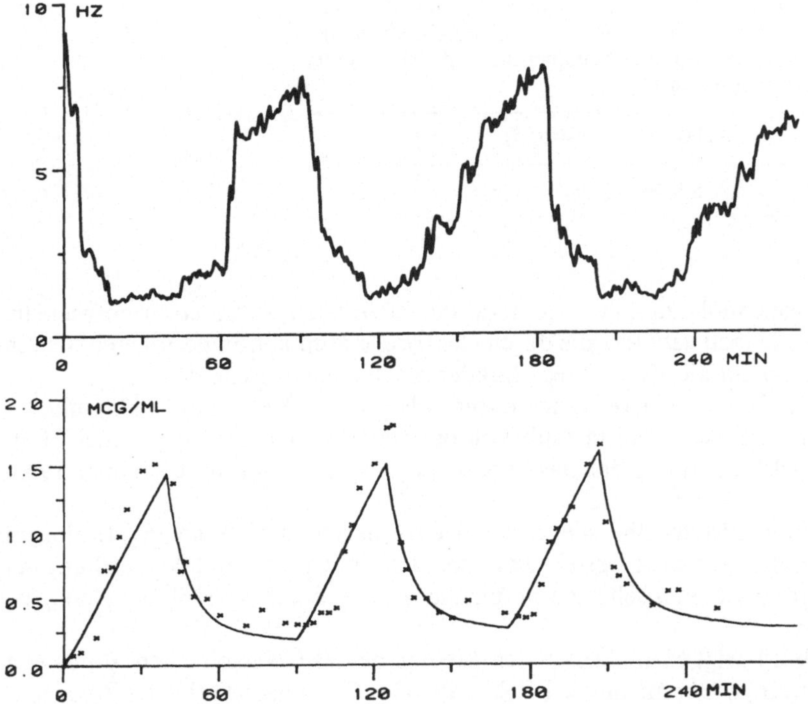

Abb. 3. Korrelation zwischen gemessenem Etomidatblutspiegel (*unten*) und dem Median des Powerspektrums (*oben*) bei einem Probanden

men Anstieg in den jeweiligen Aufwachphasen. Der untere Teil der Abbildung stellt die gemessenen Blutspiegel dar. Die durchgezogene Linie zeigt den erwarteten Verlauf. Da offensichtlich keine Hysterese vorliegt, d. h. der Effekt nicht dem Blutspiegel hinterherhinkt, kann aus dieser Information durch Anwendung der Hill-Gleichung

$$E = E_0 - E_1 \frac{c^{\gamma}(t)}{c_0^{\gamma} + c^{\gamma}(t)}$$

die Konzentrations-Effekt-Kurve bestimmt werden.

Tabelle 2 faßt die Ergebnisse für die Parameter der Hill-Gleichung für die Gruppe der insgesamt 6 Probanden zusammen. Die Konzentration IC_{50} bei halbmaximalem Effekt, der ungefähr bei 5 Hz liegt, wurde mit 0,3 µg/ml bestimmt. Damit ist für Etomidat bezüglich seiner hypnotischen Wirkung ein vollständiges pharmakokinetisch-dynamisches Modell bestimmt. Inzwischen sind auch für andere Hypnotika – wie z. B. Thiopental (Hudson et al. 1983) – solche Modelle aufgestellt worden.

Während das spontane EEG bei den Hypnotika ein relevantes Korrelat der klinischen Beobachtung darstellt, ist dies bei den Analgetika nicht so evident. Dies hat dazu geführt, somatosensorisch evozierte Potentiale zu untersuchen. Chapman (Chapman et al. 1979) konnte nachweisen, daß bei bewußtseinsklaren Patienten ein durch Reizung der Zahnpulpa evoziertes Potential in klarer Korrelation zur subjektiven Schmerzäußerung steht. Das von Kobal (Kobal et al. 1983) entwickelte Verfahren der CO_2-Stimulation der Nasenschleimhaut kann sich hier

Tabelle 2. Mittelwerte ± SD der Parameter der Hill-Gleichung $E = E_0 - E_1 c^{\gamma}(t)/(c_0^{\gamma} + c^{\gamma}(t))$, die zur Beschreibung der Relation zwischen Etomidatblutspiegeln und des Effektes (Median) herangezogen wurde

E_0(Hz)	E_1(Hz)	c_0(mg/l)	γ
9,31 ± 0,30	7,93 ± 0,54	0,31 ± 0,074	3,33 ± 2,11

vielleicht gleichfalls zu einer Methode der adäquaten Stimulation entwickeln. Vorsicht ist jedoch geboten, die durch elektrische Stimulation peripherer Nerven evozierten Potentiale als direktes Maß der Analgesie anzusehen:

1. Es ist fraglich, ob der verwendete Reiz adäquat ist (Tachibama 1975), und
2. es ist zu bedenken, daß fast alle von uns verwendeten Analgetika auch Hypnoanalgetika sind und daß das Vigilanzniveau selbst Einfluß (Goff et al. 1966) hat.

Nicht immer ist der Blutspiegel jedoch ein Spiegelbild der Wirkung. In einigen Fällen, z. B. für Fentanyl, besteht zwischen dem Blutspiegel und der Wirkung ein komplexerer mathematischer Zusammenhang als er durch die Hill-Gleichung gegeben ist.

Die Abb. 4 zeigt exemplarisch den Median des EEG's nach einem Bolus von 0,5 mg Fentanyl. Der maximale Effekt tritt rund 6 min nach Gabe des Bolus auf. Dieses Hinterherhinken der Wirkung hinter dem Blutspiegel, die sog. Hysterese, ist in der Anästhesiologie schon seit einigen Jahren aus dem Bereich der Muskelrelaxanzien bekannt. Hull (Hull et al. 1978) und Sheiner (Sheiner et al. 1979) haben dieses Phänomen konzeptionell durch das Biophase- oder Effektkompartiment des Modells beschrieben.

Trägt man in solchen Fällen den Effekt gegen die Blutkonzentrationen auf, so kommt es zu typischen Hystereseschleifen. Das Effektkompartiment wird nun

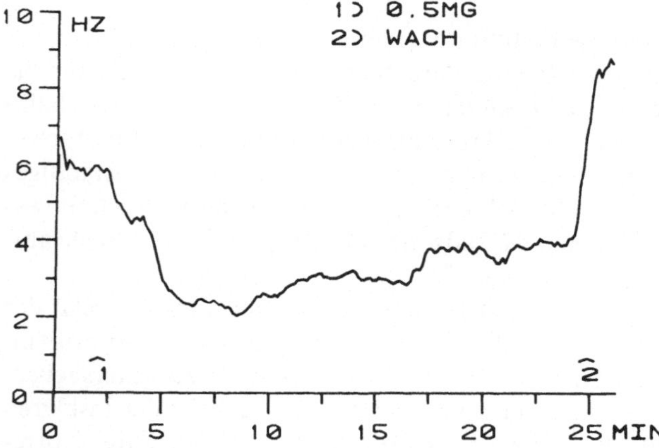

Abb. 4. Der Median des Powerspektrums nach einem Bolus Fentanyl von 0,5 mg. Der maximale Effekt ist nach ca. 6 min erreicht

als derjenige Ort definiert, in dem die Effektkonzentrationskurve keine Schleife aufweist, sondern die typische Sigmaform, wie es beispielhaft für Etomidat dargestellt wurde.

Durch die Hysterese, als Ausdruck der Wirkortlokalisation peripher vom Blut, wird eine Situation aufgebaut, die dazu führt, daß zu ein und demselben Effekt eine weite Spanne von Blutspiegeln gehören kann und umgekehrt zu einem Blutspiegel eine weite Spanne von Effekten. Stanski et al. berichten für Fentanyl und die Edge-frequency des EEGs (als pharmakodynamischen Parameter) bei geeigneter Dosierung, die den Steady state nicht erreicht, eine praktisch unveränderte Wirkung über einen Konzentrationsbereich von 5–25 ng/ml und eine maximale Wirkungsvariation bei nahezu gleichem Blutspiegel von ca. 5 ng/ml. Bei Kenntnis der Pharmakokinetik ergibt sich in Übereinstimmung mit Abb. 4 eine Äquilibrierungszeit zwischen Blut und Wirkort von ca. 6 min.

Untersuchungen, die punktuelle Blutspiegelmessungen von Fentanyl durchführen und keine detailliertere pharmakokinetische und pharmakodynamische Analyse durchführen, müssen deshalb fast notwendigerweise scheitern (außer im Steady state). Es ist auch nicht verwunderlich, wenn Lehmann und Mitarbeiter (Lehmann et al. 1982) Schwierigkeiten dabei haben, analgetisch wirksame Blutspiegel herauszufinden. Die von den gleichen Autoren berichtete geringe Varianz von nur ca. 12,3% der benötigten Gesamtfentanylmenge bei 72 Patienten zeigt, daß es offensichtlich doch Invarianten gibt, die die Dosierung bestimmen. Aus den vorhin dargelegten Gründen ergibt es sich zwanglos, die Wirkung von Fentanyl mit einem Wirkort peripher vom Blut zu verknüpfen (Stoeckel et al. 1982; Schwilden et al. im Druck). Die klinisch geübte Form der Repetitionsdosierung von Fentanyl trägt diesem Phänomen auch Rechnung. Die Abb. 5 zeigt die Fentanylblutspiegel bei einer klinisch üblichen Repetitionsdosierung und durch eine kinetische Analyse der Blutspiegelkurve berechnete Fentanylmenge im peripheren Verteilungsraum eines 2-Kompartiment-Modells. Den stark schwankenden Blutspiegeln steht ein relativ gleichförmiger Verlauf der Konzentration bzw. Menge in diesem peripheren Kompartiment gegenüber. Die Schwankung zwischen Spitzenspiegel und Minimalblutspiegel für die Repetition liegt bei 450%, während die Schwankung bei der Menge im peripheren Kompartiment lediglich in der Größenordnung von 15% liegt. Diese Untersuchungsergebnisse lassen sich mühelos deuten, wenn der Ort der Wirkung von Fentanyl in das periphere Kompartiment oder in einen Teil desselben verlegt wird. Die Evidenz eines solchen Verteilungsraumes kann jedoch durch eine kinetische Datenanalyse gemessener Blutkonzentrationen dargelegt werden. Gleichartige Untersuchungen mit Alfentanil hingegen weisen eine nur sehr geringe Hysterese auf, so daß man hier die Wirkung in das zentrale Kompartiment zu verlegen hat und damit die Blutspiegel besser als bei Fentanyl mit der Wirkung unmittelbar korreliert werden können.

Bei den hier für die Analgetika dargelegten Untersuchungsergebnissen wurde das EEG lediglich als Hilfsgröße für die Erfassung des zeitlichen Verlaufs der Wirkung der Opiate angesehen. Die Frage ist berechtigt, ob nicht bei adäquater Stimulation das EEG doch zur Quantifizierung und Objektivierung der Analgesie bzw. einer Algesie herangezogen werden kann.

Wie in der Einleitung dargelegt wurde, ist hierzu in der Regel immer die Setzung eines adäquaten Reizes notwendig. Der zweifelsfrei für unsere Tätigkeit als Anästhesisten adäquateste Reiz ist der operative Schmerzreiz.

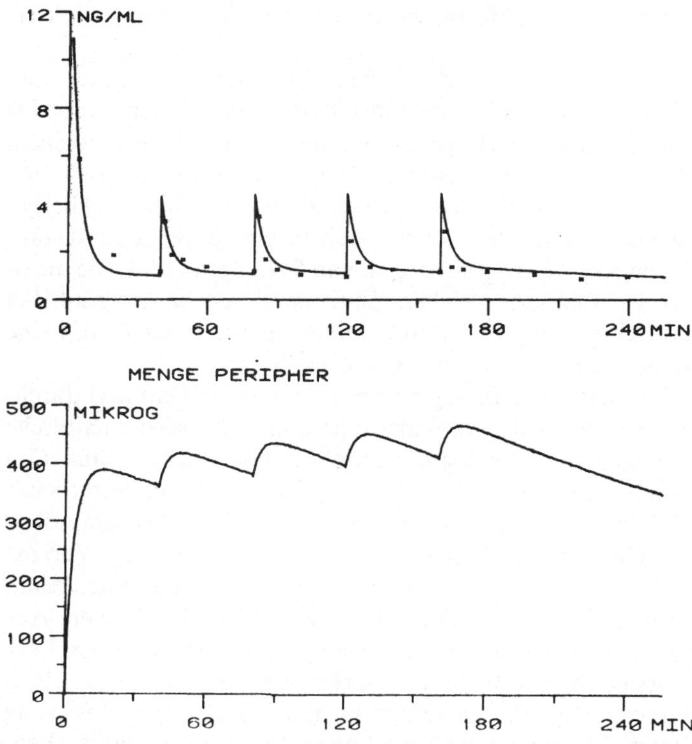

Abb. 5. Bei repetitiver Bolusdosierung von Fentanyl treten im Blut erhebliche Konzentrationsschwankungen auf, denen ein erheblich gleichmäßigerer Verlauf der Menge (bzw. Konzentration) im peripheren Kompartiment gegenübersteht

Die Abb. 6 zeigt den Median des Powerspektrums während einer Narkose mit Enfluran bei einer gynäkologischen Laparatomie. Beim 1. Pfeil in der 45. Minute erfolgte der Hautschnitt, in der 70. Minute die Eröffnung des Peritoneums. Der abrupte Anstieg des Medians mit dem Hautschnitt und der erneute Anstieg bei Eröffnung des Peritoneums legen dar, daß offenbar der Kortex nicht hinreichend gegenüber diesen Afferenzen abgeschirmt war, d. h. das EEG sehr rasch auf den operativen Schmerzreiz bei zu flacher Narkose reagieren kann. Die Verteilung des Medianwertes bei 60 Routineanästhesien an unserem Institut mit verschiedenen Narkosetechniken, und zwar sowohl intravenösen Kombinations- wie Inhalationsnarkosen und deren Kombination ergab ein 75% quantil für die Medianwerte unter 5 Hz (Stoeckel et al. 1984), d. h. 75% aller Meßwerte liegen unter 5 Hz. Die oben dargestellten Medianwerte zwischen 5 und 7 Hz für das Einschlafen bzw. Aufwachen unter und nach Etomidatinfusion, die sehr ähnlichen Ergebnisse der Untersuchungen mit Ketamin (Schüttler 1984, pers. Mitteilung) und Thiopental (Hudson et al. 1983) sowie das Verhalten des Medians in der Aufwachphase zeigen deutlich, daß bei einem intraoperativen Anstieg des Medians von einem Wert unter 5 Hz auf einen Wert über 5 Hz mit einer Aufwachreaktion zu rechnen ist. Wird dies durch einen Schmerzreiz induziert, ist es sehr naheliegend, von einer mangelnden Analgesie auszugehen. Insofern bietet das EEG eine indirekte Methode der Quantifizierung der Analgesie.

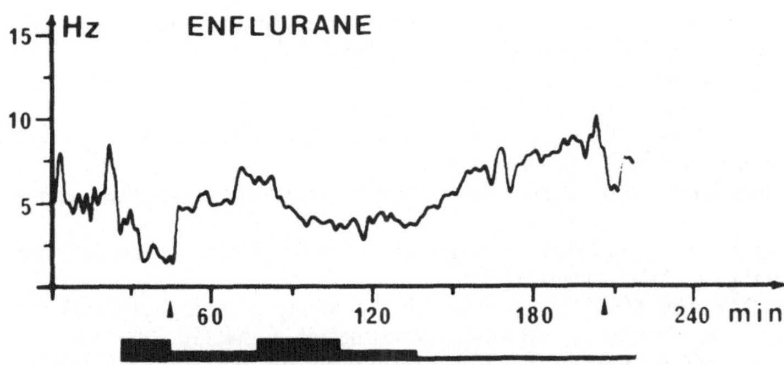

Abb. 6. Der Median des Powerspektrums bei einer Narkose mit Enfluran. Mit Operationsbeginn (▲) ist ein steiler Anstieg des Medians als Zeichen einer flachen Narkose zu erkennen. Die Eröffnung des Peritoneums (15–20 min später) führt zu einem weiteren Anstieg des Medians

Schlußfolgerungen

Soweit die hier dargestellten Methoden und Ansätze zur Quantifizierung der Wirkung intravenöser Anästhetika, die auch auf die Inhalationsanästhesie übertragen werden können, zu einem Monitoring geeignet sind, muß man dies doch als ein Monitoring 2. Ordnung ansehen. Es mag in vielen Fällen wünschenswert, aber in nur wenigen von vitaler Notwendigkeit sein.
Im einzelnen:
– Ein EEG-Monitoring ist in der klinischen Praxis nützlich – aber nicht notwendig – zur quantitativen Online-Abschätzung der sog. Narkosetiefe als Maß der kortikalen Dämpfung bei Einwirkung von Pharmakakombinationen plus Nozizeption bzw. Antinozizeption.
– Es ist heute schon notwendig zur Erkennung vitalbedrohlicher intraoperativer Zustände zerebraler Ischämie – wie v. a. in der Herzchirurgie bei Anwendung der extrakorporalen Zirkulation und in der Karotischirurgie.
– Es ist in der Intensivmedizin zur Beurteilung und Dokumentation von Komazuständen offensichtlich nützlich. Ein Blutspiegelmonitoring hingegen der Injektionsnarkose – Pharmaka, Hypnotika, Analgetika und ähnliche Medikamente – im Rahmen der Anästhesie könnte gelegentlich nützlich sein, ist aber kaum praktikabel – im Gegensatz zu den heute schon zur Online-Messung alveolärer Konzentrationen volatiler Anästhetika zur Verfügung stehenden einfachen und preiswerten Geräten.

Ein Blutspiegelmonitoring in der Intensivmedizin ist auch bei der Langzeitanwendung der oben genannten Arzneimittel in Spezialfällen nützlich, z. B. zur Abklärung verlängerter Recovery oder Pharmakainteraktionen bei polymedikamentöser Therapie.

Literatur

Brodie BB, Mark LC, Papper EM et al. (1950) The fate of thiopental in man and a method for its estimation in biological material. J Pharmacol Exp Ther 101:85–96

Chapman CR, Chen ACN, Harkins SW (1979) Brain evoked potentials as correlates of laboratory pain: A review and perspective. In: Bonica JJ, Lieberkind JC, Albe-Fessard JG (eds) Advances in pain research and therapy, vol 3. Raven, New York, pp 791–803

Goff WR, Allison T, Shapiro A, Rosner BS (1966) Cerebral somatosensory responses evoked during sleep in man. Electroencephalogr Clin Neurophysiol 21:1–9
Hudson RJ, Stanski JL, Saidman LJ, Meathe E (1983) A model for studying depth of anesthesia and acute tolerance of thiopental. Anesthesiology 59:301–308
Hull CJ, Van Beem HBH, McLeod K, Sibbald A, Watson MJ (1978) A pharmacodynamic model of pancuronium. Br J Anaesth 50:113–123
Kobal G (in press) Pain related electrical potentials of the human respiratory nasal elicted by chemical stimuli
Lehmann KA, Gensior J, Daub D (1982) „Analgetische" Fentanyl-Blutkonzentrationen unter Neuroleptanalgesie. Anaesthesist 31:655
Roizen MF, Harrigan RW et al. (1981) Anesthetic doses blocking adrenergic (stress) and cardiovascular responses to incision – MAC_{BAR}. Anesthesiology 54:390–398
Saidman LJ, Eger EI II., Munson ES et al. (1967) Minimum alveolar concentration of methoxyflurane, halothane, ether and cyclopropane in man: Correlation with theories of anaesthesia. Anesthesiology 18:994–1002
Schüttler J, Stoeckel H (in press) Quantitation of stress under surgery and anaesthesia by hormonal and metabolic parameters. In: Stoeckel H (ed) Quantitation, modelling and control of anesthesia
Schüttler J, Wilms M, Lauven PM, Stoeckel H (1980) Pharmakokinetische Untersuchungen über Etomidat beim Menschen. Anaesthesist 29:658–661
Schüttler J, Schwilden H, Stoeckel H (1985) A new approach towards quantifying the action of hypnotic drugs Etomidate as an example. Part 1: Pharmacokinetic and pharmacodynamic parameters. Eur J Anaesth 2:133
Schwilden H, Stoeckel (1980) Untersuchungen über verschiedene EEG-Parameter als Indikatoren des Narkosezustandes. Anästh Intensivther Notfallmed 15:279–286
Schwilden H, Schüttler J, Stoeckel H, Lauven PM (1983) Strategies of infusion for intravenous anesthesia. In: Tiengo M, Counins MJ (eds) Pharmacological basis of anesthesiology: Clinical pharmacology of new analgesics and anesthetics. Raven, New York, pp 117–125
Schwilden H, Stoeckel H, Schüttler J, Lauven PM (im Druck) Pharmakologische Kriterien der intravenösen Kurznarkosen. In: Just OH, Wiedemann (Hrsg)
Schwilden H, Schüttler J, Stoeckel H (1985) A new approach towards quantifying the action of hypnotic drugs: Etomidate as an example. Part 2: Pharmacokinetic and pharmacodynamic modelling. Eur J Anaesth 2:121
Scott JC, Stanski DR, Ponganis KV (1983) Quantitation of fentanyl's effect on the brain using the EEG. Anesthesiology 595:370
Sheiner LB, Stanski DR, Vozeh S, Miller RD, Han JC (1979) Simultaneous modeling of pharmacokinetics and pharmacodynamics: Application to d-tubocurarin. Clin Pharmacol Ther 25:358–371
Stoeckel H, Schwilden H (1984) Quantitative EEG-analysis and monitoring depth of anaesthesia. In: Gomez QJ, Egay LM, de la Cruz-Odi MF (eds) Anaesthesia. Safety for all. Excerpta Medica, Amsterdam New York Oxford, pp 151–158
Stoeckel H, Schwilden H, Lauven PM, Schüttler J (1981) EEG parameters forevaluation of depth of anesthesia. In: Vickers MD, Crul J (eds) European Academy of anesthesiology, Proceedings 1980. Springer, Berlin Heidelberg New York, pp 73–84
Stoeckel H, Schwilden H, Lauven PM, Schüttler J (1982) Prinzipien der klinischen Pharmakokinetik in der Anästhesiologie. Anästh Intensivther Notfallmed 17:5–10
Tachibana N (1975) Somatosensory evoked potentials and analgesia in man. In: Mori K (ed) Neurophysiological basis of anesthesia, vol 13. International Anesthesiology Clinics. Little Brown, Boston, pp 191–213
Takki S, Tammisto T (1980) Effects of anaesthesia and surgery on catecholamines. In: Stoeckel H, Oyama T (eds) Endocrinology in anaesthesia and surgery. Anaesthesiologie und Intensivmedizin, Bd 132. Springer, Berlin Heidelberg New York, S 69–75

Der praktische Wert des MAC-Konzepts für die Steuerung der Inhalationsanästhesie

R. Dudziak

Der Begriff MAC wurde in den Jahren 1963–1965 durch Saidman u. Eger in die anästhesiologische Praxis eingeführt. Vor allem Eger verband mit diesem Begriff die Hoffnung, die später auch zu seiner Überzeugung wurde, die anästhetische Potenz eines Inhalationsanästhetikums definieren zu können, indem er für diesen Zweck die Benutzung des reziproken Wertes der MAC vorschlug.

Der Gedanke, diejenige alveoläre Konzentration eines Inhalationsanästhetikums zu finden und sie zu bestimmen, bei der die nozizeptiven Reize vom Patienten nicht mehr beantwortet werden, ist von Eger u. Merkel schon im Jahre 1963 verfolgt worden. Beide Autoren, die in ihren Untersuchungen, zunächst an Hunden, zur Einleitung der Narkose das Thiopental angewandt haben, kamen sehr schnell zu der Erkenntnis, daß Barbiturate die gesuchte minimale Anästhetikumkonzentration wesentlich und langfristig indirekt verfälschen, so daß dieser Weg nicht weiter verfolgt werden konnte.

Erst mit den Veröffentlichungen von Saidman u. Eger (1964) und Eger et al. (1965) ist ein neuer und sicher interessanter Weg zur Bestimmung der MAC beschritten worden.

Ursprünglich als minimale alveoläre Konzentration definiert, später als minimale alveoläre anästhetische Konzentration bezeichnet und heute unter dem gängigen Begriff „minimale anästhetische Konzentration“ bekannt, eroberte sich dieser Begriff recht bald einen festen Platz in der anästhesiologischen Literatur. In seinem Buch *Anaesthetic Uptake and Action,* einer Ausgabe aus dem Jahre 1974, d. h. nach einer ausreichend langen Periode seiner persönlichen Meinungsbildung über den Stellenwert der MAC, schreibt Eger, daß die Bedeutung dieser Größe darin zu sehen ist, daß sie

1. die quantitative Definierung aller eine Inhalationsanästhesie beeinflussenden Faktoren erlaubt;
2. bei der Testung und Erforschung der Narkosetheorie behilflich sein kann;
3. als Maß dafür gelten kann, pharmakologische, hier insbesondere pharmakodynamische Effekte der Anästhesie unter definierten Bedingungen vergleichen zu können, und
4. bei der Zuordnung der klinischen Symptome einer bestimmten Narkosetiefe als Vergleichsgröße behilflich sein kann.

Dieser Beitrag soll diese Gedanken von Eger über die MAC auf die klinische Tätigkeit eines Anästhesisten projizieren und ihre Relevanz aus der Sicht des augenblicklichen Standes des Wissens untersuchen.

Ein Begriff kann in der Medizin nur dann scharf und allgemeingültig definiert werden, wenn er unter standardisierten methodischen Bedingungen reproduzierbar ist. Selbstverständlich spielt die Methodik eine sehr wichtige Rolle, so daß vergleichende Untersuchungen immer nur unter denselben methodischen Bedingungen durchgeführt werden sollten. Für MAC entstehen schon an dieser Stelle zahlreiche Schwierigkeiten, die z.T. speziesbedingt, z.T. durch die ethischen

Tabelle 1. MAC for Halothane (Percentage halothane)

Stimulus	Dog 1	Dog 2	Dog 3	Mean
Tail clamp	0.89 (100)	0.85 (96)	0.68 (76)	0.81
Tail clamp, plus endtidal CO_2 of 57 mmHg	0.92 (100)	0.89 (97)	0.60 (65)	0.80
10 volts	0.80 (100)	0.70 (88)	0.47 (59)	0.66
30 volts	0.98 (100)	0.82 (84)	0.68 (69)	0.83
50 volts	0.98 (100)	0.82 (84)	0.71 (73)	0.84
Endotracheal tube	0.89 (100)	0.52 (58)	0.35 (39)	0.55
Incision	0.80 (100)	0.52 (65)	0.76 (95)	0.69
Paw clamp	0.50 (100)	0.64 (128)	0.35 (70)	0.50
Spontaneous movement	0.50 (100)	0.52 (104)	0.35 (70)	0.46

Grenzen, die der Untersuchung gesetzt werden, bedingt sind. Im Vordergrund steht hier der Schmerzreiz, seine Intensität und die Art seiner Erzeugung. In seiner 1965 veröffentlichten Arbeit untersuchte Eger die MAC an Hunden. Für die Bestimmung der MAC bediente er sich verschiedener Reizarten, zu denen

1. Das Abklemmen des rasierten Hundeschwanzes,
2. elektrische Stimulation mit subkutanen Elektroden und Reizstärken zwischen 10 und 50 Volt, einer Frequenz von 50 Hz für die Dauer von 10 ms zählten. Ferner wurden Reaktionen auf
3. manuelle Bewegung des orotrachealen Tubus, Hautinzision und das Abklemmen der Pfote untersucht.

Die Tabelle 1 stammt aus dieser Veröffentlichung. Aus dem Inhalt dieser Tabelle lassen sich unschwer vier interessante Beobachtungen ableiten:

1. Die MAC war bei allen 3 Hunden sehr stark von der Intensität des Schmerzes abhängig.
2. Die MAC des Halothan differierte innerhalb eines konstanten und vergleichbaren Reizes, wie das Bewegen eines endotrachealen Tubus um 0,54 Vol.-%, d.h. innerhalb der Werte eine Leerung um 61%.
3. Spontane Bewegungen des Hundes, die ohne jegliche Reize beobachtet wurden, traten mit einer Differenz von 0,15 Vol.-% auf, und
4. auch bei der Hautinzision schwankten die MAC-Werte um fast 0,3 Vol.-%, d.h. 35% des höchsten Wertes, der bei dieser Simulationsart gemessen wurde.

Bei den Untersuchungen an Menschen kann aus ethischen Gründen *nur* auf den nozizeptiven Reiz einer Hautinzision zurückgegriffen werden. Unter diesen Bedingungen führte Saidman 1965 und 1967 Untersuchungen durch, bei denen die MAC für Halothan bei Sauerstoffinhalation bestimmt wurde. Sie betrug 0,77 Vol.-%, wobei die niedrigste Konzentration 0,705 Vol.-% und die höchste, bei der sich ein Patient nicht mehr bewegt hat, 0,795 Vol.-% betrug.

An dieser Stelle möchten wir uns kurz mit der Definition der MAC beschäftigen. In der Originalarbeit von Merkel u. Eger (1963) wird die MAC als diejenige *alveoläre Konzentration* des Anästhetikums definiert, bei der ein Hund mit keiner starken und mit dem Reiz in Zusammenhang stehenden Bewegung reagiert. Die heute allgemein gebräuchliche Definition wurde von Saidman u. Eger (1964) eingeführt. Sie lautet im Originaltext: "MAC is the point at which 50% of the patients moved in response to a surgical incision."

Es bedarf eines sehr aufmerksamen Studiums der ersten Veröffentlichung zu diesem Thema, um auf die Antwort der Frage zu kommen, warum zuerst von einer „alveolären Konzentration“, wenig später jedoch nur von einem „Point“ gesprochen wurde. Eine Erklärung dafür liefern einige spätere Veröffentlichungen derselben Autoren aus der damaligen Zeit als auch Arbeiten, die aus Untersuchungen, die mit besseren technischen Möglichkeiten durchgeführt wurden, stammen. Eger selbst zweifelte schon 1964 daran, daß die von ihm gemessene „endexspiratorische Halothankonzentration“ eine „alveoläre Konzentration“ ist und zugleich die arterielle Konzentration widerspiegelt. 1971 konnte Eger schließlich an Menschen den Beweis führen, daß der arterielle Partialdruck des Halothan deutlich unter dem endexspiratorischen liegt. Die Ursache dafür ist in der Inhomogenität des Ventilations-/Perfusionsverhältnisses in der Lunge sowie in der Tatsache, daß die endexspiratorische Gasfraktion immer durch die Beimischung eines Teils der inspiratorischen Fraktion des Halothan verunreinigt wird, zu sehen. Beachtenswert ist, daß Eger, und viele Jahre später Quasha et al. (1980), trotzdem immer noch von „alveolärer Konzentration“ sprechen, zugleich jedoch einen sehr großen Wert darauf legen, festzustellen, daß die MAC: “Represent the anesthetic partial pressure and not concentration, at the anesthetic site of action in the brain”.

Spätestens zu diesem Zeitpunkt wird das Begreifen der Zusammenhänge schwierig werden, weshalb ich versuchen möchte, an dieser Stelle eine kurze Zwischenbilanz zu ziehen.

Aus den bis jetzt zitierten Literaturangaben kann entnommen werden, daß die minimale anästhetische Konzentration eine sehr schwer definierbare Größe ist.

1. MAC kann nicht eine „ideale alveoläre endexspiratorische Konzentration“ eines Anästhetikums sein, weil diese tatsächlich der „alveolären Konzentration“ nicht entspricht.
2. MAC ist nicht die arterielle Konzentration eines Anästhetikums, weil, wie inzwischen bekannt, die alveolärarterielle Konzentrations- und Partialdruckdifferenz eines Anästhetikums erheblich sein kann.
3. MAC entspricht nicht der inspiratorischen Konzentration des Anästhetikums, weil der Ausgleich zwischen den Alveolen und den inspiratorischen Konzentrationen bekanntlich Stunden dauern kann.
4. Schließlich kann MAC aber auch keine bestimmte arterielle Konzentration bedeuten, weil der Partialdruck des Anästhetikums im Gewebe nicht dem arteriellen, sondern eher dem venösen, und zwar am Ende der Gewebekapillare, entspricht. Wären der arterielle und der Gewebedruck gleich, so wäre auch die Aufnahme eines Anästhetikums beendet.

Diese Widersprüche sind allen denjenigen, die sich mit der Materie näher beschäftigten, evident gewesen. Vermutlich deshalb ist die Bezeichnung „minimale alveoläre Konzentration“ durch die „minimale anästhetische Konzentration“ ersetzt worden.

Die Analyse der vorliegenden Fakten erlaubt somit, zu der Erkenntnis zu gelangen, daß die MAC allenfalls den Wert einer mehr oder weniger exakt zu messenden, sog. endexspiratorischen Konzentration eines Inhalationsanästhetikums repräsentiert, von der wir aber nicht sagen können, welche wichtige sonstige Konzentration eines untersuchten Anästhetikums, sei sie im Blut, sei sie im Gewebe, ihr zugeordnet werden kann. Der MAC-Wert steht also nur in einem bestimmten Verhältnis zu den Werten, die in der Alveole, im Blut (venös oder arteriell) und schließlich im Gehirn tatsächlich herrschen und die wir nicht kennen. Demzufolge bezieht sich die Bezeichnung MAC ausschließlich auf diesen sog. „endexspiratorischen Wert“, der als derjenige definiert werden kann, bei dem von 100% untersuchten Patienten 50% mit keiner Schmerzbewegung reagieren. Wir erkennen hier deutlich, daß MAC-Wert ein praxisbezogener Wert ist, der keinerlei weitere wissenschaftliche Ambitionen zu entwickeln erlaubt. Dies spiegelt sich besonders deutlich in der Literatur wider, aus der zu entnehmen ist, daß die MAC-Werte für ein bestimmtes Anästhetikum in der Regel nur einer einzigen Veröffentlichung zu diesem Thema und nur selten 2, maximal, wie für das Halothan, 4, entstammen. Nimmt man die Veröffentlichungen zur MAC des Lachgases heraus, so stammen alle anderen Arbeiten zum Thema „Bestimmung der minimalen anästhetischen Konzentration von verschiedenen Inhalationsanästhetika bei Menschen“ aus der Feder von Saidman oder Eger. Kein Wissenschaftler aus einer anderen Arbeitsgruppe versuchte, diese Ergebnisse nachzuprüfen.

Somit komme ich zu dem abstrakten, dennoch nach wie vor als gegeben geltenden MAC-Wert von Lachgas. Wie Sie wissen, ist dieser MAC-Wert in der angloamerikanischen Literatur mit 101% angegeben, ausgenommen einer weiteren Veröffentlichung von Winter et al. aus dem Jahre 1972, in der die Autoren unter hyperbaren Bedingungen einen MAC-Wert für Lachgas von 105% ermittelt haben.

Der Wert „101%“ ist nie gemessen worden. Er kam zustande bei Untersuchungen von MAC des Halothan, indem Saidman die Reduktion des MAC-Wertes des Halothan von 0,77 Vol.-% auf 0,28 Vol.-% dann fand, wenn die Patienten zusätzlich zum Halothane 65% N_2O geatmet haben. Unter der Annahme, daß die Wirkung von Anästhetika eine additive ist und durch die Gleichung

$$\frac{C_{N_2O}}{MAC_{N_2O}} + \frac{C_{Hal.}}{MAC_{Hal.}} = 1$$

definiert werden kann, bestimmen Saidman et al. die MAC von N_2O durch Extrapolation mit 101% (Abb. 1). Über die Zulässigkeit einer solchen mathematischen Operation in der klinischen Medizin kann grundsätzlich gestritten werden. Vieles spricht gegen eine solche scharfe Lösung des anstehenden Problems. Hier einige wichtige Gründe dafür:

1. Eger selbst hat darauf hingewiesen, daß im Bereich der Hypoxie die MAC für alle Anästhetika abnimmt. Allein aus diesem Grunde verbietet sich, eine Extrapolation auf diese Werte jenseits der Lachgaskonzentration von 79% durchzuführen.
2. Es existiert eine Arbeit, die aus der Feder von Barth stammt, in der er und Büchel (1975) wirklich eindrucksvoll und anhand eines imponierend großen klinischen Materials von 790 Patienten den Beweis führten, daß MAC des Lachgases beim Menschen 75 Vol.-% und weniger beträgt. Obwohl ausführlich in der englischen Zusammenfassung der Arbeit dargelegt, fanden diese Werte keinen Eingang in die internationale Literatur, auch nicht in die ausführliche Übersichtsarbeit über MAC, die in *Anesthesiology* 1980 erschienen ist.
3. Die Ergebnisse in einer Überdruckkammer können nicht auf normale Verhältnisse eines Barometerdrucks von 760 mmHg übertragen werden.

Wir möchten uns nun mit der Frage beschäftigen, wann ein bestimmter MAC-Wert erreicht wird, wenn die Narkose, wie es in der Klinik üblich ist, mit der viel-

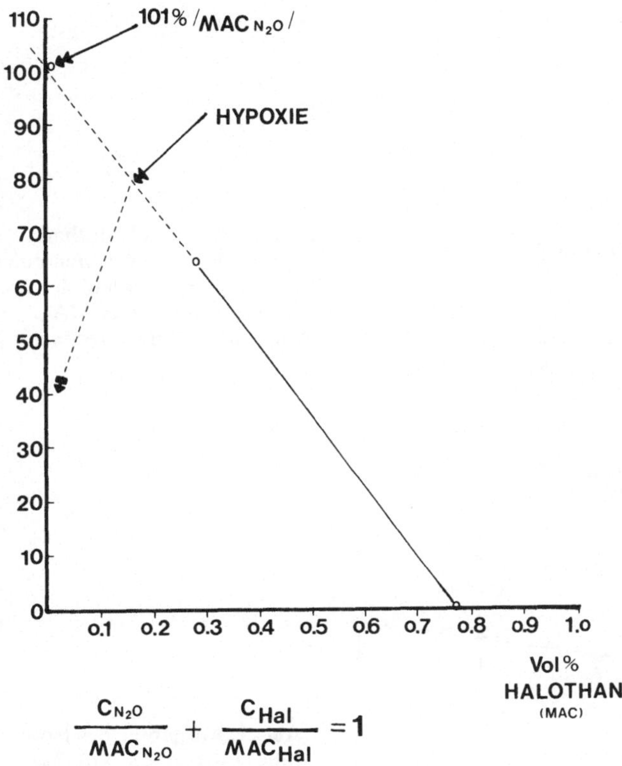

$$\frac{C_{N_2O}}{MAC_{N_2O}} + \frac{C_{Hal}}{MAC_{Hal}} = 1$$

Abb. 1. Die Abbildung demonstriert die von Saidman u. Eger (1964) anhand von Messungen der MAC von Halothan ohne (0,77 Vol.-%) und mit 65% Lachgas (0,28 Vol.-%) durchgeführte Extrapolation auf den hypothetischen MAC-Wert des Lachgases

fachen inspiratorischen MAC-Konzentration geführt wird. Als Beispiel wählten wir aus unseren eigenen Messungen Narkosen, bei denen Halothan, Ethrane oder Isoflurane zur Anwendung kamen.

Führt man die Anästhesie mit Halothan durch und verwendet hierfür eine inspiratorische Konzentration von 1,0%, so entspricht dies bei Anwendung von 68% Lachgas dem 3,57fachen MAC-Wert, der unter diesen Bedingungen bei 0,28 Vol.-% liegt (Abb. 2). Die hypothetische Annahme, daß der Partialdruck in den Alveolen dem Partialdruck im Gewebe, z. B. im Gehirn, entspricht, ergäbe, daß wir mit der vorgegebenen Narkosemethode die MAC 1 nach etwa *10,5 min* erreichen. In unserem Beispiel ist die Berechnung unter Zuhilfenahme der zentralvenösen Konzentration des Anästhetikums gemacht worden. Diese Konzentration besagt natürlich nichts Genaues über die Gewebekonzentration, z. B. im Gehirn. Sie liegt jedoch näher an dem wahren Wert als z. B. die arterielle Konzentration jedes Anästhetikums. Die Crux bei derartigen Berechnungen liegt jedoch darin, daß die für eine bestimmte MAC gemessene endexspiratorische Konzentration der Gewebskonzentration überhaupt nicht entspricht. Diese muß natürlich stets geringer, sogar erheblich geringer, sein. Leider ist die für uns sehr inter-

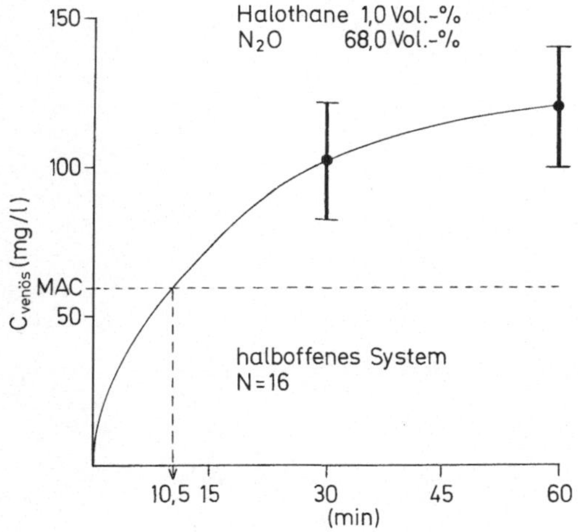

Abb. 2. Aufnahme des Halothan (F_IHal = 1,0 Vol.-%) bei Menschen. Die Kurve zeigt den Verlauf der venösen Konzentration. Der MAC-Wert wurde in mg/l umgerechnet

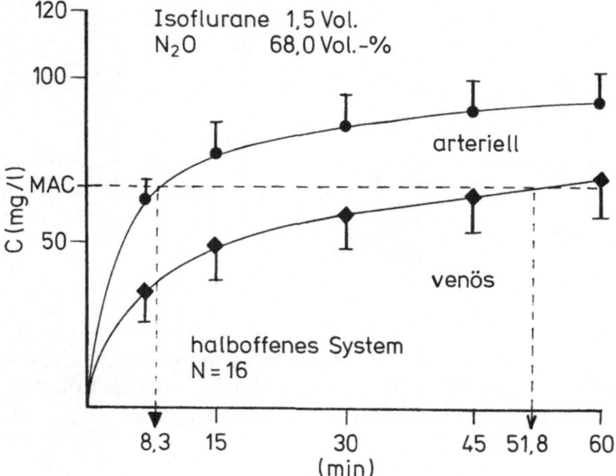

Abb. 3. Aufnahme des Isoflurane (F_IIso = 1,5 Vol.-%) bei Menschen. Der MAC-Wert wurde in mg/l umgerechnet

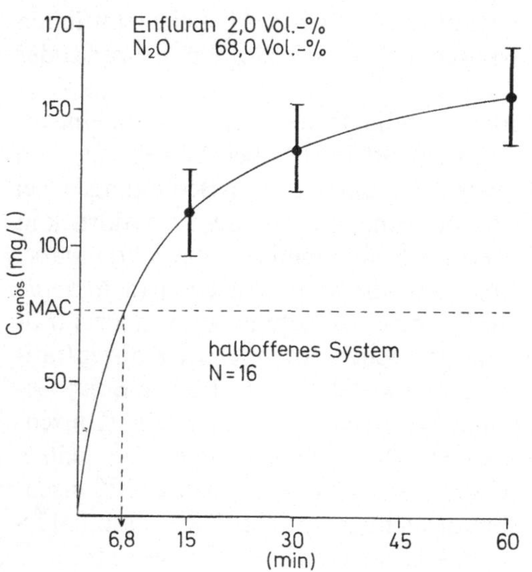

Abb. 4. Aufnahme des Enfluran (F_IEnf = 2,0 Vol.-%) bei Menschen. Der MAC-Wert wurde in mg/l umgerechnet

essante Differenz gar nicht meßbar. Wie groß die Unterschiede sein können, zeigt die Abb. 3, in der sowohl die arterielle als auch die venöse Konzentration eines Anästhetikums, des Isoflurane, dargestellt sind. Während die arterielle Konzentration die Werte einer MAC (obwohl wir hier mit nur 2,1 fachem Wert der MAC für Isoflurane gearbeitet haben), bereits nach 8,3 min erreicht, dauert es 51,8 min, bis im Gewebe (venöses Blut) eine der MAC 1 entsprechenden Konzentration gemessen wird. Nach unseren Berechnungen dürfte die MAC mit Enflurane am raschesten zu erreichen sein (Abb. 4). In unserem Beispiel, allerdings bei Anwendung des 3,57 fachen MAC-Wertes in der Inspirationsluft, wurde die MAC im venösen Blut bereits nach 6,8 min erreicht.

Aus diesen Beispielen leite ich die Schlußfolgerung ab, daß es in der klinischen Praxis für den am Narkoseapparat stehenden Anästhesisten sehr schwierig sein dürfte, abzuschätzen, wann sein Patient den Zustand, den wir einer MAC zuordnen könnten, erreicht hat. Im Gegensatz zu Eger gehe ich davon aus, daß die MAC nicht dem Partialdruck des Anästhetikums im Gewebe entspricht und gar keine Auskunft darüber gibt, was sich jenseits des Residualvolumens tut. Ihre Abhängigkeit von der Schmerzintensität ist, bis auf die Versuche mit den 3 Hunden, nicht weiter untersucht worden – ein Umstand, der erstaunt, zumal wir wissen, daß z. B. bei Durchtrennung des Sternums, selbst mit hohen Fentanyldosen, keine vollständige Analgesie erreicht werden kann. Obwohl behauptet wird, daß MAC einfach zu messen ist, existieren nur wenige Untersuchungen zu diesem Thema. Die Feststellung von Eger selbst, daß die endexspiratorische Konzentration des Anästhetikums nicht der alveolären und auch nicht der arteriellen Konzentration entspricht, verdeutlicht sehr, daß es schwer zu definieren ist, um welche Konzentrationen es sich bei Bestimmung der MAC eigentlich handelt. Deshalb gibt es heute einige Ansätze dafür, mit Hilfe von Massenspektrometern das MAC-Konzept zu revidieren. Ich gehe davon aus, daß es noch lange dauern wird, bis man die mit dem Namen Eger so fest verbundene Bezeichnung durch eine klinisch besser definierbare ersetzen wird. Der praktische Wert der MAC ist durch die Tatsache, daß eine Messung der sog. endexspiratorischen Konzentration eines Anästhetikums nicht nur umständlich und teuer, sondern auch ungenau ist, gering. Die während der Einleitung der Narkose ständig wechselnden inspiratorischen Konzentrationen eines Anästhetikums erschweren eine Aussage über den Zeitpunkt, an dem möglicherweise die MAC bereits erreicht wurde, sehr.

Literatur

Barth L, Büchel CG (1975) Klinische Untersuchungen über die narkotische Effektivität von Stickoxydul. Anaesthesist 24:49

Eger EI II (1974) Anesthetic uptake and action. Williams & Wilkins, Baltimore

Eger EI II, Bahlman SH (1971) Is the end-tidal anesthetic partial pressure in accurate measure of the arterial anesthetic partial pressure? Anesthesiology 35:301–303

Eger EI II, Severinghaus JW (1964) Effect of uneven pulmonary distribution of blood and gas on induction with inhalation anesthetics. Anesthesiology 25:620–626

Eger EI II, Saidman LJ, Brandstater B (1965) Minimum alveolar anesthetic concentration: A standard of anesthetic potency. Anesthesiology 26:756–763

Merkel G, Eger EI II (1963) A comparative study of halothane and halopropane anesthesia. Including method for determining equipotency. Anesthesiology 24:346–357

Quasha AL, Eger EI, Tinker JH (1980) Determination and applications of MAC. Anesthesiology 53:315–334
Saidman LJ, Eger EI II (1964) Effect of nitrous oxide and of narcotic premedication on the alveolar concentration of halothane required for anesthesia. Anesthesiology 25:302–306
Whitwam JG, Morgan M, Hall GM et al. (1976) Pain during continuous nitrous oxide administration. Br J Anaesth 48:425–429

Relaxometrie

J. F. Crul

Die Wirkung von Muskelrelaxanzien wurde lange Zeit nur mittels klinischer Eindrücke geprüft, und das sogar häufig nur im negativen Sinn („der Patient spannt; der Patient bewegt sich; ohne weitere Erschlaffung kann ich diesen Bauch nicht schließen“). Dem armen Anästhesisten blieb nichts anderes übrig, als die Anästhesie weiter zu vertiefen, selbst auf die Gefahr einer größeren kardiovaskulären Depression hin. Einen guten objektiven Parameter, um den Chirurgen vom Relaxationsgrad zu überzeugen, hatte er nicht. Ebenso wurden am Ende der Operation nur klinische Parameter angewendet, um die Rückkehr der Muskelkraft zu testen (Anheben des Kopfes, Öffnen der Augen, Kneifkraft der Hand).

Wie die Narkose insgesamt wurde in dieser Epoche auch die Relaxation hauptsächlich mit dampfförmigen Anästhetika durch eine zentrale Tonuserniedrigung erreicht. Seit der Einführung von curareartigen Pharmaka ist die Erzeugung der Muskelrelaxation weitgehend eine Domäne dieser peripher wirkenden Relaxanzien geworden. Um diese Wirkung exakt zu testen, braucht man ein Nerv-Muskel-Präparat, an dem speziell die Erregungsübertragung an der neuromuskulären Synapse gemessen werden kann. Eine fehlende Übertragung wird dann als Relaxation bezeichnet. So einfach, wie sich dieser Mechanismus dem Verständnis zunächst darbietet, ist die Situation in der Praxis leider nicht.

Der gesamte Tonus und die Kontraktionskraft der quergestreiften Muskeln wird durch zentrale und periphere Impulse aufrechterhalten. Mono- und polysynaptische Impulse aus dem Rückenmark sowie höhere pyramidale bzw. extrapyramidale motorische Nervenbahnen sind überwiegend für den Muskeltonus verantwortlich. Alle diese Einflüsse addieren sich an den peripheren motorischen Nerven. Eine Muskelerschlaffung ist deshalb meistens eine Kombination zentraler und peripherer Effekte. Auch letztere sind wiederum eine Addition spontaner und reflektorisch ausgelöster motorischer Entladungen. Die bewußte Muskelkontraktion wird fast immer durch "Volleys" von Nervenentladungen hervorgerufen, wobei man für jede Muskelgruppe eine typische Impulsfrequenz und -amplitude findet.

Die Registrierung einzelner Nervenentladungen, wie dies bei der Relaxometrie durch Einzelzuckungsmessung praktisch immer gemacht wird, ist deshalb sehr unphysiologisch und nicht ganz mit spontanen oder reflektorisch ausgelösten Muskelmassenbewegungen vergleichbar (Katz 1965a). Diese physiologische Tatsache sollte immer im Gedächtnis bleiben, wenn man nur Einzelreize von peripheren Nerven benutzt, um den Grad der Muskelerschlaffung zu bestimmen. Deshalb kann der Patient auch während einer fast absoluten peripheren Muskelerschlaffung noch spontane oder reflektorische Muskelbewegungen machen, insbesondere wenn die Anästhesie nicht genügend tief ist (de Jongh 1966). Auch eine sehr starke schmerzhafte Reizung peripherer Afferenzen kann zu einer Tonuserhöhung führen; so etwas kommt beispielsweise bei einer Laparotomie an der

Bauchwandmuskulatur vor, obwohl scheinbar eine gute periphere neuromuskuläre Erschlaffung vorhanden ist (Katz 1965a).

Eine zweite Relativierung der Relaxometrie ergibt sich durch die unterschiedliche Empfindlichkeit der Muskeln des Kopfes, der Extremitäten, der Bauchwand und des Zwerchfells gegen die Wirkung von Muskelrelaxanzien. Nur eine ziemlich konstante Differenz zwischen den verschiedenen Muskelgruppen läßt eine Vorhersage von einer Gruppe zur anderen zu. Speziell die Bauchmuskulatur ist einer direkten Relaxometrie nicht zugänglich, und es sind durch feste Korrelationen mit dem Erschlaffungsgrad von Extremitätenmuskeln Aussagen abzuleiten. Besonders die Korrelation mit den Handmuskeln ist diesbezüglich klinisch-empirisch gut dokumentiert.

Nur im Tierexperiment war eine simultane Relaxometrie an peripheren Muskeln und dem Zwerchfell und damit eine quantitative Korrelation zwischen beiden möglich, wie dies in Abb. 1 dargestellt ist (Crul et al. 1974). Dabei zeigt sich, daß das Zwerchfell immer weniger als die anderen Muskeln erschlafft und in den meisten Fällen auch eher wieder zu normalem Verhalten zurückgekehrt ist. Man kann deshalb damit rechnen, daß die Atemmuskulatur wieder voll funktionsfähig ist, wenn die Kontraktionskraft der Handmuskeln völlig wiederhergestellt ist (Crul 1970; Ali et al. 1975). Je mehr die Empfindlichkeit der peripheren neuromuskulären Übertragung von derjenigen der Bauch- und Atemmuskulatur differiert, desto weniger kann man deshalb jene für die Relaxometrie verwenden.

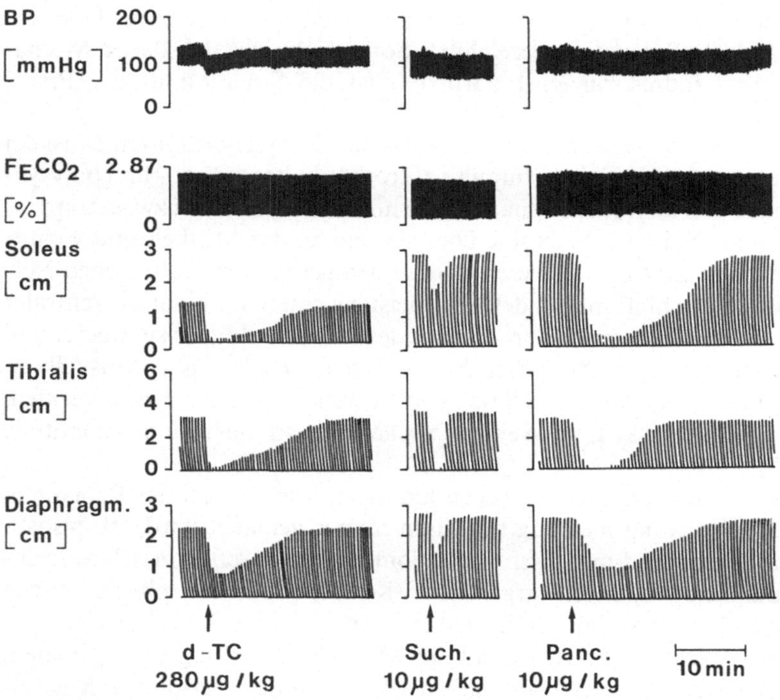

Abb. 1. Dreifaches Nerv-Muskel-Präparat der Katze. Zuckungen des M. soleus und des M. tibialis bei Reizung des N. ischiadicus sind zusammen mit Zuckungen des Zwerchfells bei Reizung des N. phrenicus registriert. Beachte die relativen Unterschiede in der Empfindlichkeit der 3 Muskelgruppen und die relative Resistenz des Zwerchfells. (Crul et al. 1974)

Aus diesem Grunde ist es beispielsweise abzulehnen, ein N. facialis-M. orbicularis oculi-Präparat für die Relaxometrie bei einem intraabdominellen Eingriff zu verwenden. Auch die Relaxometrie an der unteren Extremität ist weniger als das meistens verwendete N. ulnaris-M. adductor pollicis-Präparat geeignet. Die klinische Erfahrung hat gezeigt, daß bei einer Einzelreizung dieses Nerv-Muskel-Präparates erst eine 90–95%ige Blockade mit einer klinisch ausreichenden Erschlaffung der Bauchmuskulatur einhergeht (Lee u. Katz 1980). Mehr als 75% sind meistens ungenügend, reichen aber für Operationen an der Extremität selbst oder im Kopf-Hals-Bereich aus.

Um solch eine Prozentzahl messen zu können, braucht man leider immer eine Bestimmung der Ausgangswerte vor der Gabe irgendeines relaxierend wirkenden Mittels. Das schränkt die Nützlichkeit dieses Verfahrens ein. Es ist deshalb ein großes Verdienst von Ali et al. (1970) gewesen, daß sie den "train-of-four", die sog. Vierfachreizung (4 Zuckungen/2 s), in die Klinik eingeführt haben. Dieses Verfahren beruht auf dem Prinzip, daß unter nichtdepolarisierenden Muskelrelaxanzien bei Nervenreizungsabständen, die kürzer als 5 s sind, eine immer stärker werdende reizfrequenzabhängige Depression der Kontraktionshöhe zu beobachten ist (slow fading), welche allmählich in die für diese Relaxanzien so typische Abnahme der tetanischen Kontraktionskraft (Fast fading) übergeht. Die Reizfrequenz der Vierfachreize ist so gewählt, daß während der 4 Reize eine vollständige Abnahme der Zuckungen erreicht wird.

Im Bereich einer 0–75%igen Erschlaffung nehmen die 4 Zuckungen in der Reihenfolge 1–4 immer mehr ab. Die 4. Zuckung ist immer die kleinste (Abb. 2). Das Vierfachreizverhältnis (T4-Verhältnis = Quotient aus Amplitude der 4. und der 1. Zuckung) zeigt deshalb das Ausmaß der Muskelerschlaffung unabhängig vom Ausgangswert der Kontraktionshöhe an (Ali et al. 1970). Bei einem neuromuskulären Block von mehr als 75% verschwindet die 4. Zuckung, im Bereich von 75–100% allmählich auch die 3., dann die 2. und schließlich auch die 1. (Lee u. Katz 1980). Für eine klinisch ausreichende Muskelerschlaffung braucht man nur darauf zu achten, daß die erste Zuckung beim Vierfachreiz kaum noch sicht-

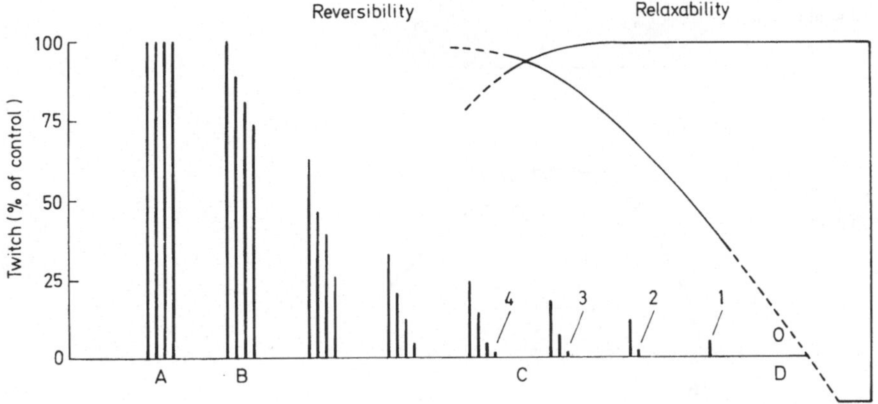

Abb. 2. Zunehmendes Verschwinden der 4., 3. und 2. Zuckung in den indirekt gereizten Handmuskeln bei Vierfachreizung durch Vertiefung des neuromuskulären Blocks mittels nichtdepolarisierender Relaxanzien. Zwischen B und C nimmt das T4-Verhältnis allmählich ab, zwischen C und D die T4-Zahl von 4 auf 0. Optimale Muskelentspannung ist nur in der „rechten Zone" gewährleistet. (Mit Genehmigung nach Lee u. Katz 1980).

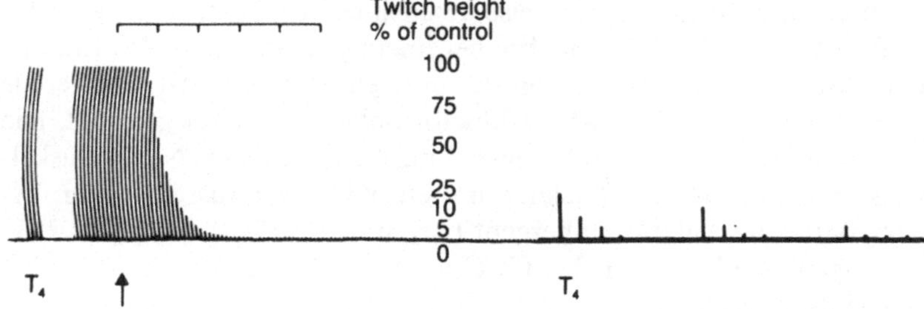

Abb. 3. Beziehung zwischen der Zahl der Zuckungen bei Vierfachreizung (T4-Zahl) und der Höhe von Einzelzuckungen nach einer Bolusgabe von Pancuronium (0,1 mg/kg), die durch einen Pfeil gekennzeichnet ist. Hieraus läßt sich ableiten, wie die T4-Zahl mit einer klinischen Blockade von 90–95% übereinstimmt. (Mit Genehmigung aus Ali u. Savarese 1983)

bar ist („T4-Zahl" = Zahl der Zuckungen beim Vierfachreiz). Dem entspricht eine Blockade von 95% (Abb. 3). Bei diesem Verfahren entfällt deshalb die Notwendigkeit einer vorherigen Kalibrierung der Reizantwort (Lee u. Katz 1980).

Bei der Relaxometrie muß man sich immer daran erinnern, daß man nur den Gipfel des Eisberges erfaßt und daß schon 70–75% der Muskelrezeptoren besetzt sein können, bevor irgendeine Erschlaffung meßbar wird (Waud 1981). Eine volle Wiederherstellung der mechanischen Zuckungshöhe bedeutet deshalb nicht, daß die Muskelkraft bereits vollständig wiedergekehrt ist (Abb. 4).

Eine zunehmende Rezeptorblockade wird besser erfaßt, wenn man mit einer zunehmenden Frequenz reizt. Deshalb ist die Vierfachreizung ein empfindlicheres Verfahren als ein Einzelreiz, und ein Vielfachreiz wäre noch sensitiver. Am Anfang der Relaxometrie wurde deshalb auch ein Gerät verwendet, das einen Doppelreiz abgab und deshalb empfindlicher für eine Muskelerschlaffung als ein Einzelreizgerät war (Katz 1965 b). Deshalb war die Korrelation der mit diesem Gerät

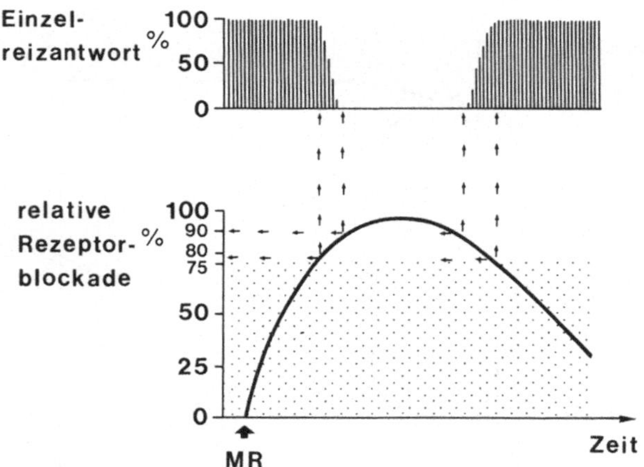

Abb. 4. Die „Eisbergtheorie". Nur bei mindestens 75–80%iger Besetzung der neuromuskulären Rezeptoren mit Relaxansmolekülen treten erste Zeichen einer neuromuskulären Blockade nach Gabe eines Muskelrelaxans (*MR*) auf. Dasselbe gilt in umgekehrter Reihenfolge beim Abklingen der Blockade. Die Registrierung einer klinischen Blockade zeigt also nur den Wirkungsgipfel dieser Pharmaka. (Mit Genehmigung nach Waud 1981)

gemessenen Werte mit der klinisch relevanten Erschlaffung der Bauchmuskulatur auch größer. Neuerdings wurde von Foldes (1981) vorgeschlagen, wieder kurze tetanische Impulse (50 Hz über 200 ms) zu verwenden, wie dies früher schon bei Tierexperimenten üblich war. Damit soll die Korrelation zwischen dem Erschlaffungsgrad von Hand- und Bauchmuskulatur weiter verbessert werden.

Der Übergang von der Phase I zur Phase II des Succinylcholinblocks kann durch eine Relaxometrie mit Vierfach- oder tetanischer Reizung recht gut gezeigt werden (Crul et al. 1966; Lee u. Katz 1975). Auch die Antagonisierbarkeit einer prolongierten succinylcholininduzierten Relaxation mit Esterasehemmern kann damit genau vorhergesagt werden. Es tritt nicht nur ein "slow" und ein "fast fading" auf, sondern es ist in der Phase 2 auch eine posttetanische Verstärkung der Einzelzuckung deutlich zu zeigen.

Für die Relaxometrie ist allerdings nicht nur die Reizfrequenz, sondern auch die Reizstärke (Amplitude) wichtig. Um den Relaxationsgrad gut quantifizieren zu können, sollte diese immer supramaximal sein. Nur unter dieser Bedingung kann man darauf verzichten, daß alle Nervenfasern und damit auch die dazugehörigen Muskeln zur selben Zeit maximal aktiv werden. Das ist für eine quantitative Relaxometrie notwendig.

In der klinischen Praxis ist die Überwachung der Muskelerschlaffung mit visuellen oder taktilen Methoden meistens ausreichend, um eine klinisch erforderliche Relaxation aufrechterhalten zu können, so etwa unter Verwendung der T4-Zahl (Ali et al. 1970; Wiby-Mogensen et al. 1983). Für eine genaue Prüfung der Wiederherstellung der Muskelkraft am Ende eines Eingriffs und für wissenschaftliche Fragestellungen muß im Gegensatz dazu auch eine Messung der Muskelaktivität erfolgen. Daß auch erfahrene Anästhesisten nicht im Stande sind, mit visueller Beobachtung der Antwort auf einen Vierfachreiz der Muskulatur am Ende einer Vollcurarisierung die volle Wiederherstellung der Muskelkraft richtig zu erfassen, wurde durch Wiby-Mogensen (1982) gezeigt. Man braucht dafür also unbedingt eine genaue Messung.

Diese läßt sich auf zweierlei Weise durchführen (Epstein u. Epstein 1973; Crul 1980; Ali 1981). Entweder ist ein integriertes Elektromyogramm von den durch den N. ulnaris innervierten Handmuskeln abzuleiten, oder es wird die Kontraktion der Handmuskulatur elektromechanisch gemessen. Die wichtigsten Unterschiede zwischen diesen beiden Verfahren sind: Das Elektromechanogramm mißt neben der neuromuskulären Reizübertragung auch die muskuläre Kraft. Man erfaßt deshalb auch solche Anteile der Muskulatur, die unabhängig von den Relaxanzien beeinflußt werden können. Im Gegensatz dazu mißt das Elektromyogramm nur die elektrische Aktivität an der Endplatte und der Muskelmembran, sie ist deshalb auch empfindlicher (Lee u. Katz 1980). Trotz einer vollständigen Muskelerschlaffung im Elektromechanogramm ist meistens noch eine 10–12%ige Übertragung im Elektromyogramm nachweisbar (Crul et al. 1983). Ansonsten ist die Korrelation bei niedrigeren Graden der Muskelerschlaffung ausgezeichnet. Insbesondere das T4-Verhältnis ist mit beiden Meßverfahren sehr gut korreliert (Crul et al. 1983). Ein Wiederanstieg des T4-Verhältnisses auf 60–70% entspricht klinisch einer guten Muskelkraft (Ali et al. 1971 a, b).

Ein Beispiel für die elektromechanische Relaxometrie ist in Abb. 5 und ein Beispiel für die elektromyographische Relaxometrie in Abb. 6 gezeigt. Für wissenschaftliche Zwecke sind immer noch die elektromechanischen Relaxometer am zuverlässigsten, obwohl diese auch mit der elektromyographischen Methode

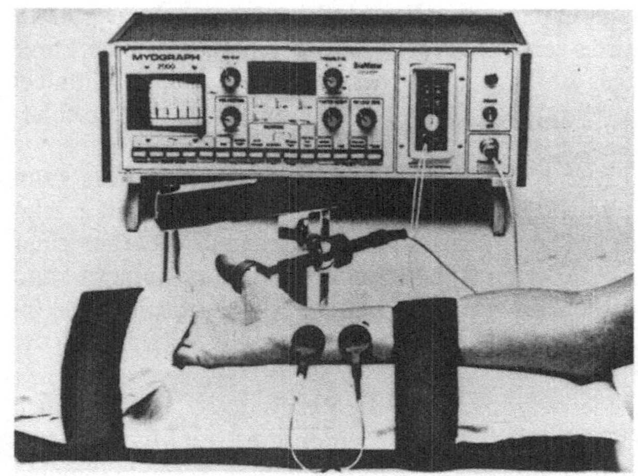

Abb. 5. Myograph 2000, ein vollautomatisches, elektromechanisches Relaxometer (Biometer). Damit wird die Kontraktionskraft des Daumens nach Reizung des N. ulnaris quantitativ gemessen

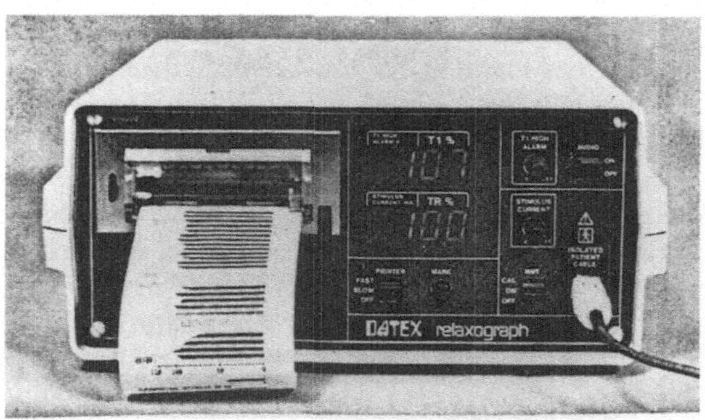

Abb. 6. Relaxograph. Ein vollautomatisches, elektromyographisches Relaxometer (Datex). Das integrierte Elektromyogramm der Handmuskeln wird nach Reizung des N. ulnaris quantitativ gemessen

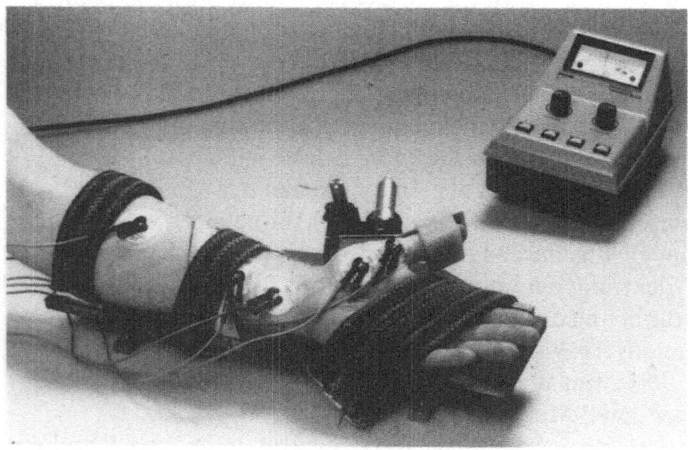

Abb. 7. Ein kombinierter Aufnehmer (NMT-Monitor) für elektromechanische und elektromyographische Signale von derselben Muskelgruppe (M. adductor pollicis). Diese Anordnung ist für Versuchszwecke gut geeignet

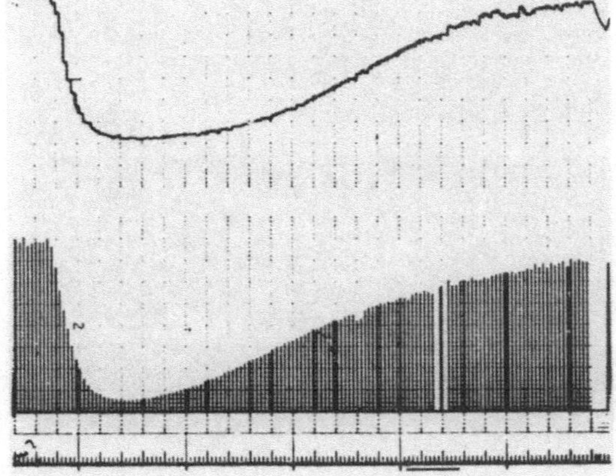

Abb. 8. Simultane Registrierung elektromechanischer (*unten*) und elektromyographischer (*oben*) Signale vom M. adductor pollicis bei Stimulierung des N. ulnaris nach einer Gabe von Vecuronium

kombinierbar sind (Abb. 7 u. 8). Für klinische Zwecke ist allerdings die Elektromyographie bei weitem überlegen. Ihre Vorteile sind:

1. Keine Immobilisierung von Arm und Hand notwendig;
2. keine Störungen durch Verlagerung von Hand oder Arm;
3. einfache Anbringung an verschiedenen Muskeln;
4. keine Bewegungsartefakte;
5. die Apparatur kann schon vor Einleitung der Anästhesie angelegt werden;
6. auch bei Kindern anwendbar.

Wenn keine sofortige Integrierung des Myographiesignals gewünscht wird, man also die eigentliche Elektromyogrammkurve direkt aufzeichnen will, bietet die Lösung von Lee et al. (1977) Vorteile, bei der das Elektromyogramm verzögert auf einem Langsamschreiber registriert wird (Abb. 9).

Eine Notwendigkeit, den Grad der Muskelerschlaffung ständig zu messen, hat es schon immer bei den langwirkenden Relaxanzien gegeben, speziell in der Ant-

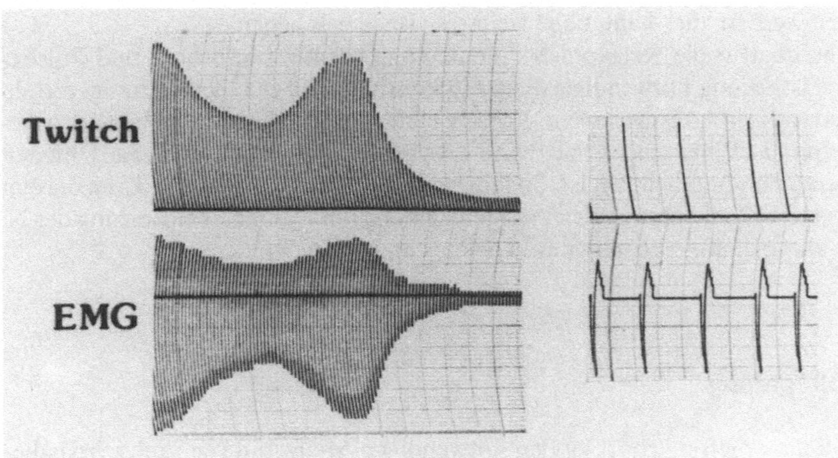

Abb. 9. Simultane Aufzeichnung von elektromechanischer (*oben*) und elektromyographischer (*unten*) Relaxometrie nach der Methode von Lee nach Gabe einer ED_{50} von Vecuronium. Die rechten Signale sind mit höherer Geschwindigkeit geschrieben. Das Elektromyogramm wird hier unmoduliert registriert. (Lee 1982)

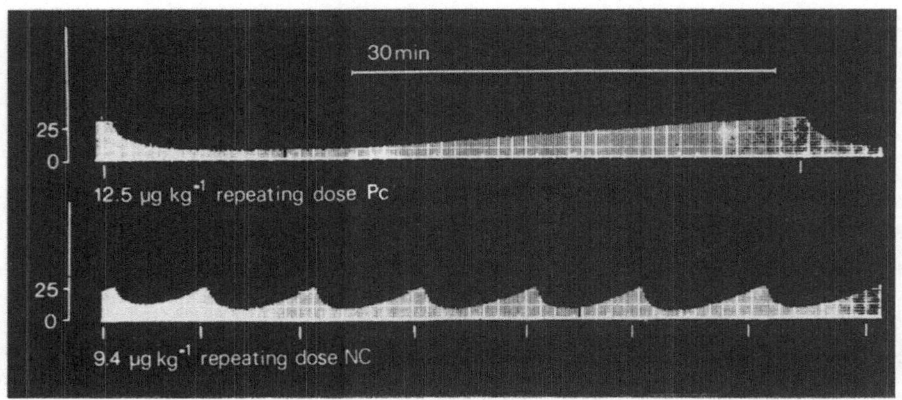

Abb. 10. Relaxometrie der Handmuskeln während der Aufrechterhaltung einer klinischen Blockade mit intermittierenden Bolusgaben von Pancuronium (*oben*) und Vecuronium (*unten*). Ohne eine solche Überwachung wäre eine stabile klinische Blockade mit einem kurzwirkenden Relaxans schwer zu erreichen

agonisierungsphase. Mit der Entwicklung kürzer wirkender Pharmaka (Vecuronium; Atracurium) ist diese Notwendigkeit noch größer geworden. Nur wenn der Anästhesist ständig über den Relaxationsgrad informiert ist, kann er für eine gleichmäßig starke Muskelerschlaffung sorgen. Das kann dann sowohl mit intermittierenden Bolusgaben oder auch mit einer Dauerinfusion erreicht werden (Crul u. Booij 1980). Eine Relaxometrie ist in beiden Fällen notwendig (Abb. 10).

Einzig in dem Fall, daß eine Einzeldosis für die Intubation verwendet wird und die Operationsdauer die Wirkungsdauer dieser Dosis bei weitem überschreitet, kann bedenkenlos auf eine Relaxometrie verzichtet werden. Dennoch sollte am Ende des Eingriffs eine einmalige Kontrolle mittels Vierfachreizung vorgenommen werden; dies kann ohne weiteres visuell geschehen.

Es sollte also die Relaxometrie heutzutage wie die Blutdruck- und Pulsfrequenzregistrierung notwendigerweise ein kontinuierliches Überwachungsverfahren während der Anästhesie sein. Voraussetzung dafür, daß dies mehr oder weniger automatisch bei jeder Anästhesie durchgeführt wird, ist, daß die Untersuchung einfach vorzunehmen ist. So lange dies noch nicht so weit ist, kann die einfache visuelle Beobachtung der Vierfachzuckung am Daumen bei Reizung des N. ulnaris als vorläufige Lösung des Problems angesehen werden.

Schlußfolgerung

1. Die Relaxometrie gehört zu den notwendigen Meßverfahren in der Anästhesie.
2. Die verfügbare Apparatur ist noch nicht absolut fehlerfrei.
3. Elektromyographische Registrierverfahren sind für die klinische Praxis vorzuziehen.

4. Die Korrelation zwischen elektromyographischen und elektromechanischen Verfahren ist sehr hoch.
5. Intensive multinationale Forschung auf diesem Gebiet ist dringend erforderlich.

Literatur

Ali HH (1981) Mechanomyographische und elektromyographische Möglichkeiten der neuromuskulären Übertragung beim Patienten. In: Buzello W (Hrsg) Muskelrelaxantien. INA, Bd 30. Thieme, Stuttgart, S 82

Ali HH, Savarese JJ (1983) Criteria for evaluation of the response to muscle relaxants: A review. In: Agoston S, Bowman WC, Miller RD, Viby-Mogensen J (eds) Clinical experiences with Norcuron®. Current clinical practice series, vol 11. Excerpta Medica, Amsterdam, p 49

Ali HH, Utting JE, Gray TC (1970) Stimulus frequency in the detection of neuromuscular block in humans. Br J Anaesth 42:967

Ali HH, Utting JE, Gray TC (1971 a) Quantitative assessment of residual antidepolarizing block, part I. Br J Anaesth 43:473

Ali HH, Utting JE, Gray TC (1971 b) Quantitative assessment of residual antidepolarizing block, part II. Br J Anaesth 43:478

Ali HH, Wilson RS, Savarese JJ, Kitz RJ (1975) The effect of tubocurarine on indirectly elicited train of four muscle response and respiratory measurements in humans. Br J Anaesth 47:570

Crul JF (1970) The electrical evaluation of muscle relaxation in anesthesia. Arch Chir Neerl 22:4

Crul JF (1980) Erfassung und Registrierung der Impulsübertragung und ihrer Beeinflussung. Klin Anästhesiol Intensivther 22:51

Crul JF, Booij LHDJ (1980) First clinical experiences with Org NC 45. Br J Anaesth 52:S49

Crul JF, Booij LHDJ, Robertson EN (1983) Measuring the compound EMG in the use of muscle relaxants. In: Agoston S, Bowman WC, Miller RD, Viby-Mogensen J (eds) Clinical experiences with Norcuron®. Current clinical practice series, vol 11. Excerpta Medica, Amsterdam, p 60

Crul EJ, Crul JF, Lukassen JAM, Wijdeveld A (1974) In vivo phrenic nerve diaphragm preparation in the cat. Its possibilities for studying mechanical properties and sensitivity to curareform drugs. Arch Int Pharmacodyn 69:207

Crul JF, Long GJ, Brunner EA, Coolen JMW (1966) The changing pattern of neuromuscular blockade caused by succinylcholine in man. Anesthesiology 27:729

Epstein RA, Epstein RM (1973) The electromyogram and the mechanical response of indirectly stimulated muscle in anesthetized man following curarization. Anesthesiology 38:212

Foldes FF (1981) The influence of physiological electrolyte concentrations and stimulation parameters for neuromuscular function. In: Brückner JB, Hess W (Hrsg) Zentraleuropäischer Anästhesiekongreß ZAK 81 Berlin: Zusammenfassungen der Vorträge. DGAI, Berlin, S 33

de Jongh RH (1966) Controlled relaxation I. Quantitation of electromyogram with abdominal relaxation. JAMA 197:113

Katz RL (1965 a) Comparison of electrical and mechanical recording of spontaneous and evoked muscle activity. Anesthesiology 26:204

Katz RL (1965 b) A nerve stimulator for the continuous monitoring of muscle relaxant action. Anesthesiology 26:832

Lee CM, Katz RL (1975) Dose relationships of phase II, tachyphylaxis and train-of-four fade in suxamethonium-induced dual neuromuscular block in man. Br J Anaesth 47:841

Lee CM, Katz RL (1980) Neuromuscular pharmacology. A clinical update and commentary. Br J Anaesth 52:173

Lee CM, Katz RL, Lee ASJ, Glaser B (1977) A new instrument for continuous recording of the evoked compound electromyogram in the clinical setting. Anesth Analg 56:260

Viby-Mogensen J (1982) Clinical assessment of neuromuscular transmission. Br J Anaesth 54:209

Viby-Mogensen J, Engboek J, Jensen NH, Chraemer-Jørgensen B, Ørding H (1983) New developments in clinical monitoring of neuromuscular transmission: Monitoring without equipment. In: Agoston S, Bowman WC, Miller RD, Viby-Mogensen J (eds) Clinical experiences with Norcuron®. Current clinical practice series, vol 11. Excerpta Medica, Amsterdam, p 66

Waud BE (1981) Was sollte der Kliniker über das Konzept der relativen Rezeptor-Blockade wissen? In: Buzello W (Hrsg) Muskelrelaxantien. INA, Bd 30. Thieme, Stuttgart, S 48

Erfahrungen mit einem neuen Anästhesieüberwachungssystem ABM-Datex

D. Heuser, J. Ebeling, H. Guggenberger

Das ABM-Datex (Anaesthesia and Brain Activity Monitor), ein Kompaktsystem zur intraoperativen Narkoseüberwachung, wird sei 18 Monaten in Tübingen eingesetzt. Das System besteht aus einer Kontrolleinheit, einem CO_2-Meßgerät (Normocap), einem grünen Bildschirm und einem graphikfähigen Drucker. Zusammen mit einem zusätzlich erforderlichen Blutdruckmeßgerät finden alle Geräte ihren Platz in dem mitgelieferten fahrbaren Gestell. Die mit dem Gerät erfaßbaren Meßwerte für die Narkosesicherheit und deren graphische Darstellung sollen im folgenden anhand des Originalausdruckes einer Narkose (Abb. 1) erörtert werden.

Arterieller Blutdruck und Herzfrequenz

Der arterielle Blutdruck wird als senkrechte Linie zwischen systolischem und diastolischem Druck dargestellt, die aus der arteriellen Pulskurve gewonnene Herzfrequenz als gepunktete Linie; Blutdruck und Herzfrequenz gelten heute als anerkannte Parameter einer Basisüberwachung. Die Ermittlung der Herzfrequenz aus der arteriellen Pulskurve (gemittelt über 10 s) erhöht einerseits die hämody-

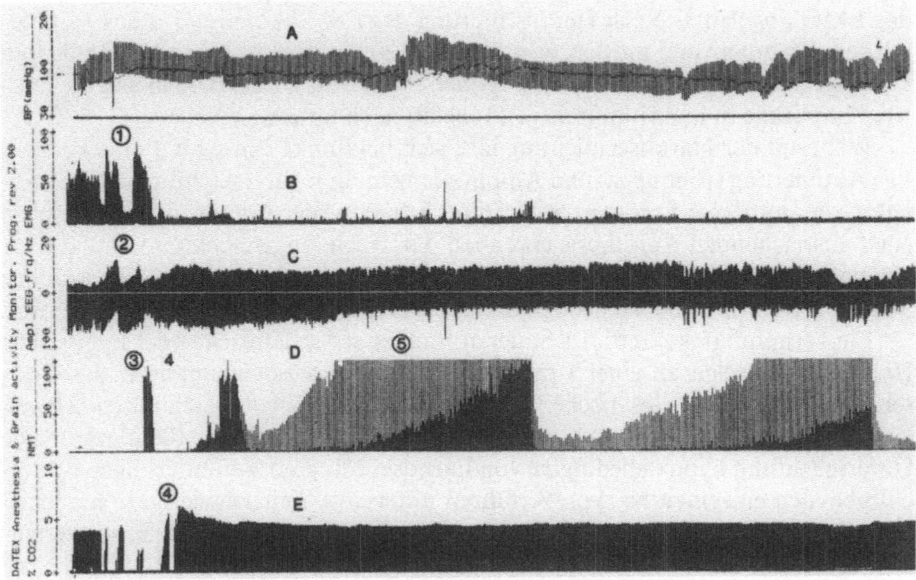

Abb. 1. Originalausdruck des ABM einer Halothannarkose. Einleitung mit Thiopental 250 mg + 100 mg (*1*); Intubation mit Succinylcholin 75 mg (*3*); Relaxation mit Pancuronium 6 mg und Abklingphase (*5*)

namische Aussagekraft dieses Meßwertes, erlaubt aber andererseits in kritischen Kreislaufsituationen keine verläßliche Aussage, besonders bei Anwendung nichtinvasiver Meßverfahren. Erkennung und Diagnostik von Herzrhythmusstörungen und myokardialen Ischämien sind deutlich erschwert, wenn nicht unmöglich.

Elektromyogramm der Stirnmuskulatur (EMG)

Das Elektromyogramm wird mit Hilfe der auf der Stirn angebrachten Klebeelektroden durch spezielle Filterung aus dem EEG-Signal gewonnen. Dargestellt wird die EMG-Amplitude als Säulendiagramm mit 10 s Auflösung. Das Signal dient hier als „Reaktivitätsparameter", dessen Amplitude durch die Bewußtseinslage, den nervösen Grundtonus und die sensorischen Afferenzen bestimmt wird. Da der Einfluß nicht depolarisierender Muskelrelaxanzien auf die Gesichts- und Skalpmuskulatur im Vergleich zu anderen Muskelgruppen viel geringer ist, bleibt die Aussagefähigkeit selbst bei ausgeprägter Relaxation (s. NMT-Meßwerte) erhalten. Die Abnahme der EMG-Amplitude durch die Narkoseeinleitung (1 in Abb. 1) sowie auch die Reaktion auf den Hautschnitt bei ungenügender Analgesie können deutlich erkannt werden. Das Nachlassen von Hypnose und Analgesie während der Operation kann frühzeitig bemerkt werden, allerdings sind Fehlinterpretationen beim Ausbleiben einer adäquaten Stimulation möglich (z. B. bei prä- und intraoperativen Wartezeiten).

Elektroenzephalogramm

Die spontane bioelektrische Hirnaktivität wird über die gleichen Elektroden wie das EMG abgeleitet. Nach Herausfilterung des EMG-Anteils wird das EEG als mittlere Frequenz und mittlere Amplitude in einem gemeinsamen Kanal als Balkendiagramm dargestellt: mittlere Frequenz von 0–20 Hz nach oben und die mittlere Amplitude in logarithmischem Maßstab nach unten.

Während der Narkoseeinleitung läßt sich bei Punkt 2 in Abb. 1 eine kurzzeitige Aktivierung (Frequenz- und Amplitudenzunahme) und nachfolgend eine Abnahme der mittleren Frequenz mit leichter Zunahme der Amplitude bei Erreichen einer ausreichenden Anästhesie erkennen. Es ist seit langem bekannt, daß die zur Narkose verwendeten Pharmaka sowie volatile Anästhetika im EEG typische Muster zeigen (z. B. bei Neuroleptanalgesie, Ataranalgesie, Inhalationsnarkose).

Ein vermindertes zerebrales Sauerstoffangebot (ischämische oder hypoxische Hypoxie) zeigt sich an einer Frequenzab- und Amplitudenzunahme; das Erlöschen der spontanen elektrischen Hirnaktivität kann einem bestimmten Schwellenwert der Hirndurchblutung zugeordnet werden (ca. 20 ml/100 g · min). Die Unterscheidung hypoxiebedingter von narkosebedingten Veränderungen ist deshalb bei den einzelnen Narkoseverfahren unterschiedlich schwierig, in manchen Situationen sogar unmöglich. Frühe Zeichen einer Ischämie im EEG, wie vereinzelte langsame Wellen oder "silent periods" lassen sich nicht diagnostizieren, da vom ABM nur ein gemitteltes EEG, nicht jedoch das Original-EEG dargestellt wird (hierzu wäre ein zusätzliches Registriersystem erforderlich). Einzelheiten zur Technik der EEG-Verarbeitung sind von Levy et al. (1980) beschrieben.

Neuromuskuläre Transmission (NMT)

Die Blockierung der neuromuskulären Transmission (NMT) durch Muskelrelaxanzien und ihr zeitlicher Verlauf bis zur völligen Wiederherstellung wird mit Hilfe der von Ali u. Savarese (1976) beschriebenen Methode der Vierfachstimulation (train of four) gemessen. Dazu erzeugt das ABM-Gerät alle 20 s eine supramaximale Reizfolge (train of four), die über Klebeelektroden auf den N. ulnaris übertragen wird. Die elektromyographische Antwort auf diesen Reiz wird am Hypothenar gemessen und als Säulendiagramm dargestellt: Die 1. Säule stellt die Reizantwort in Prozent des Ausgangswertes dar (T1), die zweite Säule das Verhältnis der Antwort auf den ersten Reiz zu der Antwort auf den 4. Platz (T_R). Dieses letztgenannte Verhältnis spricht besonders empfindlich auf nicht depolarisierende Relaxanzien an. Der am Beginn der Narkose erforderliche automatische Eichvorgang ist in Abb. 1 gut zu erkennen.

Nach Einleitung (1 in Abb. 1) mit Thiopental (EMG-Abnahme, EEG-Veränderung) sucht sich das Gerät diejenige Reizstärke, die keine weitere Erhöhung der Reizantwort mehr zuläßt (3 in Abb. 1), und speichert diese Reizantwort als Ausgangswert (supramaximaler Reiz = 100%). Danach erfolgt die Intubation mit Succinylcholin (4 in Abb. 1) und Gabe von Pancuroniumbromid. Die unterschiedlichen Auswirkungen von Succinylcholin (4 in Abb. 1) (1. und 2. Säule gleich hoch) und Pancuroniumbromid (5 in Abb. 1) (1. Säule höher als die 2.) sind in der Abklingphase des jeweiligen Medikamentes gut zu erkennen. Aufgrund der Schmerzhaftigkeit der supramaximalen Reizung kann die NMT-Messung einschließlich des Eichvorganges nur in Narkose durchgeführt werden.

CO_2-Messung

Im Nebenstromverfahren wird Atemgas aus dem Beatmungsgerät nahe am Tubus entnommen und in einem CO_2-Meßgerät (Normocap) gemessen. Das elektrische Signal wird als Säule zwischen dem inspiratorischen Wert (normalerweise 0) und dem endexspiratorischen Wert dargestellt. Beginnt der Patient unter künstlicher Beatmung wenig effiziente Spontanatmungsversuche, so erkennt der ABM diese „Kamelhöcker" in der CO_2-Kurve als neuen Atemzug, bei welchem die inspiratorische Konzentration größer als Null ist, d. h. die Verarbeitung zum CO_2-Trend kann bei nachlassender Muskelrelaxierung eine CO_2-Rückatmung vortäuschen. Akute Veränderungen der endexspiratorischen CO_2-Konzentration erlauben, insbesondere in Kombination mit anderen Meßwerten, eine ganze Zahl von Rückschlüssen auf die aktuelle Situation des Patienten, so z. B. Luftembolien, Volumenmangel, hämodynamisch wirksame Rhythmusstörungen (sofern ein EKG-Monitor vorhanden ist).

Der einfarbige grüne Bildschirm des ABM stellt die Parameter in gleicher Weise wie der eben beschriebene Ausdruck dar, besitzt jedoch nur 3 Kanäle: Blutdruck und Herzfrequenz werden nur (ABM 1-Version) ausgedruckt und nicht auf dem Monitor dargestellt, der untere 3. Kanal des Monitors kann umgeschaltet werden zwischen neuromuskulärer Transmission und CO_2-Kanal.

Der CO_2-Kanal seinerseits kann sowohl den oben beschriebenen CO_2-Trend als Säulendiagramm als auch die CO_2-Kurve (Capnogramm) darstellen; der Ausdruck des Capnogramms ist nur über einen zusätzlichen Analogschreiber möglich. Einzelheiten zur Interpretation des Capnogramms sind von Smalhout u. Kalenda (1975) erarbeitet worden, die Diskussion über die Validität des Capnogramms bezüglich des Relaxationszustandes scheint jedoch nicht abgeschlossen. Einzelanalysen geben Anhaltspunkte, daß die periphere Skelettmuskulatur und das Zwerchfell unterschiedlich empfindlich auf Muskelrelaxanzien reagieren, d. h. daß spontane Zwerchfellbewegungen bereits beobachtet werden können, obwohl im NMT noch keine Reizantwort zu erkennen war.

Im rechten Sichtfenster des Monitors werden alle Meßwerte als Ziffern angezeigt, die Alarmbereiche graphisch dargestellt, Fehlermeldungen ausgegeben, Artefakte markiert und die Alarme optisch dargestellt. Nur der CO_2-Analysator verfügt über einen akustischen Alarm. Die Bedienungselemente des Gerätes sind übersichtlich angeordnet und verständlich beschriftet. Durch Zusammenfassung der derzeit erforderlichen 4 Patientenkabel zu einem Kabel könnte die Handhabung des ABM weiter verbessert werden.

Zusammenfassend stellt das ABM-System ein Überwachungsgerät dar, das Meßwerte einer „Basisüberwachung" (Blutdruck, Herzfrequenz und endexspiratorisches CO_2) und einer „Narkoseüberwachung" (neuromuskuläre Transmission, EMG, EEG) vereinigt. Die Aussagefähigkeit der einzelnen Parameter kann sich je nach den herrschenden Bedingungen überschneiden. Ob man generell auf die Darstellung des Originalsignals verzichten kann, ist bisher noch nicht abschließend beurteilbar. Zumindest beim EEG (neben dem CO_2), wäre eine Möglichkeit zur Darstellung und evtl. auch Dokumentation des Originalsignals wünschenswert. Ob die mit dem Gerät erfaßbaren Größen einer „Anästhesieüberwachung" (EEG, NMT, EMG) notwendiger Bestandteil zukünftigen Patientenmonitorings sein werden, bleibt abzuwarten.

Die fortlaufende Darstellung aller gemessenen Größen in einem Ausdruck zusammen mit der Möglichkeit, zeitgerechte Markierungen anzubringen, erlaubt das Erkennen kritischer Situationen frühzeitiger, als es mit jedem einzelnen der Meßwerte möglich wäre.

Literatur

Ali HH, Savarese JJ (1976) Monitoring of neuromuscular function. Anesthesiology 45:216–249

Levy WJ, Shapiro MS, Maruchak G, Meathe E (1980) Automated EEG processing for intraoperative monitoring: A comparison of techniques. Anesthesiology 53:223–236

Smalhout B, Kalenda Z (1975) An atlas of capnography. Kerchebosch, Zeist/The Netherlands

Perioperative Psychometrie

W. Tolksdorf

Unter Psychometrie soll die Messung psychischer Zustände oder Eigenschaften verstanden werden, wobei Messung als Zuordnung von Zahlen zu diesen Zuständen oder Eigenschaften definiert wird.

Welche psychischen Sachverhalte sind perioperativ bedeutsam? Naturwissenschaftlich orientierte Ärzte, insbesondere Chirurgen, messen psychologischen Faktoren im Rahmen ihres Tätigkeitsgebietes i. allg. wenig Bedeutung zu [12]. Dies, obgleich vor einigen Jahrzehnten eine ausgeprägte depressive Verstimmung als Kontraindikation für einen chirurgischen Eingriff angesehen wurde [7] und in der anästhesiologischen Literatur über Todesfälle durch Angst berichtet wird [15]. Die Zunahme der ärztlichen Einsicht, den Patienten als Ganzes, als körperlich, geistig, seelisches Wesen betrachten zu müssen, hat zu einer vermehrten Auseinandersetzung mit psychischen und sozialen Problemen im Umfeld von Anästhesie und Operation geführt.

Die Psychoanalytikerin Helene Deutsch setzte sich bereits 1942 mit psychologischen Aspekten präoperativer Patienten auseinander [2]. Sie gab als Quellen präoperativer Angst die Angst vor dem Verlust des Lebens, Angst vor Verletzung und Verlust eines Körperorgans, Kastrationsangst, Trennungsangst und sogar Entbindungsangst an. Bei manchen Frauen vermische sich die Angst vor einer Operation unbewußt mit der Vorstellung einer blutigen und schmerzhaften Entbindung. Die Autorin gewann diese Erkenntnisse bei ihrem psychoanalytischen Klientel. Dieses Vorgehen wird heute zu Recht als unwissenschaftlich angesehen. Immerhin handelt es sich bei präoperativen Patienten in der Regel um nichtpsychiatrisch kranke Patienten.

Im folgenden soll am Beispiel der präoperativ bedeutsamen Emotion Angst dargestellt werden, welche Probleme die wissenschaftliche Bearbeitung eines psychologischen Sachverhaltes beinhaltet.

Zunächst einmal ist es notwendig, eine Ordnung in den Phänomenbereich Angst zu bringen. Emotionale Zustände, die in diesem Phänomenbereich relevant sein können, sind Angst, Furcht, Schreck, Ängstlichkeit, Furchtsamkeit u. a. Es erscheint zunächst sinnvoll, eine Ordnung entsprechend dem zeitlichen Erstreckungsgrad vorzunehmen [6]. So sind Angst, Furcht und Schreck zeitlich kurz erstreckte Zustände (States), hingegen Ängstlichkeit und Furchtsamkeit zeitlich länger erstreckte Eigenschaften (Traits). Es ist demgemäß zunächst einmal wichtig zu wissen, was überhaupt gemessen werden soll: Sollen anästhesie- und operationsrelevante Parameter zu Persönlichkeitseigenschaften (Traits) oder zu zeitlich kürzer erstreckten Emotionen in Beziehung gesetzt werden. Dementsprechend muß die Auswahl der Meßinstrumente erfolgen. Sollen Persönlichkeitseigenschaften gemessen werden, so haben sich Persönlichkeitsfragebögen (z. B. das Freiburger Persönlichkeitsinventar oder der Persönlichkeitsfragebogen von Eysenck [5]), bewährt. Soll hingegen Angst gemessen werden, so muß zunächst der Begriff Angst abgetrennt werden von dem der

Furcht und von dem des Schrecks. Es ist primär einleuchtend, daß Schreck etwas anderes ist als Angst und Furcht. Schreck beinhaltet das Moment der Überraschung in einer Gefahrensituation. Eine Unterscheidung zwischen Angst und Furcht kann dahingehend getroffen werden, als beim Auftreten von Furcht klar erkennbare Gefahrenreize vorhanden sind und eine Fluchtmöglichkeit gegeben ist. Angst tritt auf in Gefahrensituationen, in denen die Ursachen nicht klar ausgemacht werden können. Dementsprechend ist keine eindeutige Reaktionsmöglichkeit, beispielsweise im Sinne von Flucht, vorhanden: Es kommt zu einer Reaktionsblockierung.

Was finden wir nun bei präoperativen Patienten vor: Furcht oder Angst?

Bereits 1954 publizierte Körner eine Arbeit über die Operationsfurcht [11]. Er stellte fest, daß Patienten zum einen Furcht vor der Krankheit als solcher haben, Furcht vor den Operationsvorbereitungen, Furcht vor der Nakose, Furcht vor der Operation (körperliche Beschädigung) und deren Folgen und Furcht vor der Nachbehandlung. Diese sind konkrete Befürchtungen und sind der Emotion Furcht (nicht der Emotion Angst) zuzuordnen. In einer neueren Arbeit von Emmerich et al. [3] wurden ebenfalls konkrete Befürchtungen (intraoperative Schmerzen, gesundheitliche Schäden, Tod, psychischer Streß, Mißempfindungen bei der Anästhesieeinleitung, Hilflosigkeit, zu frühes Erwachen aus der Operation u. a.) vorgefunden. Nicht näher bestimmbare Ängste fanden die Autoren bei etwa 12,5% ihrer Patienten [3]. Die Durchsicht der Literatur zu diesem Thema legt nahe, daß Ängste im eigentlichen Sinne bei etwa 20–30% präoperativer Patienten auftreten, konkrete Befürchtungen jedoch häufiger geäußert werden.

Die Emotion Angst kann als hypothetisches Konstrukt aufgefaßt werden. Ein deskriptives Konstrukt beschreibt eine spezielle Konstellation empirischer Sachverhalte, erklärt diese aber nicht. So wird etwa für den Fall der Angst die Konstellation subjektiver, physiologischer und verhaltensmäßiger Veränderungen als Angst beschrieben, nicht aber durch Angst erklärt. Zum Auffinden funktionaler Beziehungen werden explikative Konstrukte gebildet. Sie sollen die Unterschiede zwischen Individuen auf beobachtbaren Merkmalen erklären, z. B. dem deskriptiven Merkmal Angst. Sie sollen außerdem verständlich machen, wieso es eigentlich zu dieser bestimmten Merkmalskonstellation kommt. Angst als Zustand, als eine in einer bestimmten Situation auftretende Emotion, besitzt den Status eines deskriptiven Konstrukts, Angst als Eigenschaft, d. h. Ängstlichkeit, besitzt eher den Status eines explikativen Konstrukts.

Indikatoren für Angst sind in den folgenden Merkmalsbereichen zu finden:
- Verbale Reaktion,
- Physiologische Prozesse,
- Allgemeine Verhaltensindikatoren.

Unter Psychometrie soll im folgenden die Messung der verbalen Komponente der Angst verstanden werden. Möglichkeiten der quantitativen Erfassung der verbalen (subjektiven, phänomenalen) Komponente bestehen in der Erhebung von L-, Q- und T-Daten. Bei L-Daten handelt es sich um Fremdbeurteilungsmethoden: Ein L-Datum liegt dann vor, wenn beispielsweise der Anästhesist durch Beobachtung eines regungslos daliegenden Patienten zu dem Schluß kommt, daß dieser gut prämediziert ist. Diese Daten sind als sehr unzuverlässig zu betrachten. So ist es beispielsweise durchaus möglich, daß ein Patient am Operationsmorgen relativ angstfrei aufwacht, sodann mit Droperidol oder Thalamonal prämediziert wird, zunehmend sedierter, muskelrelaxierter oder gar kataton, zugleich aber

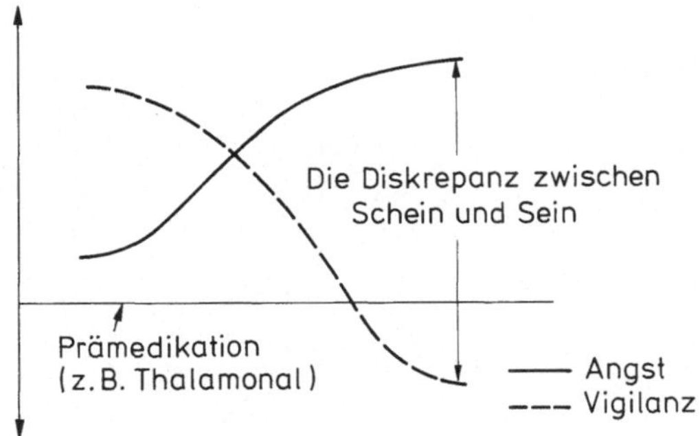

Abb. 1. Schematische Darstellung des Angst- und Vigilanzverhaltens vor und nach Prämedikation am Beispiel der Thalamonalprämedikation. Trotz Angstanstieg kommt es zu einem Abfall der Vigilanz

auch angstvoller wird. Der regungslos daliegende Patient, der unfähig ist, seine fast unerträglich gewordene Angst zu äußern, erscheint dem Anästhesisten ruhig, das Gegenteil ist der Fall: Er gerät zunehmend in Panik! Die alleinige Verwendung von L-Daten aus Fremdbeurteilungen zur „Messung von Prämedikationswirkungen" muß heute als unzulässig angesehen werden (Abb. 1).

Q-Daten gewinnt man über die Selbstbeurteilung von Personen, beispielsweise mit Adjektivlisten oder Fragebögen. Fragebögen sind die verbreitetste Methode zur Messung der präoperativen Angst. Obgleich die Zielsetzungen der unterschiedlichen Arbeitsgruppen im deutschsprachigen Raum annähernd gleich sind, werden doch unterschiedliche Meßmethoden verwendet. So werden in Wien die Eigenschaftswörterliste nach Janke u. Debus und das Emotionalitätsinventar nach Ulrich verwendet [9, 20]. In Erlangen bevorzugt man die Erlanger Angstskala und das State-trait-anxiety-inventory nach Spielberger [7, 16]. In München werden dieselben Fragebögen und zusätzlich visuelle Analogskalen angewendet [7], während in Mannheim der Mannheimer ESB [1] und neuerdings visuelle Analogskalen bevorzugt werden [18].

Zum Skalenniveau: Die Aussage eines Patienten auf die konkrete Befragung „Haben Sie Angst, ja oder nein" entspricht einem Nominalskalenniveau. Die Vorteile einer Nominalskala sind der geringe Aufwand und die schnelle Durchführbarkeit, Nachteile sind die sehr geringe Meßgenauigkeit und Unsensibilität. Im Bereich perioperativer Psychometrie wurde von uns eine Skala zur Ermittlung objektiv beobachtbarer Angstindikatoren ermittelt (Schema 1). Zur Ermittlung des präoperativen Angstniveaus sind solche Methoden jedoch zu ungenau: So werden zur Betrachtung psychophysiologischer Zusammenhänge häufig kurvilineare Beziehungen (s. u.) gefunden, die zumindest die Antwortmöglichkeiten: Ich habe keine Angst, ich habe sehr große Angst, und ich habe mittelmäßig Angst, erfordern. Diesem Umstand wurde auch auf dem Fragebogen zur Ermittlung von Angstindikatoren bei der verbalen Angstangabe Rechnung getragen (Schema 1).

In der Regel haben Fragebögen Ordinalskalenniveau: Der Untersuchte hat die Möglichkeit, beispielsweise bei der Befragung zur Ausprägung seiner Angst in mehreren Kategorien zu antworten: z. B. „Ich habe Angst" trifft zu, trifft etwas zu, trifft überwiegend zu oder trifft ausgesprochen zu. Die Vorteile solcher Skalen sind die höhere Meßgenauigkeit und eine etwas höhere Sensibilität im Vergleich zur Nominalskala. Die Nachteile bestehen darin, daß auch hier eine relativ grobe Methode vorliegt und eine künstliche Digitalisierung einer kontinuierlichen Größe vorgenommen wird.

Angstindikatoren

Verbale Angstangabe (Grundlage der Fremdbeurteilung)

Große Angst	Mittlere Angst	Keine Angst
□	□	□

Ausprägung

	Ja	Nein
Kalte Extremitäten (Zentralisation)	□	□
Mundtrockenheit	□	□
Schweißneigung	□	□
Zittern (lokal oder generalisiert)	□	□
Motorische Unruhe	□	□
Rigide Körperhaltung	□	□
Gespannter Gesichtsausdruck	□	□
Gesichtsfarbe		
– blaß	□	□
– gerötet	□	□
Vermeidung von Blickkontakt	□	□
Ungeduld	□	□
Ticks	□	□
Konzentrationsschwäche	□	□
Verleugnung der Krankheit	□	□
Ablehnung von Information	□	□
Zögerndes Antworten	□	□
Klagen über Krankenhaussituation	□	□
Ständiges Reden	□	□
Weinerlichkeit	□	□
Weinen	□	□
Stimmqualität		
– Stammeln	□	□
– belegte Stimme	□	□

Schema 1. Fragebogen zur Beurteilung der präoperativen Angst durch Befragung sowie verhaltensmäßig motorischer und anderer beobachtbarer Angstindikatoren

Das State-trait-anxiety-inventory ist ebenso wie die Erlanger Angstskala ein zuverlässiger Angst-Fragebogen mit 4 Antwortmöglichkeiten pro Frage, beim Mannheimer ESB muß sich der Patient zwischen 2 Doppelitems, die Gegensatzpaare darstellen, auf einer siebenstufigen Skala einordnen. Die ursprüngliche Fassung enthält 35 Doppelitems, die anhand von Faktorenanalysen ermittelte Kurzfassung 22 Doppelitems (Schema 2 u. 3).

Zunehmend werden visuelle Analogskalen auch zur Angstmessung angewendet. Es handelt sich hierbei um eine 10 cm lange Linie, als deren Endpunkte extreme Gefühle festgelegt sind, beispielsweise „ich habe überhaupt keine Angst" am einen Endpunkt und „ich habe extrem große Angst" oder „unerträgliche Angst" am anderen Ende (Schema 4). Visuelle Analogskalen haben den großen Vorteil der einfachen Anwendbarkeit und eines möglicherweise höheren Skalenniveaus (Intervallskalenniveau, evtl. sogar Verhältnisskalenniveau). Wird eine solche Skala durch weitere Orientierungspunkte unterteilt (Schema 4), so erhält man eine graphische Analogskala, die jedoch sicherlich das Ordinalskalenniveau

Bitte lesen Sie die unteren Angaben bei jeder Nummer von links nach rechts genau durch und machen *ein* × in die Spalte, die Ihren momentanen Empfindungen am ehesten entspricht. Bitte pro Zeile nur 1mal ankreuzen und bitte keine Zeile auslassen.

	Sehr	Mäßig	Wenig	Weder noch	Wenig	Mäßig	Sehr	
1 Müde								Frisch
2 Schwach								Stark
3 Benommen								Klar
4 Elend								Munter
5 Kraftlos								Kraftvoll
6 Lahm								Schwungvoll
7 Ausgelaugt								Energiegeladen
8 Gespannt								Gelöst
9 Unruhig								Ruhig
10 Komisches Gefühl								Ungerührt
11 Appetitlos								Guter Appetit
12 Ängstlich								Zuversichtlich
13 Reizbar								Verträglich
14 Streng								Sanftmütig
15 Scheu								Zugänglich
16 Empfindlich								Unempfindlich
17 Verlassen								Umsorgt
18 Unsicher								Selbstsicher
19 Bedroht								Sicher
20 Passiv								Aktiv
21 Unterlegen								Überlegen
22 Abgestumpft								Teilnahmsvoll
23 Gleichgültig								Interessiert
24 Unausgeglichen								Ausgeglichen

Schema 2. Ursprüngliche Fassung des Mannheimer Erhebungsbogens der subjektiven Befindlichkeit (ESB) mit 35 Doppelitems und Bewertungseinheiten zwischen 1 und 7

25 Unzufrieden								Zufrieden
26 Verstimmt								Guter Laune
27 Grüblerisch								Sorglos
28 Hoffnungslos								Hoffnungsvoll
29 Traurig								Fröhlich
30 Kalte Hände, Füße								Warme Hände, Füße
31 Feuchte Hände, Füße								Trockene Hände, Füße
32 Kloßgefühl im Hals								Freier Hals
33 Herzklopfen								Herz ruhig
34 Magen empfindlich								Magen nicht empfindlich
35 Durchfall								Verstopfung
	1	2	3	4	5	6	7	

Schema 2. (Fortsetzung)

Bitte lesen Sie von links nach rechts die gegensätzlichen Bezeichnungen und machen Sie bitte *ein* × in das Kästchen, was am ehesten zutrifft, wie Sie sich jetzt im Moment fühlen. Kreuzen Sie in jeder Zeile 1mal an, lassen Sie keine Zeile aus.

	Sehr	Ziemlich	Ein wenig	Weder noch	Ein wenig	Ziemlich	Sehr	
Unruhig	□	□	□	□	□	□	□	Ruhig
Gleichgültig	□	□	□	□	□	□	□	Interessiert
Lahm	□	□	□	□	□	□	□	Schwungvoll
Komisches Gefühl	□	□	□	□	□	□	□	Ungerührt
Abgestumpft	□	□	□	□	□	□	□	Teilnahmslos
Kraftlos	□	□	□	□	□	□	□	Kraftvoll
Grüblerisch	□	□	□	□	□	□	□	Sorglos
Herzklopfen	□	□	□	□	□	□	□	Herz ruhig
Hoffnungslos	□	□	□	□	□	□	□	Hoffnungsvoll
Reizbar	□	□	□	□	□	□	□	Verträglich
Schwach	□	□	□	□	□	□	□	Stark
Ängstlich	□	□	□	□	□	□	□	Zuversichtlich
Passiv	□	□	□	□	□	□	□	Aktiv
Ausgelaugt	□	□	□	□	□	□	□	Energiegeladen
Gespannt	□	□	□	□	□	□	□	Gelöst
Traurig	□	□	□	□	□	□	□	Fröhlich
Scheu	□	□	□	□	□	□	□	Zugänglich
Elend	□	□	□	□	□	□	□	Munter
Empfindlich	□	□	□	□	□	□	□	Unempfindlich
Unsicher	□	□	□	□	□	□	□	Selbstsicher
Verlassen	□	□	□	□	□	□	□	Umsorgt
Müde	□	□	□	□	□	□	□	Frisch

Schema 3. Kurzfassung des Mannheimer ESB mit 22 Doppelitems

Analogskalen

A) Visuelle Analogskalen (VAS)

Ich habe keine Angst	____________________	Ich habe unerträgliche Angst

B) Graphische Analogskala (GAS)

Ich habe keine Angst	etwas Angst	große Angst	Ich habe unerträgliche Angst

Schema 4. *A* Visuelle Analogskala zur Messung von Angst. *B* Grafische Analogskala, ebenfalls zur Messung von Angst

Liebe Patientin,

an den Enden der Linien (s. u.) sind extreme Gefühle bezeichnet. Bitte machen Sie auf jeder dieser Linien ein Kreuz dahin, wo Sie sich momentan gefühlsmäßig einordnen würden.

Ich habe überhaupt keine Angst	____________________	Ich habe extrem große Angst
Ich bin sehr hoffnungsvoll	____________________	Ich bin extrem niedergeschlagen
Ich fühle mich sehr stark	____________________	Ich fühle mich extrem schwach
Ich habe überhaupt keine Angst	____________________	Ich habe extrem große Angst
Ich bin sehr hoffnungsvoll	____________________	Ich bin extrem niedergeschlagen
Ich fühle mich sehr stark	____________________	Ich fühle mich extrem schwach

Schema 5. Visuelle Analogskala zur Bestimmung der Faktoren Angst, Depression und Asthenie zu 2 Meßzeitpunkten (z. B. vor und nach Prämedikation)

nicht überschreitet und dementsprechend kaum noch Vorteile gegenüber Fragebögen aufweist. In Schema 5 sind 2 mal 3 visuelle Analogskalen dargestelt, an deren Endpunkte die aus dem ESB extrahierten Faktoren „Angst, Depression und Asthenie" dargestellt sind. Diese visuellen Analogskalen wurden zur Prüfung der Anxiolyse nach intravenöser Lormetazepam- und Diazepamgabe im Sinne einer Prä- und Postapplikationsmessung zusammen mit dem Mannheimer ESB angewendet. Die Korrelation des Fragebogens mit der visuellen Analogskala ergab signifikante Zusammenhänge (z. B. Faktor 1 : R = 0,85), ein Maß für die Zuverlässigkeit beider Meßinstrumente.

Bei der Beurteilung von Q-Daten ergibt sich im wesentlichen ein Problem: Wenn ein Patient auf dem Fragebogen oder einer visuellen Analogskala angibt, angstvoll zu sein, so ist diese Aussage in der Regel glaubhaft. Dasselbe gilt für Patienten, die angeben, ein mittleres Angstniveau zu haben. Die Mehrzahl aller präoperativen Patienten tendiert jedoch zur Angabe von Angstfreiheit. Hier ist es sehr schwierig zu differenzieren, ob es sich um tatsächlich angstfreie Patienten oder um Angstverleugner bzw. -verdränger handelt. Versuche, tatsächlich Angstfreie von Angstverleugnern bzw. Angstverdrängern mit Hilfe von Fragebögen zu unterscheiden (beispielsweise RS-Skala, Marlow-Crown-Scale), müssen bislang wohl als gescheitert angesehen werden [14, 17]. Eine solche Differenzierung ist jedoch deshalb notwendig, da v. a. Angstverdränger und Angstverleugner häufig physiologische Streßreaktionen aufweisen, die als gefährdend anzusehen sind: So konnte festgestellt werden, daß gerade Angstverleugner und hier vorwiegend männliche Patienten zur vasovagalen Synkope bei Anlegen der Spinalanästhesie tendieren [19]. Möglicherweise ist der Anästhesist durch Beobachtung und Hinzuziehung von beobachtbaren Streßparametern besser in der Lage, angstfreie Patienten von Angstverleugnern zu unterscheiden. Schlechte Befindlichkeitsmerkmale – gemessen mit dem ESB – gehen mit Zittern oder einer rigiden Körperhaltung einher, Mundtrockenheit und Blässe hingegen weisen Korrelationen zu physiologischen Streßparametern auf. Unabhängig von der Ausprägung psychologischer und physiologischer Daten sind motorische Unruhe und eine belegte Stimme. Diese Ergebnisse zeigen, daß die alleinige Betrachtung einer Ebene, beispielsweise der verhaltensmäßig motorischen Ebene, allein (L-Daten!) unzuverlässig ist, jedoch im Zusammenhang mit der Betrachtung der verbalen Angstkomponente (Q-Daten) eine genauere Einschätzung des präoperativen Patienten erlaubt. Beobachtbare Angstindikatoren sind hilfreich zur Differenzierung zwischen tatsächlich angstfreien Patienten und Angstverleugnern.

T-Daten sind das Ergebnis von Verhaltensmessungen in standardisierten Untersuchungssituationen. Diese sind in der Regel in der klinischen Forschung wie zur präoperativen Angst nicht erhebbar. T-Daten sind äußerst zuverlässig, ihre Übertragbarkeit und Aussagekraft für die klinische Realität jedoch äußerst begrenzt: Am Beispiel einer neurophysiologischen Untersuchung von Flunitrazepam bei freiwilligen Probanden und eigenen Untersuchungen bei präoperativen Patientinnen vor abdominalen und vaginalen Uterusexstirpationen sei dies dargestellt [13]: In beiden Untersuchungen kam das State-trait-anxiety-inventory neben anderen Meßinstrumenten zur Anwendung. Der minimale Summenscore beträgt beim STAI -X-1 20, der maximale 80. In der experimentellen Untersuchung bei freiwilligen Probanden fanden die Autoren $33 \pm 1{,}5$ als Summenscore, bei präoperativen Patientinnen wurden von uns 45 ± 11 ermittelt. Es fällt die deutliche Diskrepanz sowohl im Mittelwert als auch in der Streuung auf. Ganz offensichtlich handelt es sich um unterschiedliche Kollektive. Bei dem Kollektiv mit einem mittleren Angstwert von 33 ist eine Anxiolyse – gemessen mit einem Fragebogen – ja kaum noch möglich, da die freiwilligen Probanden bereits primär relativ angstfrei sind (Abb. 2).

Dieses Beispiel – schematisch in Abb. 2 dargestellt – soll verdeutlichen, daß im Labor gewonnene Ergebnisse unter standardisierten Versuchsbedingungen bei

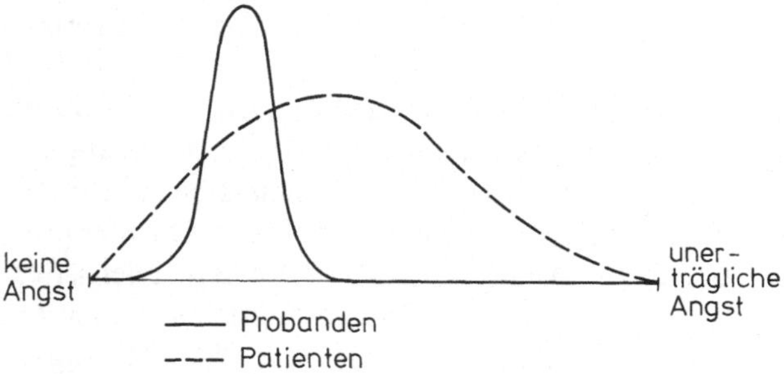

Abb. 2. Schematische Darstellung der unterschiedlichen Verteilungen von Probanden und Patientenkollektiven in bezug auf ihre Angst

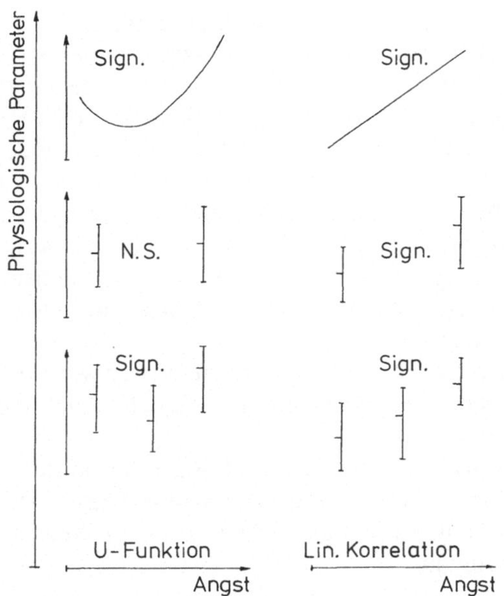

Abb. 3. Schematische Darstellung eines kurvilinearen psychophysiologischen Zusammenhangs (*links*) und linearen psychophysiologischen Zusammenhangs (*rechts*). Bei Zweiteilung des Untersuchungskollektivs bei tatsächlich vorhandenem kurvilinearen Zusammenhang wird dieser nicht festgestellt. Bei Dreiteilung des Kollektivs hingegen wird Kurvilinearität vermittelt. Bei tatsächlich vorhandenem linearen psychophysiologischen Zusammenhang (*rechts*) wird der wahre Zusammenhang sowohl bei Zwei- als Dreiteilung des Kollektivs vermittelt

Probanden nur mit äußerstem Vorbehalt in die klinische Praxis zu übertragen sind.

Die Erhebung von L-, Q- und T-Daten sind Möglichkeiten zur Erfassung der verbalen Reaktionen und allgemeinen Verhaltensindikatoren der Angst. Um einer möglichst exakten Bestimmung der Angst nahezukommen, ist es notwendig, zusätzlich physiologische Parameter zu bestimmen, die im Zusammenhang zur Angst stehen. Hierzu gehören im wesentlichen Parameter des Hypothalamus-Hypophysen-Nebennierenrinden-Systems und Parameter der Aktivität des sympathischen Nervensystems. Eine detaillierte Besprechung dieser Parameter würde den Rahmen des gestellten Themas überschreiten. Es soll jedoch auf ein wichtiges und bereits angeschnittenes Problem hingewiesen werden. Werden Zusammenhänge zwischen psychologischen und physiologischen Parametern untersucht, so ist es notwendig, auf kurvilineare Zusammenhänge zu achten. In Abb. 3 sind ein kurvilinearer Zusammenhang und ein linearer Zusammenhang schematisch dargestellt. Ist der „wahre" Zusammenhang zwischen einem psychologischen Parameter (Angst) und einem physiologischen Parameter (beispielsweise Herzfrequenz) kurvilinear im Sinne einer U-Funktion (links), so würde eine Teilung des untersuchten Kollektivs in hoch- und niedrigstängstliche, also in 2 Gruppen, nivelliert, anhand der Mediane und Minimal-Maximal-Werte würde der tatsächliche kurvilineare Zusammenhang nicht abgebildet. Es fänden sich fälschlicherweise keine psychophysiologischen Zusammenhänge. Wird jedoch das Kollektiv in 3 Gruppen eingeteilt, so wird der kurvilineare Zusammenhang deutlich. Liegt jedoch ein linearer psychophysiologischer Zusammenhang vor (Abb. 3, oben rechts), so ist der Zusammenhang sowohl bei Zwei- als auch Dreiteilung des Kollektivs deutlich. Ist der zu untersuchende Zusammenhang nicht bekannt, so ist es erstrebenswert, eine Teilung des Kollektivs anhand seiner psychologischen Meßergebnisse in 3 Gruppen vorzunehmen. Lineare Korrelationen werden sicher erfaßt, bei Vorlegen kurvilinearer Zusammenhänge werden diese nicht übersehen.

Zusammenfassend muß festgehalten werden, daß Psychometrie in der Anästhesie notwendig ist zur wissenschaftlichen Bearbeitung anästhesierelevanter psychologischer Fragestellungen: Sinnvolle Fragestellungen sind beispielsweise die Ermittlung von Zusammenhängen zwischen Persönlichkeitsmerkmalen und Parametern des Anästhesie-, Operations- und Krankheitsverlaufs. Hier bietet sich die Anwendung von standardisierten Persönlichkeitsfragebögen an.

Weiterhin muß die wissenschaftliche Erarbeitung von Zusammenhängen zwischen emotionalen Zuständen (z. B. Angst) und anästhesierelevanten Parametern (Narkoseverlauf, Komplikationen, postoperative Schmerzen usw.) angesehen werden. Hier sind die obengenannten Fragebögen sinnvoll einsetzbar. Auch visuelle Analogskalen können angewendet werden.

Zur Prüfung der Wirksamkeit therapeutischer Interventionen müssen psychometrische Verfahren angewendet werden. Hier bieten sich v. a. visuelle Analogskalen sowie Fragebögen geringen Umfangs an.

Psychometrie in ihrer einfachsten Form, z. B. zur Beurteilung der Angstintensität durch Befragung und Einordnung in „viel, mittel oder wenig Angst", ist nützlich im klinischen Alltag und stellt einen wichtigen Schritt auf dem Weg zu einer individuellen Patientenvorbereitung dar.

Literatur

1. Berlin J, Tolksdorf W, Schmollinger U, Berlin B, Pfeiffer J, Rey ER (1982) Die Wirkung des präoperativen psychischen Befindens auf den intra- und postoperativen Verlauf. Anästh Intensivmed 23:9
2. Deutsch H (1942) Some psychoanalytic observations in surgery. Psychosom Med 4:105
3. Emmerich M, Emmerich E, Lanz E, Theiss D (1981) Praeoperative Angst und Anästhesie. Poster, XVII. Zentraleurop. Anaesthesie-Kongreß Berlin, 15.–19. Sept. 1981
4. Eysenck HJ (1959) Der Maudsley Persönlichkeits-Fragebogen als Meßmittel des Neurotizismus und der Extraversion. Hogrefe, Göttingen
5. Fahrenberg J, Selig H, Hampel R (1978) Das Freiburger Persönlichkeitsinventar FPI, Handanweisung, 3. Aufl. Hogrefe, Göttingen
6. Fürntratt E (1974) Angst und Schmerz. In: Fürntratt E (Hrsg) Angst und instrumentelle Aggression. Beltz, Weinheim, S 115
7. Galster IV, Spörl C (1979) Entwicklung einer Skala zur Quantifizierung transitorischer und habitueller Angstzustände. Neurol Psychiatr 5:223
8. Getto CJ (1980) Preoperative Depression. In: Guerra F, Aldrete JA (eds) Emotional and physiological responses to anesthesia and surgery. Grune & Stratton, New York
9. Janke W, Debus G (1974) Die Eigenschaftswörterliste (EWL). Hogrefe, Göttingen
10. Karbastschi L (1983) Zusammenhänge zwischen subjektiven, physiologischen und verhältnismäßig motorischen Merkmalen in der präoperativen Phase. Inauguraldissertation, Universität Heidelberg
11. Körner M (1954) Beitrag zur Beurteilung der psychischen Situation des Patienten vor der Operation. Anaesthesist 3:265–268
12. Lippmann RW, Möhlen K (1974) Einstellung Gießener Klinikärzte und Medizinstudenten zur Bedeutsamkeit des psychischen und sozialen Umfeldes für den Patienten. Psychother Med Psychol 24:109
13. Madler C, Parth P (1984) Vigilanz nach Benzodiazepinapplikation – Neuropsychologische Untersuchungen nach Injektion von Flunitrazepam. Anästh Intensivmed 2:53
14. Merkel G, Rehder H (1984) Der Einfluß des präoperativen psychischen Befindens auf Komplikationen, endokrine, metabolische und Kreislaufparameter bei Anwendung regionaler Anästhesieverfahren. Inauguraldissertation, Universität Heidelberg

15. Schmid-Schmidsfelsen V (1954) Zur Problematik der prä- und postoperativen psychologischen Beeinflussung. Vortrag I. Österr. Kongreß für Anästhesiologie, 5. 9. 1952 Salzburg. Anaesthesist 2:106
16. Spielberger CD (1975) Anxiety: State-trait process, vol 1. In: Spielberg CD, Sarason IG (eds) Stress and anxiety. Hemisphere, Washington
17. Tolksdorf W, Berlin J, Rey ER et al. (1984a) Der präoperative Streß. Anaesthesist 33:212
18. Tolksdorf W, Kappa F, Müller P, Jung M (1984) Psychometrische Untersuchungen unter i. v.-Benzodiazepinen. Anaesthesist 33:533
19. Tolksdorf W, Merkel G, Rehder H, Rey ER, Berlin J (1984b) Psychologische Aspekte der Spinalanaesthesie – Die vasovagale Synkope und anxiolytische Zusatzmedikation. Anaesthesist 33:307
20. Ulrich R, Ullrich de Muynck R (1978) Emotionalitätsinventar. Pfeiffer, München
21. Ulsamer B, Eser A, Ott H, Doenicke A (1983) Präoperative Anxiolyse unter Lormetazepam und Thalamonal. Vortrag 5. Internationales Sertürner-Symposium „Schmerz, Schmerzforschung und -therapie“, 15.–18. Juni 1983, Göttingen

Zusammenfassung der Diskussion zu Teil 7

Frage: Narkosestadien lassen sich gut, Analgesiestadien, wie insbesondere im Vortrag von Herrn Kobal gezeigt, bereits mit befriedigender Auflösung quantifizieren, letztere allerdings bislang nur im Labor. Welche Bedeutung wird in naher Zukunft diesen Methoden für die fortlaufende Registrierung der Narkosetiefe zukommen?

Antwort: Beim intraoperativen Monitoring ist grundsätzlich zu unterscheiden zwischen der Messung der Narkosetiefe und der Überwachung, welche sehr frühzeitig zerebrale Komplikationen infolge Ischämie oder Hypoxie feststellen soll. Für die Messung der Narkosetiefe gibt es bereits eine ganze Reihe entsprechend ausgestatteter EEG-Geräte, welche verschiedene Parameter, teils sogar evozierte Potentiale verwenden. Nach den Befunden der Arbeitsgruppe von Stoeckel korreliert der elektronisch leicht auswertbare Median des Powerspektrums am besten mit der Konzentration von Narkotika. Eine solche Messung ist aber für die Routine entbehrlich, sie bleibt wissenschaftlichen Untersuchungen vorbehalten. Die Überwachung der Hirnfunktion ist – wie schon in den Vorträgen und der Diskussion zum Thema A ausgeführt – immer dann wichtig, wenn sie operationsbedingt gefährdet ist (Karotischirurgie, Herzchirurgie usw.). Hierfür gibt es momentan noch keine allgemein zu empfehlenden Verfahren.

Frage: Gibt es Studien, in denen die Konzentration bzw. Aktivität von Pharmaka am Rezeptor gemessen und in Beziehung zu den jeweiligen Plasmakonzentrationen oder MAC-Werten der Narkotika gesetzt wird?

Antwort: Gegenwärtig sind solche Untersuchungen dem Tierexperiment vorbehalten. Lokalisationsstudien von Pharmaka beim Menschen bedürfen sehr aufwendiger Methoden; beispielsweise könnte dies in Zukunft mit Hilfe der Positronenemissionstomographie möglich werden. Deshalb muß bislang mit Hilfe bestimmter Modelle versucht werden, die Beziehung zwischen Pharmakokinetik und Pharmakodynamik zu erarbeiten.

Frage: Wann ist die Messung des Relaxationsgrades der quergestreiften Muskulatur notwendig?

Antwort: Die Relaxometrie ist keineswegs als ein unbedingt notwendiges und unverzichtbares Verfahren anzusehen, es sind Millionen von Narkosen ohne Relaxometrie durchgeführt worden. Ihre Vorteile sollten aber in 2 Situationen großzügig ausgenutzt werden. Der zunehmende Ersatz langwirkender durch kurzwirkende Relaxanzien hat die Aufrechterhaltung konstanter Relaxationsgrade schwieriger gemacht. Hier bringt die Relaxometrie eine deutliche Verbesserung, vor allem, wenn man sich mit den Eigenschaften eines neuen Relaxans vertraut macht. Zum zweiten ist die Relaxometrie sehr nützlich, wenn in der Abklingphase des neuromuskulären Blocks zu entscheiden ist, ob bereits eine ausreichende spontane Muskelaktivierbarkeit besteht oder ob eine Antagonisierung notwendig ist.

Teil 8

Technische und forensische Konsequenzen

Was ist zu tun, um Messen technisch sicher zu machen?

A. Obermayer

In den letzten Jahren hat die Technik unaufhaltsam und mit überproportionalen Steigerungsraten Eingang in die Kliniken gefunden. Die Innovationsrate im Bereich der Medizintechnik, die durch die Verwendung v. a. der Mikroelektronik neue Impulse erhalten hat, ist ungebremst, so daß die Technisierung der Anästhesie und Intensivmedizin weiter fortschreiten wird.

So segensreich sich die Inanspruchnahme der Technik einerseits bei Diagnose und Therapie für den Patienten auswirken kann, so bringt der Einsatz medizintechnischer Apparate andererseits aber auch vermehrte Gefahren für Patient und Anwender mit sich. Dieser grundsätzliche Sachverhalt resultiert aus der Gefährdung, die von den medizintechnischen Geräten und den angewandten Meßmethoden unmittelbar ausgeht und der Gefährdung, die durch die Verhaltensweise der Anwender im Umgang mit technischen Apparaten bedingt ist.

Das Thema „Technische Sicherheit im Krankenhaus" beschäftigt seit einigen Jahren die Öffentlichkeit, aufgeschreckt durch groß aufgemachte Zeitungsartikel, wie „Tod durch Kinderbett", „Tod aus der Pumpe", „Blau angelaufen" usw.

Kompetente, häufiger aber nichtkompetente Fachleute haben – ausgelöst durch die öffentliche Diskussion – Untersuchungen durchgeführt oder veranlaßt mit dem Ergebnis, daß die unkritische Veröffentlichung der Daten eine weitere Verunsicherung der Ärzte und Klinikverwaltungen herbeiführte.

Den größten Bekanntheitsgrad erreichten die Untersuchungen des Ministeriums für Arbeit, Gesundheit und Soziales des Landes Nordrhein-Westfalen mit der Feststellung, daß von 282 geprüften Geräten 193 Apparate mit 918 Mängeln behaftet waren [14].

Nach einer anderen Untersuchung [5] wurden bei 42 von 69 Geräten 481 Sicherheitsmängel festgestellt, wobei die Fehler bei 24 Geräten unmittelbar *lebensgefährlich* waren.

Um uns ein eigenes spezifisches Bild machen zu können, haben wir mit einer umfassenden Studie zum Stand der technischen Sicherheit in Anästhesieabteilungen begonnen (Tabelle 1). Bis jetzt konnten in 5 Kliniken – angefangen beim kleinsten Landkrankenhaus bis hin zur modernen, fast neuen Universitätsklinik – die jeweils vorhandenen Narkosegeräte stichprobenartig (Klinik Nr. 3 und 5 oder mehrfach Klinik Nr, 1, 2 und 4) unserer sicherheitstechnischen Prüfstufe II unterzogen werden.

Als Prüfstufe II sind diejenigen Prüfungen zu verstehen, die nach Reinigungs- und Desinfektionsmaßnahmen oder nach Reparaturen durch unsere medizintechnische Arbeitsgruppe vorgenommen werden.

Die Anzahl der überprüften Geräte lag maximal bei 7, die Anzahl der Überprüfungen maximal bei 5. Die Zahlenwerte ohne Klammern sind die Summe aller Mängel, die bei mehrmaliger Überprüfung gefunden wurden. Die Zahlenwerte in den Klammern sind die Fehler, die bei der jeweils ersten Überprüfung festgestellt worden sind.

Tabelle 1. Stand der technischen Sicherheit in verschiedenen Kliniken

Kliniknummer	1	2	3	4	5
Anzahl der Geräte	3	6	7	4	3
Anzahl der Überprüfungen	3 (1)	5 (1)	1	5 (1)	1
Mängel					
Dichtigkeit	0 (0)	4 (2)	2	0 (0)	0
Volumeteranlauf	4 (1)	2 (1)	0	0 (0)	0
Volumeteranzeige	1 (1)	3 (3)	4	3 (1)	2
Arbeitsdruck	3 (2)	6 (1)	1	5 (1)	1
Elektrische Sicherheit	0 (0)	0 (0)	2	1 (1)	x
Narkosegasabsaugung	x	2 (2)	3	0 (0)	0
Vollständigkeit (Mindestausstattung)	0	0 (0)	3	0 (0)	0
Sonstige	3 (2)	6 (1)	0	0	0

x Nicht überprüft oder nicht vorhanden

Trotz des vorläufigen Charakters der gezeigten Mängelliste lassen sich daraus 2 sehr wesentliche Aussagen ableiten:

1. Die durchschnittliche Fehlerhäufigkeit mit 2, teilweise sehr schweren Mängeln pro Gerät ist zu hoch; hier muß *sofortige Abhilfe geschaffen werden!*
2. Der Vergleich der Zahl der Beanstandungen, die in den Kliniken 1, 2 und 4 bei der erstmaligen Überprüfung aufgetreten sind, mit der Summe der Mängel bei mehrmaliger Überprüfung beweist, daß das Auftreten von Fehlern auch in Kliniken den Gesetzen des Zufalls unterliegt. Hieraus folgt, daß sich die technische Sicherheit in den Kliniken nur bei Kenntnis der spezifischen Anwendung und der täglichen Routine aus der Klinik heraus wirksam erhöhen läßt. Dies bedeutet ferner, daß mit den üblichen jährlichen oder halbjährlichen Wartungsintervallen das Problem der technischen Sicherheit nicht lösbar ist.

Außer der Studie zum Stand der technischen Sicherheit in Anästhesieabteilungen führen wir an unserem Institut Gerätevergleichsuntersuchungen durch, wobei wir die Geräte härtesten Versuchs- und Umweltbedingungen aussetzen.

In Abb. 1 sind Testergebnisse dargestellt, die wir bei Kontrollmessungen an 23 typengleichen Geräten zur Messung des Atemzug- und Atemminutenvolumens nach der bereits erwähnten Prüfstufe II ermittelt haben. Die zulässige Anlaufgeschwindigkeit dieses Gerätes beträgt nach der Bedienungsanleitung maximal 3,5 l/min. Gemessen wurden dagegen Anlaufwerte bis 6 l/min. Bei der Bestimmung des Atemminutenvolumens mit einem konstanten Flow von 15 l/min fanden wir Meßwerte für das Atemminutenvolumen zwischen 13,3 und 20,1 l/min, was in bezug auf den Sollwert von 15 l/min einer Abweichung von −13 bis +30% entspricht.

In einer anderen Testreihe (Abb. 2) wurden 6 von 4 verschiedenen Herstellern stammende Sauerstoffgeräte einem strömenden Lachgas-Sauerstoff-Gemisch mit der üblichen Zusammensetzung 30:70 und einem Flow von 10 l/min ausgesetzt. Trotz der unmittelbar vor Versuchsbeginn durchgeführten Neukalibrierung der Meßgeräte nach den Herstellerangaben ergeben sich nach der Einleitung des Lachgas-Sauerstoff-Gemisches in die Meßstrecke bereits geringe Differenzen zwischen den einzelnen Geräten, die sich jedoch im Laufe des 2stündigen Trokkenversuches auf 5 Vol.-% erhöhen. Die Drift, d. h. die Anzeigenänderung trotz konstanter Versuchsbedingungen, beträgt maximal plus 3,5 Vol.-%.

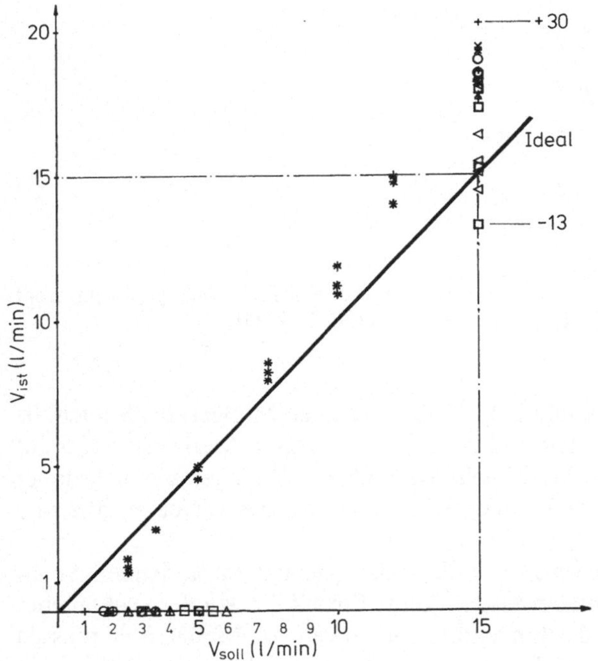

Abb. 1. Volumenüberprüfung

Das zunächst durchaus befriedigende Ergebnis ändert sich schlagartig, wenn das Lachgas-Sauerstoff-Gemisch vor der Einleitung in die Meßstrecke auf ca. 33 °C erwärmt und auf 100% relative Gemischfeuchte gebracht wird. Lediglich ein einziges Gerät reagiert auf die zusätzliche Wasserdampfkomponente qualitativ und quantitativ richtig, indem die angezeigte Sauerstoffkonzentration um 2 Vol.-% verringert wird.

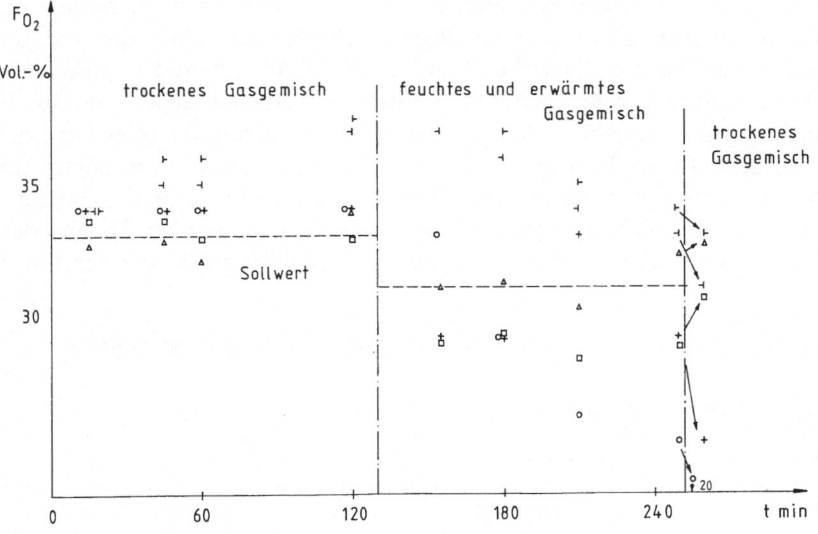

Abb. 2. O_2-Meßgerätetest

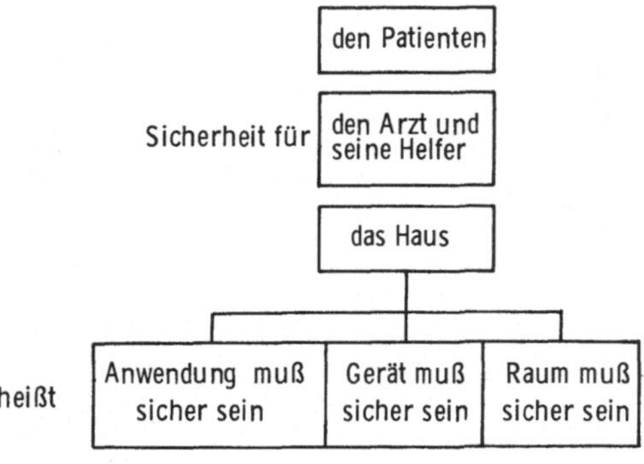

Abb. 3. Das Sicherheitsgesamtkonzept nach DIN 31.000

Ferner vergrößert sich sowohl die Drift der einzelnen Meßgeräte als auch die Differenz zwischen dem kleinsten und größten angezeigten Meßwert von 5 auf 8 Vol.-%. Ein erneuter Gaswechsel nach etwas über 3 stündiger Versuchsdauer führte bei einem zum Totalausfall, wogegen bei den übrigen eine Neukalibrierung erforderlich war.

Die aufgeführten Beispiele sind – wie die in der Literatur zu findenden Angaben und die eigenen Meßreihen beweisen – keine Einzelfälle, sondern schon eher Standard [3, 4, 11]. Aufgrund der Einzeluntersuchungen von Meßgeräten müssen die Aussagen, die anhand der Studie zur technischen Sicherheit in Anästhesieabteilungen getroffen worden sind, um die Feststellung ergänzt werden, daß die Erhöhung der technischen Sicherheit keine alleinige Aufgabe der Geräteanwender ist, sondern auch die Gerätehersteller mitverantwortlich sind.

Bezieht man ferner die räumlichen Bedingungen, hier v. a. die Umgebungs- und Anschlußbedingungen, in die sicherheitstechnischen Überlegungen mit ein, dann resultiert daraus das Sicherheitsgesamtkonzept in Kliniken. Diese Grundregel nach DIN 31.000 (Abb. 3) besagt, daß der für die Patienten, die Ärzte und das Krankenhaus erforderliche Sicherheitspegel nur dann erreicht werden kann, wenn die Anwendung, die Geräte und der Raum sicher sind.

Eines der grundlegendsten Probleme des Themas „Technische Sicherheit im Krankenhaus" stellt die Definition des Begriffes „Sicherheit" selbst dar (13]. Im Prinzip stellen die Begriffe „Sicherheit" und „Gefährlichkeit" die Endpunkte einer Begriffsskala dar (Abb. 4). Da der theoretische Sicherheitsgrad aber technisch nicht realisierbar ist, versteht man unter „Sicherheit" eigentlich immer nur „zumutbares Risiko". Dieses Verständnis des Begriffes „Sicherheit" führt gerade im medizinischen Bereich zu teilweise engen und restriktiven Sicherheitsvorstellungen, weil von vornherein technische Risiken ausgeschlossen werden. So wird der Patient grundsätzlich über das Risiko des chirurgischen Eingriffs aufgeklärt, das

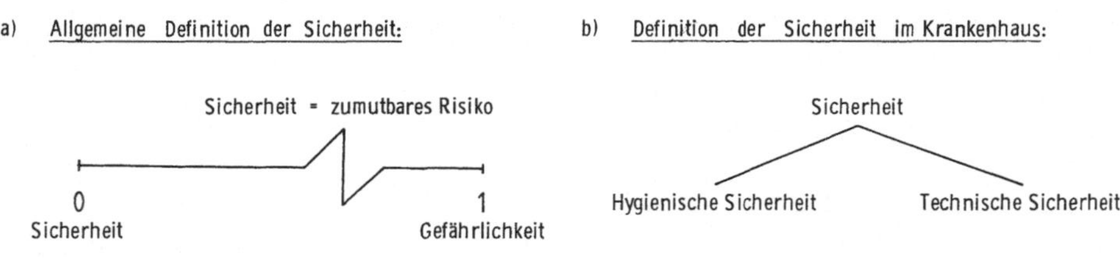

Abb. 4. Was ist Sicherheit?

von der Geräteanwendung ausgehende Risiko wird dagegen vollständig vernachlässigt und der Begriff „Sicherheit“ nicht als „zumutbares Risiko“, sondern als absolute Sicherheit benutzt.

Bezüglich der zu ergreifenden Maßnahmen, die den hier hauptsächlich interessierenden Bereich der Anwendung betreffen, sind wir in der glücklichen Lage, hier keine ingenieurwissenschaftlichen Sicherheitstheorien darstellen zu müssen. Es können vielmehr die Maßnahmen vorgestellt werden, die wir für absolut notwendig halten und die Tag für Tag in unserem Institut durchgeführt werden.

Der Katalog der Maßnahmen folgt fast zwangsläufig aus dem Begriff „sichere Anwendung“, der sowohl die Kenntnis des bestimmungsgemäßen Gebrauches und der Anwendungsregeln als auch die Erhaltung des technisch einwandfreien Gerätezustandes umfaßt.

Da in mehreren übereinstimmenden Analysen der technischen Zwischenfälle die Fehlbedienung und Fehlanwendung als Hauptursachen genannt werden, muß die Ausbildung der ärztlichen Mitarbeiter, aber auch des nichtärztlichen Personals an medizintechnischen Geräten intensiviert werden. Der Grad der Technisierung, die Vielfalt und Kompliziertheit der Apparate erfordert eine umfassende, theoretische und praktische Ausbildung. Hierzu ist der Arzt durch den Anspruch des Patienten, daß der Einsatz der medizintechnischen Geräte *zutreffend* und im Hinblick auf die größtmögliche Schonung zu erfolgen hat und durch die höchstrichterliche Rechtsprechung [15] verpflichtet. Eine oberflächliche Einweisung durch Kollegen – u. U. sogar während des Betriebes –, ein Selbststudium anhand von Bedienungsanleitungen oder ein “learning by doing” genügen den heutigen technischen und forensischen Anforderungen nicht mehr.

An unserem Institut durchlaufen die neu eingestellten Assistenzärzte einen 3monatigen Intensivkurs mit den Abschnitten Lungenfunktion, Kardiologie und Blutgruppenserologie [12]. Während dieser Zeit müssen sie auch einen Gerätekurs mit über 40 h theoretischer und praktischer Ausbildung absolvieren [10].

Der Kurs setzt sich aus den didaktischen Grundbausteinen

- Besichtigungen,
- theoretische Unterrichte,
- Demonstrationen und
- praktische Übungen

zusammen.

Das Ziel der theoretischen Unterrichte ist die Vermittlung der physikalischen Hintergründe, soweit sie für die Praxis erforderlich sind, und der den verschiedenen Gerätegruppen zugrunde liegenden Funktionsprinzipien. Der theoretische Teil schließt mit der Besprechung der einzelnen Geräte anhand einheitlicher Bedienungsanleitungen.

Ausbildungsprogramm

Erstausbildung an medizintechnischen Geräten
- physikalisch-technische Grundlagen
- Sicherheitstechnik
- medizin-technische Geräte
- Fehlersuche
- Notfalltraining

Weiterbildung an medizin-technischen Geräten

Einweisung in neu beschaffte Geräte

Wiederkehrende Belehrungen über anwendungstechnische Regeln

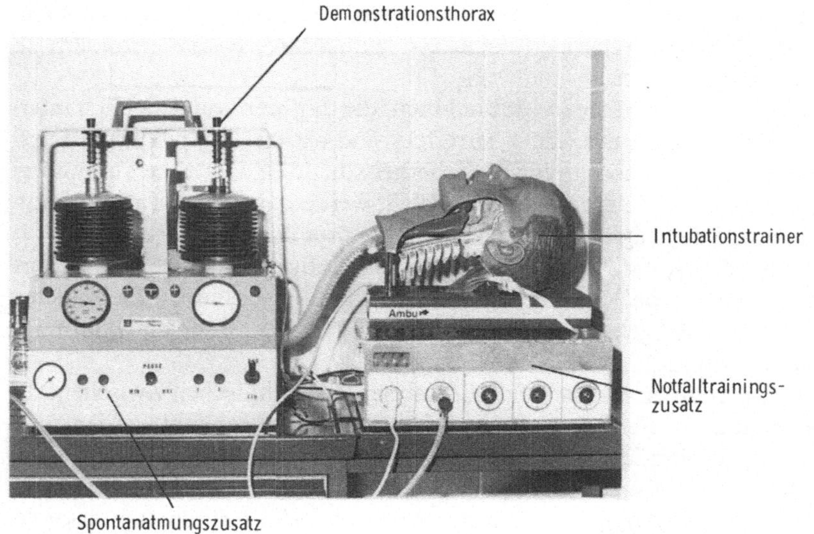

Abb. 5. Demonstration der Atmungs- und Beatmungsformen

Die theoretischen Schwerpunkte werden durch Demonstrationen und praktische Übungen im Labor vertieft. Wesentlichster Punkt der Demonstrationen ist die Vorführung der Beatmungsformen mit den zugehörigen Einflußgrößen (Abb. 5).

In den praktischen Übungen soll den angehenden Fachärzten die Scheu vor den Geräten genommen und die notwendige Übung und Sicherheit im Umgang mit den Geräten vermittelt werden, was die eigentlichen Voraussetzungen für den sachgerechten und erforderlichen Einsatz der entsprechenden Geräte darstellt.

Im Rahmen der ärztlichen Mitarbeiterweiterbildung erfolgen ferner von Zeit zu Zeit Fortbildungen an medizintechnischen Geräten, Einweisungen in Neuanschaffungen und Wiederholungen von Anwendungsregeln.

Neben der reinen Wissensvermittlung verfolgen wir mit unserem Ausbildungsprogramm noch ein weiteres Ziel, nämlich die Weckung eines Gefahren- und Sicherheitsbewußtseins. Bei unserer Studie zur technischen Sicherheit in Anästhesieabteilungen mußten wir immer wieder feststellen, daß den Ärzten und dem Pflegepersonal Fehlfunktionen und Mißstände an einzelnen Geräten zwar bekannt waren, die notwendige Abstellung oder Reparatur der Geräte aber nicht veranlaßt wurde.

Wie bereits erwähnt, umfaßt die sichere Anwendung nicht nur die Kenntnis des bestimmungsgemäßen Gebrauches und der Anwendungsregeln, sondern auch die Erhaltung des technisch einwandfreien Gerätezustandes. Hierzu gehören zunächst 3 organisatorische Maßnahmen, nämlich:
- die Festlegung der Verantwortlichkeit für die hygienische und technische Sicherheit,
- die Festlegung der Sicherheitspegel in den verschiedenen Klinikbereichen und
- die Erfassung des zu betreuenden Geräteparkes in Form einer Gerätedatei.

Der wesentlichste Punkt der Erhaltungsmaßnahmen ist aber die Erstellung eines Inspektionsprogrammes, häufig auch als Wartungsstrategie bezeichnet. Unser Inspektionsprogramm umfaßt 3 Prüfstufen.

Zur Prüfstufe 1 gehören diejenigen Kontrollen, die unmittelbar vor dem täglichen erstmaligen Einsatz durchzuführen sind. Sie sollen und können dem Anwender lediglich eine Antwort auf die Frage liefern: „Ist das Gerät einsatzbereit", ja oder nein!

Unabdingbare Voraussetzung für die Durchführung der Prüfstufe 1 ist dabei einzig und allein die *Praktikabilität* dieser Prüfungen in der Klinik, d. h. diese Kontrollen müssen schnell und ohne zusätzliche Hilfsmittel durchführbar sein. Ferner müssen die von den Geräten zu erfüllenden Sollwerte definitiv festgelegt und sinnvoll sein. Sollwertangaben, die in Bedienungsanleitungen mit dem Zusatz „ungefähr, cirka, etwa usw." versehen sind, ermöglichen keine eindeutige Ja-/Nein-Entscheidung bzw. überlassen diese Entscheidung dem Ermessensspielraum des Anwenders. Auch im Hinblick auf die rechtliche Situation muß daher an die Hersteller der eindringliche Appell gerichtet werden, bei der Erstellung von Prüfkarten und Checklisten die genannten Grundsätze zu beachten. Akademische Prüfungen von Geräten vor Einsatzbeginn erhöhen den Stand der technischen Sicherheit nicht, sie gefährden ihn vielmehr, da derartige Kontrollen in der täglichen klinischen Praxis nicht durchgeführt werden können.

Die Prüfstufe 2 wird bei uns nach Reinigungs- und Desinfektionsmaßnahmen sowie nach der Behebung sog. Bagatellreparaturen durchgeführt. Sie umfaßt zunächst die Prüfstufe 1, die abhängig von der Geräteart um zusätzliche Kontrollen – beispielsweise der elektrischen Sicherheit, der Alarm- und Sicherheitseinrichtungen oder der störanfälligen Meßgeräte – erweitert wird. Seit der Einführung der Prüfstufe 2 im Zusammenhang mit der Inbetriebnahme unseres Gerätepflegezentrums sind Mängel an Narkosegeräten, wie wir sie in anderen Kliniken gefunden haben, im Bereich der Chirurgischen Universitätsklinik nicht mehr aufgetreten. Wenn Geräteausfälle auftreten, dann handelt es sich praktisch immer um Baugruppenausfälle, die nur durch Tausch oder Reparatur beseitigt werden können.

Unter der Prüfstufe 3 verstehen wir die Prüfungen, die in regelmäßigen Zeitabständen oder nach Reparaturen durchzuführen sind. Im Idealfall stellt die Prüfstufe 3 wiederum eine Erweiterung der Prüfstufen 1 und 2 dar, was hier aber nicht weiter interessieren dürfte, da die Prüfstufe 3 fast ausschließlich in den Zuständigkeitsbereich der Firmen und Kundendienste fällt.

Da die sichere Anwendung – gemäß Abb. 3 – allein noch keine Sicherheit für den Patienten, den Arzt und seine Helfer und die räumliche Umgebung gewährleistet, sollen die die Hersteller betreffenden Anforderungen an „technisch sichere Geräte" hier ebenfalls kurz dargestellt werden.

Anforderungen an „technisch sichere Geräte"

Schutz des Patienten und des Anwenders vor gesundheitlichen Gefahren,
in dem
- die aktive Gefährdung (direkte Einwirkung des Meßverfahrens auf den Organismus)
- die indirekte Gefährdung (Nichtausführung und/oder fehlerhafte Ausführung einer Messung)

im Rahmen der bestehenden physikalischen, technischen und finanziellen Zwänge vermieden werden

Von einem technisch sicheren Gerät darf soweit wie möglich weder eine aktive noch passive Gefährdung für den Patienten und den Anwender ausgehen. Was den Bereich der aktiven Gefährdung betrifft, so sind die technischen Sicherheitseinrichtungen in Netz- und Patientenstromkreisen schon sehr weit fortgeschritten, und eine potentielle Gefährdung ist damit bereits weitgehend ausgeschaltet. Bezüglich der indirekten Gefährdung, v. a. des Patienten, steht den Konstrukteuren noch ein weites Betätigungsfeld offen: Hervorgehoben seien hier insbesondere die Meßgenauigkeit und Zuverlässigkeit bei Messungen in den kritischen, klinischen Meßbereichen, die Funktion und Priorität einzelner Alarmsysteme, die sorgfältige ergonomische Gestaltung der Geräte und die dem rationellen Ablauf der Geräteeinstellung dienende Anordnung der Bedienungselemente als Schutz gegen Fehlbedienung und Fehleinstellungen.

In Zukunft wird es bei Neukonstruktionen nicht mehr genügen, die Anforderungsspektren mit Hilfe von mündlichen und/oder schriftlichen Umfragen festzulegen. Es wird vielmehr absolut notwendig sein, daß Kliniken entweder gerätebegleitend von der Definitionsphase bis zur Erprobungsphase hin in die Neukonstruktionen miteinbezogen werden oder aber selbst nach dem Motto „Aus der Klinik für die Klinik" innovativ tätig werden.

Nach der Festlegung der Maßnahmen, die sowohl von seiten der Krankenhausbetreiber als auch von seiten der Hersteller zu ergreifen sind, bleibt nun noch die Klärung der Frage: Wer soll das alles durchführen? Zumindest steht in der Theorie eine ganze Reihe von Personenkreisen für die Erledigung der Aufgaben aus dem Bereich der technischen Sicherheit zur Verfügung.

Der neueste Entwurf der Medizingeräteverordnung geht sogar davon aus, daß ein Großteil der diskutierten Maßnahmen in den Kliniken bereits routinemäßig durchgeführt wird. Demgegenüber beweist aber die eingangs vorgestellte Untersuchung zur technischen Sicherheit in Anästhesieabteilungen, daß zwischen der täglichen Routine und den Anforderungen des Entwurfes der Medizingeräteverordnung nicht hinnehmbare Diskrepanzen bestehen. Ferner treten Fehler und Mängel an medizintechnischen Geräten rein zufällig, auf verschiedene Tage und Geräte verteilt, auf. Ferner ist aus den Diskussionen um das Arbeitssicherheitsgesetz bekannt, daß innerbetriebliche Sicherheitsrisiken nur im Betrieb selbst bei Kenntnis der Anwendung und der täglichen Routine wirksam bekämpft werden können [6]. Zieht man in die weiteren Überlegungen die Gerätevielfalt und den zunehmenden Technisierungsgrad mit ein, dann muß eindeutig festgestellt werden, daß ein Arzt aufgrund seiner Ausbildung und seiner Aufgaben am Patienten die Betreuung und damit auch die Verantwortung für einen modernen Gerätepark nicht mehr übernehmen kann und darf.

Aufgabenverteilung

- Ärzte
- Pflegepersonal
- Reinigungspersonal
- Klinikeigene technische Dienste
- Kundendienste der medizin-technischen Firmen
- Kundendienstfirmen
- Eichämter (Eichgesetz)
- Gewerbeaufsichtsämter (Gewerbeordnung)
- Technischer Überwachungsverein (TÜV)

Aufgrund der positiven Erfahrungen, die seit der Einrichtung der Medizintechnischen Arbeitsgruppe an unserem Haus und auch an einigen anderen Kliniken gesammelt werden konnten, gibt es nur eine Möglichkeit, den Problemkreis „Technische Sicherheit" in den Griff zu bekommen, nämlich die Einrichtung klinikeigener medizintechnischer Dienste [1, 7, 9]. In enger Zusammenarbeit mit den Ärzten und dem Pflegepersonal einerseits, aber auch mit den Kundendiensten und Konstruktionsabteilungen der Herstellerfirmen andererseits, haben diese Dienste sämtliche die Medizintechnik betreffenden Aufgaben zu übernehmen und in voller Verantwortung durchzuführen.

Was die Eingliederung medizintechnischer Dienste anbelangt [9], so sind derzeit 4 verschiedene Modelle in der Diskussion, nämlich

- zentrale technische Servicezentren,
- zentrale Medizintechnik neben der zentralen Betriebstechnik,
- dezentralisierte technische Servicezentren und
- fachspezifisch eingesetzte medizintechnische Arbeitsgruppen.

Die zentralen Organisationsformen unterscheiden sich nur wenig voneinander. Für kleinere Kliniken mit 300–600 Betten dürfte die Einrichtung eines zentralen technischen Servicezentrums die geeignetste und wirtschaftlichste Lösung sein.

Das dezentralisierte technische Servicezentrum ist der Versuch, die Vorteile der Zentralisation und der Dezentralisation miteinander zu verbinden und die Nachteile weitgehend zu vermeiden. Dabei werden größere Maschinen, Sonderwerkzeuge und einige Spezialisten in einer zentralen Einheit zusammengefaßt. Das übrige Personal wird auf kleine medizintechnische Arbeitsgruppen aufgeteilt und den medizinischen Abteilungen zugeordnet.

Bei der fachspezifisch eingesetzten medizintechnischen Arbeitsgruppe handelt es sich um eine reine dezentralisierte Organisationsform. Sie ist immer dann anzustreben, wenn die einzelnen Fachabteilungen, wie z. B. an Universitätskliniken, über ein großes Maß an Selbständigkeit und über einen eigenen Etat verfügen.

Wir sind uns der Schwierigkeiten – v. a. für kleine Häuser –, die mit der Einrichtung und dem Aufbau medizintechnischer Dienste verbunden sind, bewußt. In Amerika [2, 8] und einigen europäischen Nachbarländern sind technische Servicezentren seit langem fester Bestandteil der Kliniken und erfolgreich tätig, während wir in der Bundesrepublik noch am Anfang einer langdauernden Entwicklung stehen.

Zusammenfassend muß festgestellt werden, daß der Stand der technischen Sicherheit Maßnahmen erforderlich macht, die von Ärzten nicht mehr übernommen werden können. Trotz Knappheit der Stellenpläne, des Kostendämpfungsgesetzes und dem Mißtrauen mancher Ärzte muß daher in Zukunft nicht nur der Medizintechnik, sondern auch den dazugehörigen Medizintechnikern und Bioingenieuren Eingang in die Kliniken verschafft werden.

Literatur

1. Albrecht H (1980) Modellhafte Erprobung technischer Service-Zentren in Krankenhäusern. Schwester Pfleger 19:851–857
2. Ayres D (1974) Managing the maintenance of medical devices and systems. Med Prog Technol 2:183–188

3. Fösel T, Altemeyer KH, Dick W (1983) Anforderungen an die endexspiratorische CO_2-Messung im Säuglings- und Kindesalter. Klin Anästhesiol Intensivther 26:60–68
4. Heinrich H, Altemeyer KH (1983) Experimentelle Untersuchungen zur Messung des Exspirationsvolumens bei Säuglingen und Kleinkindern. Klin Anästhesiol Intensivther 26:43–59
5. Jahresbericht der Gewerbeaufsicht Nordrhein-Westfalen (1976) Düsseldorf
6. Lüdtke PB (1979) Aufgaben, Rechtsstellung und Haftung von Sicherheitsfachkräften im Krankenhaus. Krankenhaus 9:50–56
7. Metz G (1984) Kosten-Nutzen-Vergleich bei interner Gerätewartung und -reparatur in der Anästhesie- und Intensivabteilung eines mittleren Krankenhauses. Anästh Intensivmed 25:248–251
8. Nippa J (1979) Eigenwartung medizin-technischer Geräte im Krankenhaus – Erfolg in Amerika. Biotechn Umsch 3:316–318
9. Obermayer A (1981) Technische Service-Zentren in Krankenhäusern. Workshop „Sicherheit und Instandhaltung medizintechnischer Geräte“. 5.–7. 3. 1981, Ulm
10. Obermayer A (1984) Vorschläge zur Erstausbildung an medizinischen Geräten. Anästh Intensivmed 25:101–107
11. Pasch T (1984) Nichtinvasives Monitoring von Druck und Strömung im Kreislauf. 2. Int. Erlanger Anästh.-Symposion „Notwendiges und nützliches Messen in Anästhesie und Intensivmedizin“. 24.–26. 5. 1984, Erlangen
12. Rügheimer E (1982) Klinische Propädeutik für Anästhesisten. Anästh Intensivmed 23:242–247
13. Streu BK (1980) Sichere Geräte – sichere Installation – sichere Handhabung. In: Anna O, Hartung C, Klie H (Hrsg) Medizintechnische Geräte im Krankenhaus (Tagungsband). Hannover, S 61–70
14. Stute R (1977) Sicherheitstechnische Untersuchung elektromedizinischer Geräte. (Bericht) Zentralstelle für Sicherheitstechnik, Düsseldorf
15. Urteil des Bundesgerichtshofes. Aktenzeichen VI ZR 10/75 vom 11. 10. 1977

Medikolegale Konsequenzen für den Kliniker

H. W. Opderbecke

Mit der vermehrten Verwendung elektromedizinischer Meß- und Überwachungsgeräte im Operationssaal und auf der Intensivstation fällt dem Anästhesisten auch eine zunehmende rechtliche Verantwortung für die richtige Bedienung sowie eine ordnungsgemäße Gerätewartung und Instandsetzung zu. Eine solche Feststellung ist leicht ausgesprochen, aber nicht ebenso leicht zu realisieren. Die angewandten Apparaturen werden immer komplizierter, durch ihre Vielzahl die Umstände ihrer Anwendung immer unübersichtlicher.

Die DGAI hat Empfehlungen zur Sicherheit medizinisch-technischer Geräte erarbeitet [2], um dem Anästhesisten den Umgang mit diesen Geräten im Interesse einer Optimierung der Patientensicherheit zu erleichtern. Jedoch sind diese Empfehlungen noch nicht abgeschlossen; es fehlen – sicherlich nicht zufällig – Anweisungen für den Umgang mit elektromedizinischen Apparaturen.

Kann man vom Anästhesisten noch erwarten, daß er Konstruktionsprinzip und Funktion eines Narkose- und Beatmungsgerätes überblickt, so ist dies bei der Mehrzahl elektromedizinischer Geräte von vertieften elektrotechnischen Kenntnissen abhängig und nicht ohne weiteres als eine Selbstverständlichkeit vorauszusetzen. Einerseits werden diese Geräte konstruktiv immer anspruchsvoller, andererseits stehen Sicherheitsmaßnahmen in einem engen Zusammenhang mit der jeweiligen ortsfesten elektrotechnischen Anlage, deren Beschaffenheit vom Arzt nun wirklich nicht mehr beurteilt werden kann.

Gleichwohl ist die Patientensicherheit durch die Anwendung elektromedizinischer Geräte gelegentlich mehr tangiert, als es vielen Anwendern bewußt ist, v. a. wenn es sich um invasive Meßverfahren handelt. Ein Beispiel: Es läßt sich bezweifeln, ob allen intensivmedizinisch tätigen Ärzten bekannt ist, daß bereits kapazitive Restströme in einer Größenordnung von 10^{-5} Ampère unter bestimmten Umständen Kammerflimmern auslösen können, und ob es ebenso zum allgemeinen Wissensgut gehört, unter welchen Voraussetzungen solche Restströme entstehen und wie sie vermieden werden können [4, 5, 8].

Welche elektromedizinischen und elektrotechnischen Kenntnisse müssen unter diesen Umständen vom Anwender erwartet werden, wo liegen die Grenzen seiner ärztlichen Sorgfaltspflicht? Als Antwort sei der Schweizer Rechtsmediziner Stofer [7] zitiert:

> „Die Forderung, daß der Arzt mit betriebssicheren Apparaturen arbeiten muß, ist theoretisch recht einleuchtend. Sie zieht jedoch in der Praxis Konsequenzen nach sich, die den Pflichtenkreis des Arztes überschreiten können. Sie liegen vor allem in der regelmäßigen Kontrolle des Betriebszustands, und zwar sowohl bezüglich der Installation wie auch des Apparats. Diese Kontrollen allein dem Mediziner aufzubürden, kommt einer Überforderung gleich. Hier darf man den Bogen des Pflichtenkatalogs des Arztes nicht überspannen. Nicht jeder Leiter einer Intensivpflegestation ist im Nebenfach Elektroniker. Die den elektromedizinischen Geräten innewohnenden Gefahren verpflichten aber den Arzt, sich mindestens so weit fortzubilden, daß er die nötigen Kontrollen anordnen und sie an fachlich kompetente Leute delegieren kann. Dieses

Wissen ist dem Arzt zuzumuten; er soll es der ihm zugänglichen Fachliteratur entnehmen können, oder es soll ihm an Fachtagungen vermittelt werden. Er muß mehr wissen, als nur, wie man ein Gerät ein- und ausschaltet."

In analoger Weise hat sich der Bundesgerichtshof geäußert (zitiert nach [11]):

„Zwar bringt es die zunehmende Technisierung der modernen Methoden mit sich, daß der Arzt nicht mehr alle technischen Einzelheiten der ihm verfügbaren Geräte zu erfassen und gegenwärtig zu haben vermag. Das befreit ihn aber nicht von der Pflicht, sich mit der Funktionsweise, insbesondere von Geräten, deren Einsatz für den Patienten vitale Bedeutung hat, wenigstens insoweit vertraut zu machen, wie dies einem naturwissenschaftlich und technisch aufgeschlossenen Menschen (diese Fähigkeiten müssen vor allem bei einem Anästhesisten vorausgesetzt werden) möglich und zumutbar ist."

Gleichwohl bleibt das elektrotechnische Verständnis des Arztes ein begrenztes; er ist bei dem heutigen Stand der medizinisch-technischen Ausstattung unserer Kliniken auf die Beratung und Mitwirkung eines sogen. Bioingenieurs – zumindest eines Medizintechnikers – angewiesen [9].

Dort, wo ein derartiger kompetenter Fachmann nicht zur Verfügung steht, fällt dem Krankenhausträger als Betreiber eine besondere Verantwortung zu. Er hat für die sachgerechte Beschaffung und ordnungsgemäße Wartung der für eine ausreichende und zweckmäßige Patientenversorgung erforderlichen technischen Einrichtungen Sorge zu tragen. Für die Auswahl der benötigten Apparaturen fehlen ihm jedoch die notwendigen medizinischen und technischen Kenntnisse. Die fehlenden medizinischen Kenntnisse kann und muß er durch den sachverständigen Rat seiner leitenden Abteilungsärzte ausgleichen. Mangels eigener technischer Kenntnisse ist er beim Fehlen eines technischen Sachverständigen meist auf die Beratung des Herstellers oder eines mehr oder weniger fachkundigen Händlers angewiesen.

Das Fehlen eines kompetenten Krankenhaustechnikers ist noch gravierender, wenn es um die Frage einer regelmäßigen Gerätewartung geht, deren Zeitintervall und Umfang dann eher von der Bereitschaft und den Möglichkeiten des jeweiligen Lieferanten als von den realen technischen Erfordernissen abhängen, wenn der Krankenhausträger überhaupt bereit ist, einen Wartungsvertrag abzuschließen.

Jedenfalls aber fällt die Gerätewartung primär nicht in den Verantwortungsbereich des anwendenden Arztes, der sich nach dem Vertrauensgrundsatz darauf verlassen muß, daß der Betreiber seinen Verpflichtungen nachkommt, die technische Sicherheit der elektromedizinischen Geräte und Anlagen zu gewährleisten.

Wenn allerdings grobe, selbst für den Nichttechniker erkennbare Mängel in Erscheinung treten, ist auch der Arzt verpflichtet, notwendige Konsequenzen zu ziehen, etwa ein Gerät zur Reparatur auszusondern, v. a. aber den Krankenhausträger schriftlich und mit dem gebotenen Nachdruck auf solche Unzulänglichkeiten und die sich daraus ergebenden Risiken hinzuweisen. Anderenfalls kann er haftungsrechtlich, u. U. sogar strafrechtlich, in Anspruch genommen werden [1, 10].

Es liegt in der Natur der Sache, daß Zuständigkeiten und Verantwortung von Hersteller, Betreiber und Anwender nicht immer nahtlos ineinander übergreifen. In diesem Wechselspiel ungleicher Partner besteht die vermehrte Gefahr von Sicherheitslücken aufgrund organisatorischer Unzulänglichkeiten, technischer Fehler oder mangelnder Kenntnisse.

Ungeachtet aller formal rechtlichen Kompetenzzuweisungen bleibt in erster Linie der anwendende Arzt für die Patientensicherheit zuständig und verantwortlich. Er ist es jedenfalls, auf den im Schadensfall zu allererst ein forensischer Vorwurf fällt; er muß letztlich entscheiden, wie lange es vertretbar erscheint, ein technisch unzulängliches Gerät noch einzusetzen und wann der Zeitpunkt gekommen ist, auf den Einsatz zu verzichten, selbst um den Preis einer Einschränkung von Diagnostik oder Therapie, etwa des Operationsprogrammes [6].

Die bisherigen Ausführungen zeigen, daß die Anwendung einer Vielzahl von Überwachungsapparaturen und Meßgeräten die Sicherheit des Patienten nicht nur fördert, sondern im Gegenteil auch spezielle technische Risiken mit sich bringen kann. Dies veranlaßt uns zu der Mahnung: „In der Beschränkung zeigt sich der Meister!" Nicht alle Parameter, deren Messung und Auswertung heute technisch möglich sind, müssen auch unbedingt sinnvoll oder gar notwendig sein. Die Vielzahl der technischen Möglichkeiten, von der uns gerade dieser vorliegende Band ein eindrucksvolles Bild verschafft, ergibt die Notwendigkeit, zugleich auch klare Vorstellungen über ihre Indikationsstellung zu entwickeln, insbesondere eindeutig zu differenzieren:

Welche Meßverfahren dienen in der Hauptsache der Gewinnung von Daten im Rahmen wissenschaftlicher Fragestellungen, und welche Meßverfahren dienen der Patientenüberwachung und -behandlung im Rahmen der klinischen Routineversorgung? Zwar wollen wir nicht in Zweifel ziehen, daß Verfahren, die heute noch lediglich im Rahmen der wissenschaftlichen Forschung angewandt werden, morgen vielleicht schon ein Routineverfahren darstellen; gleichwohl sollte in Referaten und Publikationen stets mit genügender Deutlichkeit klargestellt werden, zu welchem Zweck diese oder jene Meßmethode durchgeführt wurde.

Aber auch bei Meßmethoden, die bereits Eingang in die klinische Routine gefunden haben, ist zwischen „notwendig" = unverzichtbar und „wünschenswert" = entbehrlich zu differenzieren. Dabei sind Verallgemeinerungen tunlichst zu vermeiden, um nicht denjenigen, der nicht – oder vielleicht noch nicht – über eine entsprechende medizinisch-technische Einrichtung verfügt, in Verlegenheit zu bringen. Die Ausstattung, die für eine neuerbaute Universitätsklinik zum selbstverständlichen medizinisch-technischen Standard gehört, ist möglicherweise für ein Kreiskrankenhaus illusionäre Zukunftsmusik. Auch sollte man bedenken, daß es nur ganz wenige apparative Methoden gibt, die uneingeschränkt für alle Patienten unabhängig vom Alter, Allgemeinzustand, Grund- und Begleiterkrankungen sowie Art des Eingriffes oder des Therapieverfahrens als unabdingbar bezeichnet werden können.

Als ein Beispiel sei die simple EKG-Monitorüberwachung im Rahmen einer Narkose erwähnt: Die DGAI hat es bisher trotz vieler befürwortender Stimmen vermieden, diese Art der apparativen Überwachung als notwendig zu empfehlen; sie sollte lediglich als wünschenswert bezeichnet werden, weil wir sonst eine Kunstregel aufstellen würden, die nicht überall und von jedem Arzt in jeder denkbaren Situation realisiert werden könnte. Eine derartige Kunstregel würde automatisch erhebliche medikolegale Folgerungen nach sich ziehen.

Vor diesem Hintergrund erscheinen allzu apodiktische Aussagen, wie die hier als Beispiel zitierte, problematisch [3]:

„Unter der berechtigten Forderung, daß die Erkennung eines Zwischenfalls so schnell wie möglich geschehen soll, gehört die Überwachung des EKG zu den unverzichtbaren Sorgfaltsmaßnahmen des Anästhesisten“,

vor allem, wenn der Referent fortfährt:

„Die Gefahren einer malignen Hyperthermie bei Kindern oder eine Auskühlung, sowohl bei Kindern als auch bei Erwachsenen, machen eine fortlaufende Kontrolle der Körpertemperatur notwendig.“

Solche lapidaren Feststellungen können zu folgenschweren forensischen Konsequenzen führen. In zunehmendem Maße werden nämlich derartige Veröffentlichungen als Beweismittel, sei es vom Kläger, sei es vom Staatsanwalt, in ein Gerichtsverfahren eingeführt. Der Verfasser solcher Passagen wollte mit seiner Formulierung vielleicht nur seine persönliche Meinung möglichst eindringlich darstellen. Der Jurist liest aber Texte anders als wir Mediziner. Er unterstellt, daß der Verfasser, insbesondere wenn es sich um einen namhaften Autor handelt, seine Wortwahl überlegt und sorgfältig trifft, d. h. exakt das beschreibt, was er zum Ausdruck bringen will. Ein „muß“ bedeutet ein absolutes Gebot, ein „darf nicht“ ein absolutes Verbot; „notwendig“ heißt unverzichtbar.

Abschließend sollten wir uns in diesem Zusammenhang einer Äußerung Weissauers [11] erinnern:

„Die Rechtsprechung fordert nicht die Wahrung jeder erdenklichen Sorgfalt. Sie stellt auf die Sorgfalt des gewissenhaften Durchschnittsarztes oder Facharztes ab und auf die ärztlichen Kunstregeln, die Sie selbst entwickeln. Mein Rat: Stellen Sie die Standards nicht selbst zu hoch, damit Sie nicht an unerfüllbaren Forderungen gemessen werden.“

Aber nicht nur wegen solcher medikolegaler Konsequenzen sollten wir uns m. E. gerade bei der Erörterung medizinisch-technischer Sachverhalte eine gewisse Zurückhaltung auferlegen. Das Schlagwort von der „inhumanen Apparatemedizin“, so unsachlich es auch sein mag, zeigt uns, daß der Arzt Gefahr läuft, die humane Komponente seines Berufes zugunsten der fortschreitenden und – zugegeben – gelegentlich faszinierenden Möglichkeiten der Technik zu vernachlässigen. Gerade wir Anästhesisten haben Veranlassung, in allen unseren Darstellungen deutlich zu machen, daß wir keine Narkosetechniker, keine Beatmungstechniker, keine Überwachungstechniker, sondern daß wir Ärzte sind.

Literatur

1. Deutsch E (1980) Der Umgang mit medizin-technischen Geräten – Straf- und zivilrechtliche Konsequenzen. Krankenhaus 72:266–268
2. Deutsche Gesellschaft für Anästhesiologie und Intensivmedizin (1981) Sicherheit und Instandhaltung medizinisch-technischer Geräte. Anästh Intensivmed 22:291–308
3. Dudziak R (1983) Apparative Ausstattung einer Anaesthesie-Abteilung. Vortrag auf der Jahrestagung des Berufsverbandes Deutscher Anästhesisten. 5.–8. Mai 1983 in Berlin
4. Möllnitz-Schier P, Wiedemann K (1975) Patientengefährdung durch elektrische Geräte im Anästhesie- und Intensivpflegebereich. Prakt Anästh 10:204–213
5. Opderbecke HW (1978) Anaesthesie und ärztliche Sorgfaltspflicht. In: Anaesthesiologie und Wiederbelebung, Bd 100. Springer, Berlin Heidelberg New York, S 76–80

6. Opderbecke HW, Weißauer W (1982) Sicherheit und Instandhaltung medizinisch-technischer Geräte – Rechtliche Konsequenzen. Krankenhaus 74:60–63
7. Stofer AR (1973) Probleme der Gefährdung und der Kompetenzdelegation beim Betrieb elektromedizinischer Geräte. Schweiz Med Wochenschr 103:559–564
8. Thoma H (1982) Sicherheitsmanagement (Aspekte zur Sicherheit der Medizintechnik). In: Benzer H, Frey R, Hügin W, Mayrhofer O (Hrsg) Anaesthesiologie, Intensivmedizin und Reamination, 5. Aufl. Springer, Berlin Heidelberg New York, S 72–92
9. Wawra W (1980) Die tägliche Praxis im Umgang mit medizinisch-technischen Geräten aus der Sicht des Technikers. Krankenhaus 72:262–264
10. Weißauer W (1976) Haftung des Anästhesisten für Gerätefehler. Anästh Inform 17:619–624
11. Weißauer W (1981) Sicherheit medizinisch-technischer Geräte aus rechtlicher Sicht. Anästh Intensivmed 22:396–399

Sicherheit durch Messen – Konsequenzen für das Fachgebiet

F. W. Ahnefeld

Die Anästhesiologie nimmt fraglos in dem Komplex „Sicherheit durch Messen“ eine besondere Stellung innerhalb der medizinischen Spezialdisziplinen ein. Bei allem, was wir messen, beurteilen und ggf. in therapeutische Konsequenzen umsetzen, geht es nicht nur um eine Diagnostik im üblichen Sinne, sondern um eine aktuelle Funktionsanalyse, die dazu dient, den augenblicklichen Funktionszustand der vitalen Funktionen zu definieren, um daraus sofort unterschiedliche therapeutische Konsequenzen ableiten und durchführen zu können. Die Zielsetzung bleibt letztlich die gleiche, es gilt die Stabilität der vitalen Funktionen zu erhalten oder in kürzestmöglicher Zeit wiederherzustellen. Dies oft unter der Voraussetzung einer durch Vorerkrankung eingeschränkten Leistungsreserve, der Entwicklung von Anästhetika und Adjuvanzien, insbesondere aber auch der Auswirkungen des operativen Geschehens, die langsam oder akut die Leistungsbedingungen oder die Funktion der Organe selbst betreffen. Crul hat diese Aufgabe gekennzeichnet: „Jede Anästhesie ist ein Experiment in klinischer Physiologie und Pharmakologie mit ständig wechselnden Voraussetzungen.“

Der erfahrene Anästhesist, der über ausreichende Kenntnisse in der Physiologie und Pharmakologie und auch der Biochemie verfügt, wird sicher in vielen Fällen imstande sein, die Narkoseführung, auch eine notwendige korrigierende Therapie auf der Basis der Kenntnisse und der Empirie sicherzustellen. Die Art des heute zu versorgenden Patientengutes, die ständig zunehmende Ausweitung der operativen Eingriffe, insbesondere die exzessive Ausweitung der Indikationsstellung für chirurgische Interventionen, führt jedoch auch den Erfahrenen schnell an unüberwindbare Grenzen. Nicht zuletzt weil unser therapeutisches Repertoire, in Anpassung an die Gegebenheiten, wesentlich, z. B. durch stark und hochspezifisch wirksame Pharmaka, erweitert wurde. Die Indikationsstellung für den Einsatz dieser Mittel, die Auswahl der Dosierung, die Beurteilung des therapeutischen Effektes sind ohne eine aktuelle, in den Aussagen ausreichende Funktionsdiagnostik nicht mehr denkbar.

Aus dieser Entwicklung, die sich ständig fortsetzt, ergab und ergibt sich die zwingende Notwendigkeit für den Anästhesisten, sich immer wieder intensiv mit der Frage auseinanderzusetzen, wie er die Sicherheit für den Patienten, insbesondere den in seinen Leistungsreserven durch Vorerkrankungen vorgeschädigten Patienten weiter verbessern kann. Nur unter Einsatz neuer und effektiver Sicherheits-, v. a. Meßverfahren kann es gelingen, trotz der deutlich höheren Zahl von Risikopatienten die perioperative Letalität und Morbidität weiter zu senken bzw. sie zumindest gleich zu halten.

Gerade deswegen hat sich die Anästhesiologie, noch bevor Journalisten, Politiker und Juristen die Frage der Sicherheit medizinisch-technischer Geräte aufgegriffen haben, mit diesen Problemen beschäftigt und sich verständlicherweise zunächst den Geräten zugewandt, die wir in der täglichen Routinearbeit am häufigsten einsetzen, den Narkose- und Beatmungsgeräten.

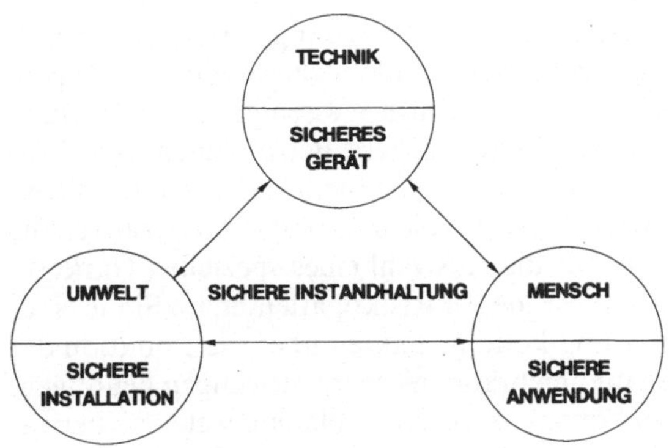

Abb. 1. System Mensch – Umwelt – Technik – Instandhaltung

Bei der Bearbeitung dieser Problematik ließ sich sehr schnell erkennen, daß die angestrebte Sicherheit unterschiedliche Grundvoraussetzungen erfordert (Abb. 1).

Neben der konstruktiven Sicherheit, der sicheren Installation und einem funktionierenden System der Instandhaltung sowie ausreichenden Kenntnissen und Fähigkeiten des Anwenders ließ sich die angestrebte Sicherheit nur durch das Messen bestimmter Kenngrößen erreichen, die am Beispiel des Narkosebeatmungsgerätes 3 Teilbereiche betreffen:

1. Die Kontrolle der Betriebsvoraussetzungen,
2. die Kontrolle der technischen Funktion des Gerätes,
3. die Endkontrolle der eingestellten, individuell für den Patienten ausgewählten Kenngrößen, wie z.B. der O_2-Konzentration, des Beatmungsvolumens, des Beatmungsdrucks, der Narkosemittelkonzentration usw., sowie der Interaktion zwischen Gerät und Patient unter den gewählten Bedingungen.

Die dafür als obligat oder fakultativ geforderten Messungen wurden 1979 in einer Empfehlung der Deutschen Gesellschaft für Anästhesiologie und Intensivmedizin publiziert, sie sind inzwischen in den bereits verabschiedeten oder noch in Vorbereitung befindlichen Normen festgelegt.

Die in das Gerät integrierten Meßverfahren garantieren die größtmögliche Sicherheit sowohl von seiten der Gerätefunktion selbst als auch aus der Sicht der Anwendungstechnik. Natürlich ist damit nur ein erster Teilbereich der angestrebten Sicherheit abgedeckt, nämlich die Bereitstellung der Voraussetzungen für die Erhaltung der vitalen Funktionen mit dem vordergründigen Schwerpunkt der respiratorischen Funktion. Von mindestens gleicher Bedeutung ist jedoch die Analyse, also das Messen des aktuellen Funktionszustandes aller vitalen Funktionen, die sich als Antwort des Organismus auf die von uns während einer Narkose oder Intensivbehandlung angewandten Maßnahmen, ggf. einer Korrekturtherapie ergeben, wobei wir als Meßergebnis nicht nur die Auswirkungen unserer Maßnahmen, sondern die Folgen der operativen Intervention erwarten.

Überwachungs- und Meßebenen

1. Kontrolle der Gerätefunktion und der Interaktionen zwischen Gerät und Patient
2. Funktionsanalyse der vitalen Systeme Lunge, Herz, Kreislauf in bezug auf Leistungsbedingungen und Leistungsfähigkeit
3. Analyse der Gewebeversorgung, Stoffwechsel als Resultante der vitalen Funktionen
4. Funktionskontrolle einzelner Organe, z. B. zerebrale Funktion

Unter diesen Gesichtspunkten lassen sich 4 Überwachungs- bzw. Meßebenen definieren. Alle Teilbereiche zusammen verbessern die Sicherheit des Patienten, eine Sicherheit, die durch notwendiges und sinnvolles Messen garantiert wird.

Die Notwendigkeit zu messen, um dadurch sichere Beurteilungs- und Entscheidungskriterien zu erhalten, beschränkt sich heute nicht mehr nur auf die intraoperative Phase, sondern in gleicher Weise auf die prä- und postoperative. Die Begründung liegt darin, daß wir z. B. für die Auswahl eines speziellen Narkoseverfahrens, das heute immer mehr und gerade bei Risikopatienten im Sinne einer balancierten Anästhesie zur Anwendung kommt, Fakten über die Funktion der vitalen Systeme, über korrigierbare und nichtkorrigierbare Störungen benötigen, eben um präoperativ korrigieren zu können oder um zu planen, welche Überwachung im individuellen Falle für den intraoperativen Bereich aus Gründen der Sicherheit vorzubereiten ist.

Für den postoperativen Bereich gilt die Aussage, daß das Ende der Operation nicht mehr mit dem Ende einer Narkose oder der Aufgabenstellung an den Anästhesisten gleichgesetzt werden kann. Patienten, die langdauernden Eingriffen unterzogen wurden, bei denen als Folge der Anästhesie und Operation hämodynamische, respiratorische und metabolische Regulationen und Kompensationen eingeschränkt sind, die große Mengen von Blut und Blutbestandteilen erhielten, bei denen der Einsatz hochspezifisch wirkender Medikamente zur Stabilisierung der hämodynamischen Funktion erforderlich war, die z. T. ausgekühlt sind, bedürfen einer mehr oder weniger langen Adaptationsphase, u. U. sogar einer intensivmedizinischen Weiterbehandlung. Auch in diesem Bereich geht es um die Bereitstellung einer auf den individuellen Fall ausgerichteten aktuellen Funktionsdiagnostik, also um verläßliche Meßwerte, um daraus mit dem heute zur Verfügung stehenden Methodenreservoir die Adaptation zu unterstützen und die Stabilisierung der vitalen Funktionen als Voraussetzung für die Wiederherstellung zu erreichen.

Die Begründung für die Notwendigkeit, in den unterschiedlichen Aufgabenbereichen der Anästhesiologie und Intensivmedizin zu messen und die Aufteilung der Notwendigkeit des Messens für die Geräte- und Patientenseite ist damit in ausreichender Weise gegeben. Die wesentlich schwierigere Frage liegt darin, eine Antwort darauf zu finden, wann was gemessen werden muß. Diese Frage dürfte für die Geräteseite weitgehend gelöst sein, für die Patientenseite blieb sie bisher offen, oder aber die vorliegenden Empfehlungen divergieren. Eine endgültige Entscheidung wurde nicht zuletzt deswegen erschwert, weil der technische Fortschritt inzwischen schneller ist als die Möglichkeit der ausreichenden Bewertung bereitstehender Meßverfahren.

Auf der Basis dieser Voraussetzungen ergeben sich für unser Fachgebiet, insbesondere auch für die weitere Bearbeitung und Lösung dieser Problematik, zahlreiche Aufgaben und Konsequenzen, von denen ich im folgenden die mir am wichtigsten erscheinenden ansprechen möchte.

Bei der Auswahl der notwendigen Meßverfahren haben wir sehr sorgfältig darüber zu entscheiden, ob wir Messen als notwendig oder nützlich im Rahmen der Routine kennzeichnen oder bei wissenschaftlichen Untersuchungen als notwendig oder nützlich charakterisieren, um aus diesen Ergebnissen den Fortschritt in unserer täglichen Aufgabenstellung zu erreichen oder neue Zusammenhänge und Erkenntnisse zu erarbeiten. Dabei haben wir sorgfältig zu beachten, daß auch Messen zum Selbstzweck werden kann mit dem Erfolg, daß wir in einer Datenflut ertrinken, nicht zu den beabsichtigten diagnostischen oder therapeutischen Schlußfolgerungen kommen, aber auch die Interpretation wissenschaftlicher Ergebnisse erschweren. Ein Beispiel dafür liefert die ständig steigende Anzahl klinisch-chemischer Meßgrößen, die nicht nur Vorteile, sondern auch Gefahren beinhalten. Meßfehler, die sich aus der Probenentnahme, dem Transport, der Aufarbeitung, aber auch der Methodik selbst ergeben, führen zu sog. Laborkranken, zu „statistischen Signifikanzen" mit dementsprechend völlig falschen diagnostischen und auch therapeutischen Schlußfolgerungen, ja sogar „neuen wissenschaftlichen Erkenntnissen".

Denken wir nur an die seit Jahren in zahlreichen Arbeiten mit unterschiedlichen Methoden ermittelten Katecholaminwerte, die zu weitgehenden Schlußfolgerungen führten. Ein vor kurzem erstmals durchgeführter Ringversuch läßt Abweichungen der Meßwerte erkennen, die weit im Bereich der statistischen Signifikanz liegen. Ergebnisse jahrelanger Arbeiten und Diskussionen sind in Frage gestellt, Aussagen und Schlußfolgerungen hinfällig, wissenschaftliche Beweisführungen, aber auch therapeutische Konsequenzen erschüttert.

Auch das Problem der Datenflut, das sich zwangsläufig aus dem ständig steigenden Angebot an Meßverfahren ergibt, ist bisher nicht gelöst. Die angestrebte Entlastung des Arztes durch mehr und bessere Daten ist in vielen Bereichen nicht erreicht, sondern hat sich nicht selten als Belastung bemerkbar gemacht, die nicht mehr die Sicherheit verbessert, sondern zur Verunsicherung führt. Ursächlich für diese Entwicklung sehe ich eine mangelnde Kooperation der Industrie mit der Klinik. Alles, was technisch meßbar und machbar erscheint, wird in entsprechenden Geräten angeboten, ohne dabei in genügender Weise den Gebrauchswert, die Relevanz, selbst die Genauigkeit der zu ermittelnden Meßwerte zu beurteilen. Der Konstrukteur kennt nicht die Geräteumgebung, die Störfaktoren, die sich aus dem Einsatz am Patienten ergeben, nicht die daraus resultierenden technischen und Anwendungsprobleme, er beachtet oft auch nicht das begrenzte technische Wissen des Arztes. Daraus ergeben sich in zunehmendem Umfange Gefahren, die wir sehen und gemeinsam beseitigen müssen. Nicht zuletzt, wenn wir uns des immer lauter werdenden Vorwurfes der Technisierung der Medizin entziehen wollen. Jedes Jahr werden uns neue Modelle technisch verbesserter Monitore zur Verfügung gestellt, die auf kleinstem Raum immer mehr Funktionen beinhalten. Wird dieses Mehr in jedem Falle benötigt, verbessert es die angestrebte Sicherheit, die beabsichtigte schnelle und richtige Information? Ist damit der Gebrauchswert tatsächlich verbessert, wenn Sie daran denken, daß z. B. die EKG-Elektroden in ihrer Qualität unzureichend geblieben sind und den Gebrauchswert des technisch vollkommensten Monitors in Frage stellen?

Messen ist, um ein anderes Problem zu nennen, mit Alarmen verbunden. Bis heute ist es nicht gelungen, eine koordinierte Alarmhierarchie und -philosophie zu entwickeln. Statt Sicherheit resultiert Verunsicherung (Abb. 2).

Menschliches Versagen als Ursache für Narkosezwischenfälle wird mit über 60% angegeben. Sicher ist dieses Versagen nicht nur auf fehlende Kenntnisse und eine mangelhafte Einweisung zurückzuführen. In der Medizintechnik fehlen 2 wesentliche Voraussetzungen, die z. B. in der Flugzeugindustrie weitgehend realisiert sind, das ist zum einen die Definition von Schnittstellen innerhalb der unterschiedlichen Meß- und Überwachungssysteme. Gleiche Meßvorrichtungen gibt es heute gleichzeitig an Narkose- bzw. Beatmungsgeräten und an Überwachungsmonitoren. Zum anderen, und in engem Zusammenhang damit, ist das Problem

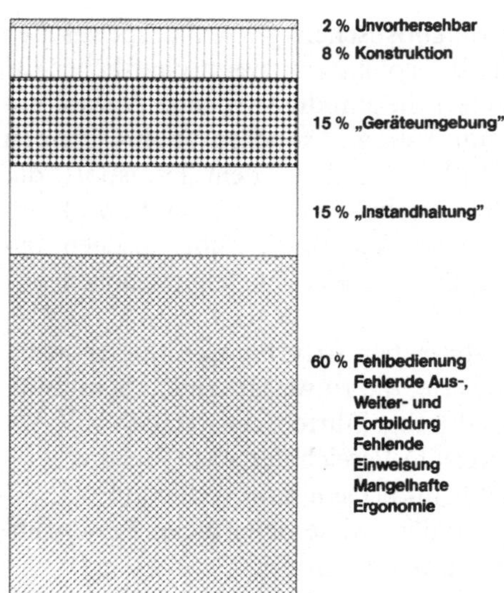

Abb. 2. Ursachen für Zwischenfälle beim Einsatz medizinisch-technischer Geräte

der Ergonomie zu nennen, das bisher in der Medizintechnik weitgehend unbeachtet blieb. Die Funktionalität der Einzelgeräte und des Gesamtsystems ist bisher nicht oder nur unzureichend sichergestellt. Farbgebungen und Bildzeichen sind an Geräten unterschiedlicher Hersteller nicht übereinstimmend.

Kehren wir nochmals vom Gerät, seinem Gebrauchswert und der Funktion zum Patienten zurück, so erscheint mir eine Frage von entscheidender Bedeutung, nämlich die, in welcher Relation die durch Meßverfahren tatsächlich oder scheinbar verbesserte Sicherheit zu den Gefahren steht, die insbesondere bei invasiven Meßverfahren zu beachten sind. In diesem Zusammenhang wird in der Zukunft immer wieder eine sorgfältige Analyse erforderlich sein, um die Vorteile und Nachteile invasiver und nichtinvasiver Verfahren und ihren Aussagewert zu vergleichen.

Aus dieser allgemeinen Aufzählung von ungelösten Problemen ergeben sich Konsequenzen für unser Fachgebiet, die jedoch nur in enger Zusammenarbeit mit der Industrie gelöst werden können. Beispielhaft ist hier nochmals die Zusammenarbeit zwischen Herstellern und Anwendern bei der Verbesserung der Sicherheit in der Anwendung von Beatmungs- und Narkosegeräten zu nennen. In ähnlicher Weise müssen wir die hier nur skizzenhaft dargestellten Aufgaben und Probleme lösen. Am Ende eines solchen Symposions ist es nicht möglich, die hier vorgetragenen, auf die einzelnen vitalen Systeme und Funktionen ausgerichteten Meßverfahren kritisch zu bewerten.

Wir alle dürften aber unter dem Eindruck stehen, daß es dringend notwendig und an der Zeit war, eine solche Bestandsaufnahme vorzunehmen und sie, basierend auf den hier gewonnenen Erkenntnissen, fortzusetzen. Wir alle sind für unser Fachgebiet aufgerufen, uns kritisch mit den Möglichkeiten, v. a. Erfordernissen des Messens in den dargestellten Aufgabenbereichen auseinanderzusetzen. Wir müssen dabei nicht nur den wissenschaftlichen Wert sehen, sondern vordergründig die Möglichkeit, die Sicherheit für den Anwender, besonders den Patienten, zu verbessern.

Unser Urteil wird die weitere Entwicklung unseres Faches, die Effizienz unserer Arbeit wesentlich beeinflussen. Wir haben wohl als erstes Fachgebiet in der Bundesrepublik bewiesen, daß wir ohne Gesetzgeber und ohne staatliche Auflagen imstande sind, durch eine optimale Technik einen entscheidenden Beitrag zur Sicherheit des Patienten zu leisten. Auch die Medizin kann und darf sich der technischen Entwicklung nicht verschließen, wir haben uns nicht, wie dies von Unberufenen in der Öffentlichkeit immer wieder dargestellt wird, zu Medizintechnikern degradieren lassen. Die Erfolge in der Notfallmedizin, der Anästhesiologie und besonders auch der Intensivmedizin sprechen für sich. Wir haben die Technik als eine besondere, weiterentwickelte Form einer medikamentösen Therapie eingesetzt, z. B. die Beatmungsgeräte. Nur so konnten wir das Überleben vieler Patienten sichern.

Wir haben die Überwachung als Voraussetzung für eine verbesserte Therapie technisiert, weil die so gewonnenen Ergebnisse, übrigens wie in allen anderen Bereichen unseres Lebens, verbessert werden konnten. Der globale Vorwurf der Technisierung der Medizin ist unter diesen Gesichtspunkten geradezu absurd. Anklagen und Selbstanklagen erscheinen mir unverständlich. Diese Aussagen gelten jedoch nur unter der Voraussetzung des Themas dieses Symposions:

Technik und Messen dort, wo sie notwendig und nützlich sind. Das ist die Aufgabe, die wir zu lösen haben, das sind die entscheidenden Konsequenzen für unser Fach, sorgfältig das Notwendige und Nützliche zu analysieren, den Patienten und unsere Aufgabe im Mittelpunkt zu sehen, nicht den Verlockungen der Technik zu verfallen, sondern sie im dargestellten Sinne zu nutzen.

Zusammenfassung der Diskussion zu Teil 8

Frage: Bei der Vorstellung neuer und aufwendiger Verfahren und Apparaturen stellt sich immer die Frage, in welchen Fällen der Einsatz verbindlich wird. Genügt es, daß in einer Arbeit eine Methodik als notwendig klassifiziert wird, um ihren Einsatz für alle verbindlich vorzuschreiben?

Antwort: Jede Äußerung eines Wissenschaftlers im Schrifttum ist zunächst nur seine subjektive Meinung und deshalb nicht generell verbindlich; sie hat ihre Bedeutung darin, daß neue Möglichkeiten und Verfahren mit dem Ziel diskutiert werden, daß sich das allgemeine Meinungsbild im Laufe der Zeit weiterentwikkeln kann. Als verbindlich für das Tun des einzelnen Arztes kann nur der Leistungsstandard seines Fachgebietes angesehen werden. Dieser wird durch die „communis opinio doctorum“ bestimmt. Im Sinne der Rechtsprechung ist demgemäß als Kunstregel, zu deren Beachtung der Arzt verpflichtet ist, das anzusehen, was nach allgemeiner oder weit überwiegender Auffassung der Fachkollegen – wie z. B. der Angehörigen des Faches Anästhesie – notwendig ist, um Gefahren zu verhindern oder Komplikationen zu behandeln.

Schwierigkeiten treten natürlich dann auf, wenn es verschiedene Meinungen gibt, die sich gegenüberstehen. Dann neigt die Rechtsprechung dazu, den Arzt zu verpflichten, sich der Verfahren zu bedienen, mit denen offensichtlich (oder aber auch nur scheinbar) ein höheres Maß an Sorgfalt gewahrt wird. Das Monitoring ist ein Paradefall dieser Problematik. Es gibt nur wenige Verfahren, die einhellig und unter allen Umständen als unbedingt notwendig angesehen werden.

Frage: Welches Gewicht haben in diesem Zusammenhang gutachterliche Äußerungen?

Antwort: Ein Gericht kann sich einen Sorgfaltsmaßstab nicht aus eigener Überlegung bilden, sondern hat den Standard des Fachgebietes als Meßlatte zu benutzen, eben das, was als Kunstregel bezeichnet wird. Gutachter sollen das beachten. Sie müssen ihre eigene Meinung als solche ausgeben und, wenn gegenteilige Auffassungen auch vertreten werden, dies zum Ausdruck bringen.

Frage: Sollten die wissenschaftlichen Fachgesellschaften, ggf. auch die Berufsverbände, versuchen, die häufig nur unterschwellig existente „allgemeine Meinung“ zusammenzufassen und als Empfehlungen herauszugeben?

Antwort: Prinzipiell sind solche Maßnahmen zu befürworten, vorausgesetzt, daß dadurch der diagnostische und therapeutische Entscheidungsspielraum im Einzelfall nicht unzulässig oder gar zum Nachteil des Patienten eingeengt wird. Beispielhaft sind die Empfehlungen der DGAI für Narkosegeräte. Diese sind sogar inzwischen als DIN-Norm Nr. 13252 festgeschrieben worden und unterstützen so den Anästhesisten bei seinen Bemühungen, den von ihm und seiner Fachgesellschaft als notwendig angesehenen Ausrüstungsstandard vom Krankenhausträger einzufordern.

Frage: Für die Gewährleistung der technischen Sicherheit und die Wartung der immer komplizierter werdenden Meßgeräte, für die Beratung der Verantwortlichen bei Auswahl und Kauf von Geräten und für die technische Einweisung und Schulung von Medizinern müssen zunehmend Ingenieure und Techniker den Ärzten zu Hilfe kommen. Welche Modelle gibt es bislang für diese Kooperation, und können allgemeine Empfehlungen auch für kleinere Krankenhäuser und Anästhesieabteilungen ausgesprochen werden?

Antwort: Zweifellos ist für große Anästhesieinstitute die Einrichtung eigener technischer Arbeitsgruppen empfehlenswert, wie dies am Institut für Anästhesiologie der Universität Erlangen-Nürnberg beispielhaft verwirklicht ist. Eine solch optimale Lösung ist nur an großen Instituten realisierbar, für die bei weitem überwiegende Mehrzahl von Institutionen müssen „kleinere" angestrebt werden. So können alle Fachgebiete eines Klinikums oder Krankenhauses von einer zentralen Abteilung für biomedizinische Technik betreut werden, und es ist auch denkbar, daß mehrere kleine Krankenhäuser im Verbund eine solche Abteilung tragen.

Poster

Mundokklusionsdruck p_{100} und ventilatorische CO_2-Antwort. Parameter zur Beurteilung der medikamentösen Atemdepression

W. Seitz, N. Lübbe, G. Sybrecht, E. Kirchner

Die Depression der Atmung durch starke Analgetika ist eine aufs beste dokumentierte Realität. Die Quantifizierung dieser Atemdepression erfolgte bisher im wesentlichen durch die Bestimmung der arteriellen Blutgase in Ruhe oder durch Messung der ventilatorischen CO_2-Antwort. Dabei ist zu bedenken, daß der Absolutbetrag des Atemzeitvolumens unter Rückatmungsbedingungen nicht nur durch den Atemantrieb, sondern auch durch mechanische Faktoren wie Resistance und/oder Compliance begrenzt wird. Die Steigung der CO_2-Antwortkurven unterliegt darüber hinaus in großen Kollektiven einer lognormalen Verteilung, so daß Mittelwertberechnungen für CO_2-Antwortkurven kaum aussagekräftig sind. Der Mundokklusionsdruck p_{100}, ein negativer Druck, der definitionsgemäß von der Atemmuskulatur innerhalb der ersten 100 ms nach einem kurzfristigen künstlichen Verschluß der Atemwege erzeugt wird, ist dagegen weitgehend unabhängig von der mechanischen Charakteristik der Atemwege und darf als mechanisches Äquivalent des nervösen Outputs respiratorischer Hirnstamm-

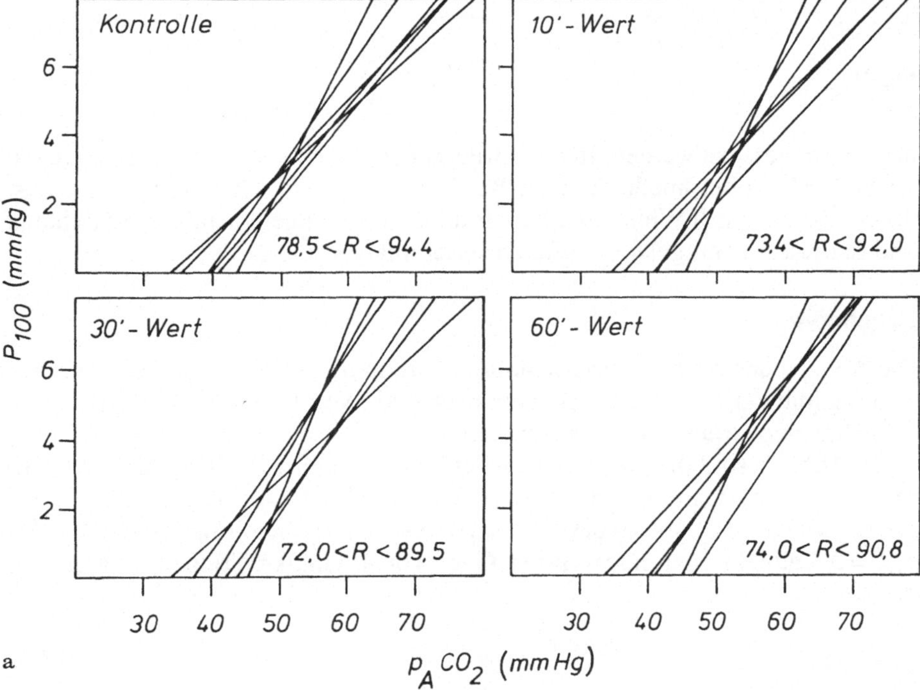

Abb. 1. a p_{100}-Antwortkurven nach Gabe von 1,5 mg/kg Tramadol, **b** prozentuale Veränderungen der Steilkeit der CO_2-Antwortkurve, des Atemminutenvolumens, des Mundokklusionsdrucks und des mittleren inspiratorischen Flusses nach Gabe von 1,5 mg/kg Tramadol

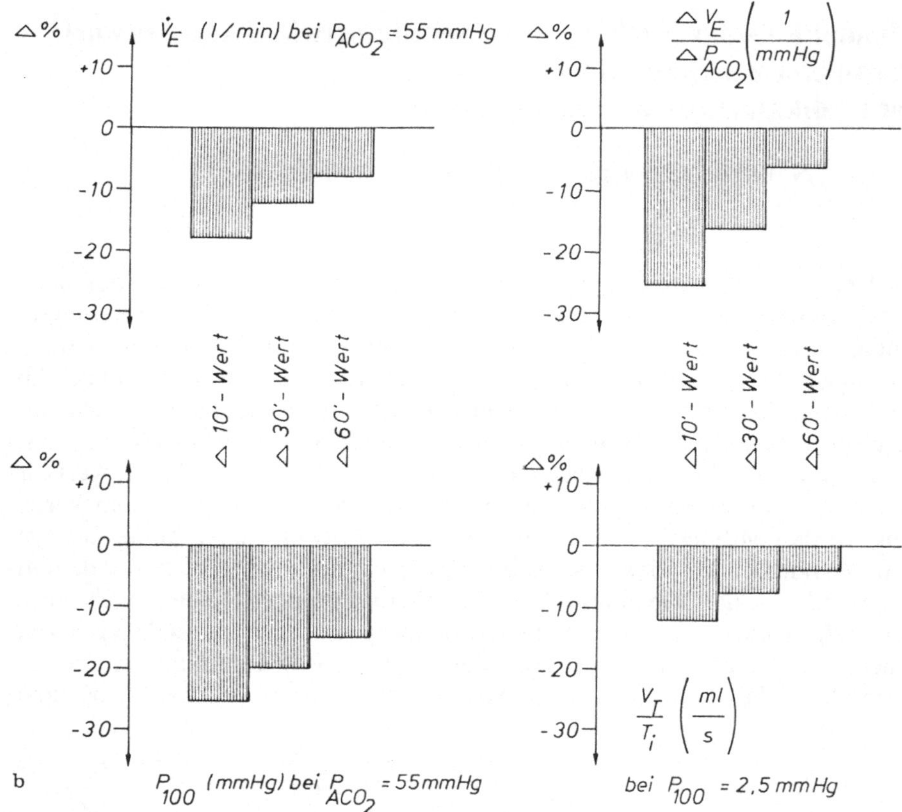

Fig. 1b

neurone angesehen werden. In der vorliegenden Arbeit wird mit Hilfe der klassischen Rückatmungsmethode nach Read et al. [1] sowie der Mundokklusionsdruckmethode nach Whitelaw [2] der Einfluß von Analgetika auf Atemmechanik und zentrale Atemregulation differenzierter analysiert.

Ergebnisse

Die Abb. 1 a demonstriert beispielhaft die interindividuelle Variabilität und Proportionalität der p_{100}-Antwortkurven nach Gabe von 1,5 mg/kg Tramadol (R = Verhältnis Kovarianz zur Gesamtvarianz).

In Abb. 1 b sind die prozentualen Veränderungen der Steilheit der CO_2-Antwortkurve, des Atemminutenvolumens (V_E), des Mundokklusionsdrucks p_{100} bei $p_ACO_2 = 55$ mmHg sowie des mittleren inspiratorischen Flusses (V_T/T_i) bei $p_{100} = 2{,}5$ mmHg nach intravenöser Gabe von 1,5 mg/kg Tramadol dargestellt (n = 7).

Literatur

Read DCJ (1967) A clinical method for assessing the ventilatory response to CO_2. Aust Ann Med 16:20–32

Whitelaw WA, Derenne JP, Milic-Emili J (1975) Occlusion pressure as a measure of respiratory center output in conscious man. Resp Physiol 23:181–199

Die getrenntseitige Erfassung des Gasaustausches zur Verbesserung der Respiratortherapie

J. Zander, P. Reinhold

Die getrenntseitige Ventilation ist heute eine verbreitete Methode zur Beatmung von Patienten mit einseitig betonten Lungenaffektionen. Die pathophysiologische Situation ist gekennzeichnet durch eine Änderung der Compliance beider Lungen, eine Vergrößerung des Totraums, eine Zunahme des intrapulmonalen Shunts und eine Verschiebung des Ventilations-Perfusions-Verhältnisses. Das Ziel der getrenntseitigen Ventilation ist, die Beatmung jeder Lunge ihrer pathophysiologischen Situation anzupassen und dadurch den Shunt und die Totraumventilation zu vermindern. Es liegen aber bisher keine klaren Konzepte für die Wahl der Beatmungsparameter vor. Die Steuerung der Ventilation anhand von Lungenfunktionswerten, Blutgasanalysen, der D_{AaO_2} und des intrapulmonalen Shunts ist für eine Optimierung der Beatmungsparameter nicht ausreichend. Neben den pathophysiologischen Gründen für eine unterschiedliche Perfusion beider Lungen wird diese auch durch die Gravitation, d. h. die Lagerung des Patienten, und durch die mechanischen Auswirkungen der Ventilation selbst beeinflußt.

Der ideale Weg für die Ermittlung der Beatmungsparameter für jede Lunge wäre die getrenntseitige Messung des Ventilations-Perfusions-Verhältnisses. Da eine routinemäßige Erfassung der alveolären Ventilation und die Messung des Perfusionsvolumens jeder Lunge unter klinischen Bedingungen nicht möglich ist, bietet sich als klinisch brauchbare Alternative die seitengetrennte Erfassung der Sauerstoffaufnahme und der CO_2-Abgabe jeder Lunge an. Nach dem Fick-Prinzip ist ja die Sauerstoffaufnahme proportional der Ventilation, der Perfusion,

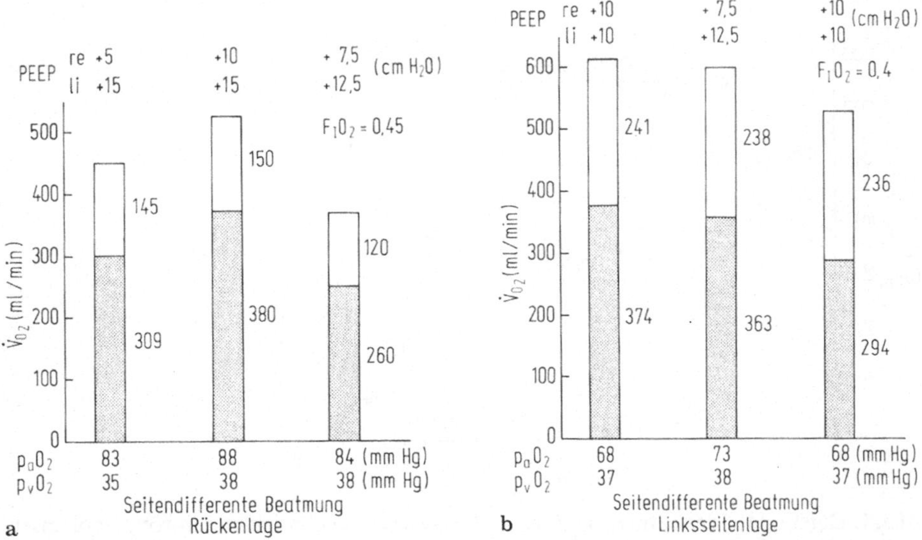

Abb. 1 a, b. Messung der Sauerstoffaufnahme bei einem Patienten mit seitendifferenter Beatmung **a** in Rücken- und **b** in Linksseitenlage

dem Hämoglobingehalt und der F_iO_2. Unter der Voraussetzung, daß der Hb-Gehalt, die Ventilation und die F_iO_2 konstant gehalten werden, spiegeln die Veränderungen der Sauerstoffaufnahme und der CO_2-Abgabe jeder Lunge die Veränderungen der Perfusion wider.

Dieses Konzept wurde bei getrenntseitig beatmeten Patienten mit einseitig betonten Lungenaffektionen überprüft. Dabei wurde die Sauerstoffaufnahme mit einem Oxycon 4 (Hellige, Freiburg) gemessen. In der Abb. 1 ist ein Fallbeispiel dargestellt. Der Unterschied in der Sauerstoffaufnahme der beiden Lungen, d. h. also auch der Perfusion, ist deutlich zu sehen.

Nicht nur durch Änderung der Ventilationsparameter, sondern auch durch Veränderungen der Lage des Patienten kann nun versucht werden, das Ventilations-Perfusions-Verhältnis zu verbessern.

Da heute immer mehr Ventilatoren die Sauerstoffaufnahme und die CO_2-Abgabe messen können, ist diese Methode ein interessanter Weg, zusätzliche Parameter für die Respiratoreinstellung bei der getrenntseitigen Ventilation zu erhalten.

Verhalten des extravaskulären Lungenwassers bei akuter respiratorischer Insuffizienz

M. Knoch, H. Lennartz, H. v. Rechenberg

Bei 18 Patienten, die wegen einer schweren Gasaustauschstörung künstlich beatmet werden mußten, wurde im Rahmen der allgemeinen Intensivtherapie neben

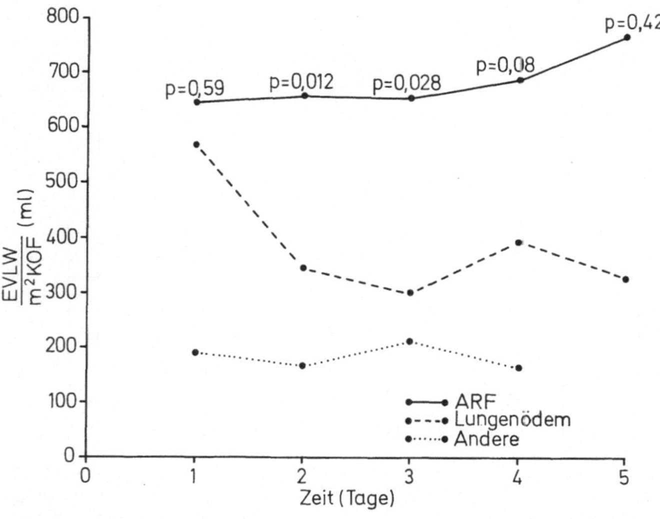

Abb. 1. Der Verlauf des extravaskulären Lungenwassers bei Patienten mit röntgenologisch nachgewiesenem interstitiellen Lungenödem (Frühstadium des ARF), sowie bei Patienten mit fortgeschrittenem ARF unter negativer Flüssigkeitsbilanz. Die Gruppe „Andere" umfaßt Patienten mit einer Gasaustauschstörung ohne einen erhöhten Lungenwasserwert

dem üblichen Herz-Kreislauf-Monitoring das extravaskuläre Lungenwasser mit der Doppelindikatormethode unter Verwendung von „kalter“ Indiocyanin-green-Lösung bestimmt. Dabei zeigte sich keine Korrelation des Lungenwassermeßwerts zu den klinischen Parametern $D_{Aa}O_2$, KOD, Gesamteiweiß, CI und Flüssigkeitsbilanz im Gesamtkollektiv. Nach dem klinischen Verlauf wurde das Gesamtkollektiv in Gruppen eingeteilt (Abb. 1). Bei Patienten im Frühstadium des ARF mit kurzer Anamnese (auslösendes Ereignis <24 h) ergab sich eine gute Beeinflußbarkeit des klinischen Zustands, des Röntgenbefunds und des erhöhten Lungenwasserwerts durch eine negative Flüssigkeitsbilanz mit Diuretikatherapie bzw. Hämofiltration. Während des späteren Stadiums des ARF (auslösendes Ereignis >3 Tage) konnte durch eine negative Flüssigkeitsbilanz das erhöhte Lungenwasser während des Beobachtungszeitraums von 5 Tagen nicht gesenkt sowie der Röntgenthorax und auch der klinische Befund nicht gebessert werden. Es war weiterhin ein signifikanter Unterschied im Verlauf des pulmonalarteriellen Mitteldrucks zwischen beiden Gruppen vorhanden.

Eine prognostische Bedeutung des einzelnen, auch stark erhöhten Lungenwassermeßwerts konnte nicht festgestellt werden.

Zur Bedeutung von Hämodynamik und Lungenwassermessung bei der Therapie der Sepsis *

H.-G. Pfeiffer, H. Bartels, E. Kolb

Die Einführung der Lungenwassermessung in die klinische Praxis gibt dem Intensivmediziner erstmals die Möglichkeit, quantitativ verläßliche Angaben über das Ausmaß eines interstitiellen Lungenödems zu machen. Als Zielgruppe für unsere Untersuchungen kamen Patienten mit septischem Lungenödem in Betracht, sei es nun im Verlauf eines Polytraumas oder aufgrund einer Peritonitis. Es wurden insgesamt 18 intensivbehandlungsbedürftige Patienten – im Einzelfall bis zu maximal 11 Tagen – kontinuierlich einem invasiven Monitoring unterzogen (Swan-Ganz- und aortaler Fiberoptikkatheter). Folgende Parameter wurden gemessen: Blutdruck im großen und kleinen Kreislauf, Herzminutenvolumen, Wasserbilanz, Osmolalität in Plasma und Urin, kolloidosmotischer Druck, Laktat und Blutgase, darüber hinaus intra-(IVV) und extravasale (EVV) Flüssigkeitsvolumina im Thorax mittels Thermo-Dye-Technik (Abb. 1). Hinsichtlich des therapeutischen Regimes wurden Patienten von 2 Intensivstationen miteinander verglichen (Abb. 1).

Vom 2.–5. Untersuchungstag fanden sich signifikante Unterschiede in bezug auf Herzminutenvolumen (C. O.), mittleren Pulmonalarteriendruck ($p_{AP(m)}$), mikrovaskulären Druck (p_{mv}), intravasales Flüssigkeitsvolumen (IVV/kg KG), pulmonalvaskulären Widerstand (R_{PV}) und systemischen Widerstand (R_{TS}). Niedrigere Füllungsdrücke führten zu niedrigerem intravasalen Volumen und höheren

* Unterstützt von der Deutschen Forschungsgemeinschaft (DFG)

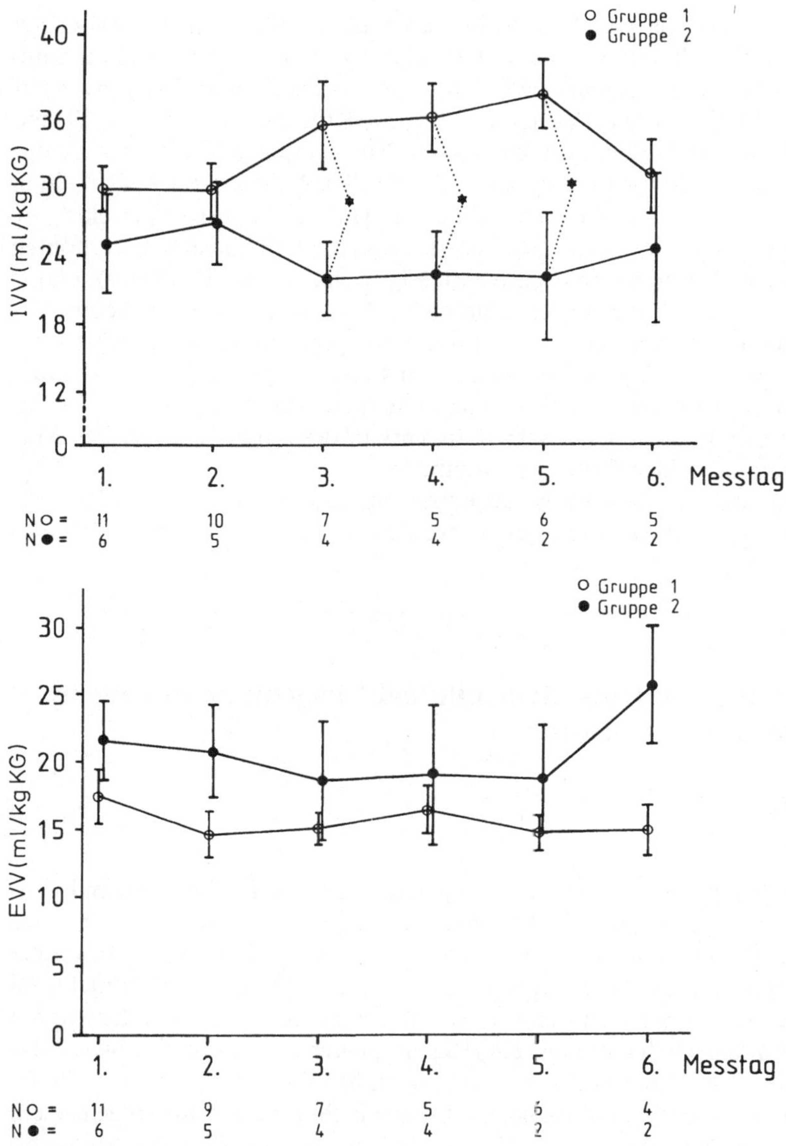

Abb. 1. Intra- (IVV) und extravasale (EVV) Flüssigkeitsvolumina im Thorax bei zwei Patientengruppen

Widerständen. Betrachtet man alle Patienten, so korrelierte das extravasale Volumen oder Lungenwasser (EVV) weder mit dem Quotienten pO_2/F_iO_2 noch mit dem Shunt. Die therapeutische Konsequenz aus diesen Untersuchungen lautet: Aufrechterhaltung der Nierenfunktion mit höheren Flüssigkeitsumsätzen. Unter der Therapie mit Elektrolytlösungen nahm das Lungenwasser (EVV) trotz Permeabilitätsschaden der Lunge nicht zu. Ultrafiltration und negative Bilanzierung führten eher zur Verschlechterung der Mikrozirkulation und zur Institution einer bereits bestehenden desolaten Kreislaufinsuffizienz. In diesen Fällen konnte auch eine notwendig gewordene Dialysebehandlung nicht mehr durchgeführt werden.

Ist Temperaturkorrektur bei der Blutgasanalyse erforderlich?

T. Klöss, E. Voigt

Aus den Veränderungen des Säure-Basen-Haushalts in Hypothermie und den Veränderungen in einer Blutprobe bei Abkühlung unter geschlossenen Bedingungen (McNicol 1967) wird vermutet, daß die Korrektur von pH und pCO_2 auf Körpertemperatur mit Hilfe von Korrekturfaktoren nicht sinnvoll ist. Dagegen spricht insbesondere, daß die CO_2-Löslichkeit und die Dissoziationskonstanten je nach Temperatur unterschiedlich sind und die meisten linearen Korrekturkoeffizienten nur für einen kleinen Temperaturbereich gelten.

Diese Probleme können bei Anwendung des Konzepts der relativen Alkalinität nach H. Rahn vermieden werden. Danach ist der wahre Referenzpunkt eines physiologischen pH der elektrochemische Neutralpunkt reinen Wassers, also ein pH = 6,8 bei 37 °C. Der physiologische pH menschlichen Blutes ist bei 37 °C vom Neutralpunkt reinen Wassers um 0,6 E zur alkalischen Seite hin verschoben. Bei fallender Temperatur steigt der elektrochemische Neutralpunkt reinen Wassers an, bei steigender Temperatur fällt er, und gleichermaßen verhält sich der Blut-pH beim Menschen.

Für diese Theorie spricht das Verhalten des Blut-pH bei wechselwarmen Tieren (Howell et al. 1970), der unveränderte Gesamt-CO_2-Gehalt des Blutes (Rahn 1974), das Säure-Basen-Gleichgewicht von unterkühltem oder überwärmtem Blut beim normalen Menschen (Rahn et al. 1975) und die „Alphastat"-Theorie von Reeves (1972).

Für den praktischen Umgang mit Blutgasanalysen unterkühlter Patienten ergeben sich daraus folgende Konsequenzen:

1. Unter den Bedingungen eines geschlossenen Systems bleibt die relative Alkalinität im Blut bei Temperaturänderungen nahezu konstant.
2. Bei Erwärmung der Probe eines hypothermen Patienten auf 37 °C Elektrodentemperatur laufen die umgekehrten Veränderungen wie bei Abkühlung ab. Der Abstand des Blut-pH zum Neutralpunkt des Wassers und die relative Alkalinität sind dabei unverändert.
3. Wird bei der Blutgasanalyse eines hypothermen Patienten bei 37 °C Elektrodentemperatur ein pH von 7,42 $\pm$ 0,04 gemessen, ist der Abstand zum Neutralpunkt des Wassers 0,6 E unabhängig vom Ausmaß der Hypothermie und dieser gemessene pH-Wert damit physiologisch.
4. Ist der Säure-Basen-Status der hypothermen Patienten normal, muß der pCO_2 bei 37 °C Elektrodentemperatur 40 + 4 Torr betragen (Ream 1982).
5. Praktisch gesehen können die bei 37 °C Elektrodentemperatur gemessenen pH- und pCO_2-Werte unkorrigiert und unabhängig vom Grad der Hypothermie zur Beurteilung des Säure-Basen-Haushalts des Patienten herangezogen werden.

Literatur

McNicol HW (1967) Respiratory failure and acid-base status in hypothermia. Postgrad Med J 43:674–676

Rahn H (1974) pCO_2, pH and body temperature. In: Nahas G, Smith KE (eds) Carbon dioxide and metabolic regulations. Springer, Berlin Heidelberg New York, pp 152–162
Rahn H, Howell BJ (1978) The OH^-/H^+ concept of acid-base balance: Historical development. Respir Physiol 33:91–97
Rahn H, Reeves RB, Howell BJ (1975) Hydrogen ion regulation, temperature and evolution: The 1975 J Burns Amberson lecture. Am Rev Respir Dis 112:165–172
Ream AK, Reitz BA, Siverberg G (1982) Temperature correction of pCO_2 and pH in estimating acid-base status. Anesthesiology 56:41–44
Reeves RB (1972) An imidazole alphastat hypothesis for vertebrate acid-base regulation: Tissue carbon dioxide content and body temperature in bullfrogs. Respir Physiol 14:219–236

Laktat-Pyruvat-Verhalten unter verschiedenen Narkoseverfahren bei aorto-(bi-)femoralen Bypassoperationen

U. Föhring, K. Reinhardt, R. Dennhardt, M. Schäfer, T. Kersting, K. Eyrich

Ziel der Studie

Bei kritisch Kranken wird die gemischtvenöse ($S_{\bar{v}}O_2$) oder zentralvenöse Sauerstoffsättigung des Hämoglobins zur Beurteilung der Anpassung des kardiozirkulatorischen Systems an die jeweiligen Bedürfnisse des Organismus benutzt. Sie gilt als repräsentativ für das Ausmaß der Gewebeoxigenierung. In dieser Arbeit wurde untersucht, ob das Narkoseverfahren die Beurteilung dieses Parameters beeinflußt.

Methode

Es wurden Patienten beobachtet, die sich einer aorto-(bi-)femoralen Bypassoperation wegen arterieller Verschlußkrankheit unterziehen mußten. Präoperativ wurden ein Pulmonalarterieneinschwemmkatheter sowie eine arterielle Druckmessung appliziert. Das Laktat-, Pyruvat-, pH- und Base-excess-Verhalten ist anhand von Blutproben aus der A. pulmonalis untersucht worden.

Die Patienten wurden folgenden 3 Narkoseverfahren zugeordnet: Halothan (0,8–1,2 Vol.-%); NLA (1,6 mg Fentanyl + 19 mg DHBP)[1]; Periduralanästhesie (mittels Periduralkatheter bei sensiblem Niveau Th_3–Th_5, zusätzlich Intubation und 25 mg Diazepam[1] zur Sedation).

Bei der statistischen Überprüfung der Gruppenunterschiede wurde der Wilcoxon-Test für ungepaarte Stichproben verwendet ($p < 0{,}05$).

---

1 Mittlere Gesamtdosis

Ergebnisse

Nach Narkoseeinleitung steigt in allen Gruppen die gemischtvenöse Sättigung an (Abb. 1), während der Herzindex abfällt. Die Patienten der Halothangruppe hatten den höchsten Sättigungsanstieg. Parallel dazu steigen Laktat, Laktat-Pyruvat-Quotient und Exzeßlaktat an (Abb. 2). Der pH-Wert ändert sich hingegen nicht.

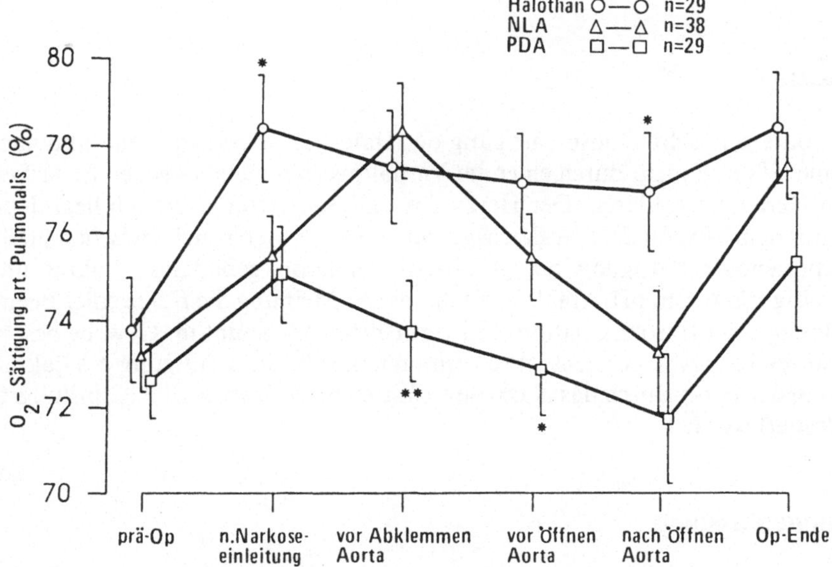

Abb. 1. Verlauf der gemischt-venösen O_2-Sättigung bei Narkose mit Halothan, NLA und PDA

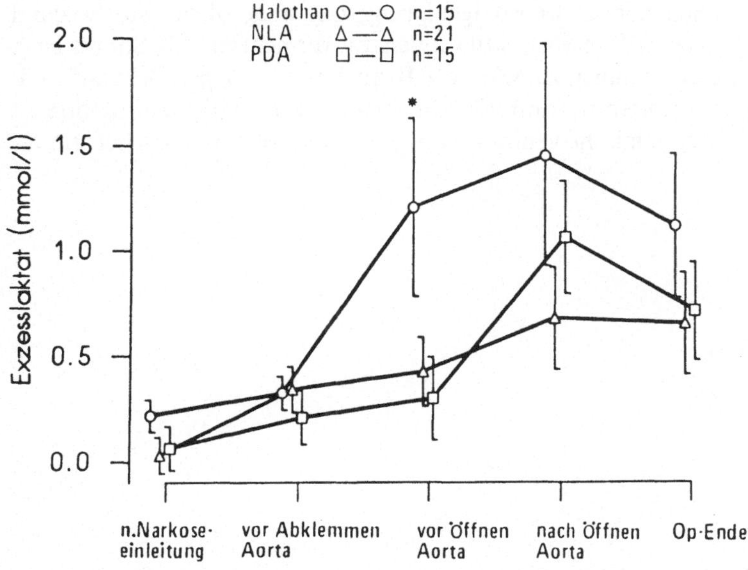

Abb. 2. Veränderung des Laktatspiegels in verschiedenen Phasen bei Halothannarkose, NLA und PDA

Mit dem Abklemmen der A. abdominalis steigt in allen Gruppen der Laktatspiegel an. Laktat und der anaerob gebildete Anteil des Laktats (Exzeßlaktat) (Abb. 2) sind in der Halothangruppe deutlich höher. Der pH-Wert in der A. pulmonalis ist in dieser Narkosegruppe während des Abklemmens am stärksten erniedrigt. Die Sauerstoffsättigung in der A. pulmonalis fällt jedoch lediglich in der NLA- und PDA-Gruppe ab (Abb. 1). In der Halothangruppe bleibt die gemischtvenöse Sättigung während des Abklemmens und nach Freigabe der Aorta unverändert.

Diskussion

Die erhöhte gemischt-venöse Sättigung der Halothangruppe während und nach Ischämie läßt sich nicht durch einen im Verhältnis zum metabolischen Bedarf erhöhten Herzindex erklären. Der Herzindex und Sauerstoffverbrauch liegt deutlich unter dem Niveau der Vergleichsgruppen. Der Widerspruch zwischen hoher gemischt-venöser Sättigung bei gleichzeitig anaerob gebildetem Laktat und gleichzeitig stärkerem pH-Abfall ist nach unserer Meinung die Folge einer Beeinträchtigung der Mikrozirkulation. Ein vermehrter AV-Shunt im Gewebe besonders während des Abklemmens ist zu vermuten. Die Beeinträchtigung des Laktatabbaus in der Leber durch das Narkoseverfahren muß als zusätzliche Einflußgröße diskutiert werden.

Zusammenfassung

Unter Narkosebedingungen unterliegt die Beurteilung der gemischt-venösen Sättigung als Parameter der Gewebsoxigenierung narkosespezifischen Einflüssen. Diese Ergebnisse bestätigen, daß eine normale oder erhöhte gemischt-venöse Sättigung eine unzureichende Gewebsoxigenierung mit anaerobem Stoffwechsel nicht ausschließt. Dies trifft in allen Situationen mit vermehrten AV-Shunts bzw. Sauerstoffutilisationsstörungen zu, wie sie z. B. auch für die Sepsis bekannt sind. Durch den anzunehmenden Einfluß von Halothan auf die Mikrozirkulation ist die Interpretation der gemischt-venösen Sättigung unter dieser Narkoseform erschwert.

Gewebe-pO_2-Messung mit neuartigen Stahlnadelstichsonden als Meßmethode in der Klinik: Der Einfluß von Dopamin auf den pO_2 im Muskel

T. Kersting, K. Reinhart, W. Fleckenstein, R. Dennhardt, K. Eyrich, C. Weiss

Einleitung

In der Intensivmedizin wird Dopamin in niedriger Dosierung (2–5 µg/kg · min) zur Verbesserung des renalen Blutflusses bzw. zur Aufrechterhaltung der Urinproduktion und in höherer Dosierung als positiv inotrope Substanz angewendet. Die Umverteilung des Blutflusses unter "low dose" Dopamin zugunsten von Splanchnikus- und Nierenperfusion soll zu Lasten der peripheren Gewebe erfolgen (Ramdohr et al. 1972). Über Veränderungen der Mikrozirkulation und Sauerstoffversorgung des Muskelgewebes unter dem Einfluß von Dopamin liegen bis jetzt keine Untersuchungsergebnisse vor.

Methodik

Es wurden 7 kritisch kranke Patienten und 9 gesunde Probanden in die Untersuchung aufgenommen. Die Effekte von Dopamin (2–7,5 µg/kg · min) auf den pO_2 im M. vastus lateralis wurde mit einer schnell ansprechenden Stahlmantelstichelektrode (T 90 = 500 ms, Durchmesser 350 µm) und polarografischer Mikrokathode gemessen. Während der Messungen wird die Stichsonde über einen Motor pilgerschrittartig bewegt (Fleckenstein u. Weiss 1982).

200 pO_2-Meßpunkte, die in 6–8 min registriert werden konnten, wurden vom verwendeten Meßsystem (KIMOC 400) automatisch zu pO_2-Histogrammen zusammengefaßt. Die pO_2-Messung erfolgte vor, während und nach Dopamingabe. Die Probanden erhielten gegen Ende der Messungen bei laufender Dopamininfusion zusätzlich den an peripheren Dopaminrezeptoren ansetzenden Dopaminantagonisten Metoclopramid (0,17 mg/kg), um den spezifischen Effekt von Dopamin auf die Mikrozirkulation von den Einflüssen auf den Makrokreislauf abgrenzen zu können. Bei den Patienten wurde gleichzeitig das hämodynamische Verhalten mittels arterieller Druckmessung und Swan-Ganz-Thermodilutionskatheter überwacht. Aus arteriellen und gemischt venösen Blutgasanalysen wurden in Verbindung mit dem Herzindex der Sauerstoffverbrauch und das Sauerstoffangebot ermittelt.

Ergebnisse

In beiden Untersuchungsgruppen verursachte Dopamin eine (dosisabhängige) Erhöhung des mittleren Muskel-pO_2. In Muskelgruppen mit zuvor erniedrigtem pO_2 kam es zu einer Abnahme der relativen Häufigkeit von pO_2-Werten < 5 mmHg. Diese Effekte waren nach Beendigung der Dopamininfusion reversibel. Unter dem Einfluß des peripheren Dopaminantagonisten wurde die Dop-

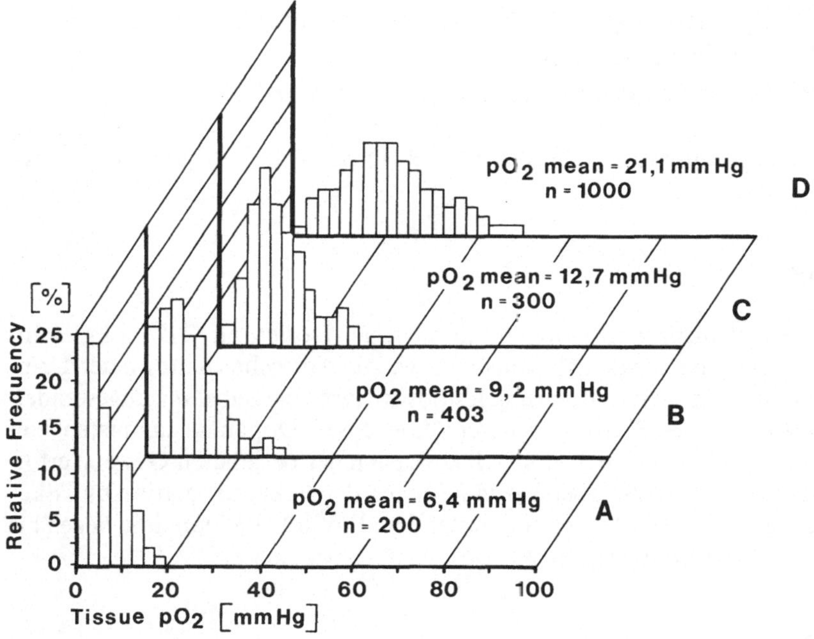

Abb. 1. Zunehmende Verbesserung des Gewebe-pO_2 unter steigender Dopamindosierung und Blutgaben bei einem Patienten im hämorrhagischen Schock (*A* vor Dopamin, *B* 2,5 µg/kg · min Dopamin, *C* 5,0 µg/kg · min Dopamin, *D* 7,5 µg/kg · min Dopamin)

aminwirkung auf den Gewebe-pO_2 aufgehoben. Die Erhöhung des mittleren Gewebe-pO_2 wurde nicht in allen Fällen von einer Zunahme des systemischen Sauerstoffangebots begleitet. Herzindex und arterieller Mitteldruck korrelierten – oberhalb bestimmter Minimalwerte – nicht mit Veränderungen des Muskel-pO_2. Die rasche Veränderung des erniedrigten mittleren muskulären pO_2 und der Verteilung des Sauerstoffs im Gewebe (Symmetrie der pO_2-Klassen) unter Dopamin in steigender Dosierung ist in Abb. 1 gut ablesbar.

Zusammenfassung

In der verwendeten Dosierung führte Dopamin nicht nur zu einer Zunahme der Symmetrie der Gewebe-pO_2-Histogramme, die zuvor eine Maldistribution aufwiesen, sondern auch zu einer Erhöhung des mittleren muskulären pO_2. Dies läßt den Schluß zu, daß Dopamin in dem von uns betrachteten Kollektiv eine „Umverteilung auf Mikrozirkulationsebene" (Schröder 1978) zugunsten schlecht versorgter Bezirke und eine Zunahme des Muskelblutflusses auslöste. Sauerstofftransportbezogene Parameter scheinen hinsichtlich der diagnostischen und prognostischen Aussagekraft in der Intensivmedizin herkömmlichen Parametern überlegen zu sein (Shoemaker 1980). Die Möglichkeit, die Oxygenierung direkt im Gewebe reproduzierbar und wenig invasiv zu messen, gibt wichtige zusätzliche Informationen zur Überprüfung therapeutischer Maßnahmen. Insbesondere beim Einsatz eines breiten Spektrums vasoaktiver Substanzen, wie er in der Intensivtherapie häufig erfolgt, kann die Kontrolle des Gewebe-pO_2, als Vitalparameter auf zellulärer Ebene, eine sinnvolle Ergänzung des invasiven hämodynamischen Monitorings sein.

Literatur

Fleckenstein W, Weiss C (1982) Evaluation of pO_2-histograms obtained by hypodermic needle electrodes. Proceedings: World Congress on medical and biomedical engineering

Ramdohr B, Biamino G, Schroeder R (1972) Vergleichende Untersuchungen über die Wirkung von Dopamin und Orciprenalin am gesunden Menschen: Muskeldurchblutung, Nierendurchblutung, Nierenfunktion. Klin Wochenschr 50:149–157

Schröder W (1978) Die Messung des Sauerstoffdruckes in der Skelettmuskulatur – eine quantitative Methode zur Kontrolle der Sauerstoffversorgung und der Funktion der terminalen Muskelstrombahn. Herz/Kreislauf 10:146–153

Shoemaker WC (1980) Pathophysiology, monitoring and therapy of shock syndromes. In: Shoemaker WC, Thompson WL (eds) Critical care. State of the art, vol 1. Soc of Crit Care Med, Fullerton, California

---

Die lokale Gewebe-pO_2-Messung zur klinischen Therapiekontrolle

H. U. Spiegel, J. Hauss, K. Schönleben

Zur Beurteilung der O_2-Versorgungssituation der verschiedenen Organe sind die arteriellen und venösen Blutgasanalysen nicht ausreichend. Erst die Messung des lokalen Gewebe-pO_2 ermöglicht eine Aussage über die Suffizienz der Versorgung und Entsorgung des Gewebes, d. h. über den Zustand der Mikrozirkulation.

Der Gewebe-pO_2 ist dabei ein komplexer Parameter, der durch die verschiedensten Regulationsmechanismen (O_2-Transportkapazität des Blutes, regionaler Blutfluß und Sauerstoffextraktion) beeinflußt wird. In den letzten 50 Jahren wurde daher eine Vielzahl von Methoden entwickelt, um den lokalen Gewebe-pO_2 von verschiedenen Organen, wie z. B. dem Skelettmuskel, der Leber, dem Myokard, der Lunge, zu erfassen. Bereits 1942 berichteten Davis u. Brink über tierexperimentelle polarographische Gewebe-pO_2-Messungen. Der entscheidende technologische Fortschritt und damit die Basis für die spätere Anwendung dieser Meßmethode beim Menschen erfolgte 1966 durch Kessler u. Lübbers [2], die eine Clark-Typ-Mehrdrahtoberflächenelektrode entwickelten. Es dauerte wiederum rund 10 Jahre, bis diese Methode 1975 von Schönleben et al. [3] in der Chirurgischen Klinik Münster am Patienten zur klinischen Therapiekontrolle angewendet wurde.

Zur Messung des lokalen Gewebe-pO_2 wird der pO_2-Sensor mit einem Konnektor an die freigelegte Organoberfläche adaptiert (Abb. 1). Dabei mißt die Elektrode mit ihren 8 Meßdrähten im Bereich des Versorgungsgebiets einzelner Kapillaren.

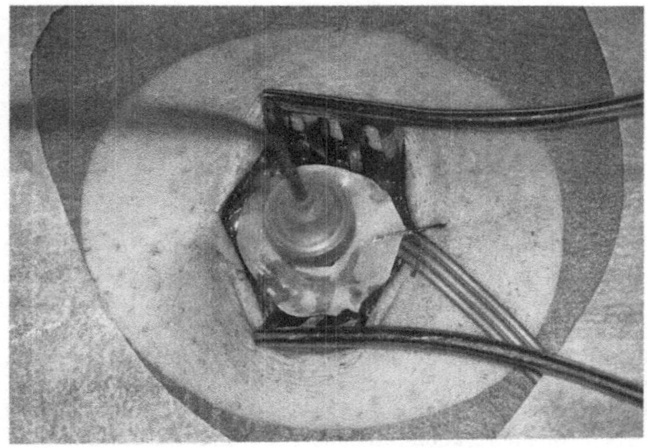

Abb. 1. Patientenmessung. Elektrode nach Hautinzision auf dem Skelettmuskel aufgesetzt

Methode

Die Mehrdrahtoberflächenelektrode (MDO) arbeitet nach dem polarographischen Meßprinzip. Sie ist im Max-Planck-Institut für Systemphysiologie in Dortmund entwickelt worden [2]. Der Gewebe-pO_2 wird gleichzeitig an 8 verschiedenen Meßstellen registriert und gespeichert. Zusätzlich werden die Zeit, die Meßstellentemperatur und hämodynamische Parameter wie Herzfrequenz (HF), arterieller Druck (p_a), Pulmonalisdruck (p_{pulm}) und kontinuierlich gemessener pO_2, pCO_2 und pH des arteriellen Blutes von dem integrierten Kleinrechner gespeichert und nach Driftkorrektur und Umrechnung auf einem graphischen Terminal fortlaufend aufgezeichnet.

Ergebnisse

Bei der Registrierung der Gewebe-pO_2-Werte werden 2 Arten der Messung unterschieden:
1. die kontinuierliche pO_2-Messung,
2. das pO_2-Histogramm.

1. Die kontinuierliche pO_2-Messung:
Während der kontinuierlichen pO_2-Messung wird die Elektrode auf der einmal gewählten Meßstelle belassen. Die Direktregistrierung der Einzelmeßdrähte liefert dabei eine vorwiegend qualitative Information über unmittelbar ablaufende Veränderungen des Gewebe-pO_2 in einer gewissen Zeitspanne. Die einzelnen Meßwerte zeigen dabei geringe Schwankungen, die zeitlich sogar eine gewisse Rhythmik aufweisen können.

2. Das pO_2-Histogramm:
Um ein pO_2-Histogramm zu erfassen, muß zunächst ein möglichst vollständiger respiratorischer und hämodynamischer Steady-state eingestellt sein. Das pO_2-Histogramm markiert die statistische Verteilung der lokalen Sauerstoffpartialdrükke im untersuchten Organ. Es wird also quasi eine „Repräsentativumfrage“ im Gewebe durchgeführt.

Zusammenfassung

Die Messung des lokalen Gewebe-pO_2 bietet die einzigartige Möglichkeit – ohne das entsprechende Kapillargebiet zu schädigen –, die O_2-Versorgungssituation des Gewebes direkt an 8 verschiedenen Stellen zu überwachen und somit den Effekt einer eingeschlagenen Therapie in der operativen und Intensivmedizin im Rahmen klinisch-wissenschaftlicher Fragestellungen objektiv zu beurteilen [1, 3–6].

Literatur

1. Hauss J, Schönleben K, Spiegel HU (1982) Therapiekontrolle durch Überwachung des Gewebe-pO_2. Huber, Bern Stuttgart Wien
2. Kessler M, Lübbers DW (1966) Aufbau und Anwendungsmöglichkeiten verschiedener pO_2-Elektroden. Pflügers Arch 291:82
3. Schönleben K, Krumme B, Bünte H, Kessler M (1976) Kontrolle der Intensivbehandlung durch Messung von Mikrozirkulation und O_2-Versorgung. Langenbecks Arch Chir [Suppl] Forum 76:72–76
4. Schönleben K, Hauss J, Krumme B, Spiegel U, Bünte H (1980) Die Messung des Gewebe-Sauerstoffpartialdruckes zur Therapiekontrolle in der Intensivmedizin. In: Lawin P, Wendt M (Hrsg) Aktuelle Probleme der Intensivbehandlung II, Intensivmedizin – Notfallmedizin – Anästhesiologie, Bd. 17. Thieme, Stuttgart, S. 94–107
5. Spiegel HU, Hauss J, Schönleben K, Bosenberg H (1980) Platinium multiwire surface electrodes in clinical practice. Arzneimittelforsch 30(II):2204–2221
6. Spiegel HU, Hauss J, Schönleben K (1983) Monitoring des lokalen Gewebe-pO_2 während Intensivtherapie. In: Bergmann H et al. (Hrsg) Monitoring in der Anaesthesiologie und Intensivmedizin. Maudrich, Wien München Bern, S 259–268

Vergleich von O_2-Sättigung in A. pulmonalis und V. cava superior während und nach aorto-(bi-)femoralen Bypassoperationen

K. Reinhart, T. Kersting, U. Föhring, M. Schäfer, K. Eyrich

Die gemischtvenöse Sauerstoffsättigung ($S_{\bar{v}}O_2$) gilt als ein guter Parameter für den Grad der Anpassung der Herz-Kreislauf-Verhältnisse an den Sauerstoffbedarf des Organismus [1]. Im kardiogenen Schock sinkt die $S_{\bar{v}}O_2$ als Folge des abnehmenden Herzindex und der damit verbundenen größeren O_2-Ausschöpfung [3]. Eine lineare Korrelation zwischen O_2-Sättigung in der Pulmonalarterie und dem Herzminutenvolumen wird unter physiologischen Bedingungen von einigen Autoren angenommen [2]. Für einige klinische Situationen ist ein direkter Zusammenhang von gemischtvenöser O_2-Sättigung und Sättigung in der V. cava superior (S_vO_2) beschrieben [4].

Ziel unserer Untersuchung war es, festzustellen:

1. ob und inwieweit gemischt- bzw. zentralvenöse Sauerstoffsättigungen intra- und postoperativ Aussagen über die Herz-Kreislaufverhältnisse zulassen;
2. ob die O_2-Sättigung in der V. cava die Sättigung in der A. pulmonalis unter diesen Bedingungen ersetzen kann;
3. ob kritische Werte für die Sauerstoffsättigungen definiert werden können, unterhalb derer ein schnelles und gezieltes therapeutisches Eingreifen notwendig wird.

Untersucht wurden 85 Patienten, die wegen chronischer AVK oder Aortenaneurysmata elektiv mit einem aorto-(bi-)femoralen Bypass versorgt werden mußten.

Alle Patienten waren mit einer blutigen arteriellen Druckmessung in der A. radialis sowie mit einem Swan-Ganz-Thermodilutionskatheter überwacht. An 15 perioperativen Meßpunkten wurden hämodynamische Profile erstellt und simultan Blutproben aus der V. cava und der A. pulmonalis entnommen, die an einem Oximeter (IL 282) analysiert wurden. O_2-Angebot und O_2-Verbrauch wurden errechnet.

Der Herzindex fällt intraoperativ signifikant gegenüber dem Ausgangswert ab ($p<0{,}01$). Am Operationsende hat er seinen Ausgangswert wieder erreicht und steigt danach bis auf 140% des Ruhewertes an (2 h postoperativ).

Das Sauerstoffangebot und der Sauerstoffverbrauch folgen in ihrem Verlauf dem des Herzindex nach.

Die Sauerstoffsättigung in der A. pulmonalis dagegen steigt nach Narkoseeinleitung signifikant an ($p<0{,}01$). Intraoperativ findet sich lediglich nach dem Öffnen der Aorta eine mittlere O_2-Sättigung, die unterhalb des gemessenen Aus-

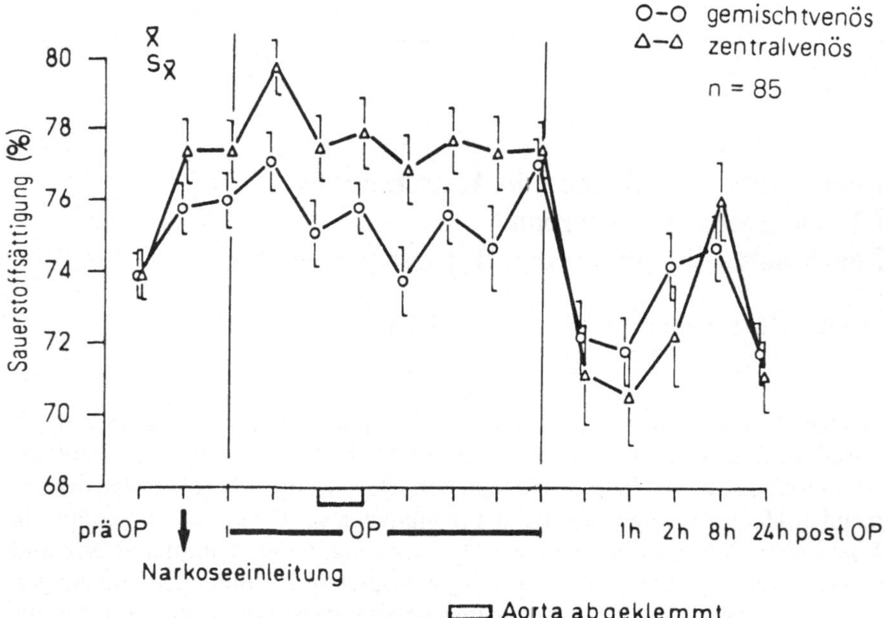

Abb. 1. Vergleich des Verhaltens von gemischtvenöser O_2-Sättigung in der A. pulmonalis und zentralvenöser O_2-Sättigung in der V. cava superior in der perioperativen Phase

gangswerts liegt. In der Aufwachphase nach der Operation fällt die $S_{\bar{v}}O_2$ drastisch ab. Die Sauerstoffsättigung in der V. cava vollzieht die Änderungen der $S_{\bar{v}}O_2$ zu jedem Meßpunkt nach, ist jedoch intraoperativ deutlich höher als diese ($p < 0{,}01$).

Die beim Ausgangspunkt der Untersuchung nachweisbare gute Korrelation zwischen $S_{\bar{v}}O_2$ und $S_{\bar{v}}O_2$ ($r = 0{,}9$) wird intraoperativ schlechter und ist postoperativ nur noch unzureichend ($r = 0{,}68$), was Abb. 1 zeigt.

Zusammenfassung

1. Der intraoperative Anstieg der gemischtvenösen Sauerstoffsättigung belegt, daß die Ursache für die Abnahme des Sauerstoffverbrauchs während aorto-(bi)-femoraler Bypassoperationen nicht in einer unzureichenden Herz-Kreislauf-Situation, d. h. in einem unzureichenden Sauerstoffangebot, zu suchen ist.

Die unter Normalbedingungen gewonnene lineare Beziehung zwischen Herzzeitvolumen und S_vO_2 gilt ganz offensichtlich für die perioperative Situation nicht, da hier der Sauerstoffverbrauch nicht gleichbleibend ist, sondern sich ändert (und zwar in einem anderen Umfang als der Herzindex).

2. Die unter Narkose gemessenen höheren Sättigungswerte in der V. cava gegenüber der A. pulmonalis weisen auf eine Luxusperfusion der in die V. cava superior drainierenden Teile des Organismus zu diesem Zeitpunkt hin. Für eine differenzierte Betrachtung der Balance zwischen O_2-Angebot und O_2-Verbrauch des Gesamtorganismus kann die zentralvenöse Sauerstoffsättigung die gemischtvenöse nicht ersetzen.

3. Die unter Narkose ermittelte (den Ausgangswert deutlich überschreitende) O_2-Sättigung in der A. pulmonalis bedeutet, daß es intraoperativ zu einer Zunahme des Sicherheitsspielraums kommt, innerhalb dessen sich Sauerstoffangebot/-verbrauch verändern können, ohne daß der Organismus eine Sauerstoffschuld einzugehen braucht. Sinkt die $S_{\bar{v}}O_2$ jedoch unter den Wert von 70% O_2-Hb, so muß dies gerade unter Narkosebedingungen als Warnsignal für eine Verschlechterung der kardiozirkulatorischen Funktion betrachtet werden.

Literatur

1. Bryan-Brown CW (1980) Gas transport and delivery. In: Shoemaker WC, Thompson WL (eds) Critical cave. State of the art, vol 1. Soc of Crit Care Med, Fullerton California
2. Chung EK (1975) Cardiac emergency care. Lea & Febiger, Philadelphia, p 77
3. Goldman RH, Braniff BA, Harrison DC, Spivack AP (1967) Early detection of heart failure by central venous oxygen saturation monitoring. Am J Cardiol 21:100
4. Tahvanianen J, Meretoja O, Nikki P (1982) Can central venous blood replace mixed venous blood samples? Crit Care Med 10:758

Ultraschall-Doppler-Sonographie: Ein nützliches Hilfsmittel zur Punktion der V. jugularis interna

W. Schregel

Die Punktion der V. jugularis interna (VJI) kann beträchtliche Komplikationen hervorrufen. Die Ultraschall-Doppler-Sonographie ist eine einfach erlernbare, ungefährliche Methode, arterielle und venöse Gefäße, wie z. B. A. carotis und VJI zu lokalisieren und zu differenzieren.

Zur Beantwortung der Frage, ob mit Ultraschall die Punktion der VJI besser gelingt, haben wir 2 typische Vertreter der von Defalque definierten Richtungen „Anteriorroute" (AR) und „Posteriorroute" (PR) mit der sonographisch ermittelten Stichrichtung (USD) verglichen (Abb. 1).

Versuchsanordnung: Bei je 50 Punktionen wurde ein Probepunktionsversuch in einer der 3 Richtungen unternommen. War dieser positiv, gab es bis zu 3 Versuche, einen Venenkatheter zu plazieren. Bei Mißerfolg der AR und PR erfolgten

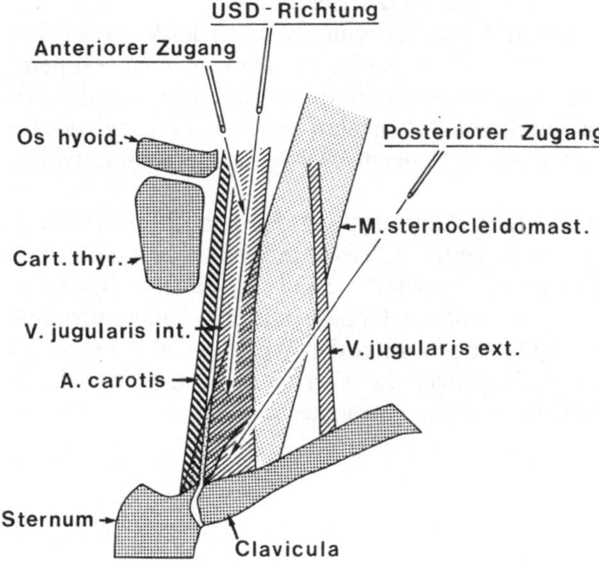

Abb. 1. Stichrichtungen bei der Punktion der V. jugularis interna: „anterior Route", „posterior Route" und die dopplersonographisch ermittelte Stichrichtung (USD)

Tabelle 1. Vergleich verschiedener Punktionsverfahren der V. jugularis interna

Zugangsweg		Probepunktion		Venenkatheter	
	n	n	%	n	%
Anterior Route	50	14	24	11	22
Posterior Route	50	25	50	18	36
USD nach AR/PR	71	71	100	70	99
USD vor AR/PR	50	48	96	47	94
Anterior Route	3	1	33	1	33
Posterior Route	2	1	50	1	50

Punktionsversuche in „USD-Richtung“, bei Mißerfolg in der „USD-Richtung“ Versuche bei AR oder PR.

Bei den Ergebnissen erweist sich die USD-Richtung sowohl bei den Probepunktionen als auch bei der Zahl der erfolgreich plazierten Katheter als hoch signifikant überlegen gegenüber AR und PR. Wir empfehlen den Gebrauch dieser Technik in allen Fällen, in denen Schwierigkeiten zu erwarten oder bereits aufgetreten sind (Ergebnis des Versuchs s. Tabelle 1).

Kontinuierliche akustische Anzeige des arteriellen Blutdrucks und der Herzfrequenz

A. Schabert, G. Kraus, T. Pasch

Es gehört zu jeder routinemäßigen Patientenüberwachung, die Herzfrequenz fortlaufend akustisch zu verfolgen, indem jede Herzaktion elektronisch aus dem EKG (oder seltener aus einer Pulskurve) ermittelt und in einen kurzen Ton umgesetzt wird. Denn das menschliche Ohr ist in der Lage, auch kleine Änderungen der *Tonfolge* (Frequenz, Regelmäßigkeit) sehr schnell und genau wahrzunehmen. Demgegenüber erfolgt die kontinuierliche Überwachung des arteriellen Blutdrucks bisher nur durch Anzeige der invasiv registrierten Druckwerte auf einem Sichtschirm, auf Registrierpapier oder mittels eines Manometerausschlags. Um auch hier die sinnesphysiologischen Vorteile einer akustischen Anzeige auszunutzen, wurde ein Gerät entwickelt, das wie gewohnt für jeden Herzschlag einen Ton erzeugt. Die *Tonhöhe* ist jedoch zusätzlich der Höhe des arteriellen Druckes proportional.

Das hier beschriebene Gerät (Druck-Ton-Konverter 782; Hersteller: Schabert-Instrumente SIR, Amselstraße 13, 8551 Röttenbach) wird als Zusatzgerät zu den üblichen elektromechanischen Wandlern und Verstärkereinrichtungen betrieben. Es ermittelt für jeden arteriellen Druckpuls den systolischen, mittleren und diastolischen Druck. Jeder dieser Werte kann als kurzer Ton wiedergegeben werden, wobei die Tonhöhe so eingestellt ist, daß ein Druck von 100 mmHg eine Tonfrequenz von 1 000 Hz erzeugt. Die zeitliche Folge der Töne entspricht wie gewohnt der Herzschlagfolge. Das Prinzip des Verfahrens ist in Abb. 1 anschaulich dargestellt. Wahlweise können verschiedene Druckwerte angezeigt werden:

1. systolischer *und* diastolischer Druck,
2. systolischer Druck,
3. diastolischer Druck,
4. Mitteldruck,
5. kontinuierlicher Druck,
6. Referenzton von 1 000 Hz, entsprechend 100 mmHg.

Bisher wurde das Gerät in der Herzchirurgie, Neurochirurgie (kontrollierte Hypotension) und Gefäßchirurgie (Eingriffe an der Aorta) klinisch erprobt. Dabei hat sich eindrucksvoll bestätigt, daß auf akustischem Wege eine sehr empfindliche und schnelle Kontrolle des Blutdrucks möglich ist, ohne ständig einen Monitorsichtschirm beobachten zu müssen (zusätzlich zur gewohnten Herzschlagfol-

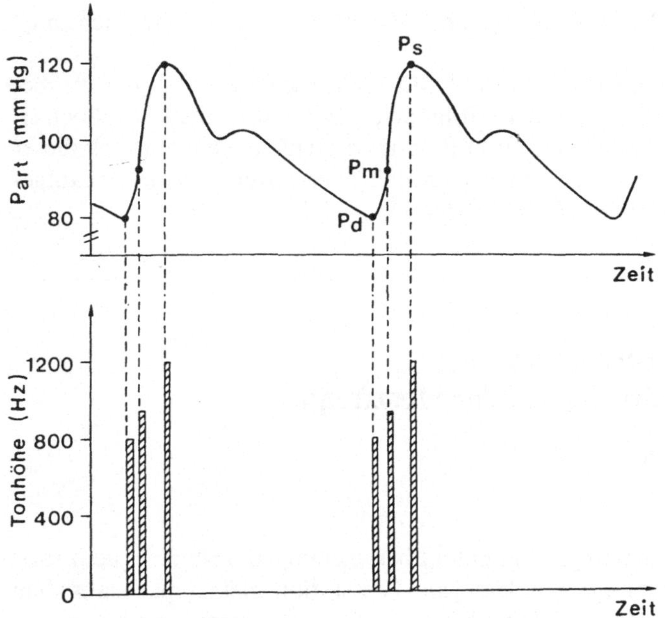

Abb. 1. Arbeitsprinzip des Druck-Ton-Konverters. p_s systolischer, p_m mittlerer, p_d diastolischer arterieller Druck

ge). Das gilt nicht nur für den mit anderen Aufgaben beschäftigten Anästhesisten, sondern auch für den Operateur. Weiter hat die Erfahrung gezeigt, daß die pulssynchrone Anzeige von systolischem *und* diastolischem Druck ebenso wie das kontinuierliche akustische Nachfahren der gesamten Druckpulskurve subjektives Unbehagen des Zuhörers auslöst und daß die Anzeige des diastolischen Drucks geringen klinischen Wert hat. Deshalb kann die Wahlmöglichkeit der Anzeige auf den systolischen und den mittleren Druck beschränkt werden.

Zusammenfassend läßt sich feststellen, daß die pulssynchrone Wiedergabe der Höhe des systolischen oder mittleren Blutdrucks in Form eines kurzen Tons druckproportionaler Höhe die On-line-Überwachungsmöglichkeiten in kritischen Situationen bereichert. Mit dieser neuen Art der akustischen Überwachung können Blutdruckänderungen schnell und gut erfaßt werden, ohne daß der Blick von anderen, gleichzeitig wahrzunehmenden Aufgaben, die nicht verzögert oder unterlassen werden dürfen, abgewendet werden muß.

Echokardiographie als Entscheidungshilfe bei Akutinterventionen auf einer internistischen Intensivstation

C. Stöllberger, E. Sehnal, J. Slany

Kommen Patienten, die unter Schockwirkung stehen, auf die Intensivstation, ist es entscheidend, möglichst rasch eine Diagnose zu erhalten, da gezieltes therapeutisches Handeln sehr wichtig ist. Neben dem EKG, dem Röntgen der Thoraxorgane sowie den wichtigen Laborparametern steht auch ein Echokardiographiegerät (Firma Piker 80 Cardiacimager mit M-mode und 2 D) zur Verfügung. Der Vorteil dieser Methode besteht darin, daß sie eine Bedside-Untersuchung ermöglicht (das Gerät ist fahrbar und kann von einem Nebenraum direkt ans Bett gebracht werden), daß sie bei bestimmten Erkrankungen genügend sensitiv ist, den Patienten v. a. nicht belastet und ein einfaches Follow up erlaubt. Eine besondere Sensitivität weist die Echokardiographie zur Differentialdiagnose der Perikardtamponade bzw. des Perikardergusses gegen eine schwere dilatative Kardiomyopathie oder eines Myokardinfarkts auf. Eine akute Rechtsherzbelastung, wie sie bei Septumruptur oder Pulmonalembolie vorkommen kann, wird ebenfalls schnell echokardiographisch erkannt. In einigen Fällen konnten wir auch ein Aneurysma dissecans diagnostizieren; oft ist es ja so, daß seitendifferenter Puls oder Blutdruck sowie thorakale Schmerzen auch anderer Genese, z. B. Folge eines akuten Myokardinfarkts, sein können. Eine Endokarditis mit entsprechenden Vegetationen sowie Abriß der Mitralklappe wie auch das Vorhandensein von intrakardialen Massen (Vorhofmyxom oder große Thromben) lassen sich sofort unterscheiden. Hinsichtlich der Entdeckung von Thromben wäre zu sagen, daß eine alleinige M-mode-Diagnose nicht ausreicht, da Thromben erst im zweidimensionalen Echo gesehen werden. In den vergangenen 2 Jahren untersuchten wir insgesamt 174 Patienten, die im Schock auf die Intensivstation aufgenommen wurden, echokardiographisch. Der überwiegende Teil wurde wegen Verdachts auf einen Perikarderguß untersucht. Oft kommt es im Rahmen von Herzinfarkten zum Ausbilden ausgedehnter Dyskinesien, Änderung der Septummotilität, die durch ein tägliches Follow up erkannt werden können. Die echokardiographische Untersuchung dürfte auch insofern von Vorteil sein, als dann weitere Untersuchungen wie Computertomographie, Rechtsherzkatheter- oder Linksherzkatheteruntersuchungen selektiver eingesetzt werden können. Der Nachteil dieser Methode kann darin gesehen werden, daß sie nicht bei allen Patienten gut durchführbar ist, doch haben wir die Erfahrung gemacht, daß für die oben angeführten Differentialdiagnosen auch ein schlechteres Imaging ausreicht. Zusammenfassend stellt die Akutinterventionsechokardiographie sicherlich ein notwendiges Instrumentarium auf einer internistischen Intensivstation dar.

Pulmonale Druck-Fluß-Beziehung statt Widerstandsberechnung zur Beurteilung des Pulmonalarterienwiderstands

T. Klöss

Die Berechnung des Pulmonalarterienwiderstands nach dem Ohmschen Gesetz ist unzulässig, da folgende Voraussetzungen nicht erfüllt sind: Hagen-Poiseuille-Gesetz, laminarer Flow, homogene Newton-Flüssigkeit intravasal und konstant offenes, rigides Gefäßsystem (Versprille 1984). Darüber hinaus hat die Lungenstrombahn sehr elastische Gefäßeigenschaften, so daß eine erhebliche Flußsteigerung ohne kritische Druckerhöhung möglich ist und eine Abnahme des Flusses zu einer passiven Nachregulierung der Gefäße führt. Damit sind PVR-Werte stark vom Herzzeitvolumen abhängig, und berechnete Widerstandswerte erlauben wegen der nicht linearen Druck-Fluß-Beziehung prinzipiell nicht die Beurteilung einer Widerstandssteigerung (Borst et al. 1957; Leinberger et al. 1975). Ohne diese Probleme kann der pulmonale Gefäßwiderstand jedoch anhand pulmonaler Druck-Fluß-Kurven beurteilt werden.

Durch regelmäßige Messung von Cardiac index und mittlerem Pulmonalarteriendruck lassen sich Meßpunkte gewinnen, aus denen pulmonale Druck-Fluß-Kurven erstellt werden. Eine Rechtsverschiebung der pulmonalen Druck-Fluß-Beziehung zu höheren Druckwerten beweist eine aktive Verkleinerung des Strömungsquerschnitts in der Lungenstrombahn durch Vasokonstriktion oder Ob-

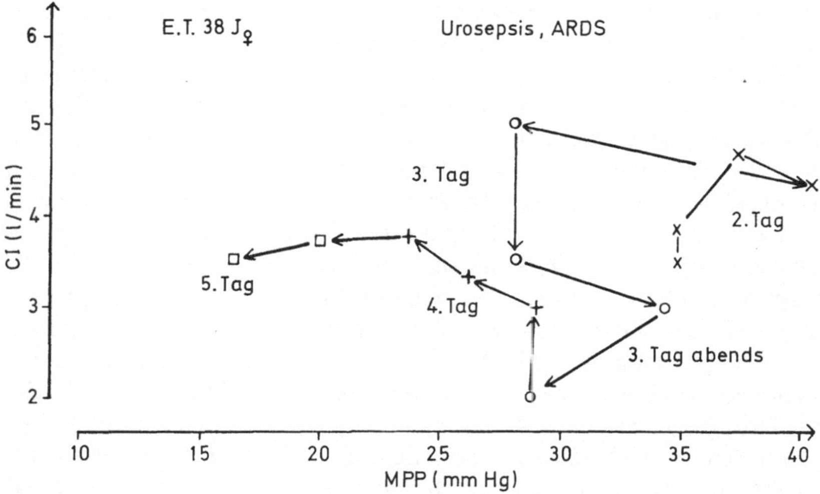

Abb. 1. Hier ist beispielhaft der Verlauf der pulmonalen Druck-Fluß-Beziehung einer Patientin mit Urosepsis und ARDS aufgetragen. Im Diagramm wird der Cardiac index *CI* gegen den mittleren Pulmonalarteriendruck *MPP* aufgetragen und nach dem zeitlichen Ablauf verbunden (x = 2. Tag o = 3. Tag + = 4. Tag □ = 5. Tag). Am 2. Tag besteht nach dem Diagramm eine massive pulmonale Hypertonie, die sich bis zum 3. Tag etwas zurückbildet. Bei gleichzeitiger Besserung des klinischen Zustands werden weniger Katecholamine gegeben, daraufhin sinkt jedoch der CI und MPP steigt an, was am 3. Tag abends zur schweren Rechtsverschiebung führt. Durch Steigerung der inotropen Medikation steigt der CI, gefolgt von einem Abfall des MPP, was eine deutliche Linksverschiebung und gleichzeitige Besserung der pulmonalen Situation am 5. Tag bewirkt

struktion der Lungengefäße. Analog zur Rechtsverschiebung zeigt eine Linksverschiebung zu niedrigeren Druckwerten eine Vasodilatation des pulmonalen Gefäßbetts an.

Dieses Konzept pulmonaler Druck-Fluß-Kurven wird im Tierexperiment und bei Patienten nach Trauma und Schock und im septischen Schock (Abb. 1) überprüft:

1. Pulmonale Druck-Fluß-Kurven sind bei ARDS nach Trauma und Schock geeignet, den pulmonalen Widerstand unter Beachtung des Herzzeitvolumens zu erfassen.
2. Eine Rechtsverschiebung der pulmonalen Druck-Fluß-Beziehung geht der Entwicklung eines ARDS voraus oder entwickelt sich gleichzeitig mit den pulmonalen Problemen.
3. Notwendigkeit und Erfolg einer Steigerung des Herzzeitvolumens oder einer vasodilatatorischen Therapie können im Diagramm leicht erfaßt werden.
4. Bereits beim ersten septischen Temperaturanstieg werden Verschiebungen der pulmonalen Druck-Fluß-Beziehung nach rechts beobachtet, die eine aktive Verkleinerung des Strömungsquerschnitts in der Lungenstrombahn beweisen.
5. Schwere Verschiebungen der Druck-Fluß-Beziehung nach rechts gehen einer durch eine Sepsis bedingten respiratorischen Insuffizienz um 24–48 h voraus.
6. Übersteht der Patient den septischen Schock, tritt eine Normalisierung der pulmonalen Druck-Fluß-Beziehung ein.

Literatur

Borst HG, Berglund E, McGregor M (1957) The effects of pharmacologic agents on the pulmonary circulation in the dog. J Clin Invest 36:669–675

Leinberger H, Brückner UB, Klöss Th, Metzker M, Saggau W, Schmier J (1975) Pulmonary pressure-flow relationship after trauma and hemorrhage. Pflüger Arch Suppl 359:R42

Versprille A (1984) Pulmonary vascular resistance – A meaningless variable. Intens Care Med 10:51–53

Beziehungen zwischen linksventrikulärer Kraft (LVF) und linksventrikulärem Druck (LVP) bei Herzoperationen zu Beginn der extrakorporalen Zirkulation

E. Hohenberger, W. Wedekind, F. Klinke, P. P. Lunkenheimer, H. Dittrich

Zu definierten Zeitpunkten zu Beginn der extrakorporalen Zirkulation (EkZ) wurden der linksventrikuläre Druck und eine linksventrikuläre lokale intramurale Kraft jeweils mit Katheterspitzenaufnehmer gemessen (Abb. 1).

1. Zu Beginn der EkZ wird keine Entlastung des Herzens im Sinne einer verminderten diastolischen Füllung erreicht, sondern der linksventrikuläre enddiastolische Druck steigt sogar auf 135% des Ausgangswerts an.

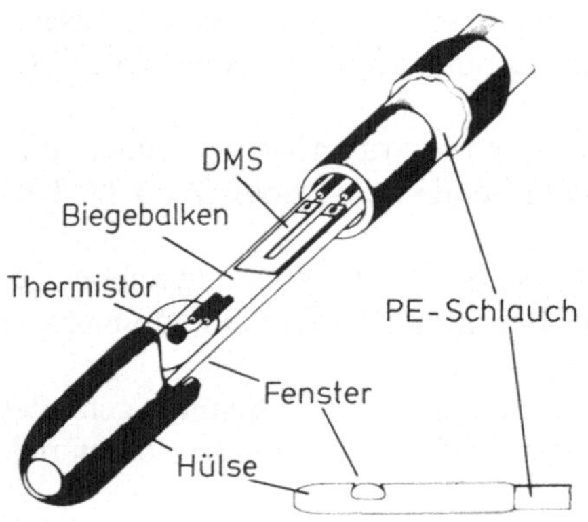

Abb. 1. Katheterspitzenkraftaufnehmer. Ein 1,2 mm dickes und 9 mm langes Röhrchen enthält einen Biegebalken, der über ein äußeres, querliegendes Fenster des Röhrchens mit den umliegenden Fasern in Kontakt tritt. Als Signal erfassen 2 auf den Biegebalken aufgeklebte Dehnmeßstreifen dessen Abbiegung aus der zentroluminalen Lage. Der Kraftaufnehmer wird oberflächenparallel und rechtwinklig zum Faserverlauf ins Myokard eingeführt. Der Meßwert entspricht der Lateralkompressionskraft in einer quer aufgespreizten Myokardschicht, d. h. die zum Vektorparallelogramm aufgespreizten Fasern üben bei ihrer Längskontraktion eine Querkompressionskraft auf den im Fenster freiliegenden Biegebalken aus. Die systolisch-diastolische Kraftwechselamplitude steht in einer geometrischen Beziehung zu den phasischen Änderungen der Faserlängsspannung

2. Beim nicht funktionseingeschränkten Herzen folgt, entsprechend dem Laplace-Gesetz, die lokale Kraft systolisch wie enddiastolisch dem linksventrikulären Druck, der sich nach Maß der Handhabung der EkZ verhält.
3. Beim funktionseingeschränkten Herzen dagegen zeigt sich zu Beginn der EkZ ein signifikanter Abfall der systolischen Spitzenkraft auf 65%, der enddiastolischen Kraft auf 73% des Ausgangswerts bei gleichbleibend volumengefülltem Herzen und nur geringfügigem Abfall des LVP, so daß sich hier ein deutlich unterschiedliches Verhalten von LVP und LVF zeigt.

Die lokal gemessene Kraft informiert über regionale Störungen der mechanischen Myokardaktivität, die vom linksventrikulären Druck nicht erfaßt werden. Es erscheint sinnvoll, das Monitoring bei Herzoperationen um die Kraftmessung zu erweitern.

Literatur

Ising H et al. (1974) Zur Messung der Myokardspannung. Biomed Tech 19:24–27

Lunkenheimer PP et al. (1976) Assessment of local force in myocardium disproving the distinctness of contractility parameters derived from left ventricular pressure. Eur Surg Res [Suppl] 8:104–105

Lunkenheimer PP et al. (1982) Vergleich klassischer und neuer methodischer Zugänge zum intramyokardialen Kraftverteilungsmuster. Rev Zentralbl Vet Med A 29:557–601

Lunkenheimer A et al. (1983) Katheterspitzenkraftaufnehmer: Eine kliniknahe Entwicklung zur peri- und postoperativen Überwachung in der Herzchirurgie. Z Kardiol 72:471–475

Hämodynamisches Monitoring während des Lufttransports bei Herztransplantationskandidaten im Endstadium der Herzinsuffizienz

N. Roewer, A. Hinrichs, W. Thier, E. Jungck, W. Bleifeld

Es wurden 3 Patienten mit schwerer kongestiver Kardiomyopathie nach Myokarditis beobachtet, die mit dem Flugzeug von Hamburg nach München zur Herztransplantation verlegt wurden. Um kardiovaskuläre Komplikationen so früh wie möglich zu erfassen, wurde bei einem Patienten eine kontinuierliche Überwachung sowohl mit dem EKG als auch mit invasiver Messung des arteriellen Drucks (p_a), des Pulmonalarteriendrucks (p_{AP}) und des pulmonalen Kapillardrucks (PCP) durchgeführt. Während der Startphase von insgesamt 5 min beobachteten wir einen kritischen Anstieg des p_{AP} (m: 35→57 mmHg), PCP (m: 30→38 mmHg) und der Herzfrequenz (90→128/min), einhergehend mit einem Abfall des p_a (m: 67→50 mmHg) und einer Verschlechterung des klinischen Zustands. Nach Erreichen der Flughöhe gingen diese Veränderungen ohne spezifische Maßnahmen innerhalb von Minuten annähernd auf die Ausgangswerte zurück (Abb. 1). Die invasive Überwachung der anderen Patienten wurde auf den

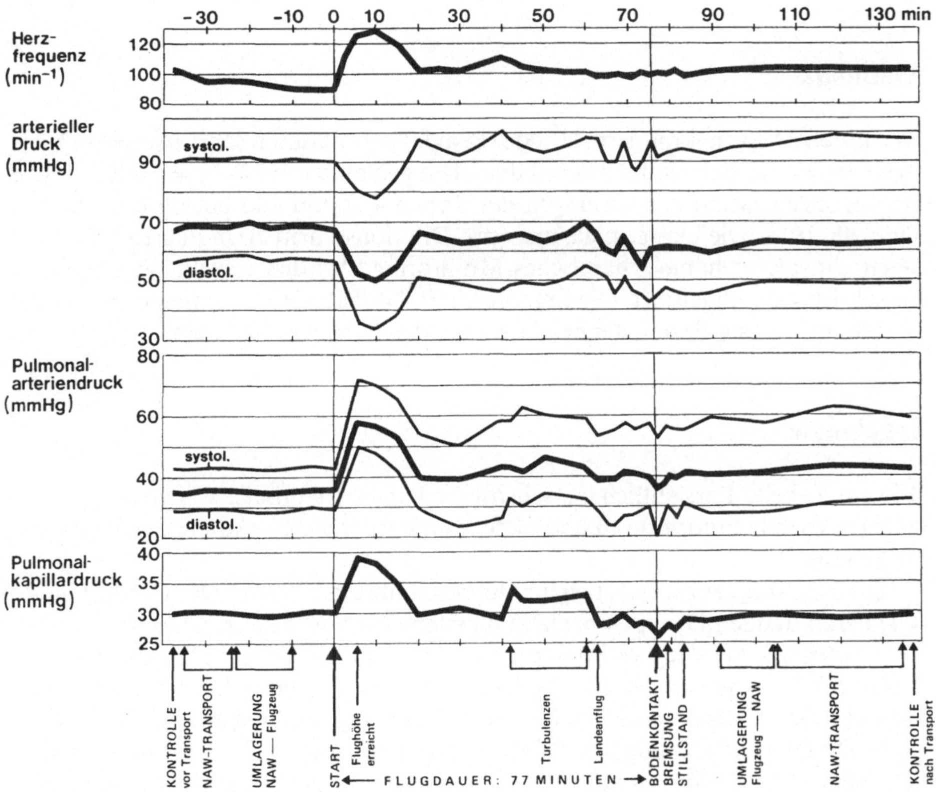

Abb. 1. Verhalten hämodynamischer Parameter während des Transports mit Notarztwagen und Flugzeug

Pulmonalarteriendruck beschränkt. Der mittlere p_{AP} stieg beim 2. Patienten von 30 auf 50 mmHg und beim 3. Patienten von 34 auf 43 mmHg an. Bei allen Patienten beobachteten wir während des übrigen Fluges sowie beim Transport mit dem Notarztwagen zum und vom Flughafen keine signifikanten Veränderungen.

Unter Berücksichtigung der niedrigen Fallzahl wird gefolgert: Unter sorgfältigen Sicherheitsmaßnahmen, die ein invasives Kreislaufmonitoring einschließen sollten, ist ein Lufttransport von Patienten im Endstadium der Herzinsuffizienz in ein spezialisiertes Zentrum möglich. Der Start scheint die kritische Phase des Transports zu sein. Einflüsse wie Vibration, Lärm und Beschleunigung sind als Ursache für die beobachteten kardiovaskulären Veränderungen denkbar.

Hämodynamik bei extremer Hämodilution mit Hydroxyäthylstärke (HES) verschiedener Typen und unterschiedlicher Substitution (450/07, 450/05, 450/03, 300/04, 200/07, 200/05)

H. P. Ferber, G. Klein, H. Förster

Methodik

Es wurden 24 splenektomierte Hunde (Beagle) isovolämisch schrittweise (1–3) bis zu einem Hämatokrit von 10% mit den oben genannten HES-Typen diluiert. Die HES-Konzentration der Lösungen der Typen 450 und 300 betrug 6%, die des Typs 200 10%. Die Dosierung betrug pro Dilutionsschritt 20 mg/kg KG. Es wurde ein „invasives hämodynamisches Monitoring" bei den verschiedenen Dilutionsschritten durchgeführt. Die Ergebnisse sind in Tabelle 1 zusammengefaßt. Die Berechnung dieser Parameter erfolgte nach den gängigen Formeln.

Ergebnisse

Wie aus Tabelle 1 ersichtlich ist, scheint die hämodynamische Wirkung der HES einzig vom Substitutionsgrad und nicht vom mittleren Molekulargewicht abhängig zu sein.

Die Herzfrequenz (HR) stieg im Durchschnitt um 82% an. Der Cardiac index (CI) nahm in allen Gruppen nach dem ersten Austausch zu. Für die Typen 450/07, 450/05, 200/05 stieg er kontinuierlich über die gesamte Versuchsdauer an. Aufgrund des Anstiegs des CI – bedingt durch die extrem reduzierte Sauerstoffkapazität des Blutes um ca. 85% – blieben der $p_{a(m)}$ und der $p_{AP(m)}$ relativ konstant. Die einzelnen Gruppen verhielten sich signifikant ($> F = 6{,}61$) unterschiedlich. Beim Schlagvolumenindex (SVI) kam es nach dem ersten Austausch zu einem leichten Anstieg, der aber während des weiteren Untersuchungszeitraums nicht weiter anstieg. Der zentralvenöse Druck verhielt sich in allen Gruppen signi-

Tabelle 1. Verhalten hämodynamischer Meßgrößen während der Dilution mit verschiedenen Hydroxyäthylstärke (HES)-Präparaten (0 = Leerwert, 3 = 45 min nach dem 3. Austausch). *HR* Herzfrequenz, *CI* Cardiac index, *SVI* Schlagvolumenindex, $p_{a(m)}$ mittlerer arterieller Druck, $p_{AP(m)}$ mittlerer pulmonalarterieller Druck, *PCWP* „wedge"-Druck, *CVP* zentralvenöser Druck

HES-Typ	HR ($b\ min^{-1}$)		CI ($L \cdot min^{-1}\ m^{-2}$)		SVI ($ml \cdot b^{-1}\ m^{-2}$)		$p_{a(m)}$ (mm Hg)		$P_{AP(m)}$ (mm Hg)		PCWP (mm Hg)		CVP (mm Hg)	
	0	3	0	3	0	3	0	3	0	3	0	3	0	3
200/05	94,40	172,00	3,08	7,40	31,30	43,25	82,20	104,66	17,80	25,87	8,80	12,60	4,10	4,67
200/07	95,50	192,50	3,33	9,98	34,46	51,25	80,00	98,50	20,13	34,93	13,25	16,63	5,00	7,00
300/04	115,00	145,00	4,18	6,12	36,32	42,24	80,43	75,57	20,00	20,40	10,33	12,00	2,33	1,00
450/03	92,50	137,50	3,51	4,94	37,84	35,89	83,00	75,00	12,82	9,17	12,00	1,50	3,50	3,00
450/05	100,00	135,00	2,85	6,14	28,64	46,05	94,30	87,00	16,15	17,15	11,50	11,50	2,50	–1,50
450,07	95,63	172,50	3,57	7,11	37,08	41,80	88,25	94,75	19,41	23,15	11,50	10,25	3,50	2,25

fikant unterschiedlich ($> F = 6{,}61$). In der Gruppe 450/05 kam es zu einem extremen Abfall. Beim Typ 450/03 war der Abfall nur geringfügig. Aufgrund seines hämodynamischen Verhaltens würde sich der Typ 450/03 am besten für die Indikation „Hämodilution" eignen.

Überwachung der Relaxierung – Anforderungen an einen Nervenstimulator

W. Friesdorf, M. Schultz, H.-H. Mehrkens

Einleitung

Die Überwachung des neuromuskulären Blocks mit Hilfe eines Nervenstimulators ist eine gängige klinische Methode geworden. Eine große Zahl von Geräten wird angeboten, die alle nach dem gleichen Prinzip arbeiten: Stimulation des N. ulnaris durch Stromimpulse und Beobachtung der muskulären Antwort. Bei unterschiedlichem Bedienungskomfort, aber gleicher Arbeitsweise kann es beim Vergleich von verschiedenen Geräten zu erheblichen Unterschieden der Meßergebnisse kommen.

Methode

Die klinischen Untersuchungen wurden während 18 gynäkologischer Eingriffe in Inhalationsanästhesie mit einer Mindestdauer von 1 h durchgeführt. Intraoperativ wurde der Relaxierungsgrad unter Anwendung der T_4-Methode (Ali u. Savarese 1976) bestimmt. Die Nervenstimulation erfolgte in randomisierter Reihenfolge mit einem der 3 Nervenstimulatoren:
Gerät 1: Z 200, Prototyp der Dräger-Werke Lübeck,
Gerät 2: Myo-Test, Biometer, Odensec, Denmark,
Gerät 3: Myo-Check, Medgeneral, Minneapolis, USA.

Die muskuläre Antwort auf die Stimulation des N. ulnaris wurde durch einen mechanischen Meßfühler erfaßt und auf einem Schreiber dokumentiert (Friesdorf et al. 1984). Die Ergebnisse von 400 Einzelmessungen wurden mit Hilfe eines Computers ausgewertet. Eine Erfassung der Impulsmuster und der Stromspannungskurven der Stimulatoren erfolgte im Labor.

Ergebnisse

Im Labor zeigte sich bei der Höhe des maximal abgebbaren Stroms und seiner Konstanz der größte Unterschied zwischen den 3 Geräten:
Gerät 1: Strom konstant, maximal 200 mA;
Gerät 2: Strom konstant, maximal 42 mA;
Gerät 3: Stromhöhe abhängig vom Hautwiderstand, maximal 32 mA.

Tabelle 1. Mittlere absolute Abweichung der Relaxierungsgrade

Bereich des Relaxierungsgrads	Gerät 1 [%]	Gerät 2 [%]	Gerät 3 [%]
0– 45%	0	5	10
46– 65%	2	6	19
66– 85%	0	3	12
86–100%	0	1	3

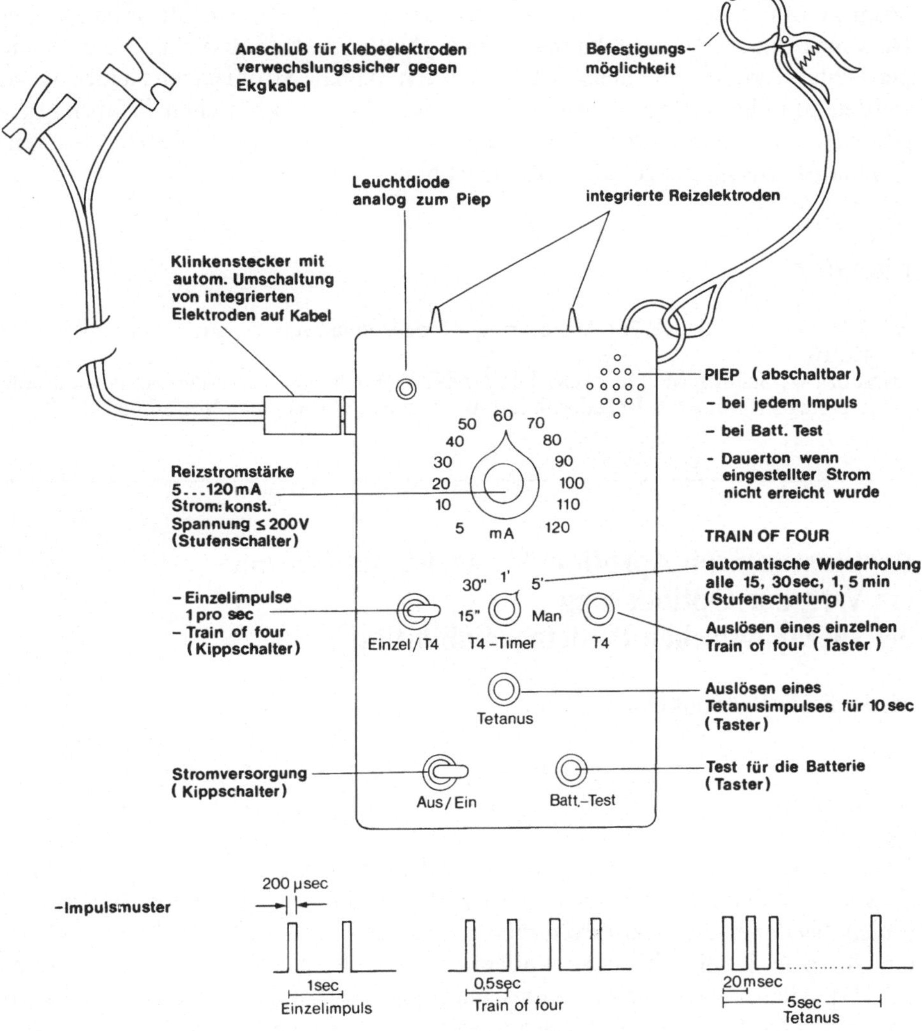

- kleine Geräteabmessung und geringes Gewicht
- Abschirmung gegen Elektrokauter
- bei regelmäßigem Einsatz höchstens 1 Batteriesatz pro Monat

Abb. 1

Die Auswertung der klinischen Meßergebnisse zeigt v.a. bei einer mittleren Restrelaxierung des Patienten hohe Abweichungen der Meßwerte, wobei durch das Gerät mit der höheren maximal erreichbaren Stromstärke i. allg. niedrigere Relaxierungsgrade registriert wurden (Tabelle 1).

Zur supramaximalen Erregung waren Ströme zwischen 60 und 120 mA nötig.

Diskussion

Die Reizantwort des Muskels hängt einerseits vom Grad der neuromuskulären Blockade, andererseits aber auch von der Stärke der Nervenstimulation ab. Nur wenn gewährleistet ist, daß durch einen entsprechend hohen Stromimpuls der Nerv maximal erregt wird, kann die Muskelantwort als Maß für die Relaxierung betrachtet werden. Mit einem Gerät, dessen maximale Stromstärke zu niedrig ist, werden zu hohe Relaxierungsgrade gemessen. Aus der klinischen Erfahrung ergibt sich eine Reihe weiterer Forderungen, die in Form eines „idealen" Nervenstimulators zusammengefaßt wurden (Abb. 1).

Literatur

Ali HH, Savarese JJ (1976) Monitoring of neuromuscular function. Anesthesiology 45:216

Friesdorf W, Schultz M, Mehrkens HH (1984) Eine einfache Methode zur Bestimmung und Registrierung des Relaxierungsgrades. Anästh Intensivther Notfallmed 19:78

Bestimmung von Aprotinin (Trasylol) im Plasma – ein Weg zur Optimierung der therapeutischen Proteinaseinhibition?

M. Jochum, V. Jonáková, H. Fritz

Einleitung

Die therapeutische Anwendung des polyvalenten Proteinaseinhibitors Aprotinin (Trasylol) in der Intensivmedizin wird schon seit Jahren bei Erkrankungen empfohlen, bei denen der unkontrollierten Freisetzung proteolytischer Enzyme (Plasmin, Trypsin, Kallikrein etc.) ein hoher pathogenetischer Stellenwert eingeräumt wird [1]. Allerdings zeigen die vorgeschlagenen Dosierungen sowie die Applikationsformen (Bolusinjektion, Dauerinfusion) ein sehr heterogenes Spektrum, weshalb sich Versuche, die klinische Wirksamkeit einer Aprotinintherapie in prospektiven, kontrollierten Studien eindeutig zu belegen, als sehr schwierig erweisen. Einer der Gründe hierfür mag der sein, daß eine in vitro durchaus hinreichende Hemmkonzentration in vivo aufgrund der raschen Eliminierung des Inhibitors aus der Zirkulation kaum oder nicht lange genug erreicht wird. Wir stellen deshalb ein Testsystem vor, das zukünftig eine rasche, präzise und spezifische *Kontrolle der Aprotininhemmkapazität im Plasma* unter Bedingungen der klinischen Routinediagnostik ermöglicht.

Testprinzip

Im Gegensatz zu körpereigenen Plasmaproteinaseinhibitoren stellt Aprotinin einen sehr potenten Sofortinhibitor für Gewebskallikrein dar. Säurebehandeltes, aprotininhaltiges Plasma wird mit einem Überschuß an Gewebskallikrein inkubiert und die restliche, amidolytische Enzymaktivität gegenüber dem Substrat H-D-Val-Leu-Arg-pNa (S-2266) anhand der Freisetzung von p-Nitroanilin photometrisch bei 405 nm bestimmt ("initial rate method"). Durch die Säurebehandlung werden die evtl. progressiv hemmenden endogenen Plasmainhibitoren eliminiert [2].

Ergebnisse

Evaluierung des Tests

Der niedrigste, exakt meßbare Aprotininwert liegt bei ca. 20 KIU/ml Plasma. Da die Kallikreinaktivität aus bisher unbekannten Gründen in Abhängigkeit von der zugesetzten Plasmamenge erheblich gesteigert wird (durch 25 µl säurebehandeltes Plasma auf das ca. 1,23fache; $n=90$, VK 7,8%), müssen *alle Verdünnungen* von aprotininhaltigen Proben *mit* aprotininfreiem *Normalplasma* erfolgen. Hierdurch wird jeweils die gleiche Plasmamenge (25 µl) dem Testsystem zugesetzt. Intra- und Interassayvariationen liegen zwischen 5–10%.

Klinische Anwendung

1. Bei einer kontinuierlichen intravenösen Infusion von 250000 KIU Aprotinin/h in *polytraumatisierten Patienten* (Dr. H. Dittmer, Chirurgie Großhadern, Universität München) wurden ca. 45 KIU/ml Plasma gemessen. Dieser Spiegel entspricht etwa 1 µM Aprotinin und liegt im Bereich der Konzentration des körpereigenen α_2-Plasmininhibitors (1 µM) im Normalplasma. Die durch die exogene Inhibitortherapie erreichte Aprotininhemmaktivität versursachte eine signifikante Abnahme der Fibrin-/Fibrinogenspaltprodukte D und E im Vergleich zu unbehandelten Patienten mit ähnlich schwerem Verletzungsgrad und kann als positive Beeinflussung der systemischen Fibrinolyse gewertet werden. Offensichtlich ist in der Initialphase nach Polytrauma durch vermehrten Verbrauch des α_2-Plasmainhibitors keine ausreichende systemische Antiplasminwirkung gegeben.

2. Bei *Hysterektomiepatienten* (Dr. H. Harke, Anästhesiologie, Universität Kiel) mit und ohne prophylaktische Aprotiningabe wurde erstmals der intra- und postoperative Verlauf der Aprotininkonzentration bestimmt und mit der Höhe der fibrinolytischen Aktivität nach diesem gynäkologischen Eingriff in Zusammenhang gebracht. Eine 10minütige Aprotinininfusion wurde kurz nach Narkoseeinleitung appliziert. Entsprechend der Zufallsverteilung diente die Gruppe 0 ($n=10$) als Kontrolle, erhielt die Gruppe I ($n=10$) 2 Mill. KIU und die Grup-

pe II (n = 10) zusätzlich 1,5 Mill. KIU Aprotinin über weitere 60 min. Als Ausdruck einer mäßig erhöhten fibrinolytischen Aktivität sank die Plasminogenkonzentration in der Kontrollgruppe (0) während des operativen Eingriffs um ca. 15% ab. Demgegenüber verblieben die Meßwerte nach einer Initialdosierung von 2 Mill. KIU Aprotinin (Gruppe I) praktisch im Ausgangsbereich und stiegen wohl infolge eines verminderten Plasminogenumsatzes nach einer Initialdosis von 3,5 Mill. KIU (Gruppe II) sogar um ca. 10% an. Diese Befunde stehen im Einklang mit der intra- und postoperativ ermittelten Aprotininkonzentration im Plasma der therapierten Patientinnen (Maximalwerte: $\bar{x}$ von 80 bzw. 200 KIU/ml Plasma).

Zusammenfassung

Die Bestimmung der Aprotininhemmkapazität im Plasma mit der hier beschriebenen antienzymatischen Methode kann in ca. 70–80 min durchgeführt werden und eignet sich deshalb sehr gut als "bedside monitoring" zur optimalen Einstellung einer hochdosierten Aprotinintherapie.

Literatur

1. Fritz H, Wunderer G (1983) Biochemistry and applications of aprotinin, the kallikrein inhibitor from bovine organs. Drug Res 33:479–494
2. Jochum M, Jonáková V, Dittmer H, Fritz H (1984) An enzymatic assay convenient for the control of aprotinin levels during proteinase inhibitor therapy. Fresenius Z Anal Chem 317:718–719

Veränderungen des Arzneimittelmetabolismus bei Intensivpatienten

H.J. Gramm, G. Heinemeyer, R. Dennhardt, I. Roots

Einleitung

Der Arzneimittelmetabolismus als Teil des Eliminationswegs für Medikamente kann bei Intensivpatienten durch vielfältige Einflüsse verändert werden. Wirkungsverlust oder toxische Arzneimittelspiegel können die Folge sein.

Veränderungen der Stoffwechselleistung der Leber für Arzneimittel können krankheitsbedingt im Rahmen von Leberfunktionsstörungen auftreten. Die Vielzahl gleichzeitig verabreichter Medikamente kann zu Induktion oder Hemmung der Enzymsysteme, zu Konkurrenz um das gleiche Enzym oder zu anderen Interaktionen führen.

Hier sollen einige untersuchte Beispiele für Veränderungen der hepatischen Arzneimittelclearance vorgestellt werden.

Induktion des Arzneimittelstoffwechsels

Bei der hochdosierten Pentobarbitaltherapie (Nembutal, 30 mg/kg KG) zur intrakraniellen Drucksenkung erhöht sich die Plasmaclearance im Steady state nach 5 Tagen von 0,7 auf 1,2 ml/kg·min ($n = 16$, $p < 0{,}001$). Der beschleunigte Barbituratabbau im Pentobarbitalkoma ist Ergebnis einer Induktion des eigenen Abbauwegs (Abb. 1).

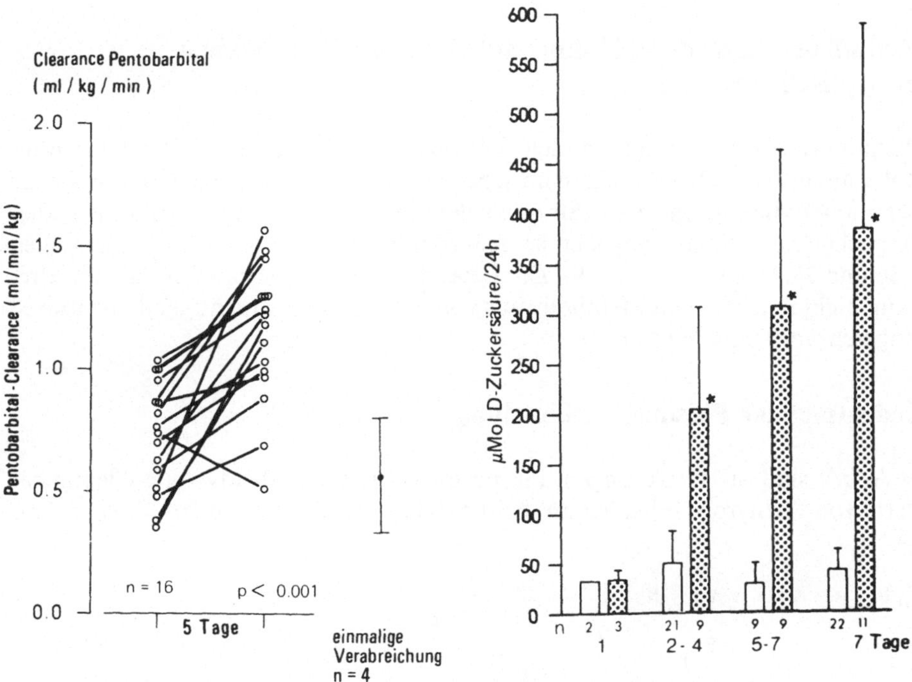

Abb. 1. Eigeninduktion von Pentobarbital (Nembutal) bei Intensivpatienten. Rechts: Gleichsinniger Anstieg der Ausscheidung der D-Glucarsäure im 24-h-Urin

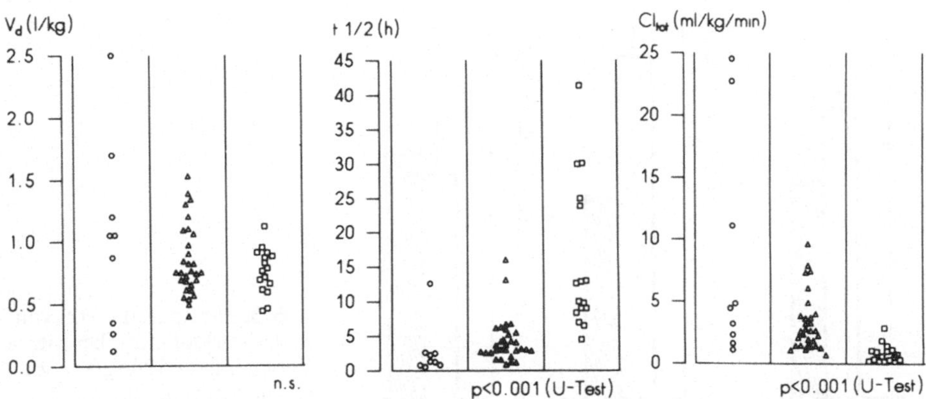

Abb. 2. Kinetik vom Metamizol (Novalgin) bei verschiedenen chirurgischen Patientenkollektiven: ○ komplikationsfreier postoperativer Verlauf, △ Intensivtherapie ohne und □ mit akutem Nierenversagen

Arzneimittelmetabolismus beim akuten Nierenversagen

Nierenfunktionsstörungen beeinträchtigen nicht nur die Elimination von Medikamenten, die einer renalen Clearance unterliegen. Die hepatische Monomethylaminoantipyrin-(Novalgin-)Clearance ist bei Intensivpatienten mit akutem Nierenversagen gegenüber Intensivpatienten ohne dieses Organversagen auf $^1/_5$ reduziert [$Cl_{tot} = 0{,}7 \pm 0{,}6$ ml/min · kg bzw. $3{,}5 \pm 2{,}7$ ml/min · kg, n = 16 bzw. 30 (Abb. 2)].

Einfluß der Leberdurchblutung auf den Arzneimittelabbau im septischen Schock

Pethidin (Dolantin) gilt als Modellsubstanz, deren Abbau durch den Leberblutfluß limitiert wird. Bei Patienten im septischen Schock wurde nach Stabilisierung der Hämodynamik eine breite Streuung der Plasmaclearancewerte gefunden, aber verglichen mit Literaturangaben keine wesentlichen Unterschiede (Cl_{tot} zwischen 4,36 und 33,3 ml/min · kg, n = 9). Die Leberdurchblutung scheint durch Noradrenalin nicht in einem den Metabolismus von Pethidin beeinträchtigenden Ausmaß eingeschränkt zu sein (Abb. 3).

Bedeutung der Plasmaeiweißbindung

In Abb. 4 sind die Dosierungen, Plasmaspiegel und die Steady-state-Clearancewerte von Phenytoin (Phenhydan) bei 19 Intensivpatienten und 209 Epileptikern

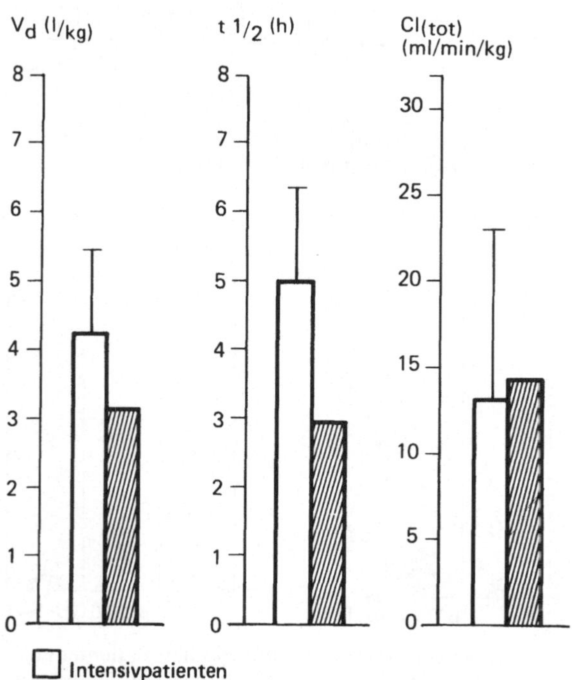

Abb. 3. Pharmakokinetik von Pethidin (Dolantin) bei Intensivpatienten im Vergleich zu einem Normalkollektiv

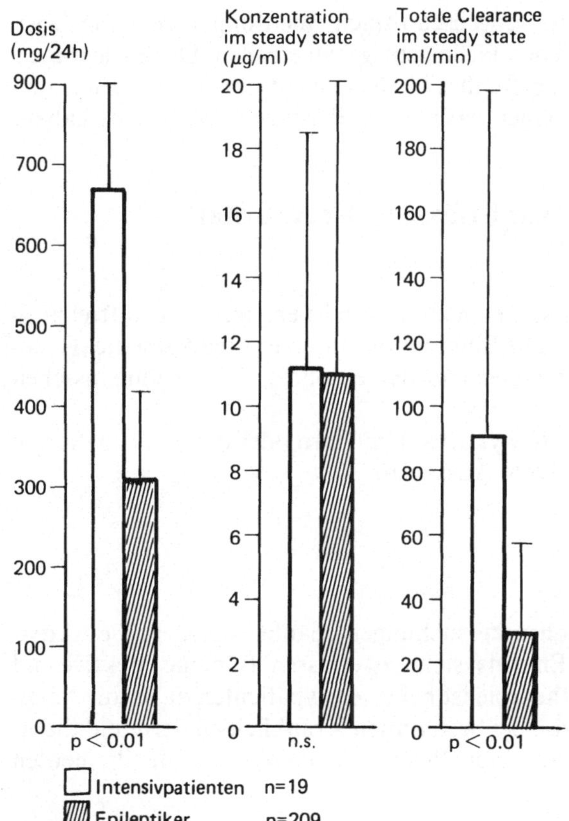

Abb. 4. Verhältnis von Dosis und Plasmaspiegel von Phenytoin (Phenhydan) bei Intensivpatienten und einem Epileptikerkollektiv

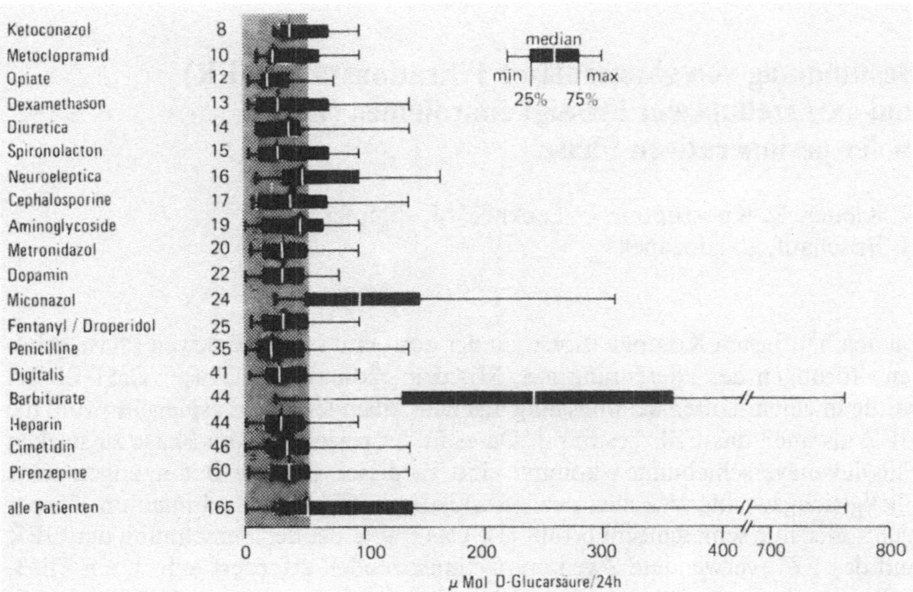

Abb. 5. Einfluß der medikamentösen Therapie auf die Ausscheidung von D-Glucarsäure bei Intensivpatienten

dargestellt. Intensivpatienten muß durchschnittlich eine doppelt so hohe Dosis verabreicht werden, um den gleichen Plasmaspiegel zu erzielen. Diese Clearanceerhöhung bei Schwerstkranken dürfte ihre Ursache nicht nur in einer Enzyminduktion, sondern vorwiegend in einer veränderten Plasmaeiweißbindung haben.

Nichtinvasive Möglichkeiten zur Erfassung der Aktivität des Arzneimittelstoffwechsels

Die Ausscheidung von D-Glucarsäure im 24-h-Urin ist eng mit dem Auftreten einer Induktion assoziiert (Abb. 5). Die Elimination einzelner Medikamente (Hexobarbital, Pentobarbital) wird entsprechend der erhöhten Zuckersäureausscheidung beschleunigt.

Die Bestimmung von 6-β-Hydroxykortisol im Harn oder der γ-GT im Serum führen demgegenüber nicht zu klaren Aussagen.

Schlußfolgerung

Keine der üblichen Leberfunktionsuntersuchungen erlaubt es derzeit, die Aktivität der arzneimittelabbauenden Enzymsysteme zu erfassen. Für eine effektive und nebenwirkungsarme Pharmakotherapie ist bei Intensivpatienten daher die weitere Erforschung der möglicherweise bei bestimmten Krankheitsbildern und therapeutischen Eingriffen stark veränderten Pharmakokinetik von Medikamenten unerläßlich.

Bestimmung von glomerulärer Filtrationsrate (GFR) und extrazellulärem Flüssigkeitsvolumen (EZF) in der perioperativen Phase

K. Kletter, R. Khosropour, F. Lackner, M. Zimpfer,
H. Frischauf, C. Hlozanek

Zu den häufigsten Komplikationen in der peri- und intraoperativen Phase gehören Störungen der Nierenfunktion. Mit dem radioaktiven Tracer Cr51-EDTA wurde in einem Untersuchungsgang aus dem fallenden Plasmaspiegel sowohl die GFR als auch das EZF bestimmt. Da es in der perioperativen Phase zu starken Flüssigkeitsverschiebungen kommt, sind zu dieser Zeit die Bedingungen eines Fließgleichgewichts zwischen den verschiedenen Flüssigkeitsräumen im Körper nicht oder nur sehr schlecht erfüllt [1]. Das i. allg. bei der Berechnung der GFR und des EZF verwendete Zweikompartimentmodell erfordert jedoch ein Fließgleichgewicht und scheint daher bei Berechnungen in der peri- und intraoperativen Phase besonders wenig geeignet. Im Gegensatz dazu läßt das Black-box-Modell mit einem Minimum an Voraussetzungen die beiden Größen auch bei starken

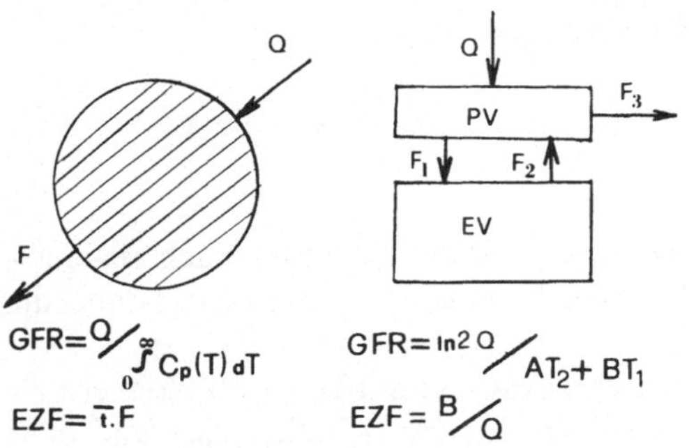

Abb. 1. Bestimmung der glomerulären Filtrationsrate (*GFR*) und des extrazellulären Flüssigkeitsvolumens (*EZF*) beim Blackbox-Modell und Zweikompartimentmodell. *PV* Plasmavolumen, *EV* extravasales Volumen, *Q* applizierte Menge, F_1, F_2, F_3 Flußraten, *A*, *B* Achsenabschnitte der Komponenten, T_1, T_2 Halbwertszeiten der Komponenten, *F* Ausfluß aus dem System, C_p Plasmakonzentration, *T* Zeit

Flüssigkeitsverschiebungen berechnen [2]. Beim Zweikompartimentmodell (Abb. 1, rechts) zeigt die Plasmakurve das Verhalten einer Biexponentialfunktion, und aus den Parametern dieser Funktion (A, B, T_1, T_2) können die GFR und das EZF bestimmt werden. Beim Black-box-Modell (Ausfluß aus dem System entspricht für Cr51-EDTA der GFR) kann die Plasmakurve jedes beliebige Verhalten zeigen (Abb. 1). Durch Bestimmung der Fläche unter der Kurve bzw. durch Ermittlung der mittleren Ausscheidungsdauer $\bar{t}$ für die Substanz können das EZF und die GFR errechnet werden. Wir errechneten nach beiden Modellen die Größen bei Patienten, die abdominal-chirurgischen Eingriffen unterzogen wurden. Insbesondere für das EZF fanden wir deutlich unterschiedliche Ergebnisse bei der Berechnung nach den beiden Modellen, wobei die Differenz mit der Schwere des Eingriffs zuzunehmen scheint. Im Mittel betrug das EZF nach dem Black-box-Modell 22,4%, nach dem Zweikompartimentmodell 29,4% des KG. Die Differenz für die GFR war deutlich geringer und betrug nur in Einzelfällen bis zu 20%.

Literatur

1. Robarts WM (1979) Nature of the disturbance in the body fluid compartments during and after surgical operations. Br J Surg 66:691–695
2. Lassen N, Perl W (1979) Tracer kinetic methods in medical physiology. Raven, New York

Kontinuierliche Messung des intragastralen pH-Wertes zur Streßulkusprophylaxe bei Intensivpatienten

P. Reinhold, J. Zander, O. Ruland

Die Ursachen des Streßulkus bei Intensivpatienten sind vielfältig. Nach allgemeiner Ansicht ist neben der Störung der Mikrozirkulation das Hauptagens dabei die Hyperazidität.

Die medikamentöse Prophylaxe wird vorzugsweise mit Histaminblockern allein oder in Kombination mit anderen Substanzen (Anticholinergika und/oder Antazida) durchgeführt. Die Effektivität dieser Schemata ist jedoch nicht immer gegeben. So kommt es trotz einer deutlich niedrigeren Inzidenz bei einigen Patienten immer noch zu Streßulzera und Blutungen. Dies dürfte durch individuelle Disposition, die Medikation, das spezielle Krankheitsbild und durch physiologische Faktoren bedingt sein.

Um die Effektivität bisher empfohlener Prophylaxeschemata zu überprüfen, wurde eine prospektive, randomisierte Studie durchgeführt. Bei 30 neurochirurgischen Patienten einer operativen Intensivstation, die komplett parenteral er-

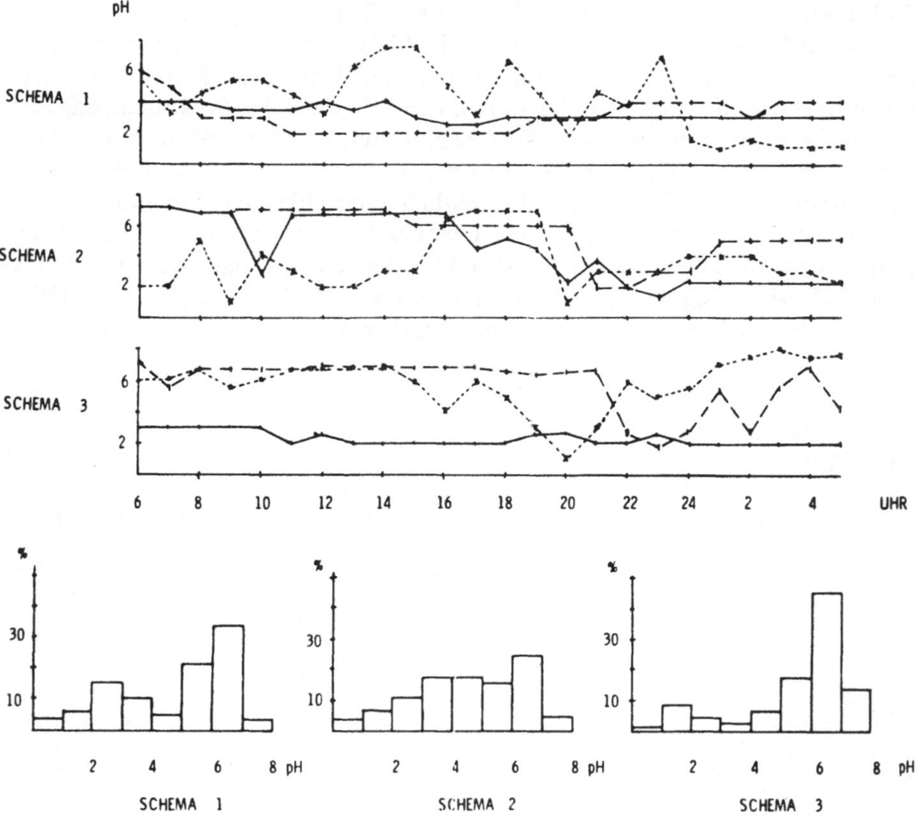

Abb. 1. Beispielhafte Verläufe des intragastralen pH-Wertes über 24 h bei Anwendung der 3 Therapieschemata und Häufigkeit der gemessenen pH-Werte

nährt wurden, wurde der intragastrale pH-Wert kontrolliert. Die Messung erfolgte nach einem Vorlauf von 24 h kontinuierlich über 24 h mit einer Mikroeinstabmeßkette. Durch intermittierende Laborbestimmungen des pH-Wertes des Magensafts konnten Fehlmessungen ausgeschlossen werden. Es kamen 3 Schemata zur Streßulkusprophylaxe, die der Literatur entnommen wurden, zur Anwendung. Die 3 Patientengruppen waren miteinander vergleichbar. Die Medikation erfolgte mit Cimetidin (30 mg/kg KG/Tag per Infusion), Ranitidin (3mal 50 mg/Tag i. v.) oder mit einer Kombination von Cimetidin (6mal 200 mg/Tag i. v.), Pirenzepin (3mal 10 mg/Tag i. v.) und Maaloxan (12mal 10 ml/Tag per Sonde).

Mit keinem der angewendeten Schemata konnte eine zuverlässige Verhinderung der Hyperazidität (pH < 3,5) erreicht werden. Wie der Abb. 1 zu entnehmen ist, waren bei einigen Patienten die pH-Werte lange im sicheren Bereich, um plötzlich, v. a. nachts, in den kritischen Bereich abzufallen. So lagen in Gruppe 1 24,9% aller gemessenen Werte im kritischen Bereich, in Gruppe 2 20,3% und in Gruppe 3 13,75%.

Eine schematische Dosierung gewährleistet also keine sichere Ulcusprophylaxe. Nur eine kontinuierliche Bestimmung des pH-Wertes oder eine Messung in kurzen Intervallen (etwa alle 2 h) ermöglicht eine sinnvolle Steuerung der medikamentösen Prophylaxe. Dies um so mehr, als eine zu hohe Dosierung aus pharmakologischen Gründen vermieden werden sollte.

Reversibilität des Phase-II-Blocks nach Dauerrelaxierung mittels Suxamethoniuminfusion

M. Schultz, W. Friesdorf, H. H. Mehrkens

Einleitung

Für kürzere operative Eingriffe, bei denen eine vollständige Relaxierung gefordert wird (z. B. Endoskopie), findet der Suxamethoniumtropf eine breite klinische Anwendung. Nach höheren Dosen von Suxamethonium kann es zur Ausbildung eines Phase-II-Blocks kommen mit der Folge einer verzögerten Erholung und der Gefahr der insuffizienten Spontanatmung nach Extubation. Da sich aus der Literatur keine klaren Dosierungsgrenzen zur sicheren Vermeidung eines Phase-II-Blocks angeben lassen, wird für die klinische Anwendung des Suxamethoniumtropfs die apparative Überwachung der neuromuskulären Blockade empfohlen oder sogar gefordert [1].

Methodik

In einer klinischen Studie wurden 21 Patienten während HNO-Operationen mittels kontinuierlicher Suxamethoniuminfusion relaxiert. Mit Hilfe eines selbst entwickelten Meßfühlers erfolgte nach TOF-Stimulation des N. ulnaris durch Erfassung der Kontraktionen des Daumenadduktors die Überwachung und Registrierung der Relaxierung [2]. Besonderes Gewicht wurde auf die Verlaufsbeobachtung der Erholung nach Auftritt des Phase-II-Bocks gelegt.

Die Narkosen wurden als Inhalationsanästhesien mit O_2-/N_2O-Enfluran durchgeführt nach Einleitung mit Fentanyl, Thiopental, Alcuronium (Präkurarisierung) und Suxamethonium zur Intubation. Bei insuffizierter Spontanerholung erfolgte eine Antagonisierung mit Pyridostigmin.

Ergebnisse und Diskussion

Bei der gewählten Narkoseform trat bei relativ hohen notwendigen Infusionsraten nach 3–15 min ein Phase-II-Block auf. Weder aus der Gesamtdosis noch aus dem Zeitpunkt des Auftretens des Phase-II-Blocks ließen sich Rückschlüsse auf die Spontanerholung ableiten (ausführliche Darstellung dieser Ergebnisse bei [3]). Die Erholung erfolgte bei allen Patienten in den ersten 6–8 min sehr rasch. Eine dann noch bei insgesamt 14 von 21 Patienten vorhandene Restblockade bildete sich nur sehr langsam zurück (s. Abb. 1). Diese Restrelaxierung ließ sich in allen Fällen mit Cholinesterasehemmern innerhalb von 5–10 min antagonisieren.

Bei den Patienten mit insuffizienter Spontanerholung wurde ein T_4-Quotient (ratio) zwischen 0,4 und 0,7 bei 10–35% Restblockade gefunden. Erfolgt nun die Überwachung der Relaxierung nur mit Hilfe eines einfachen Nervenstimulators, so ist eine Differenzierung zwischen vollständiger und nichtvollständiger Erholung unmöglich, da weder visuell noch palpatorisch der T_4-Quotient abzuschätzen ist [4]. Ein aufwendiges Monitoring von Beginn der Relaxierung an ist wiederum auch nicht notwendig, sondern es genügt eine – allerdings apparative – Bestimmung des T_4-Quotienten in der Erholungsphase ohne Kenntnis des Ausgangswerts, was mit vergleichsweise geringem technischen und zeitlichen Aufwand verbunden ist (vgl. [2]).

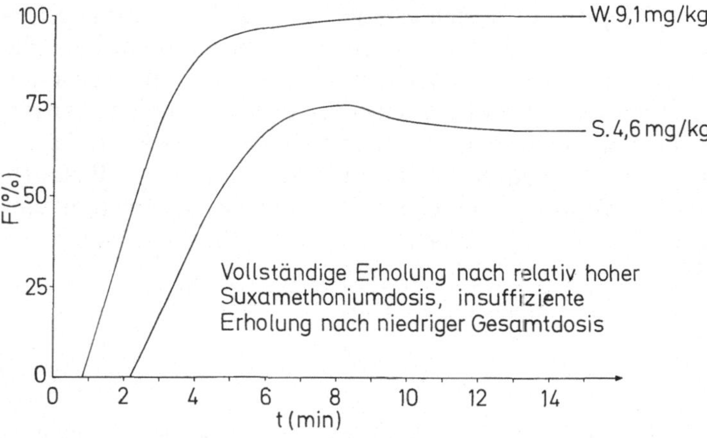

Abb. 1. Verlauf der Spontanerholung der neuromuskulären Funktion (*F*) nach Suxamethoniuminfusion in Abhängigkeit von der Gesamtdosis

Zusammenfassung

Es wird die Problematik der Erholung nach Dauerrelaxierung mittels Suxamethoniumtropf dargestellt. Nach Auftreten eines Phase-II-Blocks bleibt häufig nach zunächst rascher Erholung eine Restrelaxierung mit nur sehr langsamer Rückbildungstendenz bestehen, was mit einfachen Überwachungsmethoden (Nervenstimulator) kaum zu erkennen ist. Dies ist nur durch einen gewissen apparativen Aufwand zu realisieren, der aber zur Erhöhung der Patientensicherheit vertretbar und empfehlenswert erscheint.

Literatur

1. Durant HH, Katz RL (1982) Suxamethonium. Br J Anaesth 54:195–208
2. Friesdorf W, Schultz M, Mehrkens HH (1984) Eine einfache Methode zur Bestimmung und Registrierung des Relaxierungsgrades. Anaesth Intensivther Notfallmed 19:78–80
3. Schultz M, Friesdorf W, Mehrkens HH (1984) Auftreten des Phase-II-Blocks und spontane Erholung nach Relaxierung mit einer Suxamethonium-Infusion in Abhängigkeit von der Dosis. Anästh Intensivmed 25:8–11
4. Viby-Mogensen J, Engbaek J, Jensen NH, Chraemmer-Jørgensen B, Ording H (1983) New developments in clinical monitoring of neuromuscular transmission: Monitoring without equipment. In: Agoston S, Bowman WC, Miller RD, Viby-Mogensen J (eds) Clinical experiences with Norcuron®. Excerpta Medica, Amsterdam, pp 66–71

Die klinische Bedeutung der rechnererstellten Fieberkurve in der Intensivtherapie

W. Heipertz, E. Epple, H. Junger, R. Weinmann

Bei der Überwachung von Intensivpatienten kommen Verfahren der Datenerfassung und -verarbeitung folgender Ebenen zur Anwendung (Mod. nach Epple, E. In: Biomed. Technik, Bd. 28, 1983):

A	Einzelmeßwert	Numerischer Wert	Numerische Handprotokollierung
B	Meßwertsequenz	Signal/Originalsignal	Graphische Ausgabe
C	Extrahiertes Merkmal	Vitalparameter	Graphische Handprotokollierung
D	Merkmalsequenz	Trendverläufe	Graphische Ausgabe
E	Algorithmische Verknüpfung	Trendanalyse Mustererkennung	Graphische Ausgabe

Zur Verarbeitung von Daten auf den Ebenen C–E sind Computer nützlich oder sogar Voraussetzung. Bei der Datenerfassung muß man beachten, daß die Häufigkeit der Meßwertabnahme der Geschwindigkeit möglicher Parameteränderungen angepaßt werden muß. In Tübingen speichert ein Computersystem (H-

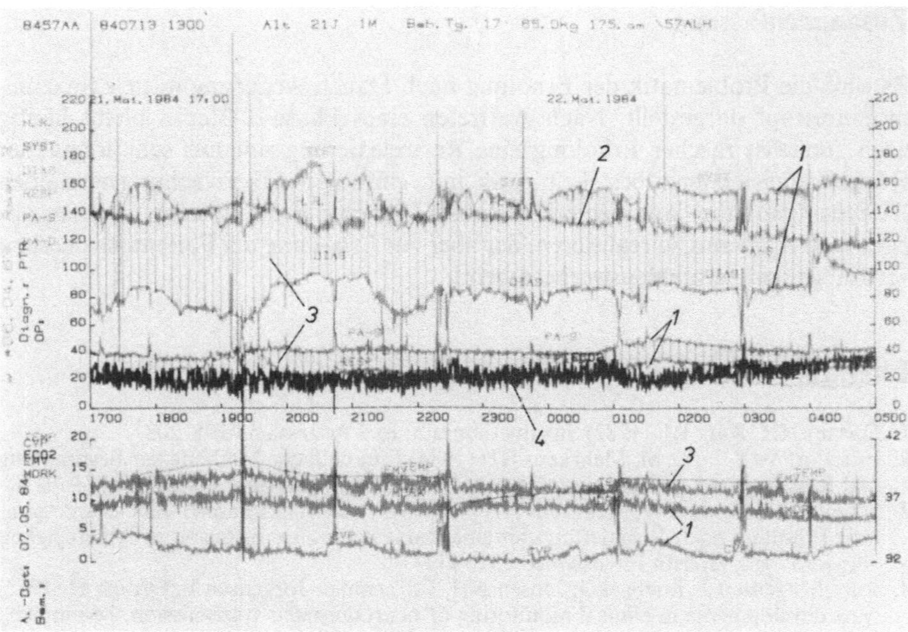

Abb. 1. Fieberkurve eines polytraumatisierten Patienten mit Schädel-Hirn-Trauma und drohendem Multi-Organversagen. *1* systolische und diastolische arterielle und pulmonalarterielle Blutdrücke, zentraler Venendruck und mittlerer Beatmungsdruck, *2* Herzfrequenz, *3* Beatmungsfrequenz, Körpertemperatur und exspiratorisches Minutenvolumen, *4* endexspiratorische CO_2-Konzentration

P PDMS 78707A) in 30-s-Intervallen sämtliche am Patienten abgreifbaren Daten und gibt sie 2mal täglich als 4farbige 12-h-Fieberkurve aus (s. Abb. 1). Die Vorteile der computerunterstützten Überwachung und Kurvenführung sind: genügend häufige Meßwertabnahme, zeitgerechte Protokollierung aller Parameter, Beobachtbarkeit von Trends und charakteristischen Mustern einzelner oder mehrerer Parameter, sehr genaue Erfolgskontrolle und -dokumentation therapeutischer Maßnahmen, Erleichterung der Diagnose- und Prognosestellung, Entlastung des Personals von der Kurvenführung.

Integration von Datenpräsentation und Dateneingabe während der Operation auf nur einem Bildschirm – Vorteile und Konsequenzen

H. Klocke, S. Trispel, G. Rau, R. Schlimgen

Ein interaktives Dialogsystem zur Überwachung und Protokollierung einer Narkose soll den Anästhesisten bei seinen Tätigkeiten vor, während und nach der Operation unterstützen. Durch geeignete Informationsdarstellungs- und -eingabemechanismen kann der Dialog mit dem Rechner möglichst einfach und an typische Handlungs- und Entscheidungsabläufe des Anästhesisten angepaßt werden.

Die Verwendung eines berührempfindlichen (19 Zoll) Farbmonitors ermöglicht die Integration (Synthese) von Dateneingabe und Informationsdarstellung auf nur einem Bildschirm. Für die Dateneingabe werden auf dem Bildschirm Funktionselemente wie Tasten und potentiometerähnliche Analogschieber graphisch dargestellt. Die Betätigung der Funktionselemente erfolgt durch Berühren der Bildschirmoberfläche mit dem Finger. In einem Meßwertfenster werden Patientenparameter auf demselben Monitor graphisch dargestellt.

Aufgrund dieser frei programmierbaren Benutzerschnittstelle des Anästhesieinformationssystems (AIS) kann die Form, Farbe, Beschriftung und Bedeutung der Funktionselemente einfach an spezielle Anforderungen des Benutzers angepaßt werden. Durch Farbkodierungen unterstützt das System den Benutzer bei der Dateneingabe, indem es Funktionselemente „aktivierbar" oder „nicht aktivierbar" macht. Syntaktisch fehlerhafte Eingaben sind daher von vornherein ausgeschlossen.

Als Beispiel für eine Dateneingabe sei folgende Protokollierungsaufgabe gegeben: Das Medikament Fentanyl wurde dem Patienten um 11.15 Uhr in der Menge 0,2 mg verabreicht. Die Abb. 1 zeigt die Interaktionsschritte des Benutzers.

Die Konzentration von Informationsdarstellungen und Dateneingaben auf einem Bildschirm bietet den Vorteil, daß das für die Eingabe von Daten erforderliche Wissen (Wissen über die Bedienung des Systems, Informationen über den Zustand des Patienten) dem Benutzer ständig zur Verfügung steht. Der Anästhesist erhält hierdurch ein höheres Sicherheitsgefühl beim Dialog mit dem System. Zusätzlicher Freiraum wird ihm durch die einfach zu handhabende Dialogschnittstelle und die situationsangepaßte Informationsdarstellung des AIS geschaffen.

Als eine der Konsequenzen dieser Entwicklungsarbeiten ist der Übergang vom herkömmlichen Monitoringsystem zum lokalen Informationssystem im intensivmedizinischen Bereich zu sehen.

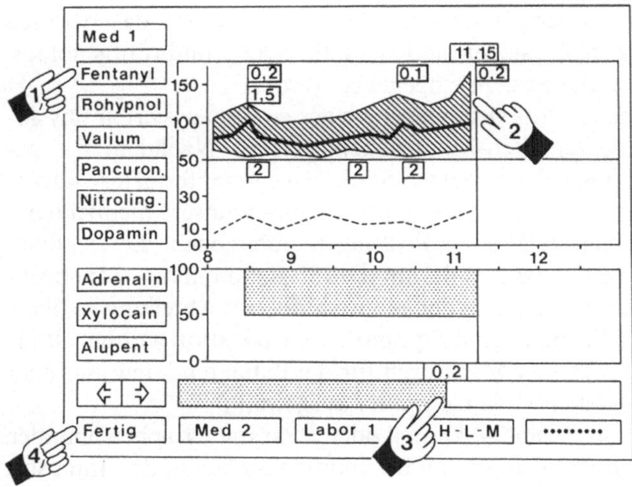

Abb. 1

Literatur

1. Klocke H, Trispel S, Rau G (1984) Entwicklung einer Mensch-Rechner-Schnittstelle für ein Anästhesie-Informationssystem unter Berücksichtigung ergonomischer Gesichtspunkte. Angew Inform 5:197–208
2. Rau G, Trispel S (1982) Ergonomic design aspects in interaction between man and technical systems in medicine. Med Prog Technol 9:153–159
3. Trispel S, Rau G, Günther K (1979) Direkter Zugriff auf Bildschirminformation über Berühreingabe (Touch Input) und Anwendung in komplexen klinischen Systemen. Biomed Techn (Berlin) 24:64–65

Physiologisches Monitoring in einem Tertiary Care Center

P. J. Poppers, J. F. Dyro

Die Gründung des "Health Sciences Center" an der State University von New York bot die einzigartige Gelegenheit, ein mit der modernsten Technologie ausgestattetes Universitätskrankenhaus einzurichten. Das 1984 eröffnete Krankenhaus verfügt über 540 Betten. 20% dieser Betten befinden sich auf 9 verschiedenen Intensivstationen.

Es erschien als logisches Ziel, alle Aktivitäten des Krankenhauses über Computer, die 2 Forderungen erfüllen müßten, laufen zu lassen:
1. Ein integriertes Krankenhausinformationssystem.
2. Ein modernes System für "On-line-Monitoring" physiologischer Parameter.

Man erachtete es als unbedingt notwendig, daß beide Systeme völlig kompatibel und interaktiv seien.

Die erste Forderung wurde durch die Installation eines ausgedehnten Computernetzes für die Verarbeitung der demographischen, finanziellen und medizinischen Daten der in das Universitätskrankenhaus eingewiesenen und auch ambulanten Patienten erfüllt. Das System basiert auf einem 8 Megabyte IBM 3031 Host Computer; es besteht weiterhin aus 173 Terminals und 76 Druckern, die über das ganze Krankenhaus verteilt sind. Die Ordereingabe und das Abrufen von Daten über Computer stellen sicher, daß alle Laborwerte und röntgenologischen Daten automatisch in das System eingegeben werden.

Der Zweck dieses Systems ist die Etablierung eines computerisierten physiologischen Monitoring/Patientendaten-Managementsystems. Nachdem die genauen spezifizierten Bedürfnisse der einzelnen Stationen einmal festgelegt waren, wurden verschiedene Arten von Monitoringhardware durch unsere medizintechnische Abteilung harten, vergleichenden Prüfungen unterzogen. Letztendlich wurde das Siemens 400 System ausgewählt, um die 180 Betten in den 9 Intensivstationen bzw. 16 Operationssälen und in der geburtshilflichen Abteilung zu überwachen. Minicomputer der Firma Digital Equipment Corporation wurden als interaktive Verbindung zwischen den Monitoren für die Patientendaten und dem Krankenhausinformationssystem Host Computer ausgewählt.

Die Grundausrüstung, Sirecust 404, kann 4 oder 5 Parameter nebeneinander überwachen; in den Operationssälen und an bestimmten Stellen in den Intensiv-

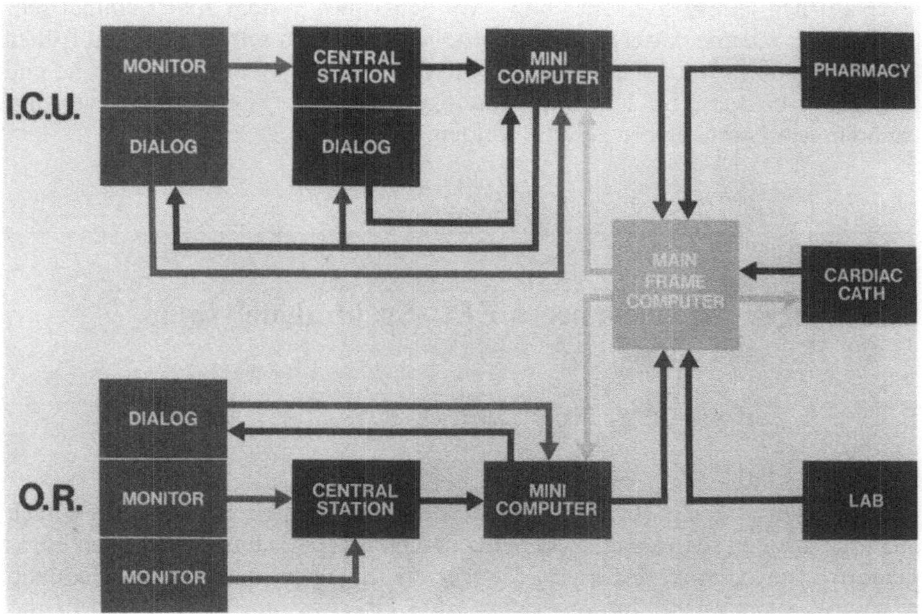

Abb. 1. Schematische Darstellung der Architektur des integrierten physiologischen Monitoring-Krankenhausinformationssystems

stationen sind 2 dieser Monitoren übereinandergestellt. Auf diese Weise können dann 8 bis 10 Parameter gleichzeitig aufgezeichnet werden. Diese Daten werden dann an einen zentral gelegenen Stationsmonitor übermittelt und von da über Modem- und Koaxialkabel an einen der 5 DEC PDP/11-24 Minicomputer, die direkt neben dem Hostcomputer aufgestellt sind, weitergeleitet. Die überwachten Parameter reichen vom EKG und der daraus abgeleiteten Pulsfrequenz über EEG, Temperatur, Blutdruck, den Atemwegsdrücken, Respirogramm, Zu- und Abnahme des Kohlendioxiddruckes und der daraus abgeleiteten Atemfrequenz, Lungenfunktion, abgeleitet durch ein Servoventilator-Interface, Herzleistung mit den abgeleiteten Werten für Schlagvolumen, Herzindex und Druck in den peripheren Gefäßen, perkutanen Sauerstoffdruck bis hin zur ständigen Erfassung von Arrhythmien. Parameter, die sich noch in der Entwicklung befinden, sind unter anderem der arterielle Druck, der unblutig durch den perkutanen Kohlendioxiddruck gemessen werden soll.

Unsere Monitoringkapazität wird noch unterstützt durch 135 Dialogmonitoren (Sirecust 420), die mit den DEC-Minicomputern in bezug auf Dateninput und Datenausgabe interagieren (Abb. 1). Software unterstützt das Erkennen von Entwicklungen und Datenzusammenhängen. Weiterhin hilft sie bei hämodynamischen und respiratorischen Berechnungen, Angaben über Patienten, bei der Berechnung des Flüssigkeitsgleichgewichts, bei der Gabe von Medikamenten und außerdem bei der Erstellung der Berichte über die einzelnen Patienten. Es wurden Computerterminalbildschirme für Labordaten, pharmazeutische und andere therapeutische Daten entwickelt. Auf diese Weise kann automatisch ein aktueller Bericht über alle intensivpflegerischen Maßnahmen über Drucker mit alphanumerischer und graphischer Kapazität erstellt werden.

Natürlich ist ein so großes und anspruchsvolles System zuerst einmal sehr kostspielig, was die Anschaffung betrifft. Jedoch gibt es selbst zu diesem frühen Zeitpunkt Anzeichen dafür, daß dieses physiologische System arbeitssparend und effizienzverbessernd ist. Und noch wichtiger, Patienten können besser versorgt und damit Menschenleben gerettet werden.

Erfahrungen mit einem neuen EEG-Spektralanalysator in der Herzanästhesie

E. Göb, A. Barankay, P. Späth, W. Dietrich, R. Kunkel, J.A. Richter

Die Angaben über die Häufigkeit neurologisch-psychiatrischer Störungen nach Herzoperationen schwanken zwischen 3 und 60% [2]. Als Ursache können intraoperative Episoden zerebraler O_2-Mangelversorgung erwogen werden. Deshalb ist eine kontinuierliche intraoperative EEG-Überwachung angezeigt. Mit der Entwicklung von Spektralanalysatoren ist besonders die EEG-Trendanalyse einfacher geworden.

Neurotrac (Interspec Inc., Vertrieb Fa. Engström), ein neuer EEG-Spektralanalysator, leitet auf 2 Kanälen das Roh-EEG ab und stellt es dar. Nach Fast-Fourier-Transformation von 2-s-Epochen ermöglicht die komprimierte Spektralanordnung (CSA) die getrennte Beurteilung von EEG-Frequenz und Amplitudenverhalten. Die Spektralrandfrequenz (SEF) markiert die noch signifikante Höchstfrequenz (95%). Das Spektrum zeigt die Leistung der Einzelfrequenzen. Die "power bands" geben die Aktivität in den klassischen α-, β-, δ- und ϑ-Bereichen bzw. die Gesamtaktivität als "total power" in Piko- bzw. Nanowatt wieder. Elektrodenimpedanzmessung und Verstärkungsregelung erfolgen automatisch. Die übrigen Charakteristika erleichtern den Routineeinsatz bzw. machen eine Datenverarbeitung möglich.

Die Frage der zerebralen Ischämietoleranz stellt sich besonders während der Korrektur angeborener Herzfehler bei Säuglingen, die unter Zuhilfenahme des hypothermen Kreislaufstillstands operiert werden. Eine ähnliche Problematik ergibt sich bei Patienten in hohem Lebensalter mit Aortenbogenaneurysmen unter Beteiligung der Karotiden.

Die Abb. 1 zeigt beispielhaft die Neurotrac-Registrierung eines Patienten mit dissezierendem Aneurysma der A. ascendens und descendens, bei dem unter extrakorporaler Zirkulation und 30minütigem hypothermen Kreislaufstillstand eine Dacron-Protheseninterposition (25 mm) mit Implantation der Karotiden erfolgte. Unter Flunitrazepam-Fentanyl-Anästhesie liegt die SEF vor EKZ bei 7 Hz. Nach 10 min extrakorporaler Zirkulation (EKZ) zeigt sich unter Hypothermie bei 21 °C Ösophagustemperatur eine progrediente Frequenz- und Amplitudenreduktion mit Restaktivität. Bei 16 °C und für die Dauer des 30minütigen Kreislaufstillstands ist das EEG isoelektrisch. Vor Operationsende bestehen bei reduzierter "total power" neben 70% δ- wieder 10% α-Tätigkeit. Zum Zeitpunkt der Extubation 12 h postoperativ war der Patient neurologisch unauffällig.

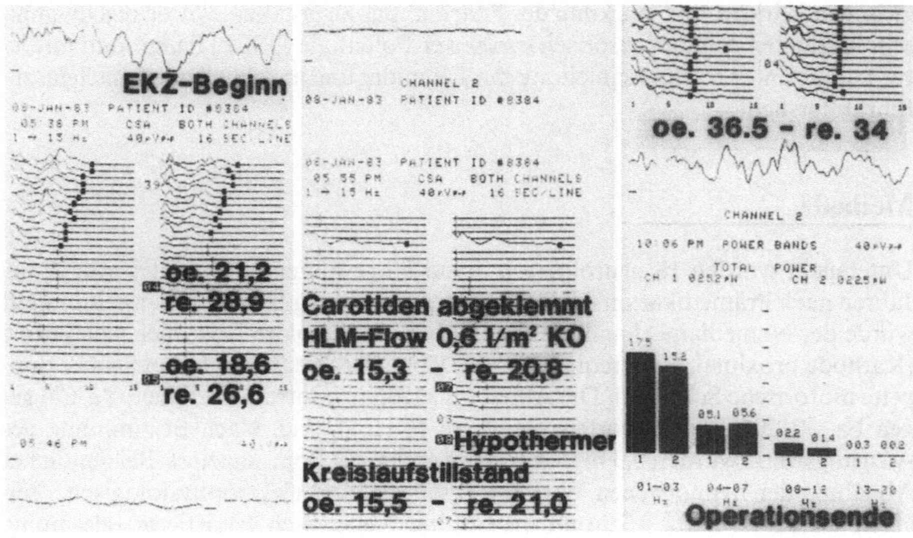

Abb. 1. Neurotrac-Registrierung Patient M. A., 53 Jahre, Diagnose: Aortenbogenaneurysma

Bei risikoreichen Operationen dieser Art stellt sich die Frage der Effizienz zerebraler Protektion durch Hypothermie bzw. der Reversibilität einer zerebralen Ischämie. Neben bekannten empirischen und physiologischen Daten ist die computerisierte EEG-Überwachung eine wichtige Entscheidungshilfe, die außerdem die Patientensicherheit erhöht. Darüber hinaus werden immer häufiger v. a. CSA, "power bands" und Spektralrandfrequenz neben der Hämodynamik als weitere Parameter zur Steuerung der Narkosetiefe eingesetzt [1].

Literatur

1. Pichlmayr I (1983) Das Elektroenzephalogramm in der Anästhesie. Springer, Berlin Heidelberg New York Tokyo
2. Tarnow J (1983) Anästhesie und Kardiologie in der Herzchirurgie. Springer, Berlin Heidelberg New York Tokyo

---

Somatosensorisch evozierte Potentiale unter Anästhesie mit Etomidat und Lachgas

E. Kochs, J. Schulte am Esch

Nach Applikation des Hypnotikums Etomidat treten bei einem Teil des Patientenkollektivs (20–50%) Myoklonien auf, ohne daß im EEG Krampfpotentiale abgeleitet werden können. Um einen tieferen Einblick in den Zusammenhang zwischen Wirkort und Wirkung des Pharmakons zu erhalten, wurde das dynamische Verhalten somatosensorisch evozierter Potentiale (SSEP) früher und mittlerer Latenz unter Narkoseeinleitung mit Etomidat und anschließender Lachgaszufuhr untersucht.

Methode

Untersucht wurden 18 neurologisch unauffällige Patienten im Alter von 28–69 Jahren nach Prämedikation mit 0,5 mg Atropin / 10 mg Diazepam i. m. Stimuliert wurde der N. medianus handgelenknah über eine bipolare Oberflächenelektrode (Kathode proximal, Reizfrequenz 5 Hz, 0,2 ms Rechteckimpuls, Intensität: doppelte motorische Schwelle). Die Ableitung erfolgte kontralateral über C'3/C'4 gegen Fz, 50–200 Reizantworten, Bandpaß 10 Hz–1 kHz. Nach Bestimmung des Ausgangswerts wurden 0,3 mg/kg KG Etomidat als Bolus injiziert. Bei deutlicher Abnahme der hypnotischen Wirkung (klinische und elektrophysiologische Zeichen) wurde N_2O/O_2–4/2 l/min im Inspirationsgemisch (assistierte Beatmung, endexspiratorische CO_2-Konzentrationsmessung) zugeführt. Ableitungen erfolgten in 60-s-Intervallen bis zur 8. min. Mit dem t-Test für paarige Werte wurden die Ergebnisse statistisch auf Signifikanz (Signifikanzniveau: $p = 0{,}05$) geprüft.

Ergebnisse

1. Etomidat: Nach einer Bolusinjektion von Etomidat 0,3 mg/kg KG kam es nach 30–60 s zu einer Amplitudenzunahme des Primärkomplexes auf das 2- bis 8fache des Ausgangswerts mit anschließender kontinuierlicher Abnahme bis auf +2,1 μV (8. min; $p < 0{,}05$) über dem Ausgangswert (Abb. 1). Die Latenzzeiten nahmen ebenfalls zu und erreichten für N 20 und P 25 nach 120 s ihren maximalen Wert (N 20: 1,4 ms; P 25: 3,9 ms) mit nachfolgender kontinuierlicher Abnahme bis auf 0,2–0,8 ms.
2. Lachgas/Sauerstoff: Die Amplituden von N 20 zeigten in der 2. min eine Zunahme um durchschnittlich 0,9 μV, die sich danach abschwächte und am Ende der Meßreihe 0,5 μV unter dem Ausgangswert lag. Eine anfängliche Zunahme der

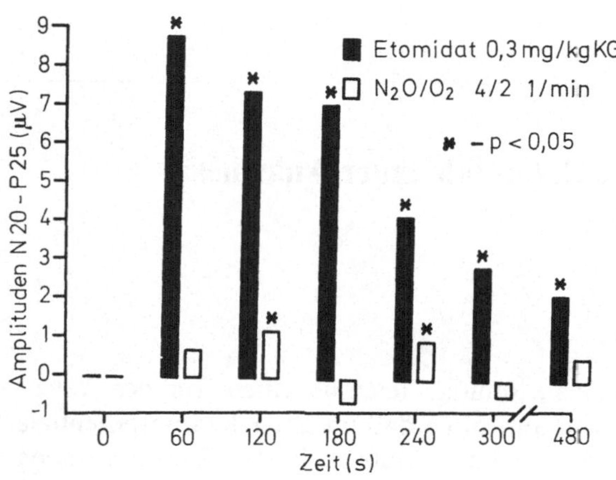

Abb. 1. Zeitliches Verhalten der Amplituden des kortikalen Primärkomplexes ("peak to peak") nach einer Bolusinjektion von 0,3 mg/kg KG Etomidat und anschließender Lachgaszufuhr [N_2O/O_2-4/2 l/min, assistierte Beatmung unter endexspiratorischer CO_2-Kontrolle ($n = 18$)]

Latenzzeit um 0,5 ms schwächte sich später bis auf einen Wert von −0,8 ms ab. Die P 25-Amplituden zeigten ein oszillatorisches Verhalten mit Werten zwischen −0,5 und 1,1 μV. Gleichzeitig fand sich eine Latenzzeitverschiebung: initiale Abnahme um 0,9 ms mit anschließender kontinuierlicher Zunahme in der 6. min bis zu 9 ms.

Diskussion

Im Gegensatz zu früheren Berichten [1] wird gezeigt, daß auch frühe kortikale Potentiale durch Anästhetika verändert werden können. Die unter Etomidatgabe bei einigen Patienten klinisch in Erscheinung tretenden Myoklonien fielen zeitlich mit der starken Amplitudenzunahme des Primärkomplexes zusammen. Bei Patienten mit progressiver Myoklonusepilepsie ist der Zusammenhang von High-amplitude-SSEP mit Myoklonien bekannt. Bei Wiederaufbau der SSEP mit einer Latenz >25 ms wurden die Patienten deutlich wacher. SSEP unter Lachgas zeigten ein im zeitlichen Ablauf uneinheitliches Verhalten. Die Amplituden von N 20 sowie von P 25 wurden vermindert (um ca. 10%), und die primär verminderten Potentiale N 35 sowie N 55 zeigten wieder zunehmende Amplituden. Ob dieses oszillatorische Verhalten der Amplituden mit einer Vigilanzänderung unter Lachgaseinwirkung zusammenhängt, ist noch zu klären.

Literatur

1. Grundy BL (1983) Intraoperative monitoring of sensory-evoked potentials. Anesthesiology 58:72–87

Komaprognose durch Kombination elektrophysiologischer und biochemischer Meßmethoden

H. Schoeppner, L. Rolf, M. Hoke

Das Koma ist Ausdruck des Zusammenbruchs der zerebralen Elektrolythomöostase mit zunehmendem Verlust neuronaler Aktivität. Das Ausmaß potentieller, mikrostruktureller Läsionen ist eine Funktion von Komatiefe und -dauer. Beide zu reduzieren, ist das Anliegen nachfolgend dargestellter Verfahrenskombination.

Das *EEG* (8 Kanäle, bipolare, zentrenzephale Schaltung, Verstärkung 50 μV) dient der Erfassung der Ausgangscharakteristik synaptischer Transmission und ermöglicht rechtzeitige, selektive Anwendung protektiver Pharmaka [Barbiturat bei gesteigerter Entladungstendenz, Etomidat bei phasischer oder allgemeiner Spannungsdepression als Zeichen fokaler oder globaler Ischämie, Procain bei generalisierter ϑ-/δ-Aktivität als Folge hypoxischer Membrandepolarisation

(Astrup et al. 1981)]. Dabei signalisiert Desynchronisationstendenz zirkulatorisch-metabolische Restitution. Die Abhängigkeit der Komatiefe vom pH-Wert des Liquors (Gordon u. Rossanda 1970) macht die *simultane Säure-Basen-Analyse von Blut und Liquor* erforderlich. Die Differenzbreite der Blut-/Liquorlaktatspiegel (bei einem untersuchten Kollektiv von 15 Patienten mit Koma II–III betrug sie 5/13,5 mMol/l) reflektiert den Grad zerebraler Gewebsazidose. Stufenweise Annäherung beider Werte durch protektive Pharmaka gestattet eine indi-

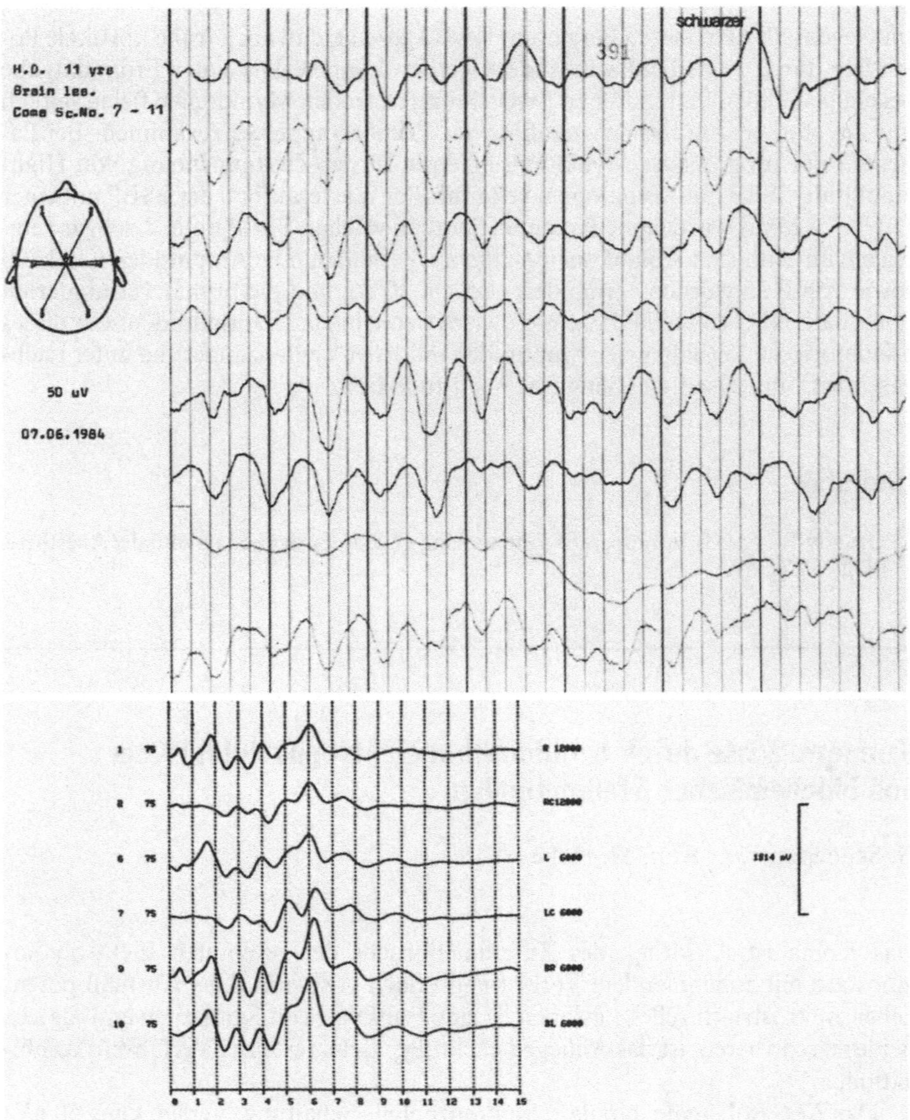

Abb. 1. Koma (Sc. Nr. 7–11) nach Schädel-Hirn-Trauma. Obere Bildhälfte: generalisierte hochgespannte (125–150 μV) Wellen aus dem δ-Band (2/s); untere Bildhälfte: Nachweis der Stammhirnaktivität durch Registrierung akustisch evozierter Potentiale (Peak I–V entsprechen Nuclei cochleares bis Nucleus colliculi inferioris) bei normaler Brainstem-conduction-time

rekte Aussage über die Reintegration oxydativer Glukosephosphorylierung. Im Rahmen der ermittelten Wertskala zunehmender Effektivität (Thiopental-Etomidat-Procain) führte letzteres zu einer optimalen Annäherung der Blut-/Liquorlaktatwerte auf der Ebene von 2 mMol/l.

Die Aufhebung des Neurotransmittergleichgewichts mit Synthesehemmung inhibitorischer Transmitter ist Teil der Komagenese (Langfitt et al. 1966). Die *Bestimmung des zellulären Serotoningehalts* am Thrombozytenmodell mit der spektrophotometrischen Methode nach Redfield (n 60–70 mg/10^8 Thrombozyten) vermag einen Hinweis auf die Komatiefe zu geben (durchschnittlicher Ausgangswert bei dem untersuchten Patientenkollektiv 40 mg/10^8 Thrombozyten). Im Gegensatz zu dem relativ geringen Einfluß von Thiopental (2 mg/kg/1 h) konnte die 12-h-Infusion von Procain (0,5 mg/kg/1 min) bzw. Etomidat (0,3 mg/kg/1 h) in 5% Glukose die Syntheserate auf 65 bzw. 85 mg/10^8 Thrombozyten im Sinne einer Transformation des cholinergen in ein GABA-erges Syndrom steigern. Fortbestehen des Komas über 24 h oder Dissoziation von EEG-Befund und Klinik (α-Koma bei pontomesenzephalen Prozessen, Locked-in-Syndrom nach Einblutung im Ponsbereich) indizieren den *Nachweis akustisch evozierter Potentiale.* Die Registrierung des Peaks I, II (Nervus und Nuclei cochleares) und V, eine "interpeak latency" IV/V (Nucleus lemnisci lateralis/colliculi inferioris) von maximal 5 ms und eine Brainstem-conduction-time von 4,2 ms lassen den Schluß auf eine Reaktivierung des Kortex durch das desynchronisierende System der aszendierenden Retikulärformation bei noch bestehender Dominanz von ϑ/δ-Aktivität im konventionellen EEG zu (Abb. 1).

Literatur

Astrup J, Skovsted P, Gjerris F, Srensen HR (1981) Increase in extracellular potassium in the brain during circulatory arrest: Effects of hypothermia, lidocaine and thiopental. Anesthesiology 55:256–262

Gordon E, Rossanda M (1970) Further studies of cerebrospinal fluid acid-base-status in patients with brain lesions. Acta Anaesthesiol Scand 14:97–109

Langfitt TW, Tannenbaum HM, Kassel NF (1966) Acute intracranial hypertension, cerebral blood flow and the EEG. Clin Neurophysiol 10:139–148

Akustisch evozierte Hirnstammpotentiale (AEHP) – computergestütztes Meßverfahren auf der Intensivstation

G. Schwarz, G. Pfurtscheller, W. List

Die Existenz, Progressivität oder Rückbildung von Hirnstammläsionen bestimmen weitgehend den Verlauf eines Gehirnschadens. Die AEHP erweisen sich dabei als wertvoller Parameter zur Objektivierung und Dokumentation. Die Generierung der AEHP erfolgt durch Strukturen entlang der Hörbahn, die von 5 verschiedenen Komponenten im Kurvenbild repräsentiert werden. Wegen der Stabilität (geringe intra- und interpersonelle Variabilität) der Komponenten I–V, welche man nach "Clickstimulation" über Kopfhörer innerhalb der ersten 10 ms an gesunden Personen vorfindet, kann für jede Komponente ein „Sollatenzbereich" (±Streuung) angegeben werden. Dementsprechend werden Latenzverschiebungen bzw. das Fehlen von Komponenten als Ausdruck einer Hirnstammläsion interpretiert. Für die Untersuchung der AEHP an der Intensivstation läßt sich folgendes zusammenfassen:

1. geringste Medikamentenempfindlichkeit aller bioelektrischen Parameter des Gehirns,
2. zur kontinuierlichen Langzeituntersuchung als "compressed AEHP" geeignet,
3. keine Belastung für Intensivpatienten (nichtinvasives Verfahren),
4. weiter Indikationsbereich (alle ZNS-Erkrankungen mit Beteiligung des Hirnstamms),
5. Einflüsse durch Schall- und Reizleitungsstörungen (z. B. beim SHT) müssen berücksichtigt werden.

Routinemäßige elektroenzephalographische Überwachung von Sedierungstiefe und zerebraler Funktion bei dauerbeatmeten Intensivpatienten

P. Lehmkuhl, U. Lips, I. Pichlmayr

Einleitung

EEG-Kontrollen werden zur Überwachung der zerebralen Funktion bei komatösen Intensivpatienten herangezogen. Klinischer Zustand, Art der Primärschädigung sowie Sedativa- und Analgetikagabe wirken sich dabei jedoch auf den EEG-Befund aus. Sie beeinflussen ebenfalls die aus dem EEG abgeleiteten Parameter wie relative und absolute Ausprägung einzelner Frequenzanteile und deren Quotienten. Es wird der Versuch unternommen, Auswirkungen einzelner klinischer Veränderungen auf den EEG-Befund aufzuzeigen.

Methodik

EEG: Es wurde eine EEG-Ableitung 2 kanalig C_3-P_3 und C_4-P_4 jeden 2. Tag sowie wöchentlich eine EEG-Ableitung 12 kanalig durchgeführt.

Das konventionelle EEG wurde digitalisiert, danach wurde eine Fast-Fourier-Transformation von 30-s-Epochen durchgeführt. Aus der Spektralanalyse werden relative Ausprägung von δ und β und die Gesamtleistung berechnet.

Patientengut: Es wurden 40 Patienten mit einem mittleren Alter von 54 ± 16,4 Jahren untersucht. Bei einer durchschnittlichen Behandlungsdauer von 20 Tagen starben 28 Patienten, 12 überlebten. Es wurde nach folgenden Sedierungsschemata vorgegangen:

Etomidat	0,8 mg/kg KG/h	(n = 16)
Thiopental	2,5 mg/kg KG/h	(n = 12)
Benzodiazepine	37,9 mg/kg	(n = 12)
DHB	27,1 mg/kg	

Zur Analgesie wurde bei allen Patienten Piritramid 39,4 ± 16 mg/kg verabreicht.

Korreliert wurden die EEG-Befunde mit der Sedativamenge und dem klinischen Zustand. Dieser wurde erfaßt durch eine dem Apache-Score-System angelehnte Punkteskala. Es wurden verschiedene Organfunktionen parametrisiert. Dabei entstand eine Skala von 0–24 Punkten, wobei die höchste Punktzahl den schlechtesten klinischen Zustand anzeigte [1].

Ergebnisse

Unter der Sedierung mit Etomidat (n = 16) zeigte sich eine gute Korrelation zwischen dem Allgemeinzustand und der relativen Ausprägung von δ (r = 0,925) sowie der relativen Ausprägung von β (r = 0,746). Bei Verschlechterung des Allgemeinzustands stieg der Anteil von δ (Abb. 1 a) und sank der Anteil von β (Abb. 1 b) als Ausdruck der Beeinträchtigung der zerebralen Funktion. Bei Thiopentalsedierung (n = 12) bestand dagegen eine mäßige Korrelation (r = 0,459) zwischen der täglich zugeführten Thiopentalmenge und der Gesamtleistung im EEG. Je mehr Thiopental zugeführt wurde, desto geringer wurde die Gesamtleistung. Der Einfluß des Allgemeinzustands auf die zerebrale Leistung war unter dieser Sedierungsform nicht nachweisbar. Unter der Sedierung mit Benzodiazepinen bestand keine Korrelation zwischen der Menge des täglich zugeführten Sedativums oder des Allgemeinzustands und den erfaßten EEG-Parametern.

An Fallbeispielen konnte gezeigt werden, wie sich Sedierung und Änderungen des klinischen Zustands auf die zerebrale Funktion auswirken.

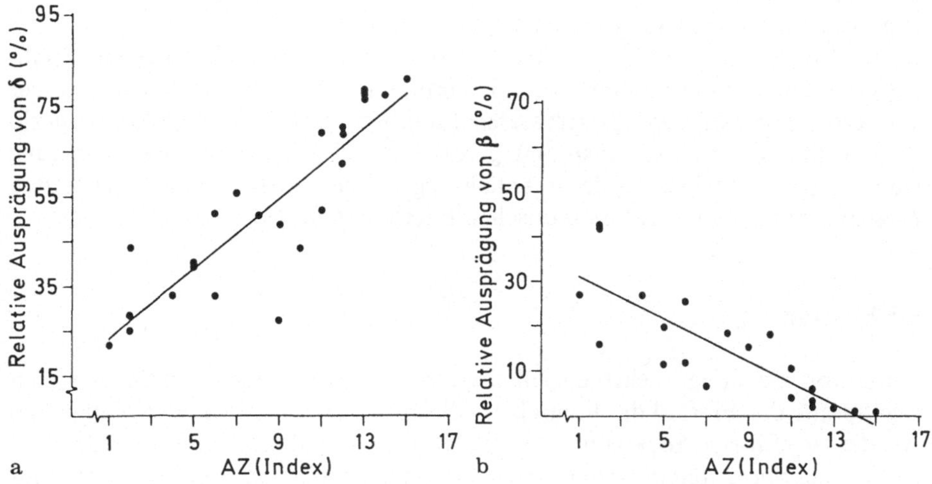

Abb. 1 a, b. Korrelation zwischen Allgemeinzustand und relativer Ausprägung (%) **a** von δ und **b** von β unter Etomidatsedierung

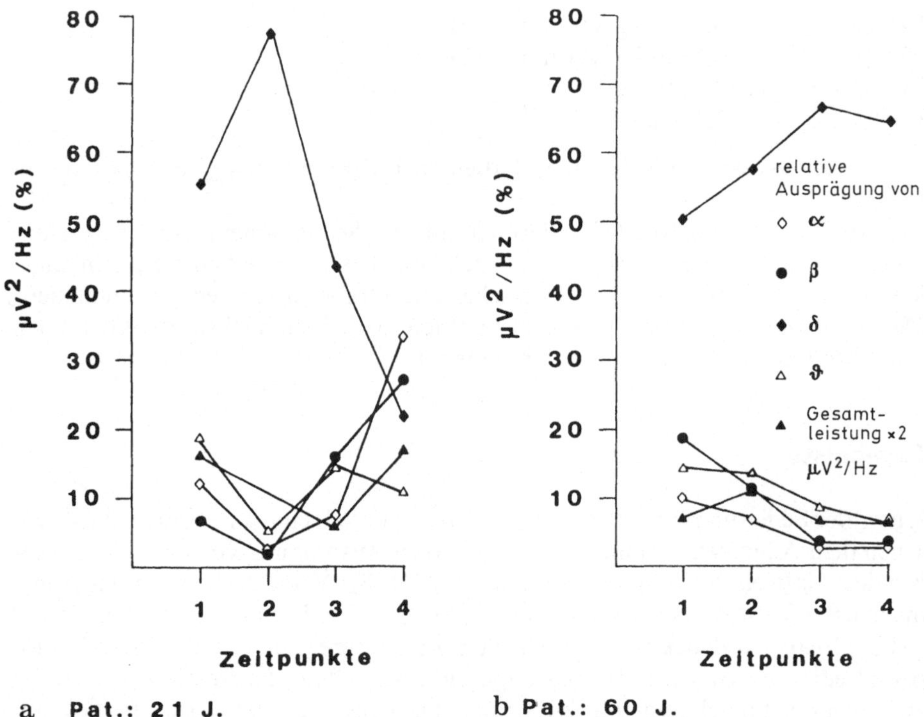

Abb. 2 a, b. Relative Ausprägung von α, β und ϑ und die Gesamtleistung unter Etomidatsedierung **a** bei einer 21jährigen Patientin, **b** bei einem 60jährigen Patienten

Bei einer 21jährigen Patientin sanken unter Etomidatsedierung bei einem durch eine ausgedehnte Sepsis geprägten Verlauf die relative Ausprägung von α, β, ϑ und die Gesamtleistung. Die relative Ausprägung von δ stieg an (Abb. 2a, 2. Zeitpunkt). Mit Besserung des Allgemeinzustands und Rückgang der sepsisbedingten Veränderungen sank noch unter der Sedierung der Anteil der langsamen zugunsten der schnelleren Frequenzen (3. Zeitpunkt).

Bei fortschreitender, nicht beherrschbarer Sepsis zeigte sich bei einem 60jährigen Patienten unter gleichmäßiger Sedierung mit Benzodiazepinen eine immer stärkere Einschränkung der zerebralen Funktion (Abb. 2b). Dem kontinuierlichen Abfall der relativen Ausprägung von α, β und ϑ sowie der Gesamtleistung stand eine stete Steigerung des δ-Anteils gegenüber. Einen Tag nach der letzten Messung starb der Patient im septischen Kreislaufversagen.

Diskussion

Durch routinemäßige elektroenzephalographische Messungen und Spektralanalyse konnte der Einfluß des klinischen Allgemeinzustands sowie der Menge und Art des zugeführten Sedativums auf die Hirnfunktion dokumentiert werden.

Aus der Spektralanalyse abgeleitete Parameter – wie auch von Vollmer u. Matejcek 1983 beschrieben [3] – dienten zur Verdeutlichung spezifischer Wirkungen einzelner Sedativa. Das Verhältnis der einzelnen Frequenzbänder zueinander änderte sich während einer Intensivtherapie in typischer Weise in Abhängigkeit von Sedierung und Krankheitsverlauf. Das EEG-Monitoring stellt – wie schon früher beschrieben [2] – ein wertvolles Instrument zur Überwachung langzeitbeatmeter und sedierter Patienten dar. Vereinfachte Parameter erleichtern die Interpretation der Befunde.

Literatur

1. Knaus WA (1971) APACHE – acute physiology and chronic health evaluation: A physiologically based classification system. Intensive Care Med 9/8:591–597
2. Pichlmayr I, Lips U (1983) EEG-monitoring in anesthesiology and intensive care. Neuropsychobiology 10/4:239–249
3. Vollmer R, Matejcek M (1983) Correlation between EEG-changes indicative of sedation and subjective responses. Neuropsychobiology 10/4:249–253

Die Beeinflussung somatosensorisch evozierter Potentiale (SEP) durch μ- und $\varkappa$-selektive Opioide

E. Freye, E. Hartung, R. Buhl

Seit Martin et al. im Jahre 1976 die Hypothese unterschiedlicher Opiatbindestellen im ZNS aufstellten [4], haben zahlreiche Untersucher dieses Konzept untermauert und erweitert.

So konnten Della Bella et al. [1] 1978 anhand autoradiographischer Verdrängungsstudien mit verschiedenen Opiaten eine unterschiedliche Präferenz von Bindestellen in ZNS-Strukturen nachweisen: μ-Bindungsstellen fanden sich v.a. im Hirnstammbereich, $\varkappa$-Bindungsstellen vornehmlich im Kortex. In weiteren Untersuchungen konnte Opioiden mit unterschiedlichen Bindungslokalisationen ein differentes Wirkprofil zugeordnet werden [3]. In unseren Untersuchungen ließ sich zeigen, daß Opioide mit unterschiedlichen Bindungslokalisationen und Wirkprofilen auch im SEP entsprechende charakteristische Unterschiede erkennen lassen.

Mittels zweier Skalpelektroden wurde beim wachen Hund in der Position C_z-O_z die kortikale Antwort nach peripherer elektrischer Reizung des N. medianus (Reizstärke 70 mA; Dauer 0,1 ms; Frequenz 60/min) abgeleitet und Online über einen Rechner (Plurimat-S) gemittelt.

Untersucht wurden die Veränderungen des SEP auf steigende Dosierungen von Fentanyl und Alfentanil als Opioide mit Präferenz für μ-Bindungsstellen, Bremazozin und MRZ – 2549 als Opioide mit Präferenz für $\varkappa$-Bindungsstellen. Mitgeprüft wurde jeweils, ob die beobachteten Effekte durch die Antagonisten Naloxon (μ-spezifisch) bzw. Mr 2266 ($\varkappa$-spezifisch) umkehrbar waren. Fentanyl und Alfentanil zeichneten sich in entsprechend hoher Dosierung (6 bzw. 30 µg/kg) durch eine Suppression des N_{70}- bis N_{100}-Peaks bis hin zur vollständigen

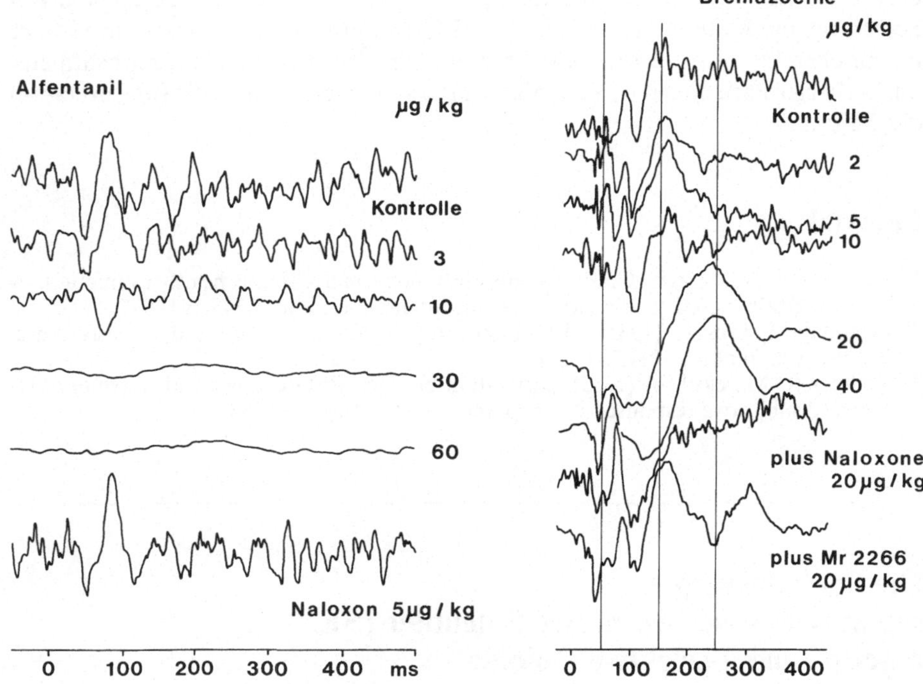

Abb. 1. Änderungen des somatosensorisch evozierten Potentials nach Gabe unterschiedlicher Opioide

Ausblendung der kortikalen Antwort aus (Abb. 1). Der Effekt war durch Naloxon (5 µg/kg) antagonisierbar.

Bremazozin und MRZ-2549 führten dagegen primär zu einer Latenzverschiebung des N_{150}-Peaks nach N_{290}. Dieser Effekt war durch den $\varkappa$-spezifischen Antagonisten Mr 2266 (20 µg/kg), nicht jedoch durch Naloxon reversibel. Diese unterschiedlichen Effekte unterstreichen den differenten Wirkort der untersuchten Opioide im ZNS und stehen im Einklang mit den autoradiographischen Untersuchungen.

Mikroselektive Opioide induzieren eine Suppression auch schon der frühen Deflektionswellen im SEP, so daß als primärer Wirkort subkortikale Strukturen und Hirnstamm angesehen werden können. Es kommt dabei dosisabhängig primär zu einer Unterbrechung der schmerzleitenden Bahnen. Aufgrund der anatomischen Nähe zu atem- und kreislaufregulatorischen Zentren könnten Bradykardie und Atemdepression, Begleitwirkungen von Fentanyl und Alfentanil, zu erklären sein.

$\varkappa$-selektive Opioide führen zu einer Latenzverschiebung der späten Deflektionswellen, ein Effekt, der für einen den Ableitungselektroden nahe gelegenen, kortikalen Wirkort spricht. Mit diesem primär kortikalen Angriffsort der $\varkappa$-Opioide kann evtl. deren geringes Suchtpotential sowie die fehlende Atemdepression erklärt werden [2].

Literatur

1. Della Bella D, Casacci F, Sassi A (1978) Opiate receptors: Different ligand affinity in various brain regions. Adv Biochem Psychopharm 18:271
2. Freye E, Hartung E, Schenk GK (1983) Eine neue Substanzgruppe von Opioiden. Anästh Intensivmed 24:483
3. Goodman R, Snyder S (1982) Autoradiographic localization of kappa opiate receptors to deep layers of the cerebral cortex may explain unique sedative and analgesic effects. Life Sci 31:1291
4. Martin WR, Eades CG et al. (1976) The effect of morphine- and nalorphinelike drugs in the non-dependent and morphine-dependent chronic spinal dog. J Pharmacol Exp Ther 197:517

Rechnergesteuerte Low-cost-Apparatur zur Durchführung und Auswertung algesimetrischer Untersuchungen

W. Klement, E. David, J. Berlin, W. Erdmann

Bei unseren vergleichenden psychophysiologischen Messungen an gesunden Probanden und Patienten mit einem chronischen Schmerzsyndrom fanden wir bezüglich der Verarbeitung angebotener Schmerzreize eine Reihe interessanter Unterschiede (Klement et al. 1982).

Ein wesentliches Ergebnis war die Feststellung, daß Probanden im Sinne einer physiologischen Habituationsreaktion eine Erniedrigung der Amplituden nozizeptiv evozierter Potentiale (NEP) und der subjektiven Reizbewertungen im Ver-

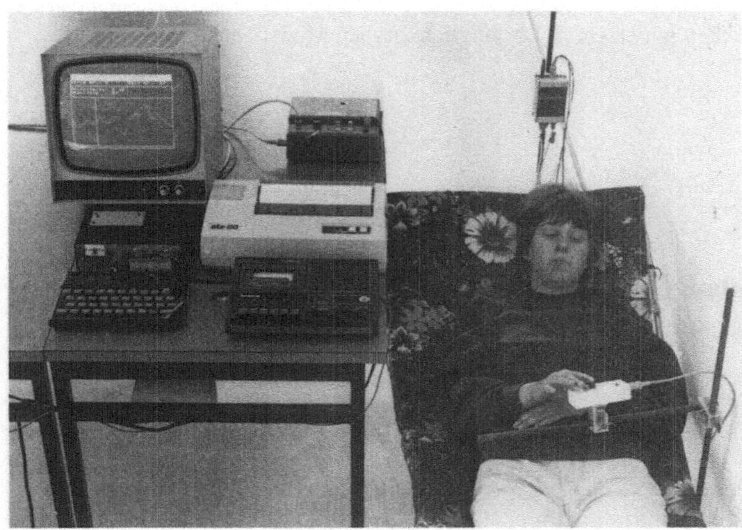

Abb. 1. Prototyp der Apparatur bei Durchführung einer Messung, Bildschirmanzeige des aktuellen NEP

lauf der Messung zeigten. Die Patienten dagegen zeigten eine Erhöhung dieser Werte, was als Ausdruck einer zentralen Verarbeitungsstörung für Schmerzreize gedeutet wurde.

Zur Verifizierung dieser Ergebnisse und zur klinischen Nutzbarmachung, z. B. in der Therapie- und Verlaufskontrolle, sind umfangreiche Untersuchungen an einer größeren Patientenzahl unerläßlich. Die Verwendung einer relativ aufwendigen Laborapparatur, wie sie bei den Voruntersuchungen eingesetzt wurde, ist für solche klinischen Einsätze zu unbeweglich. Aus diesem Grund wurde auf der Basis eines Mikrocomputers der untersten Preisklasse ein Prototyp für eine Apparatur entwickelt, die in der Lage ist, diese Messungen im Ablauf zu steuern und die Ergebnisse auszuwerten.

Die Apparatur verabreicht 2 Serien von je 60 Reizen, die in 4 Intensitäten auftreten. Als Meßparameter werden dabei aufgenommen:
- die NEP, die nach Serie und Intensität getrennt gemittelt werden und einer automatischen Artefaktkontrolle unterliegen,
- die subjektiven Reizbewertungen auf einer visuellen Analog-Skala;
- die Zeit, die der Patient zur Bewertungsabgabe benötigt.

Die Meßwerte werden vom Rechner ausgewertet und in Form von Tabellen und graphischen Darstellungen als Versuchsprotokoll ausgedruckt. Der gesamte Ablauf der Messung wird durch den Rechner dialogorientiert vorgegeben, so daß die Einarbeitung des Bedienungspersonals einfach und rasch durchgeführt werden kann.

Darüber hinaus bietet das System bei entsprechender Anpassung der Software eine Fülle weiterer Möglichkeiten, die vom Einsatz bei Verabreichung anderer Reizmodalitäten (optisch, akustisch) bis zur Messung von Brain-stem-Potentialen reichen.

Literatur

Klement W, Berlin J, David E, Erdmann W, Tolksdorf W (1982) Objektive Schmerzerfassungsmöglichkeiten mit einem psychophysiologischen Modell. Schmerz 4:164–169

Morphinmetabolismus unter bedarfsgesteuerter, periduraler Morphininfusion zur postoperativen Schmerzbehandlung

J. Chrubasik, G. Friedrich

Die bedarfsgesteuerte, peridurale Low-dose-Infusion von Morphin ermöglicht eine individuelle Behandlung postoperativer Schmerzen [1]. Das Ziel der Untersuchung war es, die Morphinkinetik unter der bedarfsgesteuerten Morphininfusion zu ermitteln.

Methodik

Zur konstanten Schmerzbefreiung erhielten 24 Patienten postoperativ nach Abdominaloperationen im Anschluß nach einem Initialbolus von 2 mg Morphin peridural stündliche Morphinraten von 0,23 ± 0,04 mg in der 1. h bis 0,01 ± 0,0 mg in der 50. h mittels einer kleinen, am Arm fixierten 4-Rollen-Pumpe zugeführt. Vor dem Bolus, nach 10, 20, 30 und 60 min, um 20 Uhr am Abend des Operationstages, um 8 Uhr und um 20 Uhr am 1. und 2. postoperativen Tag (PT) wurden 10 ml Blut entnommen, abzentrifugiert und das Serum sofort eingefroren. Die radioimmunologische Bestimmung der freien Morphinimmunität (fMI) erfolgte mit dem RIA Diagnostic Products Corporation, Los Angeles, die der freien plus metabolisierten Morphinimmunität (MI) mit dem RIA Roche Diagnostics, Nutley, New Jersey. Zur statistischen Berechnung wurde der t-Test für abhängige Stichproben herangezogen.

Ergebnisse
(MW ± SEM)

In den Ausgangswerten bestand keine fMI bzw. MI. Die fMI-Konzentration stieg innerhalb von 10 min auf 33 ± 6 ng/ml an und fiel dann kontinuierlich im Verlauf bis 20 Uhr am 2. PT auf 2 ± 1 ng/ml ab, während die MI-Konzentration nach 20 min ein Plateau um 44 ng/ml erreichte, das bis 20 Uhr am Operationstag anhielt. Im weiteren Verlauf sank die MI-Konzentration bis 15 ± 1 ng/ml ab. Ab

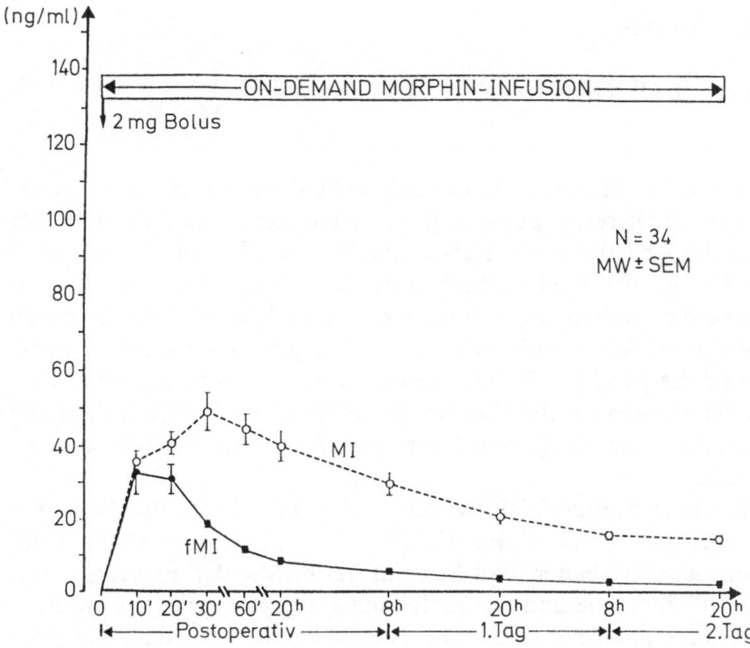

Abb. 1. Serumkonzentrationen an freier Morphinimmunität (*fMI*) und freier plus metabolisierter Morphinimmunität (*MI*) unter bedarfsgesteuerter, periduraler Morphininfusion zur postoperativen Schmerzbehandlung

20 min nach der Bolusinjektion bis zum Abend des 2. PT lagen die MI- signifikant über den fMI-Konzentrationen [$p < 0{,}001$ (s. Abb. 1)].

Schlußfolgerung

Unsere Ergebnisse weisen darauf hin, daß 20 min nach der Morphinapplikation Morphinmetaboliten im Blut nachweisbar sind, daß die Halbwertszeit der Metaboliten länger ist als die der freien Morphinbasen und daß unter der bedarfsgesteuerten, periduralen Morphininfusion sowohl die Konzentration des freien, biologisch aktiven Morphins im Serum als auch die der biologisch inaktiven Morphinmetaboliten abnimmt. Die Methode der bedarfsgesteuerten, periduralen Low-dose-Infusion von Morphin erweist sich so als günstig für den Organismus.

Literatur

1. Chrubasik J (1984) Individuelle postoperative Schmerzbehandlung durch kleine, extern tragbare, programmierbare Morphinpumpe. Anaesth Intensivther Notfallmed 19: 30–33

Psychometrie/Psychopathometrie und ihr Stellenwert in der Anästhesiologie

G. Müller, M. Brandl, G. Kraus

Sinnvolles und nützliches Messen erstreckt sich nicht allein auf den fast unüberschaubar gewordenen Bereich physiologischer und physikalisch-technischer Meßparameter in der Anästhesie, der Labor- und Intensivmedizin, sondern auch auf diverse Aspekte des psychisch-seelischen Bereichs eines hospitalisierten Patienten. Auch wenn die Methoden und Inhalte z. Z. umstritten sind, dürfen durch die Betonung neu entwickelter technischer Einrichtungen und Meßinstrumente die Humanität und die psychischen Belange des Patienten nicht verlorengehen. Jeder Patient ist ein Mensch mit den ihm eigenen subjektiven Empfindungen und Verhaltensweisen, die er dem Arzt entweder sprachlich oder durch physiologische Reaktionen mitteilt.

Im Gegensatz zu den exakten Naturwissenschaften unterliegen die Phänomene der Humanwissenschaften der Subjektivität und damit schon in ihrem Meßvorgang gewissen Schwierigkeiten und Störeinflüssen. Mit der Erfassung psychisch-subjektiver Phänomene und der Erstellung geeigneter objektiver Meßinstrumente beschäftigt sich die messende und testende Psychologie, die Psychometrie (Oswald 1981). Nach Wieck et al. (1979), die sich mit der Metrisierung von Funktionspsychosen und Durchgangssyndromen beschäftigten, beinhaltet die Psychometrie in erster Linie die quantitative Messung normalpsychologischer

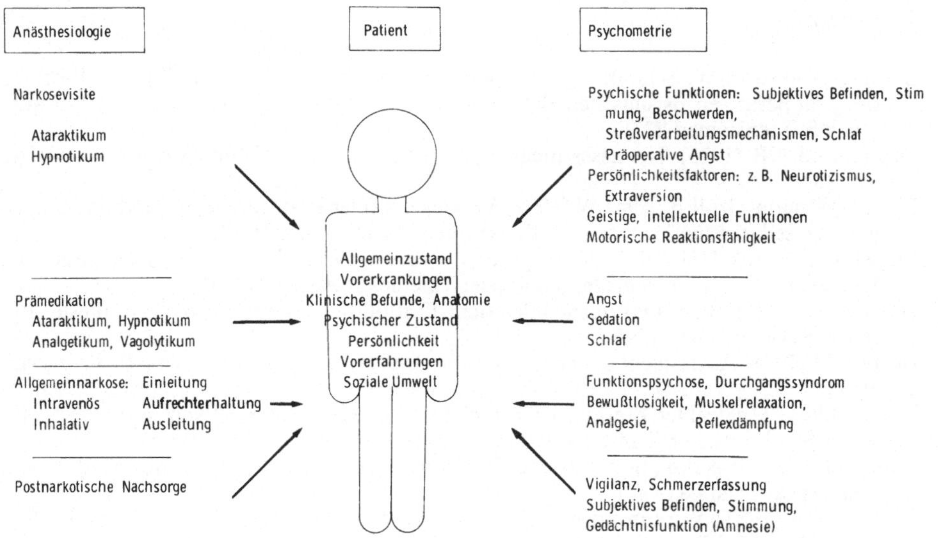

Abb. 1. Einsatzmöglichkeiten psychometrischer Verfahren in der Anästhesiologie

Funktionen und Strukturen, während sich die Psychopathometrie auf die quantitative Erfassung verschiedener Störungen und Störgrade psychischer Funktionen bezieht und sich hervorragend zur Verlaufsdarstellung eingeschränkter Erlebens- und Verhaltensweisen eignet.

Die Allgemeinanästhesie ist eine bewußt erzeugte reversible Bewußtlosigkeit mit Abschwächung oder Aufhebung der Schmerz- und vegetativen Abwehrreaktionen. Sie bedeutet für den Patienten eine erhebliche, aber vorübergehende Einschränkung seines normalen Verhaltens und Erlebens, eine Abnahme aller geistigen, sensorischen, motorischen und psychischen Funktionen (Flügel et al. 1975). Insofern muß man in der Anästhesie nicht nur von Psychometrie, sondern auch von Psychopathometrie sprechen.

Verschiedene Einsatzmöglichkeiten psychometrischer und psychopathometrischer Methoden bieten sich in fast allen Bereichen der Anästhesie an (s. Abb. 1). Im Rahmen der Narkosevisite dienen psychometrische Verfahren zur Erfassung verschiedener Persönlichkeitsfaktoren (Grabow 1981), der geistigen Funktionstüchtigkeit (Grabow 1981; Drummond 1975; Herbert 1978) und der psychomotorischen Reaktionsfähigkeit (Drummond 1975), von psychischen Funktionen, wie z. B. Erregungs-, Angstniveau, subjektive Befindlichkeit und Stimmung (Fitzal et al. 1979; Skubella et al. 1981). Nach Wirkung der Prämedikation lassen sich die subjektive Befindlichkeit (Tolksdorf 1982), die Sedation und der Ängstlichkeitsgrad psychometrisch vergleichen. Postoperativ dürften neben der Erhebung von Beschwerden (Kreienbühl 1980) die Schmerz- und Vigilanzerfassung (Grabow 1981; Müller 1984) bedeutsam sein.

Der Nutzen der Psychometrie und Psychopathometrie zeigt sich besonders deutlich in pharmakologischen Vergleichen auf dem Gebiet der Prämedikation, der Narkoseverfahren, der postoperativen Analgesie und Vigilanz, denn sie liefern geeignete und zuverlässige Meßmethoden zur Erfassung von gerade subjektiven, psychischen Phänomen mit dem Vorteil des geringen ökonomischen, technischen und personellen Aufwands.

Literatur

Berlin J, Tolksdorf W, Schmollinger U, Berlin B, Pfeiffer J, Rey ER (1982) Die Wirkung des präoperativen psychischen Befindens auf den intra- und postoperativen Verlauf. Anästh Intensivmed 23:9
Drummond GB (1975) The assessment of postoperative mental function. Br J Anaesth 47:130
Fitzal S, Knapp-Groll E, Elias W (1979) Vergleich zweier Prämedikationsmethoden: Psychische, sedative und somatische Reaktionen. Anaesthesist 28:572
Flügel KA, Wieck HH (1975) Neuropsychiatrische Aspekte der Neuroleptanalgesie. In: Rügheimer E (Hrsg) Neuroleptanalgesie. Thieme, Stuttgart, S 18ff
Grabow L (1981) Hirnfunktionen unter dem Einfluß der Allgemeinen Anaesthesie. Fischer, Stuttgart New York
Herbert M (1978) Assessment of performance in studies of anaesthetic agents. Br J Anaesth 50:33
Kreienbühl G (1980) Der Einfluß der Prämedikation auf die subjektiven postanaesthetischen Beschwerden bei ambulanten (Tagesklinik-)Patienten. Anaesthesist 29:421
Müller G (1984) Psychopathometrische Erfassung postnarkotischer Vigilanz. Med. Diss., Universität Erlangen
Oswald WD (1981) Wirkungsprüfungen von Arzneimitteln mit Hilfe psychometrischer Methoden. Med Welt 32:1225
Skubella U, Henschel WF, Franzke HG (1981) Abendliche Prämedikation mit Dikaliumclorazepat in der Anästhesiologie. Anästh Intensivther Notfallmed 16:327
Tolksdorf W (1982) Das präoperative psychische Befinden. Habilitationsschrift, Universität Heidelberg
Wieck HH, Valentin H, Specht KG (1979) Lehrbuch der Psychiatrie, 2. Aufl. Fischer, Stuttgart

---

Lösung von Atelektasen mit intrapulmonaler Perkussion (IPUP)

C. Wolf, A. Luger, H. Mayr, H. K. Stummvoll

Funktionelle Shunts als Folge einer bronchialen Mukostase stellen eine häufige Ursache der arteriellen Hypoxämie bei Intensivpatienten dar.

Der Behebung dieses Ventilations-Perfusions-Mißverhältnisses kommt deshalb große Bedeutung zu.

Eine neue Methode der physikalischen Atemtherapie, die intrapulmonale Perkussion (IPUP) mit einem Hochfrequenzjetsystem imitiert die herkömmliche Klopfmassage des Thorax durch Einbringung hochfrequenter Gasschwingungen in das Tracheobronchialsystem.

Der mukolytische Effekt dieses Verfahrens beruht, wie bei der herkömmlichen Klopfmassage, auf der Thixotropie des Bronchialsekrets, einer speziellen viskoelastischen Eigenschaft. Dies bedeutet, daß das Sekret in ruhigem Zustand zäher ist als in bewegtem Zustand. Durch die hochfrequenten Jetimpulse gerät das Sekret ins Schwingen, wodurch infolge des oben beschriebenen Effekts die Zähigkeit abnimmt.

Röntgenbilder demonstrieren den mukolytischen Effekt durch partielle oder völlige Rückbildung von Atelektasen bei Patienten, bei denen es durch Schleim-

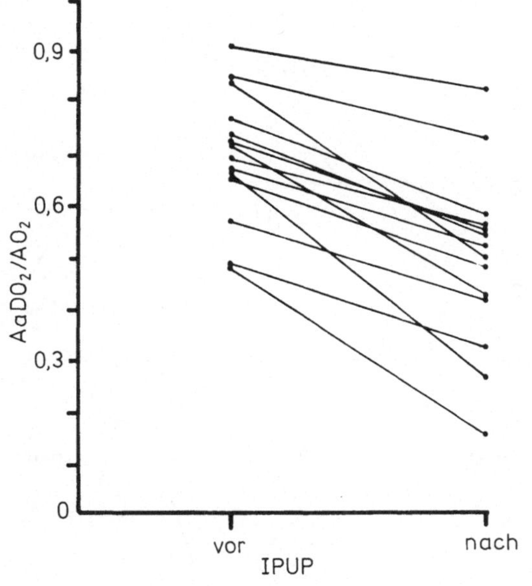

Abb. 1. Quotient aus alveoloarterieller Sauerstoffdifferenz und alveolärer Sauerstoffspannung ($AaDO_2/AO_2$) bei 14 Patienten vor sowie 30 min nach intrapulmonaler Perkussion (IPUP)

retention zur Ausbildung dieser Atelektasen gekommen war. Bei 14 Patienten mit bronchialer Mukostase konnte eine über den Anwendungszeitraum hinausreichende Verbesserung der arteriellen Blutgase, ausgedrückt durch den Quotienten aus alveoloarterieller Sauerstoffdifferenz und alveolärer Sauerstoffspannung, erreicht werden. Die Blutgase wurden dabei nach Entnahme aus der A. radialis vor sowie 30 min nach Beendigung von 15minütiger IPUP gemessen [12 Patienten nasotracheal intubiert, bei je 1 Patienten Anwendung über Maske bzw. über Mundstück (s. Abb. 1)].

Untersuchungen zur Variabilität der CO_2-Antwort

H.-D. Kamp, H. Reiß

Bei der Komplexität der Atmungsregulation liefert die Messung globaler respiratorischer Parameter (Frequenz und Atemminutenvolumen) oft keine zuverlässigen Hinweise für die Beurteilung atemdepressiver Wirkungen von Pharmaka. Darum wird häufig im Rahmen von solchen Fragestellungen die CO_2-Antwort verwendet, die einen einzelnen rückgekoppelten Atemantrieb beschreibt. Für die Interpretation von Messungen der CO_2-Antwort muß die Variationsbreite der Methode bekannt sein, besonders wenn Aussagen zum Vorliegen diskreter individueller Veränderungen (z. B. für das Erkennen von „Rebound-Phänomenen" nach Narkosen) gemacht werden sollen.

Darum wurde bei 8 gesunden Probanden jeweils 7 mal im Abstand von 30 min die CO_2-Antwort im Rückatemsystem (Inhalt 5 l) bei unterschiedlichen initialen

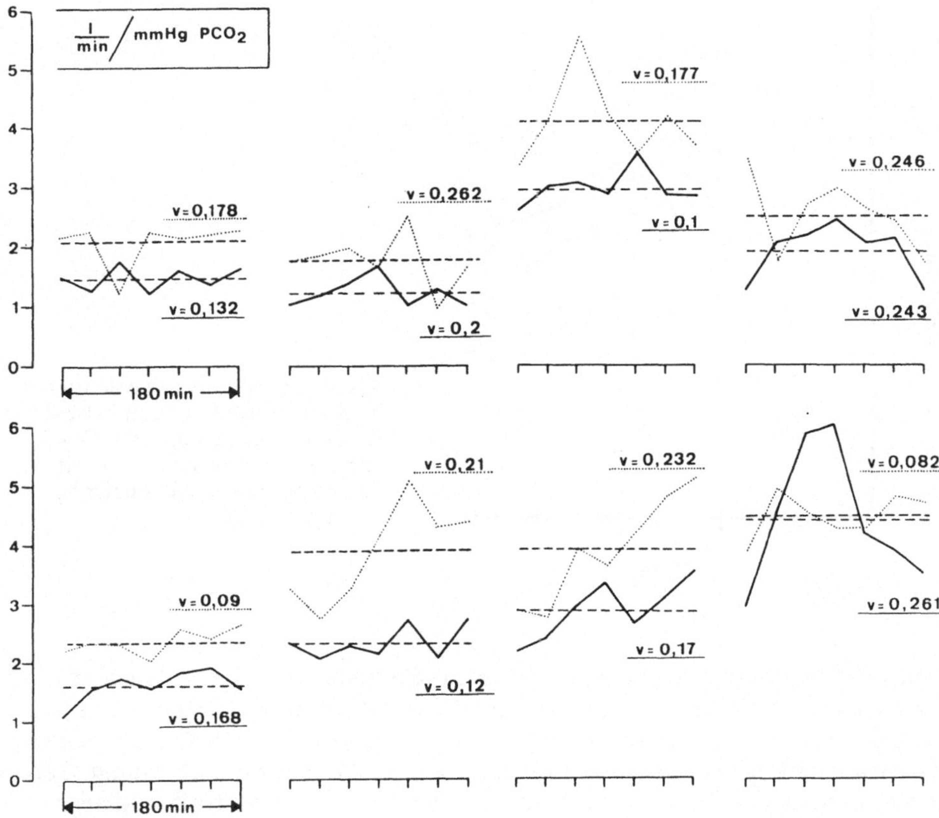

Abb. 1. Steigungen der CO_2-Antworten von 8 Probanden bei jeweils 7 Messungen innerhalb von 180 min. ——— Rückatmungsbeginn mit O_2, ······ Rückatmungsbeginn mit 6% CO_2 in O_2, ---- Mittelwerte, *v* Variationskoeffizient

Gaszusammensetzungen (100% O_2 bzw. 94% O_2 und 6% CO_2) ohne Pharmakaeinfluß ermittelt.

Bei Anwendung des O_2-CO_2-Gemischs ergaben sich durchschnittlich stärkere Steigungen (3,2 ± 1,5 l/min/mmHg[1] und größere Achsenabschnitte (−128,6 ± 54,7 l/min[1] bei p_{CO} = 0) der CO_2-Antwortgeraden als nach Beginn der Rückatmung mit O_2 (Steigung: 233 ± 1,1 l/min/mmHg[1], Achsenabschnitt: −91,0 ± 48,9 l/min[1]). Außer großen interindividuellen Unterschieden fand sich auch eine ausgeprägte intraindividuelle Variabilität der Steigung der CO_2-Antwort mit Variationskoeffizienten zwischen 8 und 26% (Abb. 1).

Diese erhebliche Variabilität der CO_2-Antwort muß bei der statistischen Sicherung atemdepressiver Pharmakaeffekte berücksichtigt werden. Aussagen über diskrete individuelle Verläufe der Atemdepression – insbesondere nach Narkosen – sind mit dieser Methode wegen der Variabilität und eventueller zusätzlicher Störfaktoren (Schmerz, Streß, Temperaturveränderungen etc.) wahrscheinlich nicht möglich.

1 $\bar{x} \pm s$